U0896587

青海黄南药用植物

QING HAI HUANG NAN YAO YONG ZHI WU

周玉碧　杨仕兵　李文渊　主编

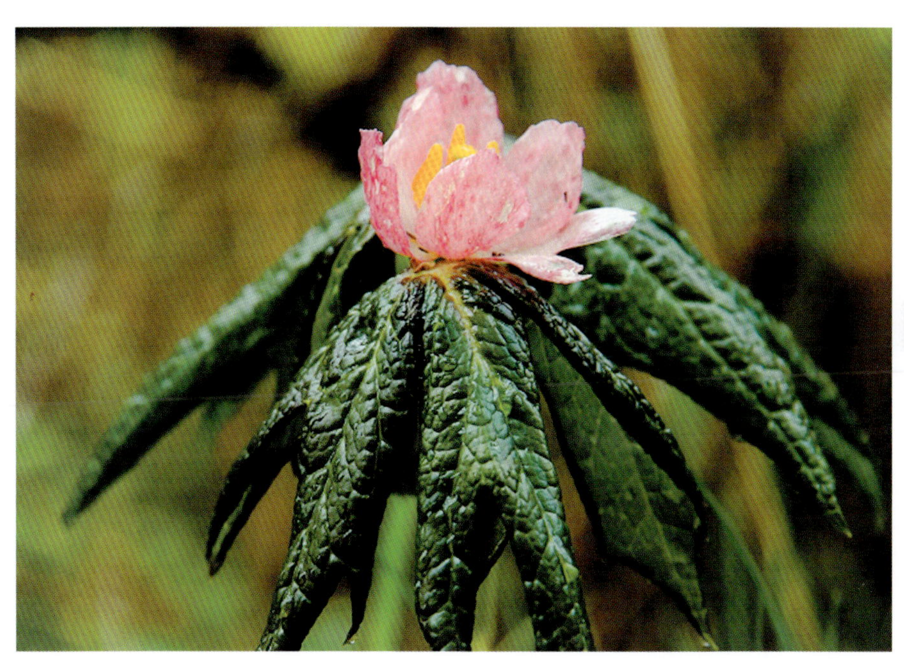

青海人民出版社

图书在版编目（CIP）数据

青海黄南药用植物 / 周玉碧，杨仕兵，李文渊编著
. -- 西宁 : 青海人民出版社，2021.9
ISBN 978-7-225-06211-2

Ⅰ. ①青… Ⅱ. ①周… ②杨… ③李… Ⅲ. ①药用植
物—青海 Ⅳ. ①R282.71

中国版本图书馆CIP数据核字(2021)第179737号

青海黄南药用植物

周玉碧　杨仕兵　李文渊　编著

出 版 人　樊原成

出版发行　青海人民出版社有限责任公司
西宁市五四西路 71 号　邮政编码:810023　电话:（0971）6143426（总编室）

发行热线　（0971）6143516/6137730

网　　址　http://www.qhrmcbs.com

印　　刷　青海雅丰彩色印刷有限责任公司

经　　销　新华书店

开　　本　787mm × 1092mm　1/16

印　　张　31.5

字　　数　500 千

版　　次　2021 年 11 月第 1 版　2021 年 11 月第 1 次印刷

书　　号　ISBN 978-7-225-06211-2

定　　价　298.00 元

《青海黄南药用植物》编辑委员会

主　　编：周玉碧　杨仕兵　李文渊

副 主 编：韩鸿萍　陈湘宏　杨红霞　武志博

刘德铭　童　丽　李广英　康文娟

参编人员：（以姓氏音序为序）

巢世军　陈保业　陈浩磊　陈　志　程　团　董秋霞

董晓蕊　杜玉枝　多杰先加　多杰卓玛　东智昂加　范雪汝

冯宏昭　郭永超　何振邦　侯建华　胡　健　胡生彬

胡延萍　贾守宁　卡毛加　拉太加　兰　天　李彩霞

李　刚　李积东　李明聪　李小娟　李先东周　李延邦

李延德　李永芳　林鹏程　刘　健　柳芳秀　马　超

马平贵　马瑞丽　马永贵　马扎雅泰　南星梅　牛江涛

宁蓉春　彭光辉　祁凯章　屈海龙　权国春　热增才旦

任　飞　时保国　时　玮　宋青云　孙胜男　孙万桂

索南邓登　索南加　索南卓玛　万么南加　王　劼　王丽蓉

王生云　王双喜　王文舒　魏登贤　魏立新　翁裕馨

吴晓艳　星玉秀　胥生荣　徐达宇　杨　芳　杨小文

杨仲加　冶永风　冶有德　殷光晶　张　萌　张永华

张海平　张　毓　赵得萍　赵国福　赵建中　朱俊博

子　巴

前　言

黄南藏族自治州，首府驻同仁市隆务镇，是青海的八个地级行政区之一，位于青海省东南部，因地处黄河之南而得名，其地势南高北低，全州总面积 1.82 万平方千米，下辖 1 市 3 县，即同仁市、尖扎县、泽库县、河南蒙古族自治县。黄南藏族自治州与青海省的果洛藏族自治州、海南藏族自治州、甘肃省甘南藏族自治州相邻，有藏、蒙古、汉、回、土、撒拉、保安等 15 个民族。黄南藏族自治州气候属高原大陆性气候，药材资源丰富，分植物、动物、矿物三大类共 710 种，其中植物药 82 科 500 余种，动物药 52 科 100 余种。在我国统一规定普查的 363 种药材品种中，州境有 82 种，其中植物药 63 种，野生药用植物主要有冬虫夏草、大黄、雪莲、马勃等。

为适应学科发展，满足从事青藏高原地区的科研人员和有关专业科研工作者的需要，编者对近几年的野外调查工作进行了整理总结，编写了《青海黄南药用植物》一书。本书收载了黄南州境内的药用植物 72 科 255 属 458 种（含亚种、变种、变型等种以下等级）。全书图文并茂，既有专业的文字描述，又有植物的彩色图片，内容丰富、资料翔实，对植物群落及个体特征以及叶、花、果、种子等的细部特征进行全面展示，为读者提供更方便、更直观的参考。本图鉴为便于参阅者对照已出版的相关志书，在科、属的排列顺序上参考了《青海植物志》和《中国植物志》。同时，为较好地展现植物药材特征，部分图片并非拍摄于黄南州境内。

本书的编撰得到了青海省青藏高原药用动植物资源重点实验室和中国科学院藏药研究重点实验室的支持，以及中国科学院、青海省人民政府三江源国家公园联合研究专项“三江源国家公园民生改善模式研发及技术集成”项目（LHZX-2020-09）的资助。在近年的药用植物资源考察和标本鉴定中，得到了甘肃农业大学孙学刚教授和中国科学院西北高原生物研究所杨永昌老先生、周兴民先生、吴玉虎研究员的指导和帮助，在此一并表示衷心的感谢！

因编者水平有限，难免有疏漏之处，敬请相关专家学者和同仁批评指正。

编　者

2021 年 6 月

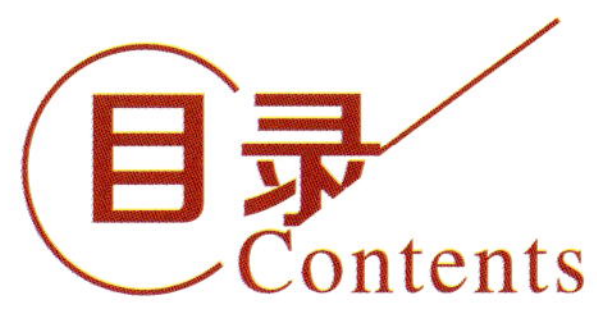

真菌门 Eumycophyta

一、麦角菌科 Clavicipitaceae

虫草属 Cordyceps（Fr.）Link.

1. 冬虫夏草

【学　　名】*Cordyceps sinensis*（Berk.）Sacc.

【别　　名】虫草

【药 材 名】冬虫夏草

【用药部位】带子座的僵虫。

【功效主治】补肾益肺、止血化痰。用于肾虚精亏、阳痿遗精、腰膝酸痛、久咳虚喘、劳嗽咯血。

【植物特征】冬季菌丝侵入蛰居土中的幼虫体内，吸取其养分，致使幼虫体内充满菌丝而死。僵虫体埋于土中 3~5cm 处，表层被有膜皮，剥去膜皮，虫体表面呈米黄色至棕色，带有黄色菌丝体。僵虫体长 3~5cm，直径 3~6mm，形似蚕状外表完整，有环状皱纹 20~30 个，近头部环纹较细，头部红棕色，胸腹部有足 8 对（近头部 3 对，中部有 4 对，尾部 1 对），中间 4 对较为明显，横断面内心充实，白色，中心可见消化道痕迹。

【分布区域】产同仁市、河南县、泽库县。生于海拔 3000~4000m 的高山灌丛林地、高山稀疏灌丛草坡。

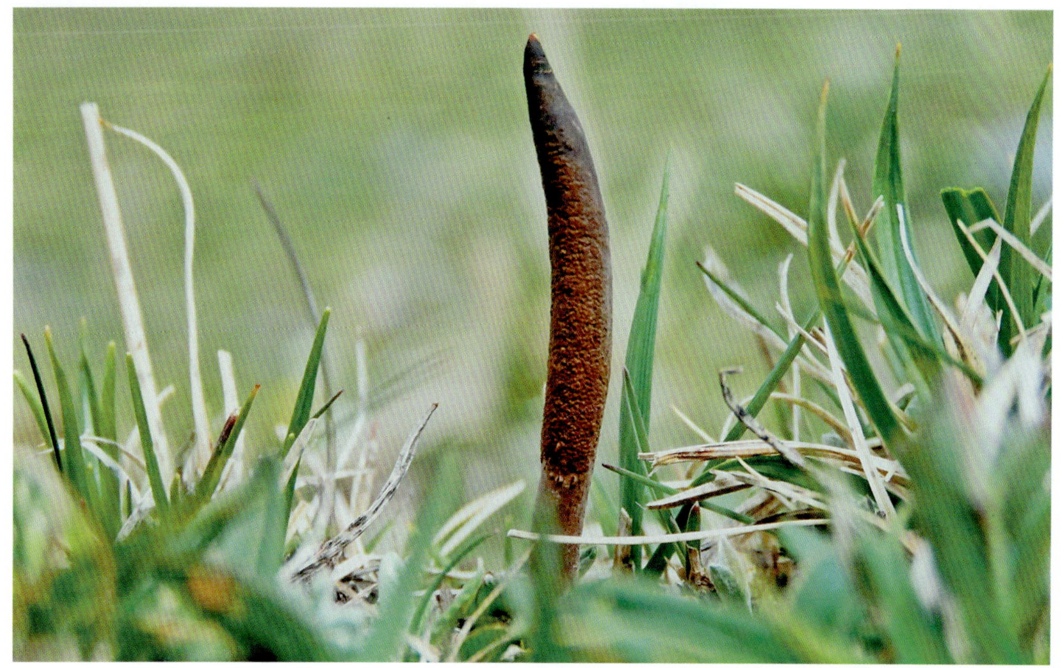

二、灰包科 Lycoperdaceae

脱皮马勃属 Lasiosphaera Reich.

2. 脱皮马勃

【学　　名】*Lasiosphaera fenzii* Reich.

【别　　名】灰包、马粪包

【药 材 名】马勃

【用药部位】干燥子实体。

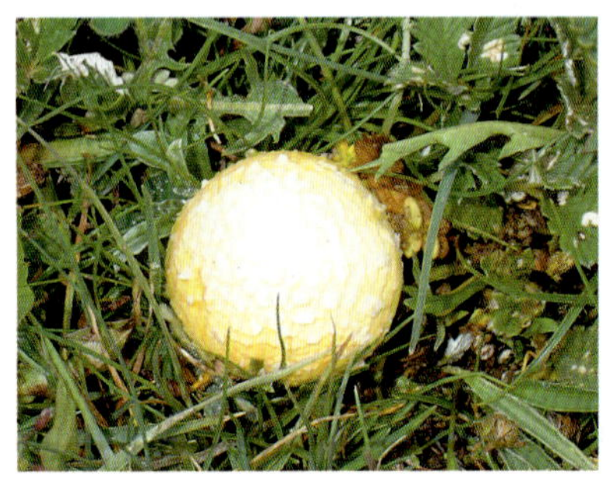

【功效主治】清肺、解毒利咽、止血。用于风热咽痛、咳嗽、音哑、外伤出血等。

【植物特征】腐生真菌。子实体近球形至长圆形，直径 15~30cm，幼时白色，成熟时渐变浅褐色，外包被薄，成熟时成碎片状剥落；内包被纸质，浅烟色，熟后全部破碎消失，仅留一团孢体。其中孢丝长，有分枝，多数结合成紧密团块。孢子球形，外具小刺，褐色。

【分布区域】产同仁市、泽库县、河南县。生于山地腐殖质丰富的草地上。

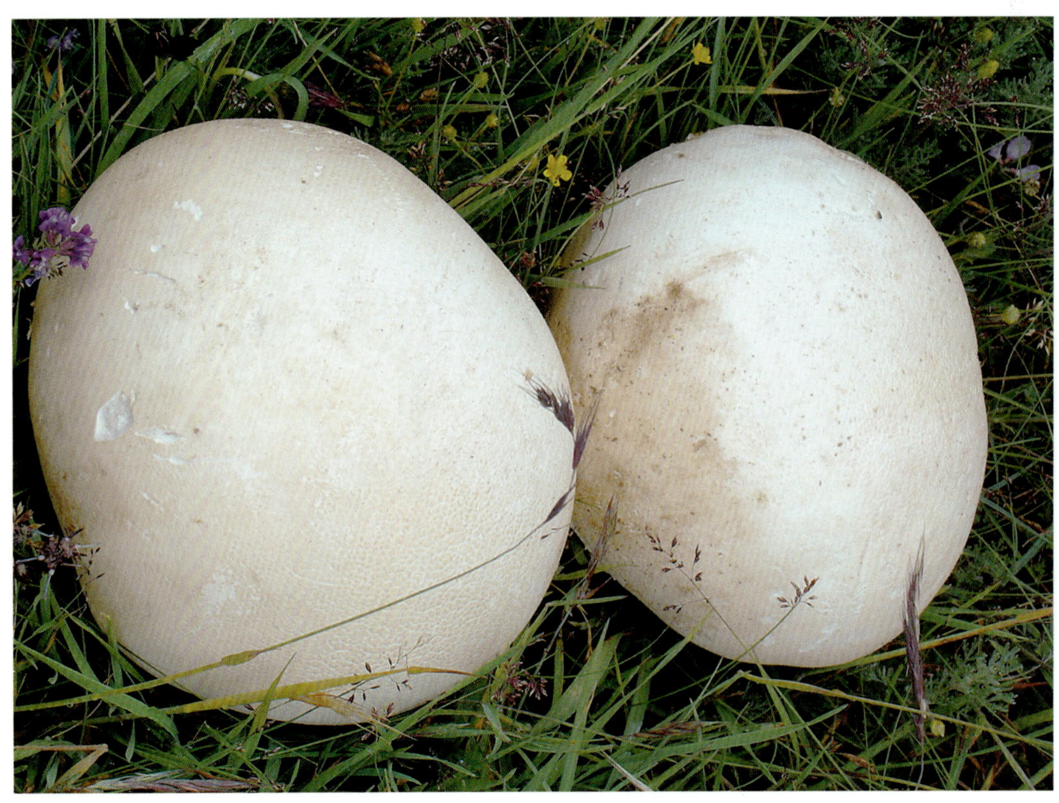

蕨类植物门 Pteridophyta

三、木贼科 Equisetaceae

问荆属 *Equisetum* Linn.

3. 问荆

【学　　名】*Equisetum arvense* Linn.

【别　　名】接续草、公母草、搂接草

【药 材 名】问荆

【用药部位】全草。

【功效主治】止血、利尿、明目。用于吐血、咯血、便血、崩漏、鼻衄、外伤出血、淋证、目赤翳膜。

【植物特征】多年生草本。根状茎横走，黑色，具暗黑色球茎。地上茎二型，孢子囊茎春季由根状茎生出，高 10~20cm，直径 1~5mm，无叶绿素，淡褐色，具 12~14 条不明显的棱脊；叶鞘筒漏斗状，长 1~2cm，鞘齿棕褐色，厚膜质，每 2~3 齿连接呈阔三角形。孢子囊穗长椭圆形，长 1.5~2.5cm，钝头或微尖，有柄。孢子叶六角盾形，下生长形孢子囊 6~8 个，孢子一型。孢子成熟时，孢子囊茎即枯萎，营养茎再从同一根茎生出，高 6~45cm，细弱，绿色，中心孔小型，轮生分枝较密，中央具 6~12 条棱脊，棱脊上有横的波状隆起，沟内有带状气孔线 2~4 行。叶鞘漏斗形，长鞘齿披针形，2~3 齿连接呈三角形，黑褐色，边缘灰白色，膜质。

【分布区域】产全州各市县。生于海拔 2230~4100m 林下、沼泽水沟边、河滩、草甸。

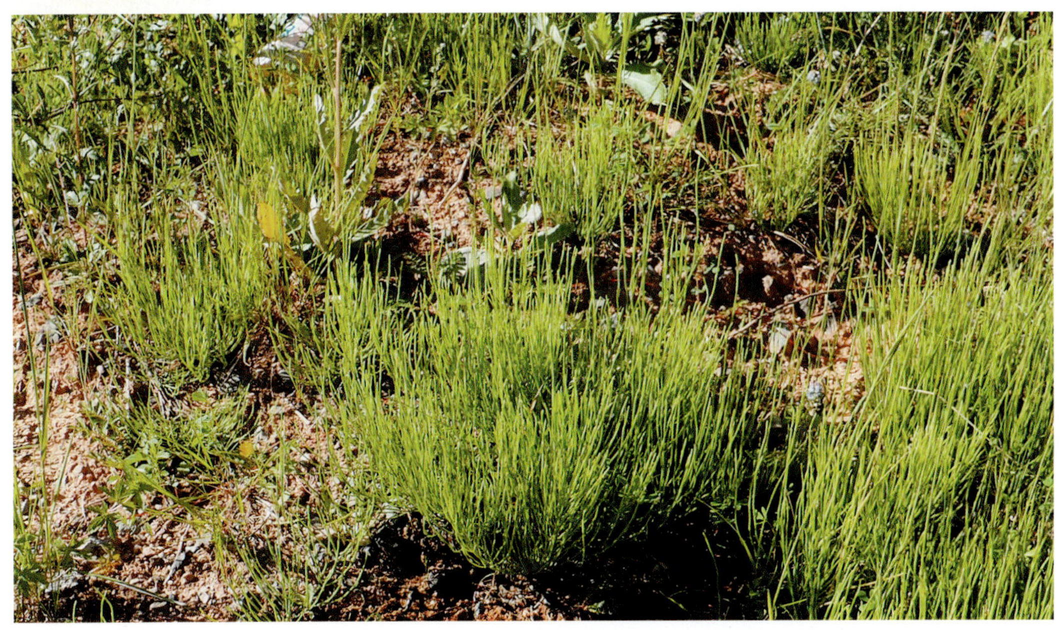

四、蕨科 Pteridiaceae

蕨属 Pteridium Gled. ex Scop.

4. 蕨

【学　　名】*Pteridium aquilinum* var. *latiusculum*（Desv.）Underw.ex Heller

【别　　名】猴腿、蕨菜、蕨萁、龙头菜、鳖脚、山凤尾

【药 材 名】蕨、蕨根

【用药部位】嫩叶、根茎。

【功效主治】嫩叶：清热利湿、止血、降气化痰；用于感冒发热、黄疸、痢疾、带下、肺结核咳血、风湿痹痛。根茎：清热、利湿、平肝安神、解毒消肿；用于发热、咽喉肿痛、痢疾、黄疸、白带、高血压、头昏失眠、风湿痹痛、痔疮、脱肛、湿疹、烫伤、蛇虫咬伤。

【植物特征】多年生植物，高可达 1m。根状茎粗壮，长而横走，黑色，上被锈黄色短毛。叶远生，幼时拳卷密被绒毛，以后脱落；叶柄长 20~50cm，淡褐色，上部光滑，基部被锈黄色短毛；叶片卵状三角形，长 20~50cm，宽 15~40cm，基部圆楔形，顶端渐尖，三回羽状；羽片约 10 对，近对生或互生，具柄，茎部一对最大，向上渐小，二回羽状；小羽片 10~16 对，近互生，几无柄，长圆状披针形；末回小羽片互生，小羽轴下侧的较上侧的稍大，长圆形至短披针形，基部截形，无柄，顶端圆形或钝尖，全缘或有时羽裂，长 0.5~1.5cm，宽 3~6mm；叶脉羽状，侧脉分叉，背面隆起；叶近革质，腹面无毛，背面沿各回羽轴及叶脉上有灰白色短毛。孢子囊群线形，沿叶边缘着生在边脉上，连续，囊群盖两层，内盖薄膜质，外盖厚膜质。

【分布区域】产全州各市县。生于海拔 2300~2800m 山坡、林下、田边、岩石缝隙。

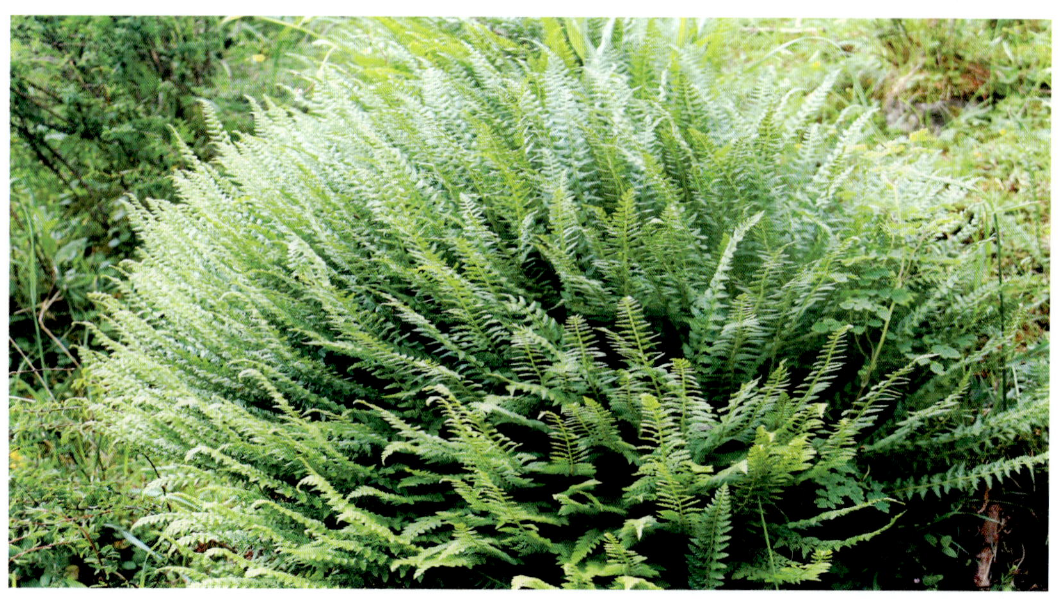

五、中国蕨科 Sinopteridaceae

粉背蕨属 Aleuritopteris F é e

5. 银粉背蕨

【学　　名】 *Aleuritopteris argentea*（Gm é l.）F é e

【别　　名】 通丝草、止惊草、伸筋草

【药 材 名】 通经草

【用药部位】 全草。

【功效主治】 活血调经、止咳、利湿、解毒消肿。用于月经不调、经闭腹痛、赤白带下、肺痨咳血、大便泄泻、肺痈、乳痈、风湿关节疼痛、疮肿。

【植物特征】 植株高 15~30cm。根状茎短，斜升或横走，顶端被棕色、具光泽的线状披针形鳞片，叶簇生，柄长 9~20cm，纤细，红棕色至栗褐色，有光泽，光滑或基部疏被与根茎相同的鳞片；叶片五角形，长宽近相等，为 4~7cm，顶端渐尖或尾尖，羽片 3~5 对，基部三回羽裂，中部二回羽裂，上部一回羽裂；基部一对羽片最大，三角形，水平开展或斜向上，顶端渐尖，基部上侧与叶轴合生，不等侧的二回羽裂，小羽片 4~5 对，二回羽片长圆状披针形，基部下侧一个二回羽片最大，羽状分裂；小裂片 3~5 对，三角形或镰刀形；中部羽片长圆状披针形，不整齐，一回羽裂，裂片 3~5 对，三角形或镰刀形；叶干后纸质，下面被浓厚的乳白色粉末。孢子囊群生于脉端，囊群盖连续，膜质，全绿，淡绿色。

【分布区域】 产同仁市、尖扎县。生于海拔 2500~4000m 干旱山坡或岩石缝隙。

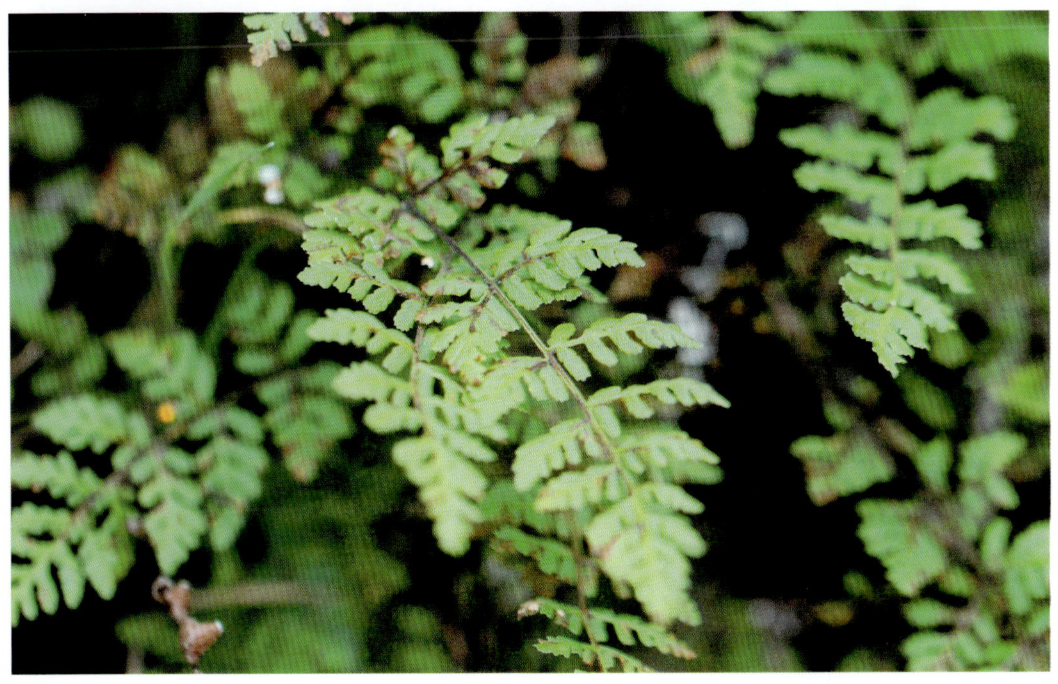

六、铁线蕨科 Adiantaceae

铁线蕨属 Adiantum Linn.

6. 长盖铁线蕨

【学　　名】*Adiantum fimbriatum* Christ

【药 材 名】长盖铁线蕨

【用药部位】全草。

【功效主治】祛痰、利尿、调经。用于咳嗽痰多、小便涩痛、月经不调。

【植物特征】植株高 25~35cm。根状茎细长横走，密被棕色、有光泽的卵状披针形鳞片。叶散生；柄长 10~20cm，基部粗 1.5~2mm，栗红色，基部被与根状茎上相同的鳞片，向上光滑，略有光泽；叶片卵状三角形，长 15~25cm，宽 10~20cm，钝尖头，三至四回羽状；一回小羽片 4~5 对，互生，斜向上，有短柄，相距 1.5~2.5cm，向上渐变小，基部一对较大，长 3.5~5cm，宽 1.5~3cm，长卵状阔圆形，钝头，下部简单的二回羽状，上部为奇数一回羽状；末回小羽片 3~5 对，相距 3~5mm，有短柄，倒卵形或近狭扇形，长宽各为 6~8mm 或长过于宽。叶脉扇形分叉，直达锯齿尖端，两面均明显。孢子囊群每羽片 2~3 枚，横生于羽片上缘；囊群盖长方形、肾形、圆形或圆肾形，上缘多平直，少略弯凹，淡棕色，膜质，全缘，宿存。孢子周壁具有不明显的颗粒状纹饰，处理后常破裂，有时也脱落。

【分布区域】产同仁市。生于海拔 2700~4150m 沟边、林下岩石上或石缝中。

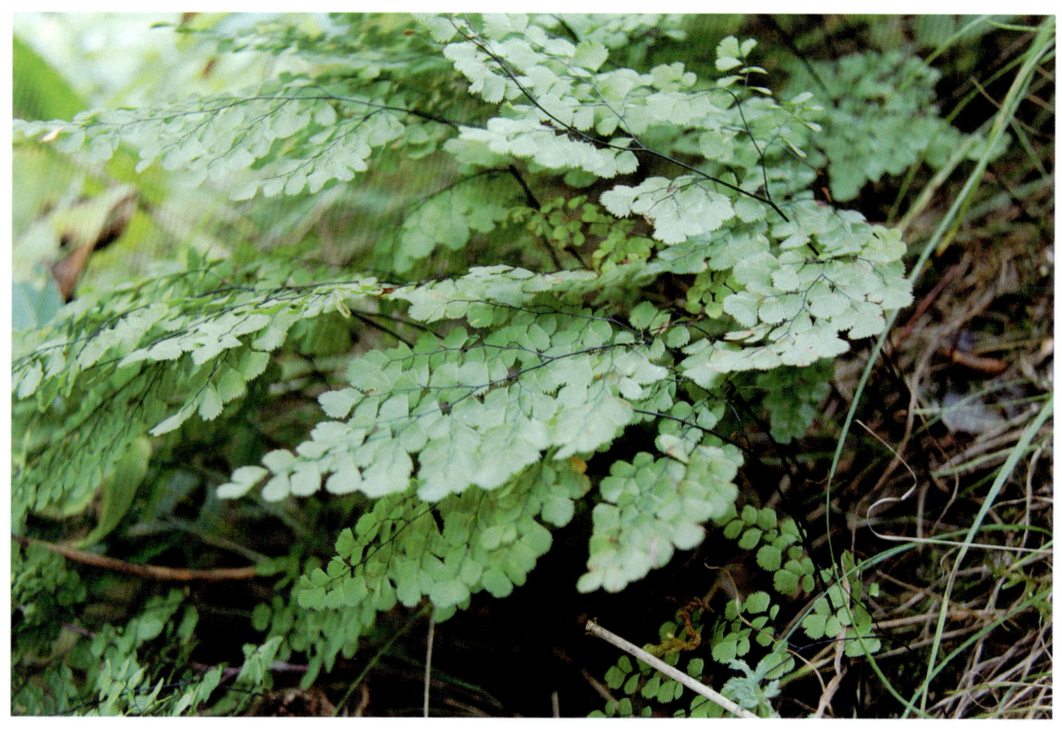

七、蹄盖蕨科 Athyriaceae

冷蕨属 Cystopteris

7. 冷蕨

【学　　名】*Cystopteris fragilis*（Linn.）Bernh.

【药 材 名】冷蕨

【用药部位】全草。

【功效主治】和胃、解毒。用于胃病、食物中毒等。

【植物特征】株高 10~25cm。根状茎横卧。被淡棕色，阔披针形鳞片。叶近生或簇生，柄长 5~12cm，基部黑褐色，被鳞片，向上禾秆色或红棕色，略有光泽；叶片披针形至长圆状披针形，长 7~20cm，宽 3~6cm，二回羽状，或三回羽裂;羽片 10~15 对，斜展，彼此远离，长圆披针形，基部 1 对略缩短，第二对最大，长 2~5cm 或稍长，基部宽 0.8~2.5cm，向上渐尖，具短尖头，一回羽状，小羽片约 5 对，近平展，长圆形或卵形，基部一对最大，顶端钝或尖，基部偏斜，下延，以狭翅相连，边缘有粗齿或浅裂，或羽状分裂，其余向上各对渐缩短；叶脉羽状，小脉伸达锯齿顶端。叶干后草质，绿色或黄绿色。孢子囊群圆形，背生于叶脉中部，每小羽片有 2~4 对；囊群盖卵形，膜质，成熟时破裂。孢子表面有深棕色，具较密而均匀的刺状突起。

【分布区域】产同仁市、尖扎县、泽库县。生于海拔 3200~3800m 山坡石缝、云杉林中、阴湿石壁。

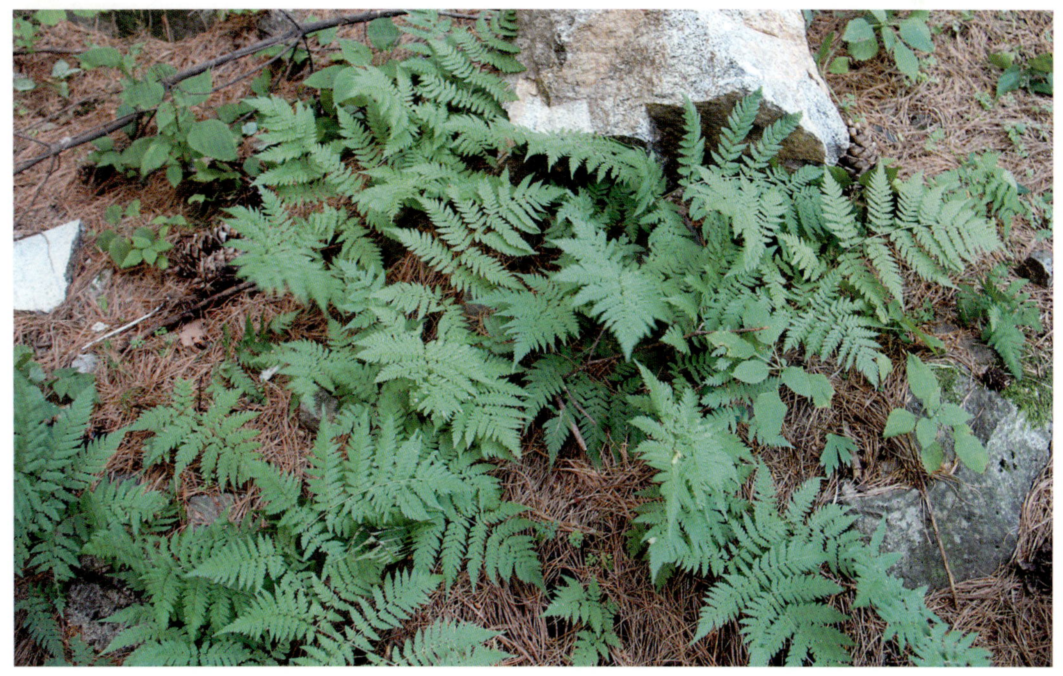

八、鳞毛蕨科 Dryopteridaceae

耳蕨属 Polystichum Roth.

8. 陕西耳蕨

【学　　名】*Polystichum shensiense* Ching

【别　　名】贯众、小贯众

【药 材 名】水贯众

【用药部位】根茎。

【功效主治】清热解毒、凉血止血、驱虫。用于痢疾、吐血、衄血、崩漏、蛲虫、钩虫、绦虫等肠道寄生虫病。

【植物特征】植株高 15~30cm。根状茎短，直立或斜升，被棕色、膜质、全缘、披针形到卵状披针形鳞片。叶簇生，柄长 3~5cm，深禾秆色，被披针形或卵形鳞片；叶片线状披针形，长 13~27cm，宽 1.5~2.5cm，顶部尾尖，基部渐狭，最下一对缩至耳形，二回羽状深裂；羽片 25~30 对，互生，平展，长圆状披针形，中部的羽片较大，长 7~15mm，宽 4~6mm，基部截形，近对称，无柄，羽状深裂;裂片 4~5 对，对生，长圆形或三角形，基部一对裂片较大，长 2~5mm，宽 1~3mm，常分离，顶部短芒状，边缘有稀疏尖齿，基部与羽轴相连，其余裂片向上渐小。叶脉羽状，侧脉单一，伸达齿端；叶草质，沿叶轴、羽轴、叶脉被纤维状鳞片。孢子囊群圆形，生小脉顶端，每裂片 1~4 枚，囊群盖棕色，膜质。

【分布区域】产同仁市、泽库县、河南县。生于海拔 3100~3700m 岩石下及林下。

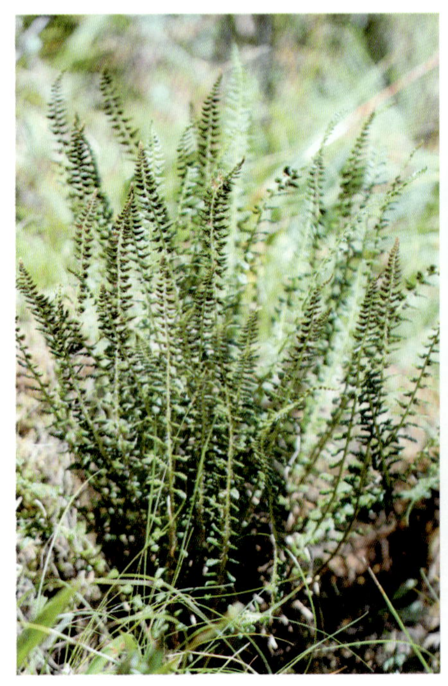
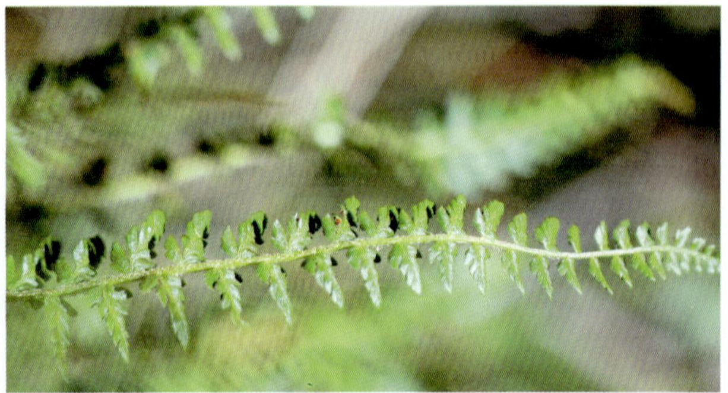
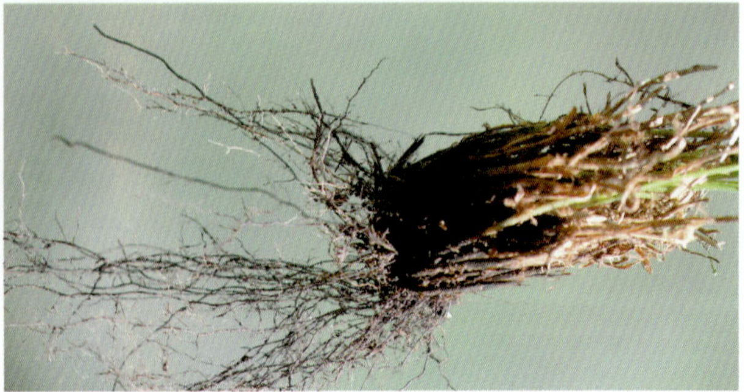

9. 近多鳞鳞毛蕨

【学　　名】*Dryopteris komarovii* Kossinsky. 鳞毛蕨属 *Dryopteris Adanson*

【别　　名】热热（藏药名）

【药 材 名】近多鳞鳞毛蕨

【用药部位】根茎。

【功效主治】清热解毒。用于食物中毒。

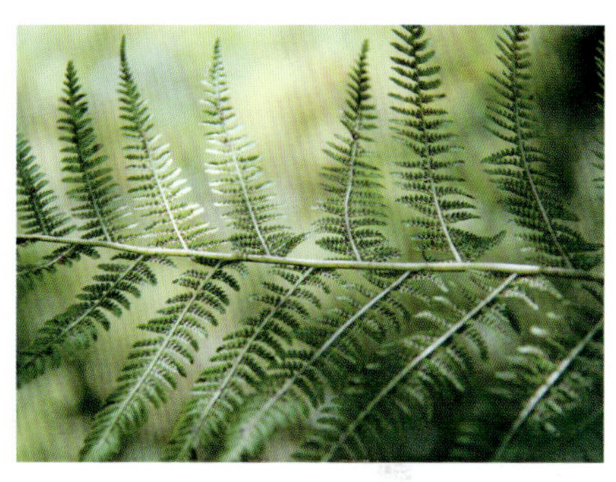

【植物特征】植株高 30~50cm。根状茎丛生，短而直立，密被红棕色、长圆披针形鳞片。叶簇生；柄长 8~18cm，粗约 0.5cm，棕褐色，基部被棕色、大、卵圆形鳞片，向上渐疏；叶片长圆状披针形，长 20~35cm，宽 8~10cm，先端钝尖头，基部略狭缩，二回羽状（偶有三回羽裂）；侧生羽片 18~20 对，中部羽片长 3.5~5cm，宽 1.2~2cm，披针形，钝尖头，基部最宽，无柄，基部一对羽片长 2.5~4cm，卵圆形披针形，羽状深裂；小羽片 8~10 对，斜展，彼此以狭间隔分开，长圆形，先端钝圆，具整齐的三角形齿牙，基部与羽轴合生，边缘通常具圆齿（基部数对偶为羽裂）；叶干后黄绿色，纸质；叶脉两面明显；叶轴、羽轴密被棕色、披针形和线状披针形鳞片，少有纤维状鳞毛；羽片上面光滑，下面具纤维状鳞毛。孢子囊群生于小羽轴两侧，中等大；囊群盖棕色，膜质，边缘有不整齐的齿牙。

【分布区域】产同仁市。生于海拔 2800~4500m 的灌丛石缝中、林下或山坡草地。

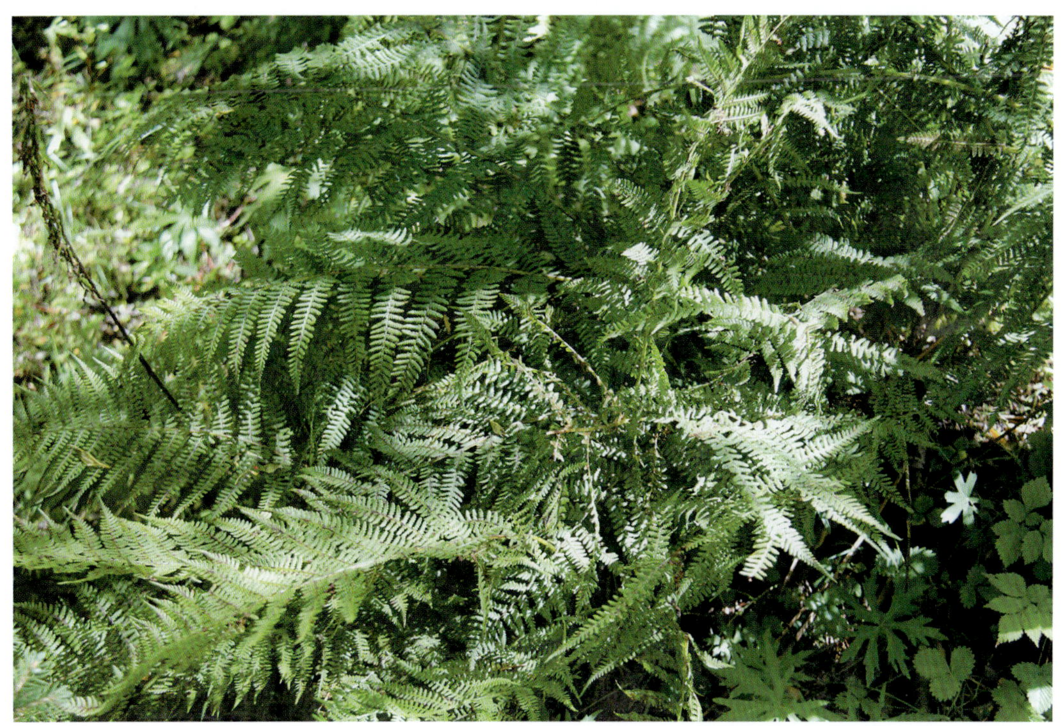

九、水龙骨科 Polypodiaceae

瓦韦属 Lepisorus Ching

10. 高山瓦韦

【学　　名】*Lepisorus soulieanus*（Christ）Ching et S.K.Wu

【别　　名】石小豆、点子草、高山瓦西

【药 材 名】石豇豆

【用药部位】全草。

【功效主治】祛风除湿、健脾消疳、利尿通淋、止血。用于风湿疼痛、劳伤腰痛、小儿疳积、淋浊、白带、崩漏、鼻衄。

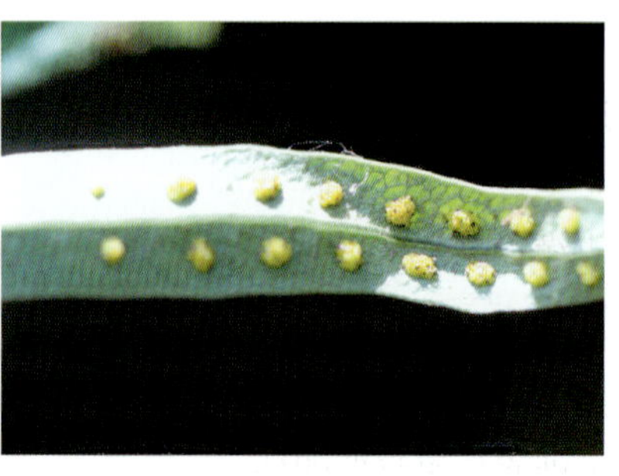

【植物特征】植株高 12~20cm。根状茎横走，直径 2~4mm，密被鳞片；鳞片黑褐色，卵状披针形，顶端尾状渐尖，边缘有刺状齿，网眼长形，透明，粗筛孔状。叶近生，柄长 2~5cm，纤细，禾秆色，光滑，叶片披针形，长 11~17cm，中部宽 1~1.5cm，顶端钝尖或钝圆，基部圆形，略下延，两侧常不对称，全缘。叶脉不甚明显，侧脉略隆起，伸达叶边；叶干后纸质，灰绿色，背面星灰白色，光滑或偶有少许褐色、卵状披针形的小鳞片，孢子囊群圆形，直径 2mm，生于叶边和中肋之间，彼此以两倍宽的间隔分开；隔丝卵状披针形，边缘具长刺齿，棕褐色。

【分布区域】产全州各市县。生于海拔 2600~3900m 岩石、林缘。

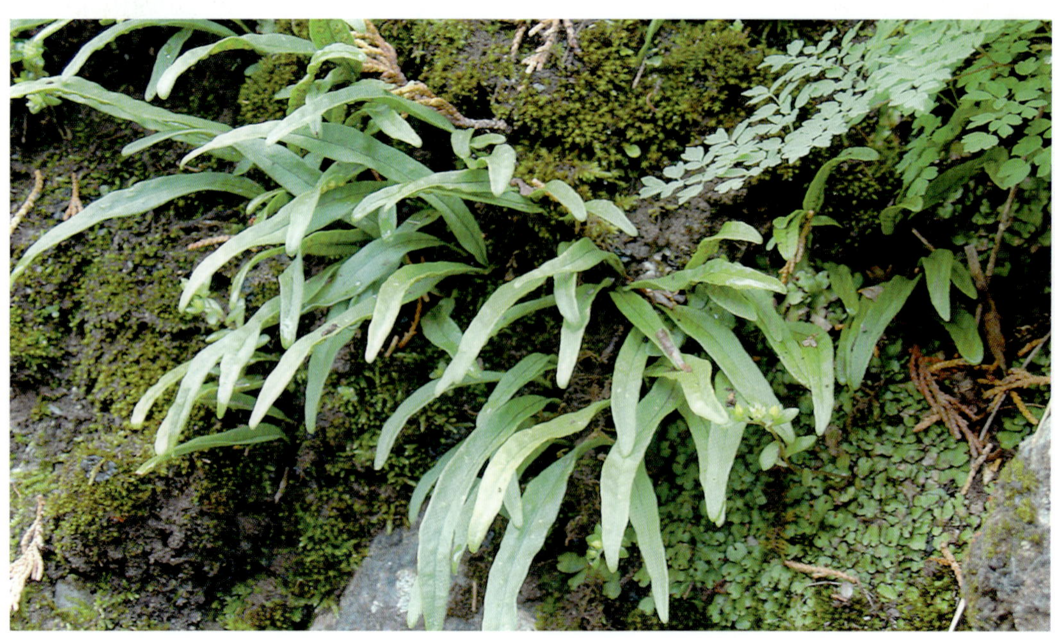

十、槲蕨科 Drynariaceae

槲蕨属 Drynaria J. Sm.

11. 秦岭槲蕨

【学　　名】*Drynaria Sinica* Diels

【别　　名】猴姜、猢狲姜、石毛姜

【药 材 名】骨碎补

【用药部位】根茎。

【功效主治】补肾强骨、活血止痛。用于肾虚腰痛、足膝痿弱、耳鸣耳聋、牙痛、久泄、遗尿、跌打骨折及斑秃。

【植物特征】植株高16~50cm。根状茎横走，密被棕色到棕褐色、膜质、钻状披针形、边缘有睫毛的鳞片。叶二型，不育叶矮小，无柄，卵状披针形或长圆披针形，长12~18cm，宽4~5cm，黄绿色或褐黄色，羽状深 裂达羽轴；能育叶高大，柄长3~8cm，直径约2mm，深禾秆色，基部被鳞片，向上在柄两侧各有一狭翅，叶片狭长圆形或长圆状披针形，顶端渐尖，下部裂片略狭或缩成耳形，长20~40cm，宽4~10cm，羽状深裂达叶轴;裂片15~25对，互生，线状披针形，长2.5~6cm，宽0.5~1cm，顶端钝或渐尖，边缘有细齿或缺刻，叶脉网状，明显，有内藏小脉，叶纸质，两面沿叶脉及叶轴疏被白色短毛，孢子囊群圆形，较大，沿主脉两侧各排成整齐的1行，靠近主脉。

【分布区域】产同仁市、泽库县。生于海拔2800~3600m山坡、灌丛、林下、岩石缝隙。

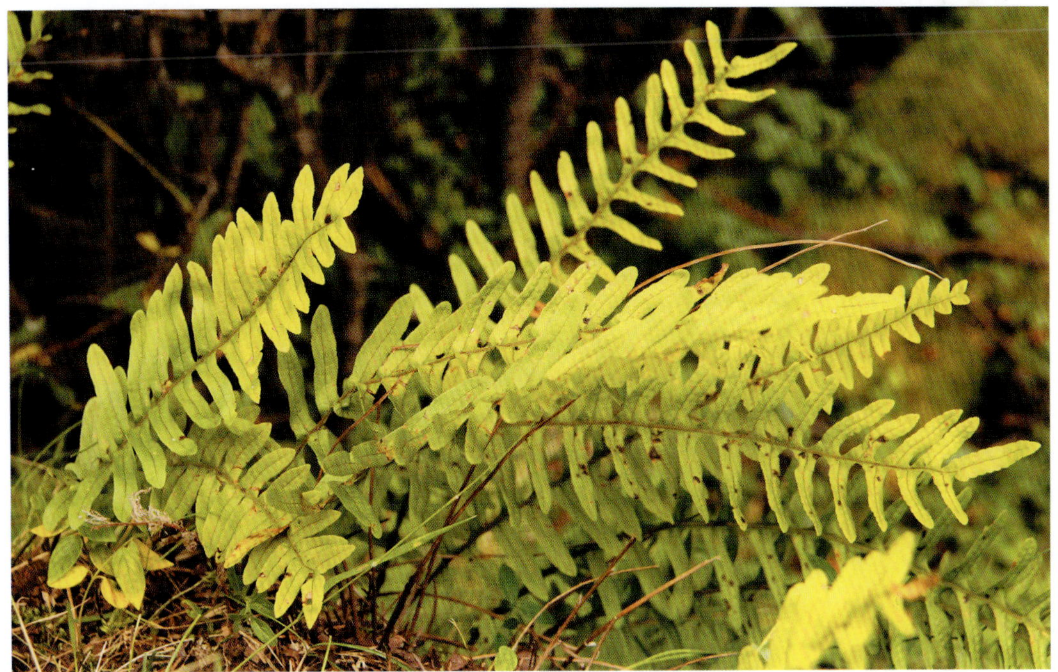

裸子植物门 Gymnospermae

十一、松科 Pinaceae

云杉属 Picea A. Dietr.

12. 青海云杉

【学　　名】*Picea crassifolia* Kom

【别　　名】泡松、白松、杆树、仲美兴（藏语译音）

【药 材 名】云杉球果

【用药部位】树脂、节木、球果。

【功效主治】树脂在藏药中称为唐茶合，可祛风湿、排脓生机，干黄水，用于风寒湿痹、疮疖溃烂、久溃不愈、关节积黄水、筋络扭伤；节木可祛风湿，舒筋络，干黄水，杀虫，用于风寒湿痹、关节积黄水、隆病、培根病、寒性水肿病、虫病；球果可止咳平喘，理气止痛，用于慢性支气管炎，咳嗽、疝气。

【植物特征】常绿乔木，小枝有木钉状叶枕，多少有毛或几无毛，间或有白粉；一年生枝淡黄绿色，二至三年生枝常呈粉红色；小枝基部宿存芽鳞的先端常反曲；芽圆锥形。叶在枝上螺旋状着生，枝条下面和两侧的叶向上伸展，锥形，长 1.2~2.2cm，粗 2~2.5mm，先端钝，横切面四方形，四面有粉白色气孔线。球果单生侧枝顶端，下垂，圆柱形或矩圆状圆柱形，幼果紫红色，熟前种鳞背部变绿，上部边缘仍呈紫红色，熟后褐色，长 7~11cm；种鳞倒卵形，先端圆，腹面有 2 粒上端有翅的种子；苞鳞短小，种翅倒卵形，膜质，淡褐色。

【分布区域】产同仁市、泽库县。生于海拔 2400~3800m 河谷阶地、山地阴坡、半阴坡、山顶、河谷两岸。

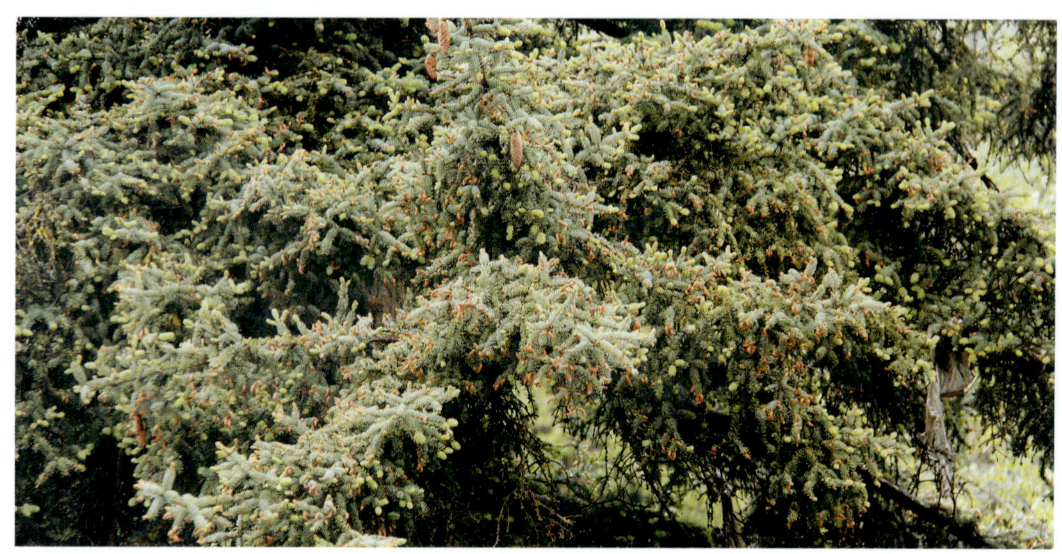

13. 紫果云杉

【学　　名】*Picea purpurea* Mast.

【别　　名】红松、铁杆松、仲美兴（藏语译音）

【药 材 名】云杉球果

【用药部位】树脂、节木、球果。

【功效主治】祛风湿、排脓生肌、干黄水。用于风湿痹痛、疮疖溃烂、久不愈合、关节积黄水、筋骨扭伤。

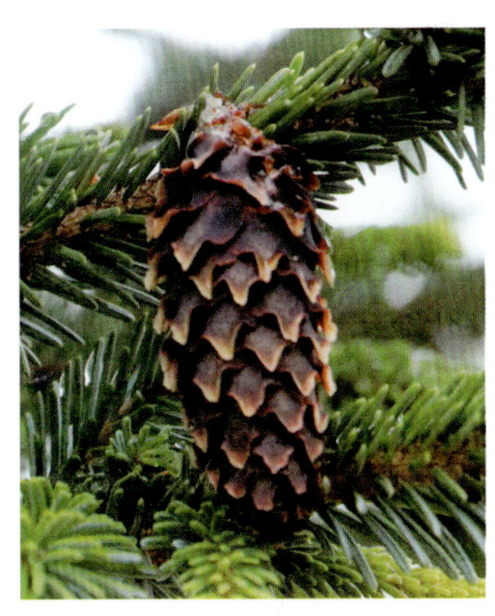

【植物特征】乔木，高达 50m，树皮灰色或深灰色，裂成不规则薄的鳞状块片，大枝平展，小枝密生柔毛，一年生枝黄色或淡黄褐色，二年生枝黄灰色或灰色；叶扁四棱状条形，直或略弯，长 5~12mm，宽 1.2~1.8mm，顶端微尖或微钝，横切面扁棱形，表面有气孔线 4~6 条，背面通常无气孔线，偶有 1~2 条不完整的气孔线。球果卵状圆柱形，长 2.5~4.5cm，直径 1.5~3cm，成熟前后均为淡紫红色或紫黑色，种鳞排列疏松，中部种鳞斜方状卵形，长 1.2~1.6cm，宽 1.2cm，中上部渐窄呈三角形，边缘波状，苞鳞矩圆状卵形，长约 3mm。种子连翅长约 8mm，种翅褐色，有紫色小斑点。花期 5 月，球果成熟期 10 月。

【分布区域】产同仁市、泽库县。生于海拔 2380~4300m 阴坡、河岸、滩地。

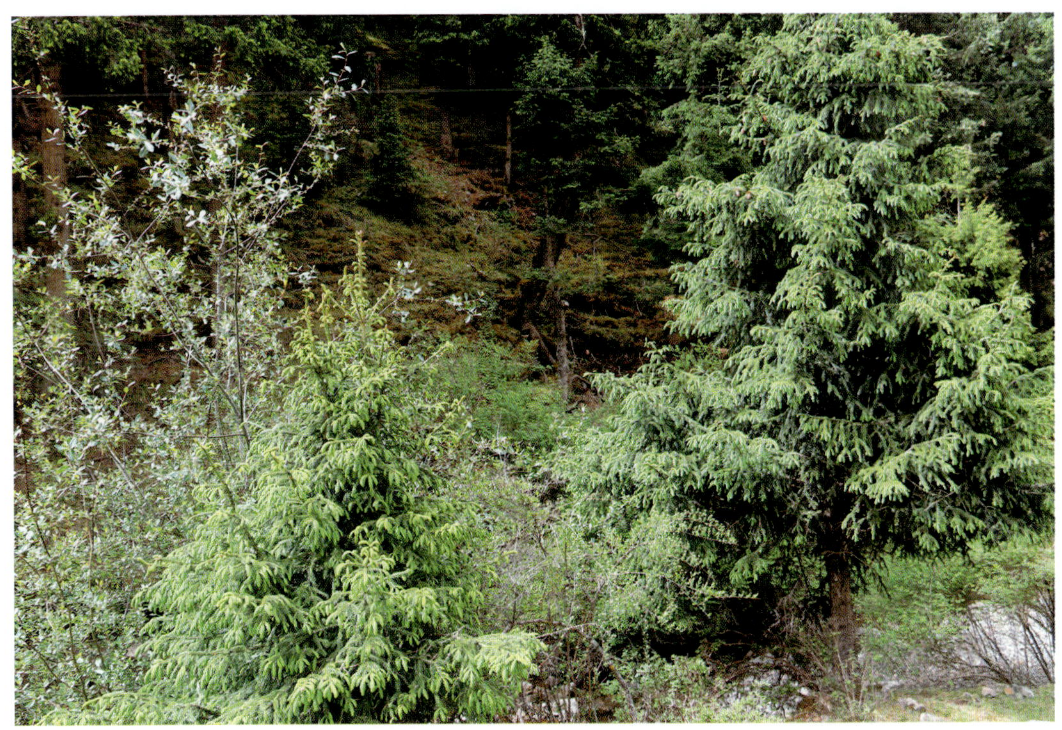

松属 Pinus Linn.

14. 油松

【学　　名】*Pinus tabuliformis* Carr.

【别　　名】巨果油松、紫翅油松、东北黑松

【药 材 名】松节、松叶、松香

【用药部位】枝干的结节、叶、油树脂。

【功效主治】松节：祛风燥湿、舒筋通络、活血止痛；用于风寒湿痹、历节风痛、脚痹痿软、跌打伤痛。松叶：祛风燥湿、杀虫止痒、活血安神；用于风湿痿痹、脚气、湿疮、癣、风疹瘙痒、跌打损伤、神经衰弱、慢性肾炎、高血压病。松香：祛风燥湿、排脓拔毒、生肌止痛；用于痈疽恶疮、疥癣、白秃、痹症、金疮、扭伤、妇女白带、血栓闭塞性脉管炎。

【植物特征】乔木，高达 25m，胸径可达 1m 以上树皮裂成不规则较厚的鳞状块片，小枝较粗，褐黄色，无毛，幼时微被白粉；冬芽长圆形，顶端尖，微具树脂。针叶 2 针一束，粗硬，长 8~12cm，直径约 1.5mm，边缘有细锯齿，两面具气孔线；横切面半圆形，树脂道 5~8 个或更多，边生，多数生于背面，表面有 1~2 个，稀角部有 1~2 个中生，叶鞘宿存。球果广卵形或卵圆形，长 3.5~5cm，直径 3~5cm，有短梗，向下弯垂，熟时演黄色或淡褐黄色，常宿存树上数年之久；中部种鳞近长圆状倒卵形，鳞盾肥厚，隆起或微隆起，扁菱形或菱状多角形，横脊显著，鳞脐突起有尖刺。种子卵圆形或长卵圆形，淡褐色，长 5~6mm，直径约 4mm，连翅长 1.5~2cm。花期 6~7 月，球果翌年 10 月成熟。

【分布区域】产同仁市、尖扎县。生于海拔 2000~2800m 山坡、河边。

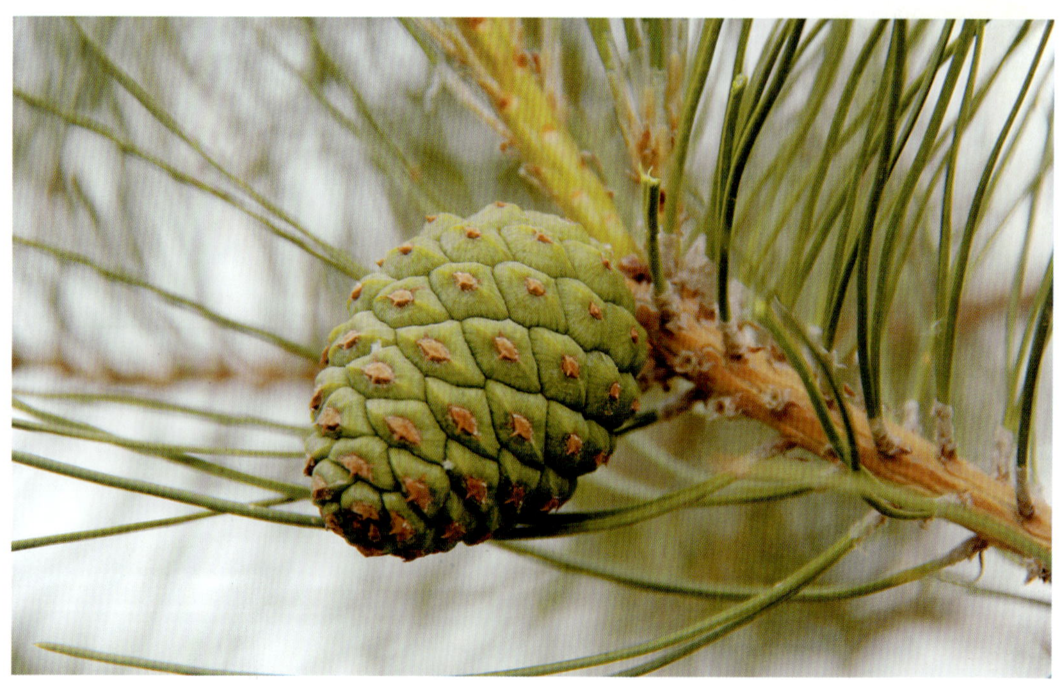

十二、柏科 Cupressaceae

刺柏属 Juniperus Linn.

15. 刺柏

【学　　名】*Juniperus formosana* Hayata

【别　　名】山刺柏、台松、山杉、刺松、台湾柏、巴朱木（藏语译音）

【药 材 名】山刺柏

【用药部位】根及根皮或枝叶。

【功效主治】清热解毒、燥湿止痒。用于麻疹、湿疹、癣疮等。

【植物特征】常绿小乔木，高达 12m。树皮褐色，纵裂，呈长条薄片脱落；树冠塔形，大枝斜展或直伸，小枝下垂，三棱形。叶全部刺形，坚硬且尖锐，长 12~20mm，宽 1.2~2mm，3 叶轮生，先端尖锐，基部不下延；表面平凹，中脉绿色而隆起，两侧各有 1 条白色气孔带，较绿色的边带宽；背面深绿色而光亮，有纵脊。雌雄同株或异株，球果近圆球形，肉质，直径 6~10mm，顶端有 3 条皱纹和三角状钝尖突起，淡红色或淡红褐色，成熟后顶稍开裂，有种子 1~3 粒；种子半月形，有 3 棱。

【分布区域】产同仁市、尖扎县。生于海拔 1800~3900m 裸石山坡、河谷岩缝、林下林缘。

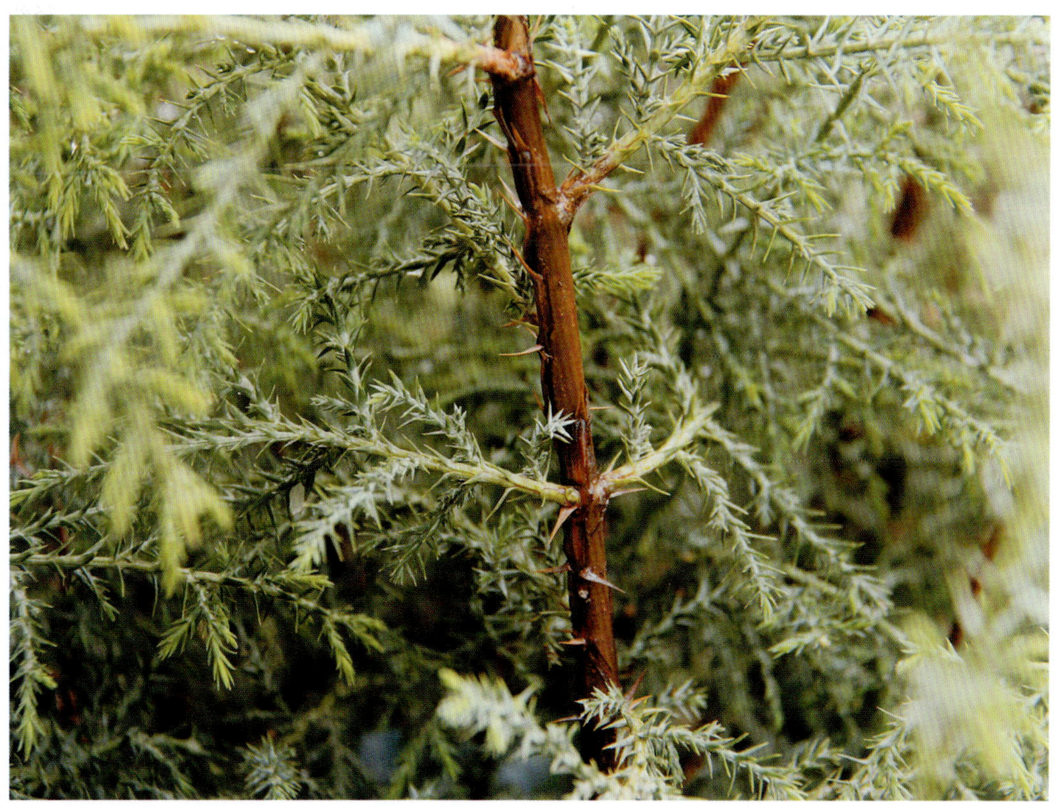

侧柏属 Platycladus Spach

16. 侧柏

【学　　名】*Platycladus orientalis*（L.）Franco

【别　　名】香柯树、香树、扁桧、香柏、黄柏

【药 材 名】热秀（藏语译音）

【用药部位】枝叶、球果。

【功效主治】枝叶用于肾热病、炭疽病、体虚、疮疖疔痈；球果用于肝病、脾病、骨蒸、淋病、热毒。

【植物特征】乔木，高达20余米，胸径1m；树皮薄，浅灰褐色，纵裂成条片；枝条向上伸展或斜展，幼树树冠卵状尖塔形，老树树冠则为广圆形；生鳞叶的小枝细，向上直展或斜展，扁平，排成一平面。叶鳞形，长1~3mm，先端微钝，小枝中央的叶的露出部分呈倒卵状菱形或斜方形，背面中间有条状腺槽，两侧的叶船形，先端微内曲，背部有钝脊，尖头的下方有腺点。雄球花黄色，卵圆形，长约2mm;雌球花近球形，径约2mm，蓝绿色，被白粉。球果近卵圆形，长1.5~2cm，成熟前近肉质，蓝绿色，被白粉，成熟后木质，开裂，红褐色；中间两对种鳞倒卵形或椭圆形，鳞背顶端的下方有一向外弯曲的尖头，上部1对种鳞窄长，近柱状，顶端有向上的尖头，下部1对种鳞极小，长达13mm，稀退化而不显著；种子卵圆形或近椭圆形，顶端微尖，灰褐色或紫褐色，长6~8mm，稍有棱脊，无翅或有极窄之翅。花期3~4月，球果成熟期10月。

【分布区域】产同仁市、尖扎县。栽培。

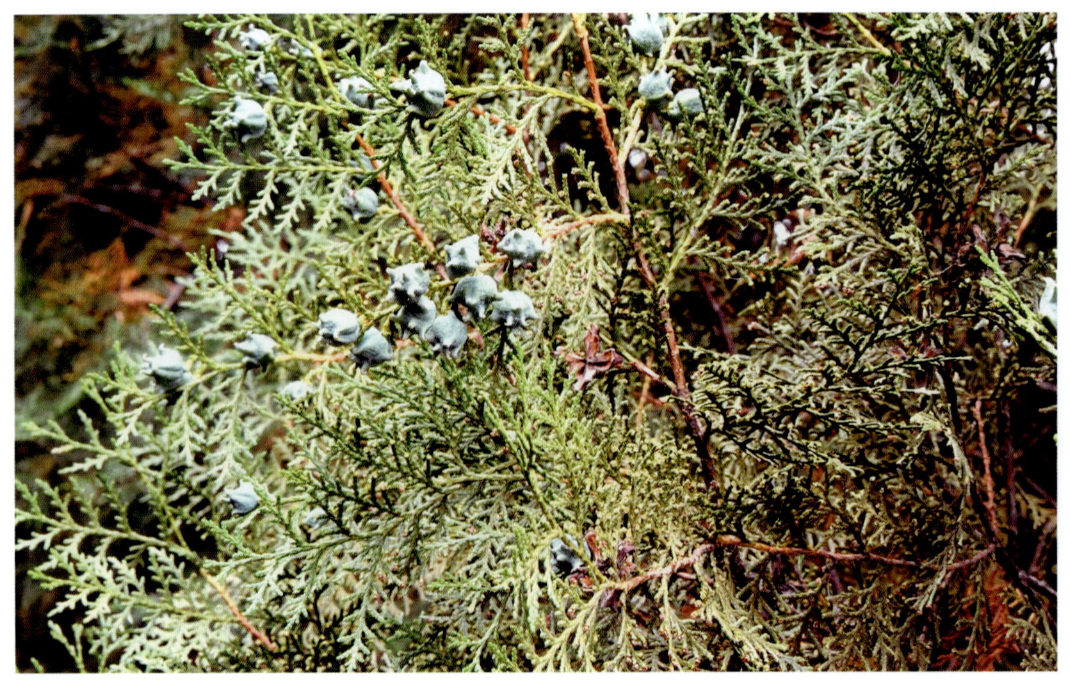

圆柏属 Sabina Mill.

17. 祁连圆柏

【学　　名】*Juniperus przewalskii* Kom.

【别　　名】祁连山圆柏、柴达木圆柏、陇东圆柏、秀巴（藏语译音）

【药 材 名】圆柏、祁连山圆柏

【用药部位】带叶和果的短枝、球果。

【功效主治】清热、消炎、干黄水、止血、镇咳。用于肾病、炭疽病、咯血、吐血、尿血、便血、子宫出血、鼻衄、百日咳。

【植物特征】乔木，小枝细长，下垂。高达 12m，稀灌木状；树干直或略扭，树皮灰色或灰褐色，裂成条片脱落；小枝不下垂，一年生枝的一回分枝圆，径约 2mm，二回分枝较密，近等长，方圆形或四棱形，径 1.2~1.5mm。叶有刺叶与鳞叶，幼树之叶通常全为刺叶，壮龄树上兼有刺叶与鳞叶；鳞叶交互对生，排列较疏或较密，菱状卵形，长 1.2~3mm；刺叶三枚交互轮生，长 4~7mm，三角状披针形，上面凹，有白粉带，中脉隆起。雌雄同株，雄球花卵圆形，长约 2.5mm，雄蕊 5 对，花药 3。球果卵圆形或近圆球形，长 8~13mm，成熟前绿色，微具白粉，熟后蓝褐色、蓝黑色或黑色，微有光泽，有 1 粒种子；种子扁方圆形或近圆形，稀卵圆形，两端钝，长 7~9.5mm，径 6~10mm，具或深或浅的树脂槽，两侧有明显而凸起的棱脊。

【分布区域】产全州各市县。生于海拔 2250~4200m 阳坡、半阳坡、河谷、山谷林下、林缘、山脊、石头缝隙、沙石滩。

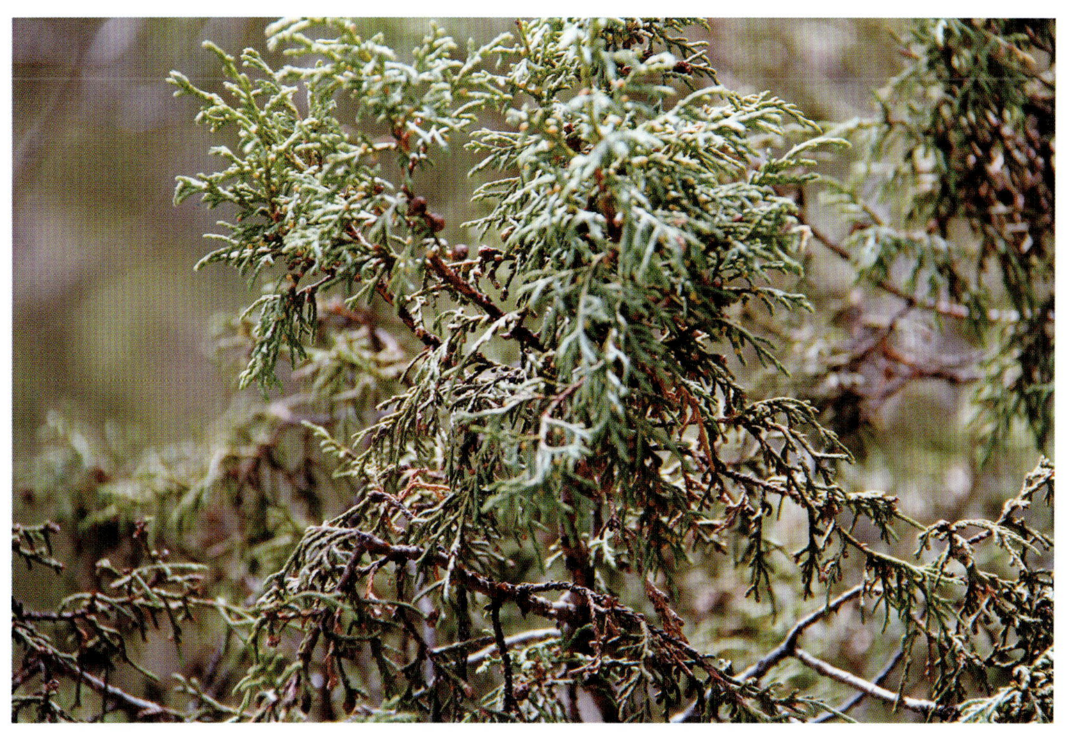

十三、麻黄科 Ephedraceae

麻黄属 Ephedra Tourn. ex Linn.

18. 矮麻黄

【学　　名】*Ephedra minuta* Florin

【别　　名】木麻黄

【药 材 名】矮麻黄

【用药部位】茎。

【功效主治】发汗解表、宣肺平喘、利水消肿。用于风寒表实证、恶寒发热、头痛身疼、咳嗽气喘、小便不利、风疹瘙痒。

【植物特征】小灌木，高 3~20cm；木质茎极短，不显著，茎上具节结状突起。小枝直立，节间长 1~2.5cm，直径 0.8~1mm。鞘状叶 2 裂，长 3mm，裂片三角形，顶端钝或尖，常向外折曲，基部 1/2~2/3 合生。雌雄同株，雄球花生于小枝上部或中部，单生或两个对生节上，无梗，苞片 3~4 对，基部约 1/4 合生，雄花具雄蕊 6~8 枚，花丝完全合生，假花被卵圆形；雌球花生于枝条基部或中下部，单生或对生于节上，无梗或有短梗，长椭圆形，苞片 3 对，下面两对基部合生，最上一对 1/2~2/3 合生，苞片卵形到长椭圆形，雌花 2，珠被管长 0.5~1mm，直立或略弯，雌球花成熟肉质红色，被白粉，长椭圆形或卵圆形，长 6~8mm，宽 4~5mm，最上一对 1/2~1/3 分裂。种子 1~2 粒，略外露，三棱状长卵形，长 5mm，被白粉。

【分布区域】产全州各市县。生于海拔 2400~4600m 阳坡、岩石上及缝隙、砂砾地、林缘。

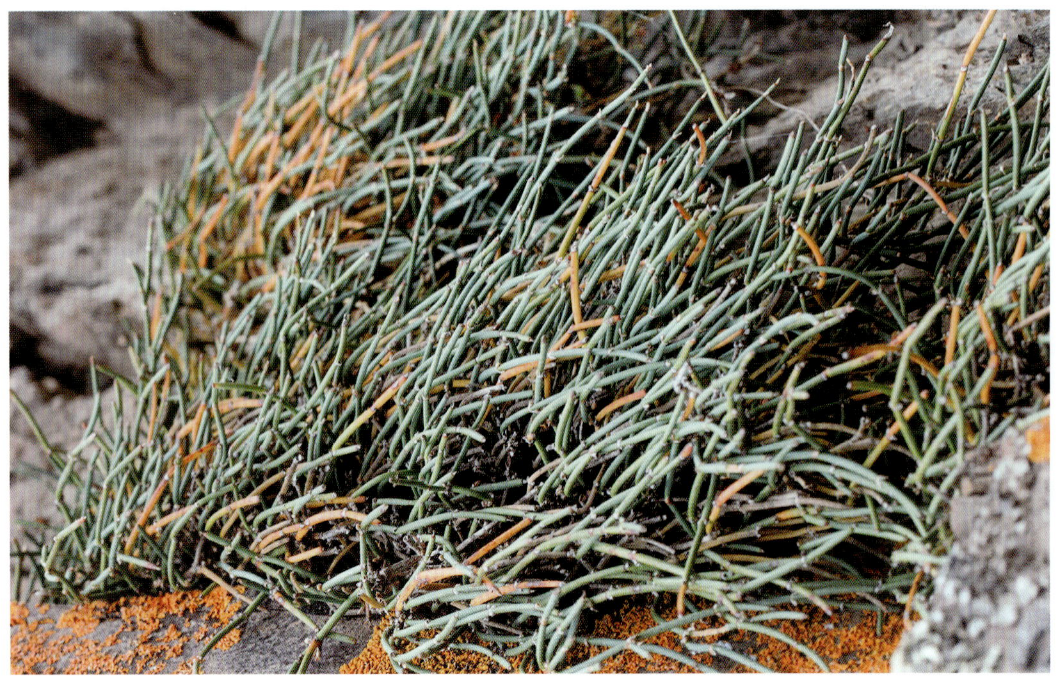

19. 单子麻黄

【学　　名】*Ephedra monosperma* C. A. Mey.

【别　　名】小麻黄、策敦木（藏语译音）

【药 材 名】单子麻黄

【用药部位】草质茎。

【功效主治】发汗解表、止咳平喘、利水消肿。用于外感风寒证、咳喘证、水肿兼有表证。

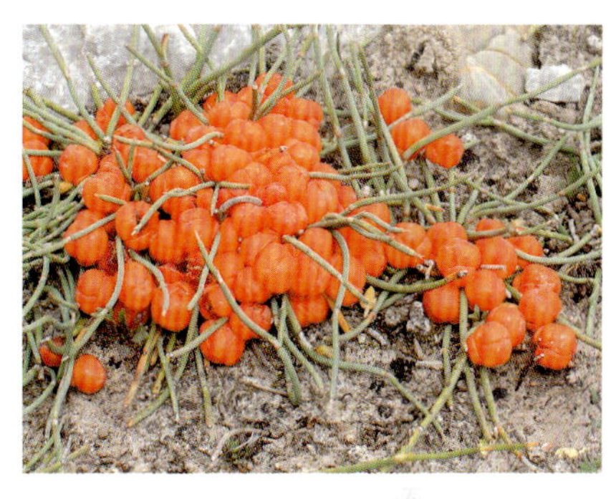

【植物特征】草本状矮小灌木，高 5~15cm。木质茎长 1~5cm，多分枝，弯曲并有节结状突起，皮多呈褐红色；绿色小枝开展或稍开展，常微弯曲，节间细短，长 1~2cm，径约 1mm。叶 2 片对生，膜质鞘状，长 2~3mm，下部 1/3~1/2 合生，裂片短三角形，先端钝或尖。雄球花生于小枝上下各部，单生枝顶或对生节上，多成复穗状，长 3~4mm，径 2~4mm，苞片 3~4 对，广圆形，中部绿色，两侧膜质边缘较宽，合生部分近 1/2，假花被较苞片长，倒卵圆形，雄蕊 7~8；雌球花单生或对生节上，无梗，苞片 3 对，基部合生，雌花通常 1，稀 2，胚珠的珠被管较长而弯曲。雌球花成熟时肉质红色，微被白粉，卵圆形或矩圆状卵圆形，长 6~9mm，径 5~8mm；种子外露，多为 1 粒，三角状卵圆形或矩圆状卵圆形，长约 5mm，径约 3mm，无光泽。花期 6 月，种子 8 月成熟。

【分布区域】产同仁市。生于海拔 2200~4900m 阳坡、岩石上及缝隙、沙砾地及砾石滩。

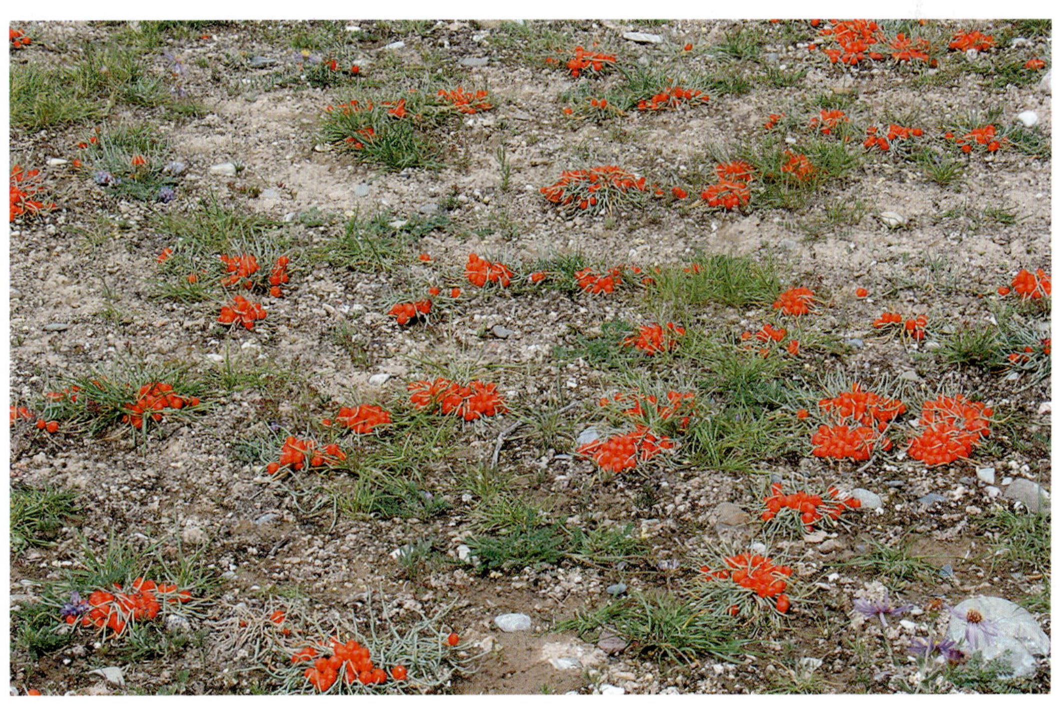

被子植物门 Angiospermae

十四、杨柳科 Salicaceae

杨属 Populus Linn.

20. 青杨

【学　　名】*Populus cathayana* Rehd.

【药 材 名】杨树花

【用药部位】雄花序。

【功效主治】清热解毒、化湿止痢。用于细菌性痢疾、肠炎。

【植物特征】乔木，高达 30m。树冠阔卵形；树皮初光滑，灰绿色，老时暗灰色，沟裂。枝圆柱形，有时具角棱，幼时橄榄绿色，后变为橙黄色至灰黄色，无毛。芽长圆锥形，无毛，紫褐色或黄褐色，多黏质。短枝叶卵形、椭圆状卵形、椭圆形或狭卵形，长 5~10cm，宽 3.5~7cm，最宽处在中部以下，顶端渐尖或突渐尖，基部圆形，稀近心形或阔楔形，边缘具腺圆锯齿，表面亮绿色，背面绿白色，叶脉两面隆起，尤以背面为明显，具侧脉 5~7 条，无毛，叶柄圆柱形，长 2~7cm，无毛；长枝或萌枝叶较大，卵状长圆形，长 10~20cm，基部常微心形；叶柄圆柱形，长 1~3cm，无毛。雄花序长 5~6cm，雄蕊 30~35，苞片条裂；雌花序长 4~5cm 柱头 2~4 裂；果序长 10~20cm。蒴果卵圆形，长 6~9mm，3~4 瓣裂，稀 2 瓣裂。花期 3~5 月，果期 5~7 月。

【分布区域】产同仁市、泽库县、尖扎县。生于海拔 2200~3900m 山坡、山谷中。

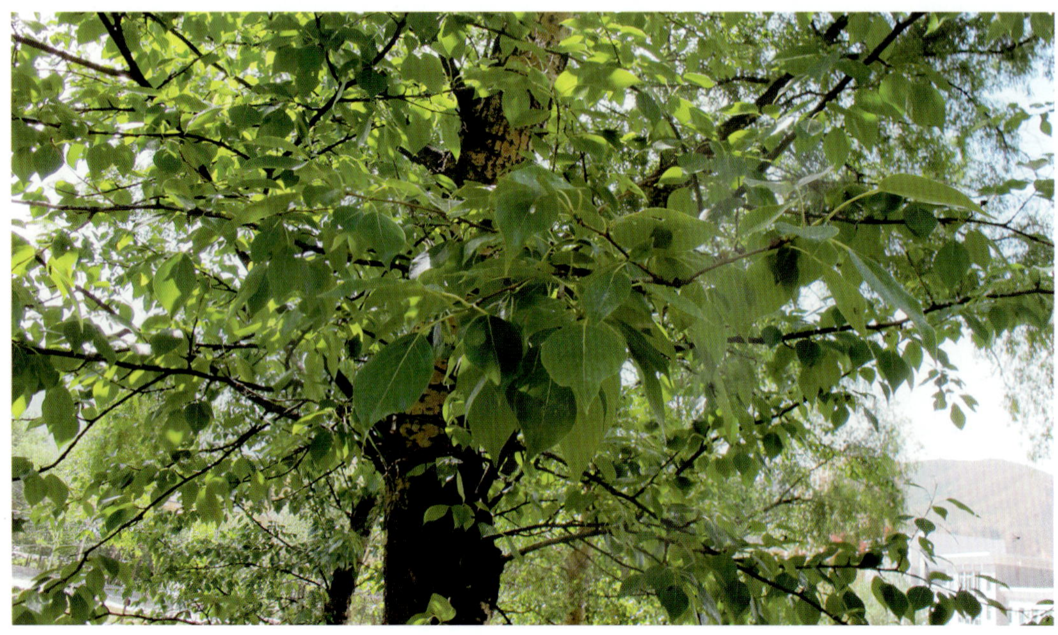

柳属 Salix Linn.

21. 乌柳

【学　　名】*Salix cheilophila* Schneid.

【别　　名】筐柳、沙柳、降马（藏语译音）

【药 材 名】沙柳

【用药部位】根、茎、叶、树皮。

【功效主治】祛风清热、散瘀消肿。用于麻疹初起、斑疹不透、皮肤瘙痒、慢性风湿、疮疖痈肿、腰扭伤。

【植物特征】灌木或小乔木，高达 5.4m。枝初被绒毛或柔毛，后无毛，灰黑色或黑红色。芽具长柔毛。叶线形或线状倒披针形，长 2.5~5cm，宽 3~7mm，先端渐尖或具短硬尖，基部渐尖，稀钝，上面绿色疏被柔毛，下面灰白色，密被绢状柔毛，中脉显著突起，边缘外卷，上部具腺锯齿，下部全缘。花序与叶同时开放，近无梗，基部具 2~3 小叶；雄花序长 1.5~2.3cm，直径 3~4mm，密花；雄蕊 2，完全合生，花丝无毛，花药黄色，4 室；苞片倒卵状长圆形，先端钝或微缺，基部具柔毛；雌花序长 1.3~2cm，粗 1~2mm，密花，花序轴具柔毛；子房卵形或卵状长圆形，密被短毛，无柄，花柱短或无，柱头小；苞片近圆形，长为子房的 2/3；腺体同雄花。蒴果长 3mm。花果期 4~6 月。

【分布区域】产同仁市。生于海拔 2800~4000m 山坡、山谷及河流两岸。

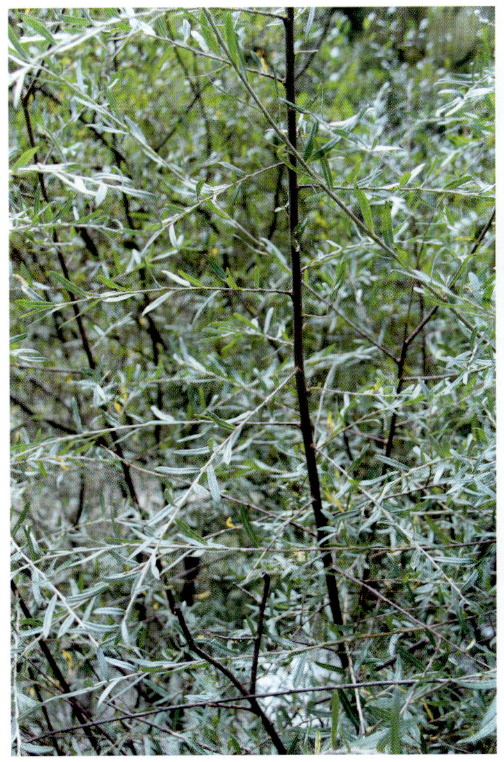
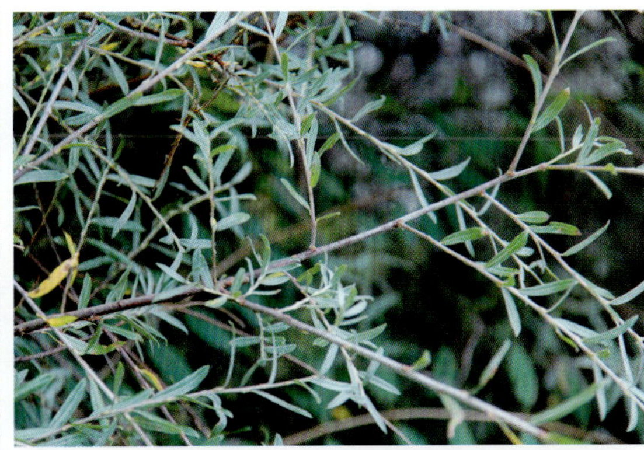
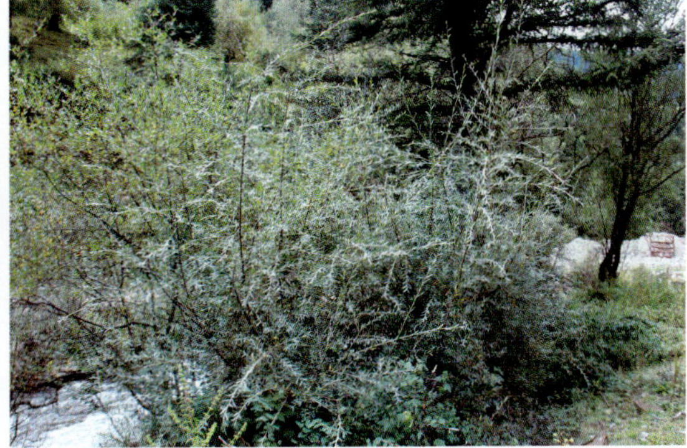

22. 山生柳

【学　　名】*Salix oritrepha* Schneid.

【药 材 名】江玛（藏语译音）

【用药部位】茎、枝皮、叶、果穗。

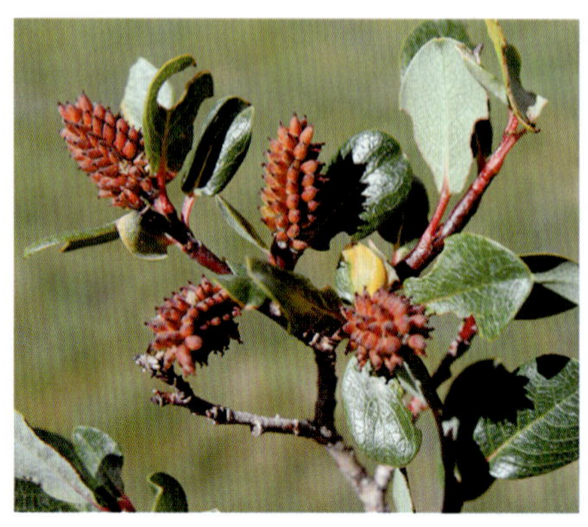

【功效主治】茎、枝皮、叶：用于肺脓疡、脉管肿胀、寒热水肿、斑疹、麻疹不透、风寒湿痹疼痛、皮肤瘙痒。果穗：用于风寒感冒、湿疹。

【植物特征】直立矮小灌木，高 0.6~1.2m，最高可达 2m。幼枝被灰绒毛，后无毛。叶椭圆形或卵圆形，长 1~1.5cm，宽 4~8mm，萌枝叶和强枝叶最大者长可达 2.4cm，宽达 1.5cm，顶端钝或急尖，基部圆形或钝，表面绿色，具疏柔毛或无毛，背面灰色或稍苍白色，有疏柔毛，且无毛，叶脉网状凸起，全缘；叶柄长 5~8mm，紫色，具短柔毛或近无毛。雄花序圆柱形，长 1~1.4cm，直径约 5mm，花密集，花序梗短，具 2~3 枚倒卵状椭圆形小叶；花丝离生，中下部有柔毛，腺体 2，圆柱状；雄花序长 1~1.5cm，直径约 1cm，花密生，花序梗长 3~7mm，具 2~3 叶，轴有柔毛；子房卵形，无柄，具长柔毛，花柱 2 裂，柱头 2 裂；苞片宽倒卵形，两面具毛，深紫色，与子房近等长；腺体 2，常分裂，而基部结合，形成假花盘状。花果期 6~7 月。

【分布区域】产全州各市县。生于海拔 2100~4700m 山谷、山坡、草地中。

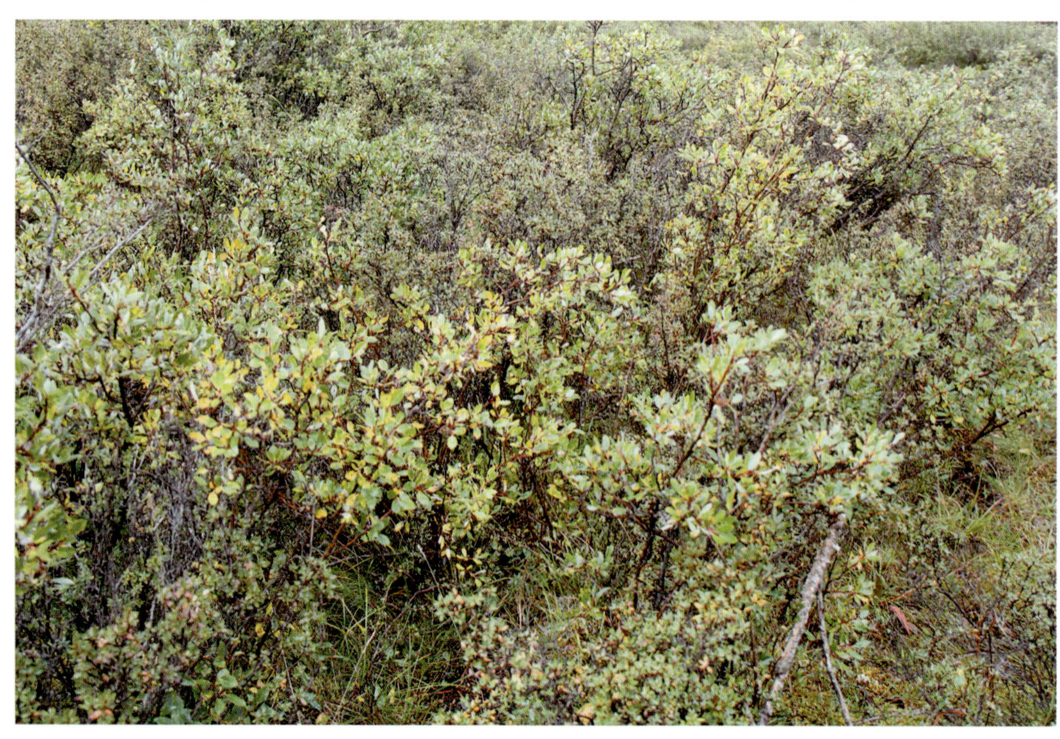

十五、桦木科 Betulaceae

桦木属 Betula Linn.

23. 红桦

【学　　名】 *Betula albosinensis* Burk.

【别　　名】 桦树、桦木、桦皮树

【药 材 名】 桦树皮、桦树液

【用药部位】 树皮、液汁。

【功效主治】 桦树皮：清热利湿、祛痰止咳、解毒。用于咽痛喉痹、咳嗽气喘、黄疸、腹泻、痢疾、淋症、小便不利、乳痛、疮毒、痒疹。桦树液：祛痰止咳、清热解毒。用于咳嗽气喘、小便赤涩。

【植物特征】 小乔木或乔木，高 5~15m。树皮淡红褐色或紫红色，有光泽，薄纸片状剥落；枝条红褐色，小枝紫红色或暗褐色，有时疏生树脂腺体；冬芽卵形，长达 5mm，芽鳞卵状长圆形，仅具短缘毛。叶卵形或卵状长圆形，长 3~6cm，宽 2~4cm，顶端渐尖，基部圆形或微心形，稀截形，边缘不规则重锯齿，齿尖常角质化，表面深绿色，无毛或幼时疏生长柔毛，背面淡绿色，密生淡褐色腺点，沿脉疏生长柔毛，侧脉 10~12 对，脉在背面稍隆起，脉腋间无髯毛或有时具稀疏髯毛；叶柄长 5~10mm。雄花序顶生，圆柱形，长 3~7cm，直径 0.5~1cm；苞鳞紫红色，边缘具纤毛。果序圆柱形，长 2~3cm，直径约 1cm；果苞长 5~6mm，中裂片长圆形或披针形，侧裂片卵形，长为中裂片的 1/3~1/2；小坚果卵形，长 2~2.5mm，翅宽为果的 1/3~1/2。花果期 5~6 月。

【分布区域】 产同仁市、尖扎县。生于海拔 2500~3600m 林地山坡、山麓。

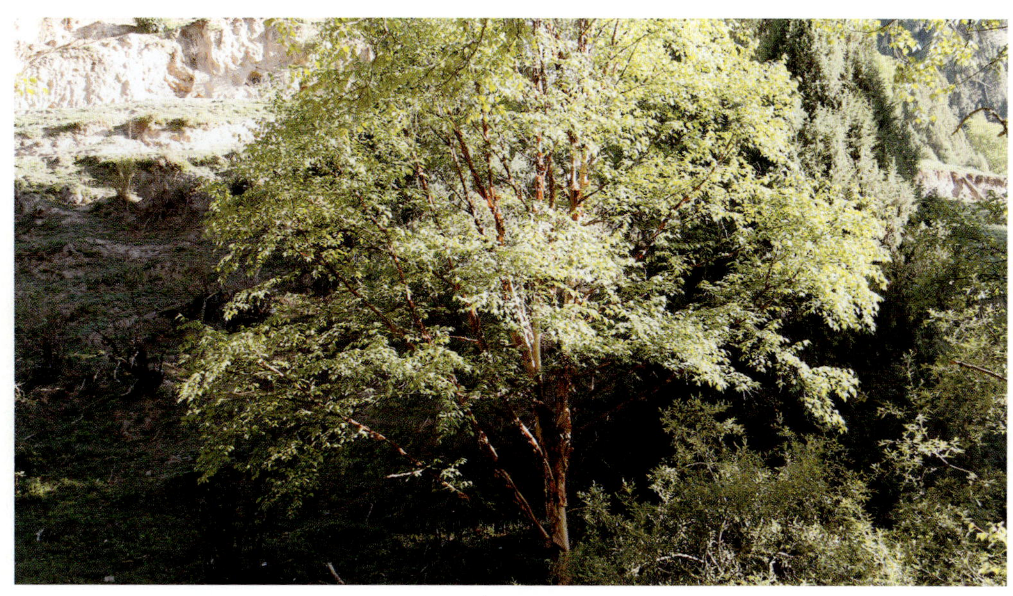

24. 白桦

【学　　名】*Betula platyphylla* Suk.

【别　　名】桦皮、白桦皮、桦树皮

【药 材 名】桦木皮

【用药部位】树皮。

【功效主治】清热利湿、祛痰止咳、解毒。用于咽痛喉痹、咳嗽气喘、黄疸、腹泻、痢疾、淋证、小便不利、乳痛、疮毒、疱疹。

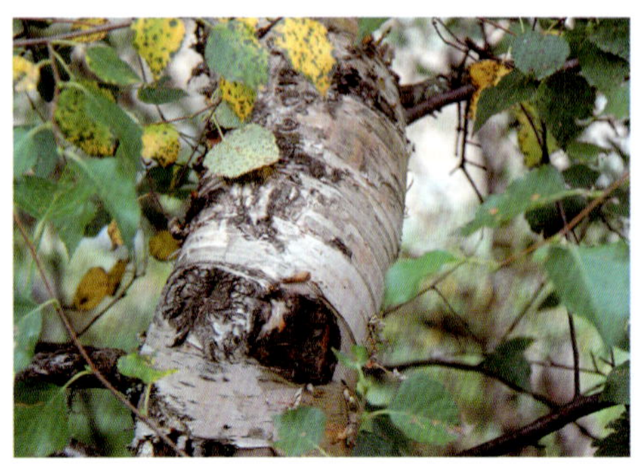

【植物特征】乔木，高可达 15m；树皮灰白色，成层剥裂；枝条暗灰色或暗褐色，无毛，具或疏或密的树脂腺体或无；小枝暗灰色或褐色。叶厚纸质，三角状卵形，长 3~9cm，宽 2~7.5cm，顶端锐尖、渐尖至尾状渐尖，基部截形，边缘具重锯齿，上面于幼时疏被毛和腺点，成熟后无毛无腺点，下面无毛，密生腺点。果序单生，圆柱形或矩圆状圆柱形，通常下垂，长 2~5cm，直径 6~14mm；果苞长 5~7mm，背面密被短柔毛至成熟时毛渐脱落，边缘具短纤毛。小坚果狭矩圆形、矩圆形或卵形，长 1.5~3mm，宽 1~1.5mm，背面疏被短柔毛，膜质翅较果长 1/3，较少与之等长，与果等宽或较果稍宽。

【分布区域】产同仁市、泽库县、尖扎县。生于海拔 2500~3900m 山坡、沟谷。

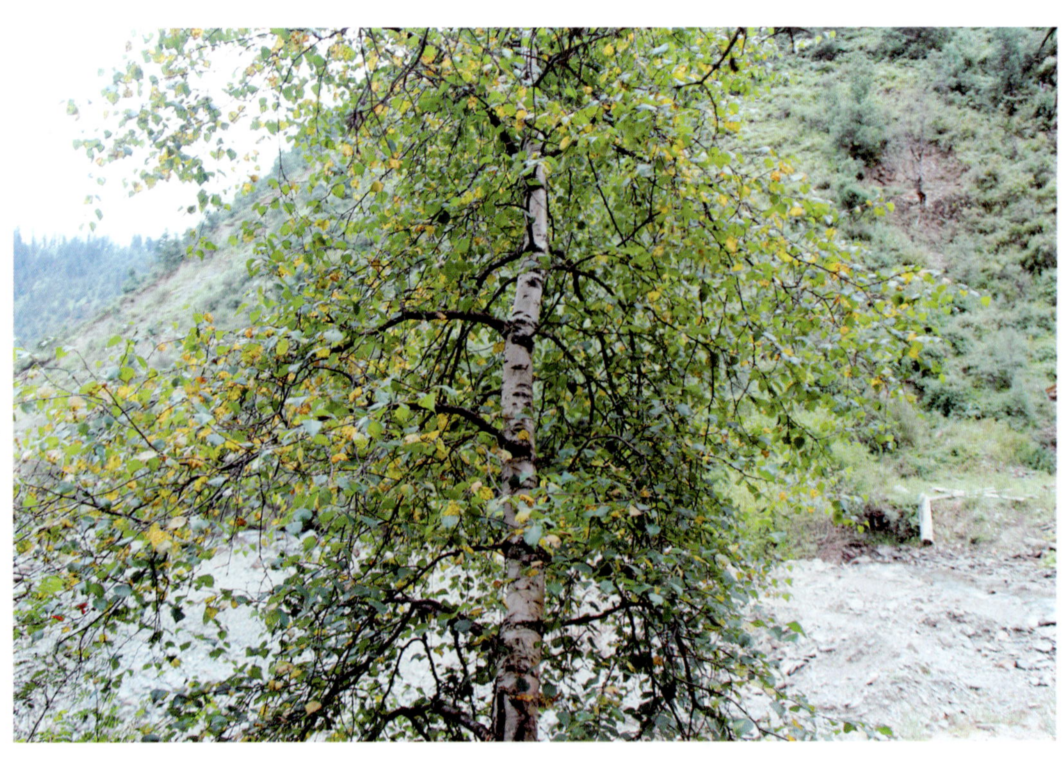

十六、荨麻科 Urticaceae

荨麻属 Urtica Linn.

25. 三角叶荨麻

【学　　名】 *Urtica triangularis* Hand.-Mazz.

【别　　名】 活麻、老虎麻、火麻

【药 材 名】 青活麻

【用药部位】 全草。

【功效主治】 祛风湿、平肝镇惊、止痒、解毒。用于风湿痹痛、小儿惊风、产后抽风、高血压、荨麻疹、毒蛇咬伤。

【植物特征】 多年生草本，根状茎粗壮。茎高 40~100cm，略带紫色，疏生刺毛和细糙毛。叶狭三角形至三角状披针形，长 4~15cm，宽 1~4cm，上部的叶有时呈线形，顶端锐尖，基部近截形或浅心形，边缘有 7~10 枚三角形粗牙齿或锐裂锯齿，下部的齿有时为重锯齿，两面均疏生刺毛，钟乳体点状，基出脉 3 条，其侧出的一对常达中部以下的齿尖；叶柄长 1~3cm，向上渐短，被刺毛和细糙毛，托叶 4 枚，离生，线状披针形，长约 5mm。雌雄同株；雄花序圆锥状，生下部叶腋，雌花序近穗状，生上部叶腋。果序轴粗壮，雄花具短柄，芽时直径约 1.5mm，雌花小，近无梗。瘦果卵形，稍扁，长约 2mm；宿存花被片在近基部处合生，被细糙毛，内面的花被片卵形，与果近等大，上有 1~3 根刺毛，外面的卵形，较内面的短 2~3 倍。花期 6~8 月，果期 8~10 月。

【分布区域】 产全州各市县。生于海拔 3500~4150m 山坡、河滩、沟底、路边。

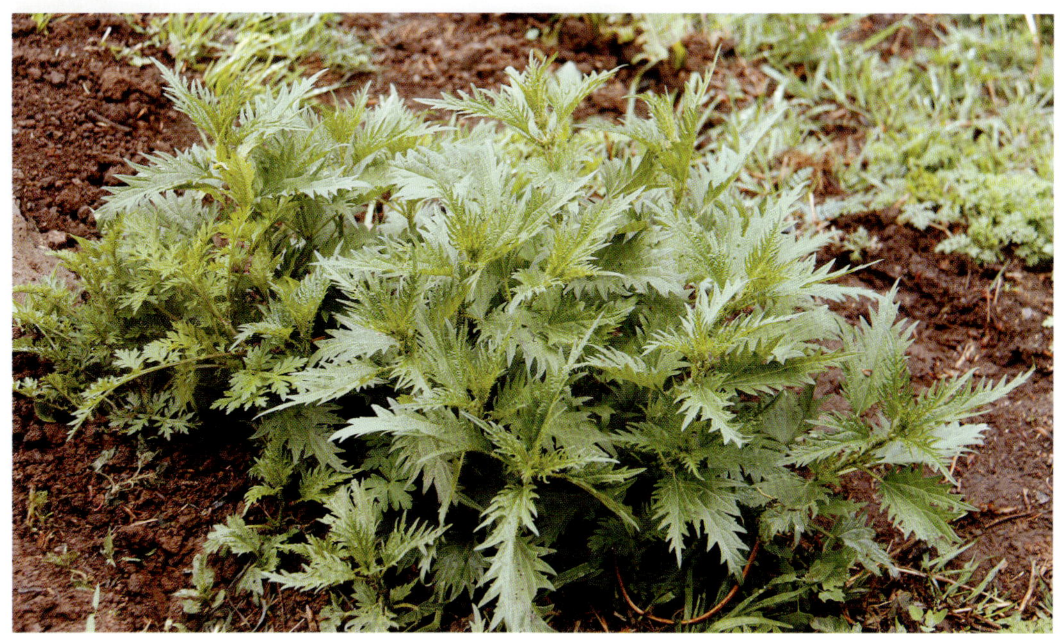

十七、檀香科 Santalaceae

百蕊草属 Thesium Linn.

26. 长叶百蕊草

【学　　名】*Thesium longifolium* Turcz.

【别　　名】山柏枝、绿珊瑚、撒花一棵针、一棵松、九龙草、珍珠草、小星宿草

【药 材 名】九仙草

【用药部位】全草。

【功效主治】解表清热、祛风止痉。用于感冒、中暑、小儿肺炎、惊风。

【植物特征】多年生宿根草本，高 15~40cm。根直生或横斜，稍肥厚，顶部多头。茎丛生，直立或外围者基部弯斜，具纵棱和沟槽，中部以上多分枝，下部埋于沙土部分有鳞片状叶。单叶互生，线形，长达 6（8）cm，宽 1~2.5mm，顶尖或稍钝，边缘具浅细齿，质厚，主脉 1~3 条，中脉较显著。花单朵腋生于茎枝下部，或生于末级分枝顶端，形成总状或聚伞圆锥式花序；花序轴多少呈“之”字形弯曲，具花短枝（似梗）斜上，花后常开展或下弯，近等长或长于花；苞片 1，叶状，比花或果实长 1~3 倍或与之等长；小苞片 2，短于或稍长于花或果；花被绿白色，管状漏斗形或钟形，长 2.5~4.5mm，上部 5 深裂，下部与子房合生，无梗或具 1.5mm 长之梗。坚果卵球形或椭圆球形，长 2~4mm，表面有 4~8 条纵脉棱，其间侧脉不呈网状。花果期 6~8 月。

【分布区域】产同仁市。生于海拔 2600~3400m 林缘沟谷、沙质山坡以及草地、灌丛中。

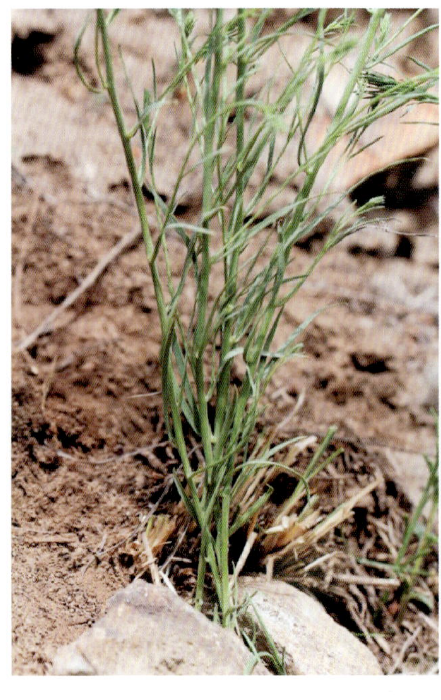

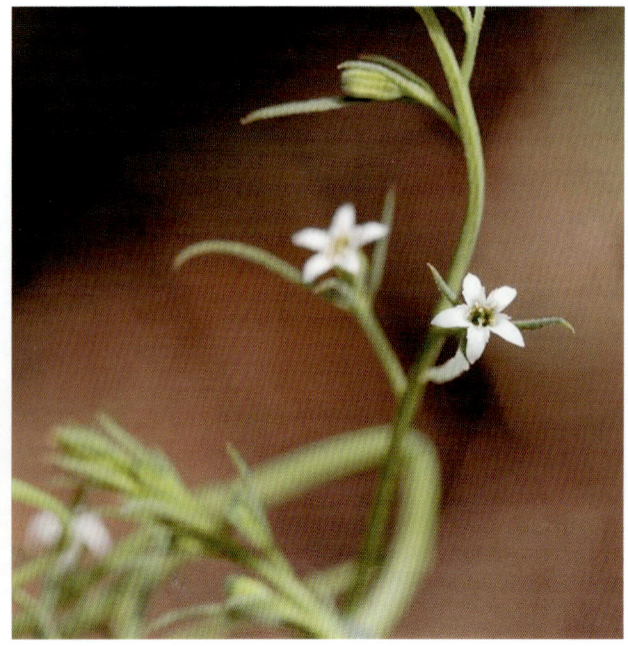

十八、蓼科 Polygonaceae

荞麦属 Fagopyrum Mill.

27. 苦荞麦

【学　　名】*Fagopyrum tataricum*（L.）Gaertn.

【别　　名】荞麦七、荞头七

【药 材 名】苦荞头

【用药部位】根及根茎。

【功效主治】健脾行滞、理气止痛、解毒消肿。用于胃脘胀痛、消化不良、痢疾、腰腿痛、跌打损伤、痈肿恶疮、狂犬咬伤。

【植物特征】一年生草本，高 15 ~40cm。茎直立，常在下部多分枝或不分枝，具细沟纹，绿色或带紫红色，小枝具乳头状突起。叶片三角状戟形或三角状心形，长 2~7cm，宽 2~8cm，顶端渐尖，下部 2 侧戟状开展，基部心形，全缘或微波状，两面沿叶脉具乳头状突起;托叶鞘黄褐色。穗形总状圆锥花序顶生或腋生，细长，开展。花被淡红色或白色，5 深裂，裂片椭圆形，长 1.5~2mm，被稀疏柔毛；雄蕊 8，短于花被，花柱 3，柱头头状。瘦果卵状圆锥形或圆形，长 4~7mm，灰褐色，有沟槽，具 3 棱，上部长渐尖，基部圆钝；角棱在上端锐利，中部和下部钝并呈波状。花果期 6~9 月。

【分布区域】产同仁市、泽库县。生于海拔 2100~4000m 林缘、灌丛边、山坡、河边、田边荒地。

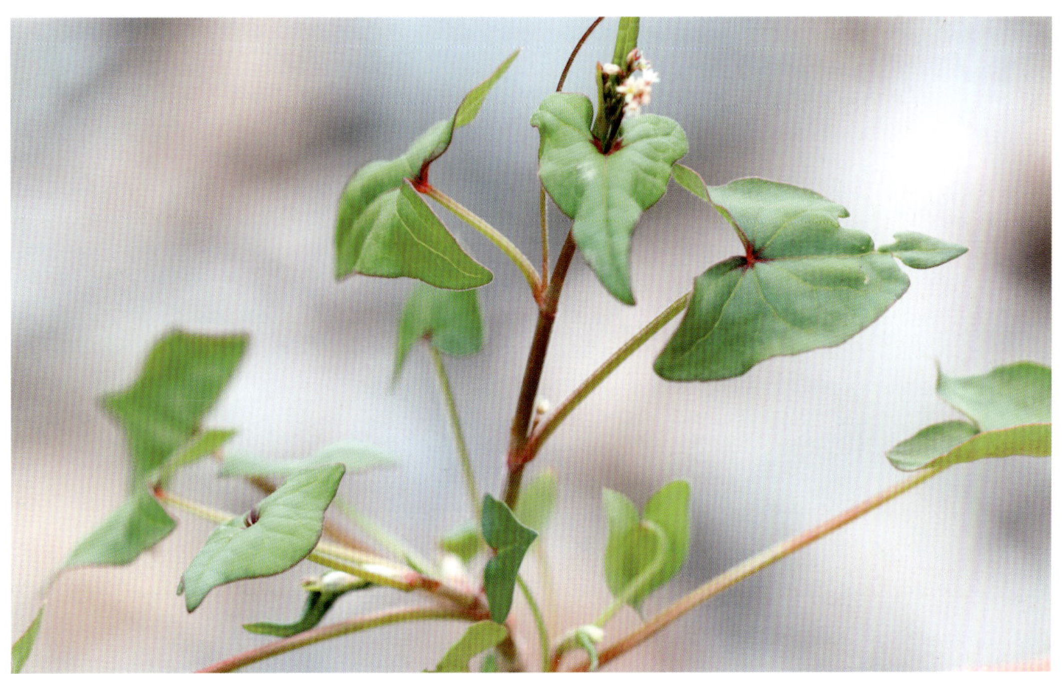

蓼属 Polygonum Linn.

28. 头序蓼

【学　　名】*Polygonum alatum* Hamilt.

【别　　名】头花蓼、朱砂七、朱砂参、山高粱、剪刀七、白粉、紫蓼、白蝎子七、榜然木（藏语译音）

【药 材 名】蝎子七

【用药部位】根茎。

【功效主治】清热解毒、散瘀止血。用于咽喉肿痛、乳蛾、痈疮肿毒、湿热泄泻、痢疾、赤白带下、吐血、衄血、崩漏、肠风下血、外伤出血、跌打损伤、腰痛、关节疼痛。

【植物特征】多年生草本，高 10~35cm。根状茎肥厚。茎不分枝，直立，自根状茎发出。基生叶有长柄；叶矩圆形或披针形，长 5~15cm，宽 1~2cm，顶端急尖，基部近圆形，边缘微向下翻卷，无毛或下面有柔毛；茎生叶近无柄，较小，狭披针形或条形；托叶鞘筒状，膜质，有明显的脉。花序穗状，顶生；花排列紧密，白色或淡红色；花被 5 深裂，裂片矩圆形，背部有一条明显的脉；雄蕊 8，长于花被；花柱 3，柱头头状。瘦果卵形，有 3 棱，黄褐色，有光泽。

【分布区域】产同仁市、泽库县、河南县。生于海拔 2000~4400m 山坡林下、河谷林缘、灌丛草甸、山坡崖下阴湿处。

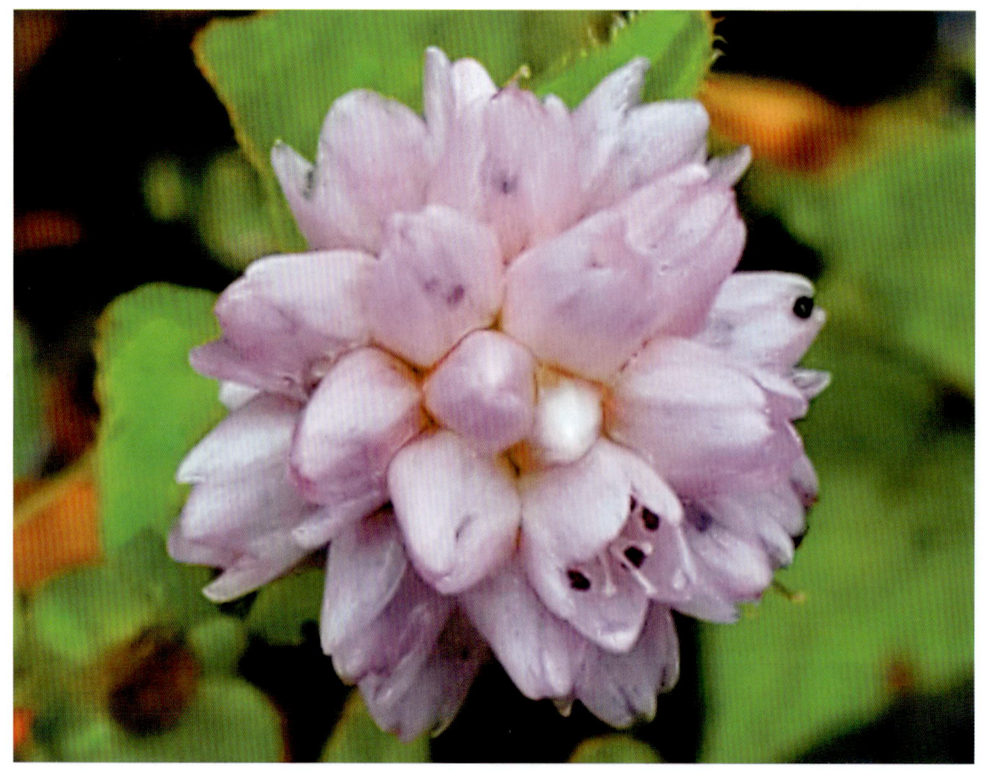

29. 木藤蓼

【学　　名】*Polygonum aubertii* L. Henry

【别　　名】康藏何首乌、山荞麦、奥氏蓼、降头、血地、大红花、血地胆、勒折（藏语译音）

【药 材 名】木藤蓼

【用药部位】块根。

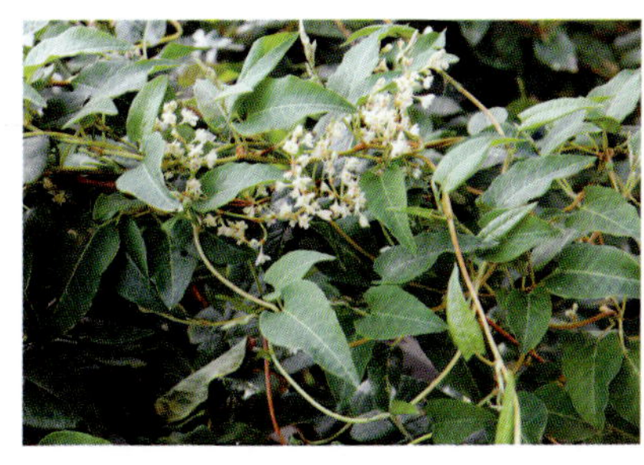

【功效主治】清热解毒、调经止血、行气消积。用于痈肿、月经不调、外伤出血、崩漏、消化不良、痢疾、胃痛。

【植物特征】半灌木。茎缠绕，长 1~4m，灰褐色，无毛。叶簇生稀互生，叶片长卵形或卵形，长 2.5~5cm，宽 1.5~3cm，近革质，顶端急尖，基部近心形，两面均无毛；叶柄长 1.5~2.5cm；托叶鞘膜质，偏斜，褐色，易破裂。花序圆锥状，少分枝，稀疏，腋生或顶生，花序梗具小突起；苞片膜质，顶端急尖，每苞内具 3~6 花；花梗细，长 3~4mm，下部具关节；花被 5 深裂，淡绿色或白色，花被片外面 3 片较大，背部具翅，果时增大，基部下延；花被果时外形呈倒卵形，长 6~7mm，宽 4~5mm；雄蕊 8，比花被短，花丝中下部较宽，基部具柔毛；花柱 3，极短，柱头头状。瘦果卵形，具 3 棱，长 3.5~4mm，黑褐色，密被小颗粒，微有光泽，包于宿存花被内。花期 7~8 月，果期 8~9 月。

【分布区域】产同仁市、尖扎县。生于海拔 2900~3200m 山坡草地、山谷灌丛。

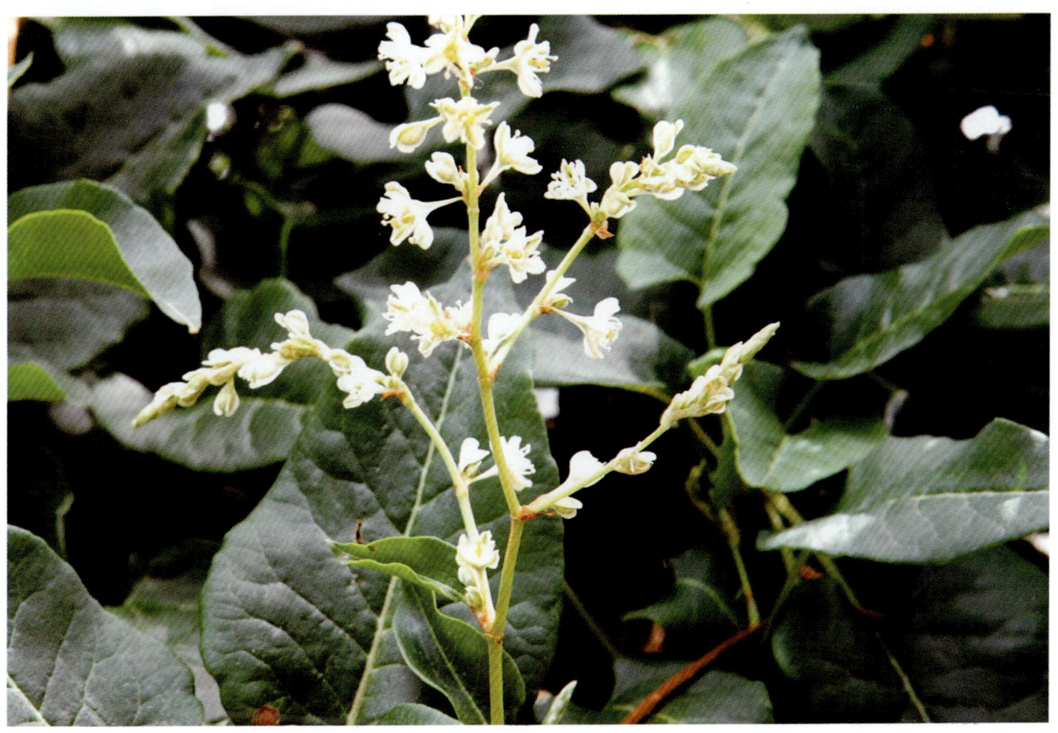

30. 萹蓄

【学　　名】*Polygonum aviculare* Linn.

【别　　名】扁蓄、大萹蓄、鸟蓼、扁竹

【药 材 名】萹蓄

【用药部位】地上部分。

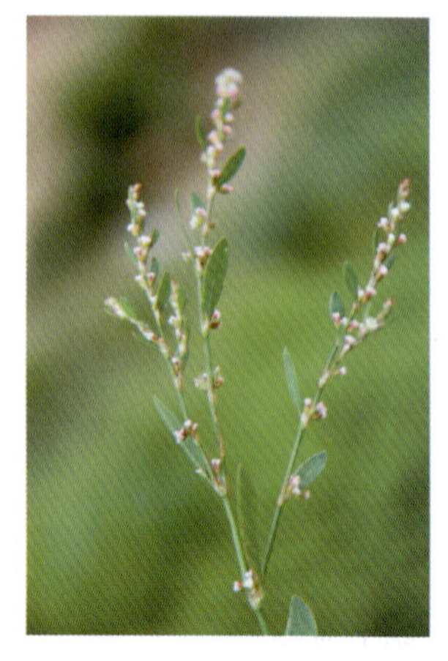

【功效主治】利尿通淋、杀虫、止痒。用于膀胱热淋、小便短赤、淋沥涩痛、皮肤湿疹、阴痒带下。

【植物特征】一年生草本，高 10~40cm。茎平卧或斜生，由基部分枝，绿色，具纵沟纹，无毛，基部圆柱形，幼时有棱脊。叶有短柄或无柄；叶片长圆形、倒卵形、披针形或线状披针形，长 1~3cm，宽 5~12mm，顶端钝圆或锐尖，基部楔形，全缘，蓝绿色，无毛，基部具关节；托叶鞘筒状，膜质，下部褐色，上部白色，多裂。花遍生于茎上，常 1~5 朵簇生于叶腋；花梗细而短，顶部具关节；花被 5 深裂，裂片椭圆形，长约 2mm，绿色，边缘淡红色或白色；雄蕊 8，比花被短；花柱 3，柱头头状。瘦果卵状，具 3 棱，长约 3mm，褐色或黑色，无光泽，微露出于宿存花被之外。花果期 6~9 月。

【分布区域】产全州各市县。生于海拔 1700~3600m 田边、路边荒地及河边、渠旁。

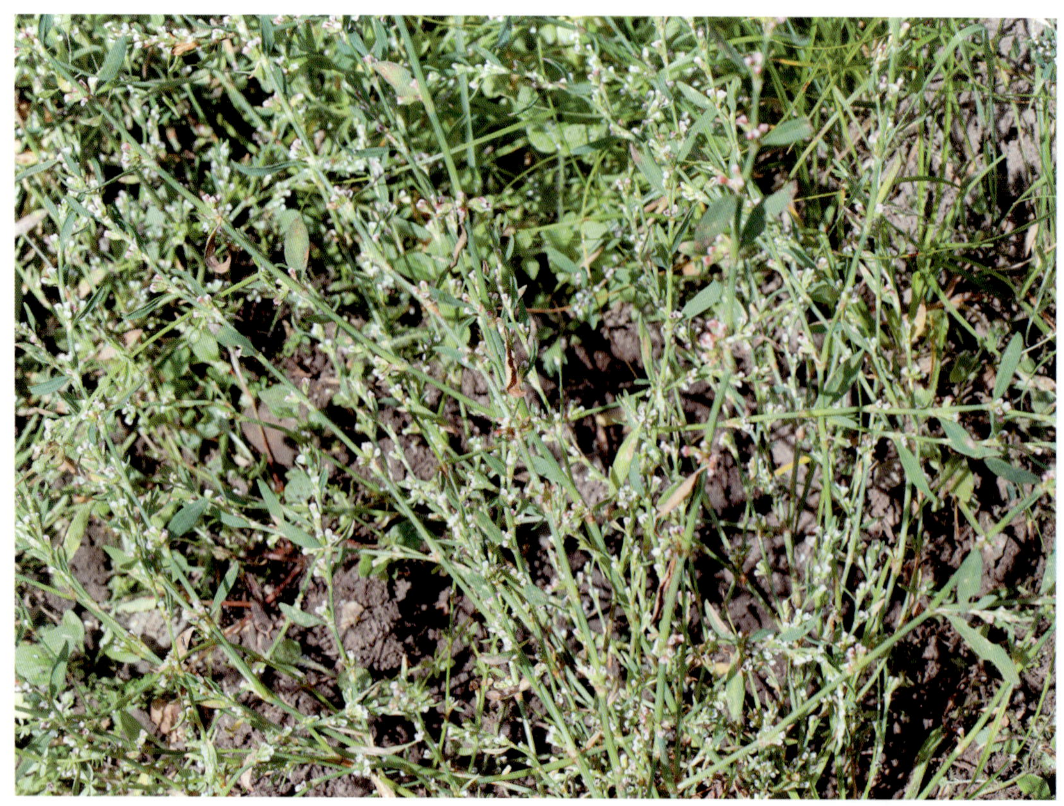

31. 酸模叶蓼

【学　　名】*Polygonum lapathifolium* Linn.

【别　　名】蓼草、大马蓼、水辣蓼、水蓼、旱苗蓼、辣蓼、蛤蟆腿、节蓼

【药 材 名】鱼蓼

【用药部位】全草。

【功效主治】解毒、除湿、活血。用于疮疡肿痛、瘰疬、腹泻、痢疾、湿疹、疳积、风湿痹痛、跌打损伤、月经不调。

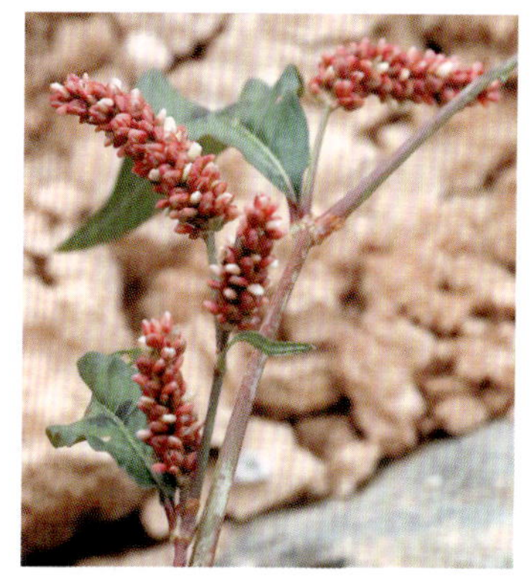

【植物特征】一年生草本，高 20~80cm。茎直立，具分枝，无毛。叶披针形，卵状披针形或长圆状椭圆形，长 3~12cm，宽 0.5~4cm，顶端渐尖，基部楔形，全缘，表面常有黑色斑块，边缘和主脉具平伏短刺毛；叶柄短，被短刺毛，托叶鞘筒状，膜质，多脉，顶端截形，无毛或稀有短缘毛。穗状花序腋生和顶生或呈总状或圆锥状，长 2~6cm，花穗紧密，近直立，具长梗，侧生花穗较小，被腺点；苞漏斗状，无毛，顶端斜形，疏生短缘毛，内含 3~6 花；花被绿色或粉红色，长 2~2.5mm，4 深裂，稀 5 裂，具腺点，外侧 2 裂片，各具 3 条凸起而顶端 2 叉弯曲的脉；雄蕊通常 6 枚；花柱 2，向外弯曲。瘦果卵圆形或宽卵形，侧扁，两面微凹，微具棱，长 2~3mm，黑褐色，光亮。花果期 6~8 月。

【分布区域】产同仁市。生于海拔 1800~2600m 河边、田边渠旁及林下阴湿地。

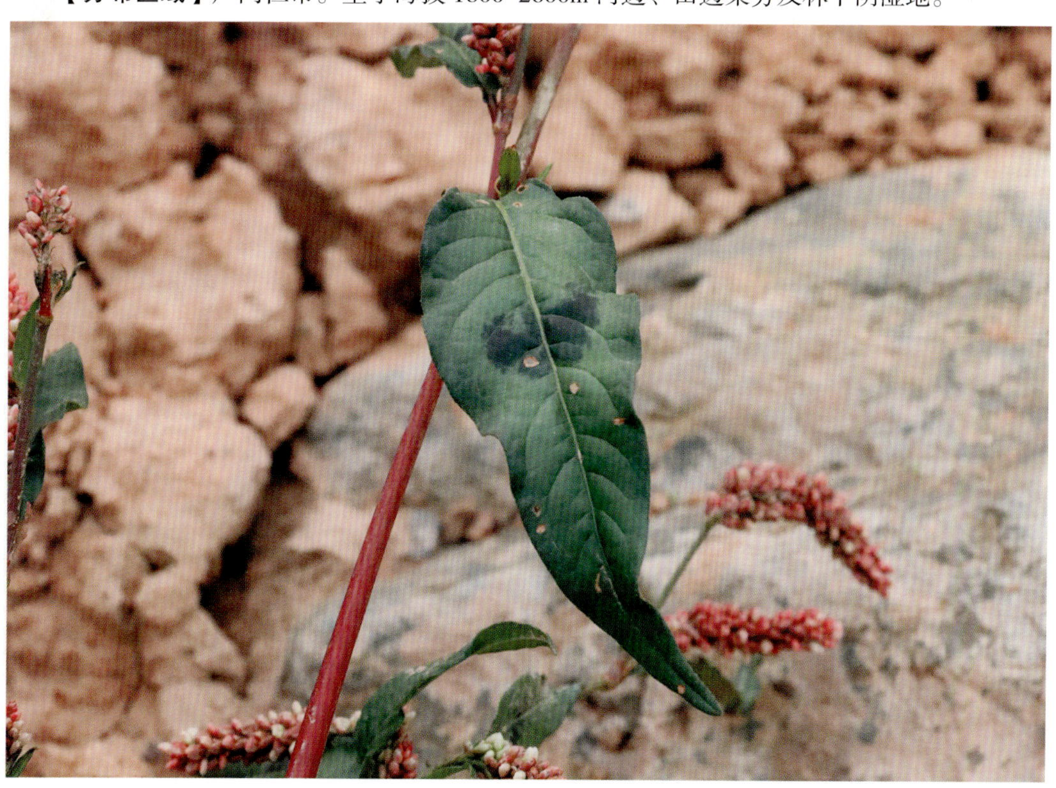

32. 圆穗蓼

【学　　名】*Polygonum macrophyllum* D. Don

【别　　名】红蝎子七、朱砂七、红粉、猴子七、红三七、山高粱、白粉、紫蓼、白蝎子七、草血竭、榜然木（藏语译音）

【药 材 名】蝎子七

【用药部位】根茎

【功效主治】止泻、消肿、清热解毒、止血、活血。用于咽喉肿痛、乳蛾、痈疮肿毒、湿热泄泻、痢疾、赤白带下、吐血、衄血、崩漏、肠风下血、外伤出血、跌打损伤、腰痛、关节疼痛。

【植物特征】多年生草本，高 10~40cm，根茎粗，肥厚，下部上卷，状如蝎子；茎直立，不分枝，细弱，常有 2~3 个由根茎生出，基生叶与茎下部叶具长柄；叶片长圆形、卵形或披针形，长 3~ 6cm，宽 0.5~3cm，先端急尖或渐尖，基部圆形或楔形，有时微心形，边缘叶脉增厚，略反卷，革质，两面无毛，稀有白柔毛;茎生叶较小，披针形，无柄;托叶鞘长圆筒状，膜质，棕褐色、先端斜形。总状花序成穗状，顶生，长 1~2.5cm。花密生；苞膜质，淡褐色，广卵形，锐尖，其中着生珠芽或 1~2 花；珠芽广卵圆形，褐色，通常生于花穗之下半部；花被 5 裂，裂片广椭圆形或近倒卵形，白色或粉红色；雄蕊 8，花药暗紫色；花柱 3，瘦果三棱状卵形，长 2.5~3mm，深棕色，有光泽。花期 5~6 月，果期 7~8 月。

【分布区域】产全州各市县。生于海拔 3000~5000m 的高山草甸和灌丛林地。

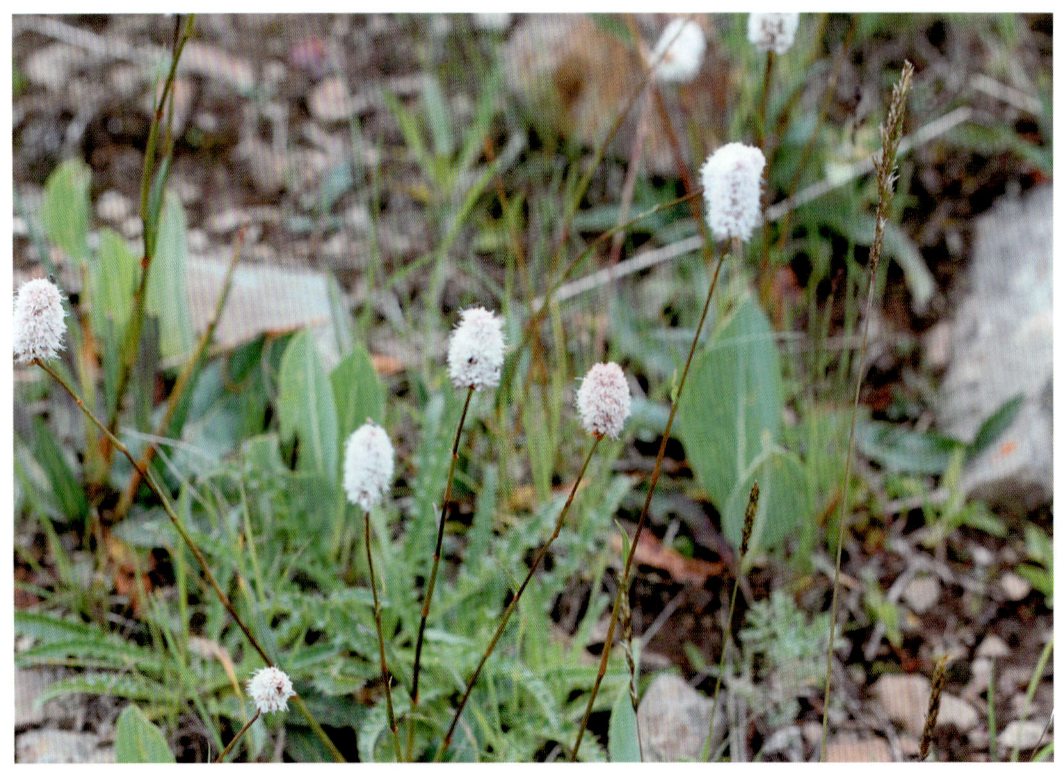

33. 西伯利亚蓼

【学　　名】*Polygonum sibiricum* Laxm.

【别　　名】剪月股、野茶、驴耳朵、牛鼻子、鸭子嘴

【药 材 名】西伯利亚蓼

【用药部位】根茎。

【功效主治】疏风清热、利水消肿。用于目赤肿痛、皮肤湿痒、水肿、腹水。

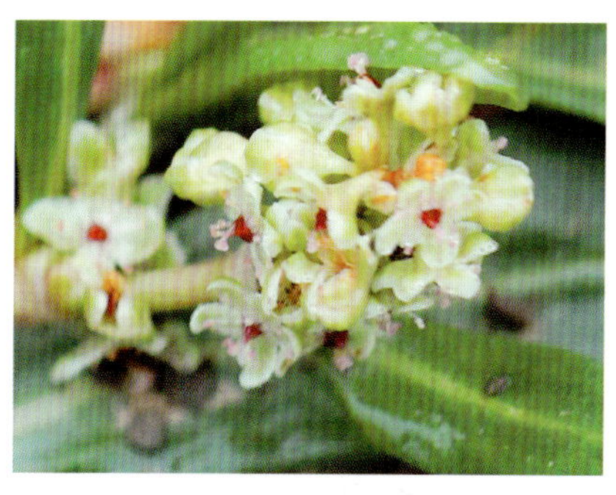

【植物特征】多年生草本，高 5~30cm。根茎细弱，茎自基部分枝，直立或外倾、节间较短，无毛。叶具短柄，叶片稍肥厚，近肉质，长椭圆形或披针形，长 3~10cm，宽 0.5~2cm，顶端尖或钝，全缘，基部戟形，两侧具耳状尖突，向下渐窄呈楔形至叶柄，有时叶耳不显，中脉宽，侧脉不显，两面无毛；托叶鞘筒状，膜质，松散，易破碎，长 5~20mm，顶端斜。圆锥花序小型，顶生，由数个花穗组成；苞漏斗状，膜质，内生 5~6 花；花具短梗，长 2~4mm，上部具关节；花被淡绿色，5 深裂，雄蕊 7~8，着生于花盘上，2 轮，花丝短；花柱 3，短，柱头头状。瘦果卵状长圆形黑色，具 3 棱，具光泽，与花被等长，包被于宿存花被内。花期 7~8 月，果期 8~9 月。

【分布区域】产全州各市县。生于海拔 1800~4600m 河岸、湖滨砂砾地、河边、渠旁湿沙滩或盐碱土草地。

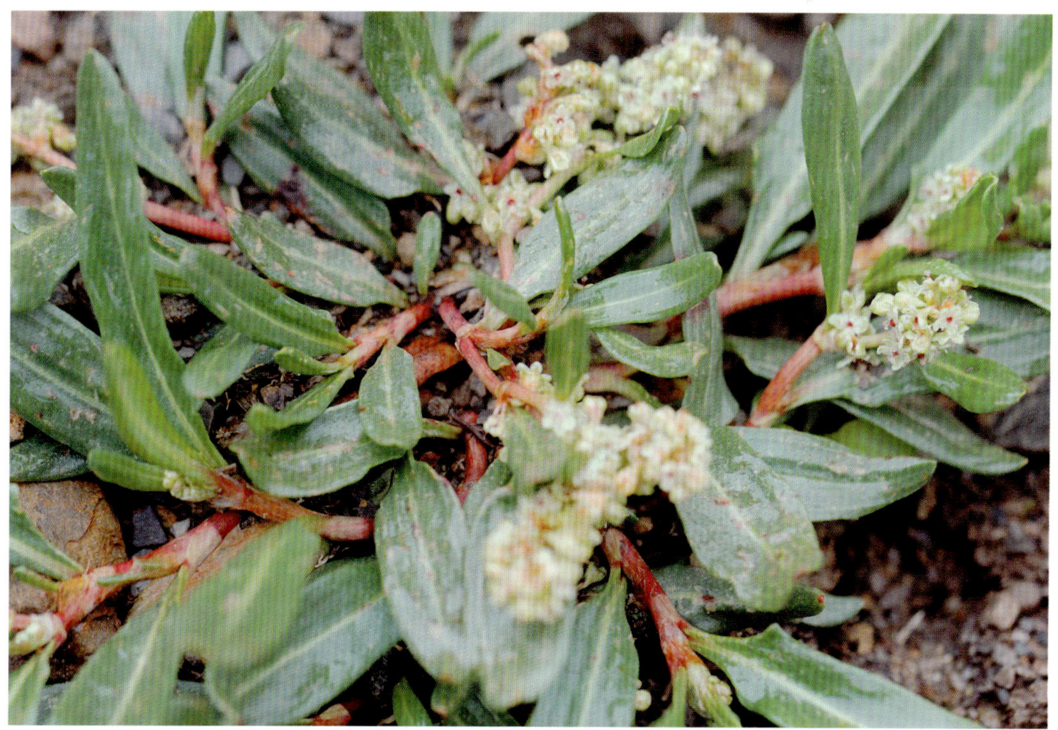

34. 珠芽蓼

【学　　名】*Polygonum viviparum* Linn.

【别　　名】石风丹、红蝎子七、朱砂七、拳参

【药 材 名】蝎子七

【用药部位】根茎。

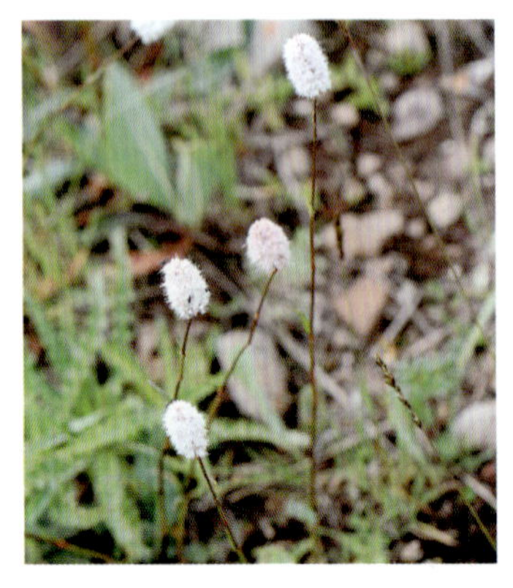

【功效主治】清热解毒、止血、活血。用于咽喉肿痛、湿热泄泻、痢疾、赤白带下、吐血、崩漏、外伤出血、跌打损伤、腰痛、关节疼痛。

【植物特征】多年生草本，高 10~35cm。根状茎粗短，肥厚，具残存纤状叶鞘和密生须根，断面紫红色。茎一至数枚从根茎生出，直立，不分枝，棕红色，具条纹。基生叶和下部茎生叶有长柄，叶片长圆形、长卵形或卵状披针形，长 3~10cm，宽 6~20mm，顶端渐尖，基部圆形或楔形，全缘，两面无毛，叶脉在边缘增粗使叶缘向下反卷；花序穗状，顶生，长 3~7cm，下部有珠芽苞片宽卵形，膜质，淡褐色，具 1 珠芽或 1~2 花；珠芽卵圆形，紫红色，长约 2.5mm，宽约 2mm；花被白色或淡紫红色，5 深裂；雄蕊 8，花药暗紫色，花柱 3 裂。瘦果深紫褐色，卵状三棱形，长 2~3mm。花期 6~8 月，果期 7~9 月。

【分布区域】产全州各市县。海拔 2000~4200m 生于潮湿的草地、灌丛、林缘、河滩、沟边等。

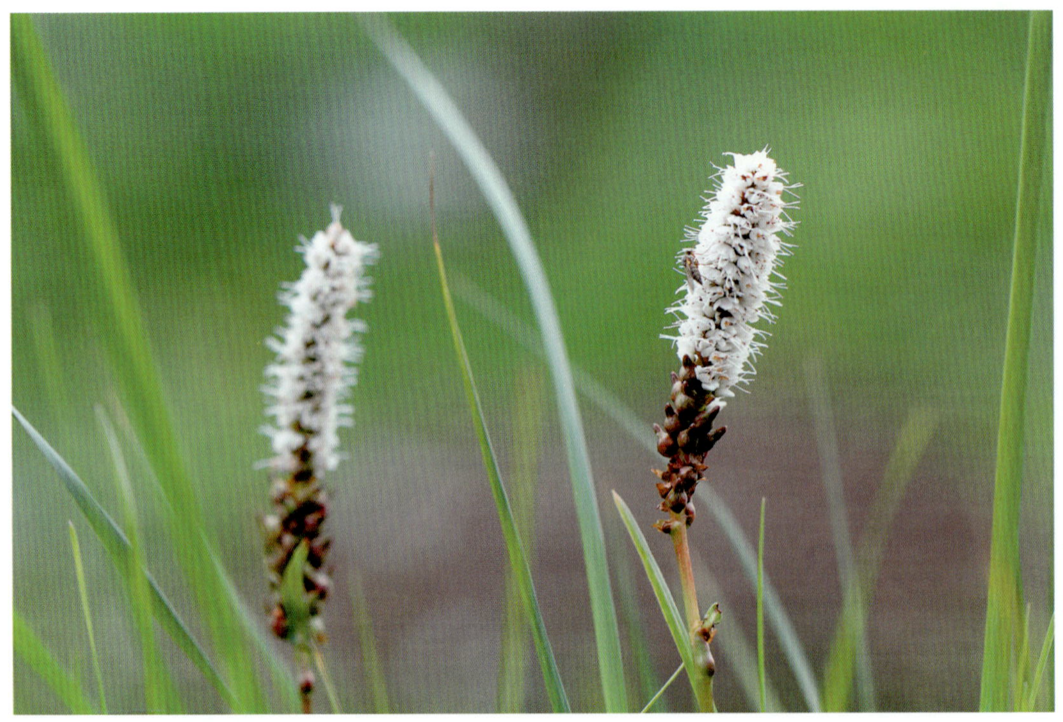

大黄属 Rheum Linn.

35. 小大黄

【学　　名】*Rheum pumilum* Maxim.

【别　　名】大黄、次大黄、白大黄

【药 材 名】小大黄

【用药部位】根。

【功效主治】泻实热、破积滞、下瘀血、消痈肿。用于食积停滞、脘腹胀痛、热结便秘、黄疸、经闭、癥瘕、痈肿丹毒、跌打损伤、水火烫伤。

【植物特征】多年生草本，高 5~25cm。根粗壮，肉质，黄褐色，萝卜形，外皮多横皱纹，直径 1~2.5cm；根茎单一或具分枝，被枯存叶柄和叶鞘。茎单一或数枚生于根茎或分枝顶端，被柔毛。叶多基生，具柄，叶片长圆状卵形至宽卵形，长 2~4.5cm，宽 1.5~3cm，近革质，顶端圆钝，边全缘，基部心形，表面无毛或沿叶脉疏生短柔毛，茎生叶 1~2，稍小；托叶鞘褐色，膜质。花序穗状，顶生和侧生呈密穗状总状花序，苞片小，钻形、棕褐色，花梗细，与花近等长，近基部具关节，花淡绿色或带紫红色，直径约 2mm；花被片椭圆形，外轮 3 片较小；雄蕊 9；花柱 3，极短，外弯，柱头稍膨大。瘦果卵状三角形，长 5mm，宽 3~4mm，顶端微凹。花果期 6~8 月。

【分布区域】产全州各市县。生于海拔 3000~4700m 高山流石坡、高山草甸高及高山灌丛。

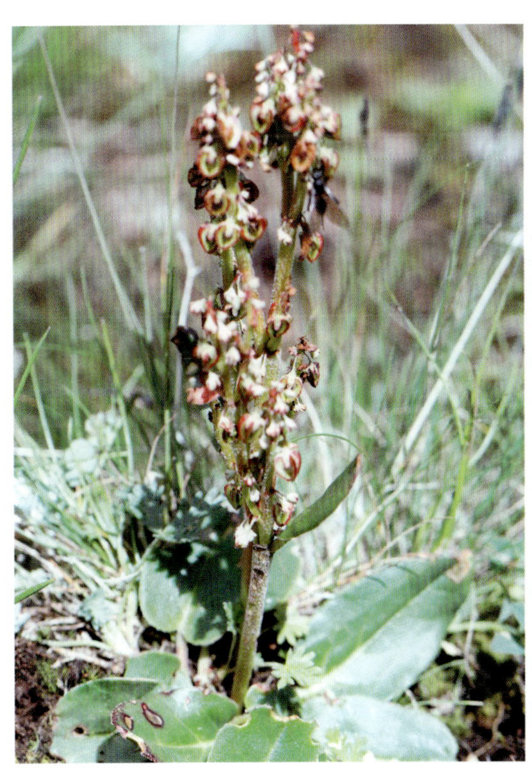

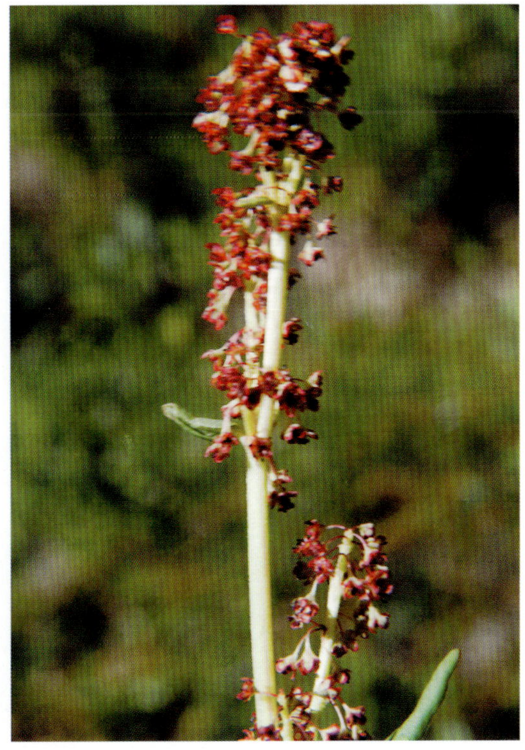

36. 鸡爪大黄

【学　　名】*Rheum tanguticum* Maxim. Ex Balf.

【别　　名】唐古特大黄、黄良、火参、肤如、蜀大黄、锦纹大黄、牛舌大黄、锦纹、生军

【药 材 名】大黄、大黄茎

【用药部位】根及根茎。

【功效主治】泻热通肠、凉血解毒、逐瘀通经。用于实热便秘、积滞腹痛、肠痈腹痛、瘀血经闭。

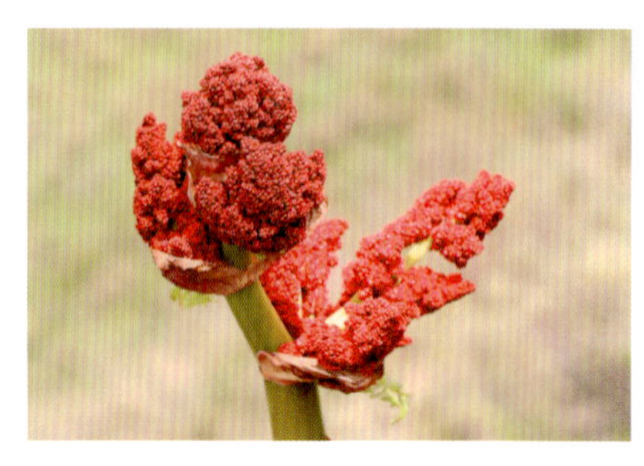

【植物特征】多年生高大草本。根粗大，肥厚，直径达 10cm，外皮棕褐色，有纵、横皱纹，断面棕黄色，具多数星点排列成环圈。茎直立，连同花序高达 2m，圆柱形，直径 2~4cm，中空，少髓，节部膨大，上部具分枝。基生叶和茎下部叶具长柄，与叶片等长或稍短，被柔毛；叶片轮廓宽心形，掌状二至三回深裂，长宽近相等，30~50cm，一回裂片 3~7 枚，裂片再一至二回羽状深裂，小裂片披针形或线状披针形，狭尖，表面具乳头状小突起，背面有柔毛；茎上部叶较小，柄短；托叶鞘褐色，膜质，被短柔毛。大型圆锥花序紧密，分枝向上，贴近花序轴，密被乳头状毛；花小，淡黄色至乳白色或紫红色，花被片椭圆形或长圆状卵形，长约 1.5mm。瘦果椭圆状三棱形，长 8~10mm，宽 6~8mm，顶端微凹，基部浅心形，暗褐色。花期 6~7 月，果期 7~8 月。

【分布区域】产同仁市、泽库县。生于海拔 2300~4200m 林缘、林下沟谷、灌丛或山坡草地。

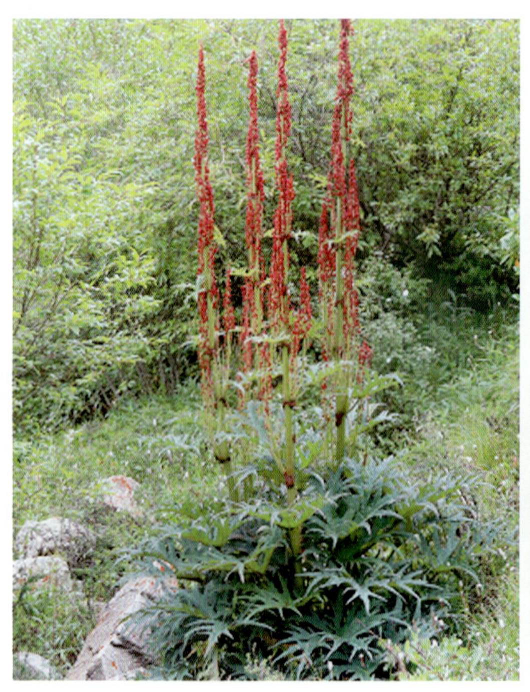

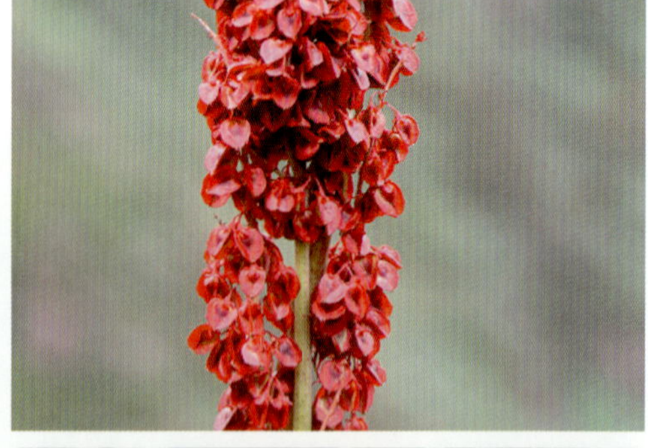

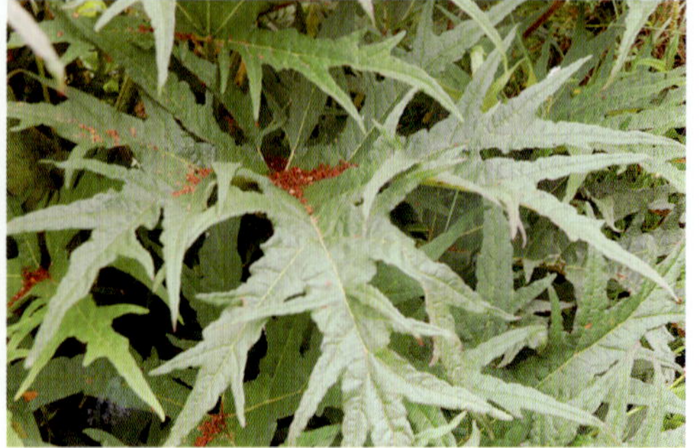

酸模属 Rumex Linn.

37. 酸模

【学　　名】*Rumx acetosa* Linn.

【别　　名】东方宿、鬼目、羊蹄大黄、土大黄、牛舌根、牛蹄、牛舌大黄

【药 材 名】酸模

【用药部位】根。

【功效主治】凉血止血、泄热通便、利尿、杀虫。用于吐血、便血、月经过多、热痢、目赤、便秘、小便不通、淋浊、恶疮、疥癣、湿疹。

【植物特征】多年生草本，高 30~80cm。根茎稍粗壮。茎单一或多至 5 枚丛生，直立，通常不分枝，具沟纹，无毛，中空。基生叶有长柄，叶片长圆形、长椭圆形或倒披针状长圆形，长 3~10cm，宽 1~5cm；茎生叶较小，柄短或无柄而抱茎；托叶鞘筒状，膜质，顶端斜形，常破裂。花序细长圆锥状，花单性；苞片三角形，膜质，具乳头状突起，花梗中下部具关节；花被片 6，绿色带紫红色，两轮排列；雄花花被片直立，外轮 3 枚狭小，内轮长约 2mm，雄蕊 6，花丝短，花药大，长约 1.5mm；雌花外花被片反折，内花被片果期增大，直立，包被果实，近圆形，基部浅心形。瘦果椭圆形，具 3 棱。花果期 6~9 月。

【分布区域】产同仁市、河南县、泽库县。生于海拔 2800~4200m 山麓、山沟、河滩草地及林间或灌丛草甸。

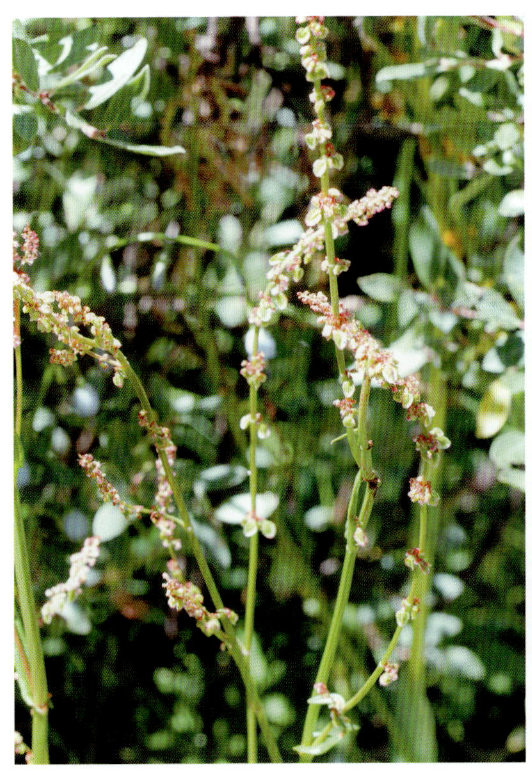

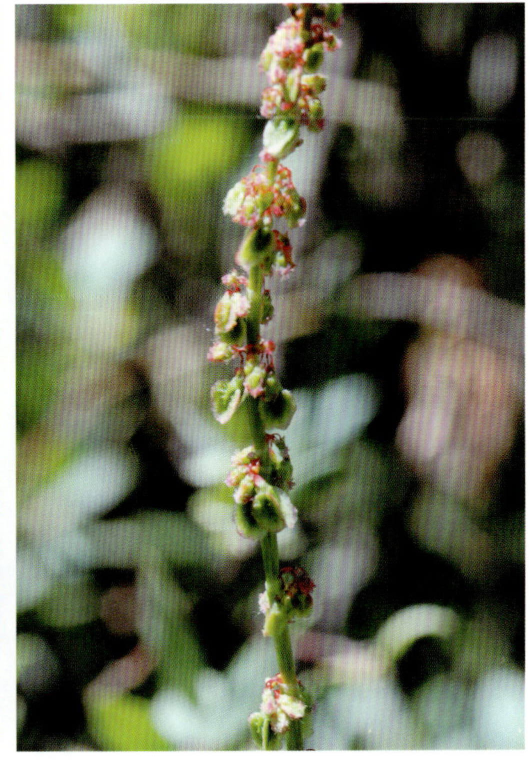

38. 尼泊尔酸模

【学　　名】*Rumex nepalensis* Spreng.

【别　　名】东方宿、连虫陆、羊蹄大黄、牛蹄、牛舌大黄、野萝卜、野菠菱、癣药、牛大黄

【药 材 名】羊蹄

【用药部位】根。

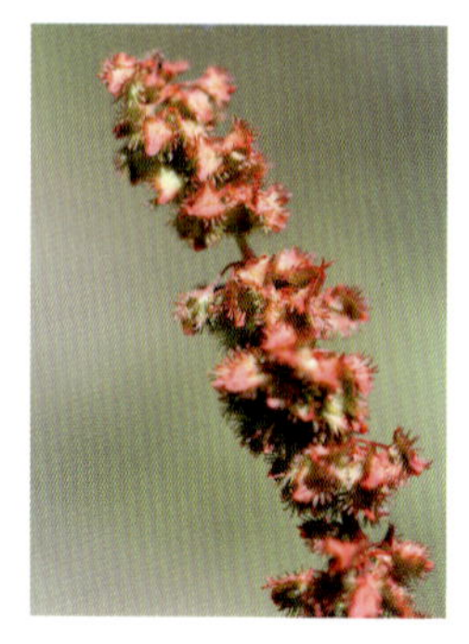

【功效主治】清热通便、凉血止血、杀虫止痒。用于大便秘结、吐血衄血、肠风便血、痔血、崩漏、疥癣、白秃、痈疮肿毒、跌打损伤。

【植物特征】多年生草本，高 0.6~1.5m。根圆锥状，肥厚。茎分枝或不分枝，有纵沟槽，疏具白色腺点，节部有短毛，中空。基生叶具柄，叶片长圆状卵形或尖卵形，长 10~20cm，宽 5~10cm，顶端钝或尖，边微波状，基部心形，背面脉上疏具小突起。花序圆锥状，顶生，大型，分枝少，有叶，花两性，轮生或簇生于花序枝节部或叶腋；花梗纤细，长 3~5mm，中部以下有关节，花被片 6，紫红色，外轮花被片长圆形，长 1~1.5mm，内轮花被片卵形或长圆形，果期增大，直立，长约 4mm，顶端钝，基部近截形，边缘具 7~11 对钩状刺齿，花期刺齿较直，中脉基部常有疣状突起。瘦果卵状三棱形，深褐色，有光泽，长约 3mm。花期 6~7 月，果期 8~10 月。

【分布区域】产同仁市、河南县。生于海拔 2700~4000m 林缘、灌丛、河滩、沟边及田边荒地。

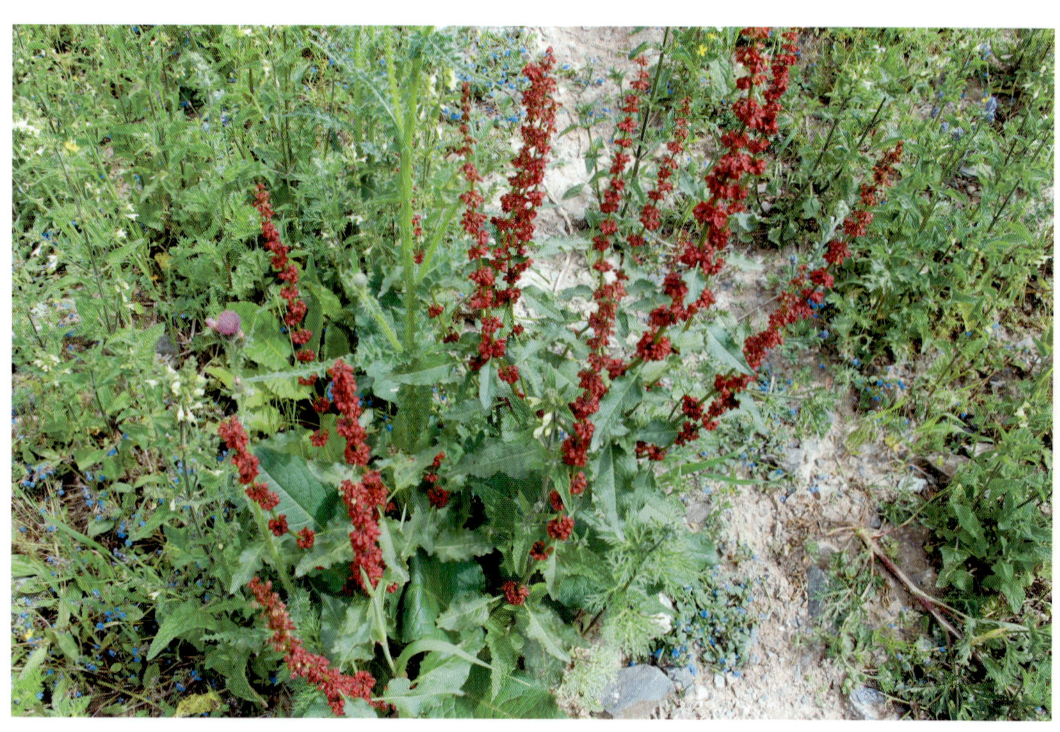

39. 巴天酸模

【学　　名】*Rumex patientia* Linn.

【别　　名】羊蹄根、牛舌根、金不换、土大黄

【药 材 名】牛西西、牛西西叶

【用药部位】根、叶。

【功效主治】根：清热解毒、止血消肿、通便、杀虫；用于吐血、衄血、便血、崩漏、赤白带下、紫癜、痢疾、肝炎、大便秘结、小便不利、痈疮肿毒、疥癣、跌打损伤、烫火伤。叶：祛风止痒、敛疮、清热解热；用于皮肤瘙痒、烫火伤、咽痛。

【植物特征】多年生草本，高 50~120cm。根粗壮，肥厚，圆锥形，褐黄色。茎直立，粗壮，中空，有分枝或无分枝，具沟槽。基生叶和茎下部叶长椭圆形或长圆状披针形，长 15~30cm，宽 5~10cm，顶端钝或急尖，基部圆形、浅心形或宽楔形，边缘皱波状，无毛；叶柄粗壮，腹面凹沟，短于叶片；茎上部叶渐狭小，具短柄；托叶鞘管状、膜质，长达 4cm。花序圆锥状，大型，顶生和腋生，分枝直立、紧密；花两性，多数花簇状轮生；花梗稍粗，长 2~3mm，果期稍增长，中部以下具关节；外花被片长圆卵形，长约 1.5mm，内花被片宽心形，果时增大，直径约 5mm，全缘，网脉明显，一部分或全部内花被片中脉基部具小瘤，小瘤狭卵形。瘦果卵状三棱形，长约 5mm，褐色，有光泽。花期 6~7 月，果期 8~9 月。

【分布区域】产同仁市、尖扎县、泽库县。生于海拔 2700~4000m 林缘、灌丛、河滩、沟边及田边荒地。

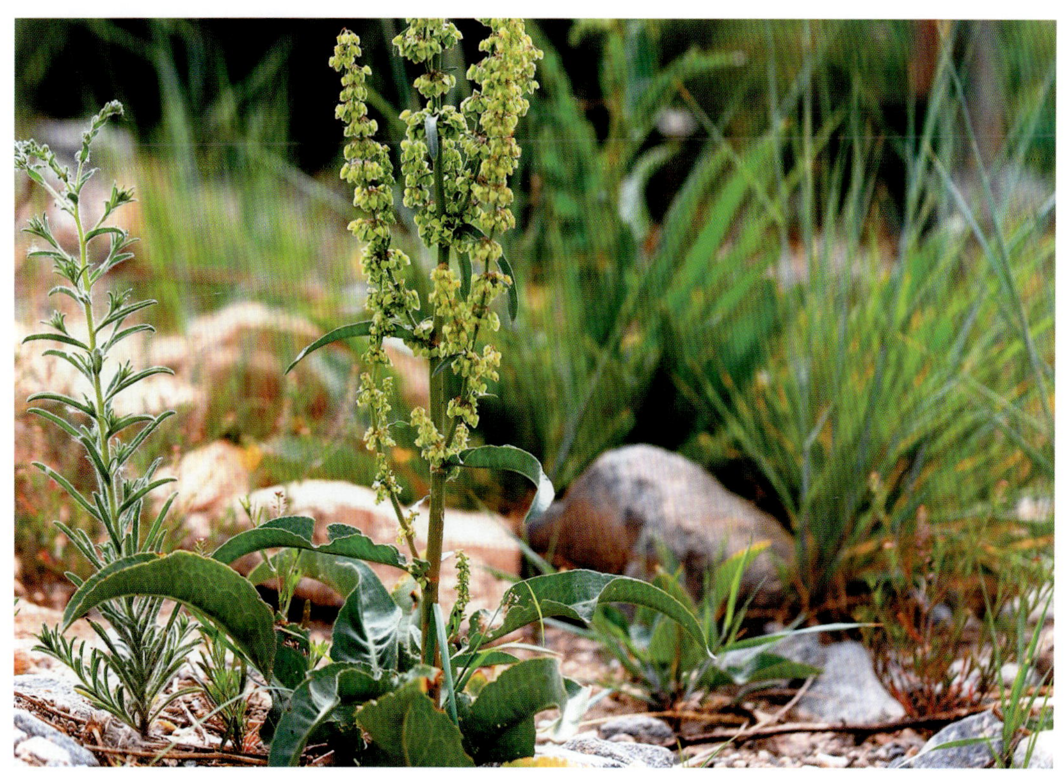

十九、藜科 Chenopodiaceae

驼绒藜属 Ceratoides（Tourn.）Gagnebin

40. 驼绒藜

【学　　名】*Ceratoides latens*（J. F. Gmel.）*Reveal et Holmgren*

【别　　名】优若藜

【药 材 名】优若藜

【用药部位】花序。

【功效主治】清肺化痰、止咳。用于气管炎、肺结核。

【植物特征】灌木，高 15~80cm，分枝多集中于中下部，伸直，斜展或平展。单叶，在小枝上通常互生，在老枝上通常数枚簇生。叶片线形、线状披针形至披针形，长 1~4cm，宽 2~6mm，顶端钝或急尖，基部渐窄，楔形至近圆形，具 1 脉，有时基部有 2 条侧脉，叶柄短，半圆柱形，有时基部稍扩大，脱落时扩大部分宿存。雄花序生于枝端，长达 4cm，紧密呈穗状；雌花腋生，雌花管椭圆形，长 3~4mm，宽约 2mm，顶端裂片角状，长度为管长的 1/3 到与管等长。胞果直立，椭圆形，被毛。花果期 6~9 月。

【分布区域】产同仁市、泽库县、河南县。生于海拔 2500~4500m 干旱山坡、河谷阶地。

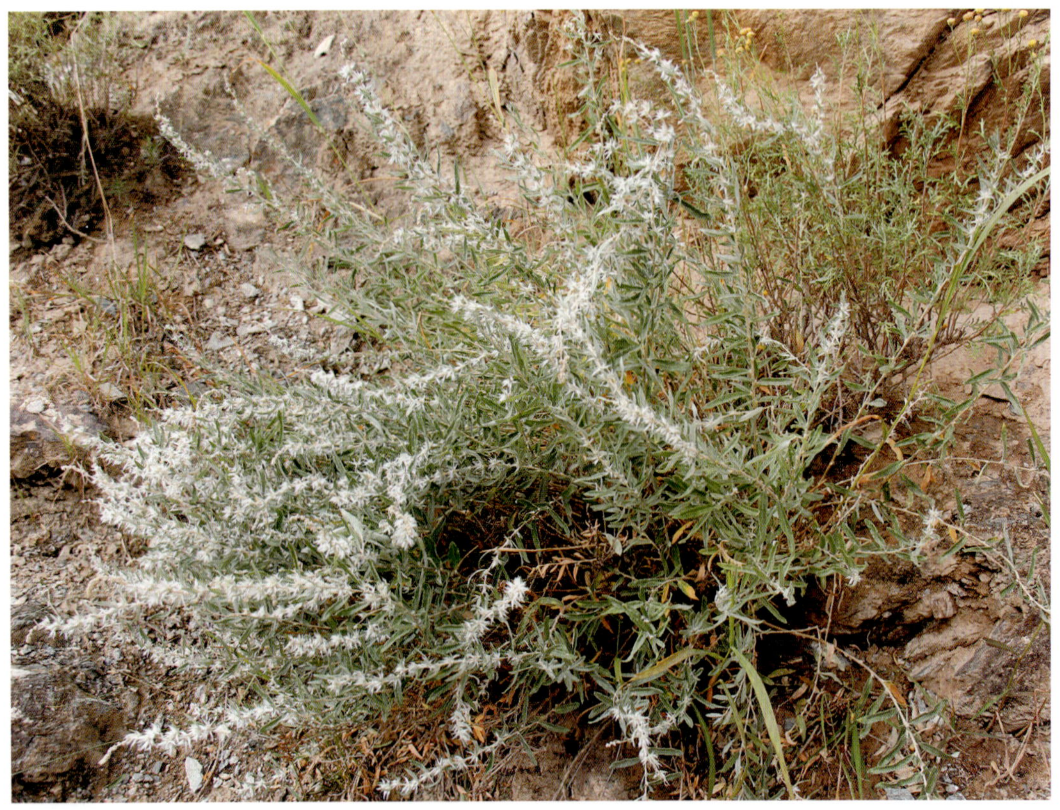

藜属 Chenopodium Linn.

41. 菊叶香藜

【学　　名】*Chenopodium foetidum* Schrad.

【别　　名】臭菜

【药 材 名】菊叶香藜

【用药部位】全草

【功效主治】祛风止痒、清热利湿、杀虫。外用皮肤瘙痒、湿疹、荨麻疹、皮炎等；内服治痢疾、咳喘等。

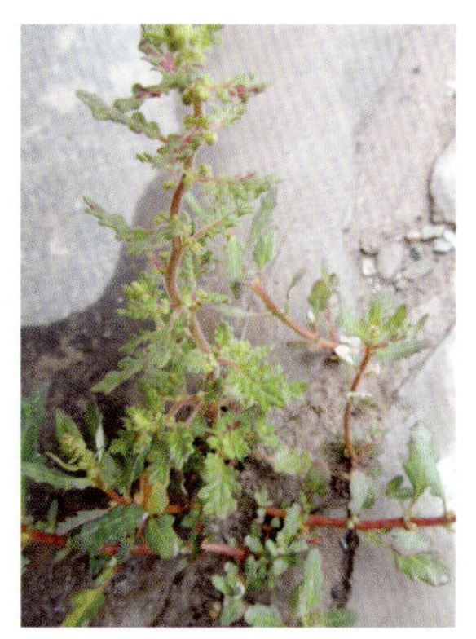

【植物特征】一年生草本，高 10~30cm，全体被颗粒状腺毛和具节的短柔毛，有浓烈气味。茎直立，绿色带紫红色。叶片长圆形，长 2~5cm，宽 1~3cm，顶端钝或渐尖，有时有小尖头，基部狭楔形，边缘羽状浅裂至羽状深裂；叶柄长 2~10mm。复二歧聚伞花序腋生，花两性，花小，直径 1~1.5mm。花被 5 深裂，裂片狭卵形至卵形，背部具齿状纵隆脊并有颗粒状腺体和具节短柔毛，边缘狭膜质，果期展开，雄蕊 5，花丝扁平，花药近球形。胞果扁球形，果皮膜质。种子横生，直径 0.5~0.8mm，红褐色或黑褐色，具光泽和细的网纹；胚半环形。花期 7~9 月，果期 9~10 月。

【分布区域】产全州各市县。生于海拔 2000~3600m 田边、宅旁、荒地、半干旱山坡、河滩、林缘草地、沟渠边。

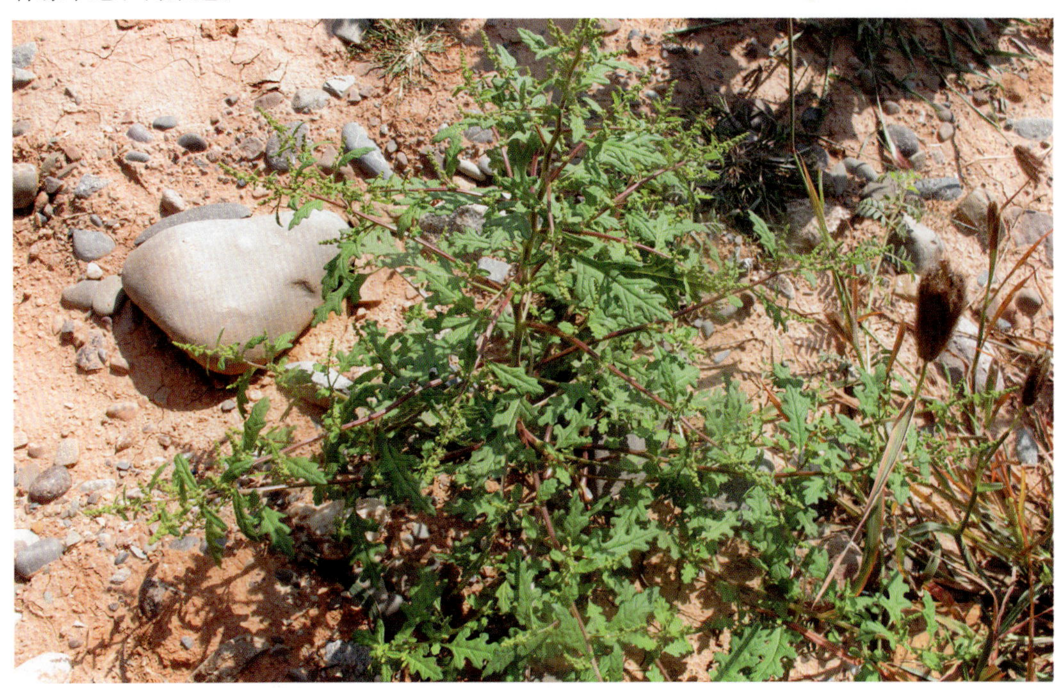

42. 灰绿藜

【学　　名】*Chenopodium glaucum* Linn.

【别　　名】飞扬草、灰苑菜、灰菜、粉菜、灰条

【药 材 名】藜

【用药部位】全草。

【功效主治】清热祛湿、解毒消肿、杀虫止痒。用于发热、咳嗽、痢疾、腹泻、腹痛、疝气、龋齿痛、湿疹、疥癣、白癜风、疮疡肿痛、毒虫咬伤。

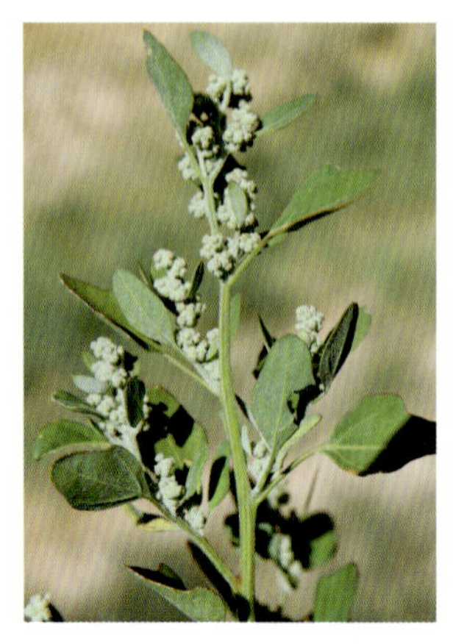

【植物特征】一年生草本，高 10~40cm。茎直立或从基部分枝而外倾或平卧，淡褐绿色或黄绿色，具条棱。叶片长圆形、卵状长圆形或披针形，长 1~4cm，宽 3~18mm，顶端急尖或钝，基部渐狭至柄，边缘具缺刻状齿，表面绿色，平滑无粉，背面密被粉而呈灰白色，有时边缘常带紫红色，中脉显著，黄绿色，侧脉不显，叶柄长为叶片 1/3~1/2。穗状圆锥花序，花两性；花被裂片 4~3，浅绿色有时边缘带紫红色，通常无粉，长圆形或狭倒卵形，长不足 1mm，顶端钝，边缘膜质，雄蕊 1~2，花丝短，花药球形，柱头 2，极短。胞果球形，顶部外露，果皮膜质。种子扁球形，红褐色或暗褐色，直径 0.8~1mm，有细点纹。花果期 6~10 月。

【分布区域】产全州各市县。生于海拔 1800~3700m 田边、宅院、河湖边等带盐碱性荒地。

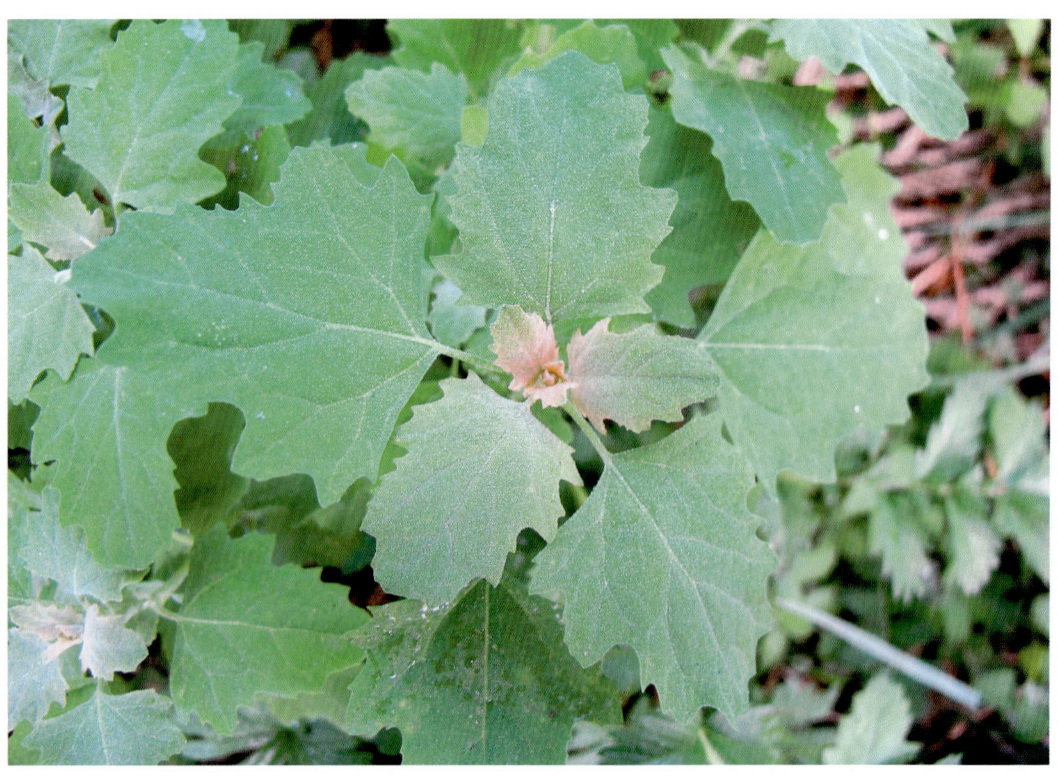

43. 杂配藜

【学　　名】*Chenopodium hybridun* Linn.

【药 材 名】大叶藜

【用药部位】全草。

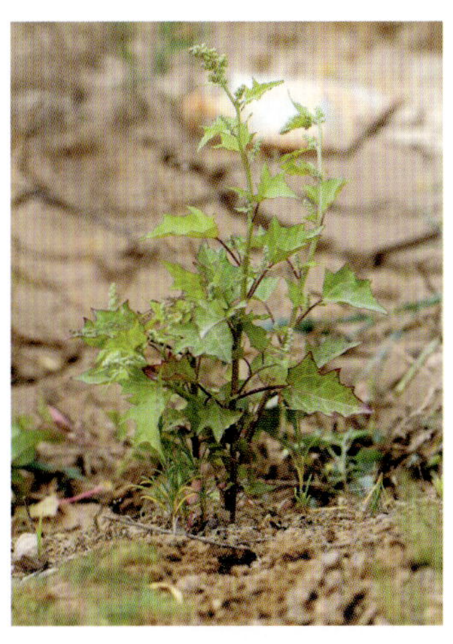

【功效主治】调经止血、解毒消肿。用于月经不调、崩漏、吐血、衄血、尿血、血痢、便血、疮疡肿毒。

【植物特征】一年生草本，高 30~50cm，全株无毛或花序及分枝末梢有粉粒，茎直立，基部圆柱状，稍弯，上部具淡黄或紫红色钝棱，中下部分枝较多，叶片轮廓卵形成三角状戟形，长 3~5cm，宽 1.5~4.5cm，鲜绿色，质薄，顶端渐尖，基部微心形或截形，边缘浅裂，裂片 2~4 对，不等大或基部一对稍大，三角形，上部叶片较小，三角状戟形，近全缘或具浅齿；叶柄 2~4cm，花两性兼有雌性，数朵簇生成花团，再组成大而疏散的圆锥花序；花被片 5，狭卵形，顶钝，背部具肥厚的纵脊，腹面凹陷，边缘膜质，包被果实。胞果双凸镜形，果皮薄膜质，具蜂窝状网纹，种子横生，直径 2~3mm，近黑色，边缘具钝棱，胚环形。花果期 7~9 月。

【分布区域】产同仁市、泽库县。生于海拔 2300~3500m 林缘、灌丛、田边。

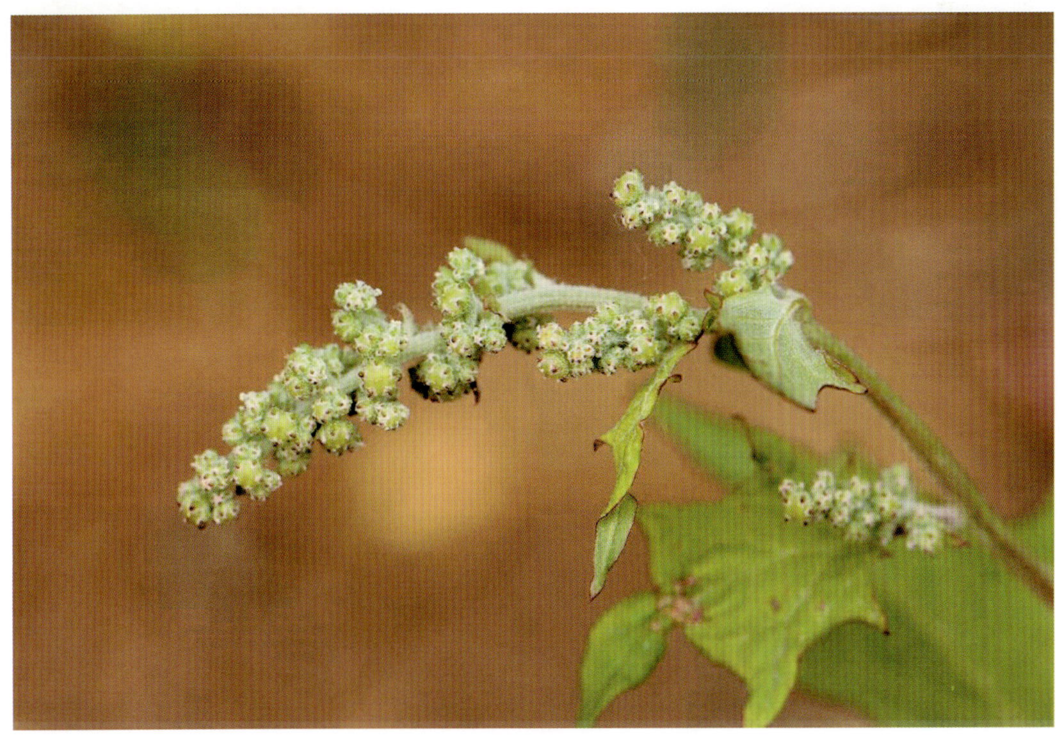

地肤属 Kochia Roth

44. 地肤

【学　　名】*Kochia scoparia*（L.）Schrad.

【别　　名】地麦、落帚、扫帚苗、扫帚菜、孔雀松

【药 材 名】地肤

【用药部位】成熟果实。

【功效主治】清热利湿、祛风止痒。用于小便涩痛、阴痒带下、疝气、疮毒、淋病、风疹、疥癣、皮肤瘙痒等。

【植物特征】一年生草本，高 50~100cm。根略呈纺锤形。茎直立，圆柱状，淡绿色或带紫红色，有多数条棱。叶披针形或条状披针形，长 2~5cm，宽 3~9mm，无毛或稍有毛，先端短渐尖，基部渐狭成柄。花两性或雌性，通常 1~3 个生于上部叶腋，构成疏穗状圆锥状花序，花下有时有锈色长柔毛；花被近球形，淡绿色，花被裂片近三角形，无毛或先端稍有毛；翅端附属物三角形至倒卵形，有时近扇形，膜质，脉不很明显，边缘微波状或具缺刻；花丝丝状，花药淡黄色；柱头 2，丝状，紫褐色，花柱极短。胞果扁球形，果皮膜质，与种子离生。种子卵形，黑褐色，长 1.5~2mm，稍有光泽；胚环形，胚乳块状。花果期 6~9 月。

【分布区域】产同仁市。生于海拔 2300~3300m 村舍田边、庭院花园、路边荒地、渠岸沟旁。

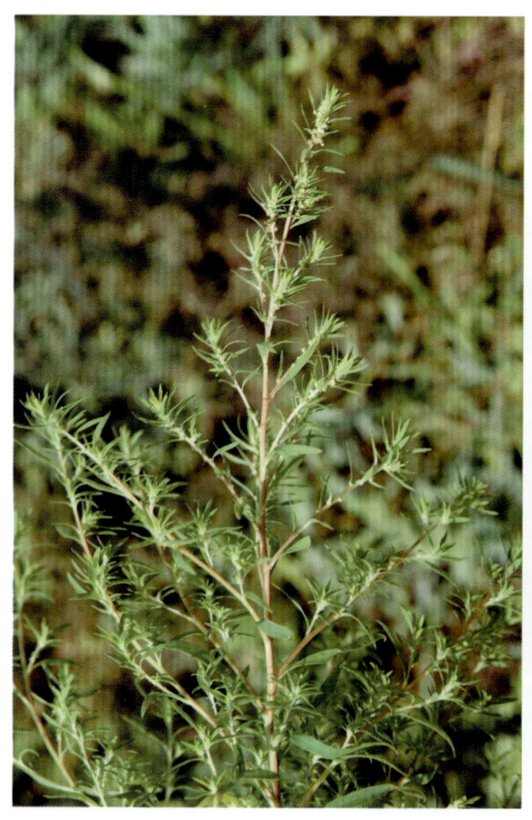

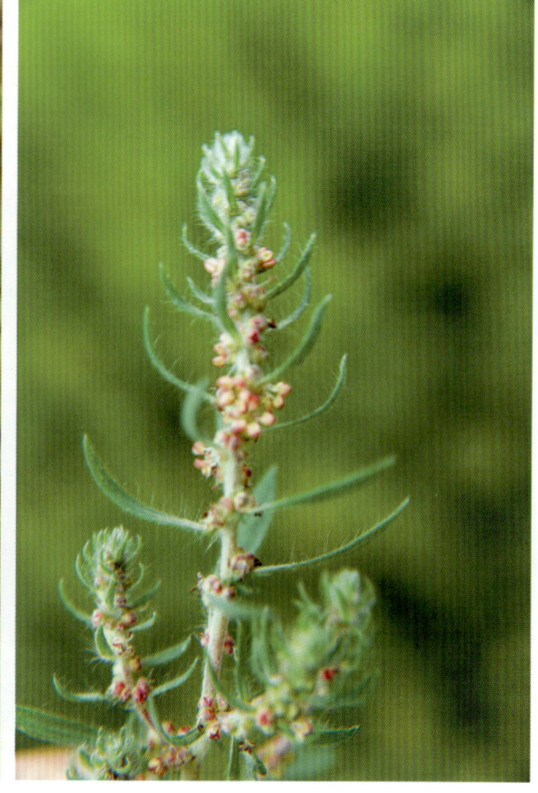

猪毛菜属 Salsola Linn.

45. 猪毛菜

【学　　名】 *Salsola collina* Pall.

【别　　名】 扎蓬棵、刺蓬、三叉明棵、猪毛缨、扎蓬棵、蓬子菜、达才尔（藏语译音）

【药 材 名】 猪毛菜

【用药部位】 全草。

【功效主治】 平肝潜阳、润肠通便。用于高血压病、眩晕、失眠、肠燥便秘。

【植物特征】 一年生草本，高 10~40cm。茎自基部分枝，枝互生，伸展，幼时绿色，老时常变紫红色或具紫红或褐绿色条纹，具短硬毛或近无毛。叶丝状圆柱形，伸展或弯曲，长 1~4cm，宽 0.5~1.2mm，具短硬毛，顶端有刺状尖，基部扩展呈膜质而下延。花序穗状生于枝条上端，花排列疏松，并有 1~3 花呈簇，生于枝条中下部叶腋；苞片卵形，顶部延伸呈刺状尖，边缘膜质，背面具白色隆脊；小苞片披针形，顶端有刺状尖，苞片和小苞片与花序轴紧贴；花被片卵状披针形，膜质，顶端尖，果期变硬，下部与苞及小苞贴合，背面中上部生鸡冠状突起；花药长 1~1.5mm；柱头丝状。种子横生或斜生。花果期 7~10 月。

【分布区域】 产全州各市县。生于海拔 1700~4000m 田边、路边荒地、半干旱山坡、河滩、阶地等处。

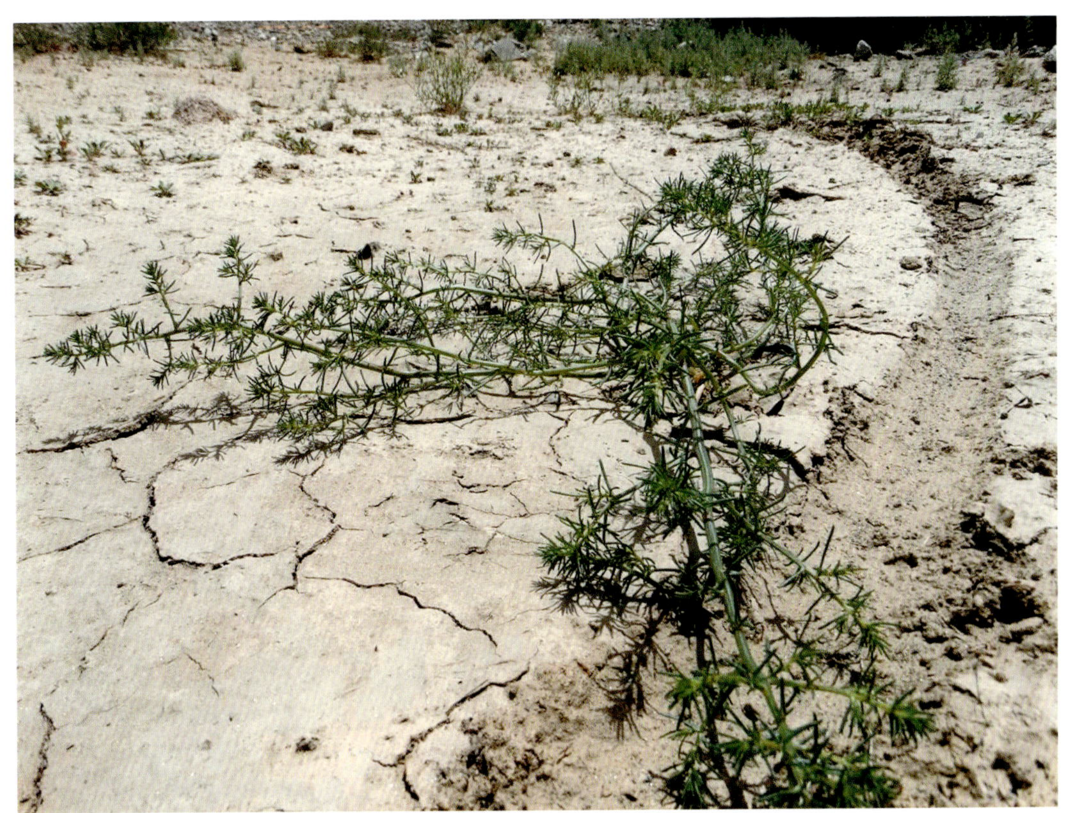

二十、苋科 Amaranthaceae

苋属 Amaranth Linn.

46. 反枝苋

【学　　名】*Amaranthus retroflexus* Linn.

【别　　名】野苋菜、苋菜、西风谷、西风古、忍建菜、野千穗谷、野米谷、野风古、西天谷、反齿苋、繁枝苋、反枝宽、平枝苋、英英菜、猪苋菜、玉谷

【药 材 名】反枝苋、青葙子（种子）

【用药部位】全草或种子。

【功效主治】清热明目、通利二便、收敛消肿、解毒止痢、抗炎止血。用于尿血、内痔出血、扁桃腺炎、急性肠炎等症。

【植物特征】一年生草本，高 20~80cm；茎直立，粗壮，单一或分枝，淡绿色，有时带紫色条纹。叶片菱状卵形或椭圆状卵形，长 5~12cm，宽 2~5cm，顶端锐尖或尖凹，有小凸尖，基部楔形，全缘或波状缘，两面及边缘有柔毛，下面毛较密；叶柄长 1.5~5.5cm，淡绿色，有时淡紫色，有柔毛。圆锥花序顶生及腋生，直立，直径 2~4cm，由多数穗状花序形成，顶生花穗较侧生者长；苞片及小苞片钻形，长 4~6mm，白色，背面有 1 龙骨状突起，伸出顶端成白色尖芒；花被片矩圆形或矩圆状倒卵形，长 2~2.5mm，薄膜质，白色，有 1 淡绿色细中脉；雄蕊比花被片稍长；柱头 3，有时 2。胞果扁卵形，长约 1.5mm，环状横裂，薄膜质，包裹在宿存花被片内。种子近球形，直径 1mm，棕色或黑色。花果期 7~9 月。

【分布区域】产尖扎县。生于海拔 1700~2200m 路边湿地、田边荒地、河沟渠岸、山坡草地。

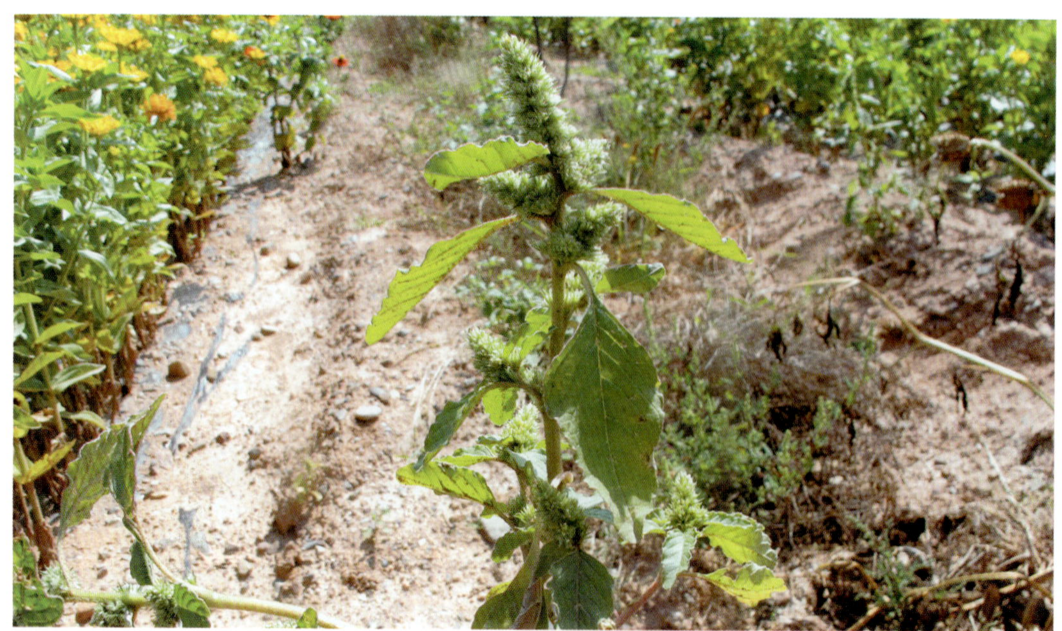

二十一、石竹科 Caryophyllaceae

无心菜属 Arenaria Linn.

47. 甘肃雪灵芝

【学　　名】*Arenaria kansuensis* Maxim.

【别　　名】甘肃蚤缀、甘肃无心菜

【药 材 名】雪灵芝

【用药部位】全草。

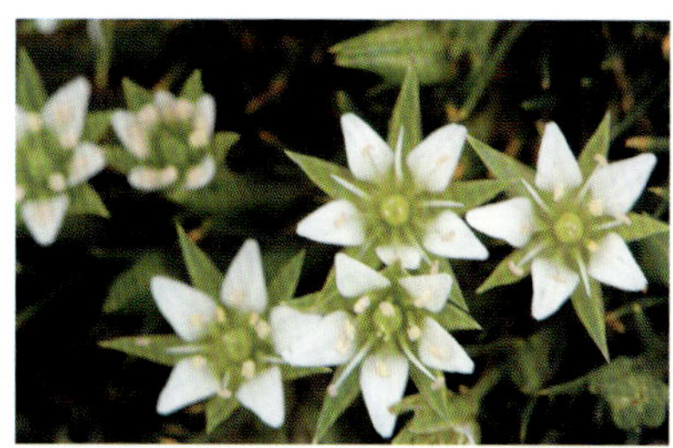

【功效主治】清热止咳、利湿退黄、蠲痹止痛。用于外感发热、肺热咳嗽、黄疸、淋浊、风湿痹痛、高血压病。

【植物特征】多年生垫状草本，高 4~5cm。主根细长或粗壮，木质化。茎下部密集枯叶。叶线状披针形，长 1~2cm，宽约 1mm，基部较宽，抱茎，边缘窄膜质，下部具细齿，稍内卷，顶端锐尖，呈芒状，表面微凹入，背面凸出，呈三棱形，质稍硬，紧密排列于茎上。花单生于枝端，苞片披针形，长 3~5mm，宽 1~1.5mm，基部连合呈短鞘。边缘宽膜质，顶端锐尖，具 1 脉，花梗长 2~4mm，被柔毛；萼片 5，披针形，长 5~6mm，基部较宽，边缘膜质；花瓣 5，白色，倒卵形，长 4~5mm，顶部钝圆；花盘具 5 个腺体，雄蕊 10，长约 4mm，花药带褐色，子房球形，花柱 3，长约 3mm。花期 7~8 月。

【分布区域】产同仁市、河南县。生于海拔 3000~5000m 山顶流石坡、砾石带、山坡、草甸。

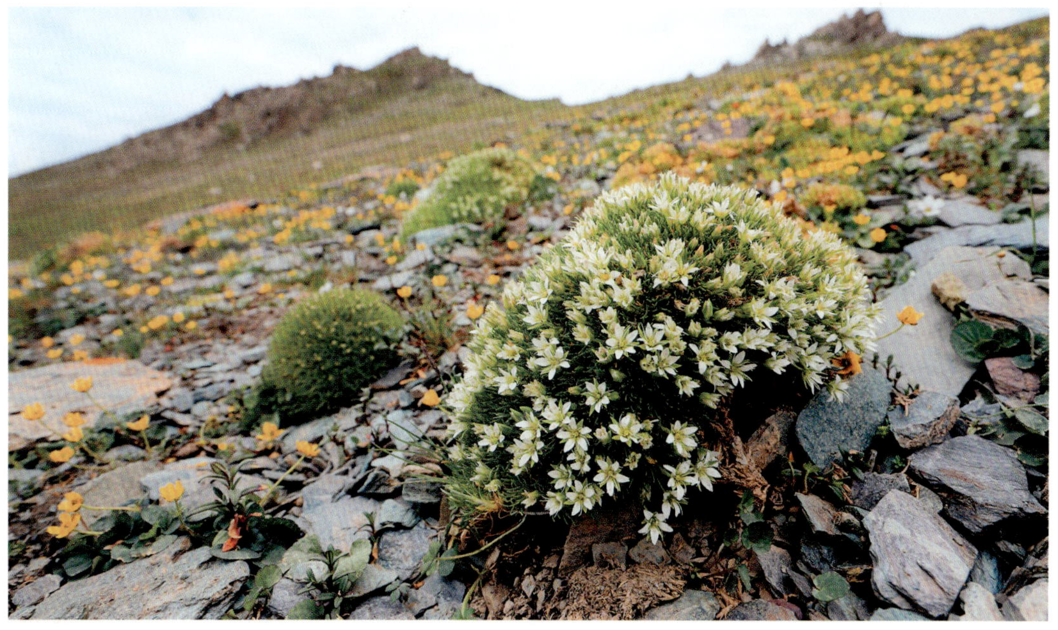

石竹属 Dianthus Linn.

48. 瞿麦

【学　　名】*Dianthus superbus* Linn.

【别　　名】石竹子花、十样景花、洛阳花

【药 材 名】瞿麦

【用药部位】地上部分。

【功效主治】利尿通淋、破血通经。用于热淋、血淋、石淋、小便不通、淋沥涩痛、经闭瘀阻。

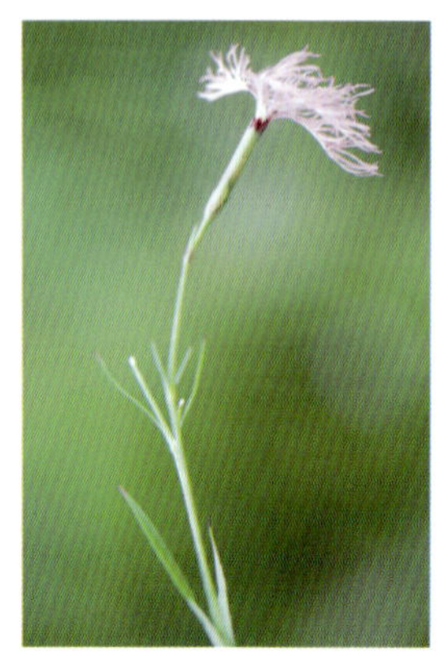

【植物特征】多年生草本，高 20~25cm，有时可高至 60cm，茎簇生，绿色，无毛，上部分枝。叶线状披针形，长 2~5cm，宽 2~4mm，基部连合呈短鞘状，抱于茎上，顶端锐尖，中脉显著，茎基部的叶较短。聚伞花序，具数花；苞片 4 或 6，倒卵形，紧贴于萼基，基部较窄，顶端长渐尖，萼圆筒形，长 1~2cm，粉绿色，并带淡紫色晕；萼齿 5，三角形；花瓣 5，紫红色，长为萼的 2 倍，舷部卵圆形，上缘通常深裂呈缝状，裂片线形，有时上部再细线裂；雄蕊 10，花丝线形；子房长椭圆形，花柱常超出于雄蕊之上。花期 7 月。

【分布区域】产同仁市、尖扎县。生于海拔 3000~3500m 高山草地、灌丛中。

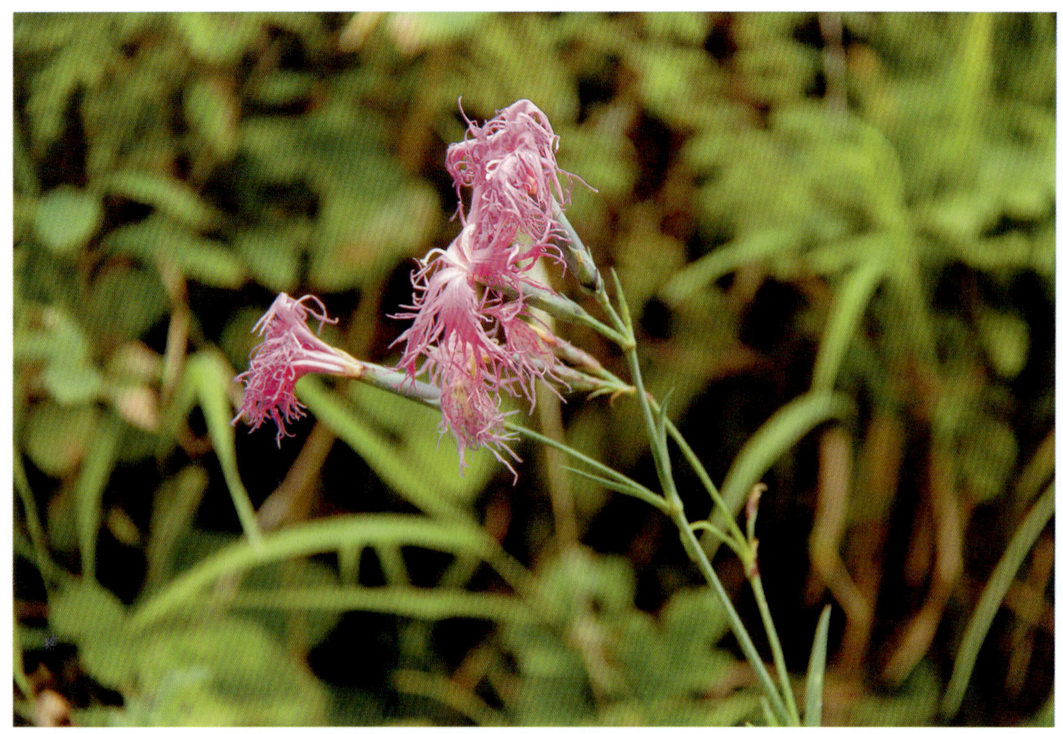

太子参属 Pseudostellaria Pax

49. 太子参

【学　　名】*Pseudostellaria heterantha*（Maxim.）Pax ex Pax et Hoffm.

【别　　名】异化孩儿参、矮小孩儿参、假繁缕

【药 材 名】太子参、孩儿参、童参

【用药部位】块根。

【功效主治】补气健脾、生津止渴。用于小儿夏季久热不退、饮食不振、肺虚、咳嗽、心悸等虚弱之症以及小儿病后体弱无力、自汗、盗汗、口干。

【植物特征】多年生草本，高 8~15cm。块根纺锤形。茎单生，直立，基部分枝，具 2 列柔毛。茎中部以下叶片倒披针形，顶端尖，基部渐狭成柄；中部以上的叶片倒卵状披针形，长 2~2.5cm，宽 0.8~1.2cm，具短柄，基部疏生缘毛。开花受精花顶生或腋生；花梗细，长 3~3.5cm，被柔毛；萼片 5，披针形，长 3~4mm，绿色，外面被柔毛，边缘具缘毛；花瓣 5；白色，长圆状倒披针形，长于萼片，顶端钝圆或急尖；雄蕊 10，稍短于花瓣，花药紫色；花柱 2~3。闭花受精花腋生；花梗短；萼片 4；披针形，长 2~3mm；花柱 2，极短；蒴果卵圆形，直径 3.5~4mm，稍长于宿存萼，4 瓣裂;种子肾形，稍扁，表面具极低瘤状凸起。花期 5~6 月，果期 7~8 月。

【分布区域】产泽库县。生于海拔 3200~9500m 沟谷林下、林缘灌丛、山坡石隙。

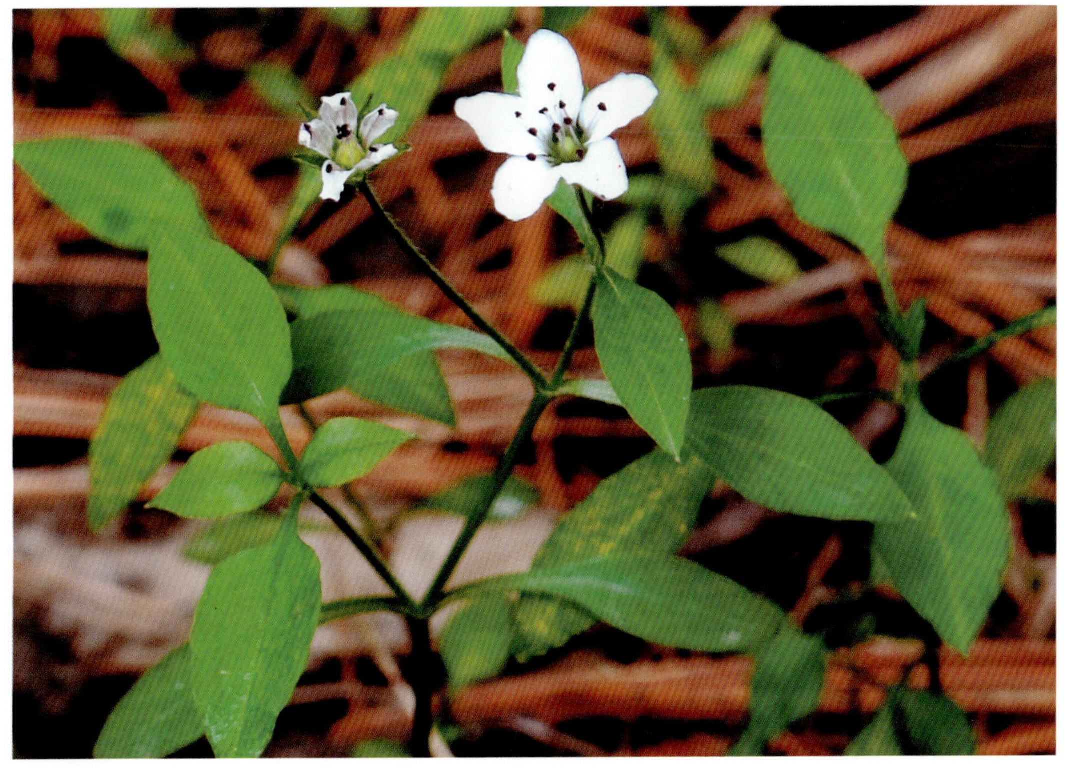

蝇子草属 Silene Linn.

50. 女娄菜

【学　　名】*Silene aprica* Turcz. ex Fisch.et Mey.

【别　　名】罐罐花、对叶菜、大叶金石榴

【药 材 名】女娄菜

【用药部位】全草。

【功效主治】活血调经、下乳、健脾、利湿、解毒。用于月经不调、乳少、小儿疳积、脾虚浮肿、疔疮肿毒。

【植物特征】直立草本，高 40~60cm。丛生或单生，密被短柔毛，通常下部分枝或不分枝。叶线形或线状披针形、匙形，长 2~5cm，宽 2~4mm，茎下部的叶基部渐狭呈柄状，顶端锐尖；茎上部的叶基部较宽，顶端渐尖，两面密被短柔毛。花序聚伞形或圆锥状聚伞形，具数花至多花；苞片披针形或线状披针形，密被短柔毛，长 1~2cm；花梗长 0.5~1.5cm，密被短柔毛；萼筒状，外面密被短柔毛，长 8~9mm，顶端具 5 齿，萼脉 10，绿色或黑色；花瓣 5，白色；或上部紫红色，等于或微短于萼，瓣片顶部 2 深裂，喉部具 2 椭圆形小鳞片；雄蕊 10，花丝线形，稍短于花瓣；子房卵圆形，花柱 3，线形。蒴果卵圆形，与萼片近等长，3 瓣裂。种子肾形，表面具瘤状突起，黑色。花期 6~7 月，果期 8~9 月。

【分布区域】产全州各市县。生于海拔 2000~4150m 山坡草地、灌丛、林下、河边、滩地及冰川边缘、岩石上。

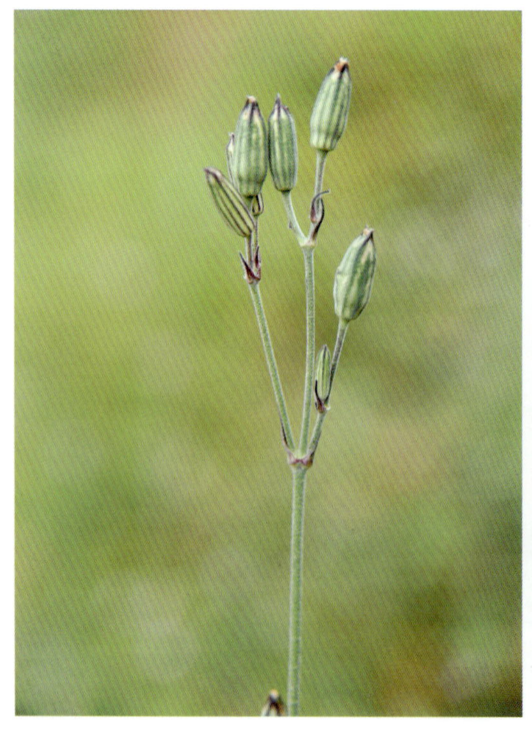

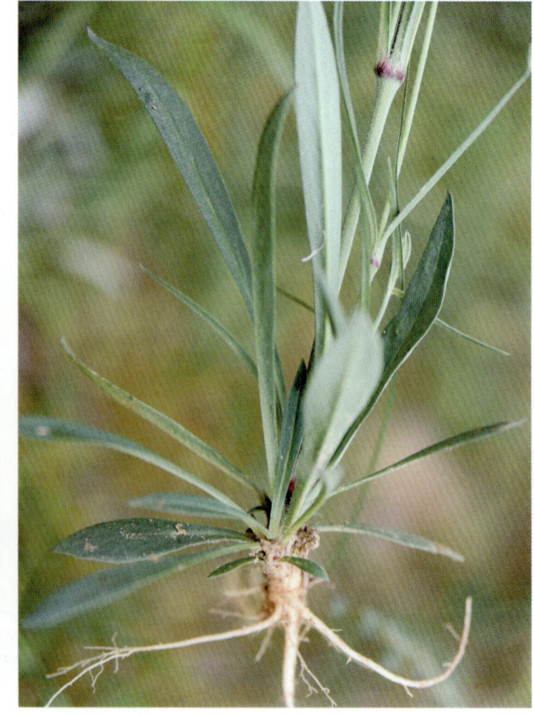

51. 细蝇子草

【学　　名】*Silene gracilicaulis* C.L.Tang

【别　　名】瞿麦、黄金铁、马柴胡

【药 材 名】九头草

【用药部位】根或地上部分。

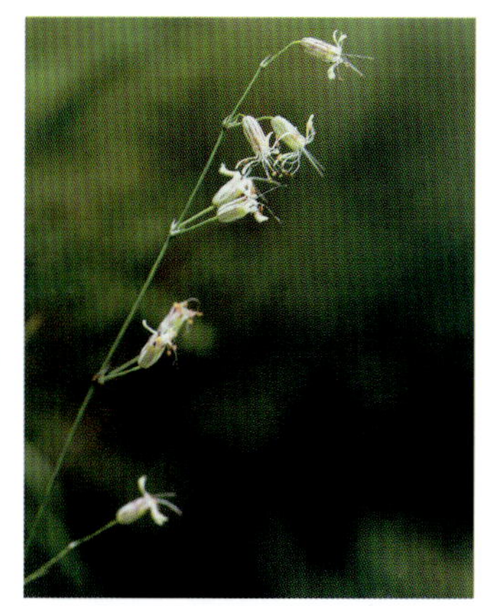

【功效主治】清热利湿、活血调经、止血。用于热淋、血淋、小便不利、痢疾、月经不调、经闭、崩漏、外伤出血。

【植物特征】多年生草本，高 40~60cm。根粗壮，木质化。茎直立，疏丛生。叶在基部簇生，茎生者 2~3 对，线状披针形或线形，长 2~9cm，宽 1~4mm，基部扩大，抱茎，顶端尖，具缘毛。花多数，总状聚伞花序苞片卵形，基部较宽，顶端呈刚毛状，具缘毛，花梗长 0.5~2cm，无毛，萼钟形，长 1~1.3cm，萼齿圆形，边缘膜质，疏被缘毛，萼脉 10，较细，紫色或绿色，花瓣 5，白色或淡黄色，长 1.5~2cm，深 2 裂至中部，裂片线状长圆形，鳞片椭圆形，花基部具稀疏的缘毛或无，花丝线形，长短不等，子房长圆形，花柱 3，线形。花期 7~8 月。

【分布区域】产全州各市县。生于海拔 2400~4300m 高山草山坡草地、林下、河滩、河边及岩石缝隙。

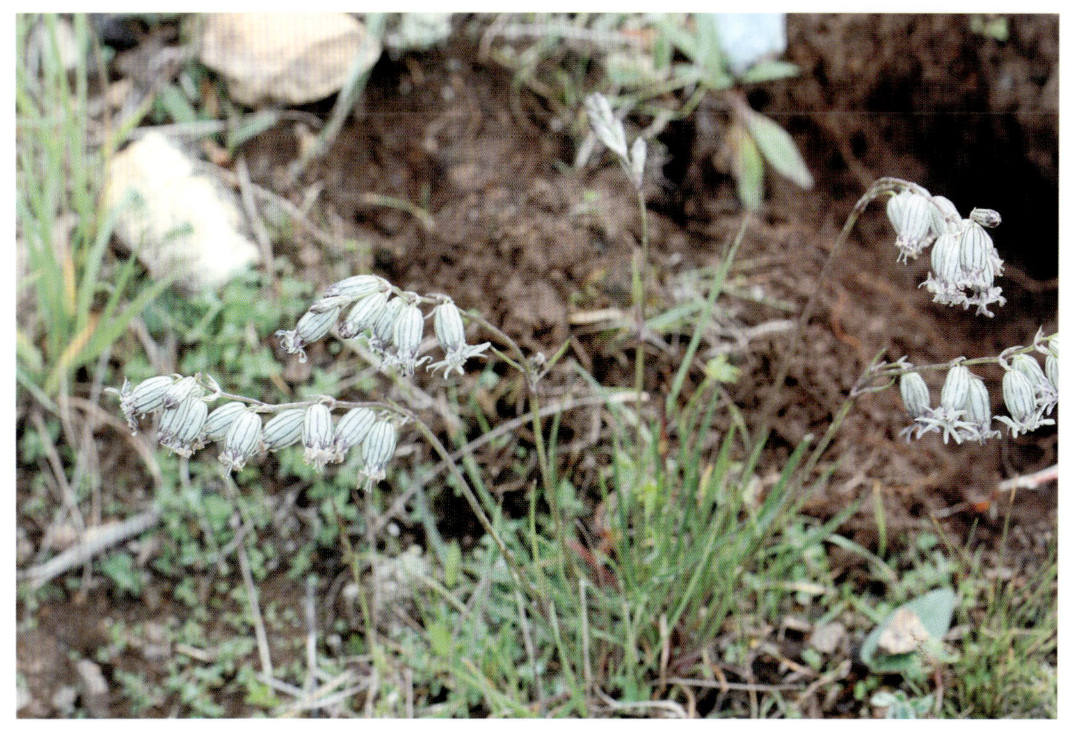

二十二、毛茛科 Ranunculaceae

乌头属 Aconitum Linn.

52. 露蕊乌头

【学　　名】*Aconitum gymnandrum* Maxim.

【别　　名】罗砧巴（藏语译音）

【药 材 名】露蕊乌头

【用药部位】全草。

【功效主治】祛风湿、温中祛寒、止痛、杀虫。用于风湿麻木、关节痛、麻风、胃痛及感冒、流感发烧、肠道寄生虫。

【植物特征】直立草本，高 20~80cm，根圆柱形，外皮褐色。茎上部被短柔毛，下部疏被柔毛或无毛，有分枝。叶片宽卵形，长 3~7cm，宽 4~5cm，三全裂，全裂片二至三回深裂，小裂片狭卵形至披针形，表面被短柔毛，背面沿脉被白色长柔毛，或无毛。总状花序，具数花至多花；花梗长 1~10cm；小苞片生于花梗的上部或顶部，长 0.5~1.5cm，披针形或线状披针形，有时 3 全裂。萼片蓝紫色，外面疏被长柔毛，具爪，上萼片船形，高 1.5~2cm，侧萼片长 1.2~1.8cm，花瓣片长 6~8mm；雄蕊外露，被短毛，心皮 6~13，子房有毛。花期 7~8 月。

【分布区域】产全州各市县。生于海拔 2230~4300m 山坡、河谷、农田边。

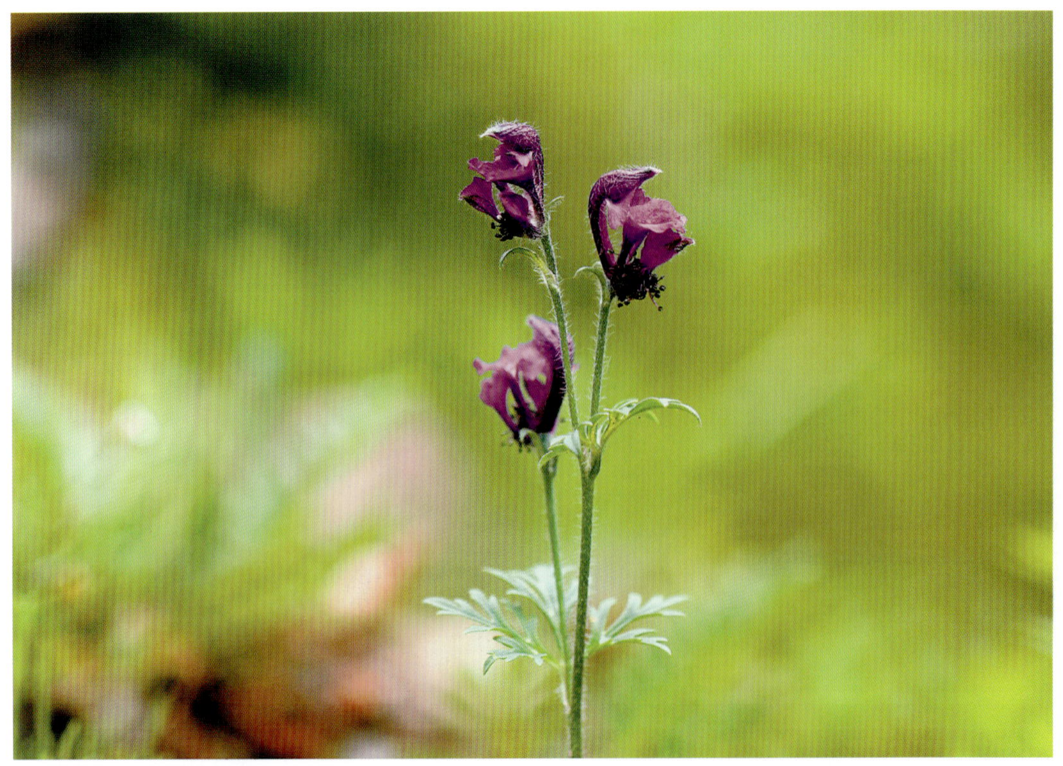

53. 铁棒锤

【学　　名】*Aconitum pendulum* Busch.

【别　　名】草乌、铁牛七、雪上一枝蒿

【药 材 名】铁棒锤

【用药部位】块根。

【功效主治】活血祛瘀、祛风除湿、消肿止痛。用于跌打损伤、骨折瘀肿疼痛、风湿腰痛、痈肿恶疮、无名肿毒、瘰疬未溃者、毒蛇咬伤、冻疮。

【植物特征】根圆锥形，长 2.5~7cm，褐色。茎高 25~80cm，下部无毛，上部疏被短柔毛。茎下部的叶在花开时常枯萎；叶宽卵形或近扇形，长 2~4cm，宽 3.5~7cm，小裂片线形，宽 1~2mm，无毛，叶柄长 0.5~5cm。顶生总状花序，长 8~25cm，具多花轴和花梗密被伸展的黄色短柔毛，下部苞片叶状或 3 裂，最上部苞片线形，花梗较粗，长 2~10mm，小苞片披针状线形，疏被短柔毛，萼黄绿色，外面被伸展的短柔毛，上裂片镰刀形，具爪，侧萼片圆倒卵形，长 1~1.5cm，下萼片斜长圆形；花瓣无毛，瓣片长约 8mm，唇长 1~4mm，距长近 1mm，向后弯曲，心皮 5，无毛或子房被伸展的短柔毛。花期 7~8 月。

【分布区域】产同仁市、泽库县。生于海拔 2600~4700m 山坡、河滩、水边砂砾地。

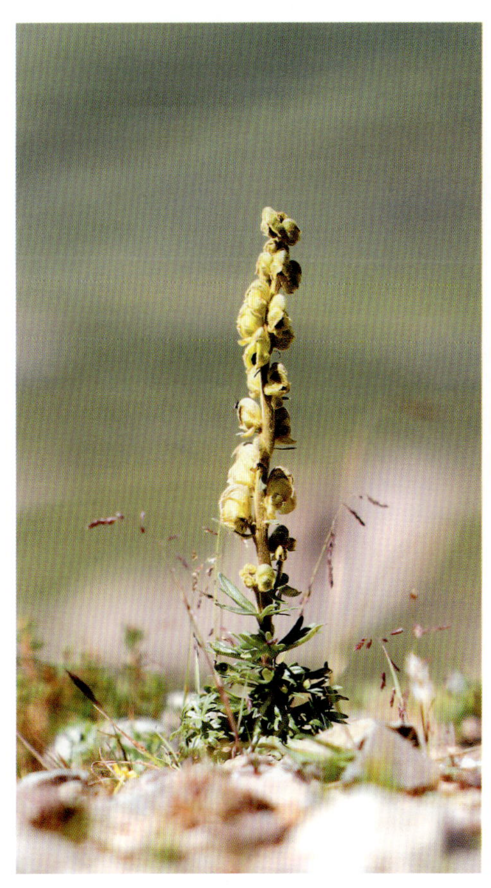

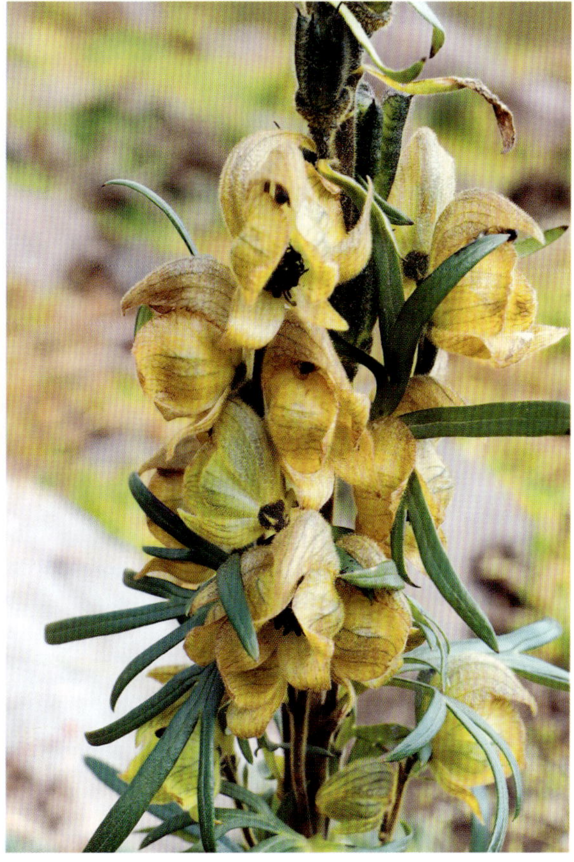

54. 高乌头

【学　　名】*Aconitum sinomontanum* Nakai

【别　　名】破布七、麻布袋、统天袋

【药 材 名】麻布七

【用药部位】根。

【功效主治】祛风除湿、理气止痛、活血消肿。用于风湿痹痛、关节肿痛、跌打损伤、胃痛、胸腹胀满、急慢性菌痢、急慢性肠炎、瘰疬、疮疖。

【植物特征】直立草本，高 60~170cm。茎疏被柔毛。茎生叶 1 枚，与茎下部的叶具长柄；叶片肾形或圆肾形，长 6~8cm，宽 12~14cm，基部心形，3 深裂至近基部，中央裂片较小，3 裂，边缘具三角形锐齿；叶柄长 10~19cm。总状花序长 16~30cm，具多花；轴及花梗被紧贴的短柔毛；花瓣长 1.5~2cm，近舌形，距向后拳卷；花丝常具 1~2 小齿。蓇葖长 1~1.5cm，具宿存花柱，种子卵圆形，褐色，长 2~2.5mm，密生膜质横翅。花期 7~8 月，果期 8~9 月。

【分布区域】产同仁市、泽库县。生于海拔 2300~3200m 林下、林缘、灌丛中、山坡草地及河边。

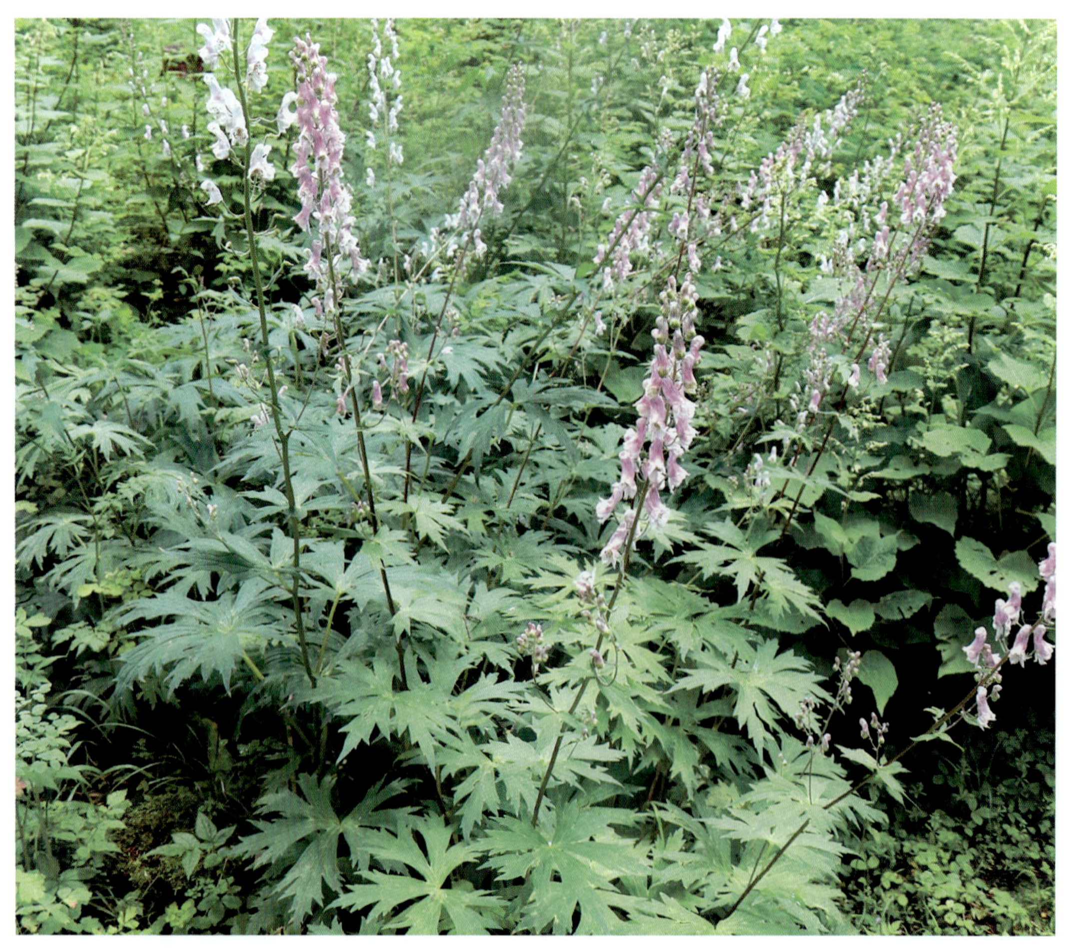

55. 甘青乌头

【学　　名】*Aconitum tanguticum*（Maxim.）Stapf

【药 材 名】榜嘎

【用药部位】带根全草。

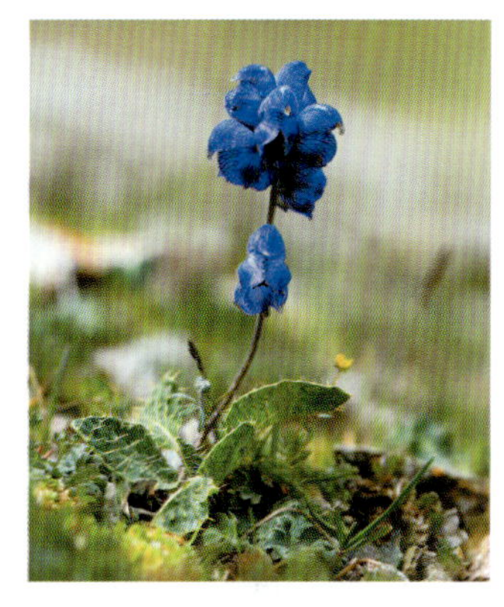

【功效主治】清热解毒、利湿。用于肝炎、胆囊炎、肺炎、感冒发热、咽喉炎、胃肠炎。

【植物特征】块根小，纺锤形或倒圆锥形，长约 2cm。茎高 8~50cm，疏被反曲而紧贴的短柔毛。基生叶 7~9 枚，有长柄；叶片圆形或圆肾形，长 1.1~3cm，宽 2~6.8cm，三深裂至中部或中部之下，深裂片互相稍覆压，深裂片浅裂边缘有圆牙齿；叶柄长 2~8cm，无毛，基部具鞘。茎生叶 1~2 枚，稀疏排列，较小，通常具短柄。顶生总状花序有 3~5 花；下部花梗长 2.5~6.5cm，上部变短；萼片蓝紫色，被短柔毛，上萼片船形，宽 6~8mm，下缘稍凹或近直，长 1.4~2.2cm，侧萼片长 1.1~2.1cm，下萼片宽椭圆形或椭圆状卵形；花瓣无毛，稍弯，瓣片极小，长 0.6~1.5mm；花丝疏被毛，全缘或有 2 小齿；心皮 5，无毛。蓇葖长约 1cm；种子倒卵形，长 2~2.5mm。花期 7~8 月。

【分布区域】产同仁市、泽库县、河南县。生于海拔 2450~4700m 河滩、阴坡、高山草甸和高山流石坡。

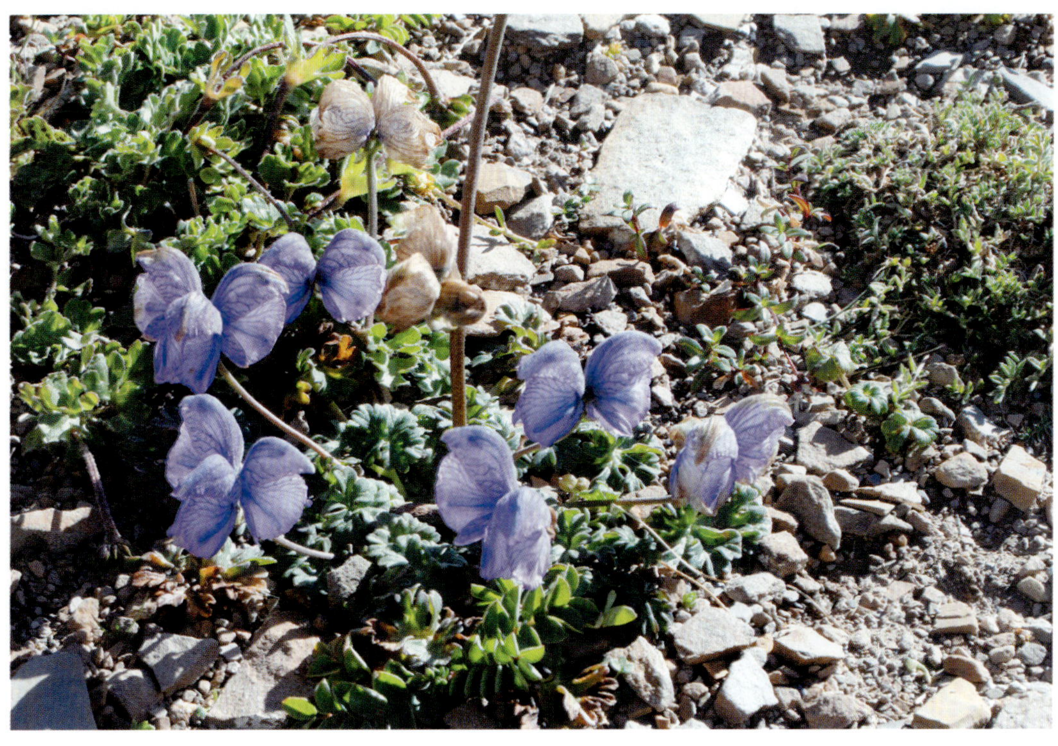

侧金盏花属 Adonis Linn.

56. 蓝侧金盏花

【学　　名】*Adonis coerulea* Maxim.

【别　　名】蓝侧金盏花

【药 材 名】蓝花侧金盏

【用药部位】全草。

【功效主治】清热燥湿、杀虫。用于疥疮、顽癣。

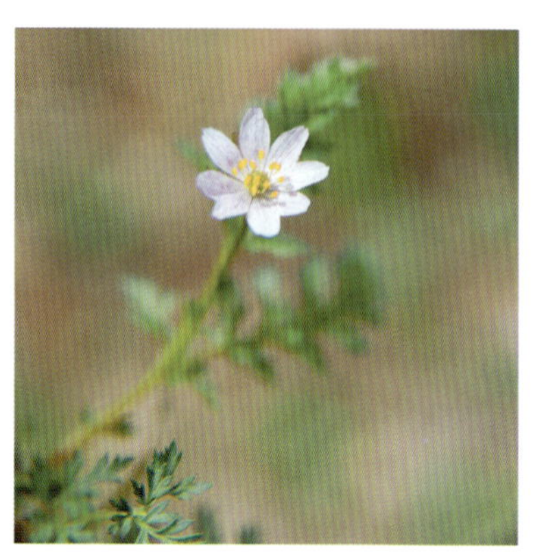

【植物特征】多年生草本，高 10~15cm。根状茎横卧，粗壮，褐色。根须状，纤细。茎由基部分枝，最下面的具乳白色鳞片，呈鞘状包裹茎基。茎下部的叶具长柄，茎上部叶柄短或无柄；叶片长圆形或长圆状卵形，长 2~5cm，二至三回羽状细裂，羽片 4~6 对，末回裂片卵形或披针形，顶端具短尖头；叶柄长 1~3cm，基部具鞘。花单生，直径 1.5~1.7cm；萼片 5~7，倒卵状椭圆形或卵形，花瓣 8~10，淡蓝色或堇色，窄倒卵形，长 5~8mm，顶端钝，罕具小齿；雄蕊多数，长约为花瓣的 1/3，花丝线形，花药黄色；心皮多数，卵形，花柱极短。花期 5~6 月。

【分布区域】产同仁市、尖扎县、河南县。生于海拔 2230~4700m 山坡草地、灌丛中、河滩。

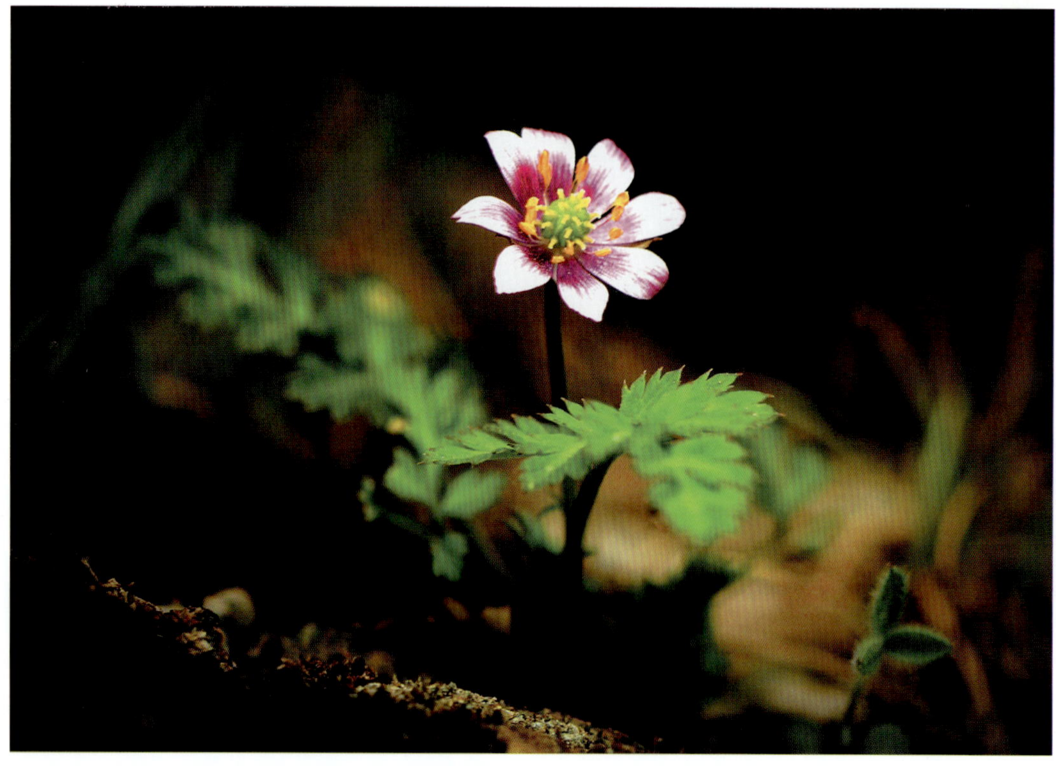

银莲花属 Anemone Linn.

57. 疏齿银莲花

【学　　名】*Anemone obtusiloba D.Don subsp. ovalifolia* Bruhl

【别　　名】卵叶银莲花、素嘎哇（藏语译音）

【药 材 名】疏齿银莲花

【用药部位】全草。

【功效主治】清热利湿、祛湿敛疮。用于淋证、黄水疮。

【植物特征】多年生草本，高 4~29cm。根长 2~8cm，稍肉质，簇生；基生叶具长柄，基部密集褐色枯萎纤维状残叶基与花葶残基；叶片肾状五角形或宽卵形，长 0.8~3.5cm，宽 1~4.5cm，基部心形，三全裂，中裂片菱状倒卵形，二回全裂，侧裂片较小，三浅裂或三深裂，裂片全缘或具 2~ 3 齿，叶两面被短柔毛，各回裂片多少互相邻接或稍覆压；叶柄长 3~16cm。花葶 3~5，被开展的柔毛；苞片倒卵形，三裂，密被柔毛；花梗长 1 ~10cm；萼片 5，蓝色、黄色或白色；雄蕊长约 3mm，花药黄色；心皮多数，子房窄卵形，花柱短，被白色柔毛或无毛。瘦果倒卵形，多少被短柔毛，花柱宿存。花果期 6~9 月。

【分布区域】产全州各市县。生于海拔 2290~4800m 河滩、河谷草地、林缘、灌丛中、高山草甸、高山流石坡。

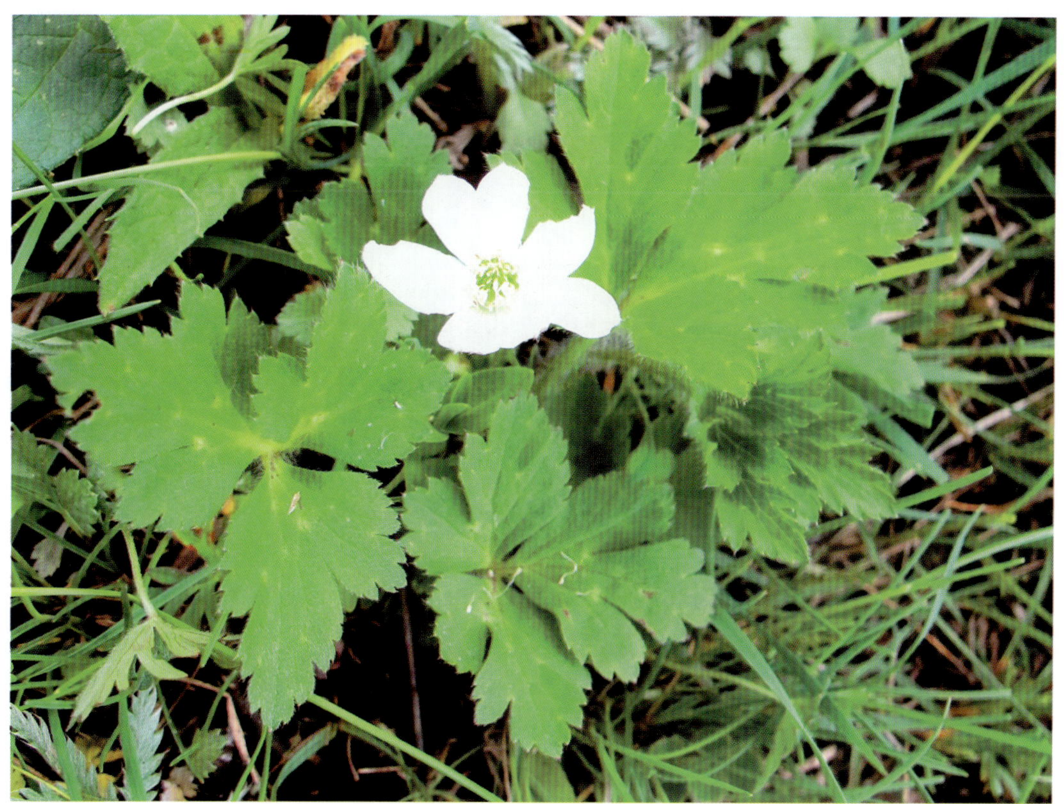

58. 叠裂银莲花

【学　　名】*Anemone imbricata* Maxim.

【别　　名】迭裂银莲花、素嘎（藏语译音）

【药 材 名】叠裂银莲花

【用药部位】花、茎。

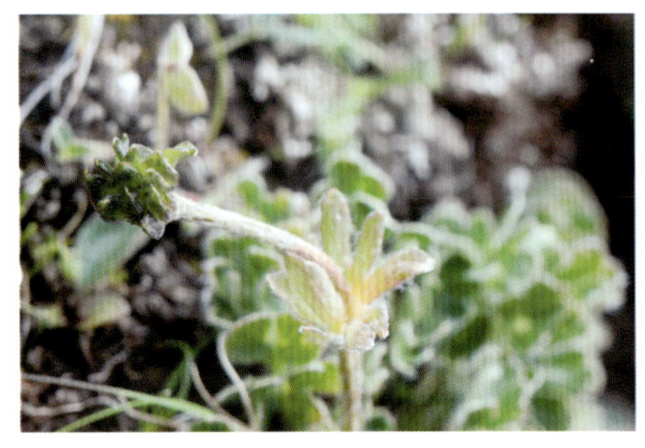

【功效主治】清热解毒、敛疮止痛。用于疮、痈、肿毒等热毒病证，还用于烧伤。

【植物特征】多年生草本，高 5~15cm。根状茎较粗，褐色。基生叶具长柄，柄基具密集的纤维状残叶基，叶片椭圆状窄卵形，长 1.5~3cm，基部心形，三全裂，中裂片具短柄，三全裂或三深裂，二回裂片全裂，侧裂片无柄，长为中裂片的 1/2，三深裂，各回裂片互相覆压，表面疏被长柔毛，背面毛密；叶柄长 2~4cm，密被柔毛；花葶 1~4，高 4~8cm，密被长柔毛；苞片 3，无柄，长 6~10mm，三深裂，密被长柔毛；花梗长 0.5~1.5cm，密被长柔毛；萼片 6~9，黑紫色，倒卵状长圆形或倒卵形，长 5~10mm，宽 3~6mm，无毛，罕外面疏被柔毛；雄蕊长 2~3mm，花丝黑紫色，花药椭圆形，黄色；心皮多数，无毛。花期 7~8 月。

【分布区域】产同仁市。生于海拔 3200~5100m 高山草甸，灌丛、流石坡。

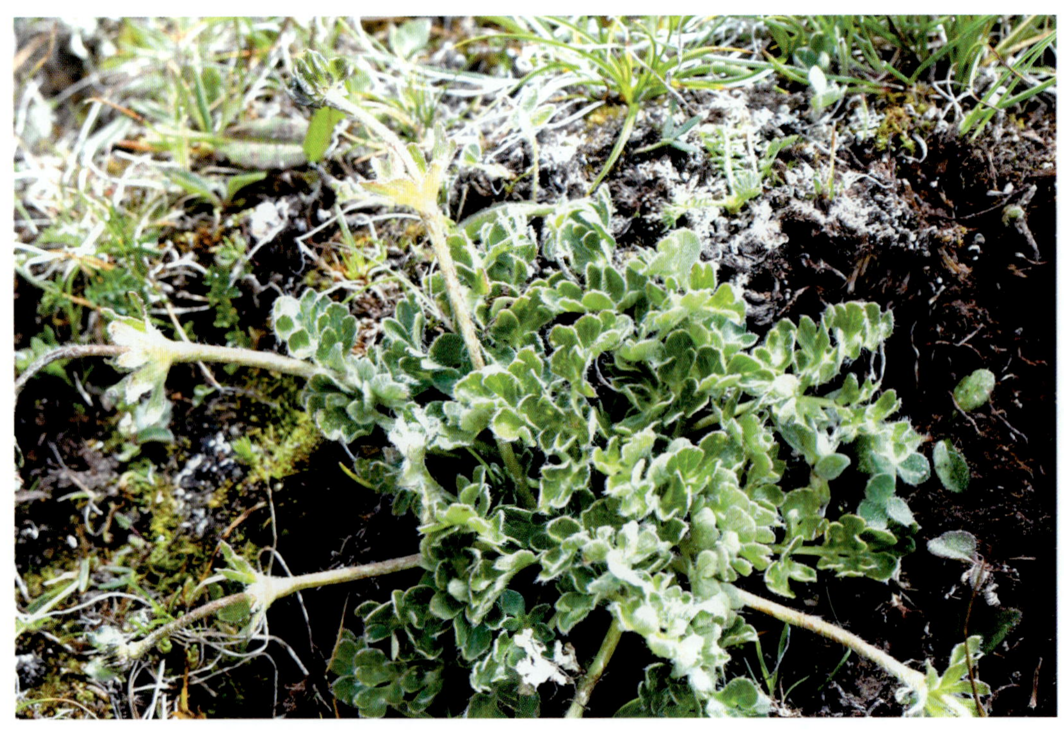

59. 草玉梅

【学　　名】*Anemone rivularis* Buch.–Ham.

【别　　名】见风青、见风蓝、土黄芩

【药 材 名】虎掌草、虎掌草叶

【用药部位】根、叶。

【功效主治】根:清热解毒、活血舒筋、消肿、止痛;用于咽喉肿痛、痄腮、瘰疬结核、痢疽肿毒、疟疾、咳嗽、湿热黄疸、风湿疼痛、胃痛、牙痛、跌打损伤。叶：截疟、止痛；用于疟疾、牙痛。

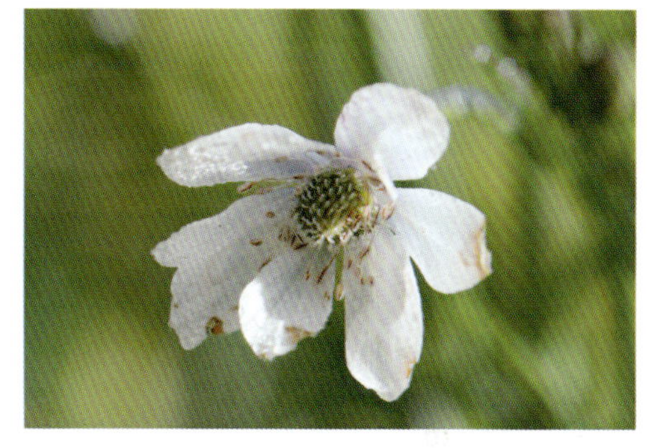

【植物特征】多年生草本，高 20~70cm。根状茎木质，直径 0.8~1.2cm。基生叶具长柄；叶片心形或心状五角形，长 5~8cm，宽 4~12cm，三全裂，中裂片宽菱形，三深裂，侧裂片不等二裂，两面疏被糙状毛，叶柄长 6.5~9cm，疏被白色长柔毛。花葶 1~3，直立，聚伞花序长 10~30cm，二至三回分歧；苞片 3（罕 2），具柄，近等大，长 3~9cm，宽菱形，三裂近基部，一回裂片三深裂，小裂片边缘具锐齿，花直径 1.5~2cm，萼片白色，有时外面带紫色，倒卵形或椭圆状倒卵形，长 6~11mm，外面中部疏被短柔毛，顶部尤密，雄蕊长不足萼片的 1/2 花丝丝状，花药椭圆形，黄色；心皮多数，无毛，子房狭长圆形，花柱拳卷。瘦果狭卵球形，稍扁，长 5~6mm，花柱宿存。花期 6~7 月，果期 7~8 月。

【分布区域】产全州各市县。生于海拔 2300~3650m 河谷林下、河滩、河谷阶地、山麓、山坡草地。

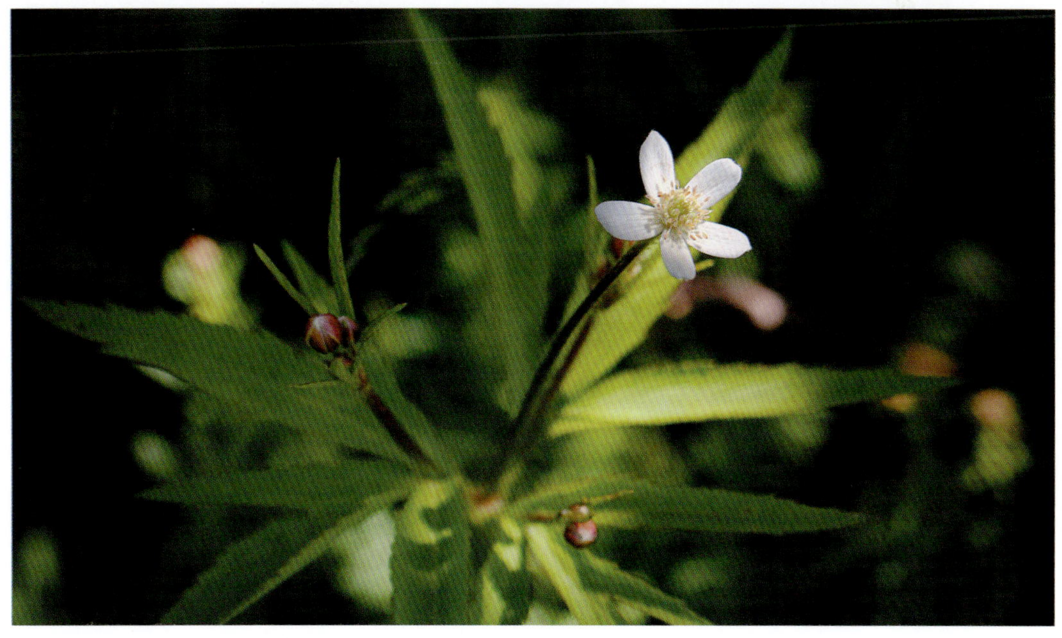

耧斗菜属 Aquilegia Linn.

60. 无距耧斗菜

【学　　名】*Aquilegia ecalcarata* Maxim.

【别　　名】野前胡、千年耗子屎、黄风、瘰疬草、耧斗菜、紫花地榆、千里光、亮壳草、黄花草、倒地草、大铁糙

【药 材 名】野前胡

【用药部位】根或全草。

【功效主治】清热解毒、生肌拔毒。用于感冒头痛、黄水疮久不收口。

【植物特征】多年生草本。茎高 20~60cm，疏被短柔毛，常分枝。基生叶长达 25cm，为二回三出复叶；小叶倒卵形、扇形或卵形，长 1.5~3cm，3 裂，裂片具圆齿，上面无毛，下面疏生柔毛或无毛；茎生叶 1~3，较小。花序具 2~6 朵花；花梗长达 6cm，生短柔毛；花直径 1.5~2.8cm；萼片 5，深紫色，近水平展开，卵形或椭圆形，长 1~1.4cm；花期与萼片同色，顶端截形，无距；雄蕊多数；退化雄蕊狭披针形；心皮 4~5。果长 8~11mm。花期 5~7 月，果期 5~8 月。

【分布区域】产同仁市、尖扎县。生于海拔 2100~3800m 山坡林下、沟谷林缘、河滩草地、山坡岩石缝隙、河岸向阳处。

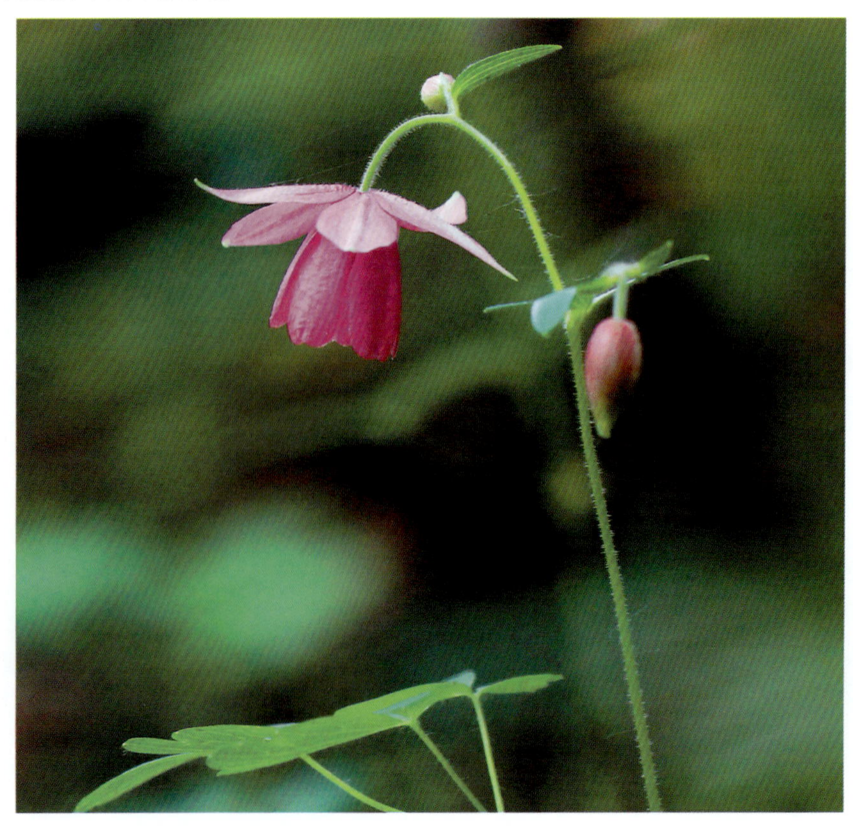

美花草属 Callianthemum C. A. Mey.

61. 美花草

【学　　名】*Callianthemum pimpinelloides*（D. Don）Hook. f. et Thoms.

【别　　名】纤细立金花

【药 材 名】美花草

【用药部位】全草。

【功效主治】活血散瘀、止痛、解毒。用于跌打损伤、蛇咬伤。

【植物特征】基生叶与茎近等长，有长柄，为一回羽状复叶；叶片卵形或狭卵形，在开花时未完全发育，长 1.5~2.5cm，宽 1.4~1.8cm，羽片 2 对，近无柄，斜卵形或宽菱形，掌状深裂，边缘有少数钝齿，顶生羽片扇状菱形；叶柄长 1.5~6cm，基部有鞘。花直径 1.1~1.4cm；萼片 5 个，椭圆形，长 3~6mm，宽 1.8~3.5mm，顶端钝或微尖，基部囊状；花瓣 5~7（~9），白色，粉红色或淡紫色，倒卵状长圆形或宽线形，长 5~10mm，宽 1~2.5mm，顶端圆形，下部橙黄色。雄蕊长约为花瓣之半，花药椭圆形，花丝披针状线形；心皮 8~14。聚合果直径约 6mm。瘦果卵球形，长约 2.8mm，表面皱，宿存花柱短。花果期 6~9 月。

【分布区域】产同仁市。生于海拔 3200~4600m 山坡灌丛、高山流石滩、河谷阶地、山坡草地、高寒草甸、冰缘湿地、沙砾山坡、高山稀疏植被。

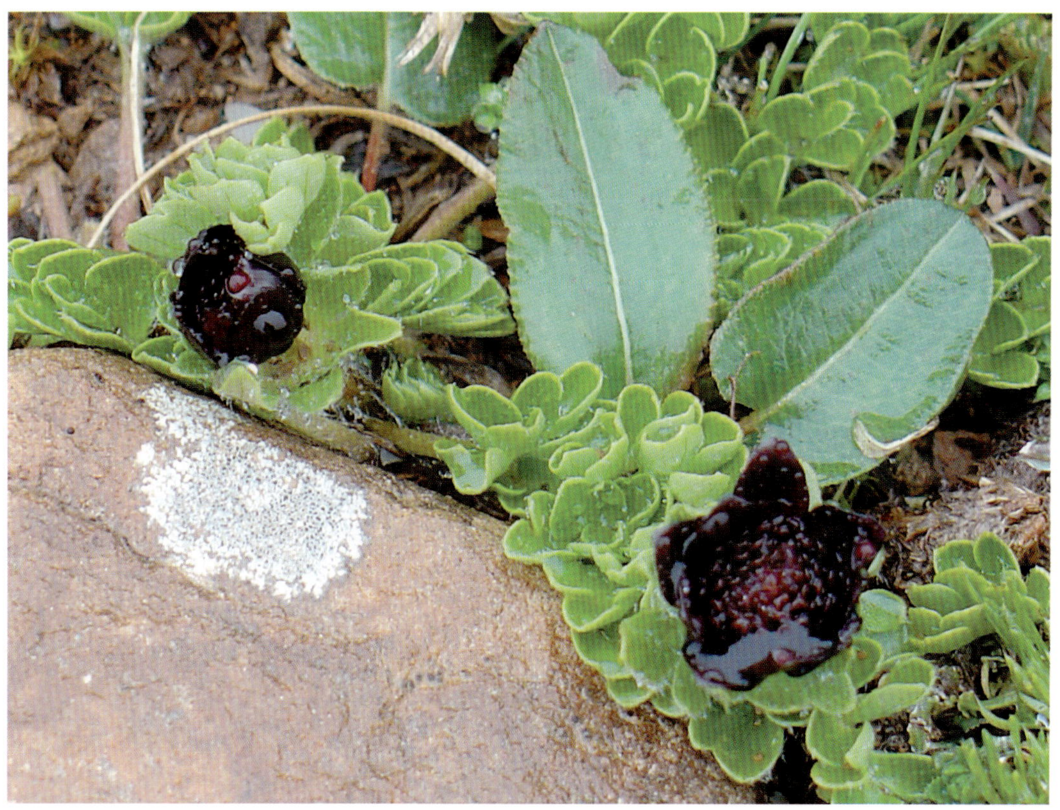

驴蹄草属 Caltha Linn.

62. 花葶驴蹄草

【学　　名】*Caltha scaposs* Hook，f. et Thoms.

【别　　名】马蹄草、马蹄叶

【药 材 名】驴蹄草

【用药部位】全草。

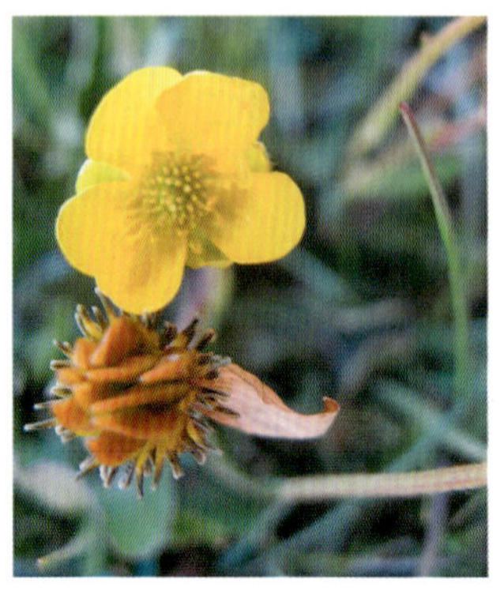

【功效主治】祛风、解暑、活血消肿。用于伤风感冒、中暑发烧、跌打损伤、烫伤。

【植物特征】多年生小草本，高 5~16cm，全株无毛。根肉质，多数族生。茎直立或渐升，一至数个。基生叶 3~10，具长柄，叶片心状卵形、三角状卵形或肾形，长 1~3cm，宽 1~2.5cm，顶端圆形，基部深心形，叶柄长 2~10cm。花单生茎顶，稀具 2 花，萼片黄色，倒卵形、椭圆形或卵形，长 1~1.5cm，宽约 1cm，顶端圆形；雄蕊长 3~8mm，花丝丝状，花药椭圆形，心皮与雄蕊近等长，具短柄，花柱短。蓇葖果长 1~1.5cm，具横脉，喙长约 1mm；种子椭圆状球形或肾状圆形，黑色，长约 1mm，具少数纵肋。花果期 7~9 月。

【分布区域】产同仁市。生于海拔 3400~4600m 山坡草地、高寒灌丛、高寒草甸、河滩。

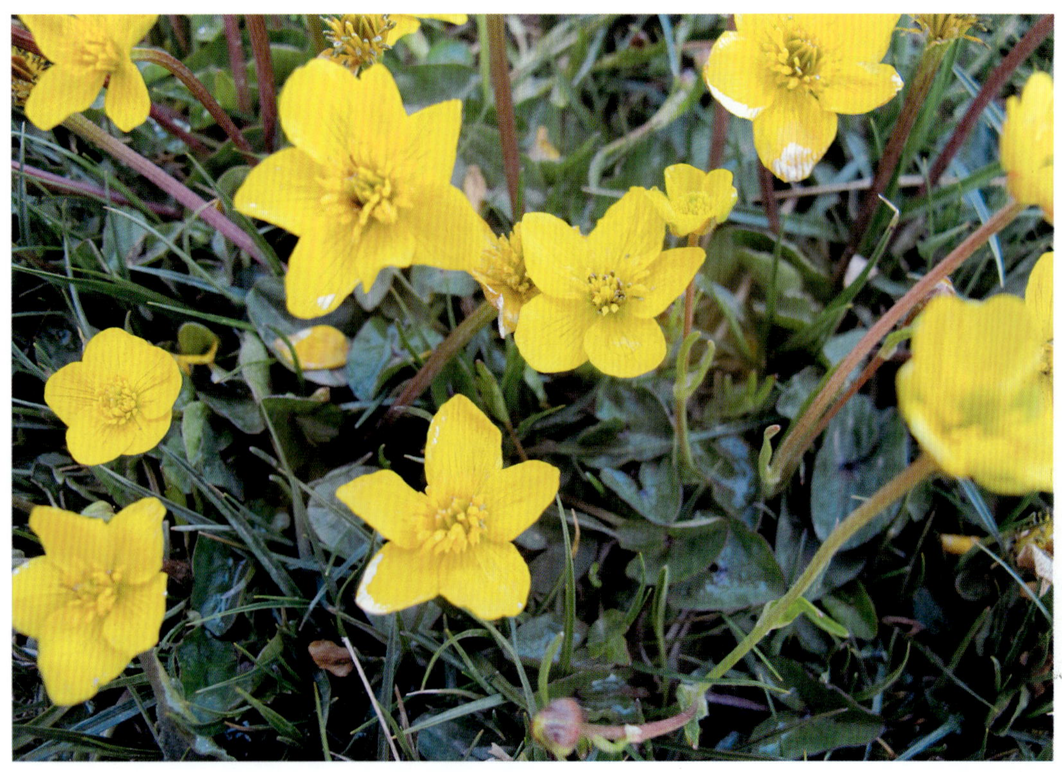

升麻属 Cimicifuga Linn.

63. 升麻

【学　　名】*Cimicifuga foetida* Linn.

【别　　名】周升麻、周麻、鸡骨升麻、鬼脸升麻

【药 材 名】升麻

【用药部位】根、茎。

【功效主治】发表透疹、清热解毒、升举阳气。用于风热头痛、齿痛、口疮、咽喉肿痛、麻疹不透、阳毒发斑、脱肛、子宫脱垂。

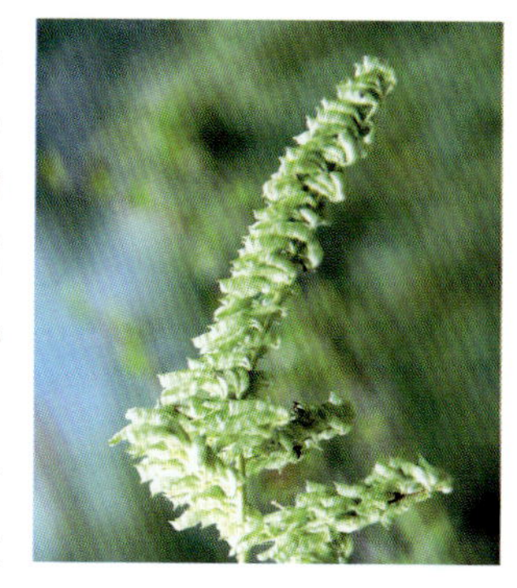

【植物特征】根状茎粗壮，坚实，表面黑色，有许多内陷的圆洞状老茎残迹。茎高 1~2m，分枝，被短柔毛。叶为二至三回三出状羽状复叶；茎下部叶的叶片三角形，宽达 30cm；顶生小叶具长柄，菱形，长 7~10cm，宽 4~7cm，常浅裂，边缘有锯齿，侧生小叶具短柄或无柄，表面无毛，背面沿脉疏被白色柔毛；叶柄长达 15cm。上部的茎生叶较小，具短柄或无柄。花序具分枝 3~20 条，长达 45cm；苞片钻形，比花梗短；花两性；萼片倒卵状圆形，白色或绿白色，长 3~4mm；退化雄蕊宽椭圆形，长约 3mm，顶端微凹或二浅裂，几膜质；雄蕊长 4~7mm，花药黄色或黄白色。蓇葖长圆形，长 8~14mm，宽 2.5~5mm，有伏毛；种子椭圆形，褐色，长 2.5~3mm，有横向的膜质鳞翅。花期 7~9 月，果期 8~10 月。

【分布区域】产同仁市、泽库县。生于海拔 2700~3650m 林下林缘、灌丛中。

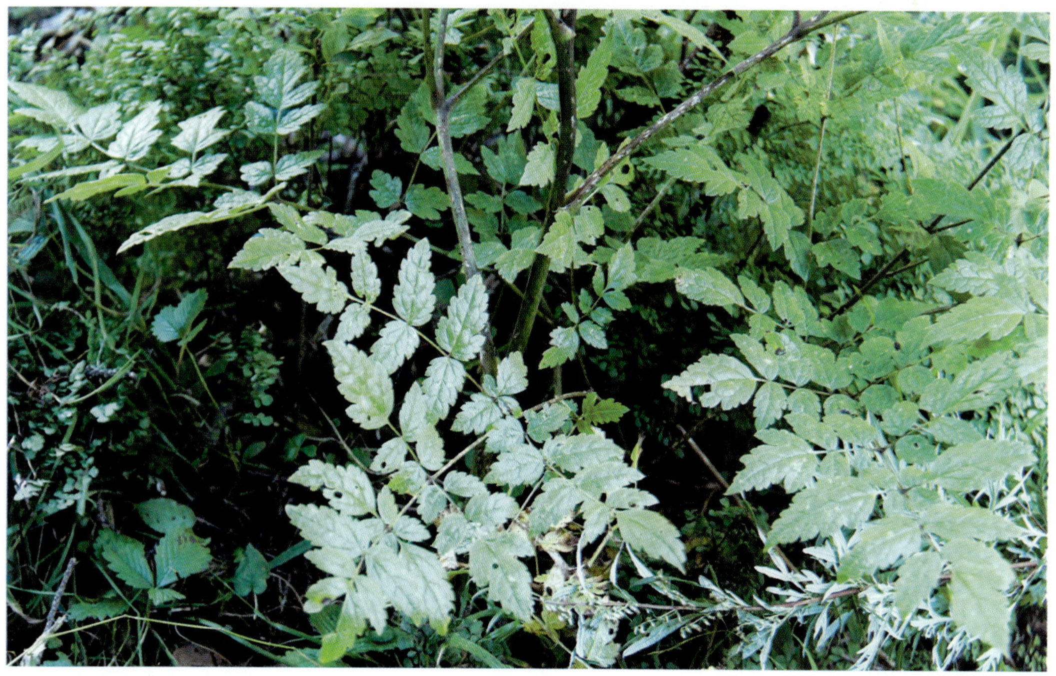

铁线莲属 Clematis Linn.

64. 芹叶铁线莲

【学　　名】*Clematis aethusifolia* Turcz.

【别　　名】透骨草、断肠草、狗肚子筋、驴断肠、细叶铁线莲、白拉拉秧

【药 材 名】细叶铁线莲

【用药部位】地上部分。

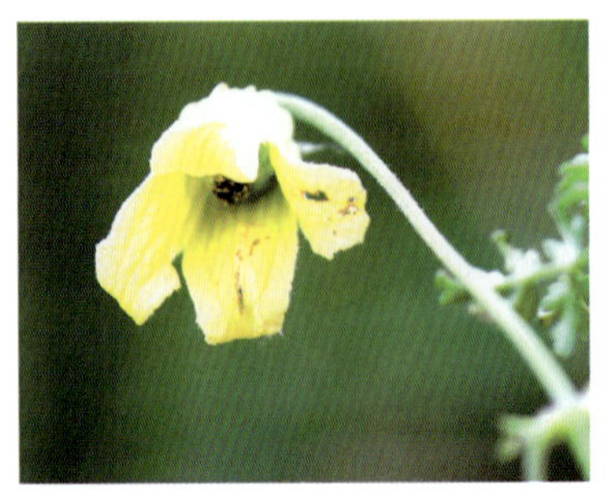

【功效主治】祛风通络、止痛、健胃消食、杀虫。用于风湿痹痛、消化不良、呕吐、包囊虫病、阴囊湿疹、疮痈肿毒。

【植物特征】多年生草质藤本，长 10~100cm。茎纤细，具细棱，幼时直立，以后匍匐，被短柔毛或无毛。二至三回羽状复叶或羽状细裂，长 5~10cm，末回裂片宽 1~3mm，顶端钝圆或锐尖，背面被毛或无毛，小叶柄长 2~10mm，叶柄长 0.5~2 cm，被短柔毛。聚伞花序腋生，具 2~3 花，或单生于叶腋；苞片羽状细裂；花萼钟状，下垂，直径 1~1.5cm，萼片 4，淡黄色或淡褐黄色，矩椭圆形或窄卵形，长 1~1.5cm，宽 5~7mm，两面无毛，仅外面边缘上密被乳白色绒毛，背面具三条褐色细脉；雄蕊长为萼片之一半，花丝披针形或宽线形，中、上部疏被柔毛；子房卵形，被短柔毛，花柱被绢状毛。花期 6~7 月。

【分布区域】产同仁市、尖扎县。生于海拔 2000~2800m 林缘、灌丛、山地阴坡、阳坡、河边。

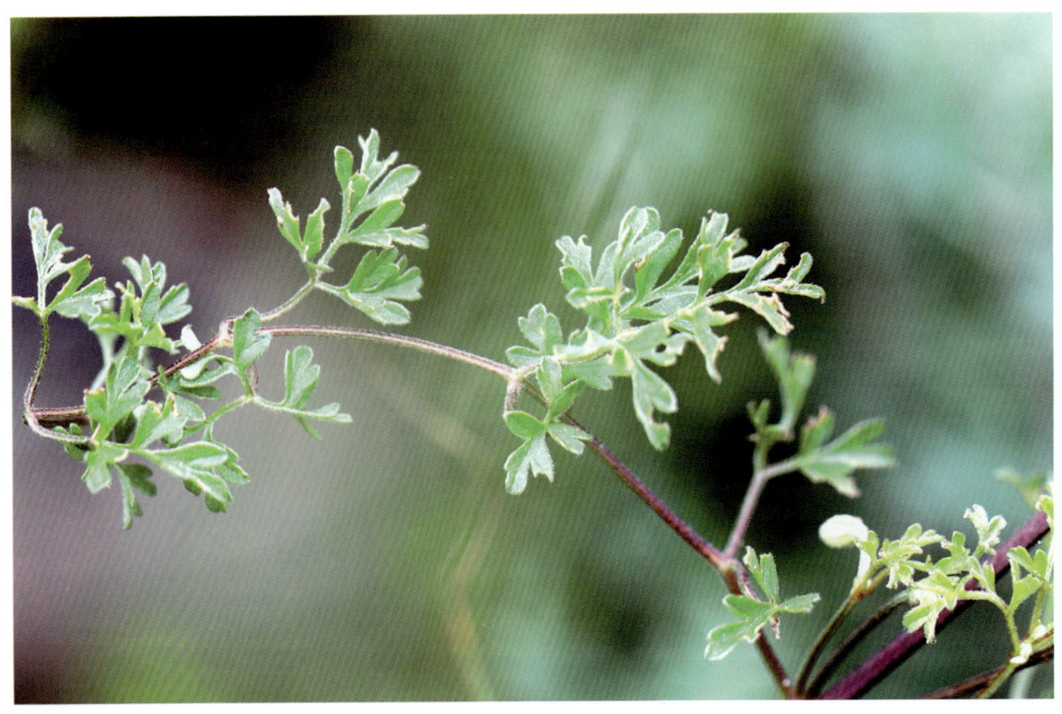

65. 甘川铁线莲

【学　　名】*Clematis akebioides*（Maxim.）Hort.ex Veich.

【别　　名】甘川铁线莲

【药 材 名】甘川铁线莲

【用药部位】干燥藤茎。

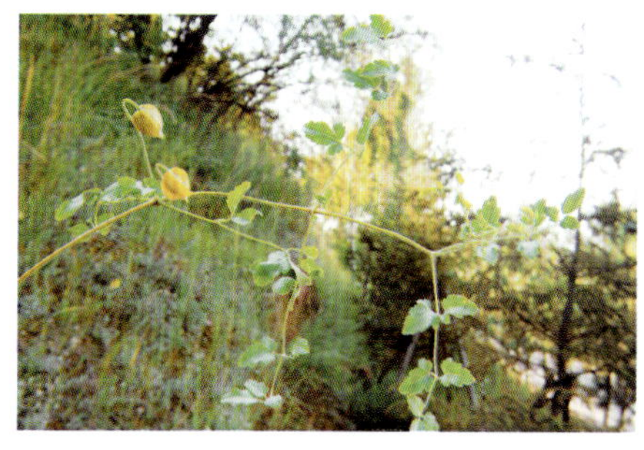

【功效主治】解毒、消炎、止痛。用于痢疾、喉痛、蛇虫咬伤。

【植物特征】藤本。茎无毛，有明显的棱。一回羽状复叶，有 5~7 小叶；小叶片基部常 2~3 浅裂或深裂，侧生裂片小，中裂片较大，宽椭圆形、椭圆形或长椭圆形，长 2~4cm，宽 1.3~2cm，顶端钝或圆形，少数渐尖，基部圆楔形至圆形，边缘有不整齐浅锯齿，裂片常 2~3 浅裂或不裂，叶两面光滑无毛。花单生或 2~5 朵簇生；花梗长 5~10cm；苞片大，常 2~3 浅裂，中裂片较大，宽椭圆形或椭圆形、狭椭圆形，长 1.5~2.8cm，全缘或有少数牙齿；萼片 4~5，黄色，斜上展，椭圆形，长椭圆形或宽披针形，长 1.8~2.5cm，宽 0.7~1.1cm，顶端锐尖成小尖头，外面边缘有短绒毛，内面无毛；花丝下面扁平，被有柔毛，花药无毛。未成熟的瘦果倒卵形、椭圆形，被柔毛，长约 3mm，宿存花柱被长柔毛。花期 6~8 月，果期 7~10 月。

【分布区域】产泽库县。生于海拔 2200~2800m 河滩林下、山坡草地、沟谷林缘灌丛中。

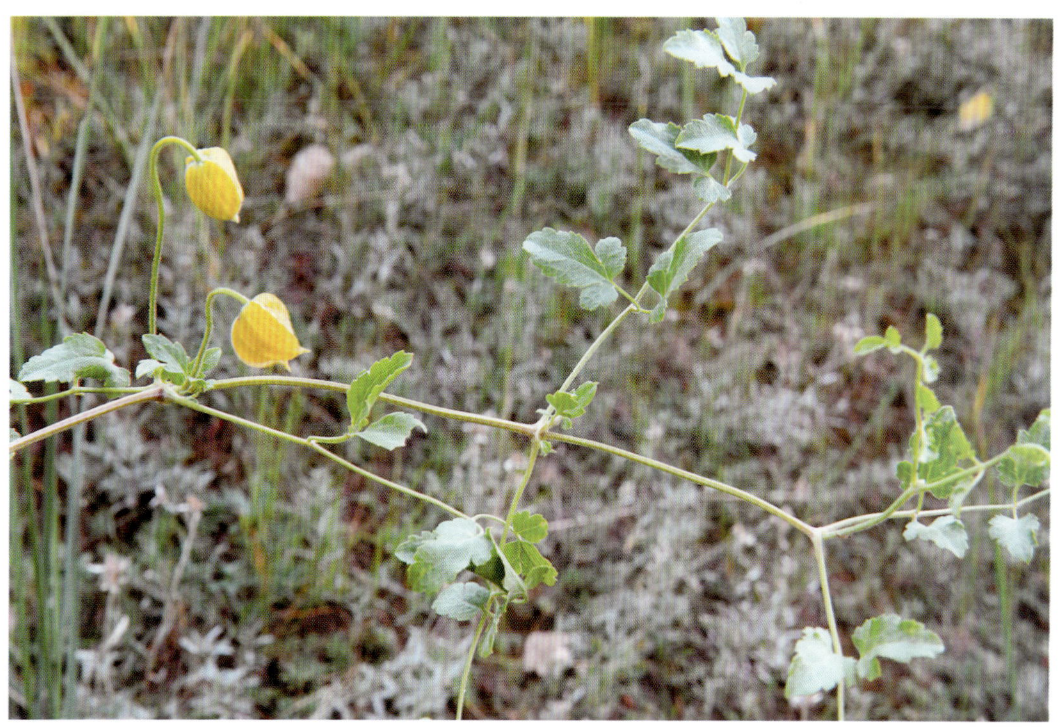

66. 短尾铁线莲

【学　　名】*Clematis brevicaudata* DC.

【别　　名】连架拐、石通、林地铁线莲、叶芒嘎保（藏语译音）

【药 材 名】红钉耙藤

【用药部位】茎叶。

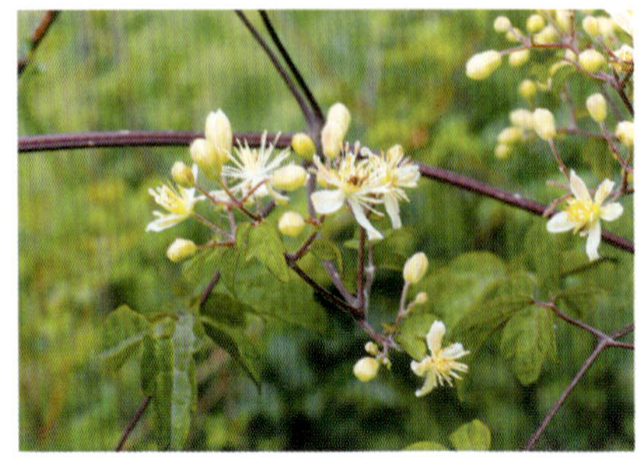

【功效主治】清热利水、祛风湿、通经下乳。用于湿热淋证、风湿痹痛、产妇乳汁不通。

【植物特征】藤本，枝条紫褐色，小枝疏生短柔毛或近无毛。叶对生，一至二回羽状复叶或二回三出复叶，有时茎上部为三出叶，叶长 15~20cm，小叶片宽卵形至披针形，长 1~5cm，宽 0.5~3cm，边缘疏生粗齿，有时三裂，两面近无毛或疏生短柔毛；叶柄长 2~4cm，被微柔毛。圆锥状聚伞花序，顶生或腋生，长 4~11cm；总花梗长 1.5~4cm；花直径 1~2cm；萼片 4，窄倒卵形，长约 8mm，白色，开展，两面被短柔毛，内面毛较疏，有时近无毛;雄蕊无毛，花药约长 2mm；心皮多数，瘦果卵形，长约 3mm，密生柔毛，宿存花柱长 1~3cm。花果期 7~9 月。

【分布区域】产同仁市、泽库县。生于海拔 1850~3000m 林缘、灌丛、山坡草地。

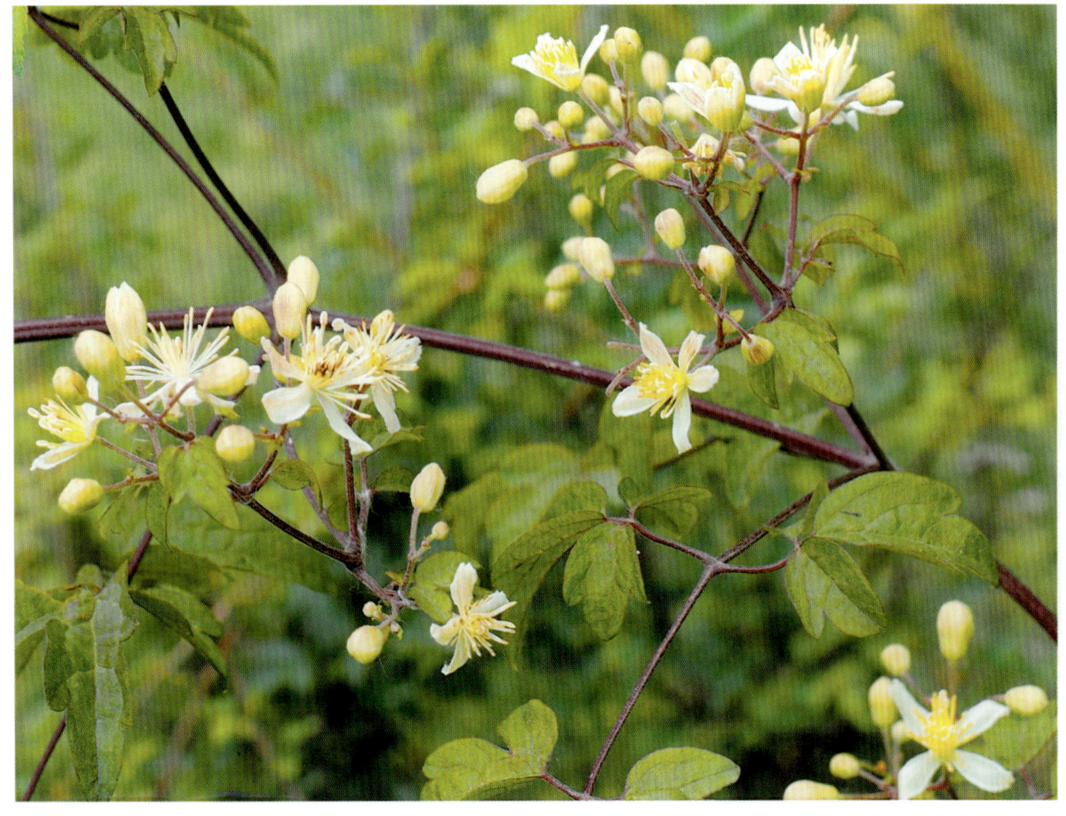

67. 长瓣铁线莲

【学　　名】*Clematis macropetala* Ledeb.

【别　　名】大瓣铁线莲、石生长瓣铁线莲

【药 材 名】大瓣铁线莲

【用药部位】地上部分。

【功效主治】消食健胃、散结。用于消化不良、恶心、疮疖。

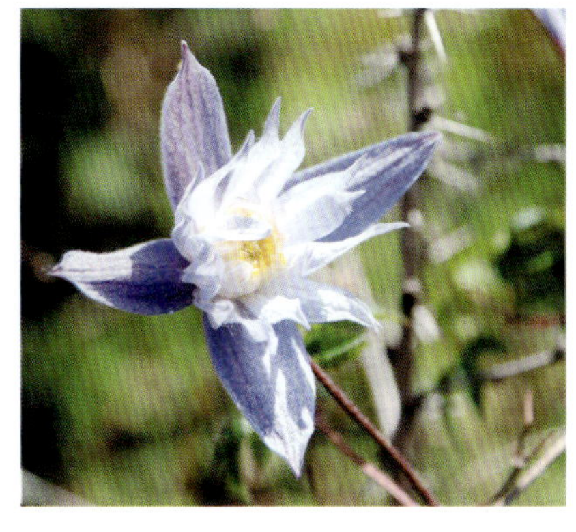

【植物特征】木质藤本，长 1~2.5m。幼枝被毛。二回三出复叶，小叶片 9 枚，卵状披针形或菱状椭圆形，长 1~4cm，宽 0.6~1.4cm，两侧小叶片偏斜，小叶片边缘有锯齿或分裂；叶柄长 2~3.5cm，疏被柔毛。花单生于当年分枝顶端；花梗长 6~11cm，嫩时有毛；花萼钟状，直径 3~5cm；萼片 4，蓝色或淡紫色，窄卵形或卵状披针形，长 3~4cm，宽 0.7~1.5cm，两面被短柔毛，边缘密被柔毛，具褐色网状细脉；退化雄蕊花瓣状，披针形或线状披针形，与萼片等长或稍短，外面被短柔毛或绒毛，里面无毛；雄蕊长 1.5cm，外面被短柔毛，花药药隔被毛；心皮多数，子房倒卵形，花柱密被白色长柔毛。瘦果被毛，宿存花柱被淡灰色长柔毛。花果期 6~8 月。

【分布区域】产同仁市、尖扎县。生于海拔 2300~3100m 阴坡林下、林缘、灌丛、河边和草地。

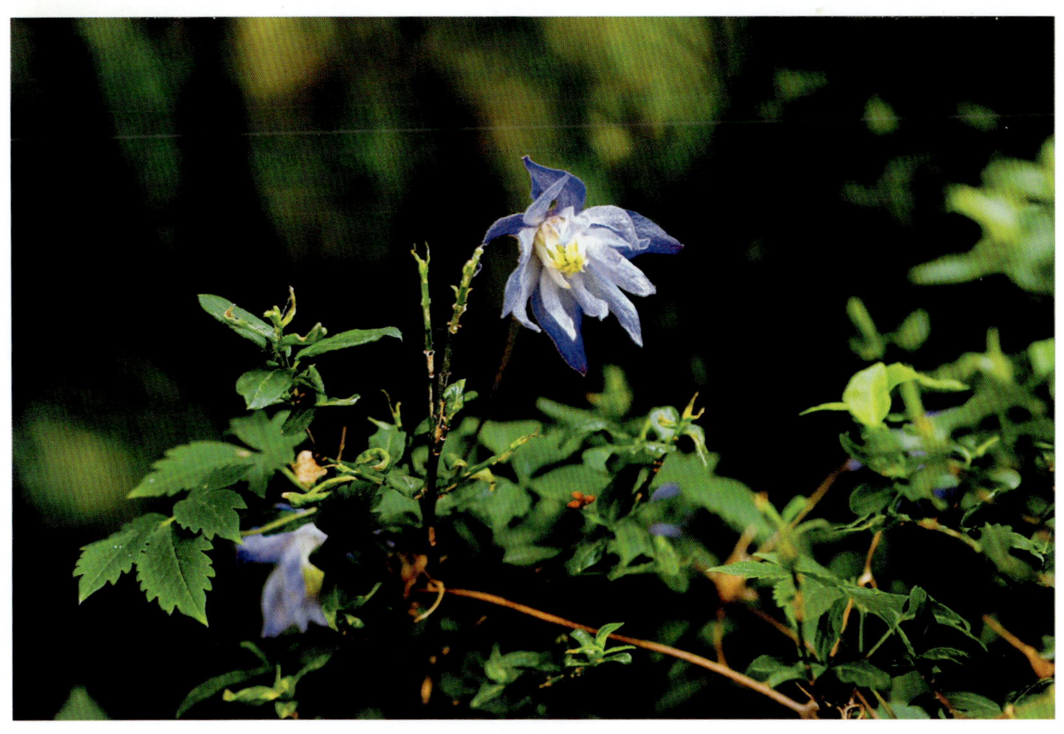

68. 小叶铁线莲

【学　　名】*Clematis nannophylla* Maxim.

【别　　名】叶芒嘎保（藏语译音）

【药 材 名】叶芒嘎保

【药用部位】茎枝或全草。

【功效主治】用于寒性“培根”病、炭疽、浮肿、皮肤病、黄水疮。

【植物特征】直立灌木，高 20~50cm。幼枝红褐色，老枝灰色，有棱，嫩枝有较密贴伏短柔毛，后脱落。单叶对生或数叶簇生，具有短柄或者无柄；叶长椭圆形或卵形，长 0.5~1cm，宽约 8mm，羽状全裂，有裂片 2~4 对，裂片常 2~3 裂，裂片小裂片椭圆形至宽倒楔形或披针形，有不等 2~3 缺刻状小牙齿或全缘，无毛或有短柔毛。花单生或三花排列或聚伞花序；萼片 4，斜上展呈钟状，黄色或淡褐色，长椭圆形至倒卵形，长 0.8~1.5cm，宽 5~7mm，外面疏被短柔毛，边缘密生绒毛，内面有短柔毛至近无毛；雄蕊无毛，花丝披针形，长于花药。瘦果椭圆形，扁，长约 5mm，有柔毛，宿存花柱长约 2cm，密被黄色娟毛。花果期 6~9 月。

【分布区域】产同仁市、尖扎县。生于海拔 1890~2650m 山地阳坡。

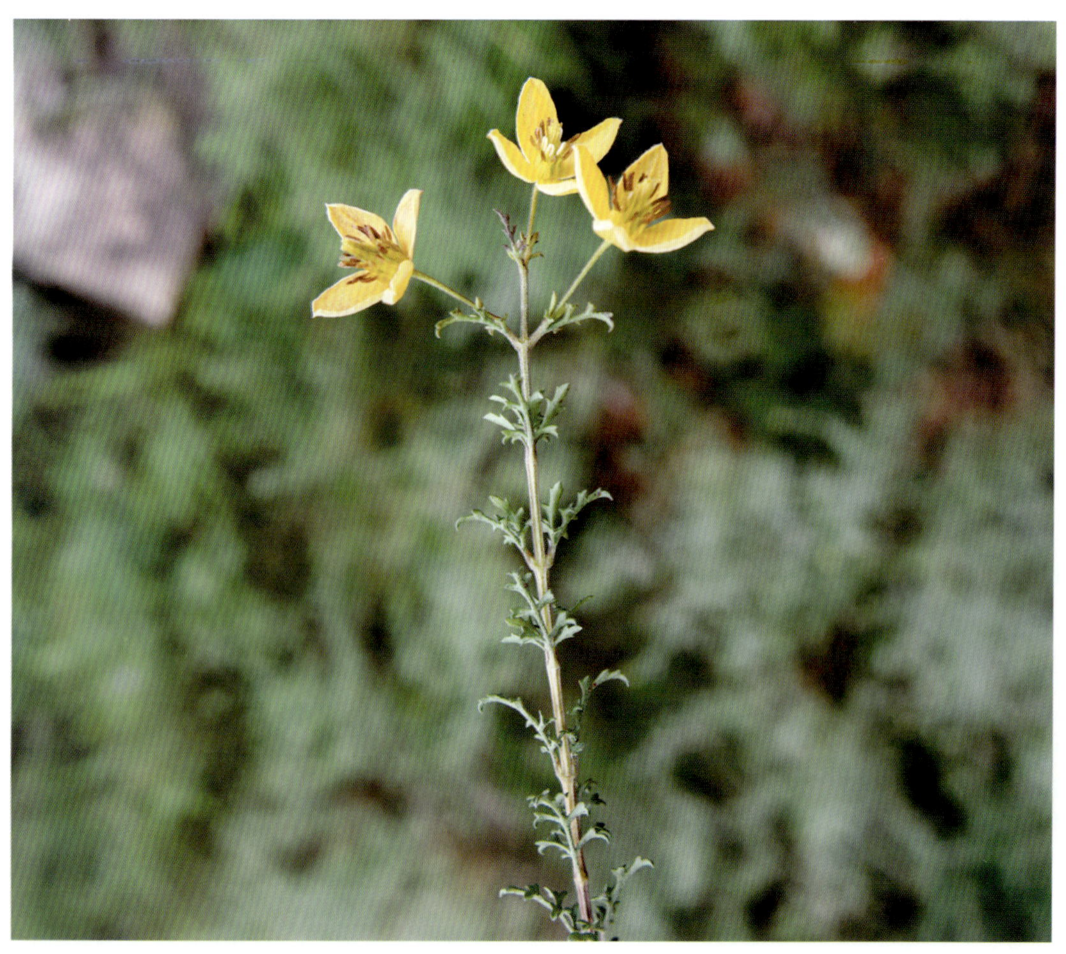

69. 长花铁线莲

【学　　名】*Clematis rehderiana* Craib

【别　　名】垂花发汗藤、叶芒那保（藏语译音）

【药 材 名】长花铁线莲

【用药部位】藤茎。

【功效主治】祛风、除湿、利尿。用于消化不良、胃寒、腹部包块、疮疡溃烂。

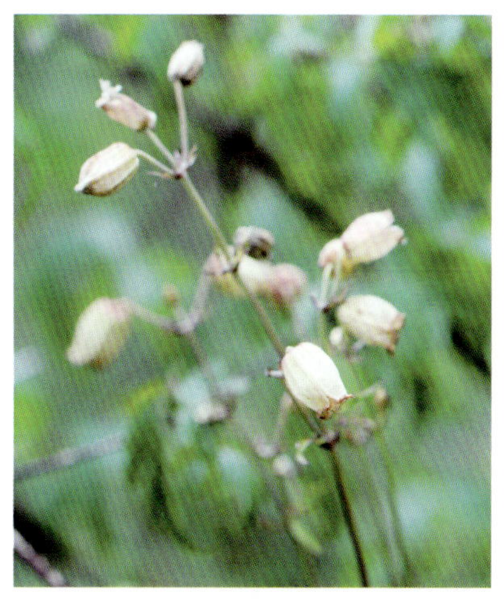

【植物特征】木质藤本，长 2~3m。茎淡黄绿色或稍带紫红色，六棱形具浅沟纹，疏被开展的曲柔毛至无毛。叶为一至二回羽状复叶，长 8~15cm，小叶 5~9 至更多；小叶片卵状椭圆形或宽卵形，长 4~5cm，宽 2~4cm，顶端钝尖，基部心形，稀为截形或楔形，边缘三裂，具粗锯齿；叶柄长 3~4cm。聚伞状圆锥花序，具多花，腋生；花序梗长 6~10cm，花序分枝处具 1 对膜质苞片，苞片卵状椭圆形或卵圆形，长 1.5~2cm，全缘，稀三裂；花萼钟形，顶端稍反卷，具香气；萼片 4，淡黄色，椭圆状矩形或卵状椭圆形，长 1~2cm，宽 5~10mm，外面被短柔毛，边缘被白色绒毛；雄蕊长仅为萼片 1/2，花丝线形，被柔毛，花药黄色。瘦果扁平，宽卵形或近圆形，长约 3mm，棕红色，边缘增厚，被短柔毛，宿存花柱长 2~2.5cm，被长柔毛。花期 7~8 月，果期 8~9 月。

【分布区域】产同仁市。生于海拔 2500~4000m 河滩、谷地、山坡。

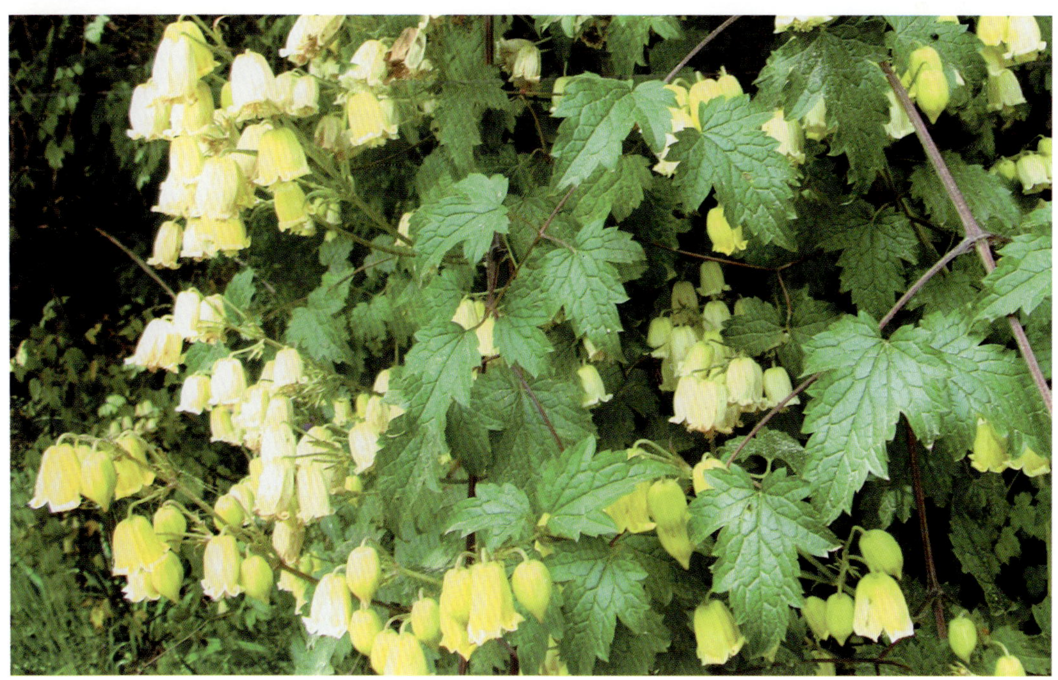

70. 甘青铁线莲

【学　　名】*Clematis tangutica*（Maxim.）Korsh.

【别　　名】木通、亦蒙、叶芒那保（藏语译音）

【药 材 名】甘青铁线莲

【用药部位】全草或茎叶。

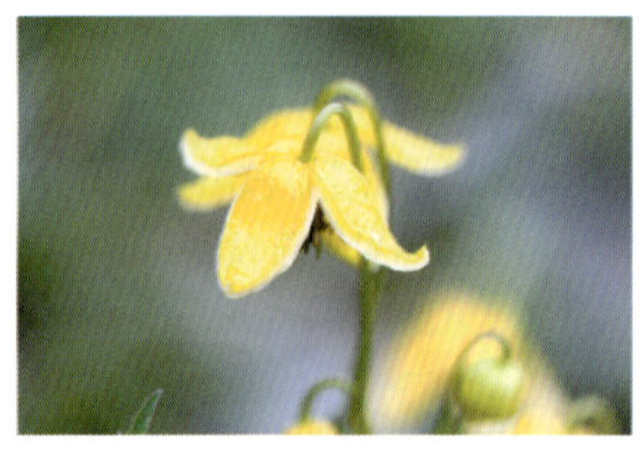

【功效主治】健胃消积、解毒化湿。用于食积不化、腹满痞塞、腹痛腹泻、痈疮、湿疮。

【植物特征】草质藤本，高 0.4~2.5m。茎具棱，幼时被长柔毛。一回羽状复叶，具 5~7 小叶；小叶片基部常浅裂、深裂或全裂，侧生裂片小，中裂片大，卵状长圆形、狭长圆形或披针形，长 1.5~4cm，宽 0.5~1.5cm，边缘有不整齐缺刻状锯齿，表面无毛，背面被短柔毛。花单生；花梗长 4~15.5cm，被毛；萼片 4，黄色，外面带紫色，窄卵形或椭圆状长圆形，外面边缘密被短绒毛，中间被柔毛或无毛，具褐色细脉纹。瘦果倒卵形，长 3~4mm，有长柔毛，宿存花柱长达 4cm，密被灰白色长柔毛。花期 6~7 月，果期 8~9 月。

【分布区域】产全州各市县。生于海拔 2300~4280m 林下、疏林中、河边、湖滨、山坡、草地。

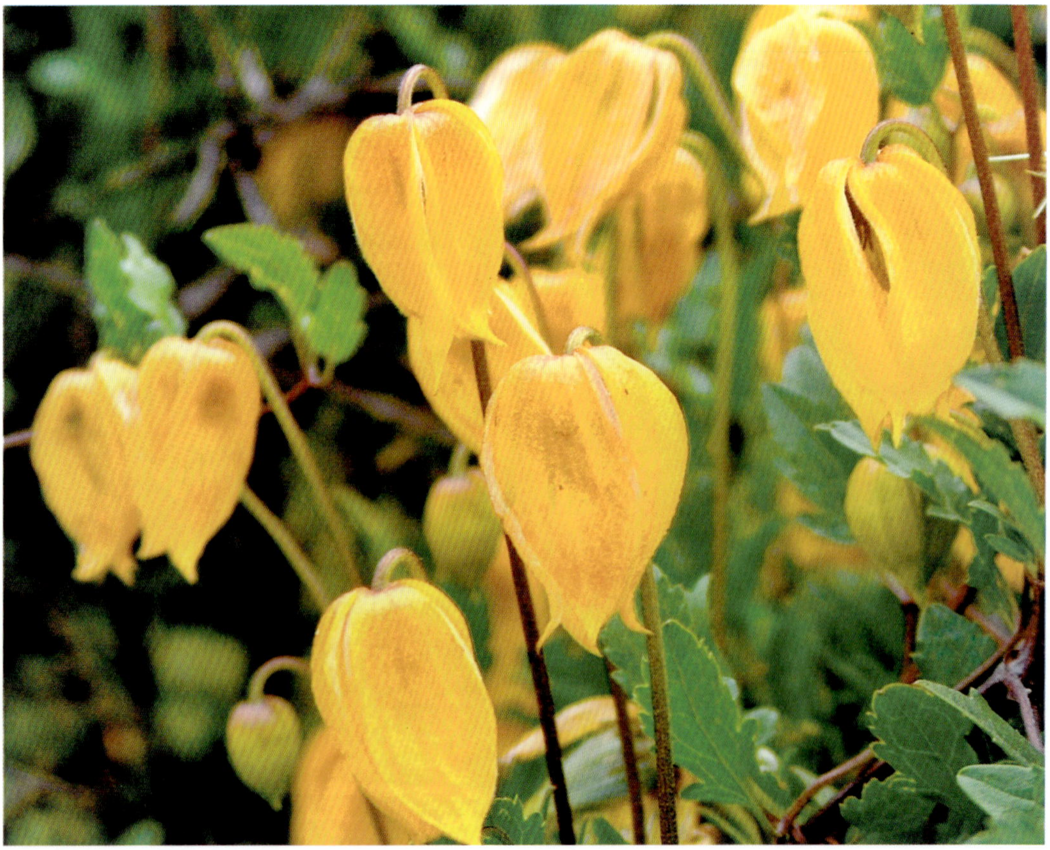

翠雀花属 Delphinium Linn.

71. 蓝翠雀花

【学　　名】*Delphinium caeruleum* Jacq. ex Camb.

【别　　名】蓝花翠雀、德木萨（藏语译音）

【药 材 名】蓝翠雀花

【用药部位】地上部分。

【功效主治】清小肠热、干黄水、愈疮疡、止赤痢。用于热泻。

【植物特征】直立草本，高 20~50cm。根圆锥形，深褐色。茎被反曲短柔毛，通常自下部分枝。基生叶有长柄；叶片近圆形，直径 2~4.5cm，三全裂，中央裂片菱状倒卵形，细裂，末回裂片线形，侧裂片扇形，二至三回细裂，表面被短伏毛，背面疏被较长的毛；叶柄长 3~6cm，被反曲短柔毛；茎生叶与基生叶相似。伞房花序，具 2~3 花，稀单生茎顶或分枝顶端；下部苞片叶状或线形，其他苞片线形；花梗长 1.5~7cm，与轴密被反曲白色短柔毛，小苞片披针形，生于花梗中部;萼片蓝紫色，椭圆状倒卵形，长 1~2cm，外面被短柔毛，距钻形，长 1.6~2.8cm；花瓣蓝色，稀褐色；退化雄蕊蓝色，腹面被黄色髯毛；花丝被短柔毛；心皮 5，子房密被短柔毛。蓇葖长约 1cm。种子倒卵状四面体，沿棱有窄翅。花果期 7~9 月。

【分布区域】产同仁市、泽库县。生于海拔 2700~4300m 高山灌丛、山坡草地。

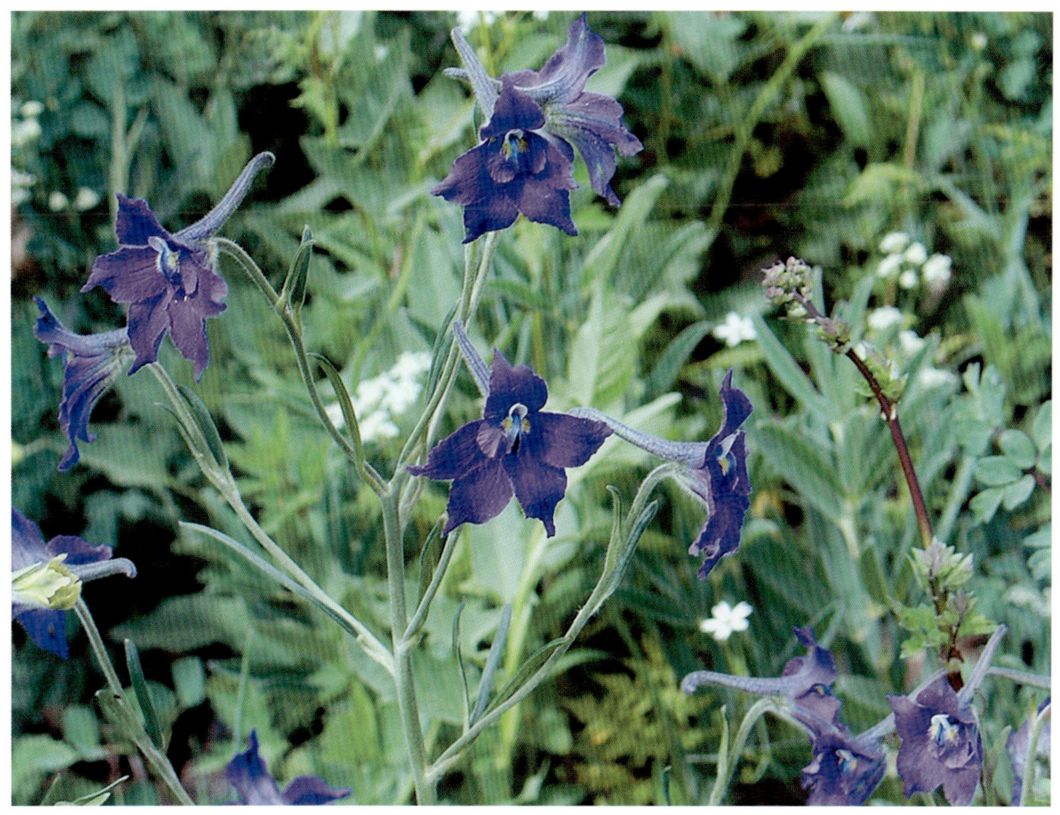

72. 密花翠雀花

【学　　名】*Delphinium densiflorum* Duthie ex Huth

【别　　名】密花翠雀花、文阿玛保（藏语译音）

【药 材 名】密花翠雀花

【用药部位】全草。

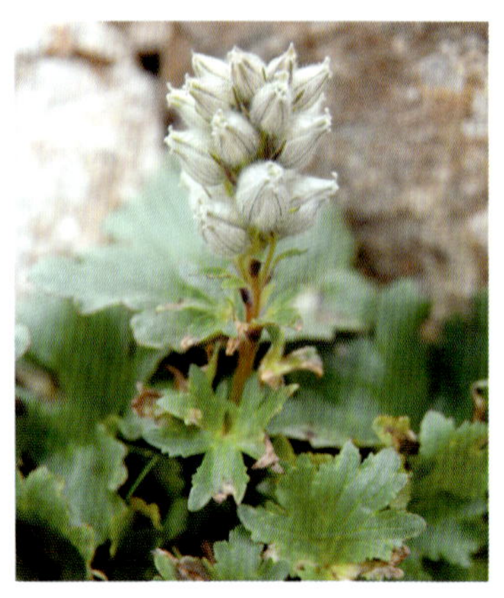

【功效主治】清火解毒。用于各种皮肤病、疮疖癣癞及解救服用过量乌头类药中毒的抢救。

【植物特征】根圆锥形，黑褐色。茎直立，高 10~60cm。叶基生和茎生，茎下部的叶具长柄，近花序处叶柄较短；叶片近革质，肾形，长 3~4cm，宽 5~7cm，掌状三深裂，深裂片互相稍覆压，边缘具圆齿，表面近无毛，背面沿脉疏被柔毛。总状花序，具多数密集的花，花梗长 1.5~2.5cm，密被乳白色腺毛；小苞片生于花梗上部，线状长圆形，长约 1.5cm，具长缘毛，萼片宿存，淡灰蓝色，外面被长柔毛，内面无毛，上萼片船状卵形，长 2.5~3cm，宽约 1.5cm，距圆锥状，长约 1cm，顶端钝；花瓣顶端二浅裂，具缘毛，退化雄蕊长约 1.4cm，瓣片卵形，与爪近等长，二深裂，裂片宽披针形；雄蕊无毛；心皮 3，子房被柔毛。花期 7~8 月。

【分布区域】产同仁市、河南县。生于海拔 3700~4500m 倒石堆、高山坡地及草甸。

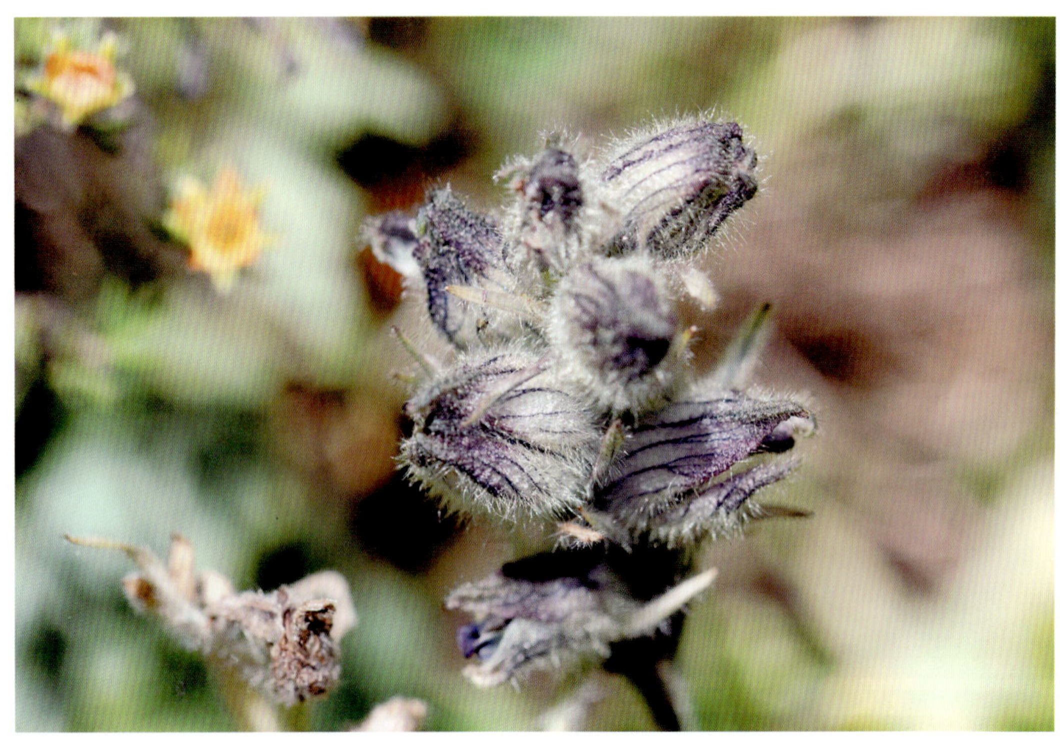

73. 大通翠雀花

【学　　名】*Delphinium pylzowii* Maxim.

【别　　名】下冈哇（藏语译音）

【药 材 名】大通翠雀

【用药部位】根或全草。

【功效主治】祛湿止痛、祛湿止痒、祛湿止泻。用于关节疼痛、风湿疥癣、皮肤瘙痒、溃烂流脓、湿热泄泻、痢疾。根部浸酒，可镇痛、除风湿，外用除疮癣。

【植物特征】茎高 10~55cm，自下部或中部分枝，稀不分枝，被反曲的短柔毛。基部叶在开花时多枯萎。下部叶具长柄；叶片圆五角形，长 1~2.8cm，宽 2.5~5cm，3 全裂，中全裂片一回 3 裂或常二至三回近羽状细裂，小裂片稀疏，狭披针形至线形，两面疏被短柔毛；叶柄长 3.5~7.5cm，基部近无鞘。伞房花序有 2~6 花；基部苞片叶状，上部的 3 裂或不分裂而呈钻形；花梗长 4.5~ 9cm，密被反曲或开展的短柔毛，并混有黄色腺毛；小苞片生花梗中部上下，线形或钻形，长 3~7mm；萼片宿存，蓝紫色，卵形，长 1.6~2.4cm，外面有白色柔毛，内面无毛，距钻形，长 2.1~2.4cm，上部粗约 3mm，末端向下弯曲；花瓣无毛，顶端微凹；退化雄蕊的瓣片黑褐色，长 6~9mm，2 裂达中部，腹面被黄色髯毛，爪与瓣片近等长；雄蕊无毛；心皮 5，子房密被柔毛。蓇葖长约 1.8cm；种子倒圆锥状四面体形，长约 1mm，沿棱近无翅。花期 7~8 月。

【分布区域】产泽库县。生于海拔 2500~5000m 山坡草地、沟谷灌丛、高山草甸裸地、高寒草甸砾地、河谷阶地、林缘草地、冰缘湿地、河滩沼泽草甸、高山流石坡。

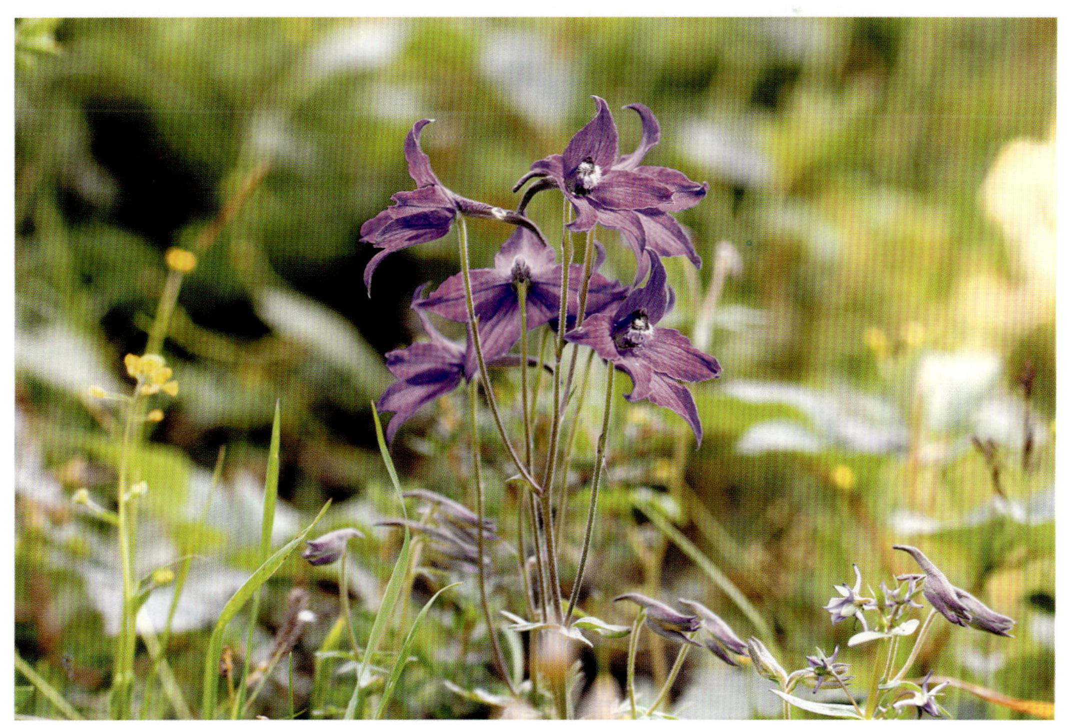

碱毛茛属 Halerpestes Green

74. 三裂碱毛茛

【学　　名】*Halerpestes tricuspis*（Maxim.）Hand.–Mazz.

【别　　名】索登木巴、索德巴（藏语译音）

【药 材 名】碱毛茛、水葫芦苗

【用药部位】全草。

【功效主治】清热解毒。用于烧伤、烫伤。

【植物特征】多年生小草本。匍匐茎纤细，横走，节处生根和簇生数叶。叶均基生；叶片质地较厚，形状多变异，菱状楔形至宽卵形，长 1~2cm，宽 0.5~1cm，基部楔形至截圆形，3 中裂至 3 深裂，有时侧裂片 2~3 裂或有齿，中裂片较长，长圆形，全缘，脉不明显，无毛或有柔毛；叶柄长 1~2cm，基部有膜质鞘。花葶高 2~4cm 或更高，无毛或有柔毛，无叶或有 1 苞片；花单生，直径 7~10mm；萼片卵状长圆形，长 3~5mm，边缘膜质；花瓣 5，黄色或表面白色，狭椭圆形，长约 5mm，宽 1.5~2mm，顶端稍尖，有 3~5 脉，爪长约 0.8mm，蜜槽点状或上部分离成极小鳞片；雄蕊约 20，花药卵圆形，长 0.5~0.8mm，花丝长为花药的 2~3 倍；花托有短毛。聚合果近球形，直径约 6mm；瘦果 20 多枚，斜倒卵形，长 1.2~2mm，宽约 1mm，两面稍膨起，有 3~7 条纵肋，无毛，喙长约 0.5mm。花果期 5~8 月。

【分布区域】产全州各市县。生于海拔 3000~4800m 盐碱性湿草地。

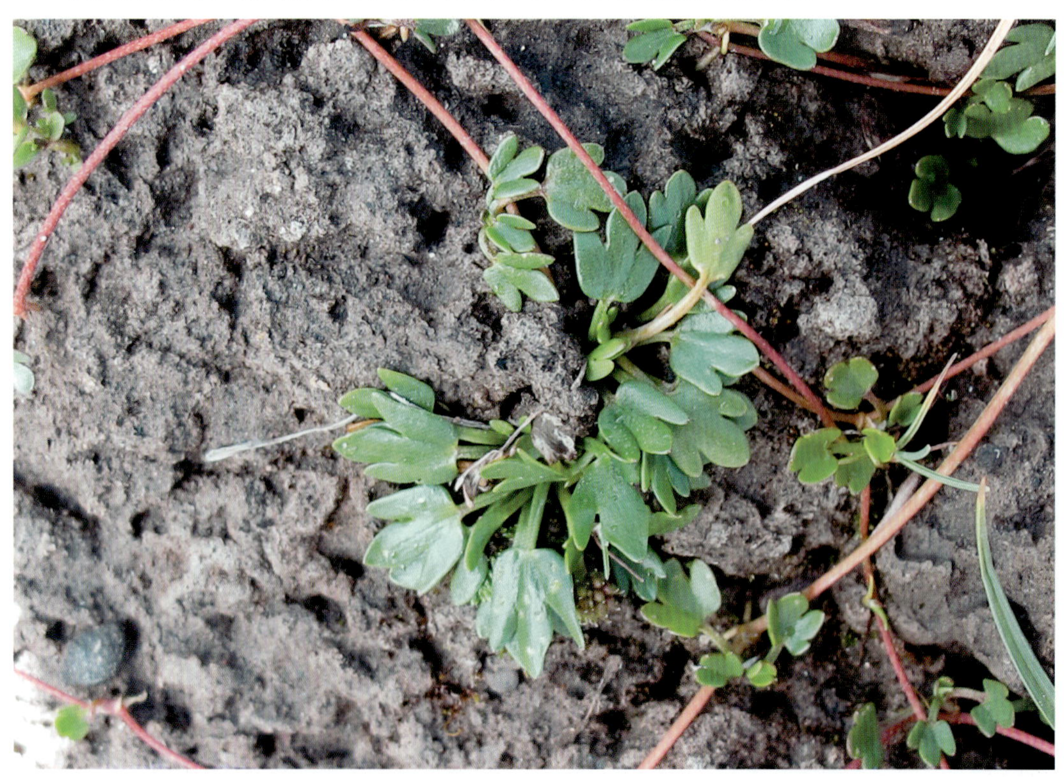

扁果草属 Isopyrum Linn

75. 扁果草

【学　　名】*Isopyrum anemonoides* Kar. et Kir.

【别　　名】扁草果

【药 材 名】扁草果

【用药部位】全草。

【功效主治】消炎。用于肠炎、肾炎、肿瘤。

【植物特征】多年生草本。根状茎细长，粗 1~1.5mm，外皮黑褐色。茎直立，柔弱，高 10~23cm，无毛。基生叶多数，有长柄，为二回三出复叶，无毛；叶片轮廓三角形，宽达 6.5cm，中央小叶具细柄，等边菱形至倒卵状圆形，长及宽均 1~1.5cm，3 全裂或 3 深裂，裂片有 3 枚粗圆齿或全缘，不等的 2~3 深裂或浅裂，表面绿色，背面淡绿色；叶柄长 3.2~9cm。茎生叶 1~2 枚，似基生叶，但较小。花序为简单或复杂的单歧聚伞花序，有 2~3 花；苞片卵形，3 全裂或 3 深裂；花梗纤细，长达 6cm，无毛；花直径 1.5~1.8cm；萼片白色，宽椭圆形至倒卵形，长 7~8.5mm，宽 4~5mm，顶端圆形或钝；花瓣长圆状船形，长 2.5~3mm，基部筒状；雄蕊 20 枚左右，花药长约 0.5mm，花丝长 4.5~5mm；心皮 2~5。蓇葖扁平，长约 6. 5mm，宽约 3mm，宿存花柱微外弯，无毛；种子椭圆球形，长约 1.5mm，近黑色。花期 6~7 月，果期 7~9 月。

【分布区域】产同仁市、尖扎县。生于海拔 2600~4490m 山坡草地、沟谷林下、林缘灌丛、河漫滩。

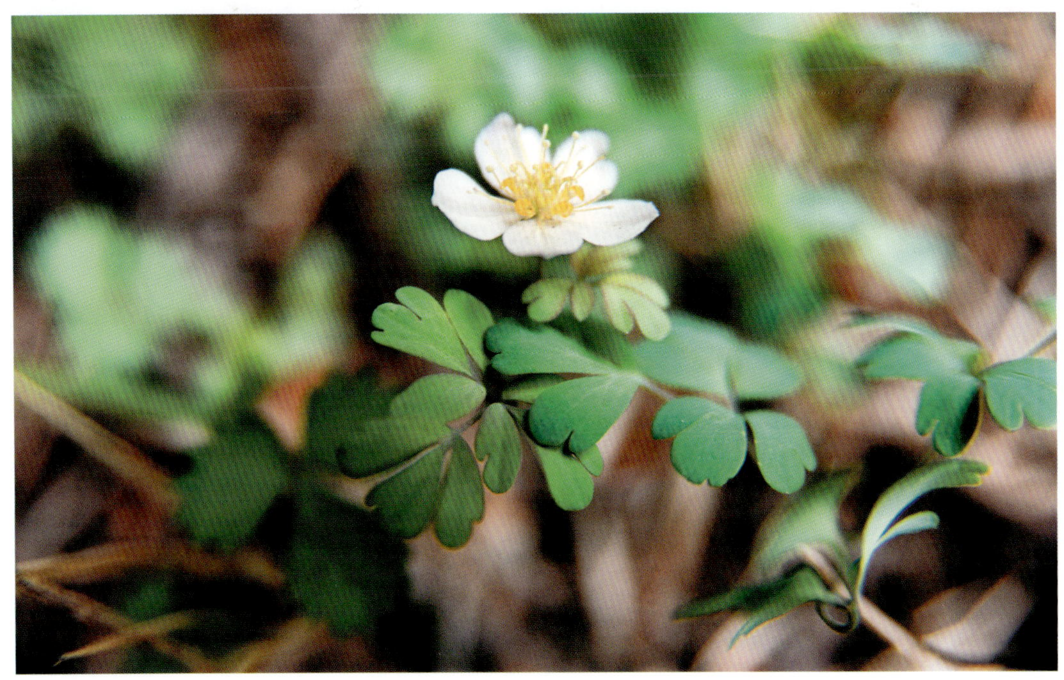

鸦跖花属 Oxygraphis Bunge

76. 鸦跖花

【学　　名】*Oxygraphis glacialis*（Fisch. ex DC.）Bunge

【别　　名】冰雪鸦跖花

【药 材 名】鸦跖花

【用药部位】全草。

【功效主治】祛风散寒、祛风通络、宣通鼻窍。用于外感风寒证、风寒湿痹、鼻渊。

【植物特征】多年生草本，植株高 2~9cm，有短根状茎。须根细长，簇生。叶全部基生，卵形、倒卵形至椭圆状长圆形，长 0.3~3cm，宽 0.5~2.5cm，全缘，有 3 出脉，无毛，常有软骨质边缘；叶柄较宽扁，长 1~4cm，基部鞘状，最后撕裂成纤维状残存。花葶 1~5 条，无毛；花单生，直径 1.5~3cm；萼片 5，宽倒卵形，长 4~10mm，近革质，无毛，果后增大，宿存；花瓣橙黄色或表面白色，10~15 枚，披针形或长圆形，长 7~15mm，宽 1.5~4mm，有 3~5 脉，基部渐狭成爪，蜜槽呈杯状凹穴；花药长 0.5~1.2mm；花托较宽扁。聚合果近球形，直径约 1cm；瘦果楔状菱形，长 2.5~3mm，宽 1~1.5mm，有 4 条纵肋，背肋明显，喙顶生，短而硬，基部两侧有翼。花果期 6~8 月。

【分布区域】产同仁市、泽库县、河南县。生于海拔 2300~4850m 高山草甸、高寒沼泽草甸、河滩砂砾地、高山流石坡、山麓倒石堆、河溪水沟边、冰缘湿砾地。

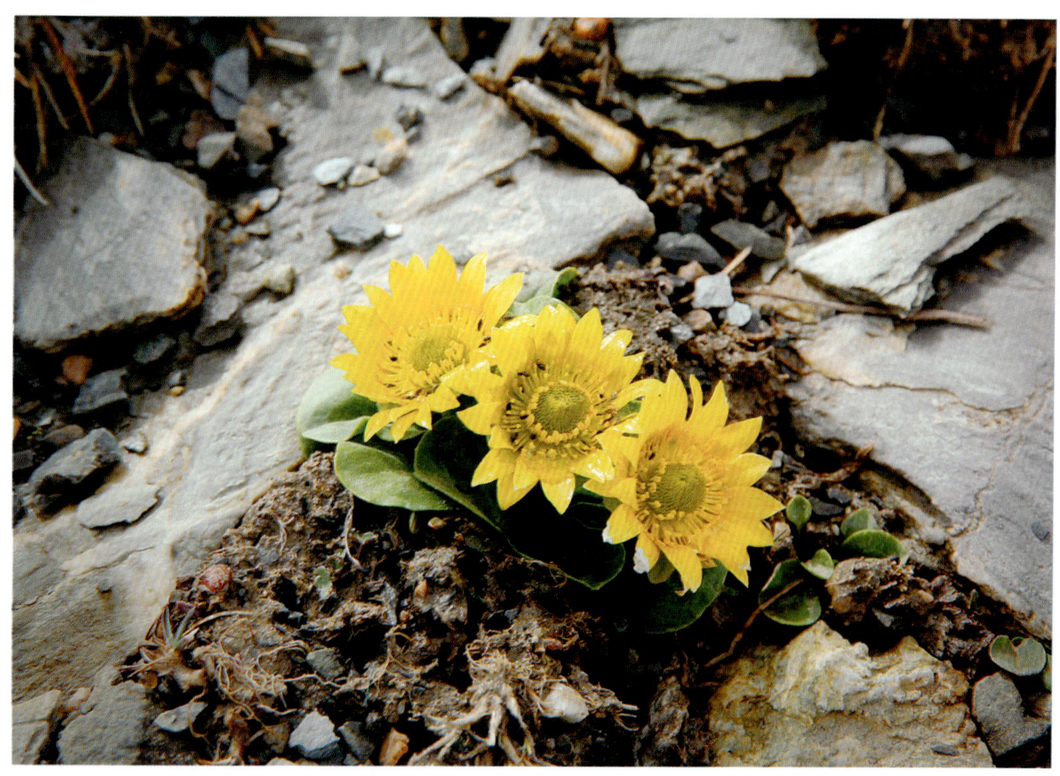

芍药属 Paeonia Linn.

77. 川赤芍

【学　　名】*Paeonia veitchii* Lynch

【别　　名】木芍药、赤芍药、红芍药、草芍药

【药 材 名】赤芍

【用药部位】根。

【功效主治】清热凉血、活血祛瘀。用于温毒发斑、吐血衄血、肠风下血、目赤肿痛、痈肿疮汤、闭经、痛经、崩带淋浊、瘀滞胁痛、疝瘕积聚、跌打损伤。

【植物特征】多年生草本，高 30~60cm，根圆柱形，长达 31cm，直径 1~2cm，外皮深褐色。茎粗壮，具棱。叶为二回三出复叶，长 7~20cm，小叶羽状分裂，裂片窄披针形至披针形，宽 0.4~1.5cm，顶端渐尖，全缘，表面深绿色，沿脉疏生短柔毛或无毛，背面淡绿色，无毛，叶片长 3~10cm。花 1~2 朵，生于顶端及叶腋，直径 4~9cm；苞片 2~3，分裂或不分裂，萼片宽卵形，长 1~1.5cm，宽 1~1.3cm；花瓣 6~9，倒卵形，长 2.2~4cm，宽 1.5~2.5cm，紫红色或粉红色，花丝长 5~10mm，花药黄色；花盘肉质，包于心皮基部，心皮 2~3，密被黄色绒毛；蓇葖长 1~2cm，密被黄色绒毛。花期 6~7 月，果期 8~9 月。

【分布区域】产同仁市、泽库县。生于海拔 2500~3700m 林下、林缘、灌丛中。

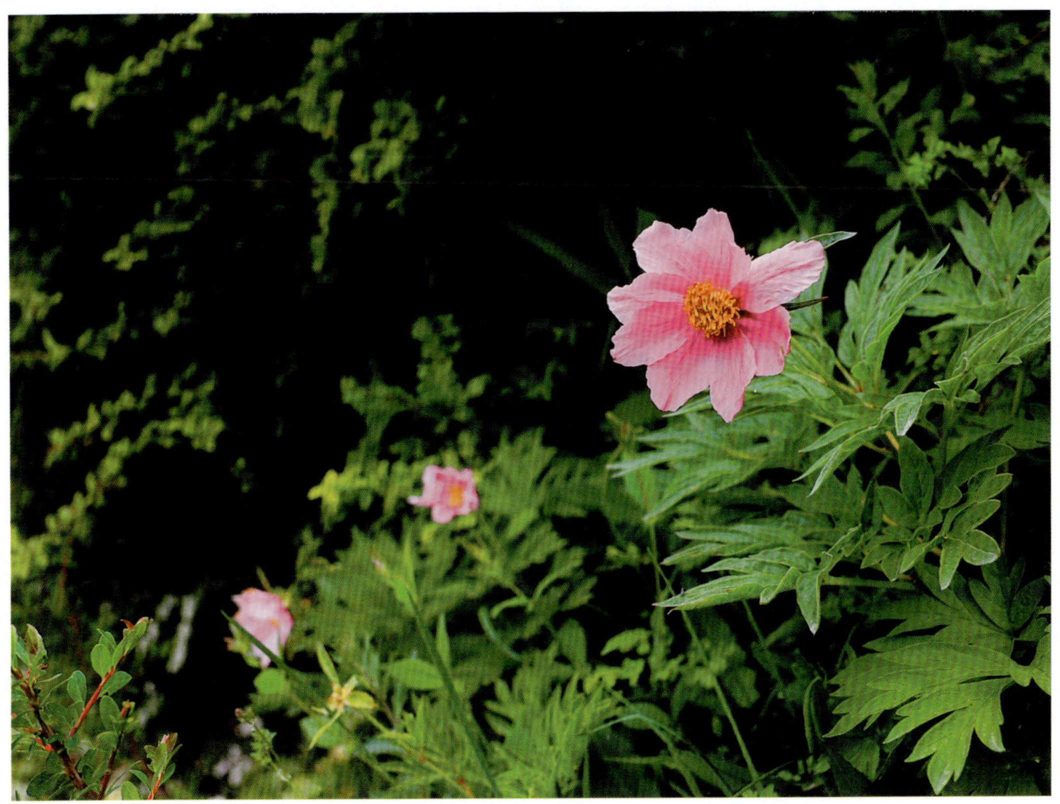

78. 芍药

【学　　名】*Paeonia lactiflora* Pall.

【别　　名】野芍药、土白芍、芍药花、山芍药、山赤芍、川白芍、赤药、白芍、毛果芍药

【药 材 名】白芍

【用药部位】根。

【功效主治】平肝止痛、养血调经、敛阴止汗。用于头痛眩晕、胁痛、腹痛、四肢挛痛、血虚萎黄、月经不调、自汗、盗汗。

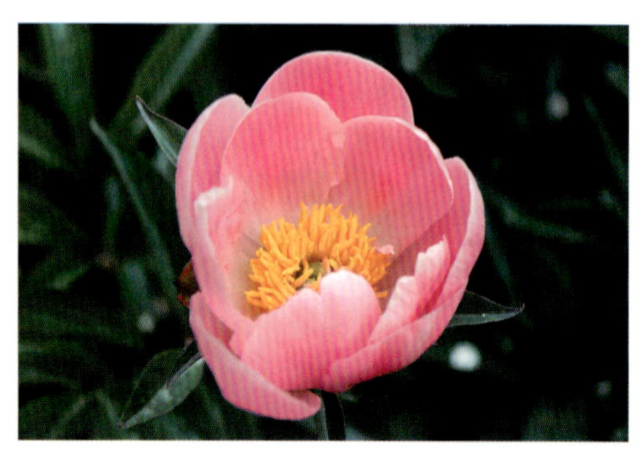

【植物特征】多年生草本。根粗壮，分枝黑褐色。茎高 40~70cm，无毛。下部茎生叶为二回三出复叶，上部茎生叶为三出复叶；小叶狭卵形，椭圆形或披针形，顶端渐尖，基部楔形或偏斜，边缘具白色骨质细齿，两面无毛，背面沿叶脉疏生短柔毛。花数朵，生茎顶和叶腋，有时仅顶端一朵开放，而近顶端叶腋处有发育不好的花芽，直径 8~11.5cm；苞片 4~5，披针形，大小不等；萼片 4，宽卵形或近圆形，长 1~1.5cm，宽 1~1.7cm；花瓣 9~13，倒卵形，长 3.5~6cm，宽 1.5~4.5cm，白色，有时基部具深紫色斑块；花丝长 0.7~1.2cm，黄色；花盘浅杯状，包裹心皮基部，顶端裂片钝圆；心皮 4~5，无毛。蓇葖长 2.5~3cm，直径 1.2~1.5cm，顶端具喙。花期 5~6 月，果期 7~8 月。

【分布区域】产同仁市。分布于海拔 2000~2800m 的山坡草地；栽培。

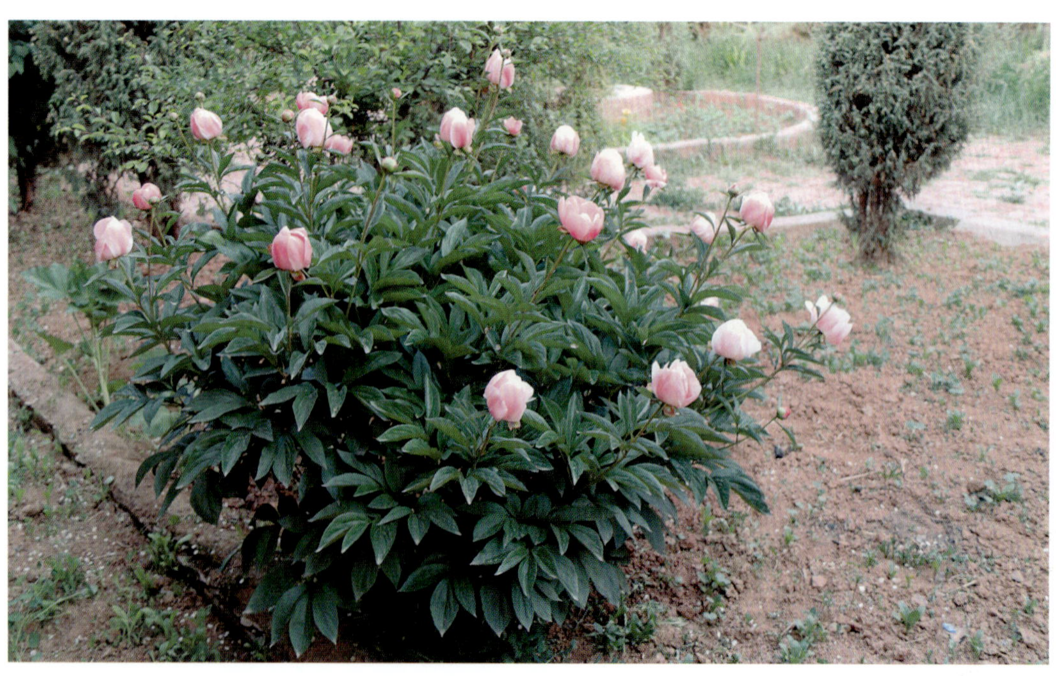

79. 牡丹

【学　　名】*Paeonia suffruticosa* Andr.

【别　　名】鼠姑、鹿韭、白茸、木芍药、百雨金、洛阳花、富贵花

【药 材 名】牡丹皮

【用药部位】根皮。

【功效主治】清热凉血、活血化瘀。用于温毒发斑、吐血衄血、夜热早凉、无汗骨蒸、经闭痛经、痈肿疮毒、跌扑伤痛。

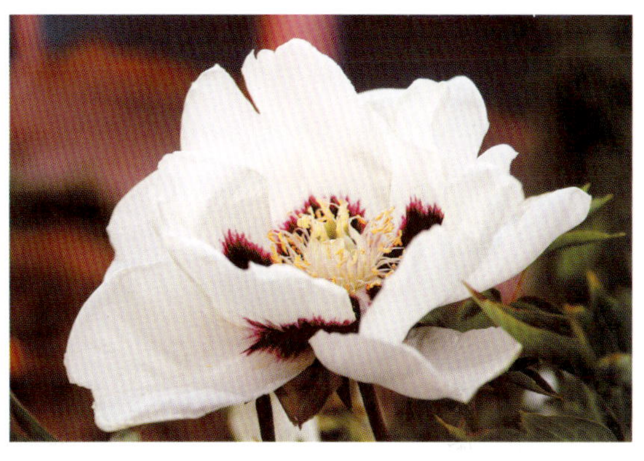

【植物特征】落叶灌木，高 60~150cm，分枝短而粗，具细棱。叶通常为二回三出羽状复叶，罕枝顶叶为 3 小叶；顶生小叶卵形，长 7~8cm，宽 4~5cm，3 裂近中部或仅超过 1/3，裂片不裂或具 2~3 浅裂，表面绿色，无毛，背面淡绿色，有时具白粉；小叶柄长 2~4cm；侧生小叶窄卵形或长圆状卵形，长 4~7cm，宽 2.5~4cm，不等二裂至三浅裂，或不裂，近无小叶柄；叶柄长 5~9cm，与叶轴均无毛。花单生枝顶，直径 10~17cm；花梗长 4~6cm；苞片 5，长椭圆形，大小不等；萼片 5，绿色，宽卵形，大小不等；花瓣 5，或为重瓣，玫瑰红色、粉红色至白色，倒卵形，长 5~8cm；雄蕊长 1~1.7cm；花盘杯状；心皮 5，密被柔毛。蓇葖长圆形，密生硬毛。花果期 7~8 月。

【分布区域】产同仁市、泽库县。栽培。

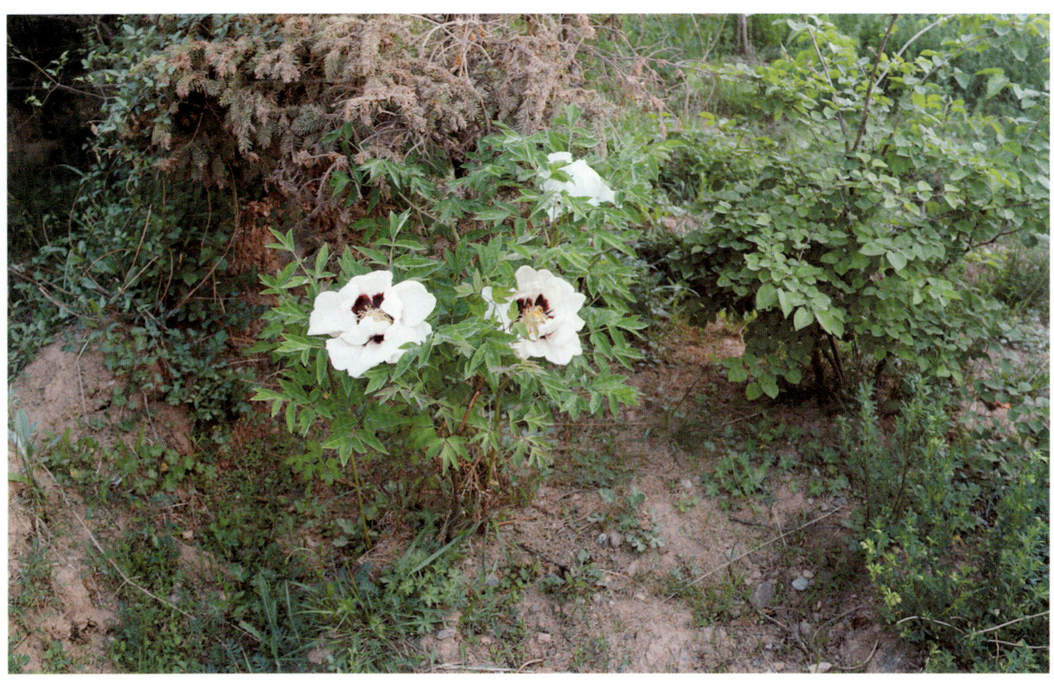

拟耧斗菜属 Paraquilegia Drumm. et Hutch.

80. 拟耧斗菜

【学　　名】*Paraquilegia microphyllum*（Royel）Drumm.et Hutch.

【别　　名】假耧斗菜、榆莫得乌锦（藏语译音）

【药 材 名】拟耧斗菜、拟耧斗菜种子、拟耧斗菜茎叶

【用药部位】根、种子、茎叶。

【功效主治】根、种子：泻火消肿；用于乳腺炎、恶疮痈疽等证。茎叶：化瘀止血、续断接骨、活血定痛；用于人体内外各种出血症、跌打损伤、金疮、损伤筋骨。

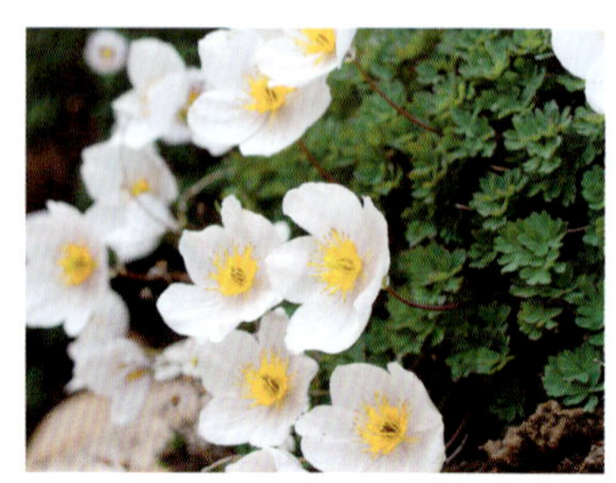

【植物特征】根状茎细圆柱形至近纺锤形，粗 2~6mm。叶多数，通常为二回三出复叶，无毛；叶片轮廓三角状卵形，宽 2~6cm，中央小叶宽菱形至肾状宽菱形，长 5~8mm，宽 5~10mm，三深裂，每深裂片再 2~3 细裂，小裂片倒披针形至椭圆状倒披针形，宽 1.5~2mm，表面绿色，背面淡绿色；叶柄细长，长 2.5~11cm。花葶直立，长 3~18cm；苞片 2 枚，对生或互生，倒披针形，长 4~12mm，基部有膜质的鞘；花直径 2.8~5cm；萼片淡堇色或淡紫红色，偶为白色，倒卵形至椭圆状倒卵形，长 1.4~2.5cm，宽 0.9~1.5cm，顶端近圆形；花瓣 5，倒卵形至倒卵状长椭圆形，长约 5mm，顶端微凹，下部浅囊状；花药长 0.8~1mm，花丝长 5~8.5mm。蓇葖直立，连同 2mm 长的短喙共长 11~14mm，宽约 4mm；种子狭卵球形，长 1.3~1.8mm，褐色，一侧生狭翅，光滑。花期 6~8 月，果期 8~9 月。

【分布区域】产同仁市、泽库县、河南县。分布于海拔 2900~4700m 山顶石缝、灌丛、山坡。

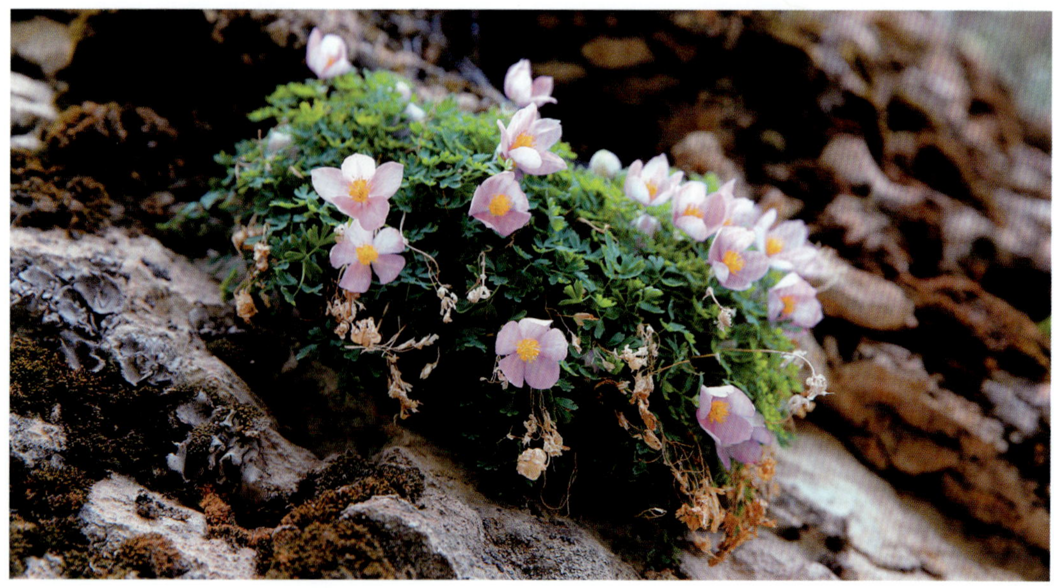

毛茛属 Ranunculus Linn.

81. 鸟足毛茛

【学　　名】*Ranunculus brotherusii* Freyn

【别　　名】鸟足毛茛

【药 材 名】鸟足毛茛

【用药部位】全草。

【功效主治】解毒、利水。用于腹水、浮肿、咽喉肿痛、积聚肿块。

【植物特征】多年生草本，高约 8cm。根须状，密集。茎丛生，单一或分枝，密被柔毛。基生叶具长柄，叶片肾圆形，长 5~8mm，宽 7~10mm，三深裂，稀三全裂，中裂片长圆状倒卵形或披针形，全缘或三齿裂，侧裂片二至三裂或全缘，疏被柔毛或无毛；叶柄长 2~4cm，疏被长柔毛或无毛；茎下部的叶与基生叶相似，茎上部的叶无柄，3~5 深裂，裂片 2~3 裂，末回裂片线形或线状披针形。花单生于茎顶，直径 1~1.8cm；花梗长 0.5~2.5cm，被柔毛；萼片 5，卵形，长 3~4mm，外面被极疏的柔毛；花瓣 5，宽倒卵形，长 0.5~1cm，宽 5~8mm，蜜槽点状，基部具短爪；雄蕊长约 2mm，花药长椭圆形，长约 1mm，黄色；花托圆柱形，长 3~4mm。花期 7~8 月。

【分布区域】产全州各市县。分布于海拔 2800~4800m 高山草甸、高山流石坡、湖边湿草地、沟谷溪水边、林缘草甸、山沟灌丛中、山坡草地、河滩砾地、沼泽草甸、高山流水线。

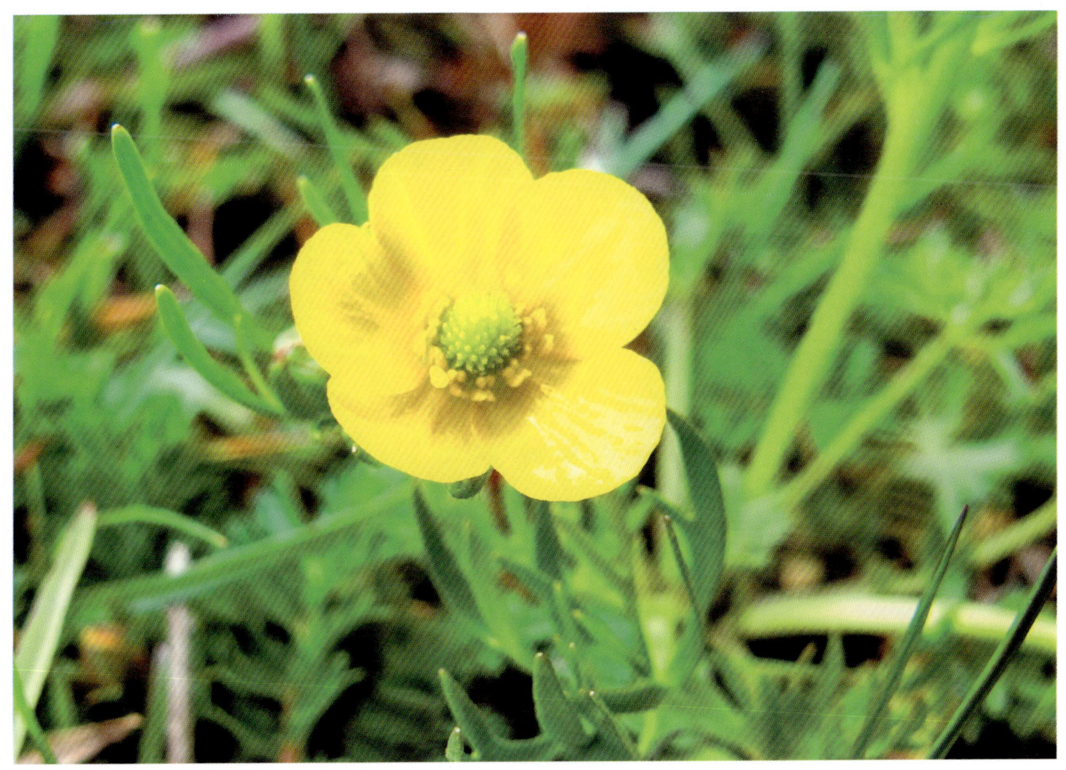

82. 棉毛茛

【学　　名】*Ranunculus membranaceus* Royle

【药 材 名】嘎察（藏语译音）

【用药部位】花或全草。

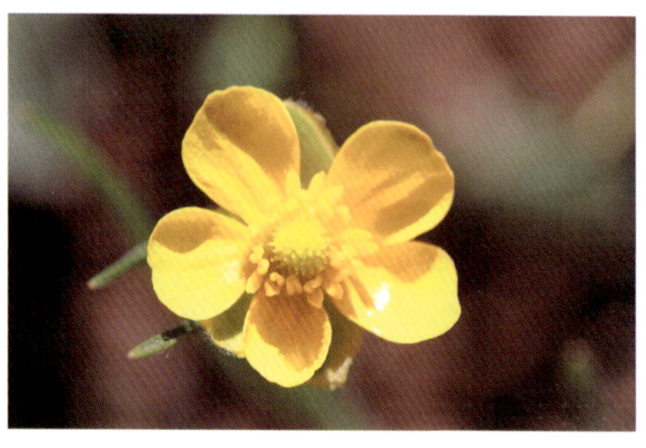

【功效主治】温中祛寒、健胃消食、利水。用于寒性消化不良、喉炎、痞块、黄水病、腹积水。

【植物特征】多年生矮小草本。须根多数簇生，稍肉质。茎直立，高 3~20cm，有分枝，全株被棉毛状柔毛多呈银白色。基生叶多数，叶片线状披针形或线形，全缘，长 1~3cm，宽 2~3mm，常内卷，背面毛较密，表面毛较疏或无毛，有时外层的叶呈卵形，顶端三齿裂，边缘疏生白柔毛，叶柄较短，被棉状绢毛，基部扩大成膜质长鞘，长 1~3cm，老后撕裂成纤维状残存，茎生叶具短柄至无柄，叶片三深裂，裂片线形，背面密被棉状白色柔毛，上部的叶不分裂或呈苞片状，花单生于茎顶或分枝顶端，直径 1~1.7cm；花梗密被白绢毛；萼片 5，椭圆形，长 3~6mm，外面密被绢柔毛；花瓣 5，橙黄色；倒卵形，长 5~7mm，基部具爪，蜜槽呈棱状袋穴；花药长约 1mm；花托肥厚，无毛或顶端有白毛，聚合果长圆形，瘦果卵球形，稍扁，喙直伸或稍弯。花果期 6~9 月。

【分布区域】产同仁市、泽库县、河南县。生于海拔 3180~4590m 水沟边、湿地。

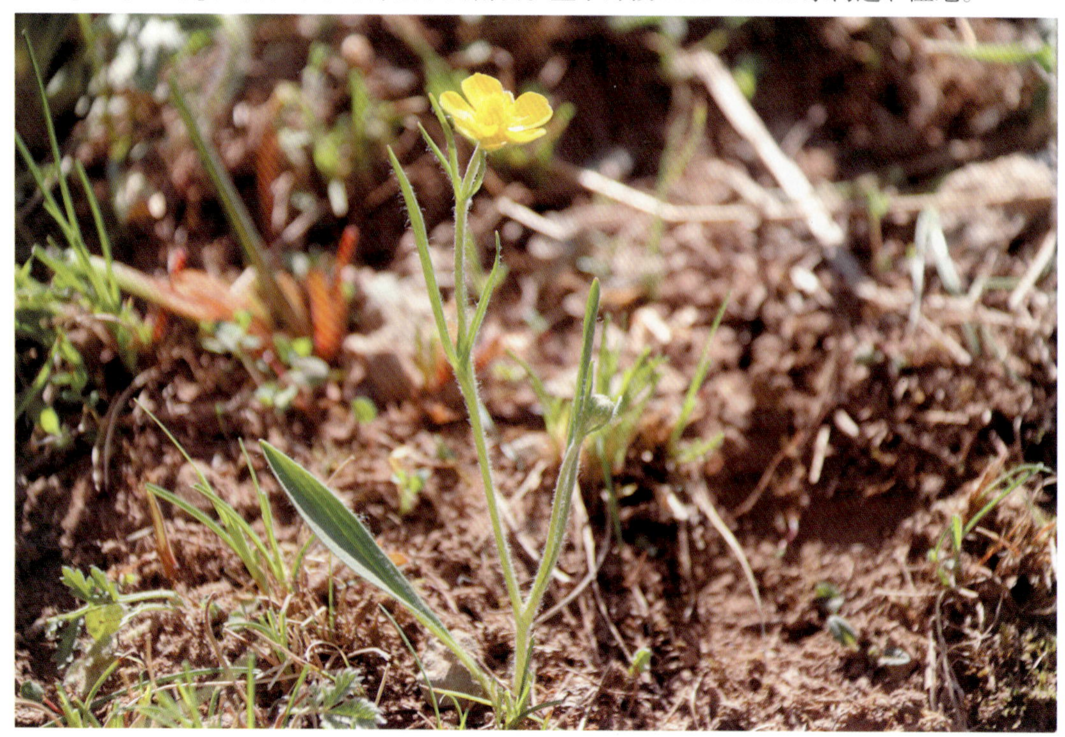

83. 云生毛茛

【学　　名】*Ranunculus nephelogenes* Edgew.

【药 材 名】云生毛茛

【用药部位】全草。

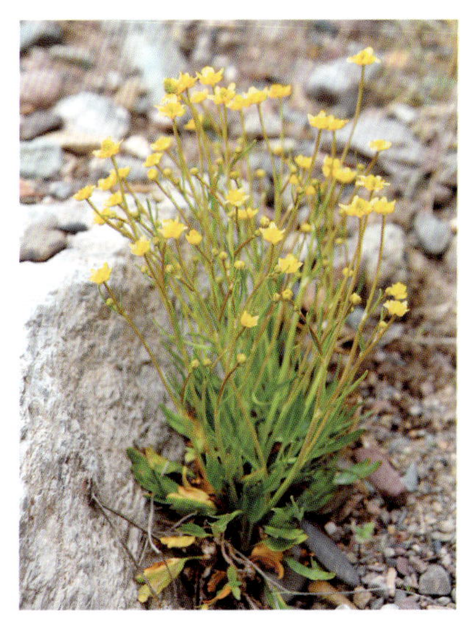

【功效主治】提升胃温、收敛黄水。用于喉症、腹水、黄水病。

【植物特征】多年生草本，高 15~20cm。须根密集，稍肉质。茎直立，单一或有腋生短分枝，疏生柔毛。叶片披针形至线形，或外层的叶呈长椭圆形或卵形、卵圆形，长 5~7cm，基部楔形，顶端钝，无毛或疏生柔毛，全缘，叶柄长 3~5cm。花单生于茎顶或分枝顶端，直径 8~18mm；花梗贴生黄柔毛；萼片 5，卵形，长约 4mm，带紫色，外面密生短柔毛；花瓣 5，倒卵形至卵圆形，长于萼片，黄色，蜜槽呈点状袋穴；雄蕊长约 4mm；花托短圆锥形，被细毛。聚合果卵球形，直径 4~6mm；瘦果卵球形，稍扁，长 1~2mm，无毛，背腹有纵棱，喙直伸，不向下弯。花果期 6~8 月。

【分布区域】产同仁市、泽库县、河南县。生于海拔 2210~4400m 高山草甸、林中潮湿处、河滩、水渠边、沼泽草甸。

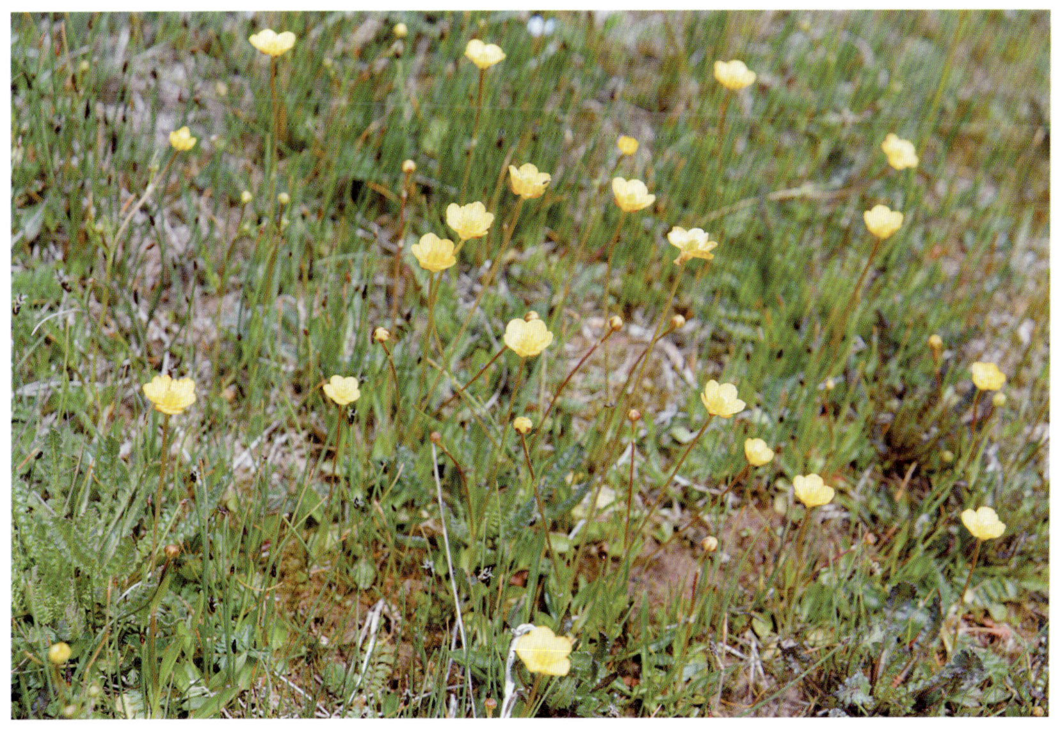

84. 高原毛茛

【学　　名】*Ranunculus tanguticus*（Maxim.）Ovcz.

【别　　名】尕察、结察（藏语译音）

【药 材 名】高原毛茛、结察

【用药部位】全草、花。

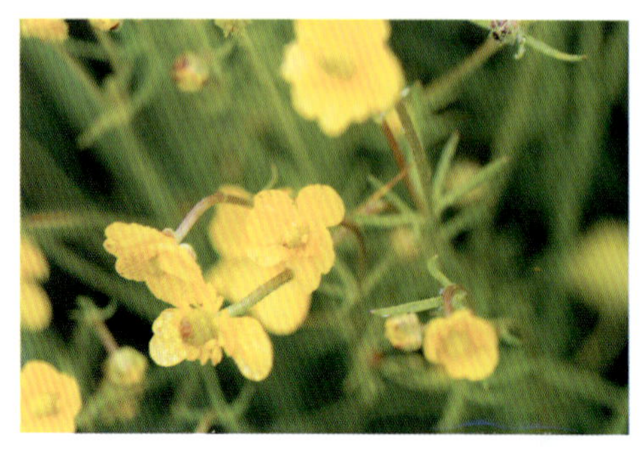

【功效主治】全草：清热止咳、杀虫止痒；用于外感风热、咳嗽、发热、咽炎、疥癣、牛皮癣、淋巴结核等。花：提升胃温、愈疮、引黄水；用于收敛溃烂、喉症、腹水、黄水病、头昏胀及恶性肿瘤。

【植物特征】多年生草本，高 10~30cm，须根基部增厚星纺锤形。茎多分枝，被白色柔毛。基生叶和茎下部的叶具长柄，被长柔毛；叶片圆肾形或倒卵形，长 1~2.6cm，三出复叶，小叶片二至三回全裂或中、深裂，末回裂片披针形至线形，宽 1~3m，小叶柄短，茎上部的叶渐小，三至五全裂，裂片线形。花单生于茎顶或分枝顶端，直径 8~13mm，花梗被白色柔毛；花瓣 5、倒卵状圆形，长 3~8mm，蜜槽点状；花托圆柱形，长 4~6mm，常生细毛。聚合果长圆形，长 5~7mm，瘦果卵球形，长约 1mm。花果期 5~8 月。

【分布区域】产全州各市县。生于海拔 2280~4400m 河边、河漫滩、沼泽草甸、草甸和山地阴坡灌丛草甸。

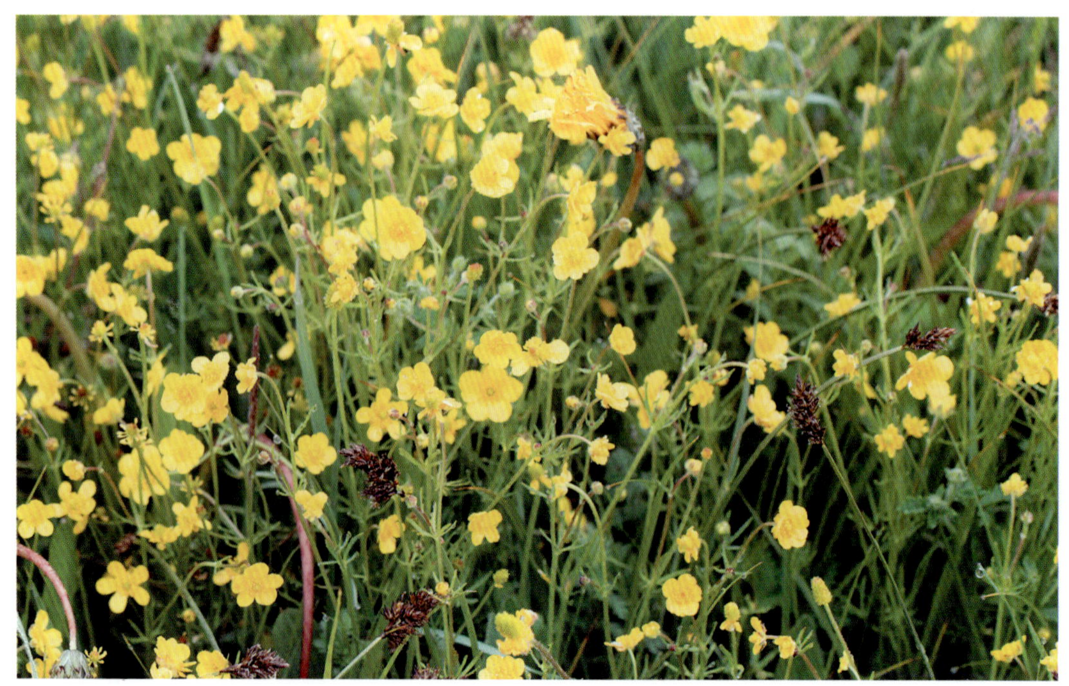

黄三七属 Souliea Franch.

85. 黄三七

【学　　名】*Souliea vaginata*（Maxim.）Franch.

【别　　名】土黄连、太白黄连、野黄连

【药 材 名】黄三七

【用药部位】根茎或全草。

【功效主治】清热除烦、解毒消肿。用于热病烦躁、心悸怔忡、骨蒸潮热、咽炎、口腔炎、结膜炎、疮痈肿毒、湿热泄泻、痢疾。

【植物特征】根状茎粗壮，横走，直径 0.4~0.9cm，分枝，下面疏生纤维状根。茎高 25~75cm，无毛或近无毛，基部具有 2~4 片膜质宽鞘，并生有 2 枚叶。叶二至三回三出全裂，叶片三角形，长达 24cm。总状花序，具 4~9 朵花；苞片膜质，卵形；花梗与花近等长；花先叶开放，直径 1.2~1.4cm；萼片卵形，长 8~11mm，宽 4~7mm，顶端圆形，边缘呈不规则浅波状；花瓣宽倒卵形，长为萼片的 1/3~1/2，顶端稍平或略圆，具多条脉纹；雄蕊长 4~7mm；心皮长 7~9mm，柱头面中央微凹陷。蓇葖 1~2（3），长 2~4cm，基部渐狭成细柄，顶端具短喙，表面具网纹。种子长椭圆状卵形，黑色。花期 5~6 月，果期 7~9 月。

【分布区域】产同仁市、尖扎县、泽库县。生于海拔 2800~3800m 林中、林缘。

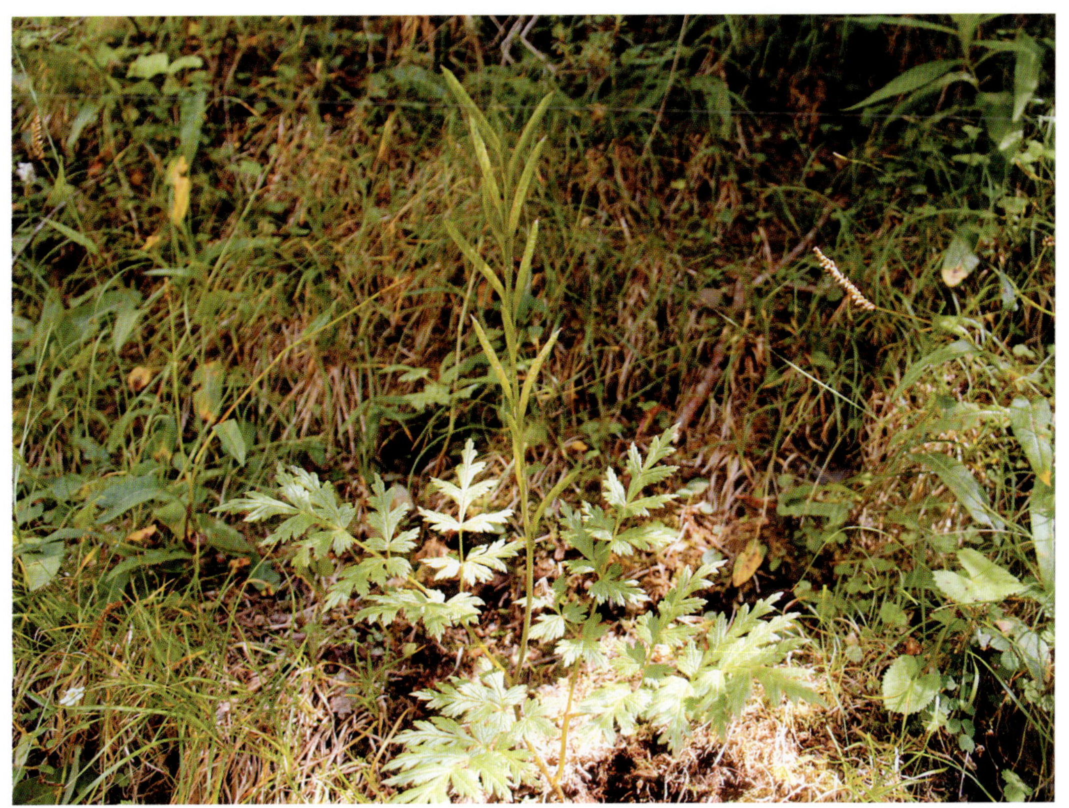

唐松草属 Thalictrum Linn.

86. 瓣蕊唐松草

【学　　名】*Thalictrum petaloideum* Linn.

【别　　名】马尾黄连、肾叶唐松草、花唐松草、知尕尔曼巴（藏语译音）

【药 材 名】瓣蕊唐松草

【用药部位】根及根茎。

【功效主治】清热、燥湿、解毒。用于湿热泻痢、黄疸、肺热咳嗽、目赤肿痛、痈肿疮疖、渗出性皮炎。

【植物特征】多年生草本，高 15~70cm，全株无毛。须根粗壮，条形或纺锤形，簇生，茎直立，上部分枝。基生叶数个，具柄，为三至四回三出复叶或羽状复叶；叶片长 2~12cm；小叶倒卵形、菱形或近圆形，长 2~8cm，宽 2~5mm，三浅裂至三深裂，裂片全缘；叶柄长 2~10cm，基部有鞘；茎生叶与基生叶相似而小，具短柄或近无柄。花序伞房状，具少数花或多数花；花梗长 0.5~2.5cm；萼片 4，卵圆形，长 2~3mm，白色，早落；雄蕊多数，长 5~12mm，花药狭长圆形，长 0.7~1.5mm，花丝上部倒披针形，比花药宽，心皮 4~13，无柄，花柱短，腹面密生柱头组织。瘦果卵形，长 3~4mm，有 8 条纵肋，宿存花柱长约 1mm。花期 6~7 月，果期 8 月。

【分布区域】产同仁市、尖扎县。生于海拔 1800~3000m 山坡草地、林缘、灌丛中。

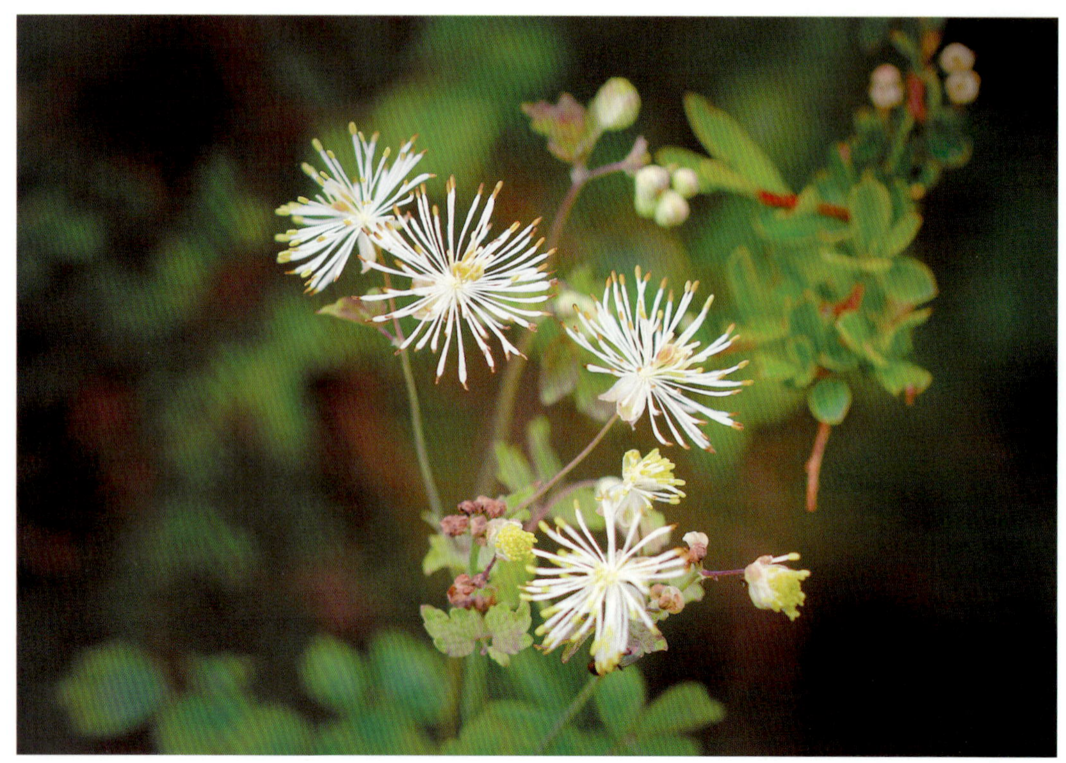

87. 长柄唐松草

【学　　名】*Thalictrum przewalskii* Maxim.

【药 材 名】青海马尾连

【用药部位】根及根茎。

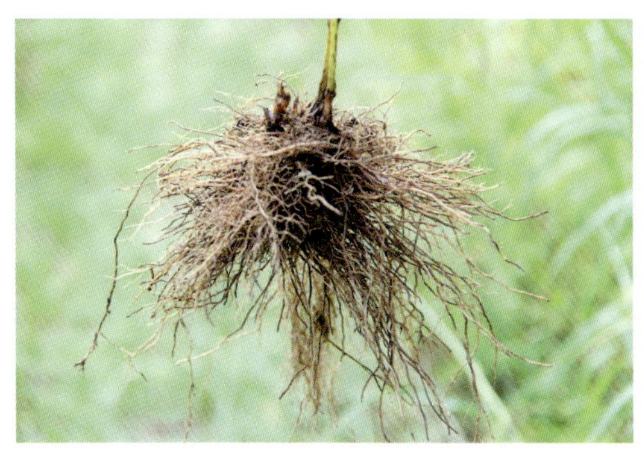

【功效主治】清热燥湿、泻火解毒。用于痢疾、肠炎、黄疸、肝炎、目赤肿痛。

【植物特征】多年生草本，高 50~80cm，茎有细棱，通常分枝。茎下部的叶为四回三出复叶，叶片长 7~16cm；顶生小叶片卵形、菱状椭圆形、倒卵形或近圆形，长 1~2cm，宽 0.7~1.8cm，基部圆形、深心形或宽楔形，顶端钝或圆形，三浅裂，或有时裂至中部，有粗齿，背面脉稍隆起；叶柄长 2~6cm，基部具鞘；托叶膜质，半圆形，边缘不规则开裂，圆锥花序多分枝，无毛，花梗长 3~5mm；萼片白色或稍带黄绿色，狭卵形，长 2.5~4mm，具三脉，早落；雄蕊多数，长 4~6mm，花药长椭圆形，长 0.8mm，比花丝宽，花丝白色，上部线状倒被针形，下部丝状；心皮 4~9，有较长的子房柄，花柱与子房等长。花期 7~8 月

【分布区域】产同仁市、泽库县。生于海拔 2230~3500m 山地灌木丛、林下或草地。

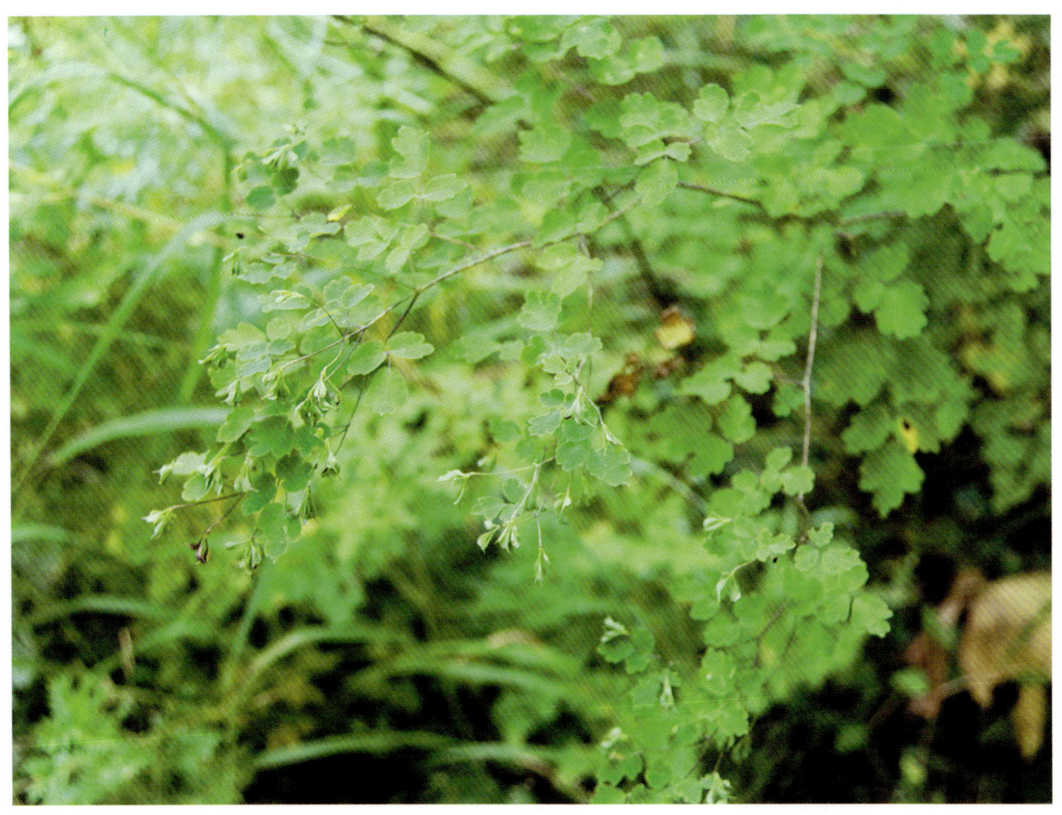

金莲花属 Trollius Linn.

88. 矮金莲花

【学　　名】*Trollius farreri* Stapf

【别　　名】王金草、一枝花、美多赛尔庆（藏语言译）

【药 材 名】金莲花

【用药部位】花。

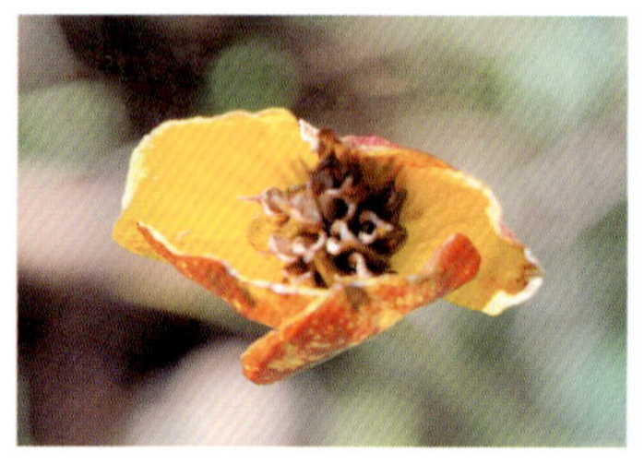

【功效主治】清热解毒、消肿、明目。用于感冒发热、咽喉肿痛、口疮、牙龈肿痛、牙龈出血、目赤肿痛、疔疮肿毒、急性鼓膜炎、急性淋巴管炎。

【植物特征】多年生草本，高 5~25cm，全株无毛。根须状，细长、坚韧，褐色。茎 1~3，不分枝。叶 3~6，基生或生于茎下部，有长柄；叶五角形，长 0.7~1.8cm，宽 1~2.8cm；基部心形，三全裂，中央裂片菱状倒卵形或楔形，与侧生全裂片通常分开，3 浅裂，小裂片互相分开，具 2~3 不规则三角形牙齿；叶柄长 1~5cm，基部具鞘。花单一顶生，直径 1.8~3.5cm，萼片 5~6，黄色，外面常带暗紫色，干时通常不变绿色，宽倒卵形，长 1~1.5 厘米，宽 0.8~2cm，顶端圆形或截形，宿存，偶见脱落；花瓣匙状线形，长约 5mm，宽不足 1mm，顶端圆形；雄蕊长约 7mm，螺旋状排列。蓇葖果长 9~12mm。花果期 7~9 月。

【分布区域】产同仁市、泽库县、河南县。生于海拔 2900~5200m 山坡灌丛、草甸、高山流石坡、河滩。

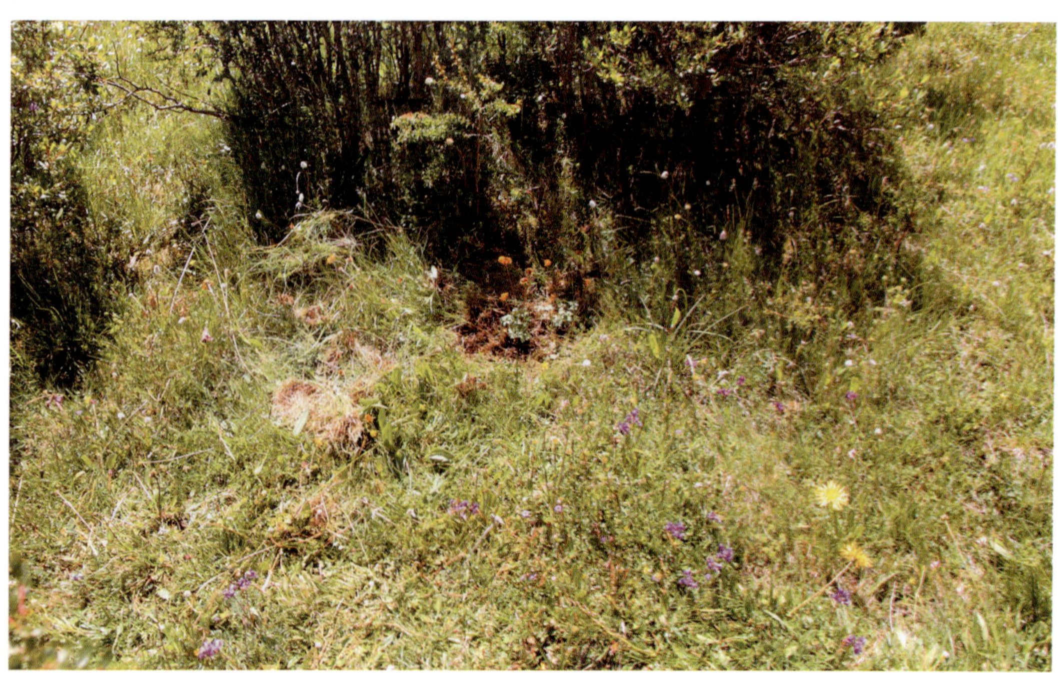

二十三、小檗科 Berberidaceae

小檗属 Berberis Linn.

89. 直穗小檗

【学　　名】*Berberis dasystachya* Maxim.

【别　　名】黄三刺、黄檗、刺黄檗、山黄檗、黄三刺皮、吉尕尔、三颗针

【药 材 名】黄刺皮

【用药部位】根和枝内皮。

【功效主治】清热燥湿、泻火解毒。用于湿热泻痢、黄疸、湿疹、咽痛目赤、痈肿疮毒。

【植物特征】落叶灌木，高 2~3m。老枝圆柱形，黄褐色，具稀疏小疣点，幼枝紫红色；茎刺单一，长 5~15mm，有时缺或偶有三分叉，长达 4cm。叶纸质，叶片长圆状椭圆形、宽椭圆形或近圆形，长 3~6cm，宽 2.5~4cm，叶缘平展，边缘具 25~50 细小刺齿；叶柄长 1~4cm。总状花序直立，具 15~30 朵花，长 4~7cm，包括总梗长 1~2cm，无毛；花梗 4~7mm；花黄色；小苞片披针形，长约 2mm，宽约 0.5mm，萼片 2 轮，外萼片披针形，长约 3.5mm，宽约 2mm，内萼片倒卵形，长约 5mm，宽约 3mm，基部稍呈爪；花瓣倒卵形，长约 4mm，宽约 2.5mm，先端全缘，基部缢缩呈爪，具 2 枚分离长圆状椭圆形腺体；雄蕊长约 2.5mm，药隔先端不延伸，平截;胚珠 1~2 枚。浆果椭圆形，长 6~7mm，直径 5~5.5mm，红色，顶端无宿存花柱，不被白粉。花期 4~6 月，果期 6~9 月。

【分布区域】产同仁市、尖扎县、泽库县。生于海拔 2500~3800m 灌丛、山谷溪旁、林缘、林下。

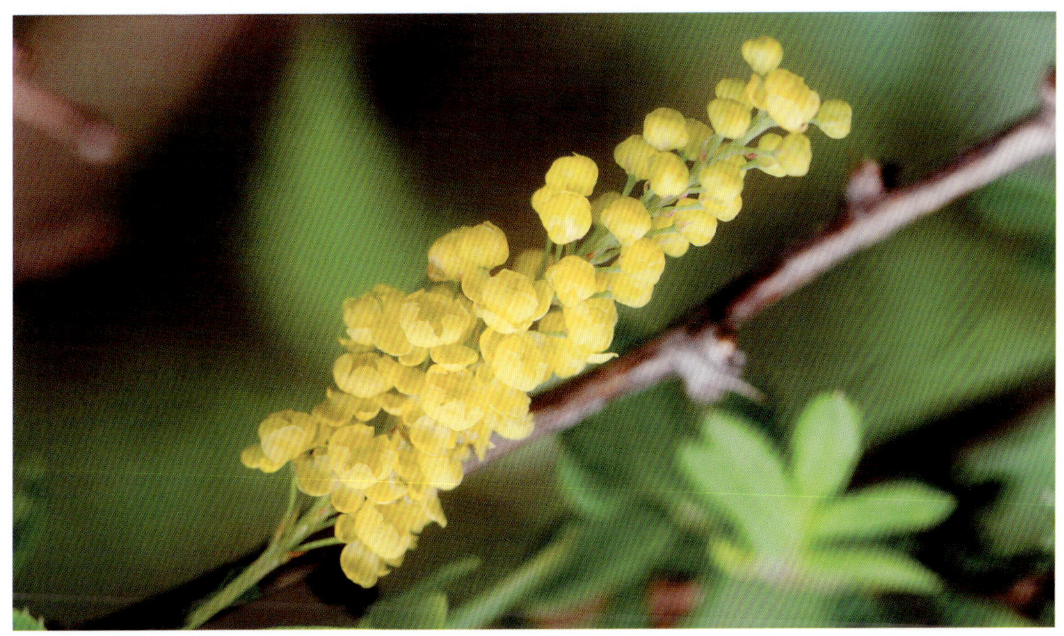

90. 鲜黄小檗

【学　　名】*Berberis diaphana* Maxim.

【别　　名】黄檗、三颗针、黄花刺

【药 材 名】三颗针

【用药部位】根皮或茎皮。

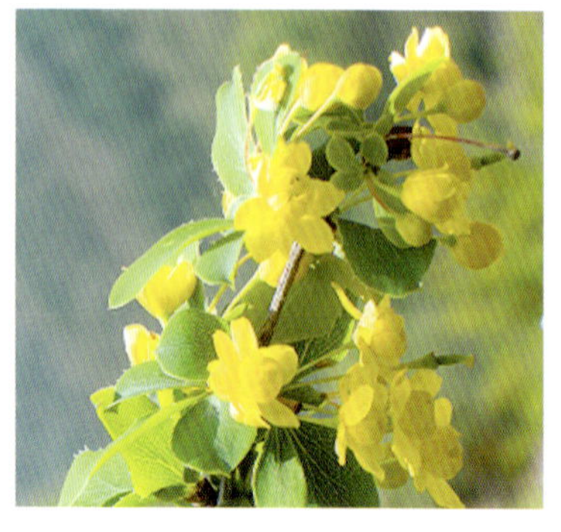

【功效主治】清热燥湿、泻火解毒、抗菌消炎。用于急性肠炎、痢疾、黄疸、白带、关节肿痛、阴虚发热、骨蒸、盗汗、痈肿疮疡、口疮、咽炎、结膜炎、黄水疮。

【植物特征】落叶灌木，高 1.5~2cm。幼枝较粗，老枝灰黄色，具棱；刺三分叉，较粗，与枝同色，长 1~2cm。叶椭圆状倒卵形或倒卵形，长 1.5~3cm，宽 0.5~1.5cm，基部楔形，顶端圆形，边缘具 1~12 刺状锯齿或全缘，表面灰绿色，背面灰色，被白粉。花单生或 2~5 朵生与叶丛的总花梗上；花梗长 1~2cm，萼片 6，二轮，椭圆披针形，长 7~8mm，宽约 5mm，基部较宽，顶端钝；花瓣 6，鲜黄色，卵状椭圆形，长 6~7cm，宽 4~5mm；雄蕊 6，短于花瓣；子房椭圆状卵形，具 6~10 枚胚珠。浆果朱红色，花柱宿存。花期 6~8 月，果期 8~9 月。

【分布区域】产全州各市县。生于海拔 2395~3850m 山坡、林下、河谷。

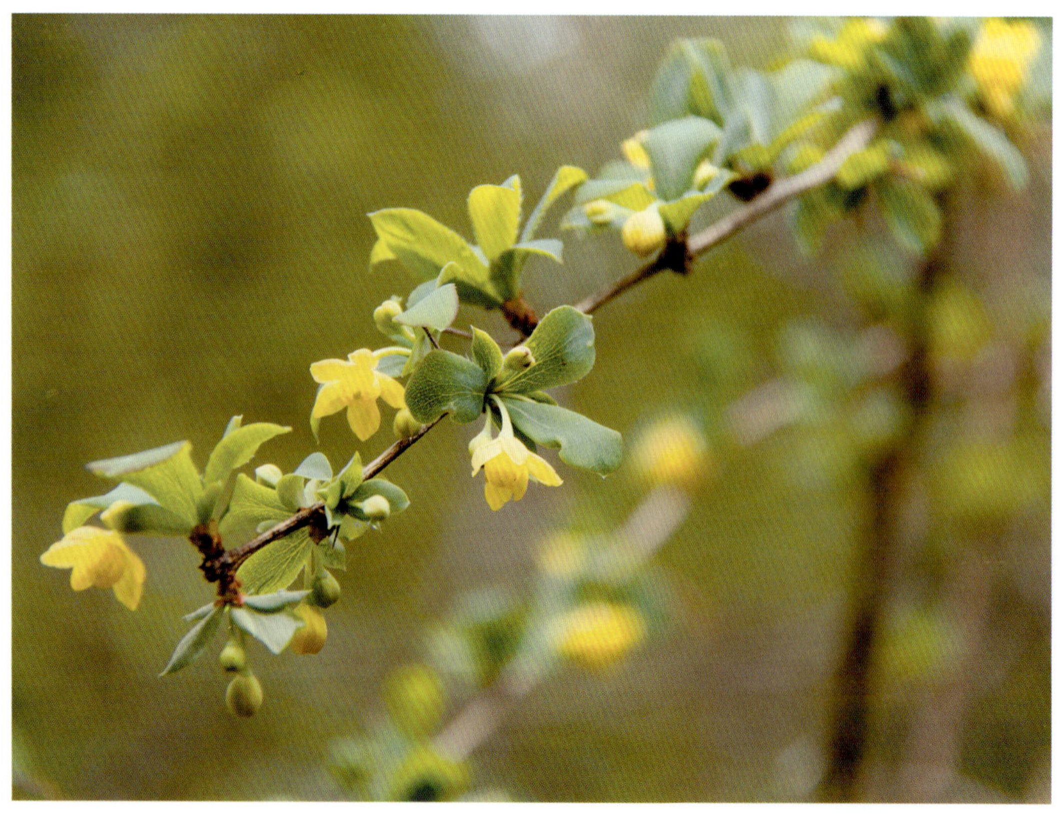

91. 刺红珠

【学　　名】*Berberis dictyophylla* Franch.

【药 材 名】刺红珠

【用药部位】根、根皮。

【功效主治】清热解毒、止痢。用于口疮、咽喉痛、目赤、泄泻、痢疾、刀伤。

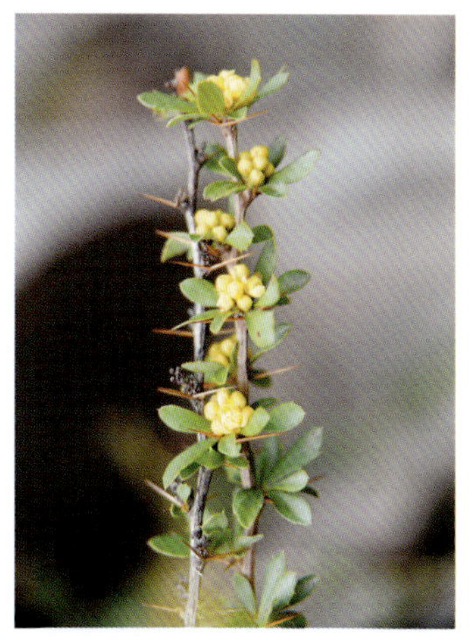

【植物特征】落叶灌木，高 1~2.5m。老枝黑灰色或黄褐色，幼枝近圆柱形，暗紫红色，常被白粉；茎刺三分叉，有时单生，长 1~3cm，淡黄色或灰色。叶厚纸质或近革质，狭倒卵形或长圆形，长 1~2.5cm，宽 6~8mm，先端圆形或钝尖，基部楔形，上面暗绿色，背面被白粉，中脉隆起，两面侧脉和网脉明显隆起，叶缘平展，全缘；近无柄。花单生；花梗长 3~10mm，有时被白粉；花黄色；萼片 2 轮，外萼片条状长圆形，长约 6.5mm，宽约 2.5mm，内萼片长圆状椭圆形，长 8~9mm，宽约 4mm；花瓣狭倒卵形，长约 8mm，宽 3~6mm，先端全缘，基部缢缩略呈爪，具 2 枚分离腺体；雄蕊长 4.5~5mm，药隔延伸，先端突尖；胚珠 3~4 枚。浆果卵形或卵球形，长 9~14mm，直径 6~8mm，红色，被白粉，顶端具宿存花柱，有时宿存花柱弯曲。花期 5~6 月，果期 7~9 月。

【分布区域】产同仁市。生于海拔 2500~4000m 山坡灌丛、河滩草地、林下、林缘、草坡。

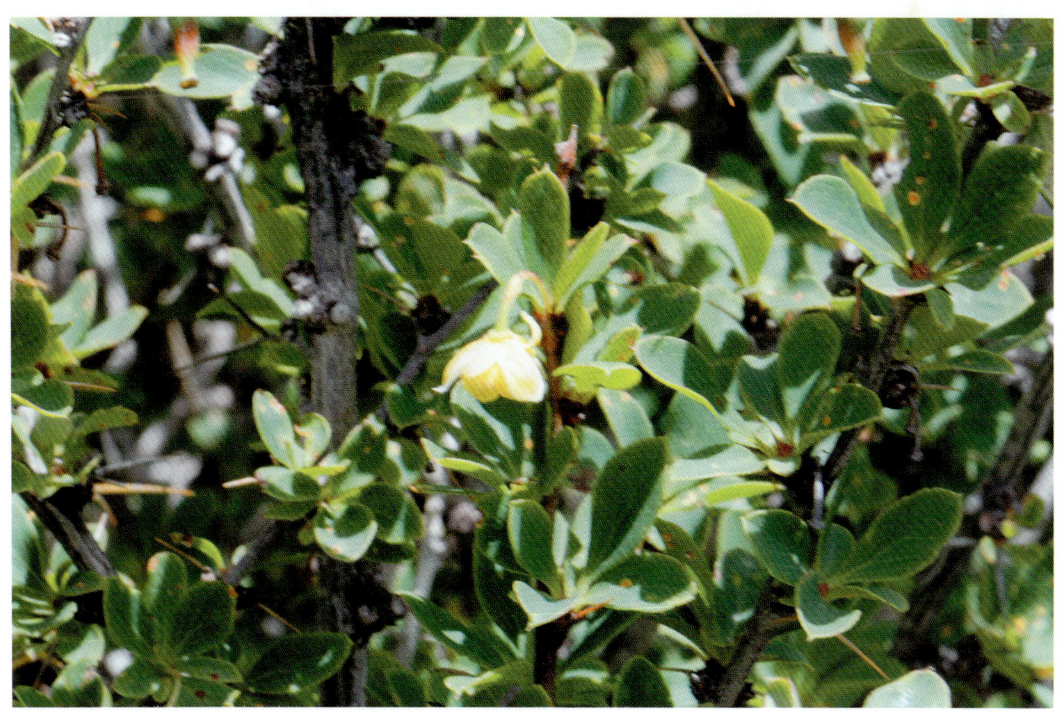

92. 拟小檗

【学　　名】*Berberis dubia* Schneid.

【别　　名】置疑小檗、交拉模豆（蒙古语译音）

【药 材 名】黄柏（代用）

【用药部位】根皮及内皮。

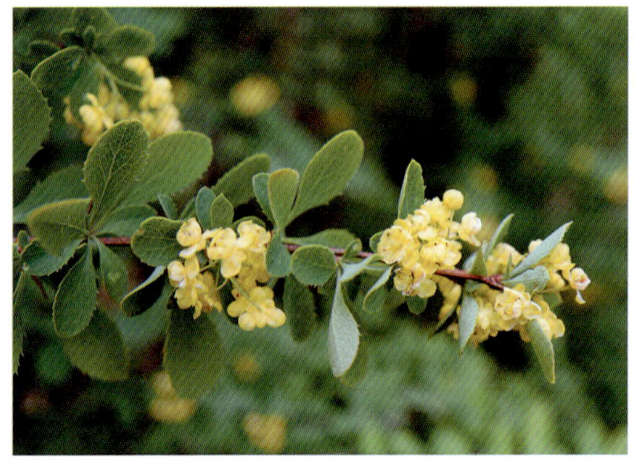

【功效主治】清热解毒。用于发烧、全身疼痛、黄水疮等。

【植物特征】落叶灌木，高 2.5~3m。一年生枝条淡黄色，具细槽，老枝灰色，具纵裂。刺单生或三分叉，长 1~2cm。叶簇生，窄倒卵形，长 1~2.5cm，宽 0.5~1.5cm，基部楔形，顶端钝圆，边缘疏具刺状齿或全缘，表面绿色，背面灰绿色。总状花序，近簇生，具数至多花，总花梗长 1~2cm，花黄色；萼片 6，二轮，卵形，长 2~3mm，宽约 2mm；花瓣 6，卵形或卵圆形，长 4~5mm，宽 3~4mm；雄蕊短于花瓣；子房椭圆形，具二胚珠，花柱盘状。花期 6~7 月。

【分布区域】产全州各市县。生于海拔 2500~3850m 山坡、河谷。

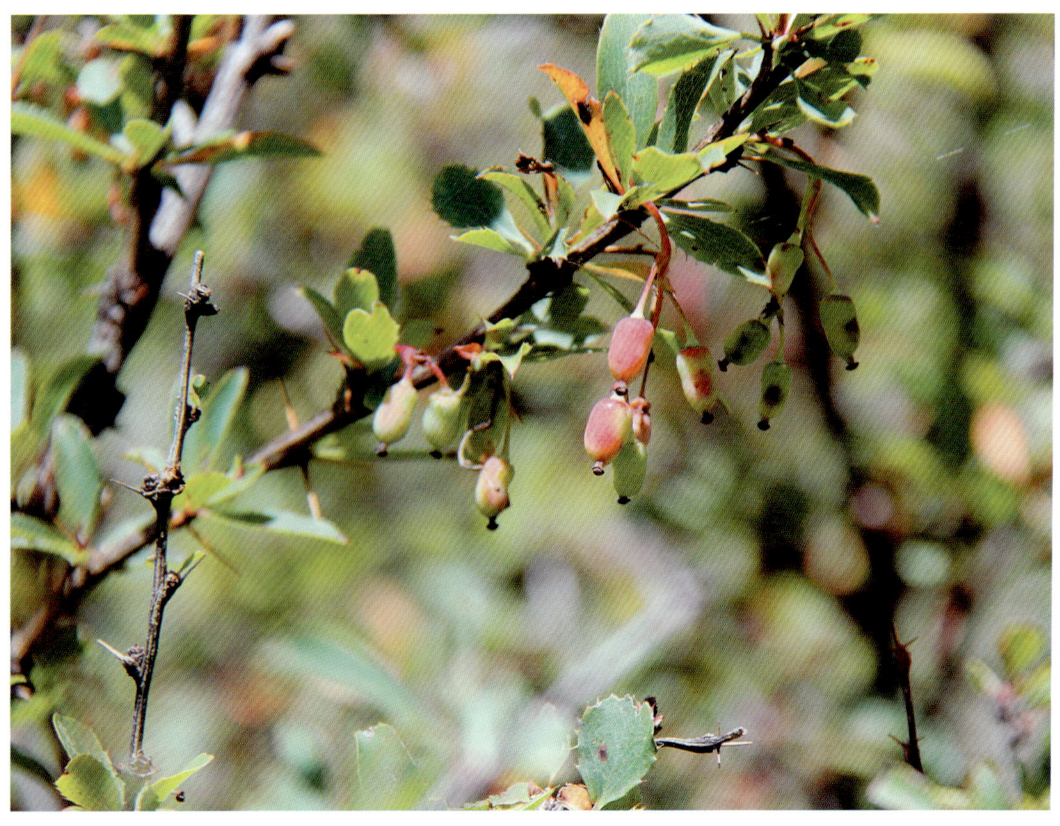

93. 甘肃小檗

【学　　名】*Berberis kansuensis* Schneid.

【药 材 名】黄刺皮

【用药部位】根和枝内皮

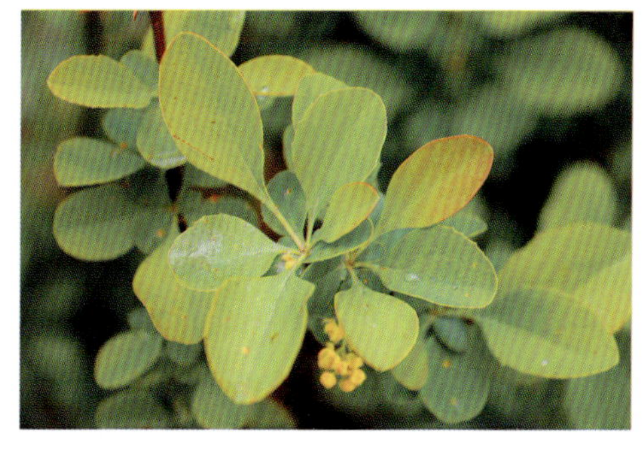

【功效主治】清湿热、解热毒。用于湿热痢疾、黄疸、带下、热毒痈肿。

【植物特征】落叶灌木，高 2~3m。一、二年生的枝条深红色，无毛，刺三叉，长 1~3cm。叶簇生，圆形或宽卵圆形，长 2~4cm，宽 1~3cm，基部宽楔形，顶端圆形，边缘具 15~30 个刺状齿。总状花序，具多花，常弯垂；总花梗长 1~2cm。小苞片窄卵形，长 2~2.5mm，宽 1~1.5mm；萼片 6，二轮，椭圆形或宽卵形，长 3~4mm，宽 1~3mm，花瓣 6，二轮，宽卵形或椭圆形，与萼片等长或稍长，基部具二蜜腺，顶端钝；雄蕊 6，短于花瓣；子房长椭圆形，柱头盘状，具二枚胚珠。浆果椭圆形，红色。花期 6~7 月，果期 8~9 月。

【分布区域】产同仁市、尖扎县。生于海拔 2400~2800m 山坡、河谷、林缘和灌丛中。

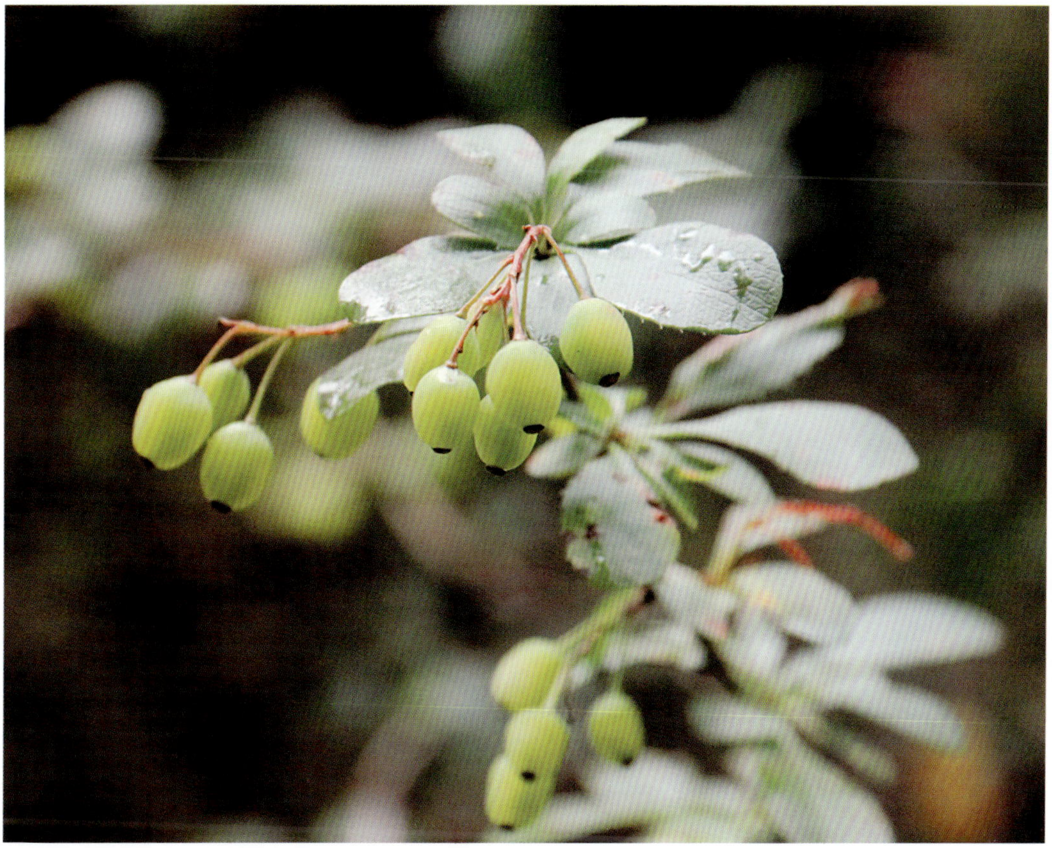

94. 细叶小檗

【学　　名】*Berberis poiretii* Schneid.

【别　　名】针雀、狗奶子、红狗奶子、刺溜溜

【药 材 名】三颗针

【用药部位】根、茎、树皮。

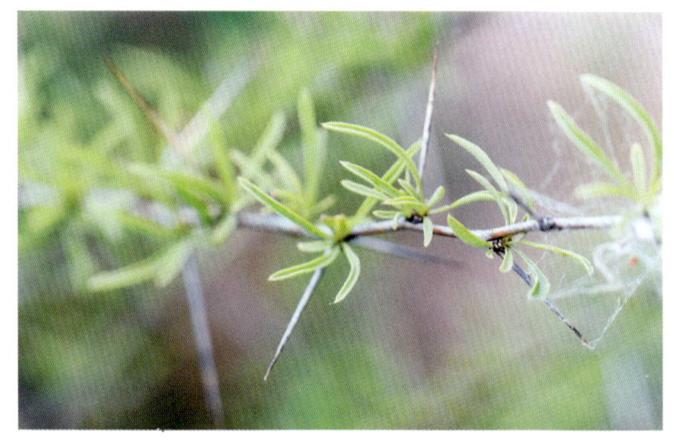

【功效主治】清热、燥湿、泻火解毒。用于湿热痢利、腹泻、黄疸、湿疹、疮疡、口疮、目赤、咽痛。

【植物特征】落叶灌木，高 2.5~3m。幼枝细瘦，紫红色，老枝灰褐色或灰色；刺单生或三叉，长 0.5~2cm。叶簇生，倒披针形或狭倒披针形，长 0.8~4.2cm，宽 2~5mm，基部渐狭成短柄，顶端急尖并具小尖头，全缘，稀具 1~4 刺状齿，表面鲜绿色，背部淡绿色，网状脉显著。亚伞形花序长 1.5~3cm，具多花，较密；小花梗长 2~3mm；小苞片披针形，长 1~2mm；基部较宽，顶端具细长尖；萼片 6，花瓣状，排列成二轮，长圆形或倒卵形；花瓣倒卵形，长约 2.5mm，宽约 1.5mm，稍短于萼片；雄蕊 6，长约 1.5mm；子房椭圆形，内生胚珠 1 枚。花期 6~8 月。

【分布区域】产同仁市。生于海拔 1700~2300m 山坡、河岸、林下。

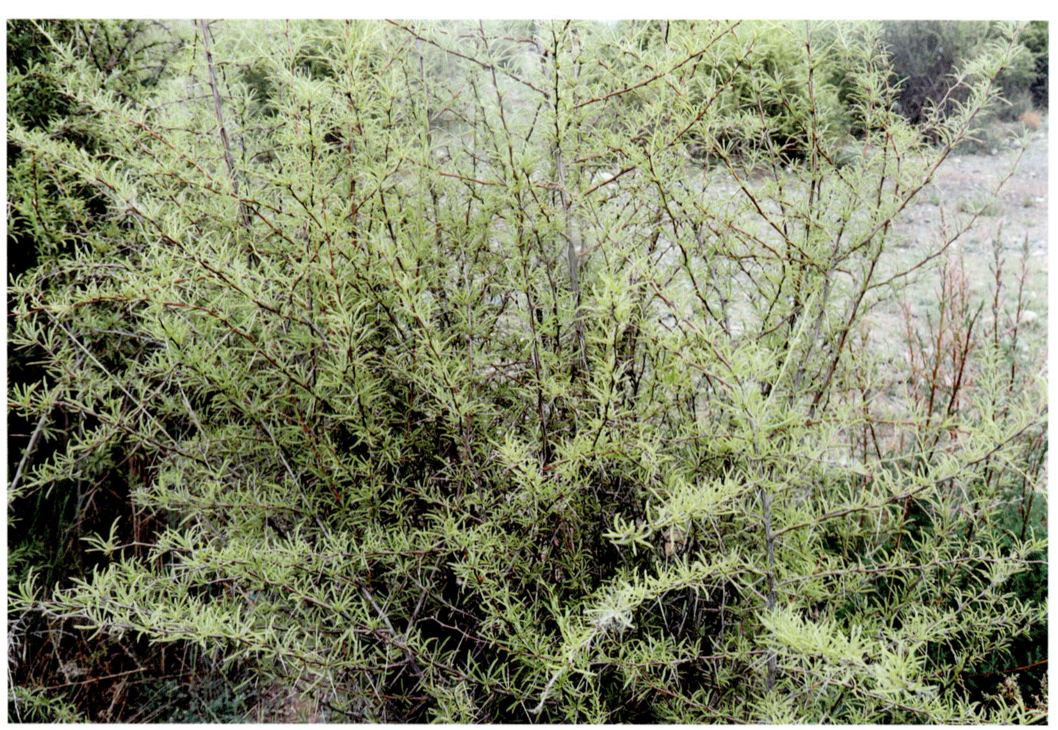

95. 西北小檗

【学　　名】*Berberis vernae* Schneid.

【别　　名】铜针刺

【药 材 名】三颗针

【用药部位】根、茎及树皮。

【功效主治】清热燥湿、泻火解毒。用于湿热痢疾、腹泻、黄疸、湿疹、疮疡、目赤、咽痛。

【植物特征】落叶灌木，高 1~2m。幼枝紫色，具槽；刺单生，有时三分叉。叶簇生，叶片匙形、椭圆形或倒披针形，长 1~5cm，宽 0.5~1.5cm，基部渐狭，具短柄，顶端钝，全缘。总状花序长 3~7cm，花多数，密集；小花梗长 2~3mm；小苞片黄色，卵形，长 1~2mm，基部较宽，顶端锐尖；花瓣 6，黄色，椭圆形，长约 2.5mm，宽约 1mm；雄蕊 6，花丝褐色，短于花瓣；子房椭圆形，长约 1mm，柱头盘状，胚珠 1~2 枚。浆果红色，椭圆形。花期 6~7 月，果期 8~9 月。

【分布区域】产同仁市、尖扎县。生于海拔 2700~3850m 山麓、河谷和河漫滩。

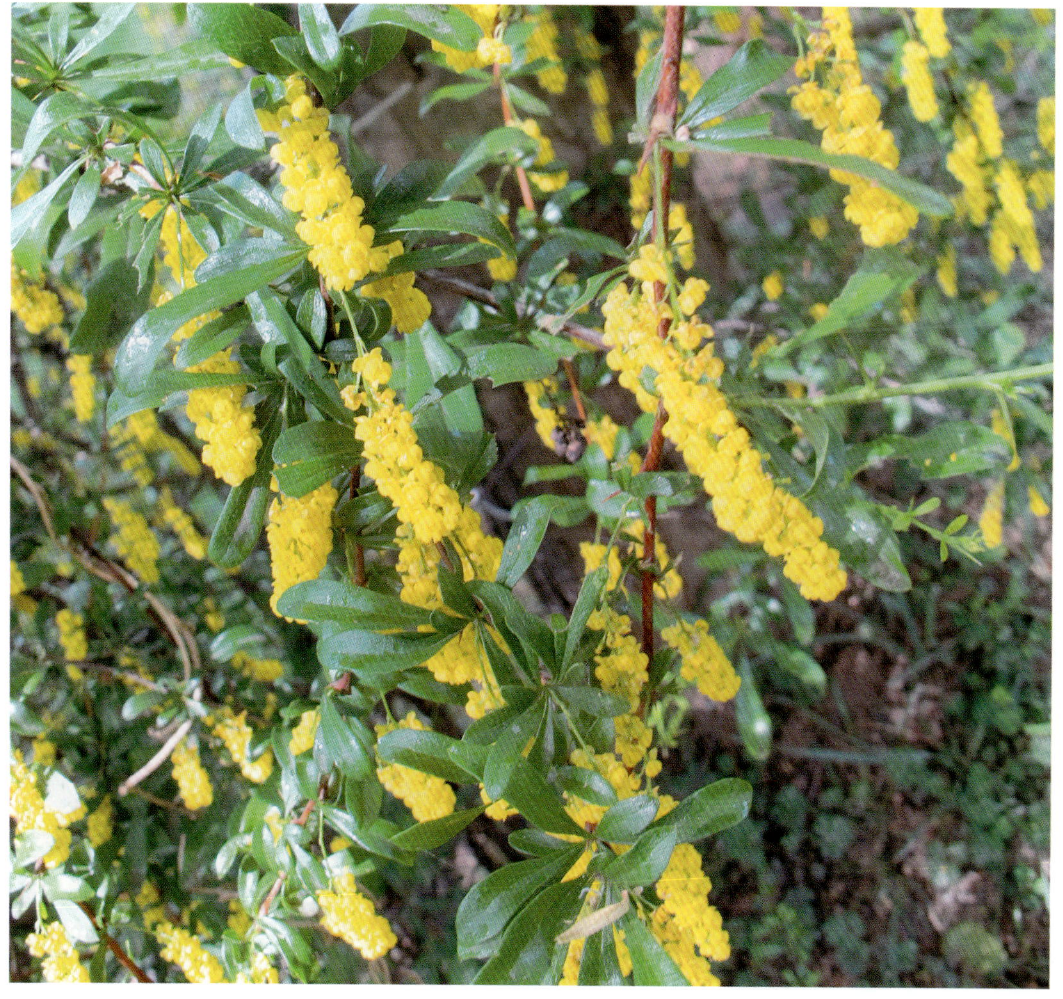

桃儿七属 Sinopodophyllum T. S. Ying

96. 桃儿七

【学　　名】*Sinopodophyllum hexandrum*（Royle）Ying

【别　　名】奥莫色、鸡素苔、铜筷子

【药 材 名】桃儿七

【用药部位】根及根茎。

【功效主治】祛风除湿、活血止痛、祛痰止咳。用于风湿痹痛、跌打损伤、月经不调、痛经、脘腹疼痛、咳嗽。

【植物特征】多年生草本，植株高 20~50cm。根状茎粗短，节状，多须根；茎直立，单生，具纵棱，无毛，基部被褐色大鳞片。叶 2 枚，3~5 深裂几达中部，裂片不裂或有时 2~3 小裂，边缘具粗锯齿；叶柄长 10~25cm，具纵棱，无毛。花大，单生，先叶开放，两性，粉红色；花瓣 6，倒卵形或倒卵状长圆形，长 2.5~3.5cm，宽 1.5~1.8cm，先端略呈波状；雄蕊 6，长约 1.5cm，花丝较花药稍短，花药线形；子房椭圆形，侧膜胎座，含多数胚珠。浆果卵圆形，长 4~7cm，直径 2.5~4cm，熟时橘红色；种子卵状三角形，红褐色，无肉质假种皮。花期 5~6 月，果期 7~9 月。

【分布区域】产同仁市、泽库县。生于海拔 2300~3800m 山谷、阴坡林下、灌丛中、河滩林缘阳地。

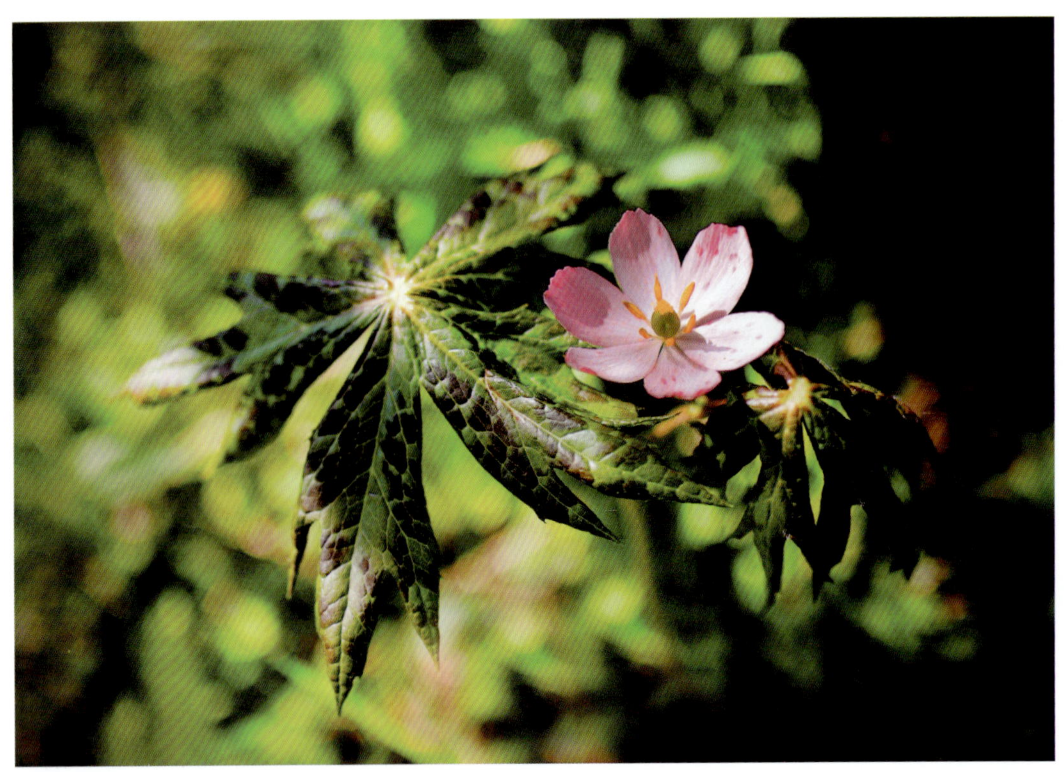

二十四、罂粟科 Papaveraceae

紫堇属 Corydalis Vent.

97. 灰绿黄堇

【学　　名】*Corydalis adunca* Maxim.

【别　　名】黄草花、入夏蒿（藏语译音）

【药 材 名】灰绿黄堇

【用药部位】全草。

【功效主治】清热解毒、凉血止血。用于肺热、胃火所致鼻疖、咽喉肿痛、齿龈红肿、口舌生疮、血热妄行之出血证，如鼻衄、牙龈出血等症。

【植物特征】多年生草本，高 30~50cm，全株灰绿色。根粗壮，稍木质化。茎坚硬，木质化，多分枝。基生叶多数，与茎下部的叶均具长柄，上部的叶较小，具短柄；叶片灰绿色，并或多或少均被白粉，肉质，轮廓为狭卵形，长 3~10cm，三回羽状全裂，一回裂片具短柄，末回小裂片狭倒卵形或狭卵形，顶端钝，并具短尖。总状花序，长 5~20cm，具多花，稀疏，苞片披针形或钻形，长 2~8mm；萼片卵形或卵圆形，长 2~4mm，边缘齿裂；花黄色，长 1~1.5cm，花瓣 4，二轮，外轮二片较大，顶端褐色，呈兜状下凹，具短尖头，距末端常弯曲呈钩状；子房狭倒披针形，花柱细长，柱头扁圆形，具 4 圆裂。蒴果长柱状，长 1.5~2.5cm，由基部向上开裂；种子圆珠形，黑色，具光泽。花果期 6~8 月。

【分布区域】产同仁市、尖扎县。生于海拔 1700~4300m 沟谷林下、山坡灌丛中、田边荒地、阴坡潮湿处、渠岸沟沿、山前冲积扇、河滩沙地。

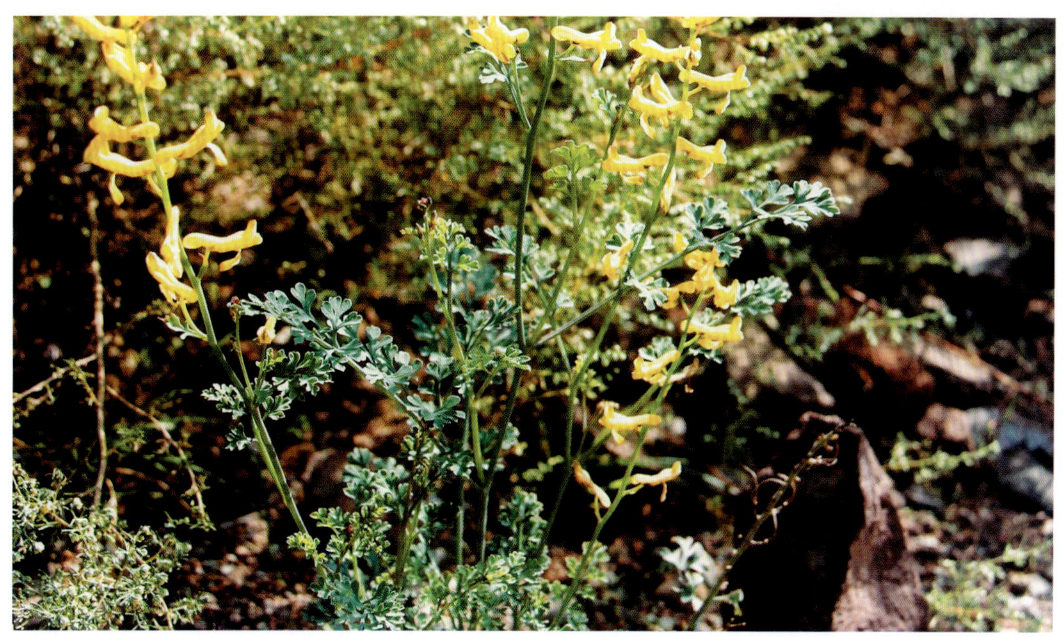

98. 曲花紫堇

【学　　名】*Corydalis curviflora* Maxim. ex Hemsl.

【别　　名】弯花紫堇

【药 材 名】弯花紫堇、东纳丝哇（藏语译音）

【用药部位】全草。

【功效主治】清热毒、利肝胆、凉血止血。用于热病高热、湿热黄疸，衄血、月经过多。

【植物特征】多年生草本，高 10~30cm。块根纺锤形或棒状。茎不分枝。基生叶具长柄，柄长 2~7cm，细弱，叶片五角形，长 0.5~1.5cm，宽 1~2.5cm，三全裂，中间裂片三深裂，小裂片椭圆形或披针形，侧裂片二深裂；茎生叶无柄，长 1~2.5cm，近指状分裂达基部，裂片线形，宽 1~3mm。总状花序，长 2~5cm，苞片披针形或窄披针形；萼片 2，宽卵形，指状分裂，白色膜质，早落；花瓣 4，蓝色，二轮，长 0.8~1.5cm，外轮二瓣大，呈唇形，距向斜上方伸展，长 6~8mm，内轮二瓣较小，顶端愈合，爪与外轮花瓣合生，雄蕊 6，花丝连合成二束，子房椭圆形。花期 6~8 月。

【分布区域】产同仁市、尖扎县。生于海拔 2600~4000m 高山草甸、灌丛中、林下。

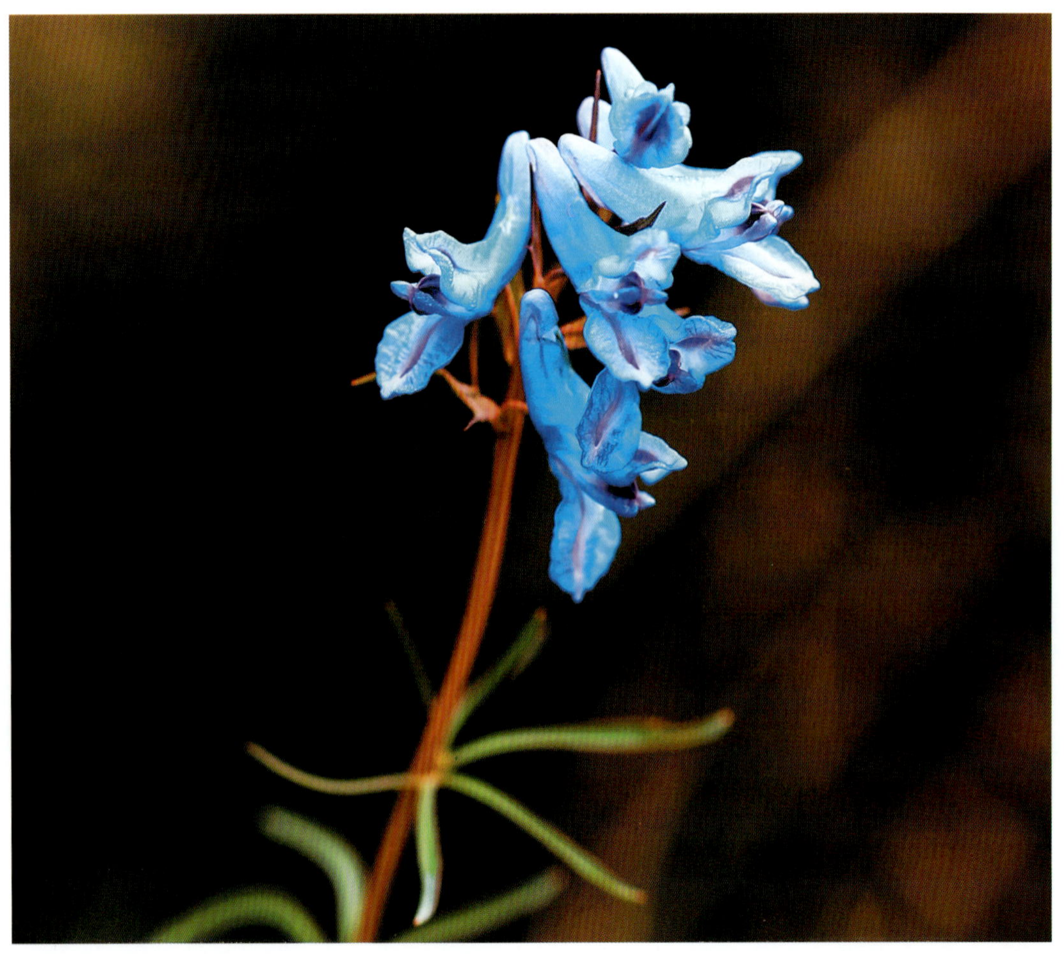

99. 叠裂黄堇

【学　　名】*Corydalis dasysptera* Maxim.

【别　　名】迭裂黄堇、厚翅紫堇

【药 材 名】叠裂黄堇

【用药部位】全草。

【功效主治】清热解毒、止血敛疮。用于热病高热、黄疸型肝炎、肠炎、外伤出血、疮疡溃后久不收口。

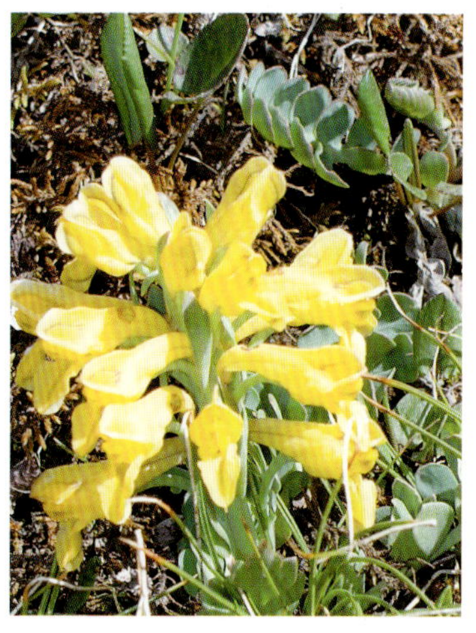

【植物特征】多年生草本，高 10~30cm。根圆锥状，粗壮，外皮褐色。茎具细棱。基生叶柄长 2~8cm，叶片窄卵形或矩圆形，长 2~7cm，宽 5~2.5cm，肉质，蓝绿色，羽状全裂，一回裂片互相覆压或分开，二至三裂或不分裂，小裂片椭圆形或倒卵形，全缘，互相覆压；茎生叶小，叶柄短，裂片卵形或线形。总状花序密集近头状，长 2~6cm，下部苞片通常羽状分裂，上部苞片一般不分裂；花黄色或深黄色，顶端淡黄色；萼片 2，半圆形，顶端呈不规则齿裂，白色膜质，早落；花瓣 4，二轮，外轮二瓣大，长 1.5~2cm，唇形，距圆筒形，长约 1cm，顶端圆形，内轮二瓣较小，顶端愈合；雄蕊 6，花丝连合成二束；子房椭圆形。蒴果长椭圆形，长 1~1.2cm，褐色。花果期 7~9 月。

【分布区域】产全州各市县。生于海拔 2700~4800m 高山砾石带、流石坡、阴坡灌丛中。

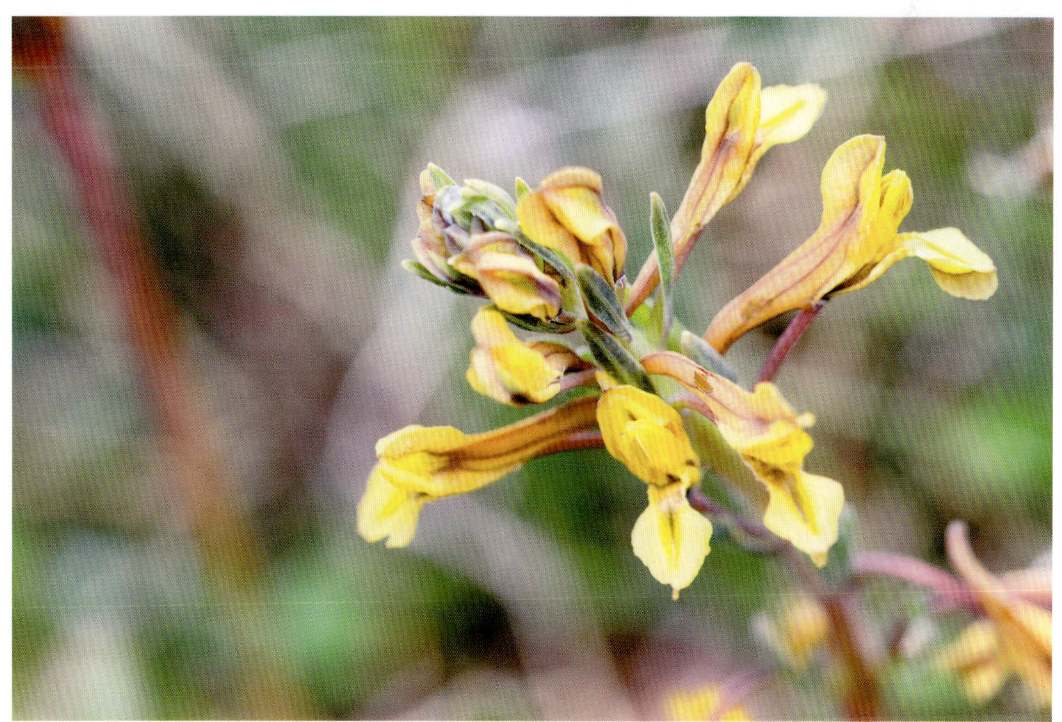

100. 条裂黄堇

【学　　名】*Corydalis linarioides* Maxim.

【别　　名】条裂紫堇、夏大丝哇（藏语译音）

【药 材 名】铜棒锤、二裂紫堇

【用药部位】全草或块根。

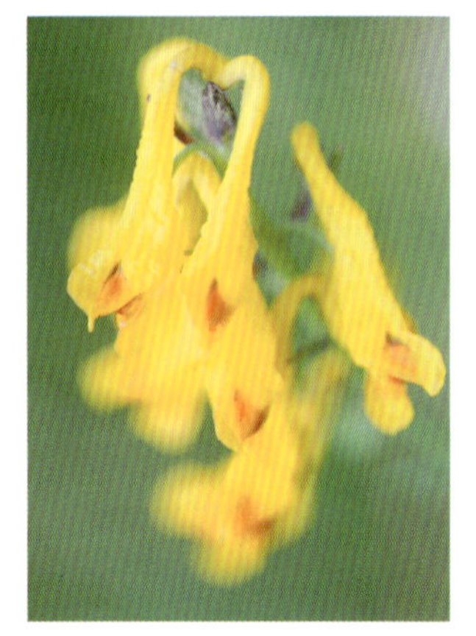

【功效主治】祛风除湿、活血止痛。用于风湿痹痛、皮肤瘙痒、跌打损伤。

【植物特征】多年生草本，高 15~40cm，全株无毛。块根纺锤形，褐色，长 1.5~2cm，直径 5mm。茎直立，不分枝，在中部以上生叶。叶片长 2~6cm，羽状全裂，裂片条形，长 1~5cm，宽 1~3mm；叶具短柄或近无柄。总状花序，具数花；苞片窄披针形或条形，稀为窄卵形，全裂或具小裂片。花黄色；萼片 2，极小，早落；花瓣 4，二轮，长 1.2~1.5cm，外轮二瓣较大，呈唇状，前瓣平展，后瓣基部成距，距向下方稍弯，长 0.6~1.1cm，末端圆形，内轮二瓣较小，顶端愈合，爪与外轮合生；雄蕊 6，花丝连合成二束；子房披针状椭圆形，花柱细。蒴果椭圆形。花果期 6~9 月。

【分布区域】产同仁市、河南县。生于海拔 2800~4700m 阴坡草地、灌丛、灌丛草甸。

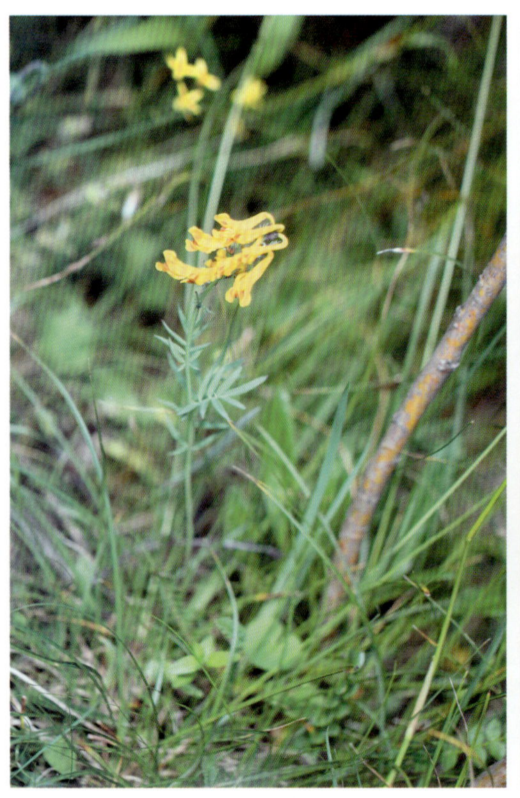

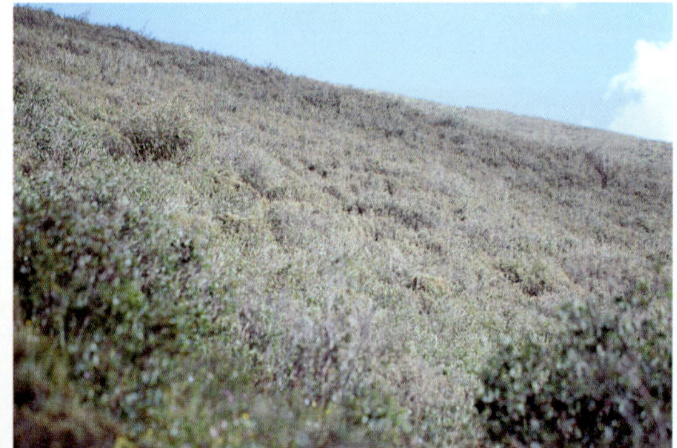

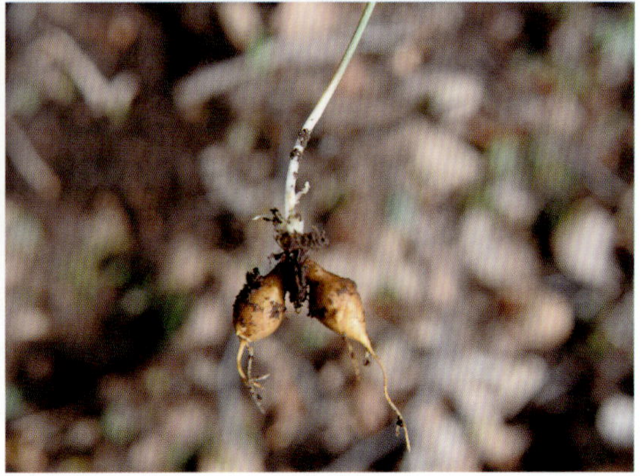

101. 粗糙紫堇

【学　　名】*Corydalis scaberula* Maxim.

【别　　名】加达丝哇（藏语译音）

【药 材 名】粗糙紫堇

【用药部位】全草。

【功效主治】解表退热、清热利湿。用于风热外感及胆经湿热引起的寒热往来、口苦、两肋胀满等。

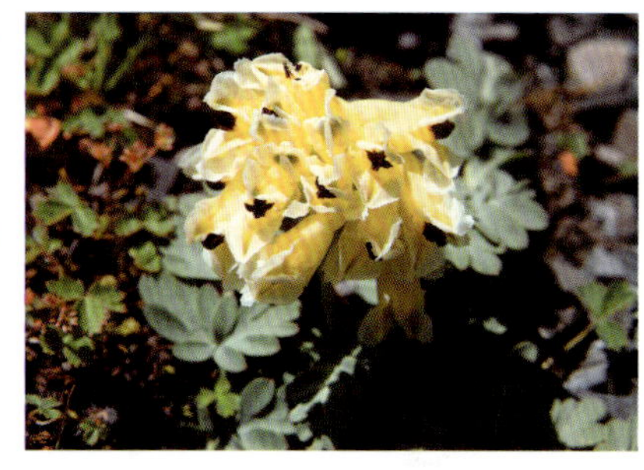

【植物特征】多年生草本，高 10~20cm，块茎棒状长条形。茎单生或丛生，通常铺散地面。叶片轮廓呈卵形，二回羽状深裂，小裂片椭圆形或卵形，长 4~9mm，背面被短腺毛；基生叶具长 5~10cm 的柄，茎生叶具短柄或无柄。花序总状，具多花，极密，呈卵球形；苞片扇形，长 1.5~2.5cm，羽状深裂，裂片线形，具腺毛；花梗长 1~1.2cm；花乳黄色、鲜黄色或橘红色；外轮花瓣具高鸡冠状突起，距圆柱形，短于花瓣，顶端钝，向下弯曲，内轮花瓣前面黑褐色或紫红色，背部具鸡冠状突起；雄蕊花药椭圆形，黄色；子房椭圆形，长 6~7mm，花柱与子房近等长，柱头 2 裂，膨大呈蝶状。花果期 6~9 月。

【分布区域】产同仁市、河南县。生于海拔 3800~5600m 高山草甸、高山流石坡。

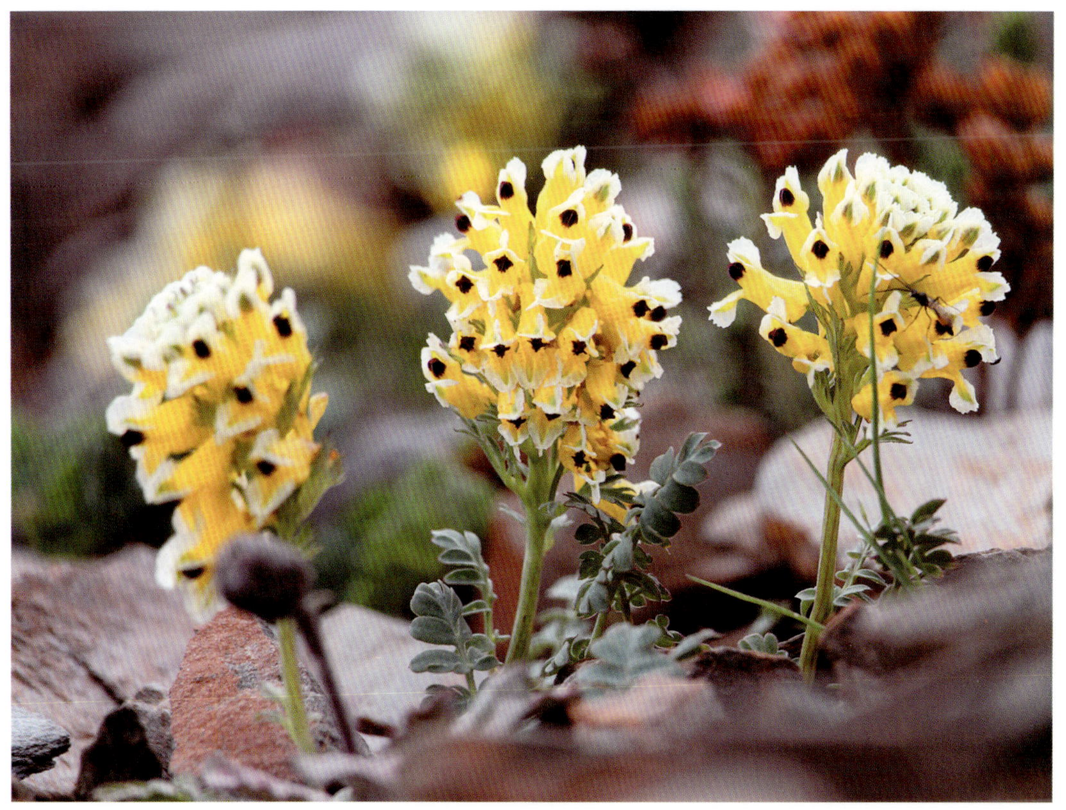

荷包牡丹属 Dicentra Bernh.

102. 荷包牡丹

【学　　名】*Dicentra spectabilis*（Linn.）Lem.

【别　　名】荷包花、蒲包花、兔儿牡丹、铃儿草、鱼儿牡丹

【药 材 名】荷包牡丹

【用药部位】全草。

【功效主治】镇痛、解痉、利尿、调经、和血、除风、消疮毒。用于金疮、疮毒及胃痛。

【植物特征】多年生草本，高 30~60cm，全株无毛。根茎粗壮。茎带紫红色，基部有数枚大型黄棕色鳞片。叶对生；具长柄，叶片长达 20cm，二回三出全裂，一回裂片具长柄；二回裂片柄短或无柄，2 或 3 裂，裂片卵形或楔形，全缘或具 1~3 裂。总状花序顶生或腋生，花生于一侧，弯垂；花梗长 1.5cm，基部具苞片 2 枚，钻形；花两侧对称；萼片 2 枚，披针形，长 4~4.5mm，蔷薇色，早落；花瓣 4 枚，长约 2.5cm，外侧 2 枚蔷薇色，下部心形，囊状，上部变狭，向外反曲，内侧 2 枚狭长，包被在雌雄蕊外，突出，白色，顶端内面紫红色，中部之上缢缩；雄蕊 6 枚合成 2 组；子房上位，1 室，花柱细长，柱头盾状 2 裂。蒴果细长。种子细小，有冠毛。花期 5 月，果期 5~6 月。

【分布区域】产同仁市、尖扎县。庭院栽培。

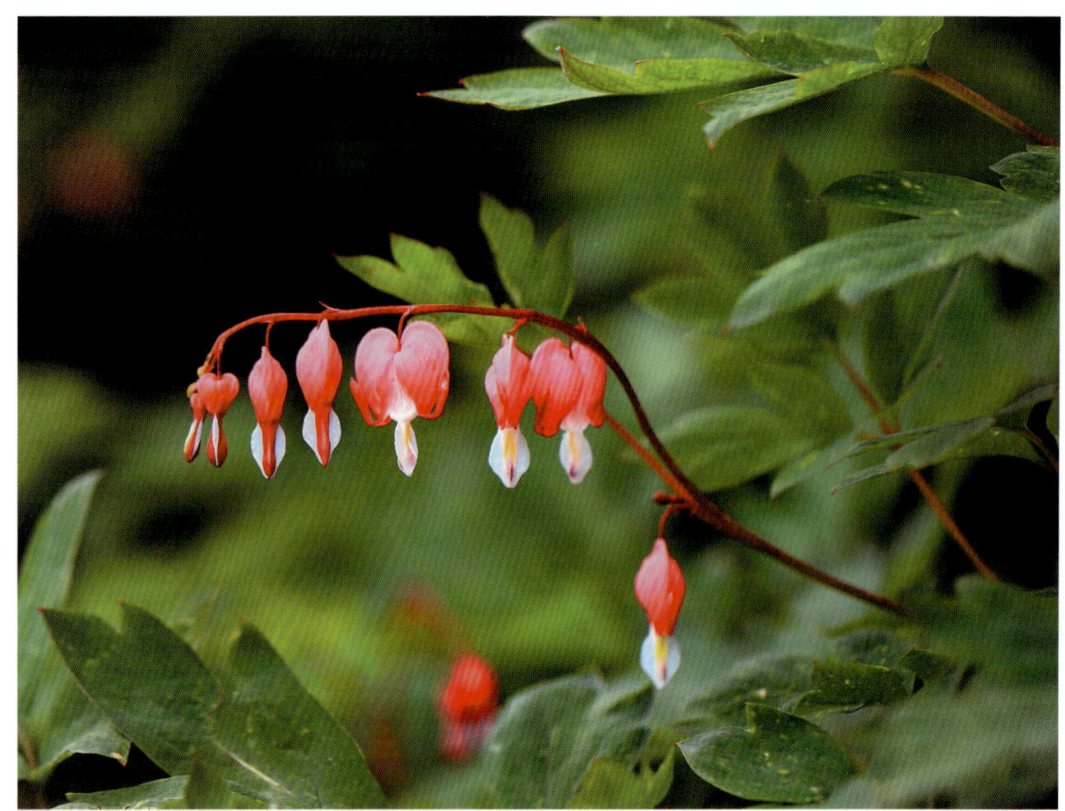

角茴香属 Hypecoum Linn.

103. 细果角茴香

【学　　名】*Hypecoum leptocarpum* Hook. f. et Thoms.

【别　　名】角茴香、咽喉草、麦黄草、黄花草、雪里青、秦根花、巴尔哇打（藏语译音）

【药 材 名】细果角茴香

【用药部位】全草。

【功效主治】清热解毒、凉血。用于感冒发热、头痛、咽喉疼痛、目赤肿痛、关节疼痛、肺炎、肝炎、胆囊炎、痢疾、吐血、衄血、便血。

【植物特征】年生草本，高 10~30cm。根圆锥状，多分枝。茎丛生，常铺散于地上，分枝较多，顶端向上，无毛。基生叶多数，铺散，奇数羽状复叶，叶柄长 2~14cm，基部扩大，扁平，叶片蓝绿色，羽状分裂，小裂片卵形至长卵形，长 3~5mm，宽 1~3mm；茎生叶具短柄，向上渐无柄，小型，花小，排列为二歧聚伞花序；萼片 2，无毛，绿色；花瓣 4，外面微带紫色，内面白色，宽倒卵形，长约 6mm，宽约 4mm，外面二片全缘，顶端带紫色，内面二片顶端三裂。蒴果细，长 1.5~2.5cm，内具横隔。种子扁平，宽卵形。花果期 6~8 月。

【分布区域】产全州各市县。生于海拔 2250~4800m 山地阳坡、阴坡灌丛中、河谷滩地。

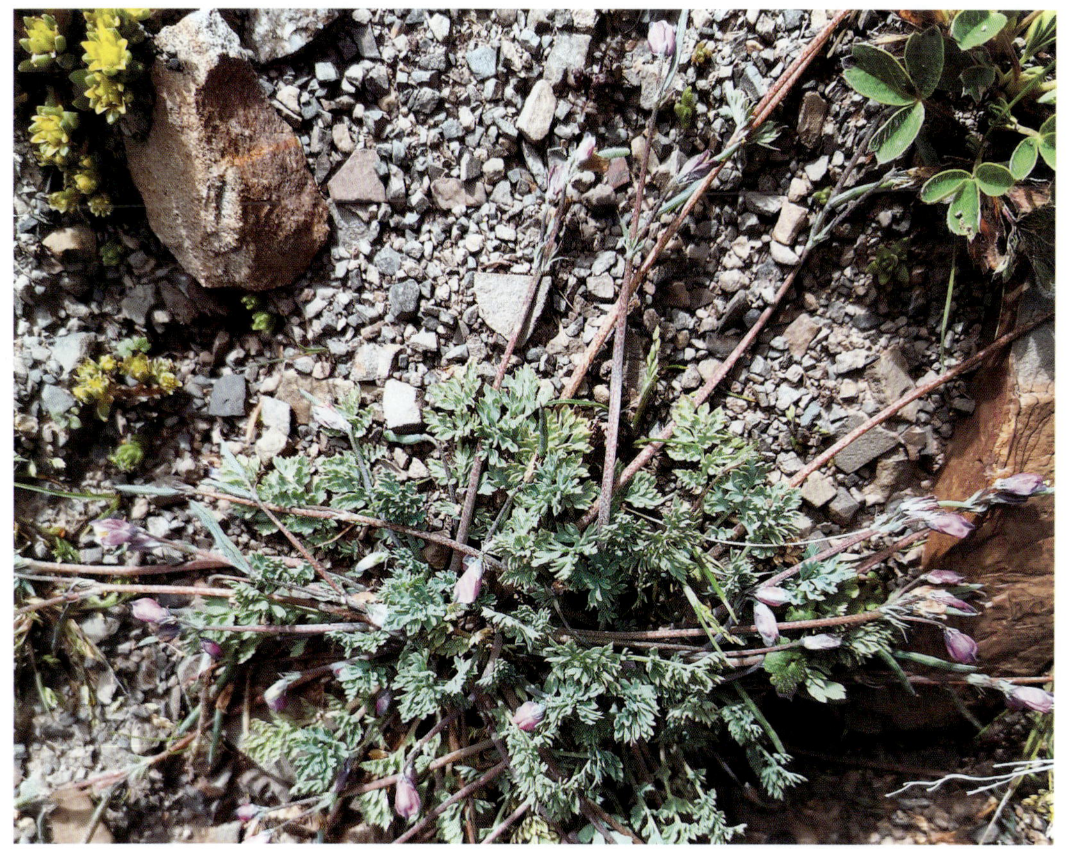

绿绒蒿属 Meconopsis Vig.

104. 多刺绿绒蒿

【学　　名】*Meconopsis horridula* Hook.f.ex Thoms.

【别　　名】乌巴拉色尔布（藏语译音）

【药 材 名】多刺绿绒蒿

【用药部位】花、果实或全草。

【功效主治】活血化瘀、清热止痛。用于跌打损伤、骨折、胸背疼痛、风热头痛、关节肿痛。

【植物特征】多年生草本，高 10~25cm。根圆锥形，灰白色，肉质。基生叶莲座状，具长柄，柄长 3~6cm；叶片椭圆状披针形或倒披针形，长 2~6cm，基部楔形，顶端钝，全缘，两面被淡黄色的毛状刺。花葶数个簇生，均由叶丛中抽出，被淡黄色毛状刺；花单生于花葶顶端，蓝色。花果期 7~9 月。

【分布区域】产同仁市。生于海拔 3700~4800m 高山砾石带、高山倒石堆、山坡、河滩。

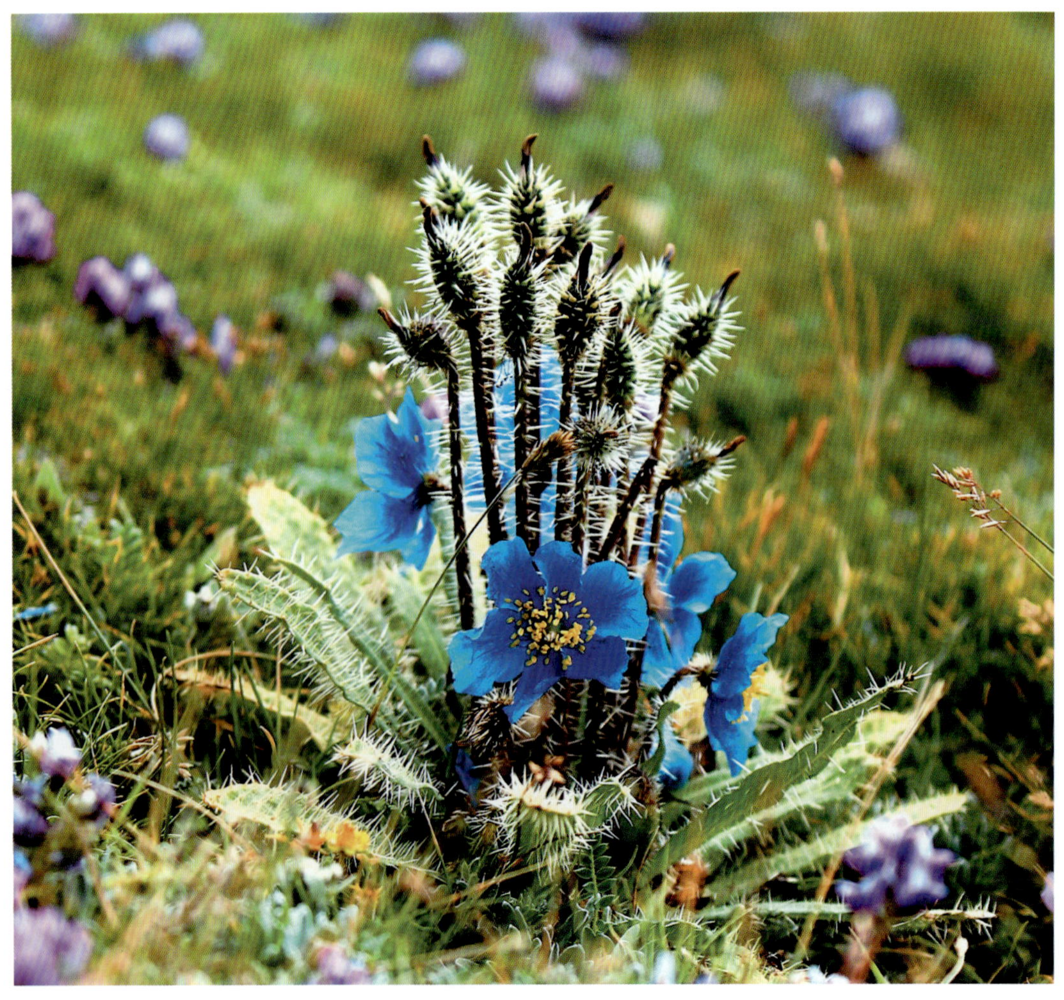

105. 全缘叶绿绒蒿

【学　　名】*Meconopsis integrifolia*（Maxim.）French.

【别　　名】全缘叶绿绒蒿、黄牡丹、毛瓣绿绒蒿、吾白恩布（藏语译音）

【药 材 名】绿绒蒿、吾白恩布、阿拍色鲁

【用药部位】花、果实或全草。

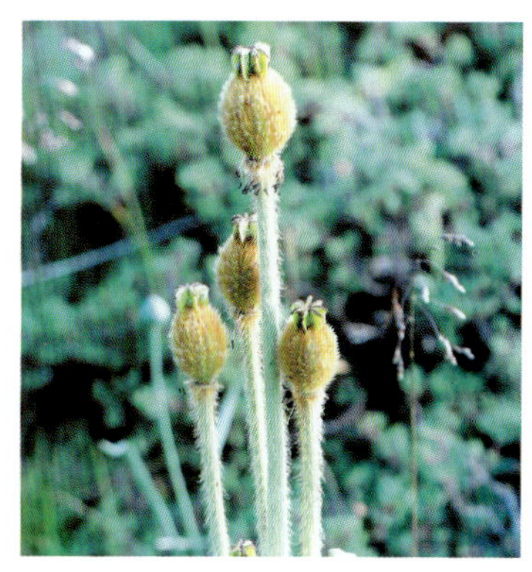

【功效主治】清热利湿、止咳。用于肺热咳嗽、湿热黄疸、水肿、创伤久不愈合。

【植物特征】多年生草本，高 30~60cm，全株被红褐色或金黄色软毛。根圆锥形，肉质。基生叶密丛生或呈莲座状；叶柄长 3~12cm，叶片倒披针形，长 4~10cm，宽 0.5~3cm；上部叶无柄，近轮生，较小。花 2~7 朵，顶生或腋生，花梗长 5~15cm，粗壮；萼片 2，早落，花瓣 6~9，倒卵形或近圆形，鲜黄色或淡黄色；雄蕊多数，花丝窄线形，长 0.5~1.5cm，淡黄色，花药椭圆形，黄色，子房宽椭圆形、椭圆形或卵形，密被金黄色毛，花柱较短，柱头头状。蒴果宽椭圆形或椭圆形。花果期 6~9 月。

【分布区域】产同仁市、泽库县、河南县。生于海拔 3200~4700m 高山草甸、山坡草地、河滩砾地、退化草甸、沟谷河岸、高山岩隙、湖滨草甸、河谷阶地。

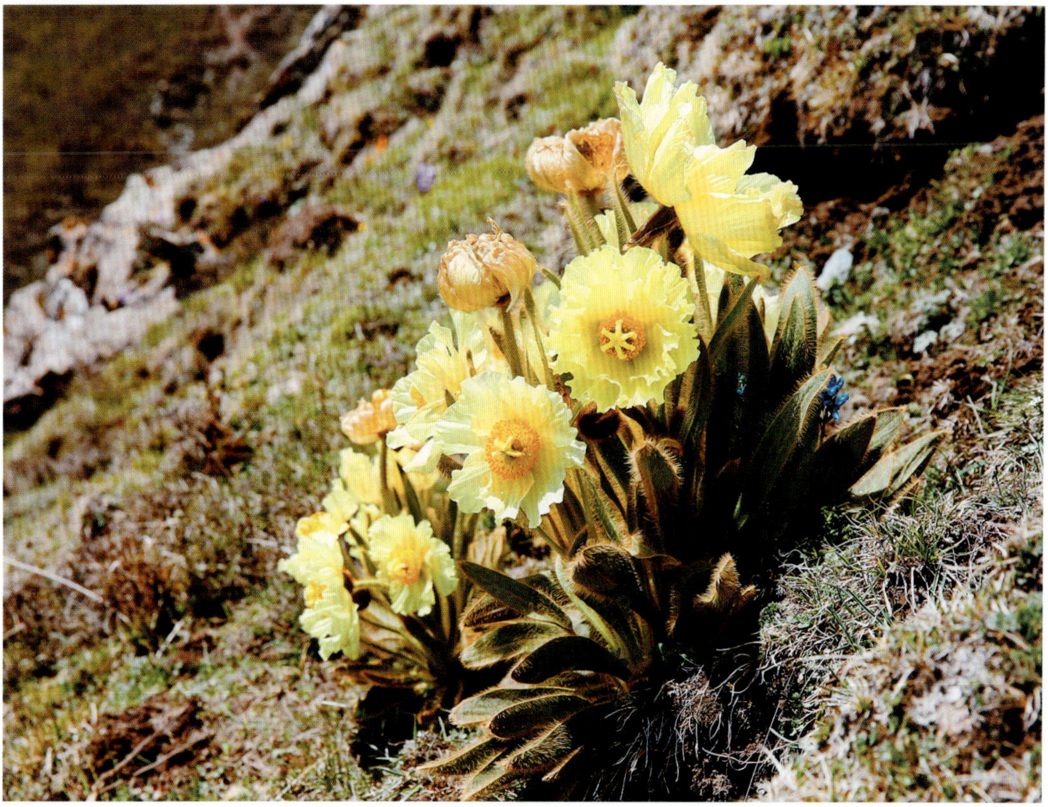

106. 红花绿绒蒿

【学　　名】*Meconopsis punicea* Maxim.

【别　　名】阿柏儿麻鲁、欧贝完保（藏语译音）

【药 材 名】红花绿绒蒿

【用药部位】带花全草。

【功效主治】清热解毒、利湿、止痛。用于高热、肺结核、肺炎、肝炎、痛经、白带、湿热水肿、头痛、高血压。

【植物特征】二年生或多年生草本，高 30~70cm。根须状。叶基生，莲座状，叶片匙形、椭圆形或倒卵形，长 1.5~6cm，宽 1~2cm，顶端尖，全缘，基部楔形，具 3~5 脉，两面被淡黄色羽状毛；叶柄长 2~6cm，密生黄色刺毛。花单一，顶生，下垂；萼片 2，早落；花瓣 4~6，菱形、长圆形或椭圆形，长 8.5~9cm，宽 4~4.4cm，朱红色；雄蕊多数，花丝扁，倒披针形，长 3~10mm，红色，花药长椭圆形，淡黄色；子房密生黄色羽状毛，花柱长 1~1.5mm，柱头 4 裂，裂片矩圆形。花期 6~8 月。

【分布区域】产同仁市、泽库县。生于海拔 2300~4600m 山坡草地和高山灌丛草甸。

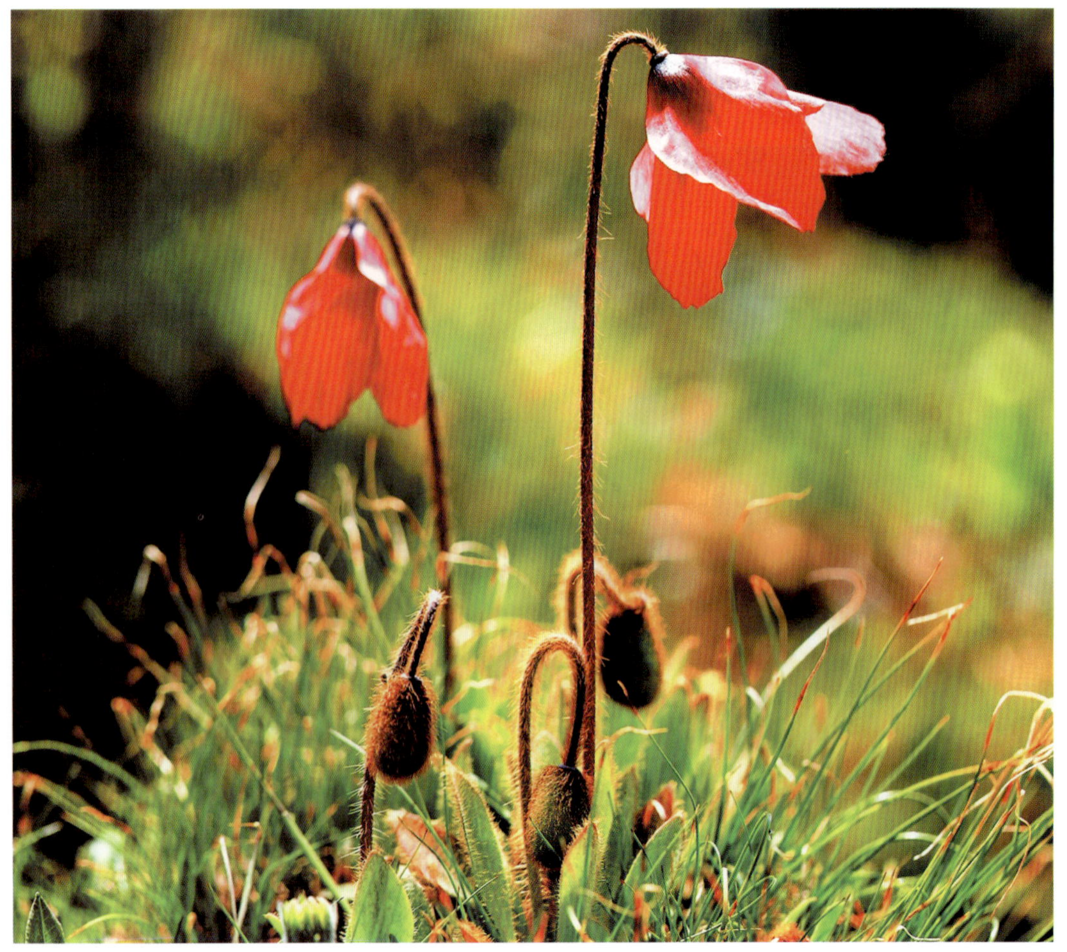

107. 五脉绿绒蒿

【学　　名】*Meconopsis quintuplinervia* Regel.

【别　　名】野毛金莲、毛叶兔耳风、欧贝完保（藏语译音）

【药 材 名】五脉绿绒蒿、五脉绿绒蒿花

【用药部位】花、全草。

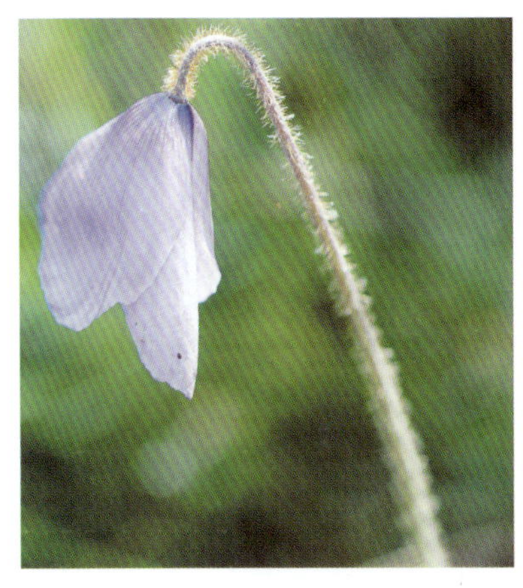

【功效主治】清热利湿、止咳定喘、止痛。用于湿热黄疸、水肿、肺热咳喘、咽喉热痛、胃痛、小儿惊风。

【植物特征】多年生草本，高 20~50cm。根须状，密集。叶基生，莲座状，基部密集枯萎叶柄；时柄长 3~9cm，密生黄褐色毛状刺，叶片匙形、长椭圆形或倒卵形，长 2~8cm，宽 2.5cm，基部楔形，顶端急尖，全缘，具三脉，两面密生淡黄色羽状硬毛。花葶单生，密生羽状硬毛，花单一，顶生，通常下垂，萼片 2，早落；花瓣 4，倒卵形至近圆形，长 3~4cm，浅蓝色或淡紫色，雄蕊多数，花丝扁线形，长约为花瓣的 1/3，花药黄色，子房密生淡黄色羽状硬毛，花柱硬，柱头头状，具 3~6 圆裂片。蒴果椭圆形或矩圆形，3~6 瓣裂。花期 6~8 月，果期 8~9 月。

【分布区域】产全州各市县。生于海拔 2400~4000m 高山草甸、灌丛草甸。

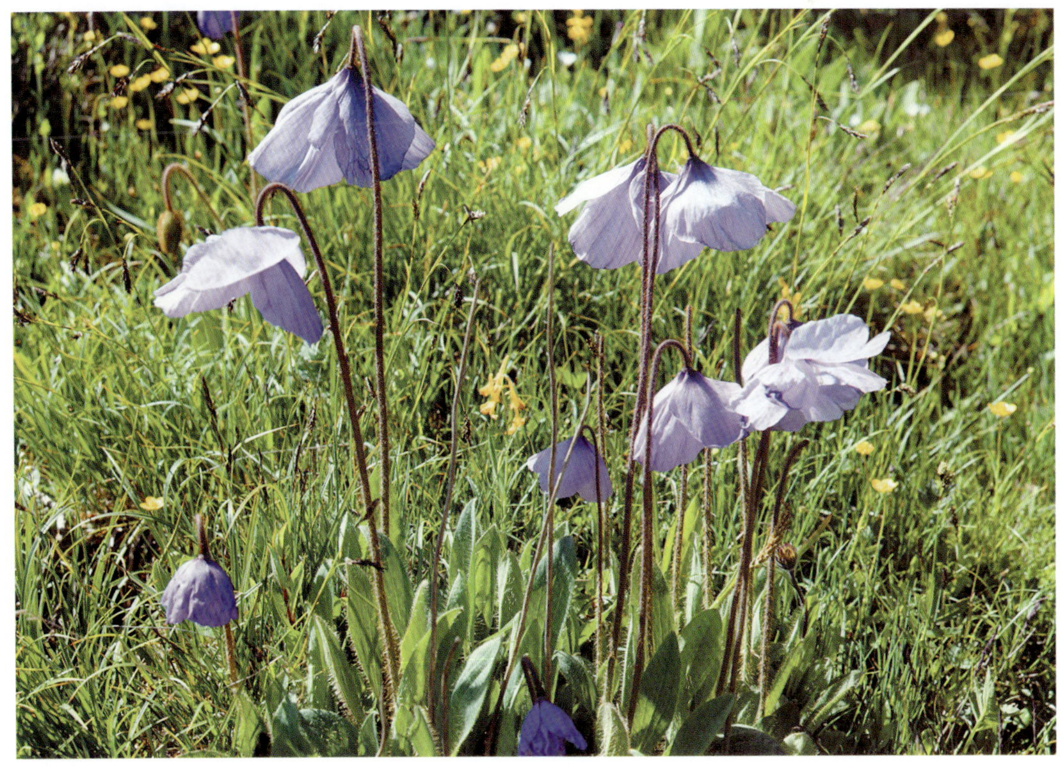

108. 总状绿绒蒿

【学　　名】*Meconopsis racemosa* Maxim.

【别　　名】红毛洋参、雪参、刺参、茶参、才完（藏语译音）

【药 材 名】总状绿绒蒿、雪参

【用药部位】全草、根。

【功效主治】全草:清热解毒、止痛;用于肺炎、传染性肝炎、风热头痛、跌打损伤、骨折、关节止痛。根：补气、益肾；用于久泻、脱肛、食欲不振、便血、久咳、哮喘、夜盲症。

【植物特征】一年生草本高约 40m，全体被黄褐色或淡黄色坚硬而平展的刺毛。主根圆锥状，肉质，长达 20cm。茎粗壮不分枝。基生叶莲座状，基生叶和下部茎生叶披针形至条形，长 5~20cm，宽 0.7~4.2cm，全缘或波状，稀具不规则的粗齿；上部茎生叶较小，具短柄；花葶基部带褐色，生于茎上部 1/3 的叶腋内;苞叶披针形长 2~5cm，基部楔形，具短柄，先端尖，全缘;花萼 2，绿色，早落;花瓣 5~8，天蓝色或蓝紫色，倒卵状长圆形，长 2~3cm;雄蕊多数，花丝丝状，长约 1cm，青蓝色，花药黄色；子房卵形，蒴果卵形，长 0.5~2cm。花期 6~8 月。

【分布区域】产全州各市县。生于海拔 3200~5000m 阴坡灌丛、沟谷林下、林缘草地、高山草甸裸地、河谷砾地、山麓石隙、高山倒石堆、山坡草甸、宽谷湖盆砂砾地。

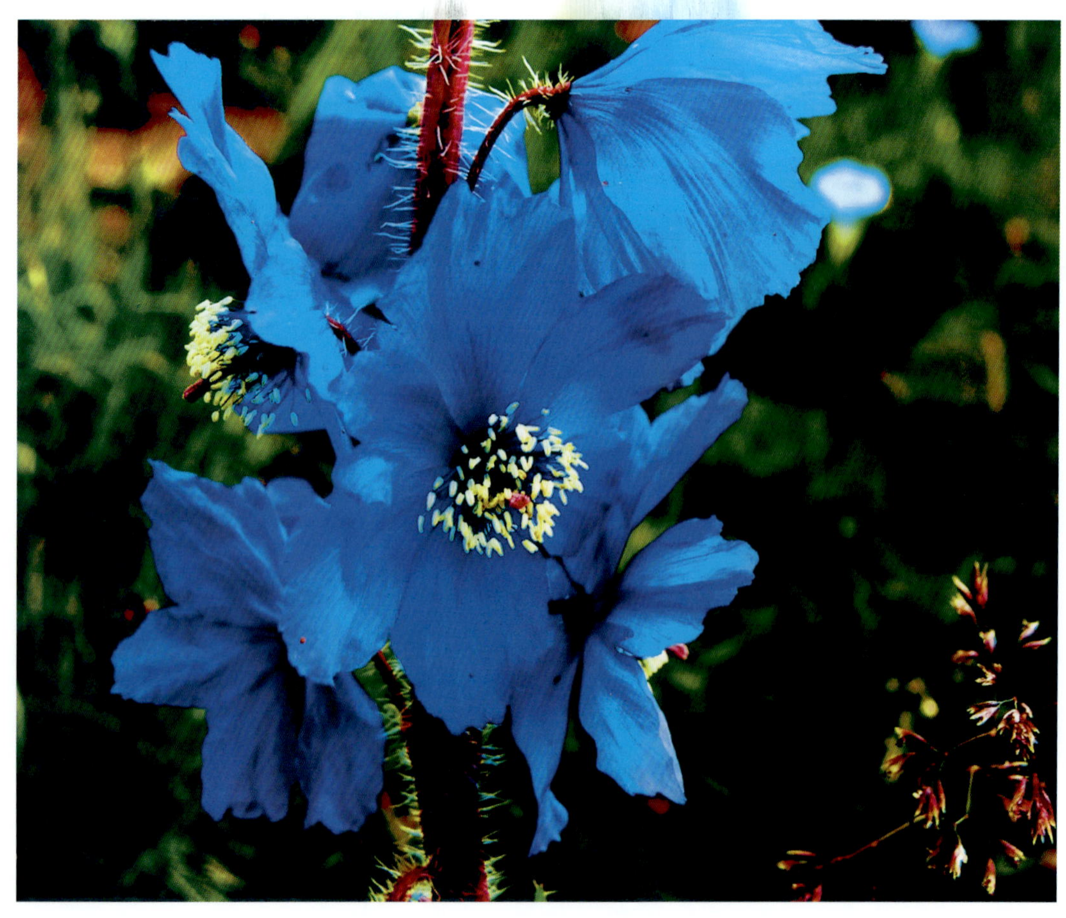

罂粟属 Papaver Linn.

109. 山罂粟

【学　　名】*Papaver nudicaule* Linn.

【别　　名】山大烟、野罂粟、毛罂粟、山米壳、丽春花

【药 材 名】野罂粟

【用药部位】果实、果壳或带花全草。

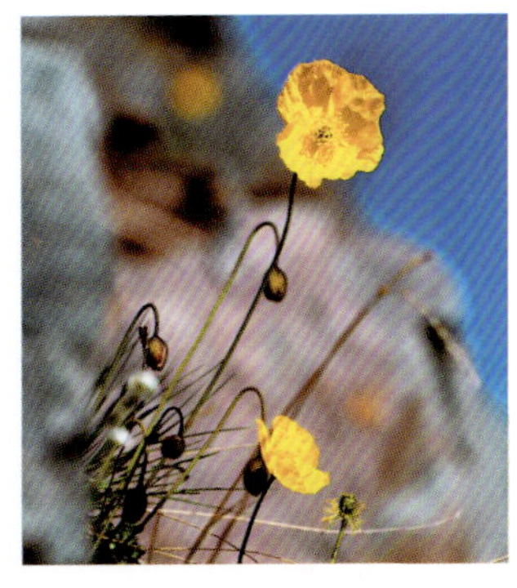

【功效主治】敛肺、固涩、镇痛。用于慢性肠炎、慢性痢疾、久咳喘息、胃痛、神经性头痛、偏头痛、痛经、白带、遗精、脱肛。

【植物特征】多年生草本，高 30~50cm。全株具白色乳汁，多疏被白色柔毛。叶基生，具长柄，柄长 3~5cm；叶片羽状全裂，小裂片卵形或倒卵形，长 2~5mm，顶端钝或锐尖。花葶数个，具细棱；花橘黄色，单生花葶顶端，有时稍下垂，萼片 2，绿色，被黄色柔毛，早落；花瓣 4，倒卵形，长 1.5~2.5cm；雄蕊多数，花药橘黄色；子房倒卵形，疏被黄色硬毛，柱头辐射状。蒴果倒卵形，长 1~1.5cm，孔裂。花果期 7~9 月。

【分布区域】产同仁市、泽库县。生于海拔 2800~3000m 山坡及庭院栽培。

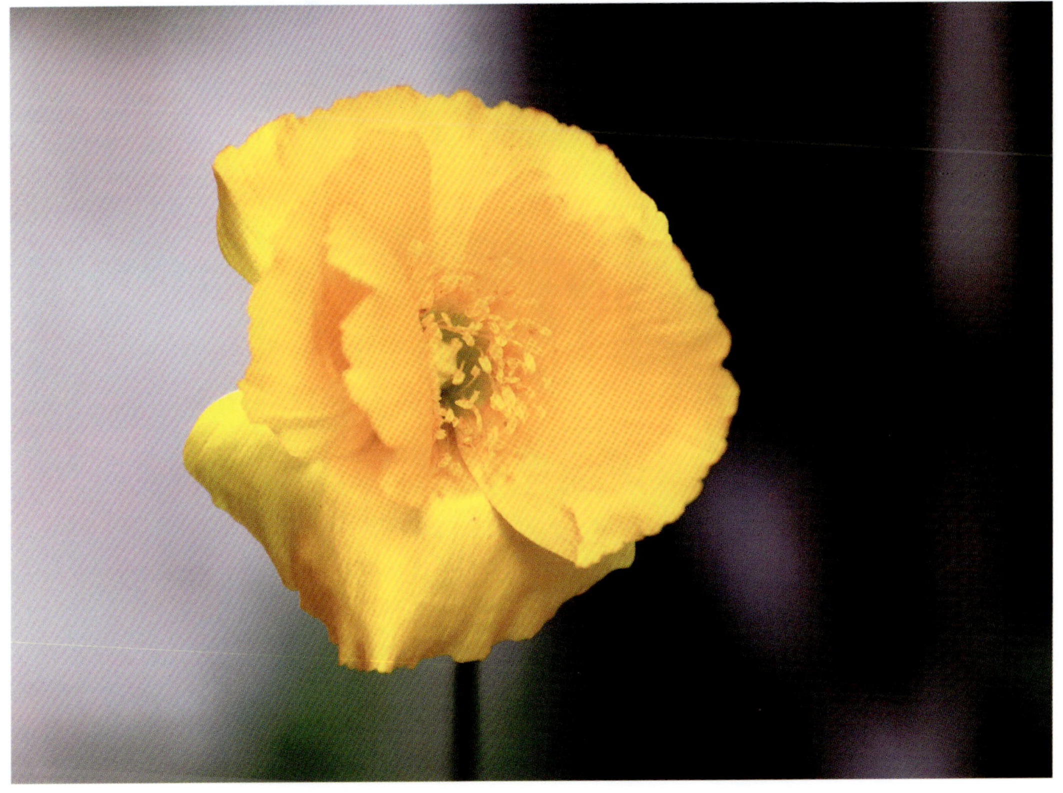

110. 罂粟

【学　　名】*Papaver somniferum* Linn.

【别　　名】罂子粟、罂粟米、象谷囊、卸米、囊子、卸米子、粟米

【药 材 名】罂粟

【用药部位】种子。

【功效主治】健脾开胃、清热利水。用于泄泻、痢疾、反胃。

【植物特征】一年生草本，高 60~150cm，有乳状液汁。根圆锥形，外皮乳白色。茎粗壮，无毛，稀微有毛，有白霜。下部的叶具柄，上部的叶无柄抱茎；叶心形、长圆状亚心形，长 4~23cm，宽 2.5~15cm，顶端尖，边缘具不规则粗齿，两面无毛，被白粉。萼片 2，宽卵形，长 2~2.5cm，宽 1~1.5cm，无毛，被白粉，具窄的白色膜质边缘，早落；花瓣圆形，长 5~10cm，红色、粉红色或白色；雄蕊多数，花丝丝状，花药椭圆状矩圆形，黄色；子房球形，外面被白霜，柱头盘状，具多数胚珠。花期 7~8 月。

【分布区域】产同仁市。庭院内偶见零散栽培。

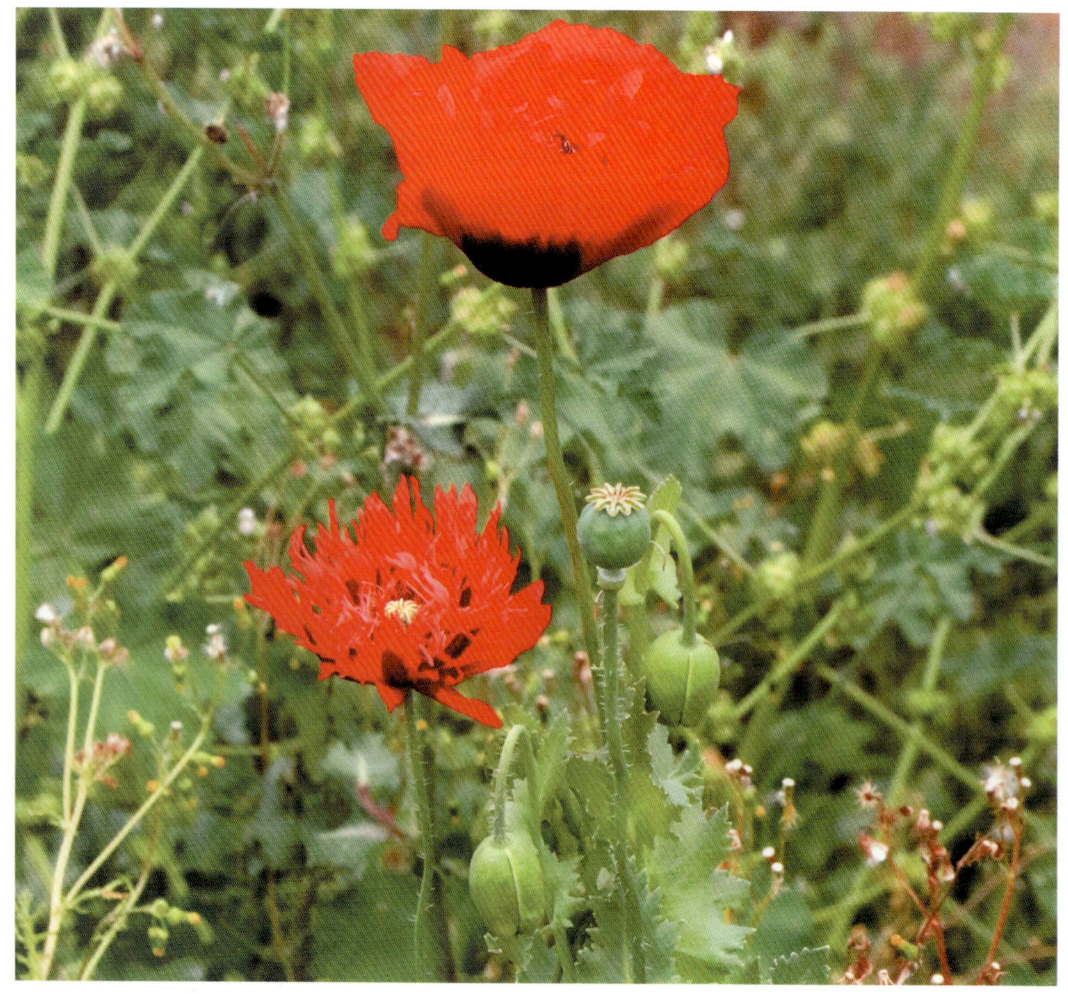

二十五、十字花科 Cruciferae

荠属 Capsella Medic.

111. 荠

【学　　名】*Capsella bursa-pastoris*（Linn.）Medic.

【别　　名】靡草、护生草、鸡心草

【药 材 名】荠菜

【用药部位】全草。

【功效主治】凉肝止血、平肝明目、清热利湿。用于吐血、咯血、尿血、崩漏、口赤疼痛、高血压、赤白痢疾、肾炎水肿、乳糜尿。

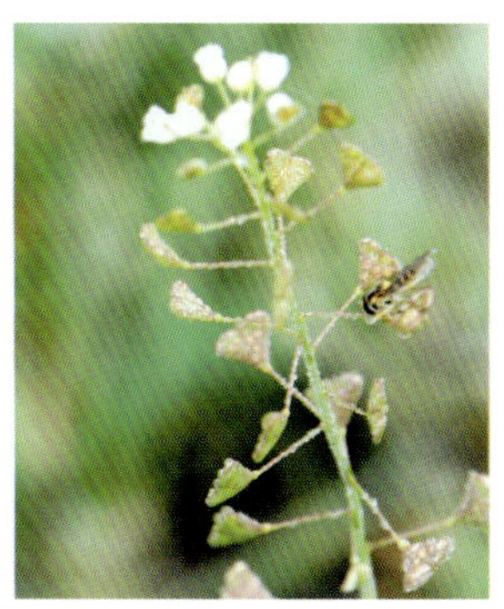

【植物特征】一年生草本。茎高 10~40cm，常以基部或下部分枝，被单毛或叉状毛。基部叶莲座状丛生，椭圆形或长圆状倒披针形，长达 10cm，大头羽裂或不整齐羽状分裂至边缘为浅波状尖齿；茎生叶披针形，长 1~7cm，宽 0.5~2cm，顶钝，基部箭形。总状花序幼时密集，果期显著伸长；花小，白色；萼片长卵形，长 1~2mm；花瓣卵形，长 2~3mm，具短爪。短角果倒三角状心形或倒三角形，长 4~6mm，宽 4~7mm，扁平，顶部宽，中央微凹；种子 2 行，长椭圆形，褐色，长约 1mm。花果期 5~8 月。

【分布区域】产全州各市县。生于 1700~4000m 山坡、荒地、田边、宅旁或路旁。

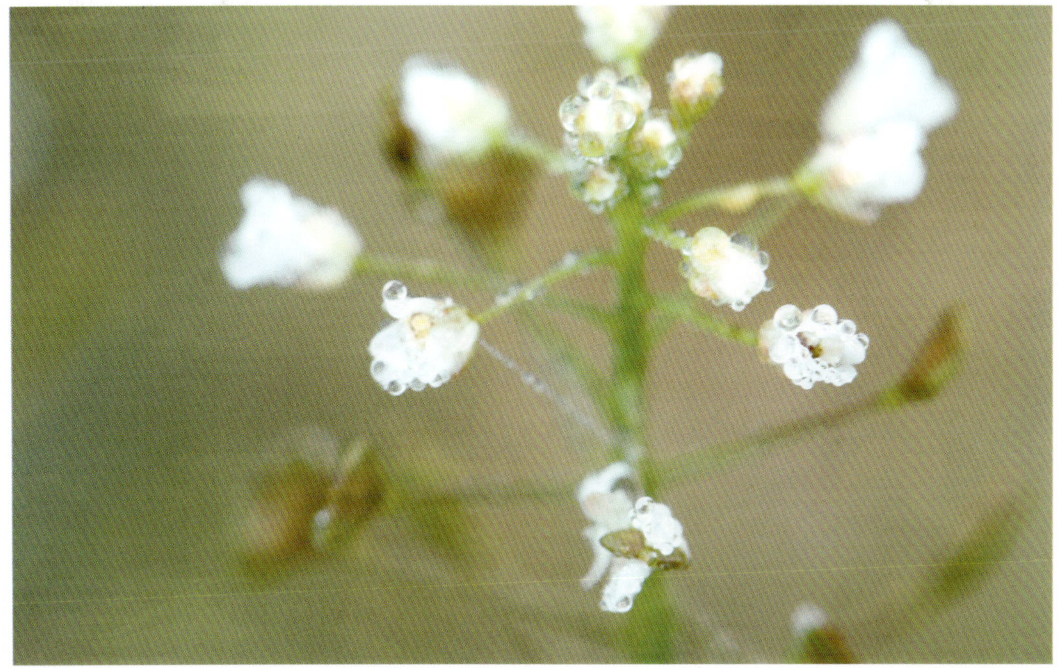

碎米荠属 Cardamine Linn.

112. 紫花碎米荠

【学　　名】*Cardamine tangutorum* O. E. Schulz

【别　　名】石芥菜

【药 材 名】龙骨七、石格菜

【用药部位】全草。

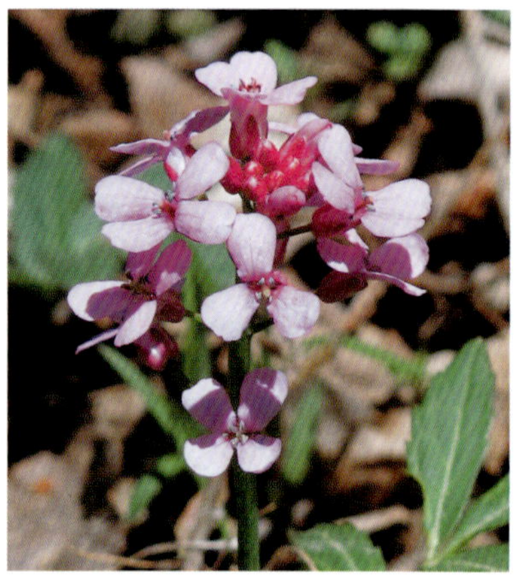

【功效主治】散瘀通络、祛湿、止血。用于跌打损伤、风湿痹痛、黄水疮、外伤出血。

【植物特征】多年生草本，高 10~40cm。地下具鞭状、短节、匍匐根状茎。茎单一、不分枝。基生叶有长柄小叶 3~5 对，长椭圆形，长 1.5~5cm，宽 5~20mm，边缘具钝锯齿，无柄；茎生叶通常 3 枚，着生于茎中上部，叶柄长 1~4cm，小叶 3~5 对，与基叶相似。总状花序顶生，伞房状，花后延伸，花梗长 5~20mm；外轮萼片长圆形，内轮萼片长椭圆形，长 5~7mm，边缘白色膜质，中央带紫红色，被柔毛；花瓣紫红色或淡紫红色，倒卵状楔形或匙形，长 8~16mm，顶端钝或近截平，基部渐窄成爪；花丝扁宽，雌蕊柱状。长角果线形，长 30~35mm，宽 2mm。种子长椭圆形，褐色。花果期 6~9 月。

【分布区域】产全州各市县。生于海拔 2400~4600m 河滩、山坡、林缘、林下、灌丛。

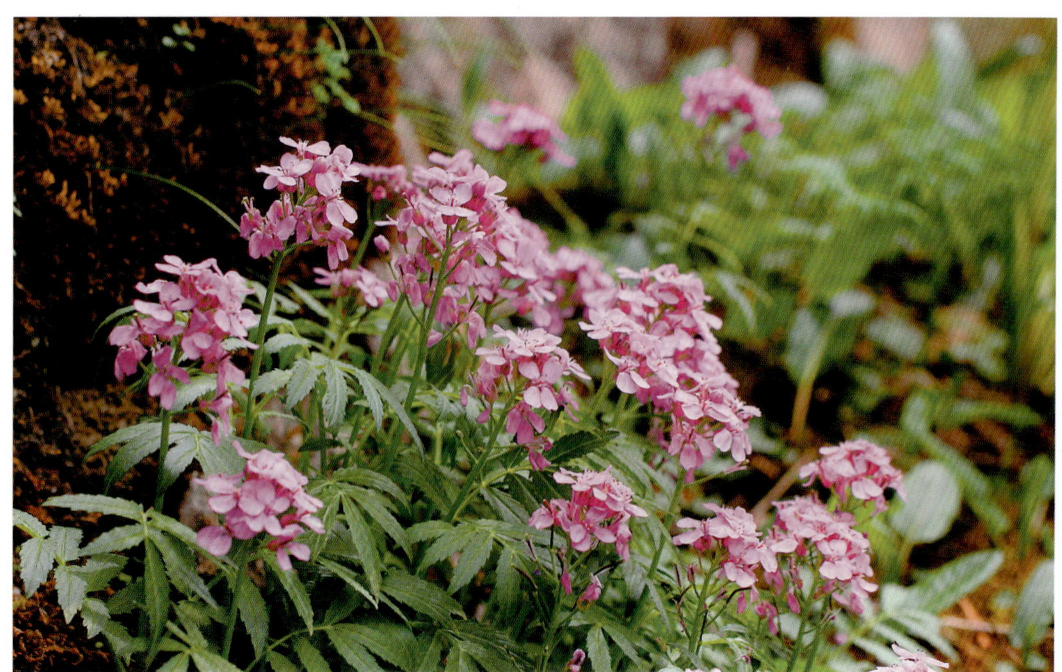

桂竹香属 Cherianthus Linn.

113. 红紫桂竹香

【学　　名】*Cheiranthus roseus* Maxim.

【别　　名】紫桂竹香

【药 材 名】红紫桂竹香

【用药部位】全草。

【功效主治】清热解毒、利尿通淋。用于外感热证、咽喉肿疼、口舌生疮、湿热淋证。

【植物特征】多年生草本，高 2~20cm，全体被贴生二叉丁字毛。茎直立、单 1 或有时从基部分枝，基部具残存叶柄。基生叶倒披针形至线形，长 1.5~7cm，宽 1.5~5.5mm，顶端急尖或钝尖，基部渐狭，全缘或疏生细齿；叶柄长 0.8~4cm，基部扩展；茎生叶较小，具短柄，上部叶无柄。总状花序伞房状或短总状；花粉红色或紫红色，直径 0.8~2cm；花梗长 3~10mm，开展；萼片直立，披针形、长圆形或卵状长圆形，长 4~8mm，具贴伏丁字毛；花瓣倒披针形或匙形，长 6~15mm，有深紫色脉纹，具长爪。长角果线形或线状披针形，背腹压扁，有四棱，长 1.5~3.5cm，宽 1.5~3.5mm，直或稍弯曲；宿存花柱长约 1mm，果柄增粗，长 4~5mm。种子褐色，卵形，长 1.5~2mm。花期 6~7 月，果期 8~9 月。

【分布区域】产泽库县。生于海拔 2800~5200m 高山草甸、阴坡灌丛、高山岩屑碎石坡、湖滨砾地、河滩湿润砂砾地、山前冲积扇、高山稀疏植被、冰缘湿地、山坡石隙。

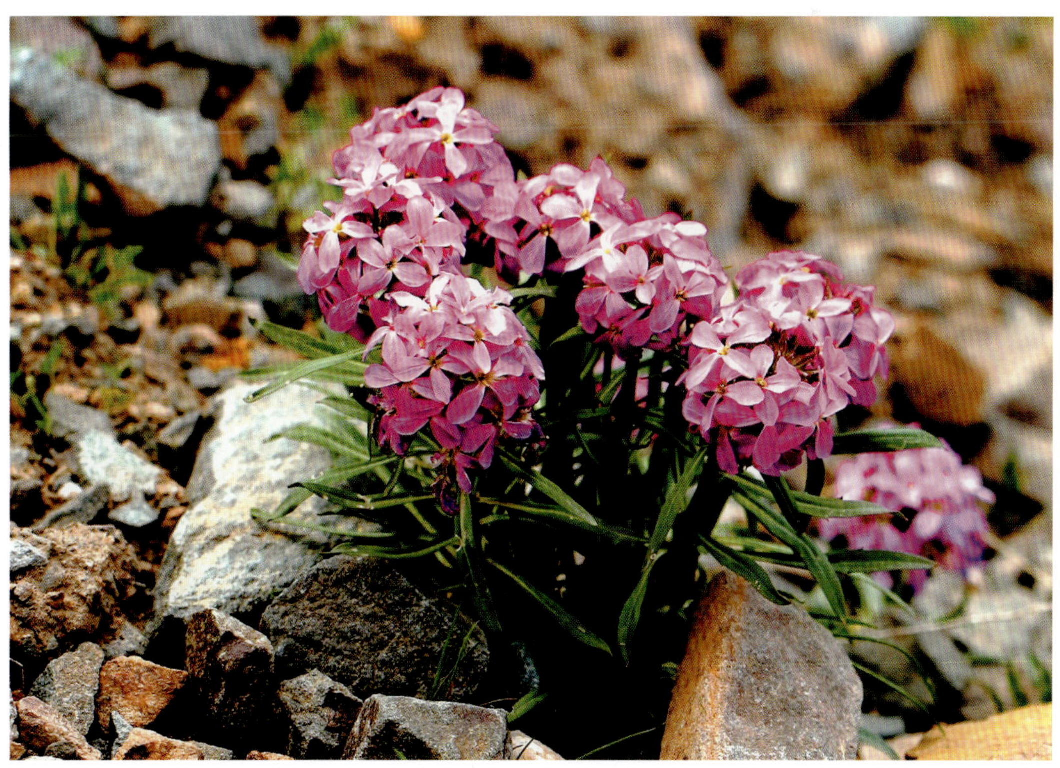

播娘蒿属 Descurainia Webb et Benth.

114. 播娘蒿

【学　　名】*Descurainia sophia*（Linn.）Webb ex Prantl

【别　　名】大适、大室、丁历相采（藏语译音）

【药 材 名】葶苈子

【用药部位】种子。

【功效主治】泻肺降气、祛痰平喘、利水消肿、泄热逐邪。用于痰涎壅肺之喘咳痰多、肺痈、水肿、胸腹积水、小便不利、慢性肺源性心脏病。

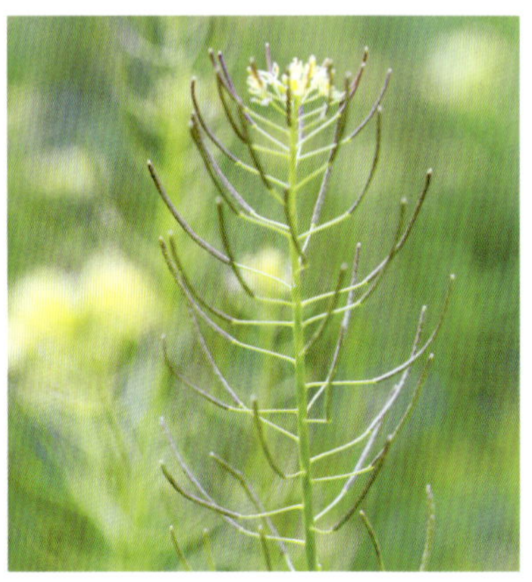

【植物特征】一年生草本，全株被叉状星状毛，下部茎生叶毛较多。茎直立，高 30~100cm，上部多分枝。叶窄卵形，二至三回羽状全裂，长 3~10cm，裂片线形或长圆形，长 3~5mm，宽 0.8~1.5mm。总状花序伞房状，生茎顶和枝端，组成大型圆锥状复花序；花小，多数，初期密集，后疏离；萼片直立、长圆形，长约 2.5mm，早落；花瓣黄色，长圆状倒卵形，与萼片近等长，基部具爪；雄蕊 6，稍长于花瓣。长角果线形，长 2~3cm，宽约 1mm。种子细小，直径约 1mm，稍扁，淡褐色。花果期 6~9 月。

【分布区域】产全州各市县。生于海拔 2100~4600m 田边、路旁、河边及山坡草地。

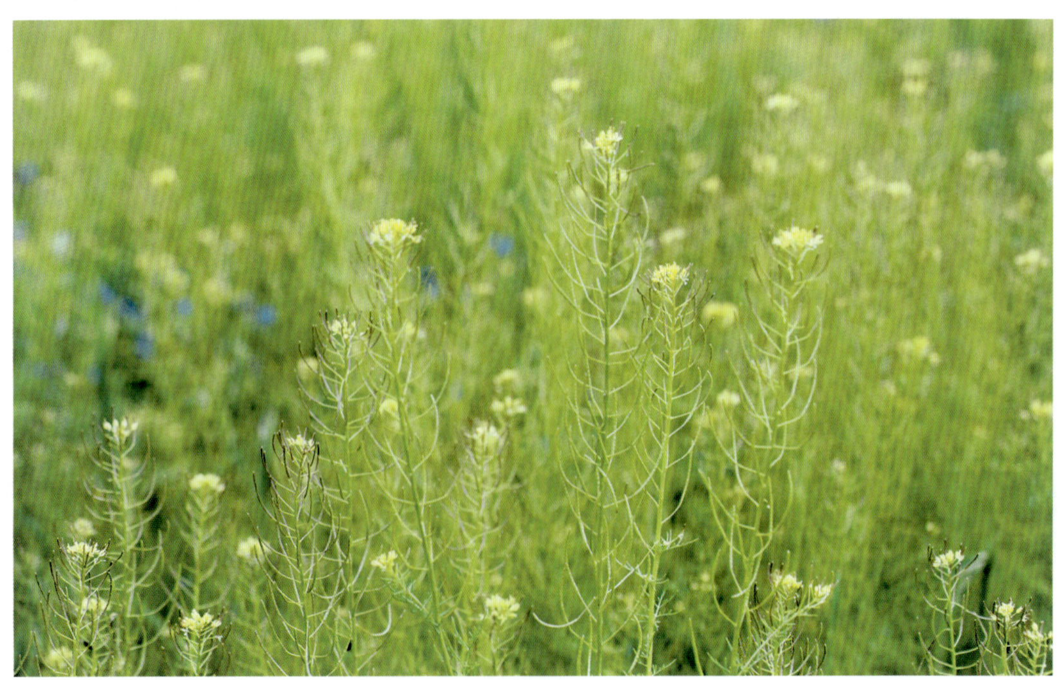

葶苈属 Draba Linn.

115. 喜山葶苈

【学　　名】*Draba oreades* Schrenk

【别　　名】沼泽葶苈、石菠菜、毛萼葶苈、希吾拉普（藏语译音）

【药 材 名】喜山葶苈

【用药部位】全草。

【功效主治】行气除满、消积导滞。用于积食。

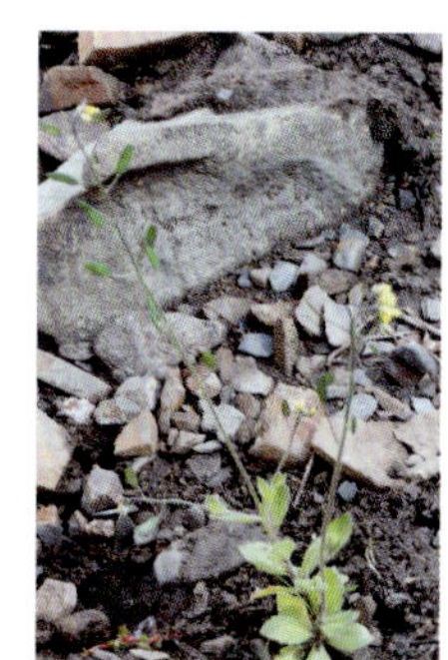

【植物特征】多年生草本，高 2~10cm。根茎分枝多，下部留有鳞片状枯叶，上部叶丛生成莲座状，叶片长圆形至倒披针形，长 6~25mm，宽 2~4mm，顶端渐钝，基部楔形，全缘，下面和叶缘有单毛、叉状毛或少量不规则分枝毛，上面有时近于无毛。花茎高 5~8cm，无叶或偶有 1 叶，密生长单毛、叉状毛。总状花序密集成近于头状，结实时疏松，但不伸长；小花梗长 1~2mm；萼片长卵形，背面有单毛；花瓣黄色，倒卵形，长 3~5mm。短角果短宽卵形，长 4~6mm，宽 3~4mm。种子卵圆形，褐色。花期 6~8 月。

【分布区域】产全州各市县。生于海拔 2000~4000m 荒地、草坡及流石滩。

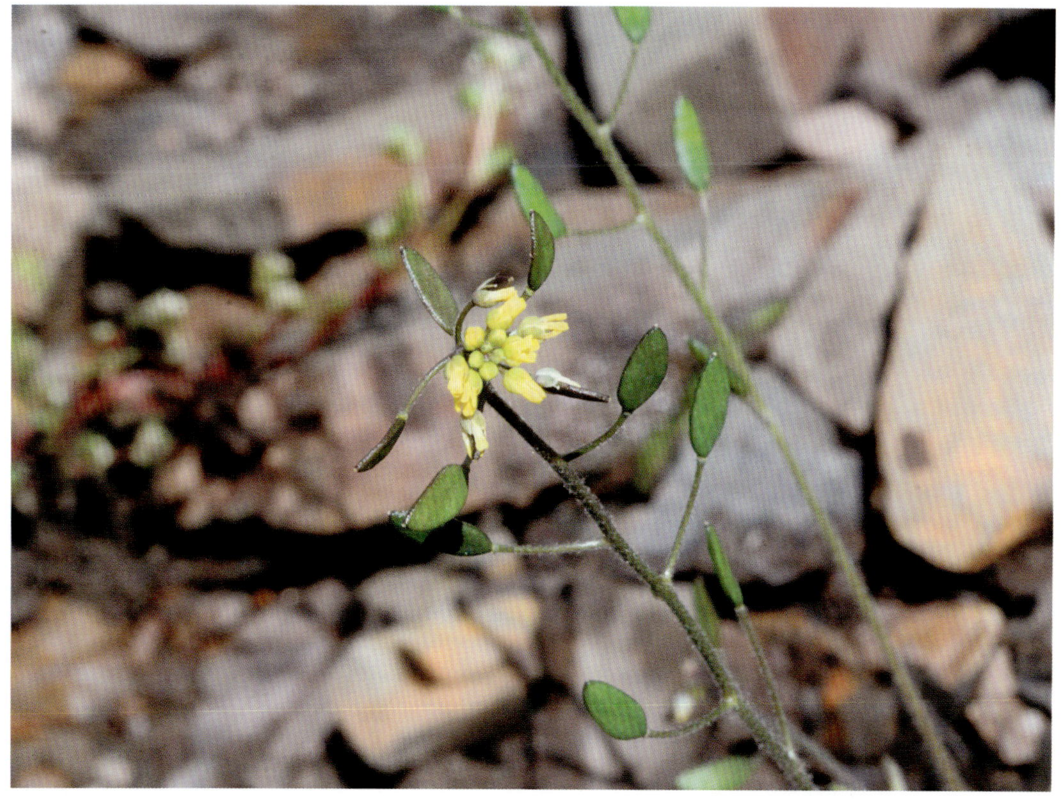

独行菜属 Lepidium Linn.

116. 独行菜

【学　　名】*Lepidium apetalum* Willd.

【别　　名】毛萼独行菜、辣辣、尿溜溜、察浊（藏语译音）

【药 材 名】葶苈子

【用药部位】种子。

【功效主治】泻肺降气、祛痰平喘、利水消肿。用于喘咳痰多、肺痈、水肿、小便不利、慢性肺源性心脏病、心力衰竭之喘肿。

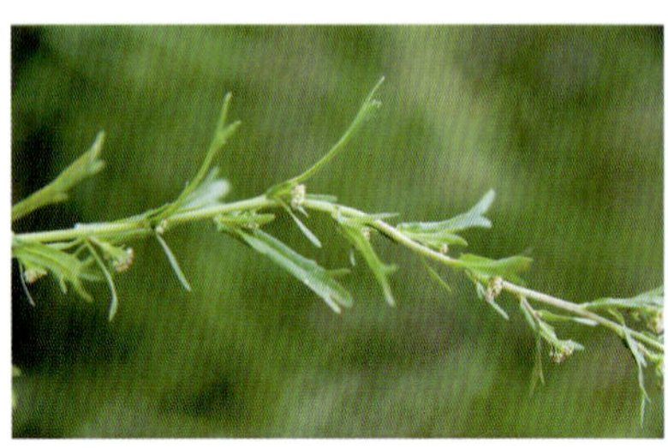

【植物特征】一年生或二年生草本，多分枝，直立、斜展或平卧，茎或分枝长 5~30cm，多少有乳头状毛。基生叶窄匙形，一回羽状浅裂或深裂，长 3~5cm，宽 8~15mm，具柄；茎生叶长圆形或线形，羽状浅裂或有疏齿至全缘。总状花序果期长达 5cm；萼片早落，卵形，长约 0.8mm，外面有柔毛；花瓣无或呈丝状，短于萼片；雄蕊 2~4。短角果宽椭圆形或近圆形，长 2~3mm，宽约 2mm，顶端缺凹，具短翅，隔膜宽不到 1mm；果梗弧形，长 3~4mm。种子椭圆形，长约 1mm，褐色或棕红色。花果期 5~8 月。

【分布区域】产全州各市县。生于海拔 1700~5000m 农田边、林边荒地及路边。

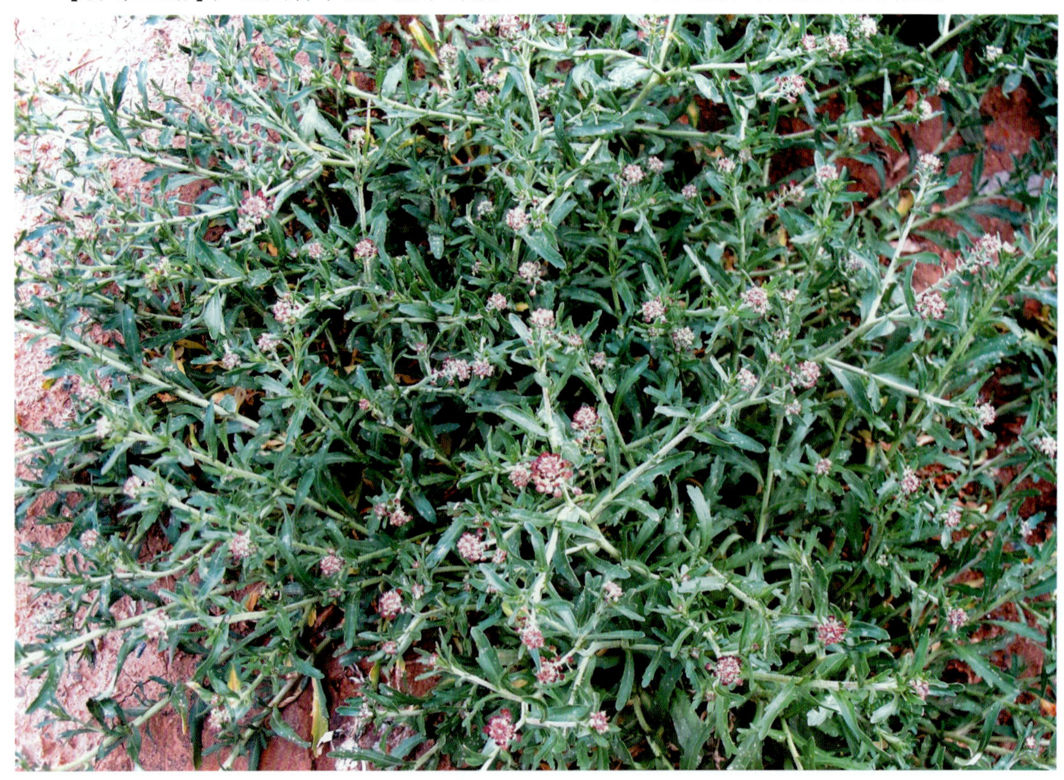

涩荠属 Malcolmia R. Br.

117. 涩荠

【学　　名】*Malcolmia africana*（Linn.）R. Br.

【别　　名】马康草、离蕊芥、千果草、蒺兀萝卜（藏语译音）

【药 材 名】紫花芥子

【用药部位】种子。

【功效主治】祛痰定喘、泻肺行水。用于咳逆痰多、胸腹积水、胸胁胀满、肺痈。

【植物特征】一年生草本，高 10~40cm，全株密被分叉毛或单毛。茎直立，多分枝或由茎部分枝，有纵棱。叶长圆形、椭圆形或倒披针形，长 2~10cm，宽 5~20mm，顶端钝或微尖，边缘有牙齿，波状齿或近全缘；叶柄长 5~10mm。总状花序多花，疏松排列，果期延长；萼片长圆形，长 4~5mm；花瓣狭卵状倒披针形，长 8~10mm。长角果线状圆柱形，长 3~7cm，稍有 4 棱，直径 1~2mm，斜升或近平展，幼时稍弯曲；柱头圆锥状。果梗加粗，长 1~2mm。种子长圆形，褐色，长 1~1.5mm。花果期 5~8 月。

【分布区域】产同仁市、尖扎县、泽库县。生于海拔 2100~3700m 田边、沟边、山坡及河滩。

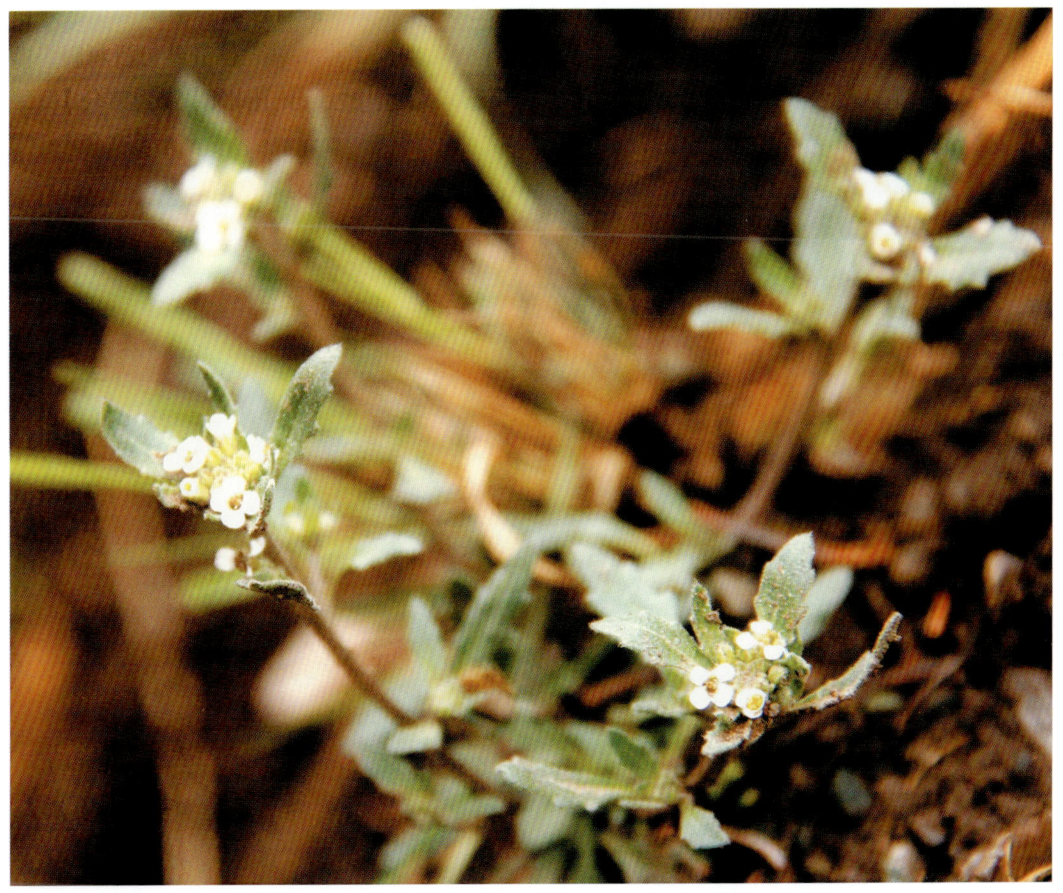

遏兰菜属 Thlaspi Linn.

118. 菥蓂

【学　　名】*Thlaspi arvense* Linn.

【别　　名】大芹、荣目、马驹、遏蓝菜、花叶荠、水荠、苏败酱、瓜子草

【药 材 名】菥蓂

【用药部位】全草。

【功效主治】清热解毒、利水消肿。用于目赤肿痛、肺痈、肠痈、泄泻、痢疾、白带、产后瘀血腹痛、消化不良等。

【植物特征】一年生草本，高 5~60cm，茎直立，不分枝或分枝，具棱。基生叶倒卵状长圆形，长 1~9cm，宽 3~20mm，顶端钝或急尖，边缘有疏锯齿，基部箭形，抱茎;茎生叶椭圆形，向上渐小。总状花序顶生和腋生，花小，白色，直径约 2mm；萼片直立，长圆状倒卵形或长圆状卵形，长 2~2.5mm，宽约 1mm，淡黄绿色；花瓣长圆状倒卵形，长 3~4mm，顶钝或截形；雄蕊 6，子房椭圆形，花柱短，柱头扁头状。短角果倒卵形或近圆形，长 5~20mm，宽 4~18mm，边缘具 1~3mm 宽的翅，扁平，顶端凹陷，宿存花柱陷入凹缺翅内。种子每室 2~8 个，倒卵形，黄褐色，扁平，长约 1.5mm，有同心环纹。花果期 5~8 月。

【分布区域】产全州各市县。生于海拔 2000~4200m 田边路边、宅旁、沟边以及山坡荒地。

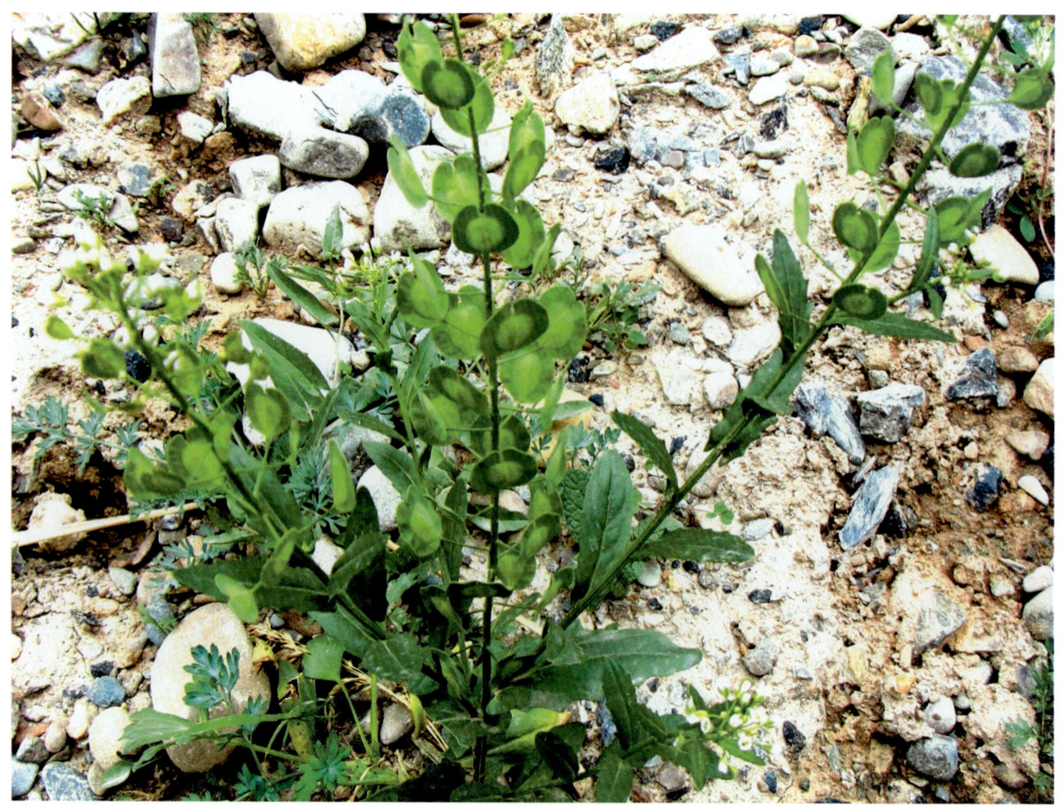

念珠芥属 Neotorularia Hedge et J. Leonard

119. 蚓果芥

【学　　名】*Neotorulayia humilis* (C.A.Mey.) *Hedge et J. Leonard*

【别　　名】席察拉普（藏语译音）

【药 材 名】蚓果芥

【用药部位】全草。

【功效主治】消食、解肉食中毒。用于不消化症。

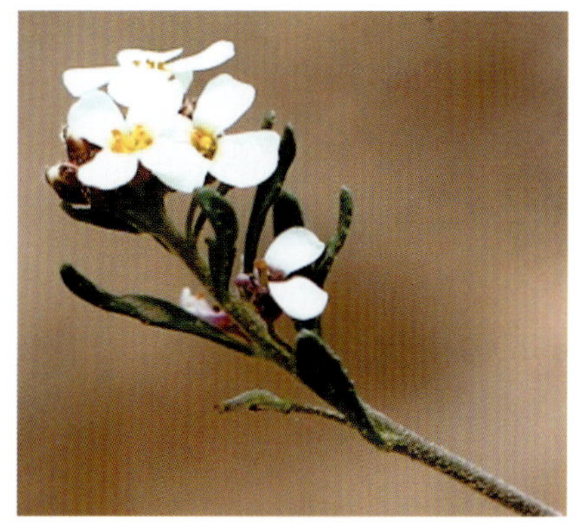

【植物特征】多年生草本，高 5~30cm，被二至三叉毛，毛密或稀疏。茎自基部分枝，直立或斜升。基生叶在下部变化较多，匙形至倒披针形或长圆形，长 5~30mm，宽 1.5~6mm，顶端圆钝，基部渐窄成短柄，近全缘或具 2~3 对不明显至明显钝齿；中上部叶狭长圆形、线状倒披针形或线形，全缘或有疏齿。总状花序密集呈伞房状；萼片长圆形，长 1.5~2.5mm，宽约 1mm，有膜质边缘；花瓣倒卵形或宽楔形，白色、粉红色或紫色，长 2~3mm，顶端截形或微凹，基部渐窄成爪。长角果线状圆柱形，长 1~3cm，宽约 1mm。种子小，长圆形，长约 1mm。花果期 6~8 月。

【分布区域】产全州各市县。生于海拔 1700~4200m 山坡、山沟、林下林缘、灌丛、草地及田边荒地。

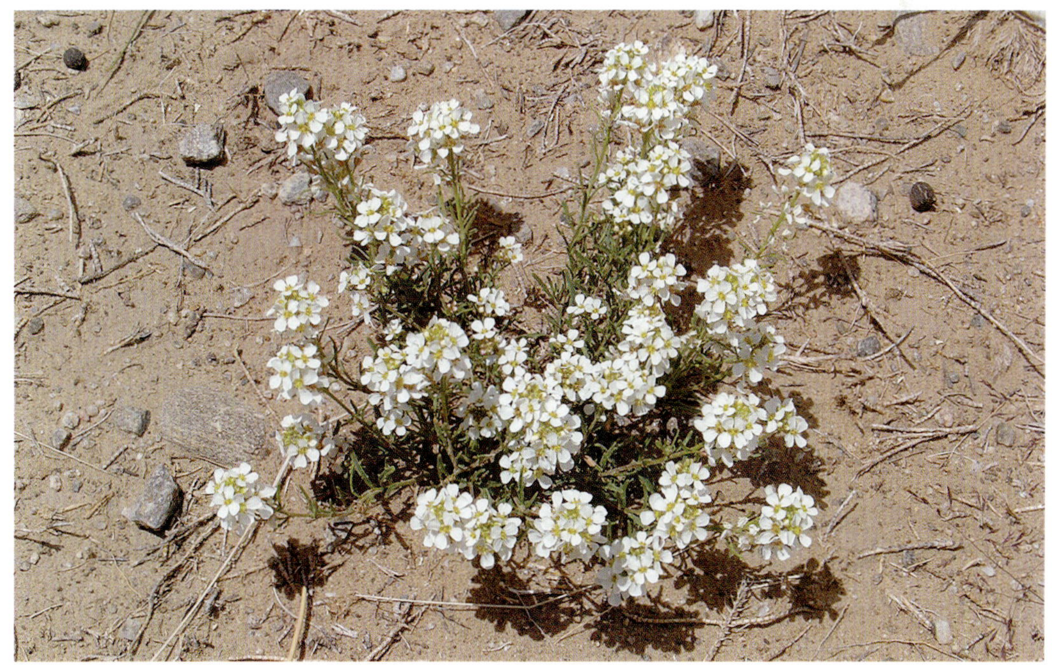

二十六、景天科 Crassulaceae

瓦松属 Orostachys（DC.）Fish. ex A. Berger

120. 瓦松

【学　　名】*Orostachys fimbriatus*（Turczaninow）A. Berger

【别　　名】昨叶荷草、屋上无根草、向天草、瓦花

【药 材 名】瓦松

【用药部位】全草。

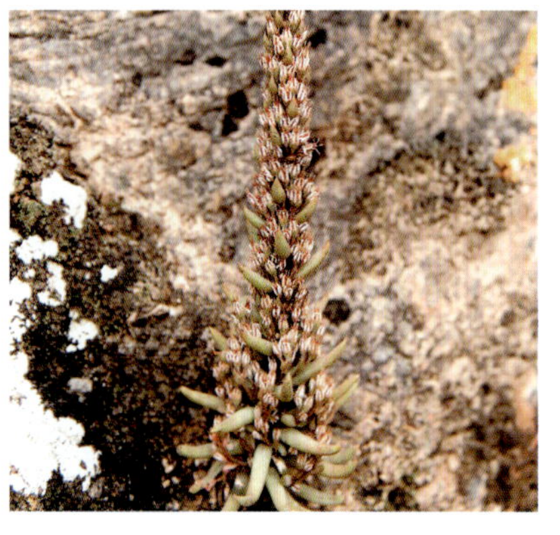

【功效主治】凉血止血、清热解毒、收湿敛疮。用于吐血、血痢、热淋、月经不调、湿疹、烫伤、肺炎等。

【植物特征】多年生草本，高 6.5~31cm，无毛。茎直立，有时多分枝。基生叶莲座状，肉质，线形，长 16.5~21mm，宽 3~3.5mm，先端具白色软骨质流苏状刺，无柄，具紫褐色腺点；茎生叶线形，长 23~24mm，宽 3.5~4.5mm，先端具软骨质短尖，无柄。聚伞花序圆锥状，长 5~23 cm；花瓣淡红色，具紫色小点，长椭圆形，长约 6mm，宽约 2mm，下部合生，3 脉；雄蕊 10，稍短于花瓣，下部与花瓣合生；鳞片 5，半圆形，长 0.4mm，宽 0.6mm，心皮 5，离生，子房上位，近长椭圆形，长约 4mm，花柱长约 1.5mm。花果期 6~9 月。

【分布区域】产同仁市。生于海拔 1900~3500m 石崖、山坡。

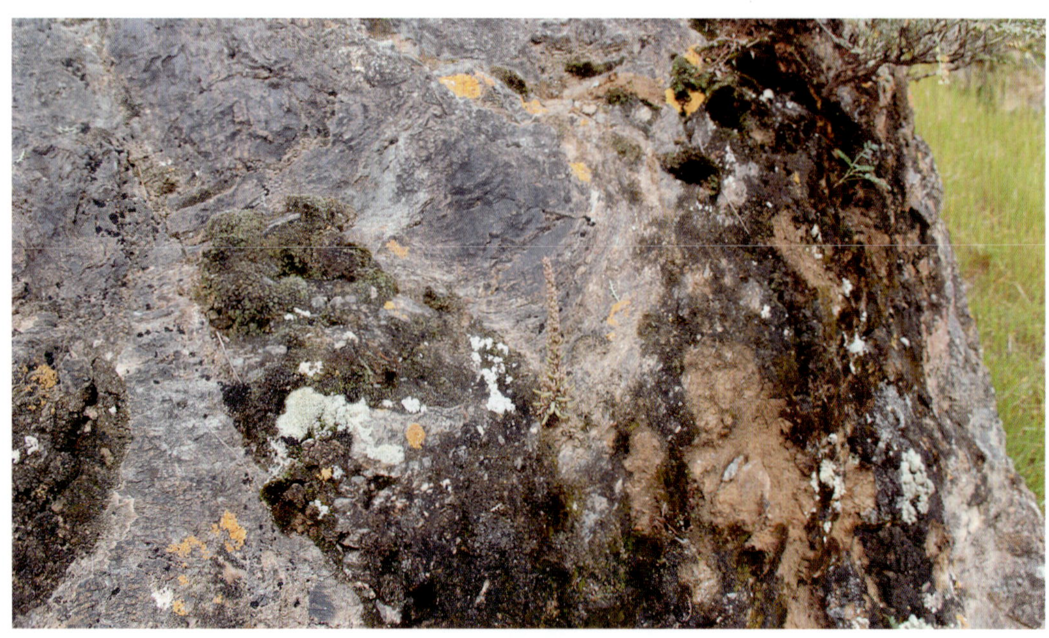

红景天属 Rhodiola Linn.

121. 唐古特红景天

【学　　名】 *Rhodiola algida*（Ledeb.）Fisch. et Mey. var. *tangutica*（Maxim.）S. H. Fu

【别　　名】 唐古特红景天、苏罗玛保（藏语译音）

【药 材 名】 红景天

【用药部位】 全草。

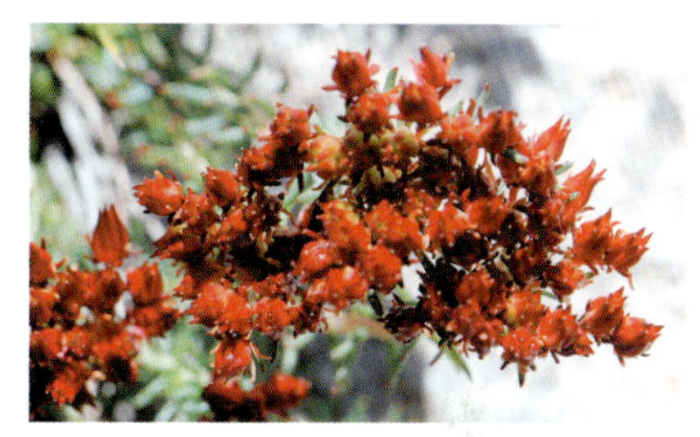

【功效主治】 补气清肺、益智养心、收涩止血、散瘀消肿。用于气虚体弱、病后畏寒、气短乏力、肺热咳嗽、咯血、白带、腹泻、跌打损伤、烫火伤、神经症、高原反应。

【植物特征】 多年生草本，高 6~24cm，无毛。茎丛生，不分枝。叶革质，线形，互生，长 6~19mm，宽 0.6~2mm，先端钝。聚伞花序伞房状，具 7~22 花；雌花：萼片 5，稍肉质，紫红色，舌形，长 3~3.2mm，宽约 1mm，先端钝，3 脉；花瓣 5，浅红色，长椭圆形，长 5~5.5mm，宽 1.6~2mm，先端钝，具羽状脉；无雄蕊，稀具 1~3 退化雄蕊；鳞片 5，与萼片互生，近长方形，长 0.8mm，宽 1~1.5mm，先端具波状齿；心皮 4~5，离生，紫红色，长 6.8~7.2mm，子房近上位；雄花：雄蕊 10，长 6.5~7mm，花丝纤细，其下部 1~2mm 与花瓣合生；退化雄蕊长 3.5~4mm。蓇葖果披针形，长 6~10mm，喙长 0.5~1mm。花果期 6~9 月。

【分布区域】 产同仁市、泽库县、河南县。生于海拔 3090~4850m 高山流石坡、高山草甸、高山灌丛。

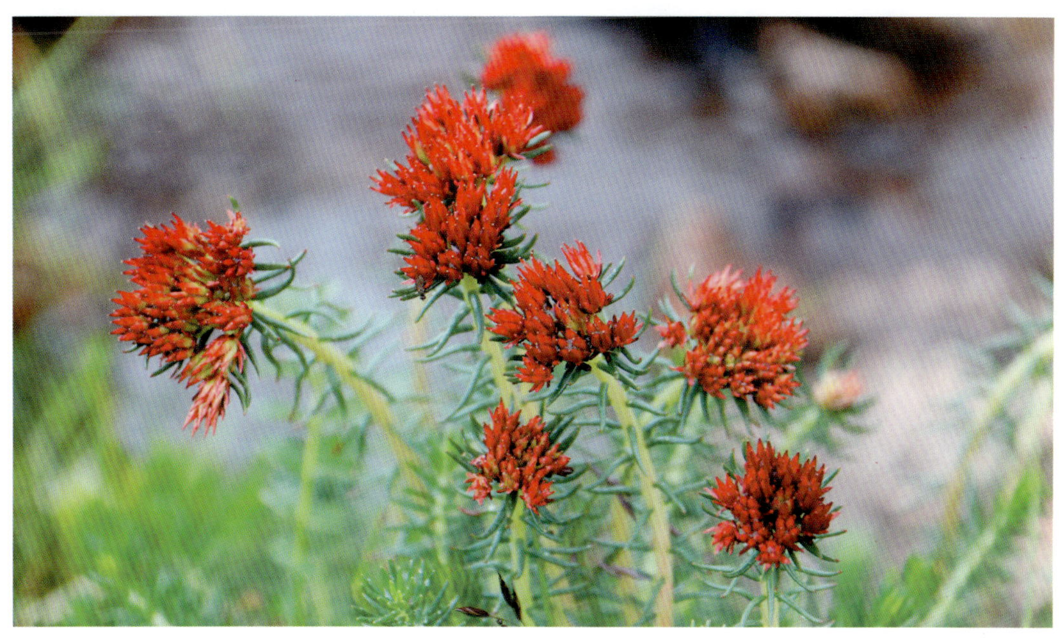

122. 德钦红景天

【学　　名】*Rhodiola atuntsuensis*（Praeg.）S. H. Fu

【药 材 名】红景天（代用）

【用药部位】根茎。

【功效主治】同红景天。

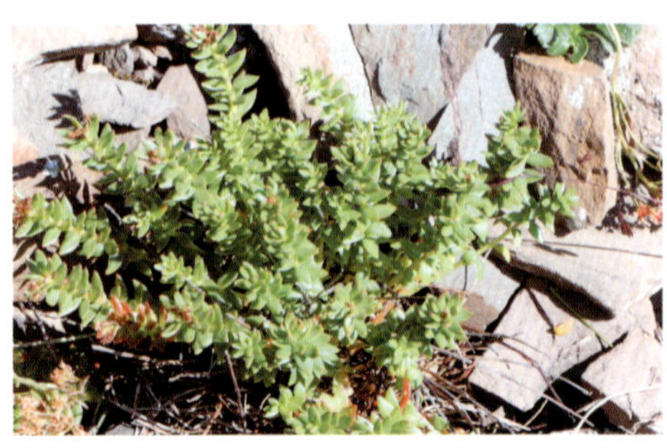

【植物特征】多年生草本，高 3.5~18cm。根状茎粗壮，直径约 11mm；枯茎宿存。茎密丛生。无毛。叶互生，革质、狭卵形。长 8.5~9mm，宽约 4mm，先端钝，全缘，基部圆形，具长约 1mm 之柄，无毛。多歧聚伞花序具 1~12 花；花序分枝和花梗无毛；萼片 5~6，稍肉质、开展，狭卵形，长 1.7~2mm，宽 0.7~0.9mm，先端钝，无毛，单脉；花瓣 5~6，黄色，狭椭圆形，长 3~3.4mm，宽 1.1~1.4mm，先端钝，稀微凹，3~4 脉；雄蕊 10~12，长 3~4.5mm，对瓣者，其花丝基部与花瓣合生；鳞片 5，近梯形，长 0.7~0.9mm，宽 0.4~0.6mm，先端具 3 圆齿；心皮 5~6，长约 3.1mm，基部稍合生，子房近上位，花柱长约 1mm，稍弯。花果期 6~9 月。

【分布区域】产同仁市。生于海拔 3700~4500m 高山石隙。

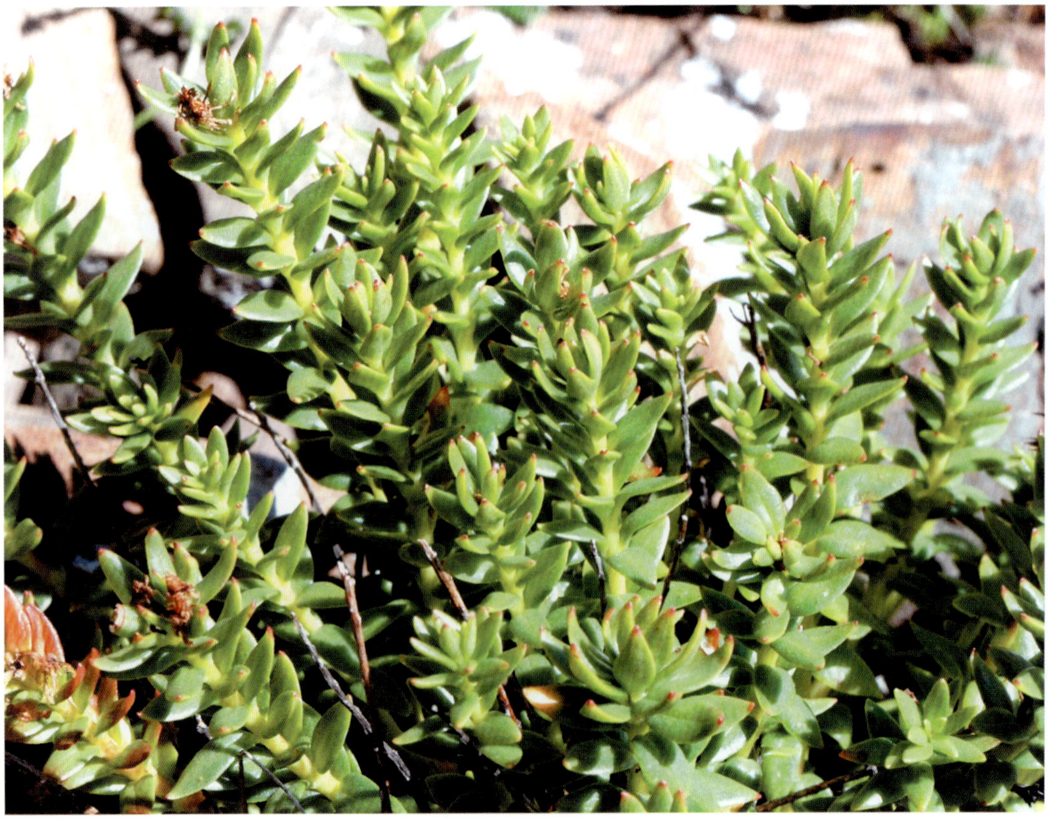

123. 喜马红景天

【学　　名】*Rhodiola himalensis*（D. Don）S. H. Fu

【别　　名】喜马拉雅红景天

【药 材 名】红景天（代用）

【用药部位】根茎。

【功效主治】同红景天。

【植物特征】小半灌木高 13~50cm。根状茎粗壮；小主轴分枝；枯茎宿存。茎密丛生，不分枝，密被乳头突起。叶互生，肉质，狭卵形至披针形，长 8.2~8.5mm，宽 2.3~2.9mm，先端渐尖，基部渐狭成短柄，两面无毛，边缘具乳头突起，雌雄异株；聚伞花序具 9~13 花；花序分枝和花梗均被乳头突起；雌花：萼片 5，狭卵形，长 1.5~1.6mm，宽约 0.5mm，先端急尖，单脉；花瓣 5，紫红色，近狭卵形，长约 2.4mm，宽约 1.1mm，先端钝，具羽状脉；雄蕊不存在；鳞片 5，梯形，长约 1mm，宽约 0.6mm，先端微凹或钝圆；心皮 4~5，长约 3mm，下部合生，子房半下位，花柱长约 0.9mm，直立或稍外弯；雄花：雄蕊 10，长约 2.5mm，对瓣者，其花丝下部与花瓣合生；退化心皮 5，长约 1mm。花果期 5~8 月。

【分布区域】产同仁市、尖扎县、河南县。生于海拔 3000~4500m 高山岩隙、高山草甸、灌丛下。

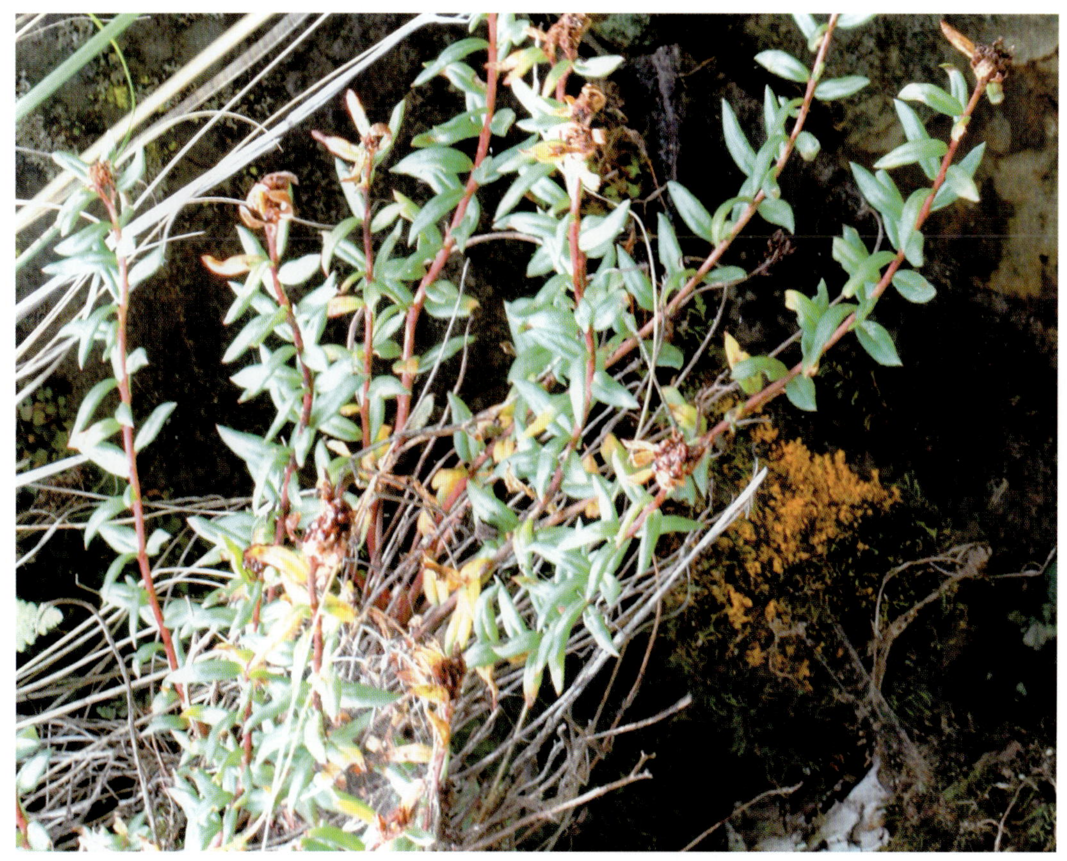

124. 狭叶红景天

【学　　名】*Rhodiola kirilowi*（Regel）Maxim.

【别　　名】红景天、土三七

【药 材 名】狮子七

【用药部位】根及根茎。

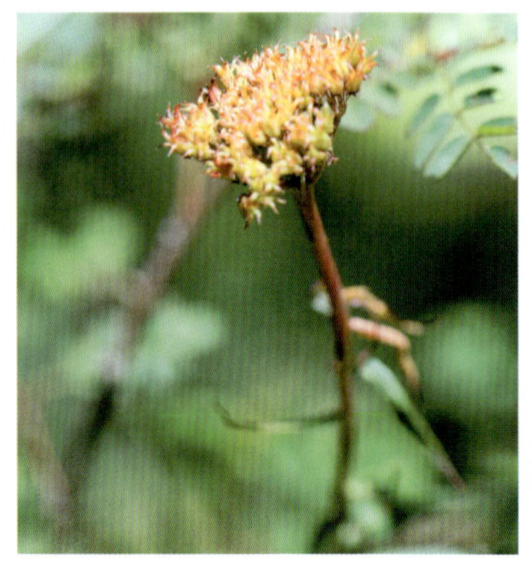

【功效主治】养心安神、活血化瘀、止血、清热解毒。用于气虚体弱、短气乏力、心悸失眠、头昏眩晕、胸闷疼痛、跌打损伤、月经不调、崩漏、吐血、痢疾、腹泻。

【植物特征】多年生草本，高 14~40cm，无毛。根状茎块状，肥大。茎单或疏丛生。叶互生，线形，长 2~4.5cm，宽 3~7mm，先端锐尖至急尖，全缘或具齿，基部圆形至耳状，近无柄。雌雄异株；多歧聚伞花序具多花；雌花：萼片 5~6。狭卵形至三角形，长 1.5mm，宽 0.6~0.8mm，先端急尖单脉；花瓣绿黄色，5~6，舌形至近长椭圆形，长 2~3mm，宽 1~1.5mm，先端钝，具羽状脉；无雄蕊；鳞片 5~6，近方形，长 1mm，先端钝圆；心皮 5~6，长 4.5mm，子房半下位，花柱长 1mm，外弯；雄花：雄蕊 8~12，长 3mm；鳞片 4~6，近长方形，先端微凹；退化心皮 4~5，长约 1.4mm。花果期 6~8 月。

【分布区域】产同仁市、泽库县、河南县。生于海拔 2300~4500m 高山岩隙、高山草甸、林下。

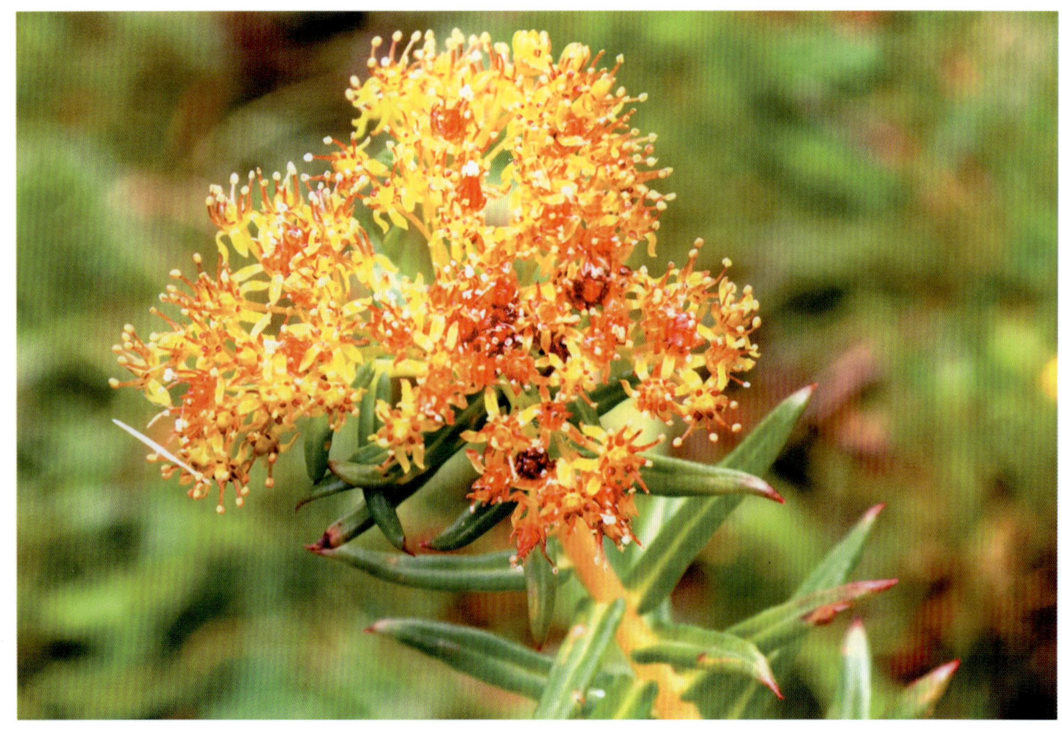

125. 四裂红景天

【学　　名】*Rhodiola quadrifida*（Pall.）Fisch. et. Mey.

【别　　名】四裂景天

【药 材 名】红景天（代用）

【用药部位】根茎。

【功效主治】同红景天。

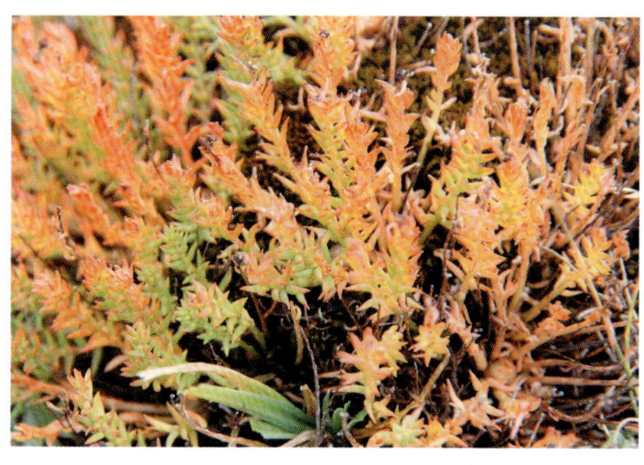

【植物特征】小半灌木，高 5~8cm，无毛。主根长达 20cm。小主轴极多分枝，密集。茎密从生。叶互生，肉质，狭披针形至线形，长 5~8mm，宽 1.2~1.6mm，先端渐尖，基部狭缩。雌花：萼片 4~5，革质，狭卵形，长 2~2.5mm，宽约 1mm，先端渐尖，单脉；花瓣 4~5，紫红色，狭卵形至近椭圆形，长 2.6~3.5mm，宽 1.2~2mm，先端急尖，基部无爪，具羽状脉；雄蕊无；心皮 4~5，长约 2.5mm，下部合生，子房半下位，花柱长约 0.5mm，直立或稍外弯；雄花：雄蕊 8~10，长约 2mm；退化心皮 4，长约 0.8mm。花果期 6~8 月。

【分布区域】产全州各市县。生于海拔 2800~4800m 高山碎石隙、高山草甸。

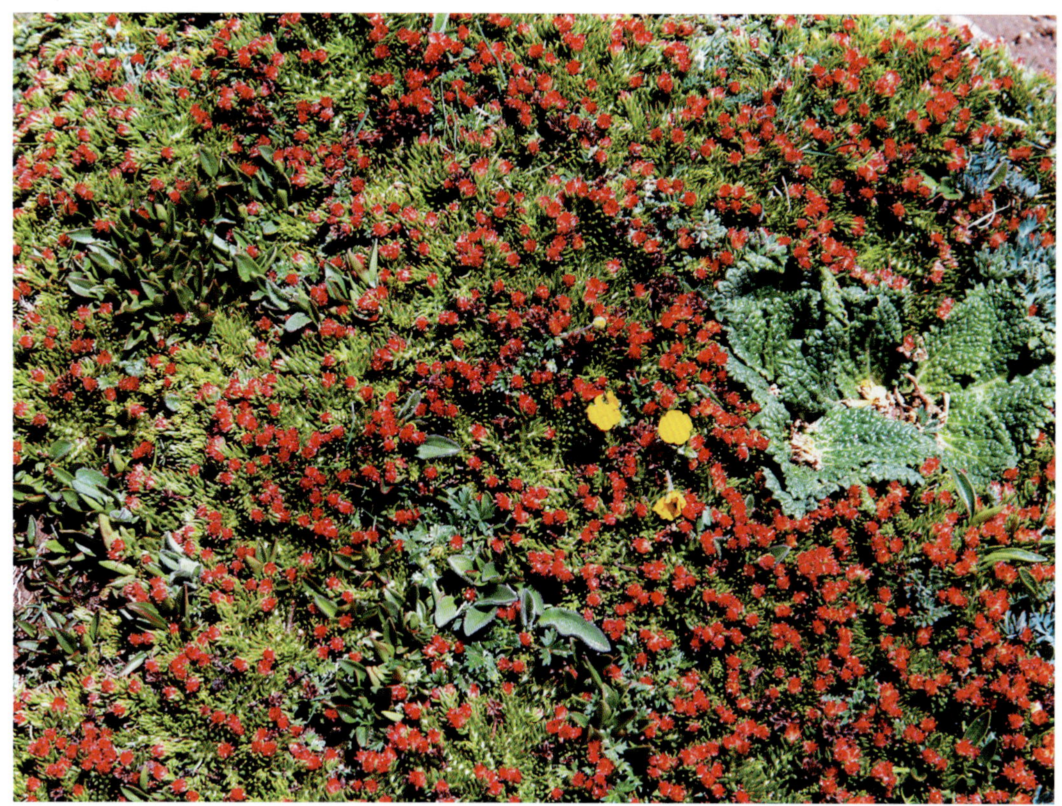

二十七、虎耳草科 Saxifragaceae

金腰属 Chrysosplenium Tourn. ex L.

126. 裸茎金腰

【学　　名】*Chrysosplenium nudicaule* Bge.

【别　　名】金腰草、亚吉玛（藏语译音）

【药 材 名】裸茎金腰子

【用药部位】全草。

【功效主治】清热除湿、舒肝利胆。用于黄疸、胁痛、癥瘕、胆囊炎、胆结石。

【植物特征】多年生草本，高 4.5~10cm，茎疏生褐色柔毛或乳头突起，通常无叶。基生叶具长柄，叶片革质，肾形，长约 9mm，宽约 13mm，边缘具 7~15 浅齿，齿间弯缺处具褐色柔毛或乳头突起；叶柄长 1~7.5cm，下部疏生褐色柔毛。聚伞花序密集呈半球形，长约 1.1cm，苞叶阔卵形至扇形，长 3~6.8mm，宽 2.8~8.1mm，具 3~9 浅齿，齿间弯缺处具褐色柔毛，柄长 1~3mm，疏生褐色柔毛；萼片在花期直立，相互多少叠结，长 1.8~2mm，宽 3~3.5mm，先端钝圆，弯缺处具褐色柔毛和乳头突起；雄蕊 8，长约 1.1mm；2 心皮近等大，子房半下位，花柱斜上。蒴果顶端凹缺，长约 3.4mm；种子卵球形，光滑无毛。花果期 6~8 月。

【分布区域】产泽库县。生于海拔 3470~4600m 草甸、石隙。

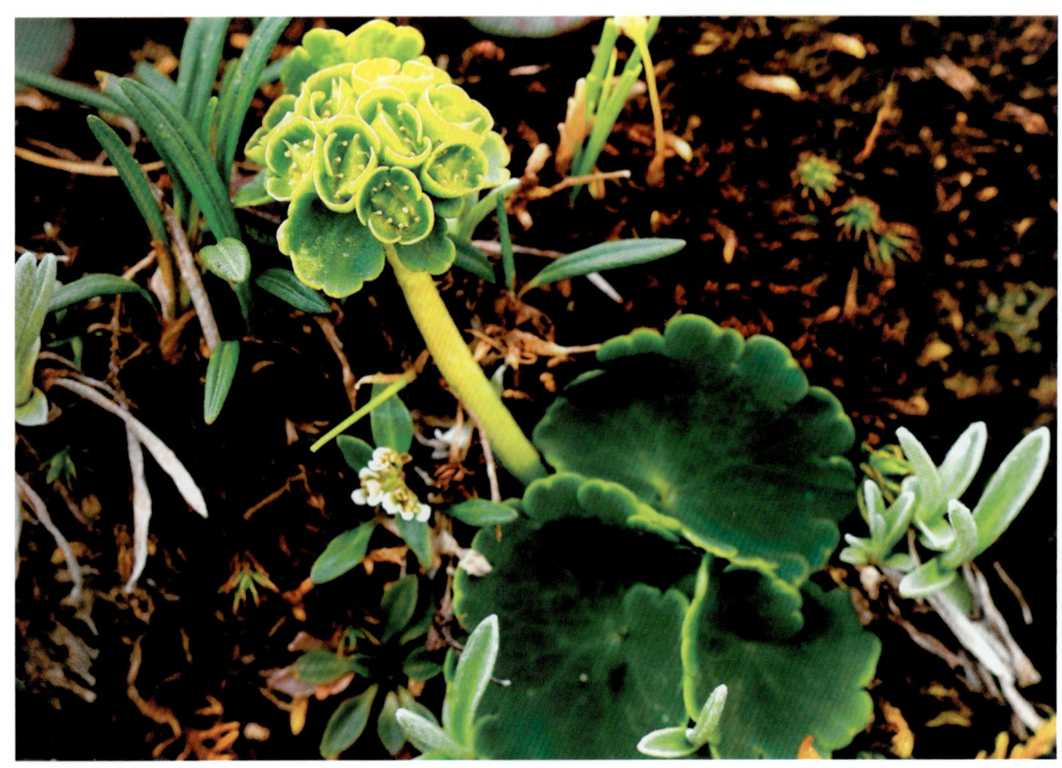

梅花草属 Parnassia Linn.

127. 三脉梅花草

【学　　名】 *Parnassia trinervis* Drude

【药 材 名】 三脉梅花草

【用药部位】 全草。

【功效主治】 清热、止血。用于发热、内伤出血。

【植物特征】 多年生草本，高 4.3~21cm。茎无毛，于下部具 1 无柄叶。基生叶丛生；叶片椭圆形、卵形、阔卵形至狭卵形，长 0.8~2cm，宽 0.5~1.3cm，无毛；叶柄长 0.4~2cm，下部疏生柔毛。花单生于茎顶；萼片卵形至狭卵形，长 3.8~5mm，宽 1.9~2.3mm，无毛，3 脉于先端汇合；花瓣白色，狭卵形至长椭圆形，长 7.6~7.8mm，宽 2.5~2.7mm，先端有时稍啮蚀状，边缘稍波状，基部具长约 2mm 之爪，3 脉；雄蕊长约 2.5mm，退化雄蕊匙形，长约 2.2mm，宽约 1.8mm，先端 3 浅裂，裂片圆齿状，长约 0.2mm；子房半下位，长约 4mm，花柱长约 0.3mm，柱头 3 裂。花果期 7~9 月。

【分布区域】 产同仁市、泽库县。生于海拔 2800~4500m 灌丛草甸、河滩。

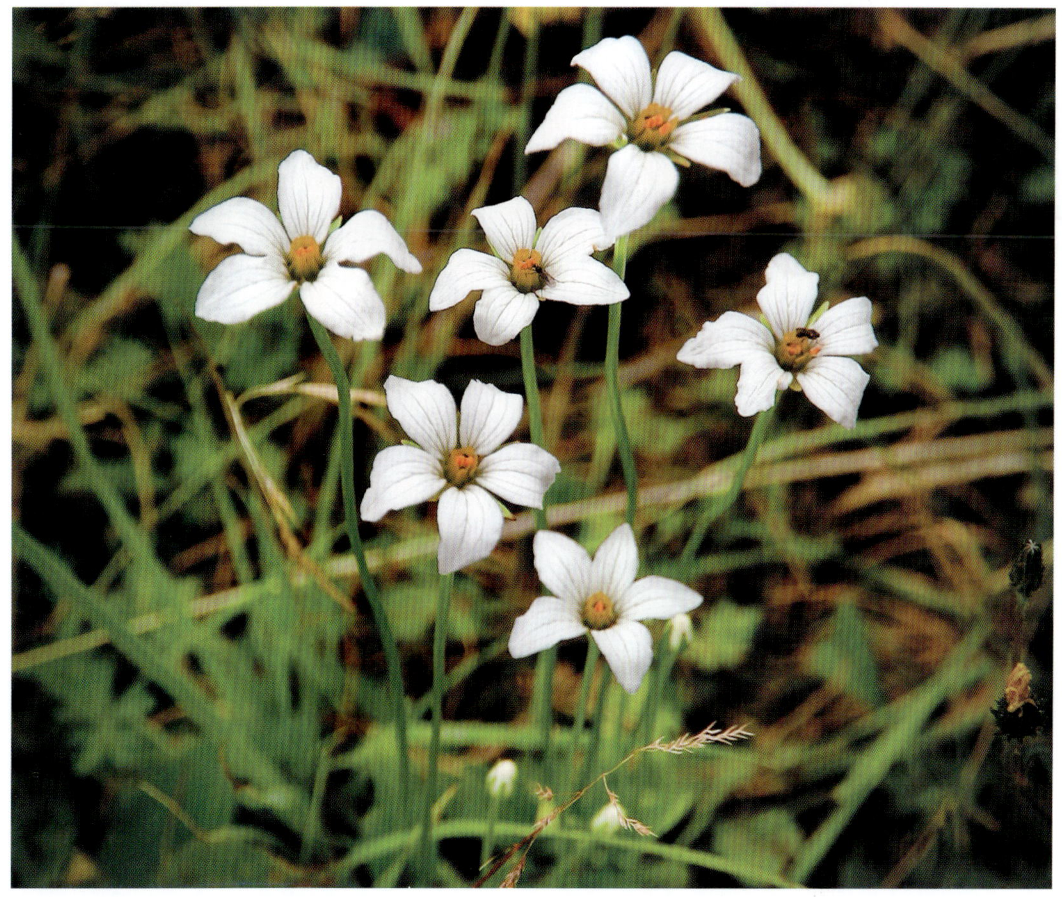

茶藨子属 Ribes Linn.

128. 长刺茶藨子

【学　　名】*Ribes alpestere* Wall. ex Decne.

【别　　名】大刺茶藨、茶茹（藏语译音）

【药 材 名】刺梨、刺李

【用药部位】果实。

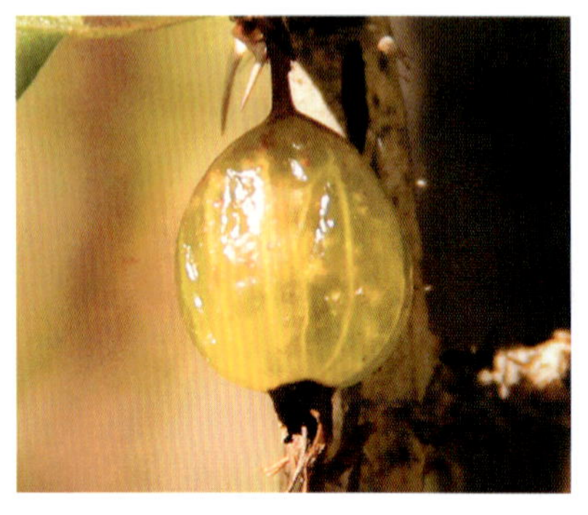

【功效主治】健胃养阴、柔肝。用于萎缩性胃炎、胆汁缺乏症。

【植物特征】落叶灌木，高 1~2m。枝紫黑色，被伏毛，具 3 枚皮刺。叶簇生；叶片阔卵形，长 1.7~1.9cm，宽 1.7~1.9cm，5 浅裂，边缘和腹面被柔毛和短腺毛，背面被短腺毛；叶柄长 1.4~1.5cm，被柔毛和短腺毛。花单生于叶腋；萼片舌形，长 5.2mm，宽约 2mm，先端钝，背面和边缘具腺毛，具多脉，脉于先端不汇合；花瓣椭圆形，长 4.8mm，宽 2mm，先端钝，无毛，具多脉；雄蕊长约 3.6mm，花药黄色，花丝钻形；子房椭圆球形，长约 6mm，花柱长约 13mm，先端 2 裂，裂片长约 2mm。花果期 5~9 月。

【分布区域】产河南县。生于海拔 2700~4000m 林缘、山谷。

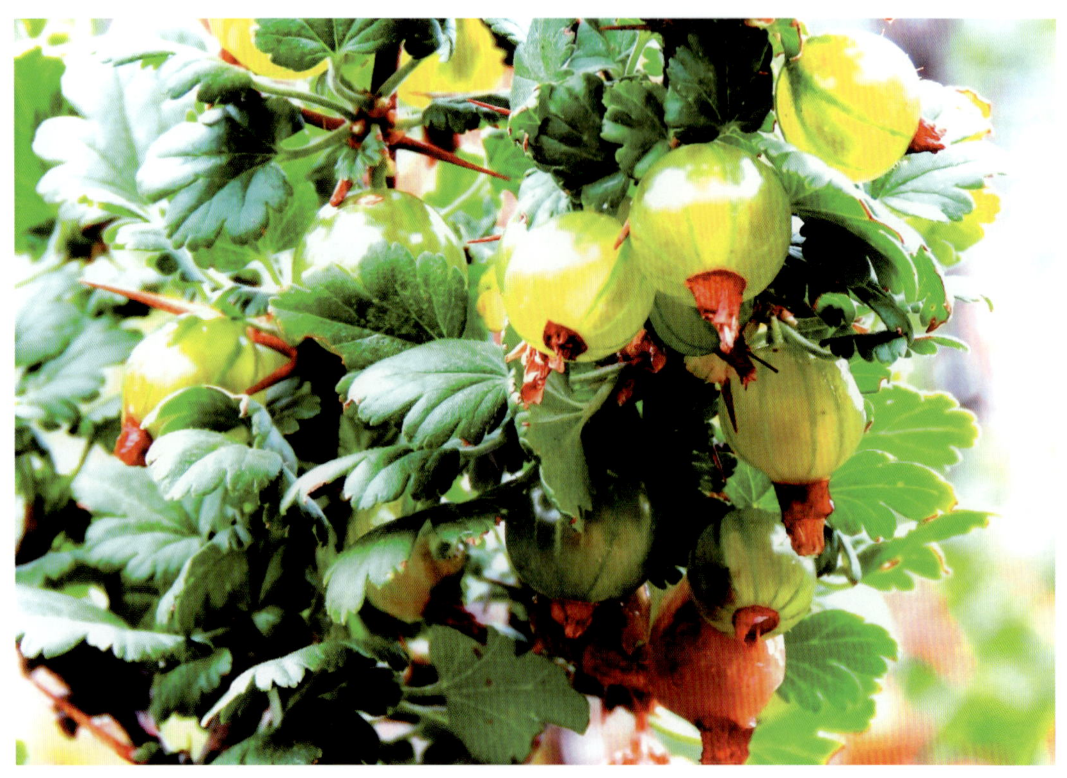

129. 糖茶藨子

【学　　名】*Ribes himalense* Royle ex Decne.

【别　　名】西南茶藨子、滇藏醋栗、色果策尔玛买巴（藏语译音）

【药 材 名】糖茶藨

【用药部位】茎的内皮层、果实。

【功效主治】清热解毒。用于肝炎。

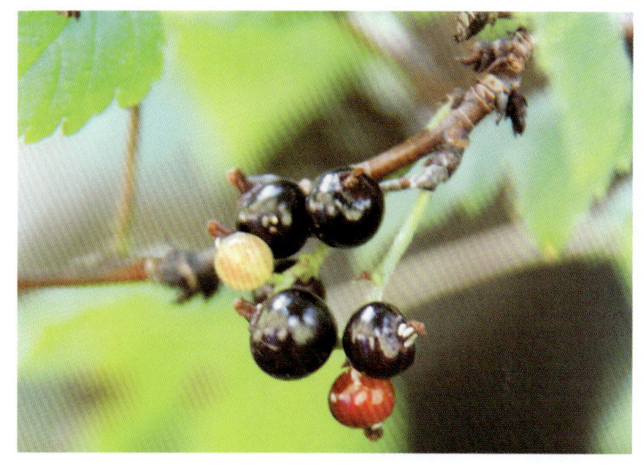

【植物特征】落叶小灌木，高 1~2m。叶卵圆形或近圆形，长 5~10cm，宽 6~11cm；叶柄长 3~5cm，稀与叶片近等长，红色。总状花序长 5~10cm，具花 8~20 朵；花梗长 1.5~3mm；苞片卵圆形，稀长圆形，长 1~2mm，宽 0.8~1.5mm；花萼绿色带紫红色晕或紫红色，外面无毛；萼片倒卵状匙形或近圆形，长 2~3.5mm，宽 2~3mm，先端圆钝，边缘具睫毛，直立；花瓣近匙形或扇形，长 1~1.7mm，宽 1~1.4mm，红色或绿色带浅紫红色；花丝丝状，花药圆形，白色；子房无毛；花柱约与雄蕊等长，先端 2 浅裂。果实球形，直径 6~7mm，红色或熟后转变成紫黑色，无毛。花期 4~6 月，果期 7~8 月。

【分布区域】产同仁市、尖扎县、河南县。生于海拔 2300~4100m 灌丛、林下、河滩。

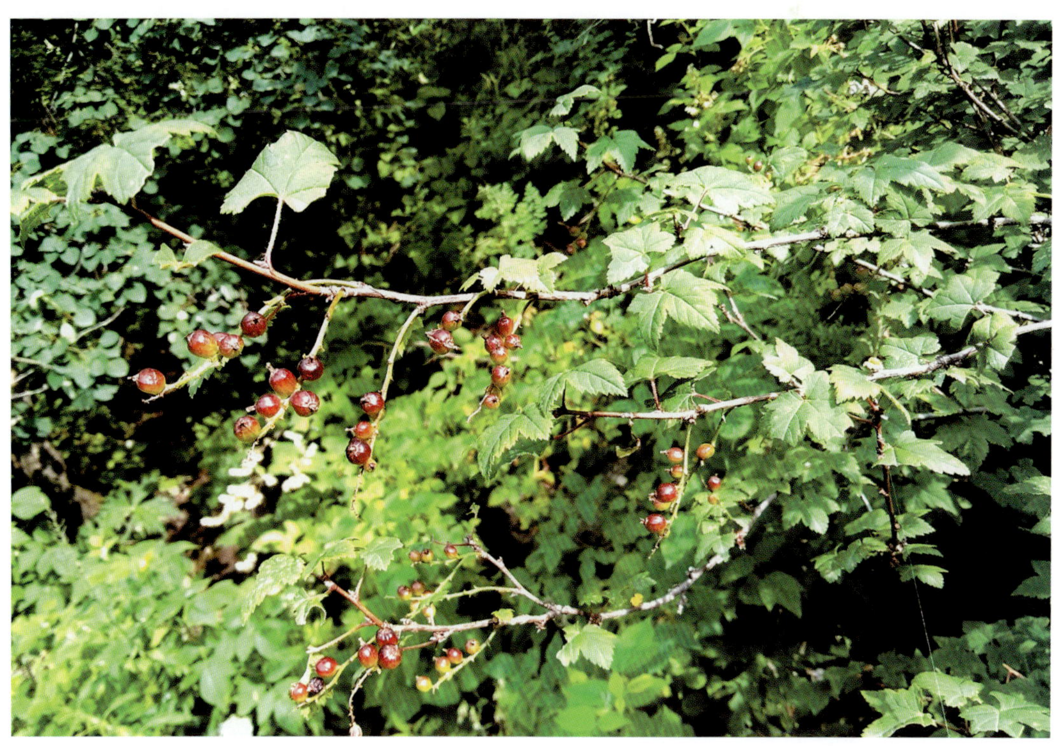

130. 狭果茶藨子

【学　　名】*Ribes stenocarpum* Maxim.

【别　　名】长果茶藨子、长果醋栗

【药 材 名】狭果茶藨、长果醋栗

【用药部位】茎和枝。

【功效主治】清热解毒。用于疮疖、湿疱、无名肿毒、湿疹瘙痒、黄疸型肝炎。

【植物特征】灌木，高 1.5~2m。老枝灰色，无毛，当年生枝条黄绿色至黄褐色，被柔毛，节上具 3 枚粗壮皮刺。叶片心形，长 2.1~2.5cm，宽 1.8~2.6cm，3 深裂，两面和边缘均具柔毛；叶柄被柔毛，并杂有羽状长腺毛。花通常 1，生于叶腋。花梗无毛；萼片部分反曲，近舌形，长约 6mm，宽约 2mm；花瓣白色，长椭圆形，长 3.8~4.5mm，先端急尖，多脉，无毛；雄蕊长约 4mm，花丝钻形；花柱长约 7mm，稍短于雄蕊，先端 2 裂，裂片长约 3mm。浆果长椭圆形至狭卵球形，长 6.8~25mm，宽 4~6mm，光滑无毛，绿色。花果期 5~9 月。

【分布区域】产同仁市、尖扎县。生于海拔 2300~3280m 阴坡林下、山坡石隙、河岸。

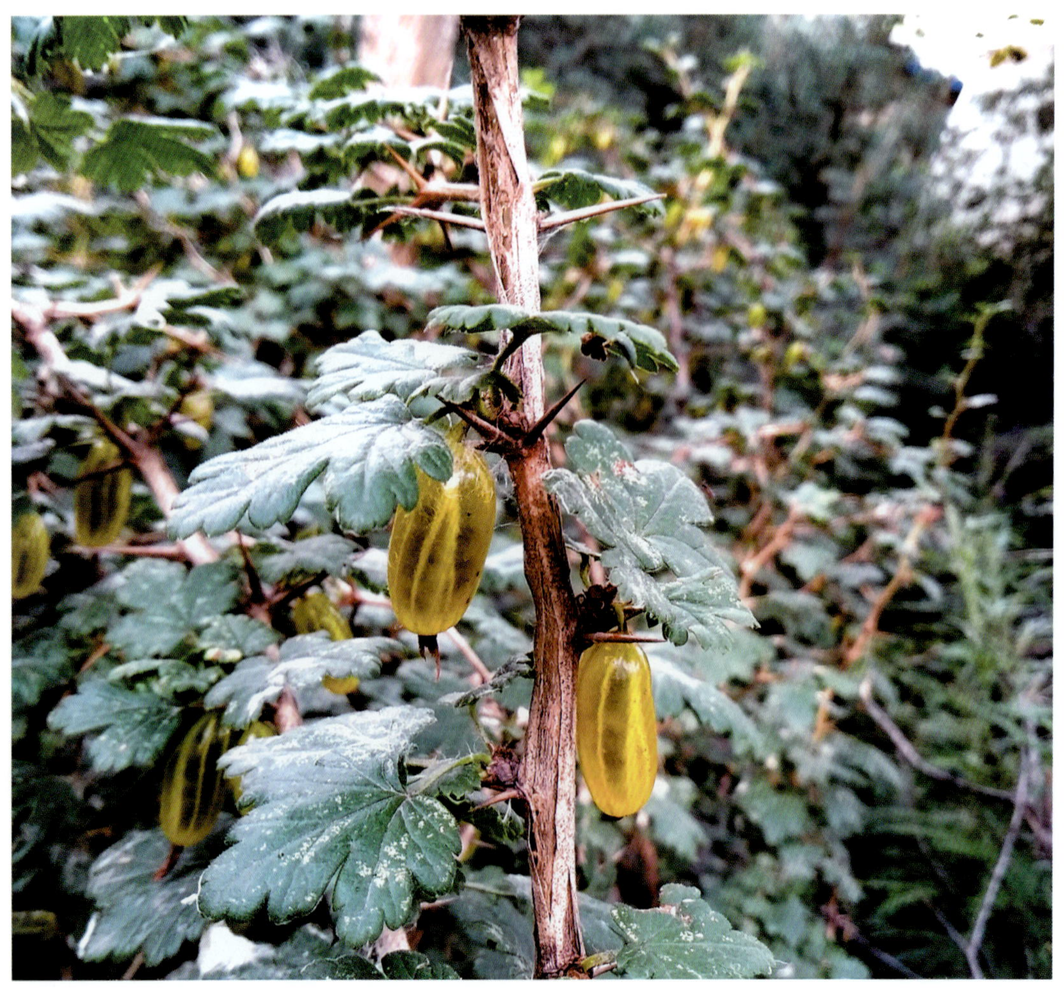

虎耳草属 Saxifraga Tourn. ex Linn.

131. 优越虎耳草

【学　　名】*Saxifraga egregia* Engl.

【别　　名】康滇异叶虎耳草

【药 材 名】优越虎耳草

【用药部位】全草。

【功效主治】祛风清热、凉血解毒。用于小儿发热、咳嗽气喘。外用于中耳炎、耳廓溃烂、疔疮、疖肿、湿疹。

【植物特征】多年生草本，高 9~32cm。茎中下部疏生褐色卷曲柔毛，稀无毛。基生叶具长柄，叶片心形、心状卵形至狭卵形，长 1.5~3.5cm，宽 1.2~2cm，腹面近无毛，背面和边缘具褐色长柔毛；茎生叶 3~13 枚，中下部者，其叶片心状卵形至心形，长 1.2~2.6cm，宽 0.7~2cm，先端稍钝或急尖，基部心形。多歧聚伞花序伞房状，长 1.9~8cm，具 3~9 花；萼片在花期反曲，卵形至阔卵形，长 2~3.8mm，宽 1.2~2mm，先端钝，腹面无毛，背面和边缘具腺毛；花瓣黄色，椭圆形至卵形，长 5.3~8mm，宽 2.3~3.5mm，先端钝或稍急尖，基部楔形至圆形，具长 0.4~1.1mm 之爪，3~6 脉；雄蕊长 4~6mm，花丝钻形；子房近上位，卵球形，长 2.5~3.8mm，花柱 2，长 1~1.5mm。花期 7~9 月。

【分布区域】产泽库县。生于海拔 2800~4000m 山坡林下、沟谷灌丛、高山草甸。

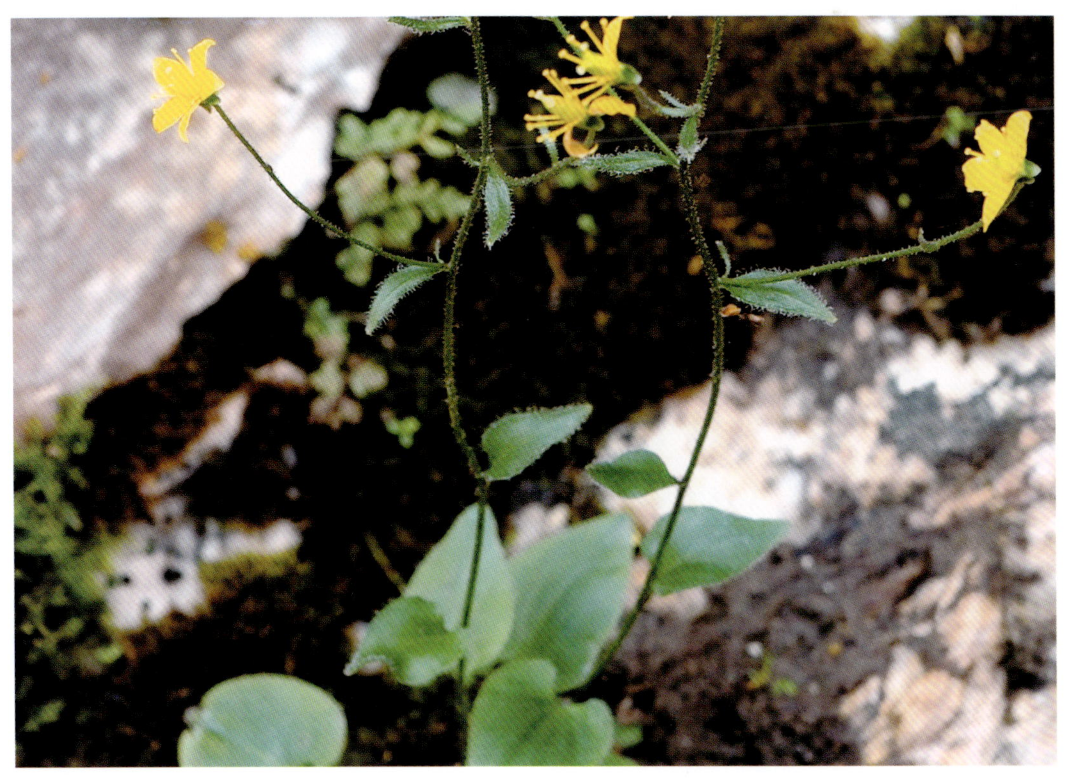

132. 黑蕊虎耳草

【学　　名】*Saxifinga melanocentra* Franch.

【别　　名】黑心虎耳草、格热勒图乌布苏（蒙古语译音）、针色达奥（藏语译音）

【药 材 名】黑心虎耳草

【用药部位】全草。

【功效主治】清热利湿、活血散瘀。用于湿热黄疸、带下、湿疮、咯血、跌打损伤。

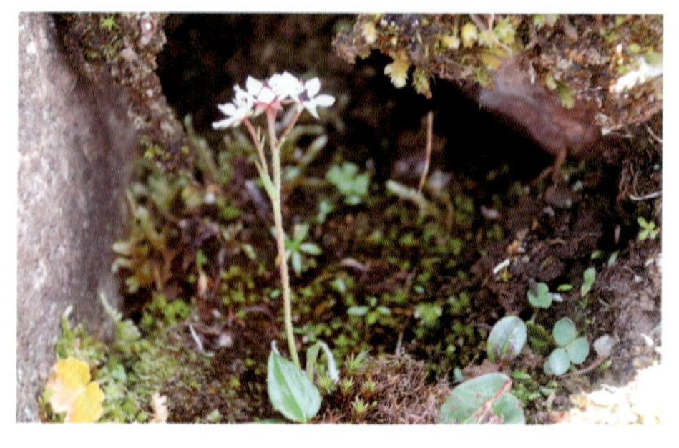

【植物特征】多年生草本，高 3.5~19cm。叶均基生，具柄，叶片卵形至长椭圆形，长 0.8~3.5cm，宽 0.7~1.9cm，先端急尖或稍钝，边缘具圆齿状锯齿和腺睫毛，基部楔形，稀心形，两面疏生柔毛或无毛。花葶被卷曲腺柔毛；苞叶卵形、椭圆形至长椭圆形，长 5~15mm。聚伞花序伞房状，长 1.5~8cm，具 2~17 花，稀单花；萼片在花期开展至反曲，三角状卵形至狭卵形，长 2~6mm，宽 1~3mm，先端钝或渐尖，无毛或疏生柔毛，3~8 脉于先端汇合；花瓣白色，稀红色，基部具 2 黄色斑点，阔卵形至椭圆形，长 3~6.1mm，宽 2.1~5mm，先端钝或微凹，具短爪；花盘环形，2 心皮黑紫色，子房阔卵球形。花果期 7~9 月。

【分布区域】产同仁市、泽库县、河南县。生于海拔 3000~4800m 高山碎石隙、高山草甸、高山灌丛。

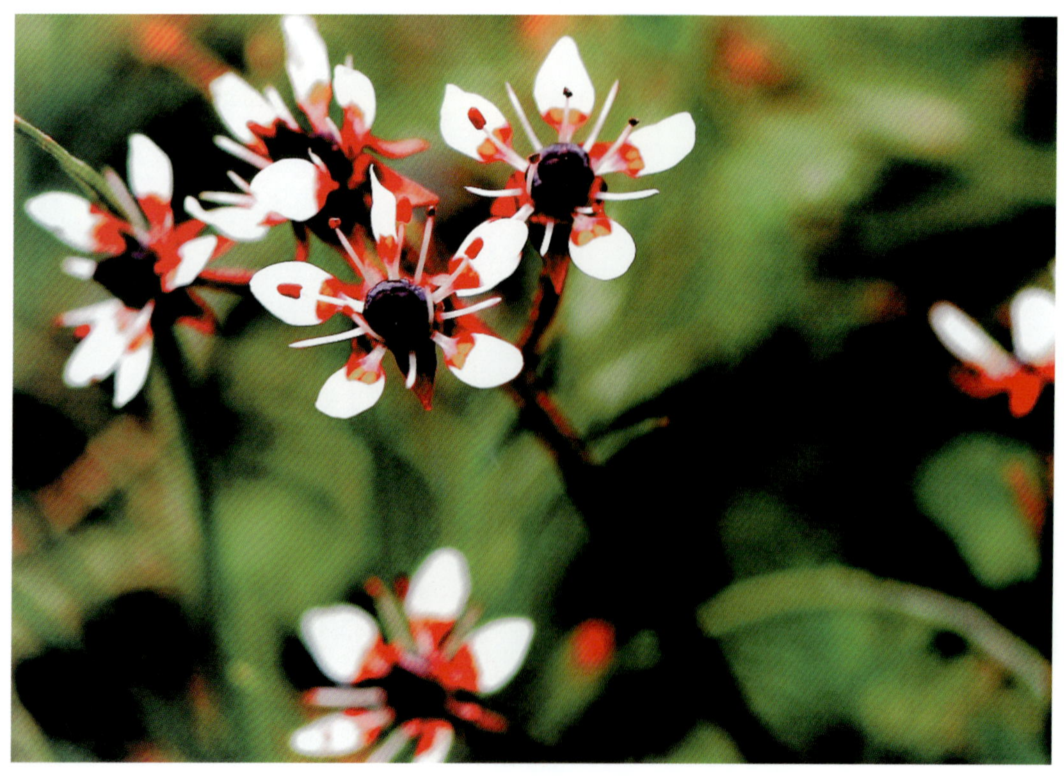

133. 山地虎耳草

【学　　名】*Saxifraga montana* H.Smith

【别　　名】寒仁交木（藏语译音）

【药 材 名】山地虎耳草

【用药部位】全草。

【功效主治】清热解毒、平肝潜阳、镇痛。用于肝胆湿热、脾胃湿热、痈肿疮毒、肝阳上亢所致的头痛、神经痛。

【植物特征】多年生草本，高 4.5~35cm，丛生。茎疏生褐色卷曲柔毛。基生叶具柄，叶片椭圆形、长椭圆形至线状长椭圆形，长 0.5~3.4cm，宽 1.5~5.5mm；茎生叶披针形至线形，长 0.9~2.5cm，宽 1.5~5. 5mm。聚伞花序长 1.4~4cm，具 2~8 花，稀单花；花梗长 0.4~1.8cm，被卷曲柔毛；萼片在花期直立，近卵形至椭圆形，长 3.8~5mm，宽 2~3.3mm，先端钝，背面和边缘具柔毛；花瓣黄色，倒卵形、椭圆形至狭倒卵形，长 8~12.5mm，具爪，5~11 脉；花丝钻形；子房大部上位，花柱 2，长 1~2.5mm。

【分布区域】产同仁市、泽库县、河南县。生于海拔 3200~4800m 高山碎石隙、高山草甸、高山灌丛。

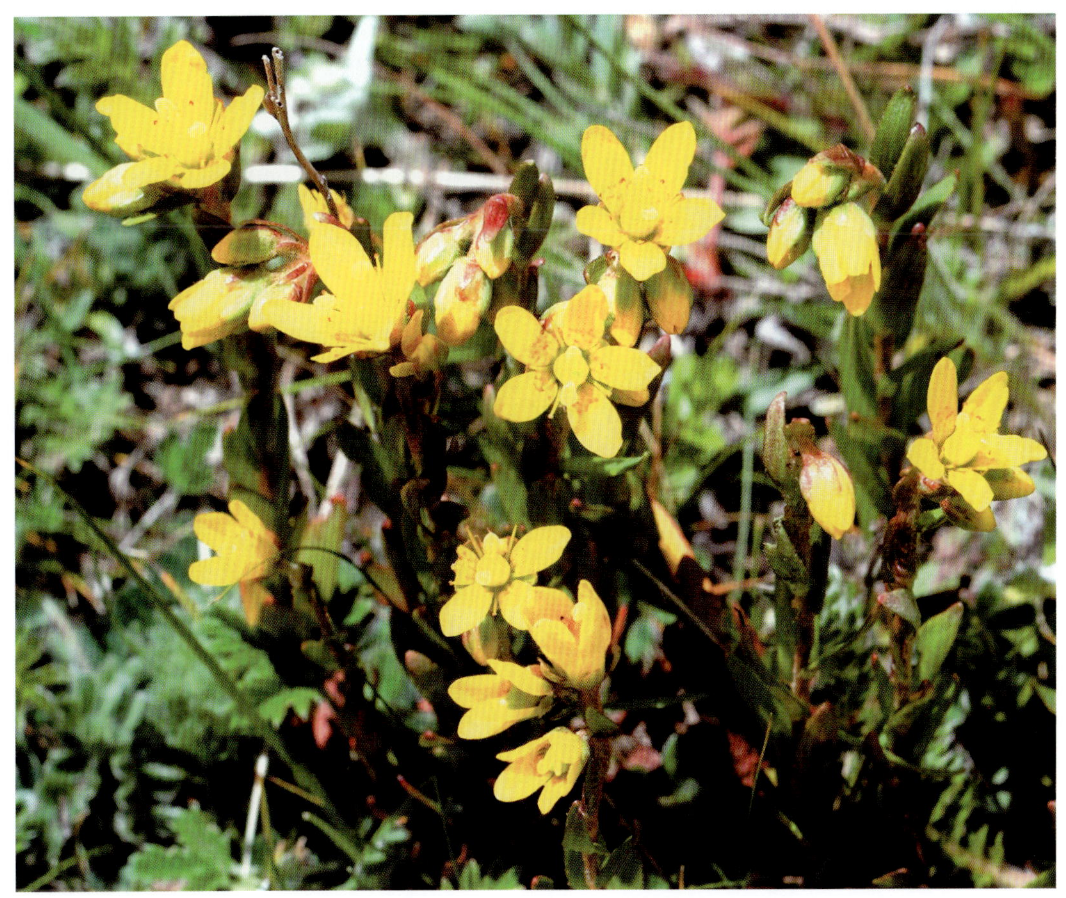

134. 唐古特虎耳草

【学　　名】*Saxifraga tangutica* Engl.

【别　　名】甘青虎耳草、桑斗（藏语译音）

【药 材 名】甘青虎耳草、唐古特虎耳草

【用药部位】全草。

【功效主治】清湿热、利肝胆。用于肝炎、胆囊炎、流行性感冒。

【植物特征】多年生草本，高 3.5~31cm，丛生。茎被褐色卷曲长柔毛。基生叶具柄，叶片卵形、披针形至长椭圆形，长 6~33mm，宽 3~8mm，先端钝或急尖，边缘具褐色卷曲长柔毛；茎生叶下部具长 2~5.2mm 柄，上部变无柄，披针形至狭长椭圆形。歧聚伞花序长 1~7.5cm，具 2~24 花；花梗密被褐色卷曲长柔毛；花瓣黄色，或背面紫红色，卵形、椭圆形至狭卵形，长 2.5~4.5mm，具爪，3~7 脉；子房具环状花盘，花柱长约 1mm。花果期 6~10 月。

【分布区域】产同仁市、尖扎县、河南县。生于海拔 2900~4600m 高山草甸、灌丛、石隙。

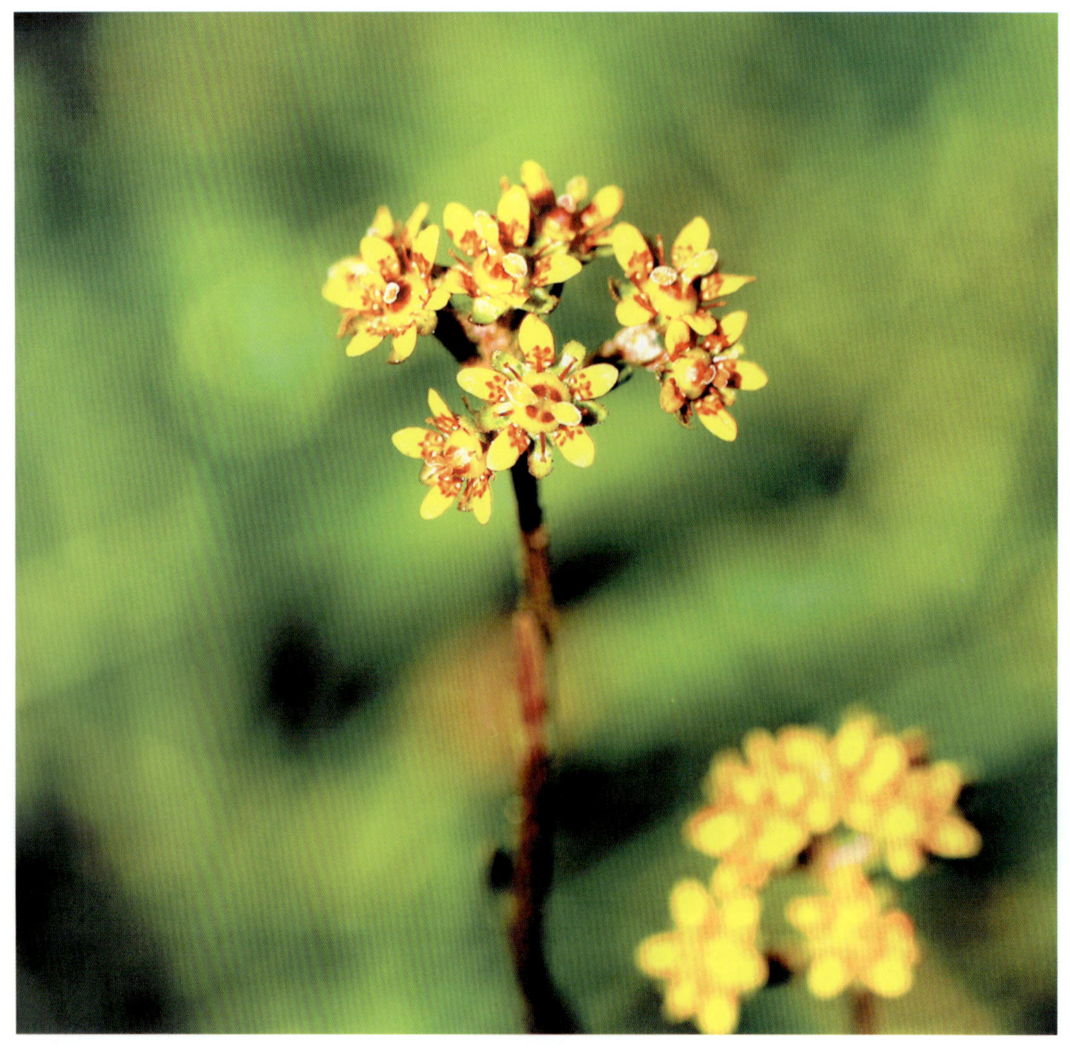

135. 爪瓣虎耳草

【学　　名】*Saxifraga unguiculata* Engl.

【别　　名】爪虎耳草

【药 材 名】爪瓣虎耳草

【用药部位】全草。

【功效主治】清热解毒。用于胆囊炎、肝炎、发热、痈毒。

【植物特征】多年生草本，高 2.5~13.5cm，丛生。小主轴分枝，具莲座叶丛；花茎具叶，中下部无毛，上部被褐色柔毛。莲座叶匙形至近狭倒卵形，长 4.6~19mm，宽 1.5~6.8mm，先端具短尖，边缘具睫毛；茎生叶稍肉质，长椭圆形、披针形至剑形，边缘和背面常具腺毛。花单生，或聚伞花序具 2~8 花；花梗被褐色腺毛；花瓣黄色，具橙色斑点，狭卵形、椭圆形至披针形，长 4.6~7.5mm，先端急尖或稍钝，具短爪，3~7 脉；雄蕊长 2~4mm；子房近上位，阔卵球形，长 2.3~3.8mm，花柱长 0.5~1.4mm。花期 7~8 月。

【分布区域】产同仁市、泽库县。生于海拔 3200~4800m 高山草甸和高山碎石隙。

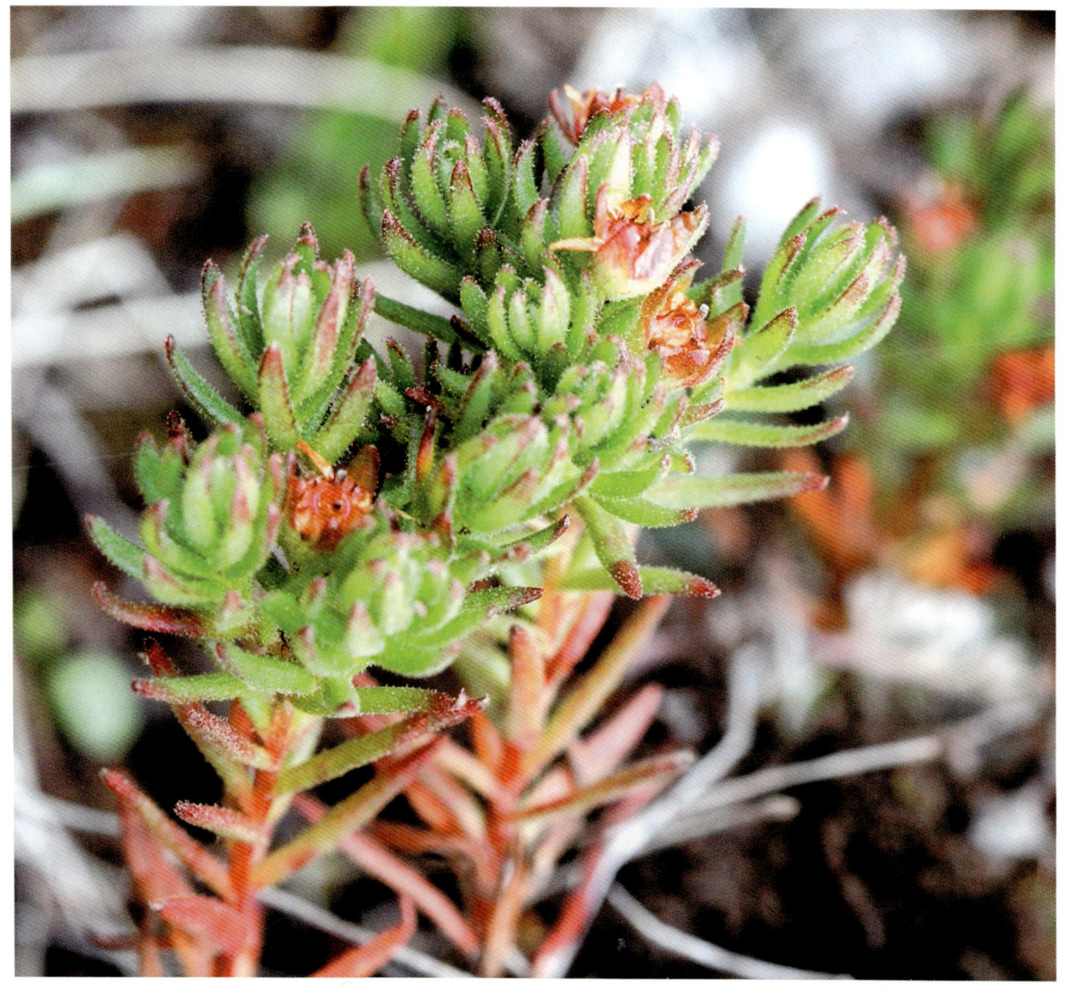

二十八、蔷薇科 Rosaceae

龙牙草属 Agrimonia Linn.

136. 龙芽草

【学　　名】*Agrimonia pilosa* Ledb.

【别　　名】地冻风、散寒草、冬布察决（藏语译音）

【药 材 名】仙鹤草、鹤草芽、龙牙草根

【用药部位】全草、冬芽。

【功效主治】解毒、驱虫。用于赤白痢疾、疮疡、肿毒、疟疾、绦虫病、闭经。

【植物特征】多年生草本。根多呈块茎状。茎高 30~120cm，被疏柔毛及短柔毛。奇数羽状复叶，小叶 3~4 对，叶柄被稀疏柔毛或短柔毛；小叶片无柄或有短柄，倒卵形，倒卵椭圆形或倒卵披针形，长 1.5~5cm，宽 1~2.5cm，顶端急尖至圆钝，稀渐尖，基部楔形至宽楔形，边缘有急尖到圆钝锯齿；托叶草质，绿色，镰形，稀卵形，顶端急尖或渐尖，边缘有尖锐锯齿或裂片。花序穗状总状顶生，分枝或不分枝，花序轴被柔毛，花梗长 1~5mm，被柔毛；花瓣黄色，长圆形；雄蕊 5~8~15 枚；花柱 2，丝状，柱头头状。果实倒卵圆锥形，外面有 10 条肋，被疏柔毛，顶端有数层钩刺。花果期 7~9 月。

【分布区域】产泽库县。生于海拔 1850~3500m 林下、林缘、灌丛、山坡草地、路边及河滩草地。

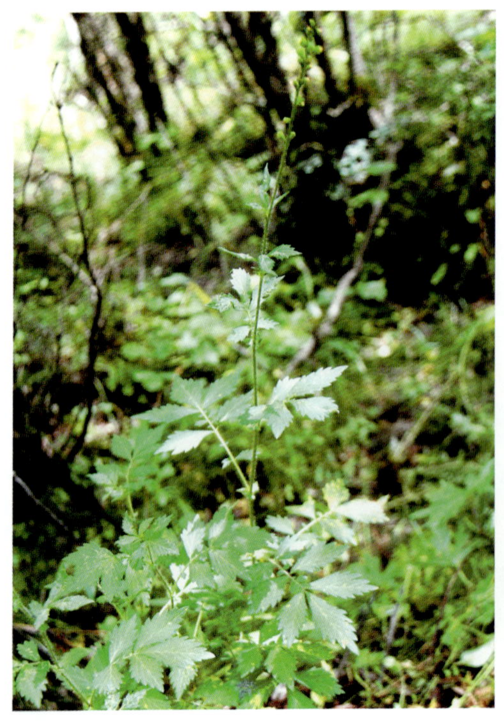

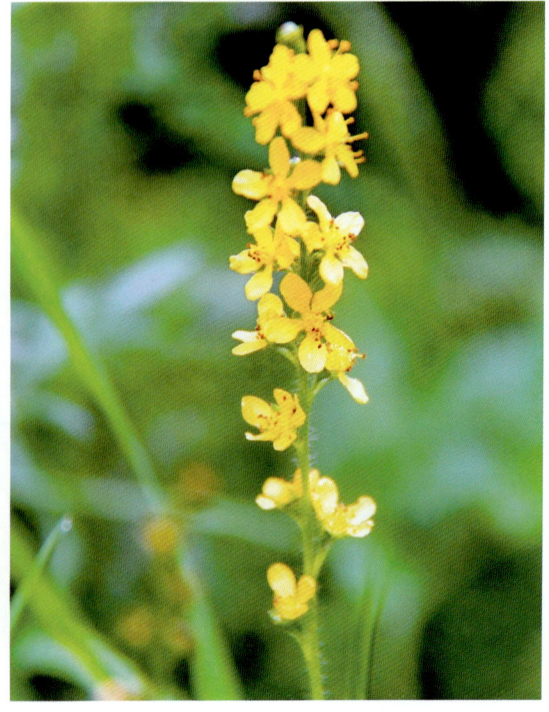

桃属 Amygdalus Linn.

137. 桃

【学　　名】*Amygdalus persica* Linn.

【别　　名】桃实

【药 材 名】桃子

【用药部位】果实。

【功效主治】生津、润肠、活血、消积。用于津少口渴、肠燥便秘、闭经、积聚。

【植物特征】乔木，高 2~6m。树皮暗褐色，粗糙，鳞片状剥裂。叶片椭圆状披针形或倒卵状披针形，中部最宽，长 5~1.5cm，宽 2~3.8cm，先端长渐尖，基部宽楔形，边缘具细锯齿，两面无毛或幼时被疏柔毛；叶柄较粗，长 1~2cm，顶端具腺体；托叶线形或线状披针形，边缘具腺体。花先于叶开放，单生，直径 2.5~3.5cm；花梗短；萼筒钟形，绿色带红色斑点；萼片 5，卵形，先端钝圆，被短柔毛，长 4~5mm；花瓣 5，粉红色，宽倒卵形或近圆形，基部具短爪；雄蕊多数；子房被短柔毛。果形状和大小均有变异，色泽由淡绿白色变至橙黄色，向阳面有红晕，外被密短柔毛；果肉多汁有香味；核大，离核或粘核，椭圆形或近球形，表面有纵、横沟纹和孔穴；种仁常味苦。花期 5~6 月，果期 7~8 月。

【分布区域】产同仁市。栽培。

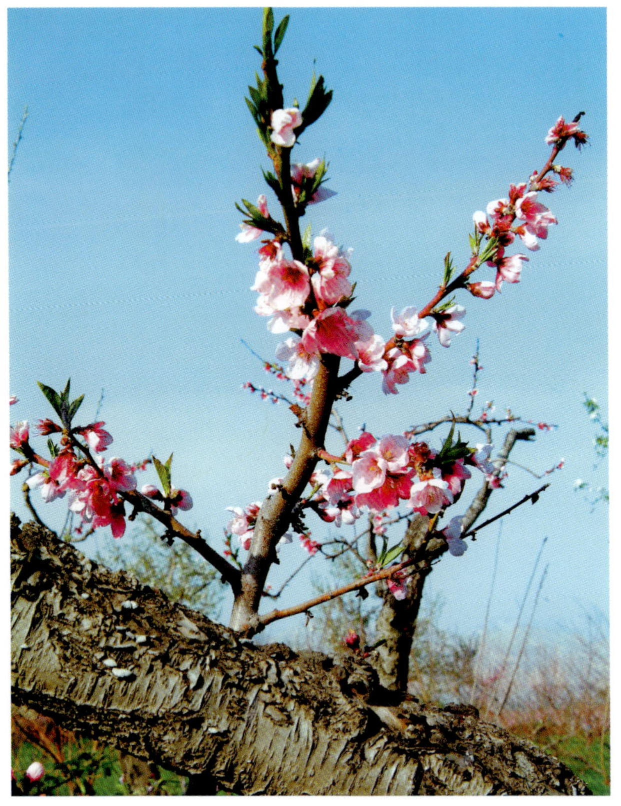

杏属 Armeniana Mill.

138. 山杏

【学　　名】*Armeniana sibirica*（Linn.）Lam.

【别　　名】杏实

【药 材 名】杏子

【用药部位】果实。

【功效主治】润肺定喘、生津止渴。用于肺燥咳嗽、津伤口渴。

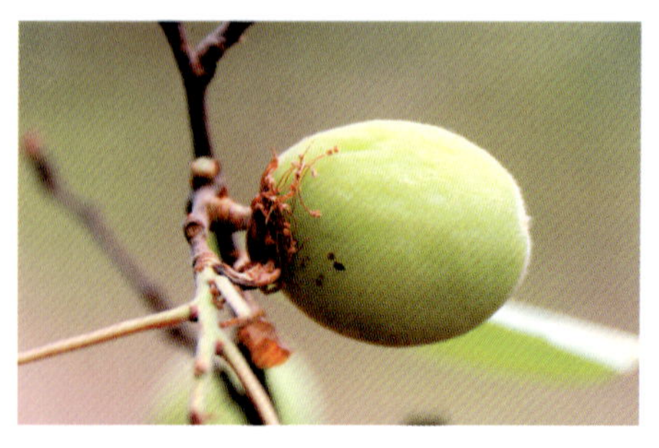

【植物特征】灌木或小乔木，高 2~4m。树皮暗灰色，小枝灰褐色或淡红褐色，无毛，稀幼时疏被短柔毛。叶片卵形或近圆形，长 3~7cm，宽 2~5cm，先端长渐尖或尾尖，基部圆形或近心形，边缘有细钝锯齿，两面无毛，稀背面脉腋间具短柔毛；叶柄长约 2cm，有或无小腺体。花单生，先于叶开放，直径 1.5~2cm，近无梗；花萼紫红色；萼筒钟状；萼片长圆状椭圆形，先端尖，花后反折；花瓣白色或粉红色，宽倒卵形或近圆形；雄蕊长短不一，较花瓣短或近等长；子房被短柔毛。果扁球形，直径约 2cm，黄色带红晕，果肉薄而干燥，成熟时沿腹缝线开裂；核扁球形，易与果肉分离，基部一侧偏斜，不对称，表面较平滑，腹面宽而锐利；种仁味苦。花期 4~5 月，果期 6~8 月。

【分布区域】产同仁市。生于海拔 2200~2800m 山沟林下。

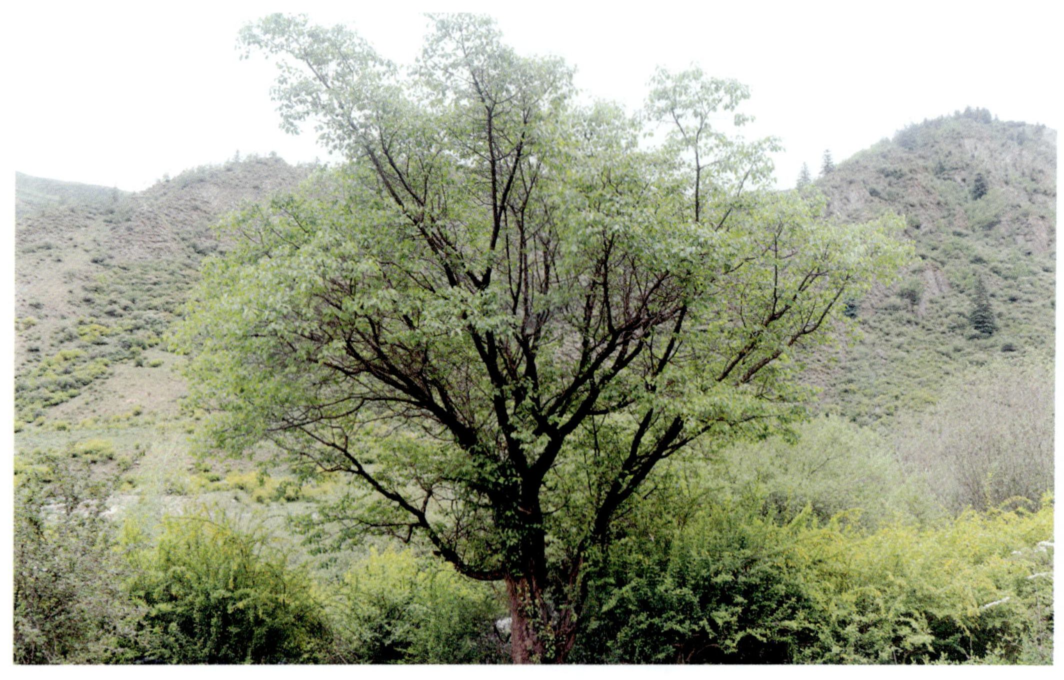

139. 杏

【学　　名】*Armeniana vulgaris* Lam.

【别　　名】杏实

【药 材 名】杏子

【用药部位】果实。

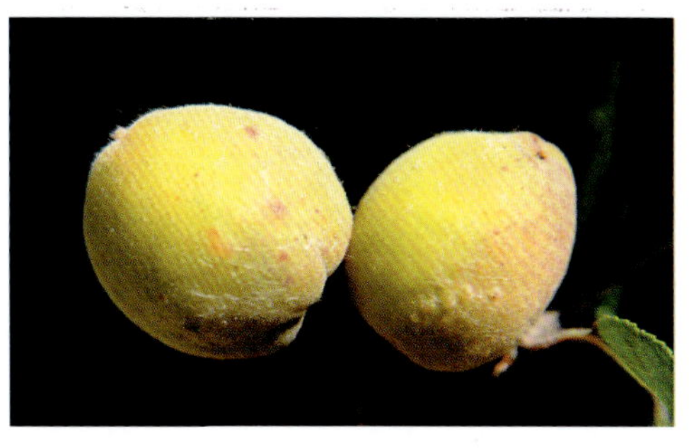

【功效主治】润肺定喘、生津止渴。用于肺燥咳嗽、津伤口渴。

【植物特征】乔木，高 3~9m。树皮黑褐色，纵裂；小枝浅褐色或红褐色，无毛。叶片宽卵形或近圆形，长 4~8cm，宽 3~7cm，先端短尾状渐尖，基部近心形或圆形，边缘具细钝齿，两面无毛或背面脉间具柔毛；叶柄长 1.5~2.5cm，基部常具 1 至数个腺体；托叶条状披针形，早落。花单生，先于叶开放，直径 2.5~3cm；花梗短，被短柔毛；花萼带暗红色，萼筒长圆筒形，被短柔毛；萼片卵形至长圆状卵形，花后反折；花瓣白色或粉红色，倒卵形或近圆形；雄蕊多数，较花瓣稍短；花柱较雄蕊稍长或等长，中下部具柔毛，子房被短柔毛。果近球形，长约 2.5cm，黄白色或黄红色，常带红晕；果肉多汁，成熟时不开裂；核扁球形，顶端钝圆，表面稍粗糙，腹棱常稍钝；种仁味苦或甜。花期 4~5 月，果期 7~8 月。

【分布区域】产同仁市。栽培。

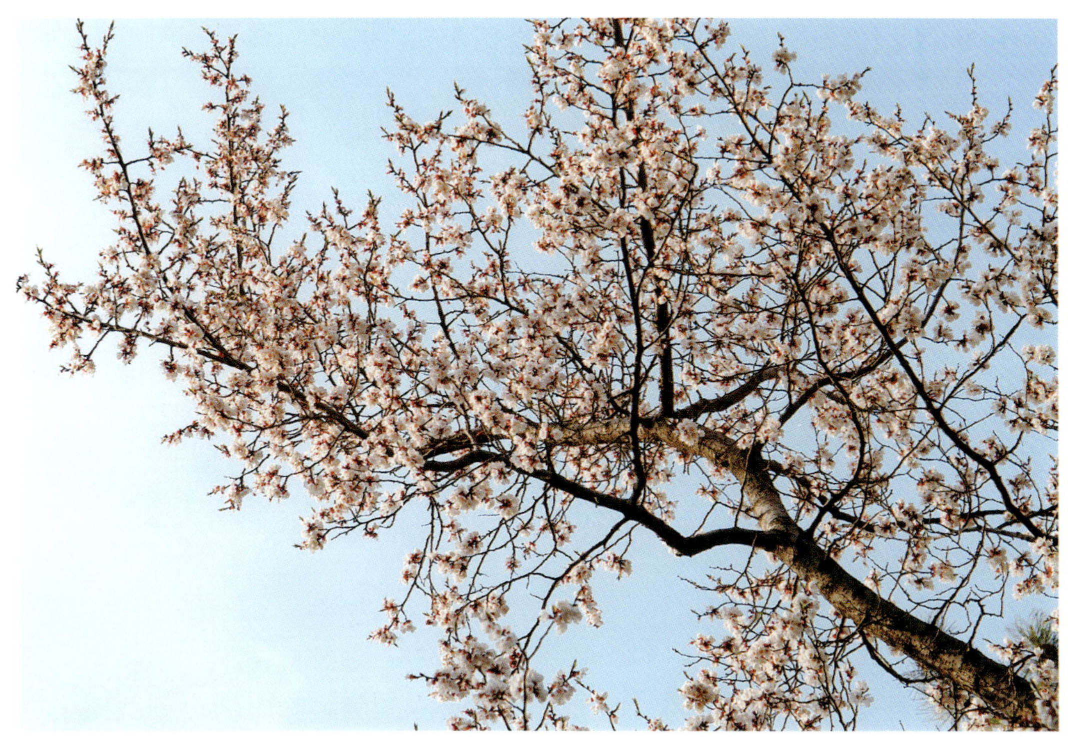

樱属 Cerasus Mill.

140. 毛樱桃

【学　　名】*Cerasus tomentosa*（Thunb.）Wall.

【别　　名】朱桃、麦樱、牛桃、英桃、樱桃、英豆、李桃、奈桃、梅桃、山樱桃、毛樱桃、野樱桃、山豆子

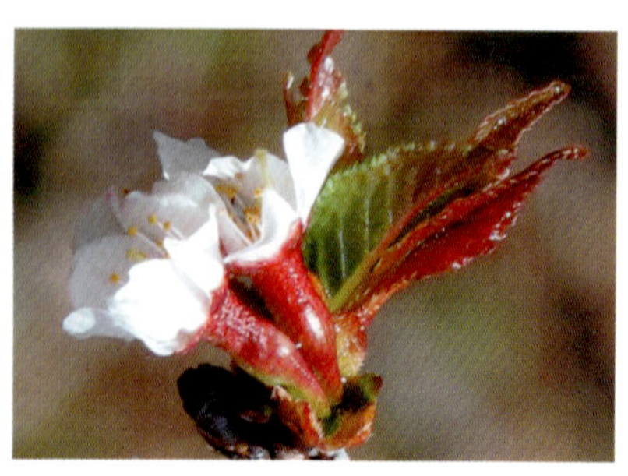

【药 材 名】山樱桃、山樱桃核

【用药部位】果实、种子。

【功效主治】健脾、益气、固精。用于食积泻痢、便秘、脚气、遗精滑泄。

【植物特征】灌木，有时呈小乔木状，高 1~4m。老枝灰褐色，片状剥裂，小枝紫褐色，嫩枝密被淡黄色柔毛。叶片倒卵形或卵状椭圆形，长 3~5cm，宽 1~2.5cm，先端锐尖或渐尖，基部楔形，边缘具锐锯齿，腹面被疏柔毛，背面密被灰色绒毛或柔毛，毛后变为稀疏；叶柄长 2~6mm，被毛；托叶线形，被长柔毛。花单生或 2 花并生，先叶或与叶同时开放；花梗短或近无花梗；萼筒筒状，长 4~5mm；萼片 5，三角状卵形，两面被短柔毛或无毛；花瓣白色或粉红色，倒卵形，先端钝圆；雄蕊 20~25，较花瓣短；花柱较雄蕊稍长或近等长，伸出，子房全部被毛或仅顶部或基部被毛。核果红色，近球形，长 0.5~1cm；核卵球形，顶端有小突尖，表面除棱脊两侧有纵沟外，平滑无棱纹。花期 5~6 月，果期 7~8 月。

【分布区域】产同仁市、尖扎县、泽库县。生于海拔 2200~2950m 林下、山间河谷山坡。

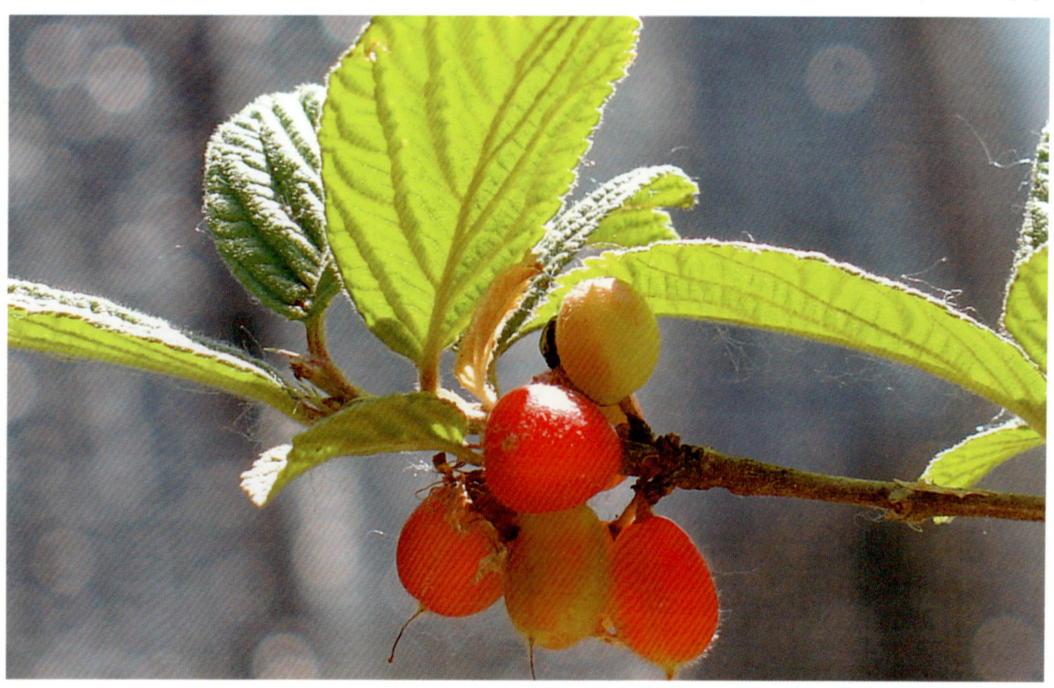

栒子属 Cotoneaster B. Ehrh.

141. 灰栒子

【学　　名】*Cotoneaster acutifolius* Turcz.

【别　　名】栒子、牙日盖（蒙古语译音）、察尔正（藏语译音）

【药 材 名】灰栒子

【用药部位】茎、果实。

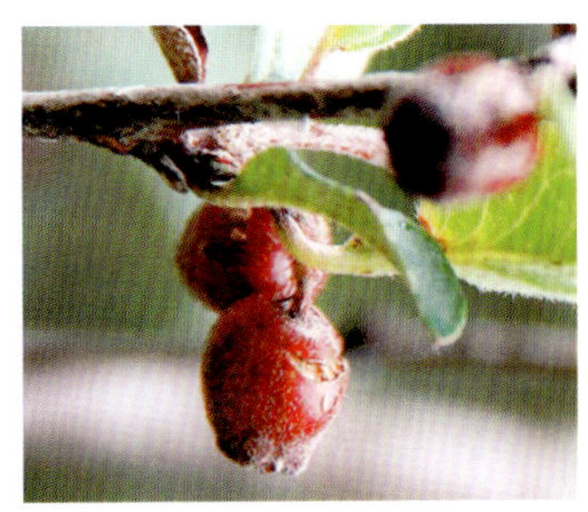

【功效主治】凉血、止血、解毒敛疮。用于鼻衄、牙龈出血、月经过多、烧烫伤。

【植物特征】落叶灌木，高 2~4m；枝条开张，小枝细瘦，圆柱形，棕褐色或红褐色，幼时被长柔毛。叶片椭圆卵形至长圆卵形，长 2.5~5cm，宽 1.2~2cm，先端急尖，稀渐尖，基部宽楔形，全缘，幼时两面均被长柔毛；托叶线状披针形，脱落。花 2~5 朵成聚伞花序，总花梗和花梗被长柔毛；花瓣直立，宽倒卵形或长圆形，长约 4mm，宽 3mm，先端圆钝，白色外带红晕；雄蕊 10~15，比花瓣短；花柱通常 2，离生，短于雄蕊，子房先端密被短柔毛。果实椭圆形，直径 7~8mm，黑色，内有小核 2~3 个。花期 5~6 月，果期 9~10 月。

【分布区域】产同仁市、尖扎县、泽库县。生于海拔 2100~3700m 山坡、山麓、山沟。

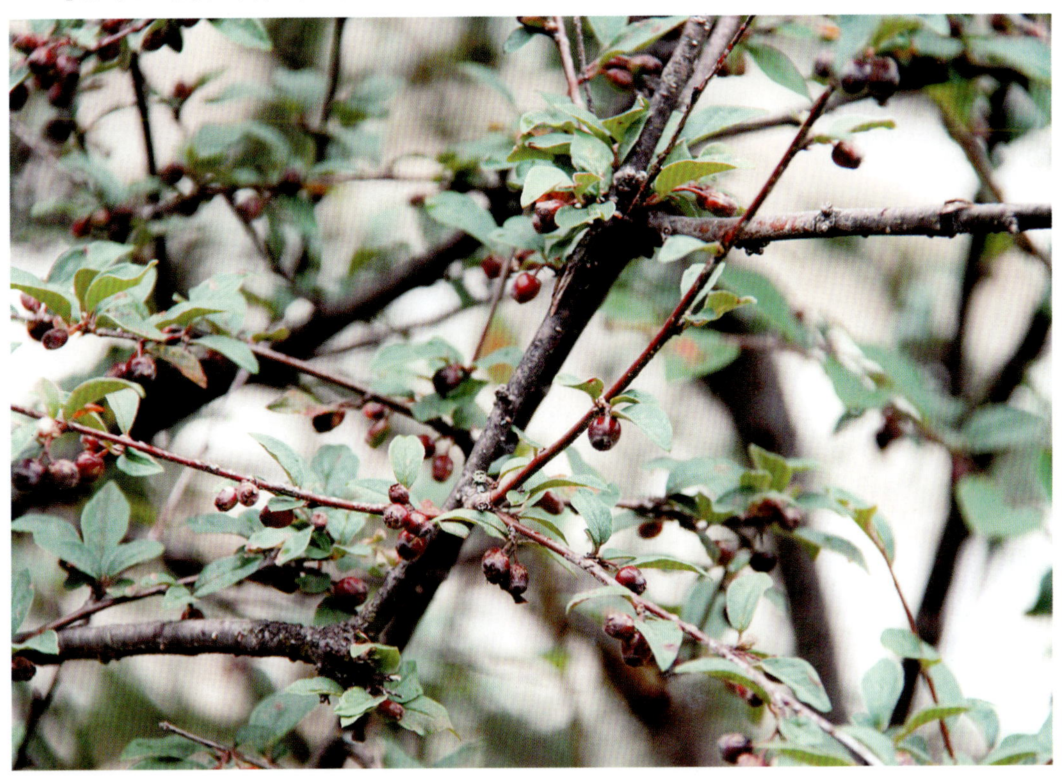

142. 匍匐栒子

【学　　名】*Cotoneaster adpressus* Bois

【别　　名】匍匐灰栒子

【药 材 名】野花青

【用药部位】枝叶或根。

【功效主治】清热利湿、化痰止咳、止血止痛。用于痢疾、泄泻、腹痛、咳嗽、吐血、痛经、白带。

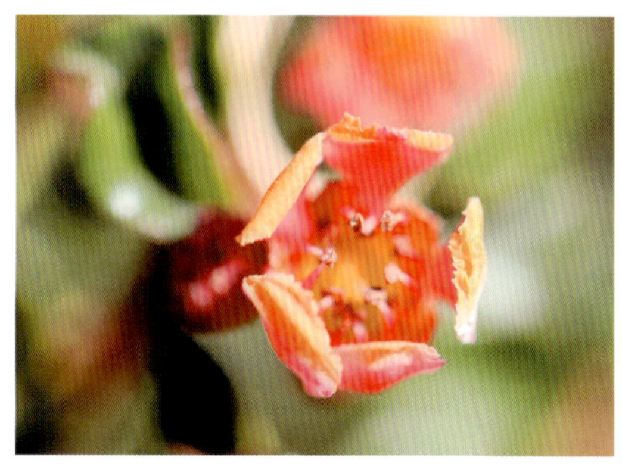

【植物特征】落叶匍匐灌木。茎不规则分枝，平铺地面；小枝细，幼时被黄色粗伏毛，毛后脱落，红褐色至暗褐色。叶片宽卵形或倒卵形，稀椭圆形，长 5~13mm，宽 5~9mm，先端钝圆或急尖，基部楔形，全缘而呈波状，两面无毛或被稀疏紧贴长柔毛；叶柄短，无毛或被粗伏毛；托叶钻形。花单生或聚伞花序具 2~3 花；花直径 6~8mm，近无梗；花萼钟状，背面被稀疏短柔毛；萼片卵状三角形，背面被稀疏短柔毛；花瓣粉红色，直立，倒卵形；雄蕊 10~15，短于花瓣；花柱 2，离生，较雄蕊短，子房顶端被短柔毛。果鲜红色，近球形，长 5~7mm，无毛，常有 2 小核，稀 3 小核。花期 5~7 月，果期 7~9 月。

【分布区域】产全州各市县。生于海拔 2200~4100m 多石山坡、岩石缝隙、林间草地。

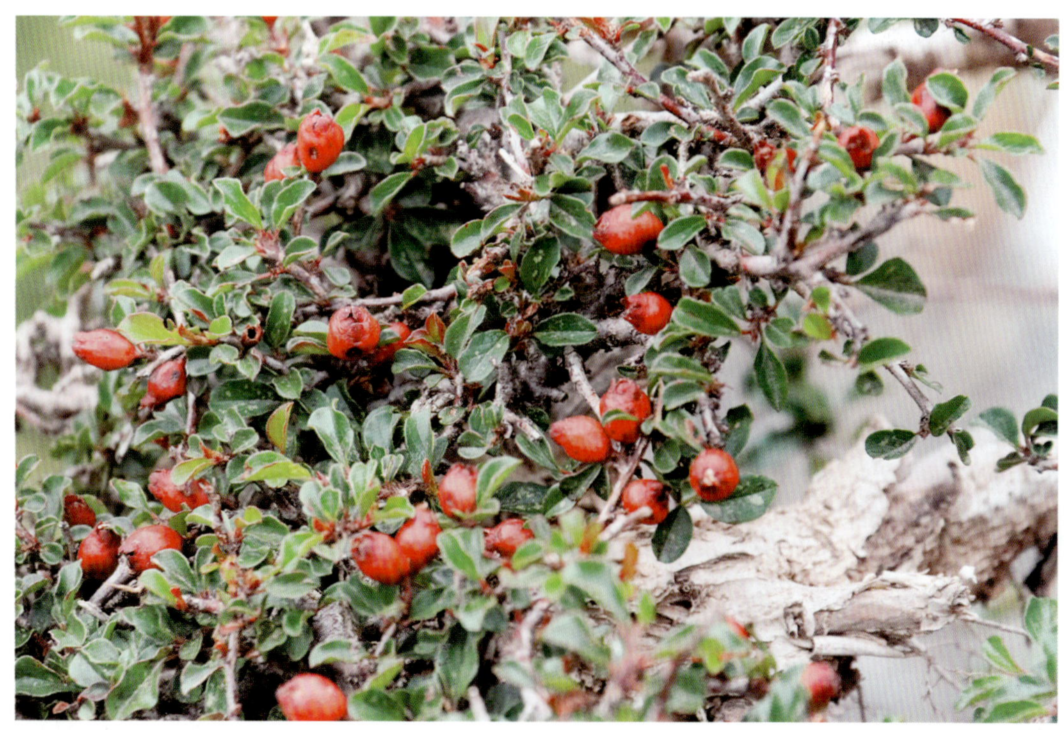

143. 水栒子

【学　　名】*Cotoneaster multiflorus* Bge.

【别　　名】栒子木、多花栒子

【药 材 名】水栒子

【用药部位】枝、叶及果实。

【功效主治】凉血、止血。用于鼻衄、牙龈出血、月经过多。

【植物特征】落叶灌木，高 1~4m。枝条圆柱形，细瘦，红褐色或棕褐色，幼时被短柔毛，毛不久脱落。叶片卵形或宽卵形，长 2~5cm，宽 1.5~3.2cm，先端急尖或钝圆，基部宽楔形或圆形，两面无毛或背面幼时被稀疏柔毛，毛后渐脱落。疏松聚伞花序具 5~20 花；总花梗和花梗无毛；花梗长 4~6mm；花直径 1~1.2cm；萼筒钟状；萼片三角形，仅先端边缘具缘毛；花瓣平展，近圆形，长 4~5mm，白色，腹面基部有白色细柔毛；雄蕊约 20，稍短于花瓣；花柱 2，稀 1，较雄蕊短，子房顶端被柔毛。果红色，近球形或倒卵形，长约 8mm，具 1 由 2 心皮合生而成的小核。花期 5~6 月，果期 8~9 月。

【分布区域】产同仁市、尖扎县、泽库县。生于海拔 1800~3700m 山坡、河谷、林间、林缘。

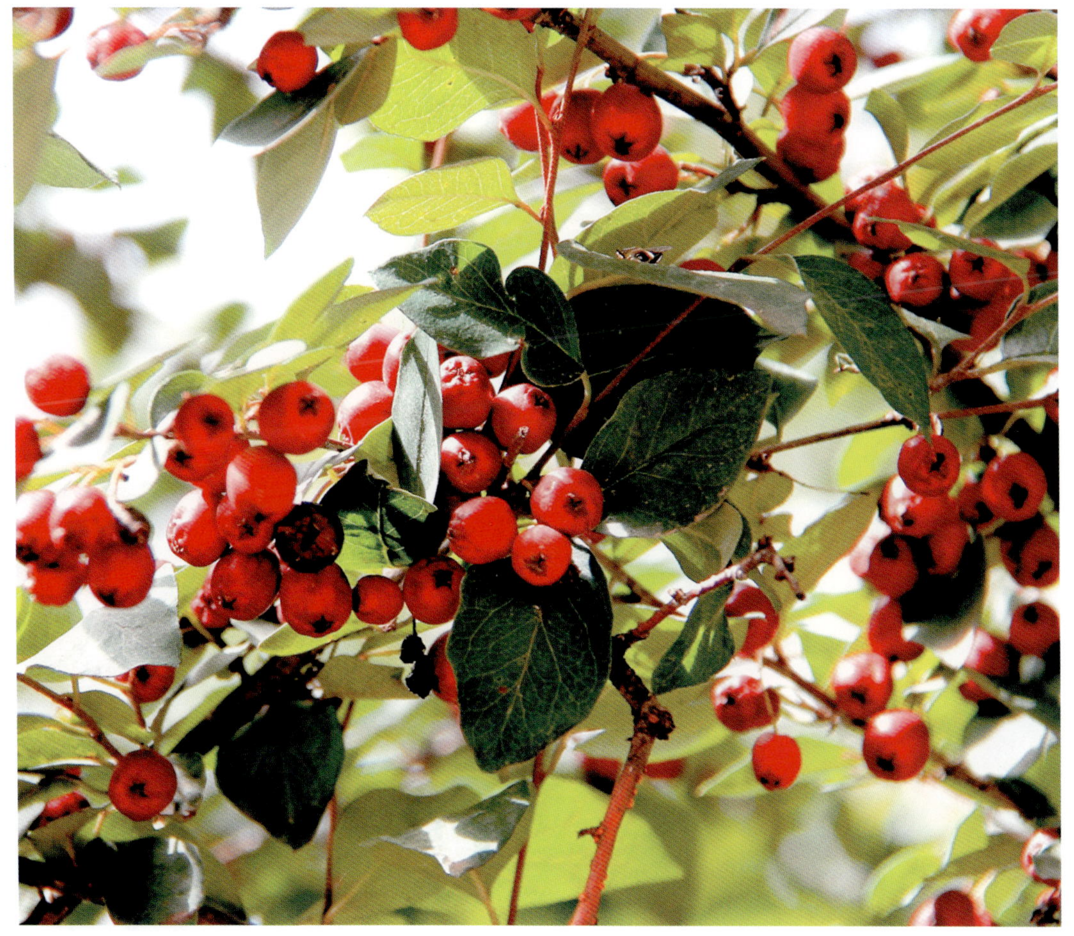

草莓属 Fragaria Linn.

144. 东方草莓

【学　　名】*Fragaria orientalis* Lozinsk.

【别　　名】野草莓

【药 材 名】东方草莓

【用药部位】果实。

【功效主治】生津止渴、化石祛湿。用于口渴、肾结石、湿疹。

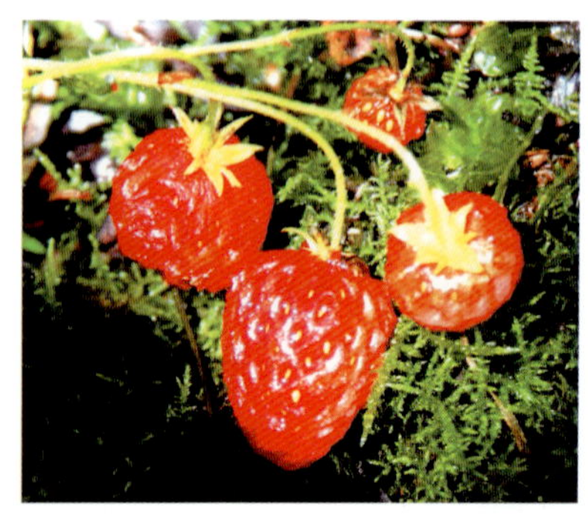

【植物特征】多年生草本，高 5~30cm。茎被开展柔毛，上部较密，下部有时脱落。三出复叶，小叶几无柄，倒卵形或菱状卵形，长 1~5cm，宽 0.8~3.5cm，顶端圆钝或急尖，顶生小叶基部楔形，侧生小叶基部偏斜，边缘有缺刻状锯齿。花序聚伞状，有花 1~6 朵，花梗长 0.5~1.5cm，被开展柔毛。花两性，稀单性；萼片卵圆披针形，顶端尾尖，副萼片线状披针形，偶有二裂；花瓣白色，圆形，基部具短爪；雄蕊 18~22，近等长；雌蕊多数。聚合果半圆形，成熟后紫红色；瘦果卵形，宽 0.5mm，表面脉纹明显或仅基部具皱纹。花期 5~7 月，果期 7~9 月。

【分布区域】产全州各市县。生于海拔 2300~4100m 高山灌丛、林下、河滩及山坡草丛。

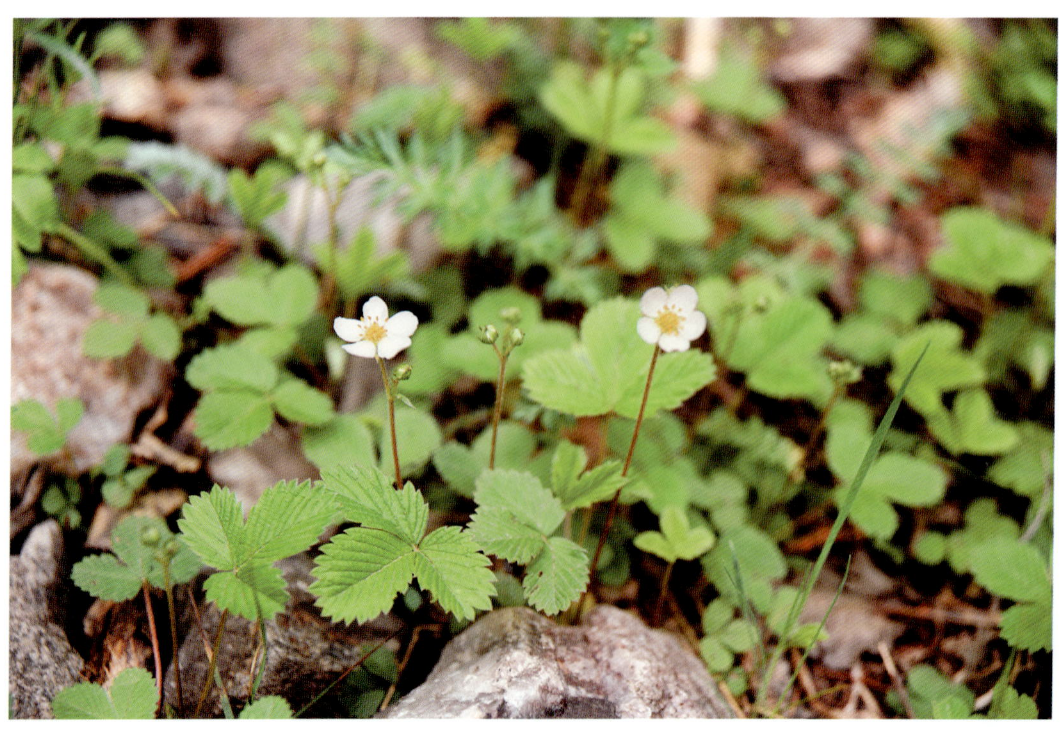

路边青属 Geum Linn.

145. 路边青

【学　　名】*Geum aleppicum* Jacq.

【别　　名】追风七、见肿消、追风草

【药 材 名】五气朝阳草

【用药部位】全草或根。

【功效主治】清热解毒、活血止痛、调经止带。用于疮痈肿痛、口疮咽痛、跌打伤痛、风湿痹痛、泻痢腹痛、月经不调、脚气水肿、小儿惊风。

【植物特征】茎直立，高 15~60cm，被白色、淡黄色粗硬毛。基生叶为不整齐大头羽状复叶，小叶 3~13，长 5~20 cm，小叶大小不等，倒卵形或菱状宽卵形，先端急尖或钝圆，基部楔形，边缘具浅裂片或粗锯齿；茎生叶小，羽裂，小叶向上逐渐减少，托叶大，卵形，边缘有不规则粗锯齿。花序顶生，疏散；花瓣近圆形；萼片卵状三角形，较花瓣短，副萼片狭小，背面被短柔毛及长柔毛；花柱在上部 1/4 处扭曲，成熟后自扭曲处脱落，不脱落部分宿存，无毛，先端有小钩，脱落部分下部被疏柔毛。聚合果倒卵状球形，瘦果被长硬毛；果托被长 1~3mm 的硬毛。花果期 6~9 月。

【分布区域】产泽库县、河南县。生于海拔 1850~3800m 林下、林缘、河漫滩、路边、山坡草地。

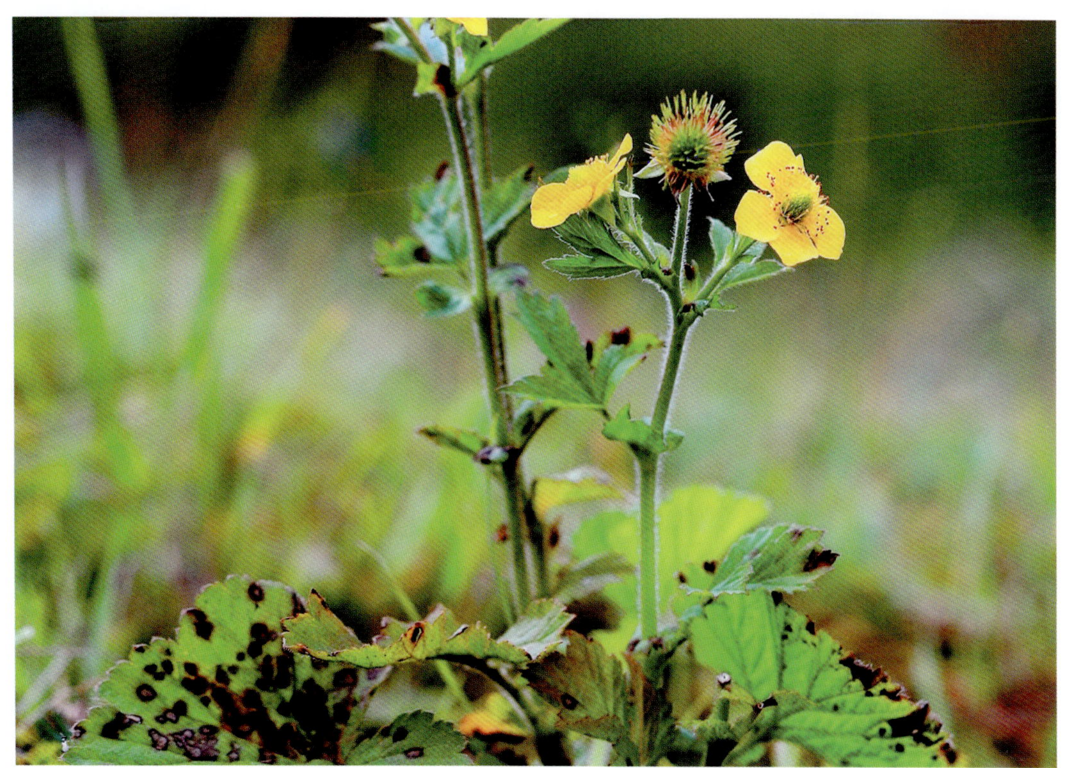

苹果属 Malus Mill.

146. 苹果

【学　　名】*Malus pumila* Mill.

【别　　名】柰、频婆、柰子、平波、超凡子、天然子、频果、西洋苹果

【药 材 名】苹果

【用药部位】果实。

【功效主治】益胃、生津、除烦、醒酒。用于津少口渴、脾虚泄泻、食后腹胀、饮酒过度。

【植物特征】落叶乔木，高 2~5m。小枝圆柱形，幼时密被绒毛，老枝紫褐色而无毛；冬芽卵形，密被短柔毛。叶片椭圆形至宽卵形，长 2~10cm，宽 1.6~5.5cm，先端锐尖，基部宽楔形或近圆形，边缘具圆锯齿，幼时两面密被短柔毛；托叶披针形或卵状披针形，全缘，密被短柔毛，早落。伞房花序具 3~7 花；花梗长 1~2.5cm，密被绒毛；苞片膜质，全缘，被绒毛；萼筒密被绒毛；萼片三角状披针形，长 6~8mm，两面密被绒毛；花瓣白色，宽倒卵形，基部具短爪;雄蕊多数，花丝长短不一;花柱 5，基部合生，下部密被绒毛。果扁球形，大小、色泽因品种而异，顶端常隆起。花期 5~6 月，果期 9~10 月。

【分布区域】产同仁市、尖扎县。栽培。

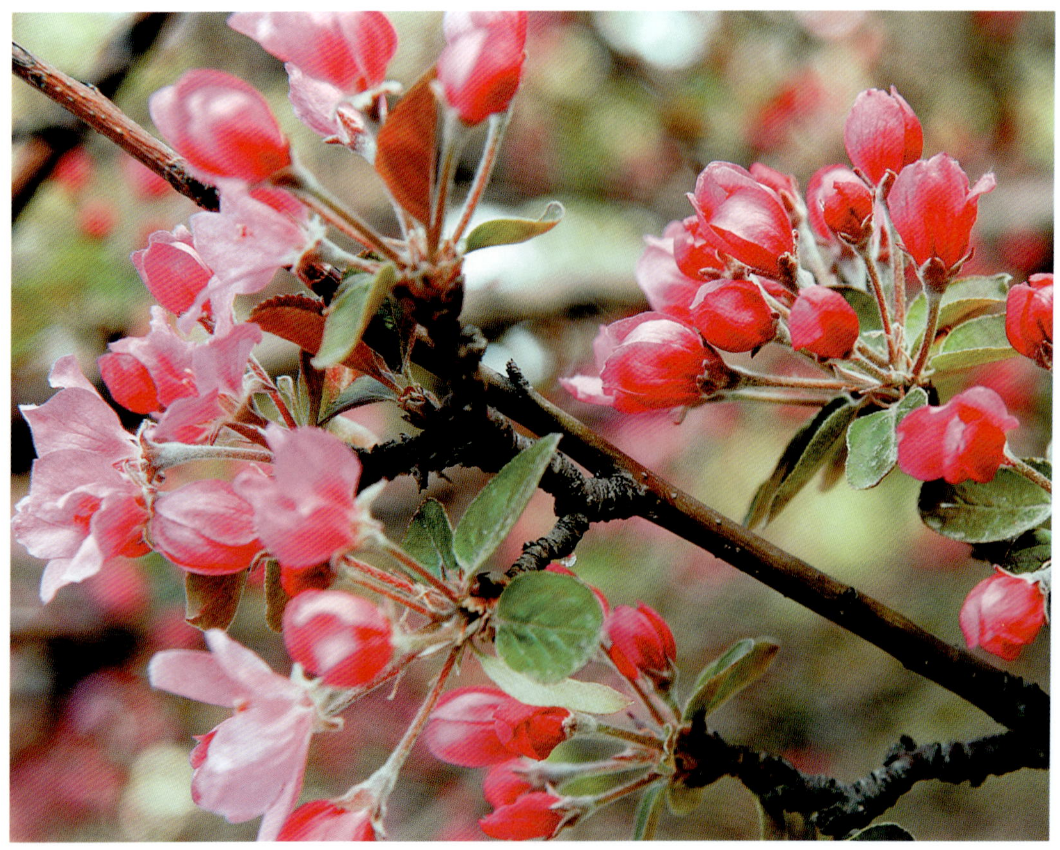

147. 花叶海棠

【学　　名】*Malus transitoria* (Batal.) Schneid.

【别　　名】花叶杜梨、涩枣子、小白石枣

【药 材 名】细弱海棠

【用药部位】果实。

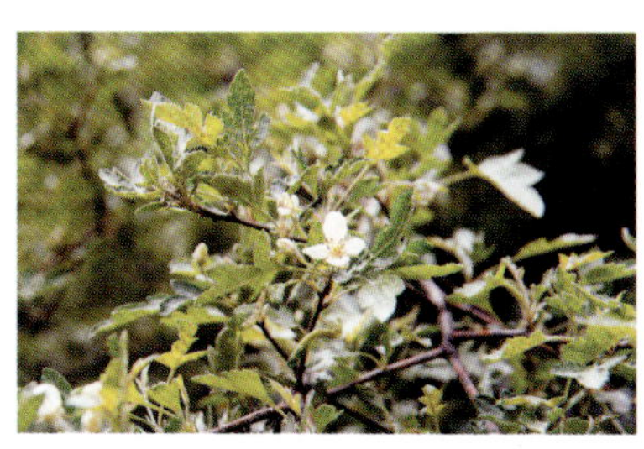

【功效主治】生津、润肺、除烦、解暑、开胃、醒酒。用于心气不足、肠鸣、脾胃气虚、腹绞痛、痢疾、四肢无力、泄泻。

【植物特征】灌木或小乔木，高 1~6m。小枝圆柱形。幼时密被绒毛，老时暗紫色或紫褐色，无毛。叶片卵形至宽卵形，长 1.5~4cm，宽 2~3.5cm，先端急尖，基部圆形至宽楔形，边缘县不整齐锯齿，常 3~5 深裂，两面密被绒毛或腹面近无毛，叶柄长 1~3cm，具窄翼，密被绒毛；托叶卵状披针形，全缘。近伞形花序具 3~6 花；花梗长 1.32cm，密被绒毛；苞片线状披针形，早落；花直径约 1.5cm；萼筒钟状，密被绒毛；萼片三角状卵形，全缘，两面均密被绒毛，较萼筒短；花白色，卵形，基部具短爪；雄蕊 20~ 25；花柱 3~5，基部联合，无毛，与雄蕊近等长。果橘红色近球形或长椭圆形，长 5~10mm，宽 5~10mm。花期 5~6 月，果期 8~9 月。

【分布区域】产同仁市、尖扎县、泽库县。生于海拔 2000 ~3700m 山坡丛林中、河滩沟谷灌丛中。

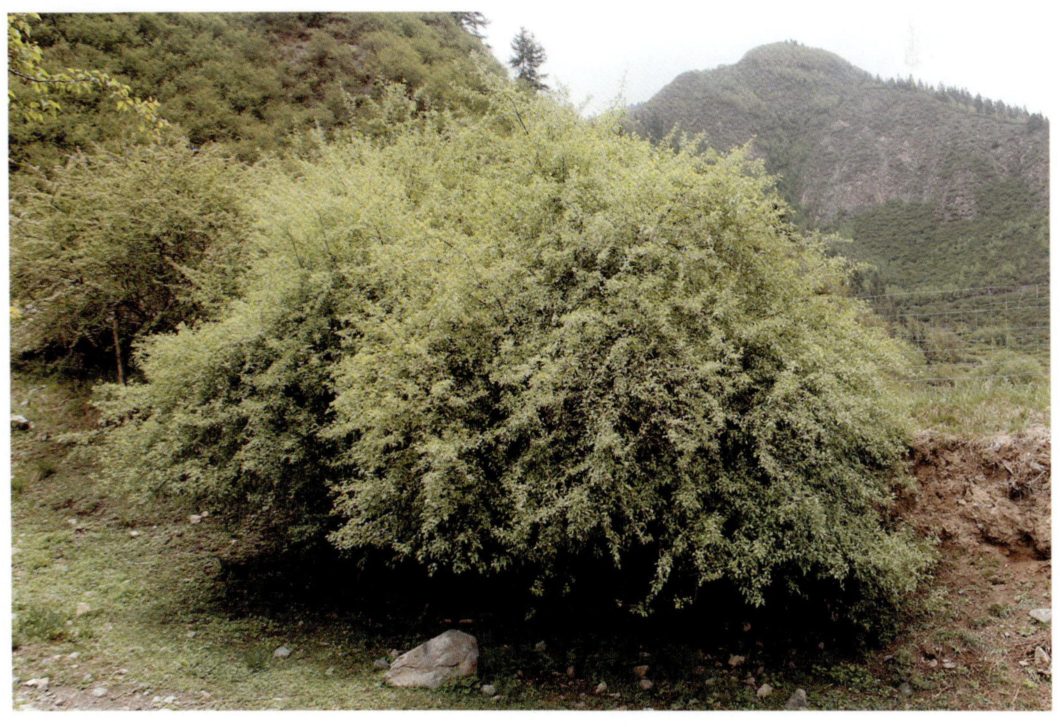

委陵菜属 Potentilla Linn.

148. 鹅绒委陵菜

【学　　名】*Potentilla anserina* Linn.

【别　　名】蕨麻、人参果、莲菜花、延寿果、戳玛（藏语译音）

【药 材 名】蕨麻

【用药部位】块根。

【功效主治】补气血、健脾胃、生津止渴。用于病后贫血、营养不良、水肿、脾虚泄泻、风湿痹痛。

【植物特征】多年生草本。根延长，在中部或末端膨大呈纺锤形或椭圆形的块根，根皮棕褐色，里面粉白色。茎匍匐，紫红色，节上生根，并形成新植株。基生叶为间断的或不间断的奇数羽状复叶，具小叶 11~25，长 5~30cm；小叶无柄，长椭圆形、倒卵状椭圆形，长 1~3cm，边缘具缺刻状锐齿，腹面绿色，疏被柔毛，背面密被紧贴银白色绢毛；茎生叶与基生叶相似，仅小叶对数少。花单生叶腋，直径 1.5~2cm；花瓣黄色，倒卵形，长为萼片的 1.5 倍；花柱侧生，柱头稍扩大，子房密被长柔毛。花果期 5~9 月。

【分布区域】产全州各市县。生于海拔 1700~4400m 高山草甸、山坡湿润草地、河滩、水沟边、路旁。

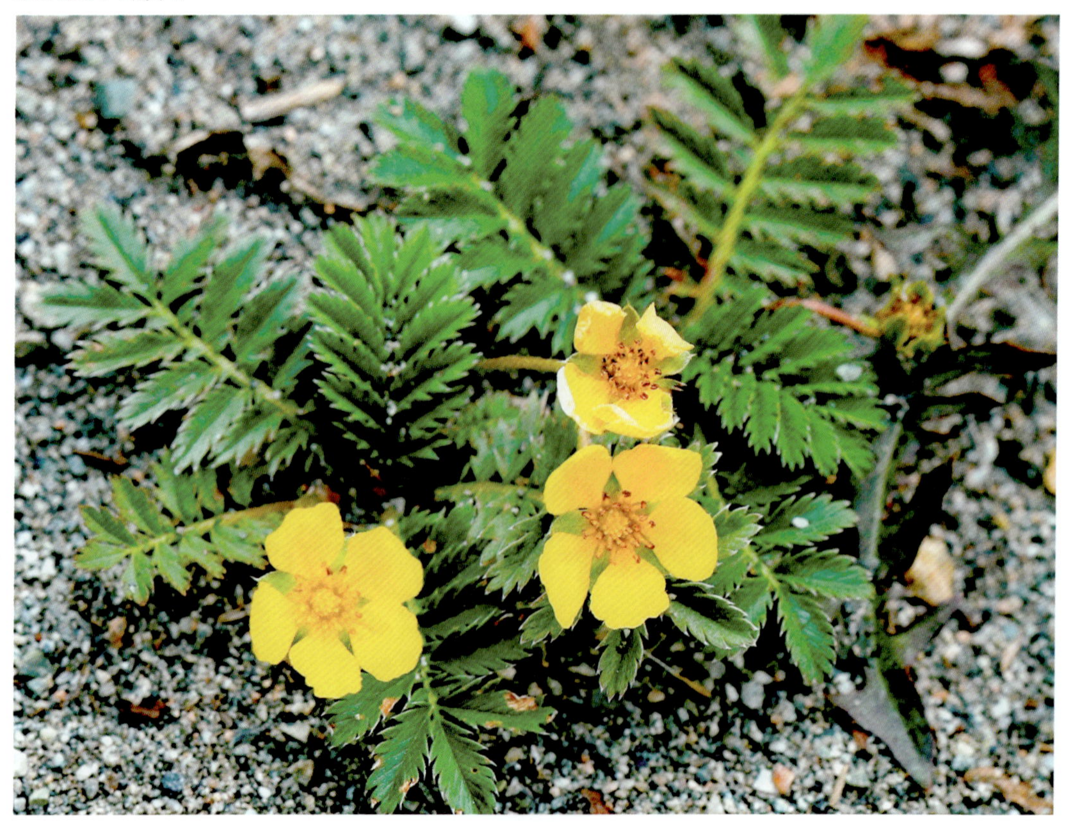

149. 二裂委陵菜

【学　　名】*Potentilla bifurca* Linn.

【别　　名】翻白草、白头翁、黄州白头翁、翻白菜

【药 材 名】鸡冠草

【用药部位】带根全草。

【功效主治】凉血、止血、解毒。用于崩漏、产后出血、痔疮、痢疾。

【植物特征】多年生草本，高 5~14ccm。根圆柱形，纤细，木质。茎直立或上升，密被长柔毛或微硬毛。奇数羽状复叶具小叶 9~17，长 3~8cm；叶柄密被长柔毛；小叶无柄，对生或近对生，倒卵状椭圆形或椭圆形，长 5~15mm，宽 4~8mm，先端常 2 裂，基部楔形或宽楔形，两面绿色；基生叶托叶膜质，被毛或无毛，基生叶托叶草质，绿色，常全缘。伞房状聚伞花序顶生；花梗长 6~16mm，被柔毛；萼片卵形，先端急尖，副萼片椭圆形，先端急尖或钝，较萼片短或近等长，背面被疏柔毛；花黄色、倒卵形，先端钝圆，较萼片稍长；心皮沿腹部被稀疏柔毛，花柱侧生，棒形，基部较细，柱头扩大。瘦果表面光滑。花期 5~8 月，果期 8~9 月。

【分布区域】产全州各市县。生于海拔 2800~4300m 干山坡、荒地、路边、河滩及疏林和灌丛下。

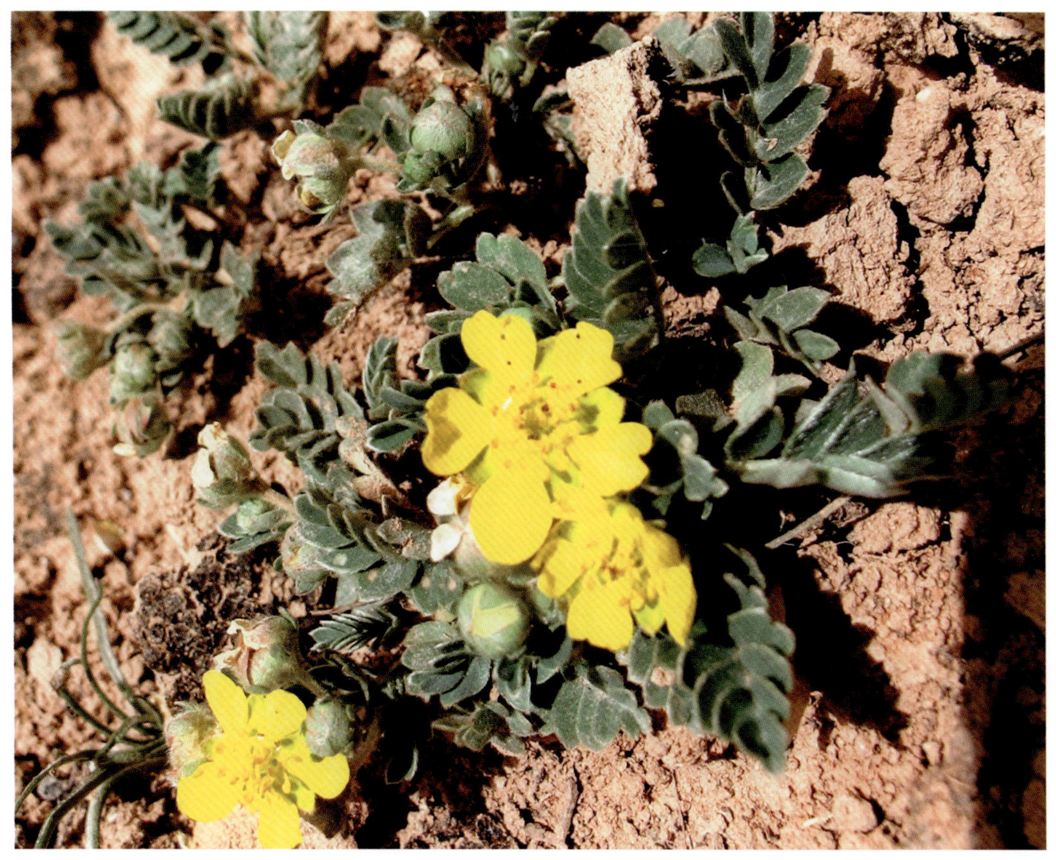

150. 金露梅

【学　　名】*Potentilla fruticosa* Linn.

【别　　名】金老梅、金腊梅、药王茶、棍儿茶

【药 材 名】金老梅叶、金老梅花、金老梅枝、金老梅根

【用药部位】叶、花、茎、根。

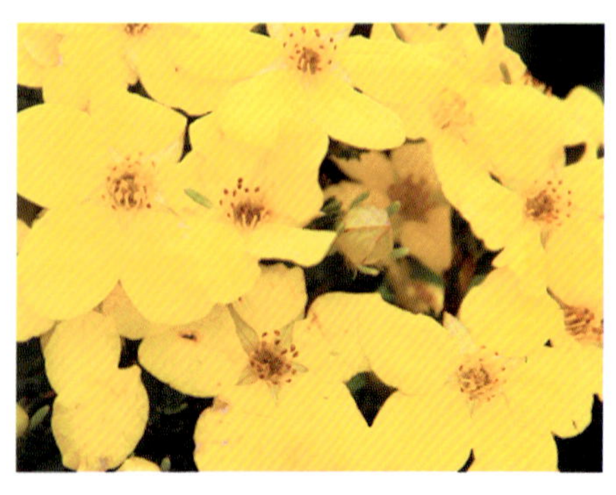

【功效主治】清泄暑热、健胃消食、调经。用于暑热眩晕、两目不清、胃气不和、滞食、月经不调、乳腺炎、腹泻和痢疾、口疮、咽喉肿痛。

【植物特征】灌木，高 0.5~2m，多分枝，树皮纵向剥落。小枝红褐色，幼时被长柔毛。羽状复叶，有小叶 2 对，上面一对小叶基部下延与叶轴汇合；叶柄被绢毛或疏柔毛；小叶片长圆形、倒卵长圆形或卵状披针形，长 0.7~2cm，宽 0.4~1cm，全缘，边缘平坦，顶端急尖或圆钝，基部楔形，两面绿色，疏被绢毛或柔毛或脱落近于无毛；托叶薄膜质，宽大，外面被长柔毛或脱落。单花或数朵生于枝顶，花梗密被长柔毛或绢毛；花直径 2.2~3cm；花瓣黄色，宽倒卵形，顶端圆钝，比萼片长；花柱近基生，棒形，基部稍细，顶部缢缩，柱头扩大。瘦果近卵形，褐棕色，长 1.5mm，外被长柔毛。花果期 6~9 月。

【分布区域】产全州各市县。生于海拔 2500~4200m 山坡草地、砾石坡、灌丛及林缘。

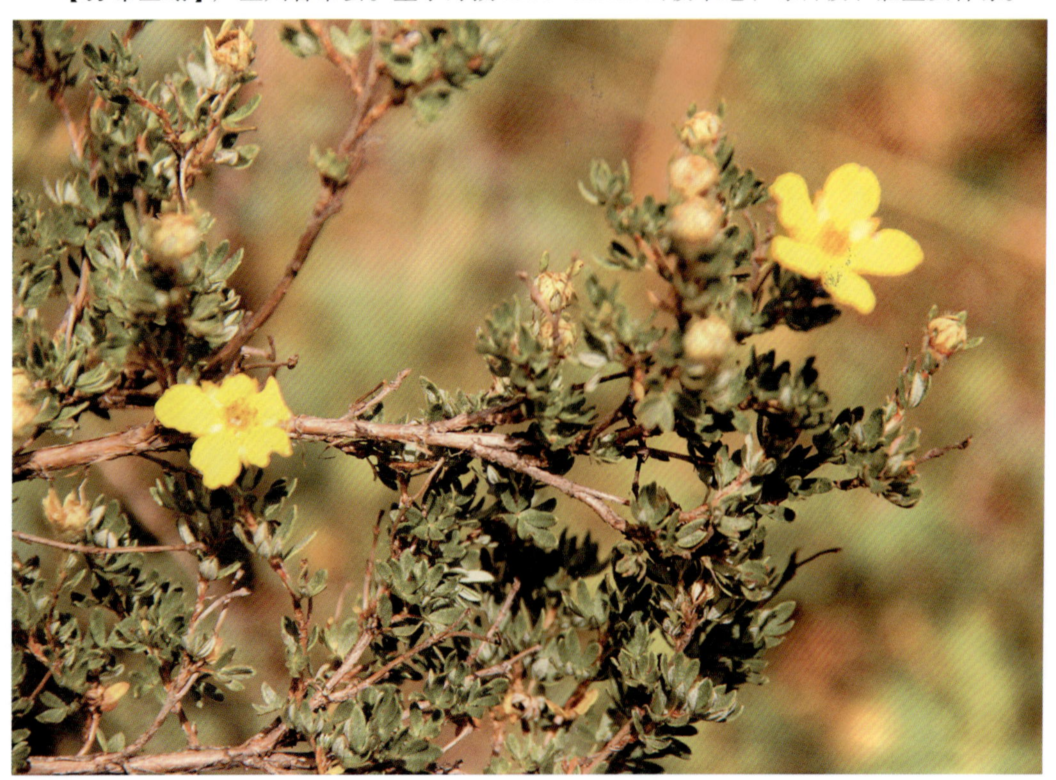

151. 银露梅

【学　　名】*Potentilla glabra* Lodd.

【别　　名】白花棍儿茶

【药 材 名】银老梅

【用药部位】茎叶、花。

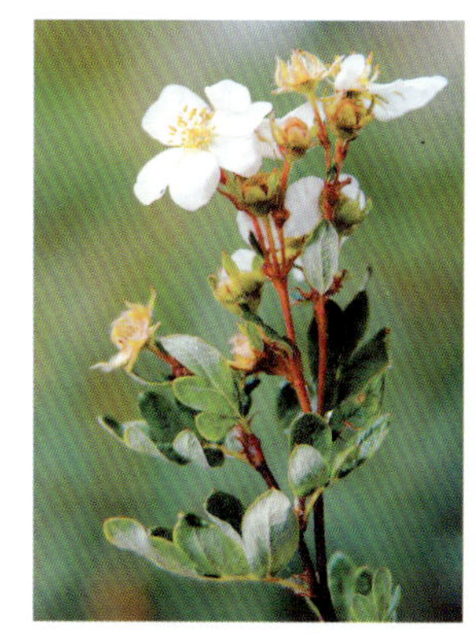

【功效主治】健脾、化湿、清暑、调经。用于脾虚、暑热、月经不调。

【植物特征】灌木，高 0.3~2m。树皮纵向剥落，小枝灰褐色，被稀疏柔毛。奇数羽状复叶具小叶 5~7，稀三出复叶；上方 1 对小叶基部下延与叶轴合生；叶柄被疏柔毛；小叶卵状椭圆形或倒卵状椭圆形，长 5~12mm，宽 4~8mm，先端急尖或钝圆，基部楔形或近圆形，边缘全缘，平坦或稍反卷，两面绿色，被疏柔毛或近无毛。花单生，或聚伞花序具数花；花梗长 0.8~2cm，疏被长柔毛；花直径 1.5~3cm；萼片卵形，有时带红色，副萼片倒卵状披针形或披针形，较萼片短小，绿色，背面疏被毛或近无毛；花瓣白色；近圆形；花柱近基生，棒状，基部较细，在柱头下缢缩，柱头扩大，子房被长柔毛。瘦果被长柔毛。花期 6~8 月，果期 8~9 月。

【分布区域】产同仁市、尖扎县、泽库县。生于海拔 2400~4200m 山坡、河漫滩、林缘及灌丛。

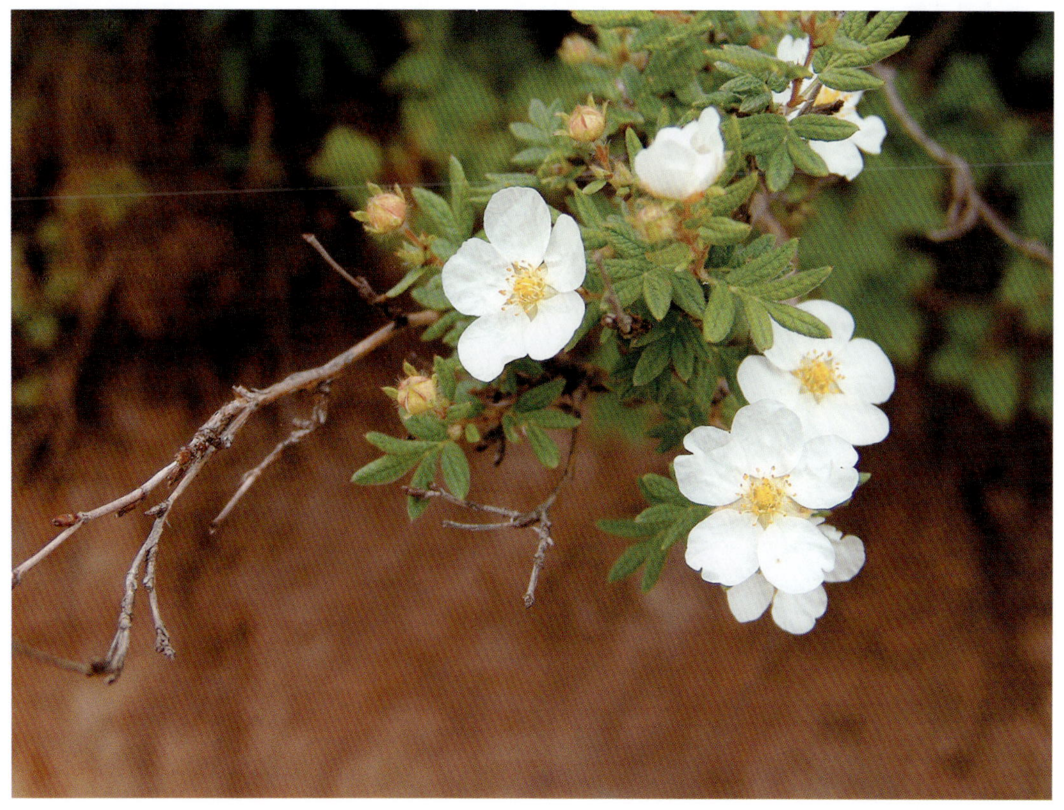

152. 多裂委陵菜

【学　　名】*Potentilla multifida* Linn.

【别　　名】白马肉、细叶委陵菜

【药 材 名】多裂委陵菜

【用药部位】带根全草。

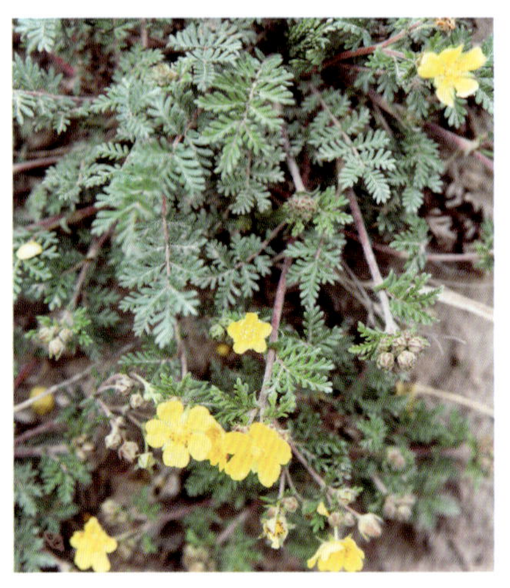

【功效主治】止血、利湿热、杀虫。用于外伤出血、崩漏、肝炎、蛲虫病。

【植物特征】多年生草本，高 12~40cm。根圆柱形，稍木质化。茎上升，稀直立，被紧贴或开展短柔毛。基生叶为奇数羽状复叶，具小叶 7~11，长 4~15cm；小叶无柄，长圆形或宽卵形，长 1~3cm，边缘羽状深裂几达中脉，裂片带状披针形，边缘向下反卷，腹面伏生短柔毛或无毛，背面被白色绒毛，沿脉伏生绢状长柔毛；茎生叶与基生叶形状相似。伞房状聚伞花序；花梗长 1.5~2.5cm，被短柔毛；花直径 1.2~1.5cm；萼片三角状卵形，先端急尖或渐尖，副萼片披针形或椭圆状披针形，先端钝圆，较萼片稍短或近等长，在果期增大；花瓣黄色，倒卵形，较萼片长；花柱近顶生，基部具乳头膨大，柱头稍扩大。瘦果平滑或具皱纹。花期 5~8 月。

【分布区域】产同仁市、尖扎县。生于海拔 3200~4200m 山坡草地、河漫滩、灌丛及林缘。

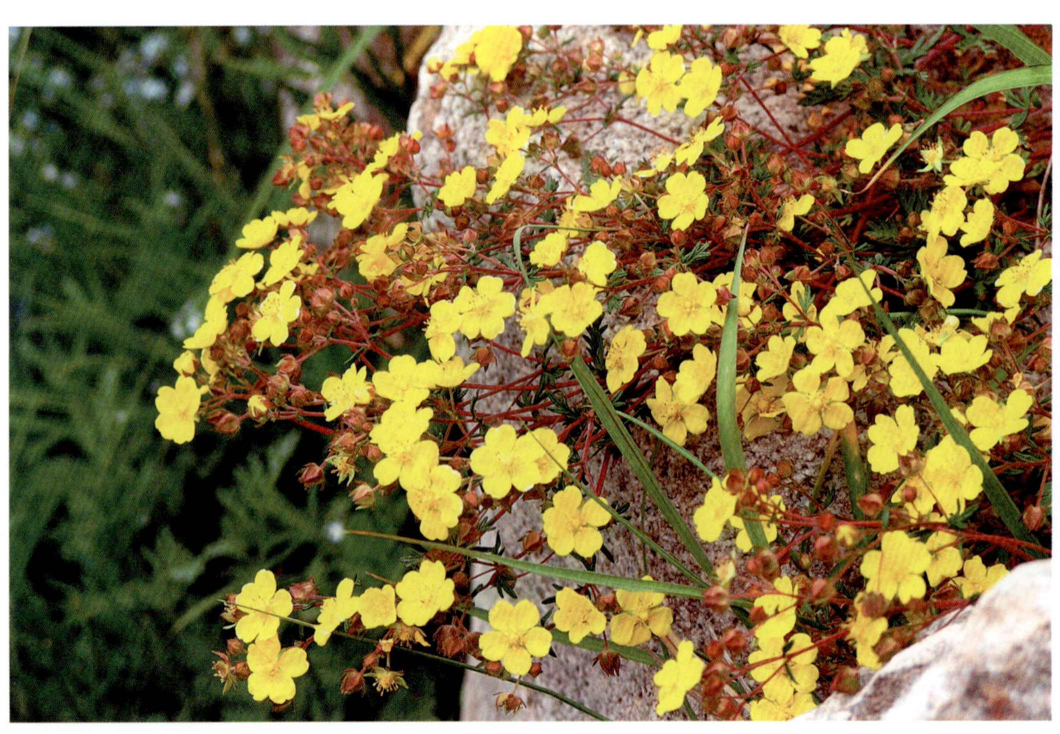

153. 小叶金露梅

【学　　名】 *Potentilla parvifolia* Fisch.

【别　　名】 柏拉（藏语译音）

【药 材 名】 小叶金老梅、金老梅叶

【用药部位】 叶、花。

【功效主治】 叶：清泄暑热、健胃消食、调经；用于暑热眩晕、两目不清、胃气不和，食滞纳呆、月经不调。花：利湿、止痒、解毒；用于寒湿脚气、痒疹、乳腺炎。

【植物特征】 灌木，高 0.2~1.5m。分枝较密，树皮纵向剥落，小枝灰色或灰褐色，幼时被柔毛或绢毛。奇数羽状复叶具小叶 5~7，小叶披针形、带状披针形，长 5~10mm，宽 2~4mm，先端渐尖，基部楔形，全缘，明显反卷，两面绿色，被绢毛或背面粉白色，有时疏被柔毛；托叶膜质，褐色或淡褐色，背面被疏柔毛。花单生，或聚伞花序具数花，顶生；萼片卵形，先端急尖，副萼片披针形或倒卵状披针形，与萼片近等长，背面被绢状柔毛或疏被柔毛；花瓣黄色，宽倒卵形或近圆形；花柱近基生，棒状，基部稍细，柱头扩大。瘦果外面被毛。花期 7~8 月，果期 8~9 月。

【分布区域】 产全州各市县。生于海拔 2230~5000m 高山草甸、林缘、灌丛中及河漫滩、沟谷山坡。

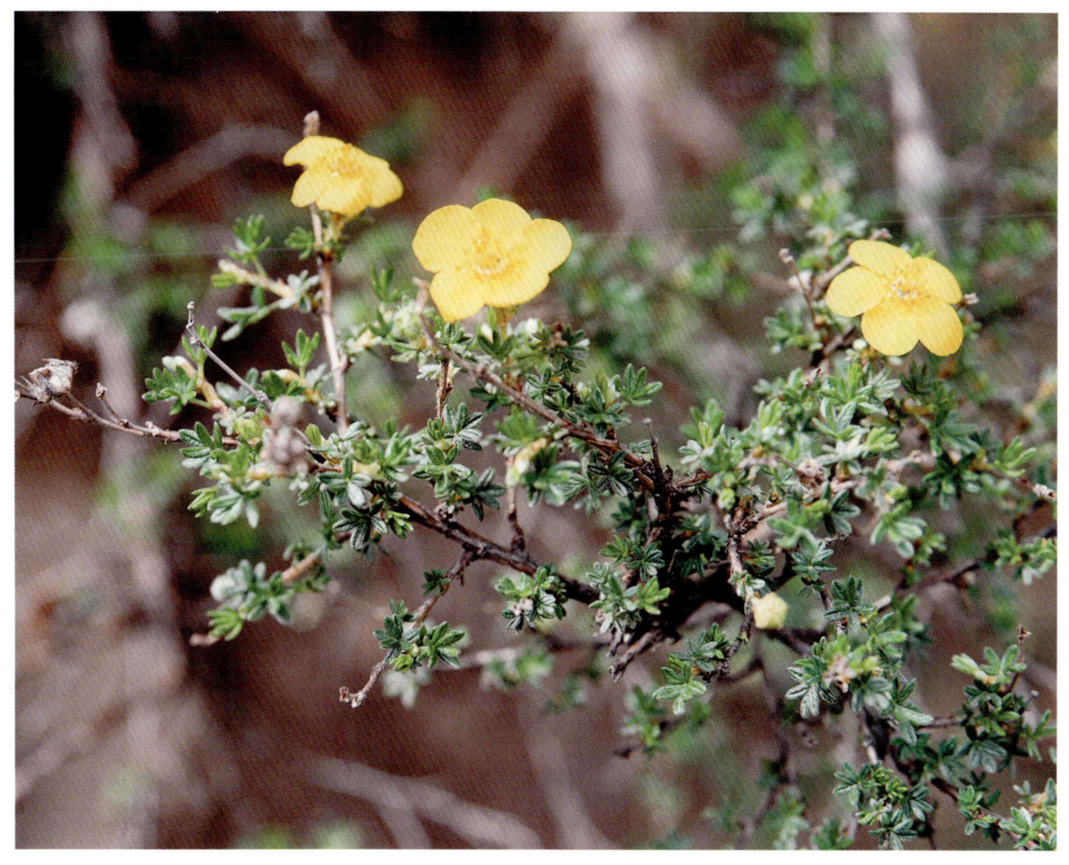

李属 Prunus Linn.

154. 李

【学　　名】*Prunus salicina* Lindl.

【别　　名】玉皇李、山李子

【药 材 名】李

【用药部位】根，种仁。

【功效主治】根:清热解毒、利湿、止痛;用于牙痛、消渴、痢疾、白带。种仁:活血祛瘀、滑肠、利水；用于跌打损伤、淤血作痛、大便燥结、浮肿。

【植物特征】落叶乔木，高 5~8m。树皮灰黑色，粗糙，纵裂；小枝幼嫩时带灰绿色，后变红褐色，无毛。叶片长圆状倒卵形、椭圆状倒卵形至倒披针形，长 4~10cm，宽 1.5~4.5cm，先端渐尖或短尾尖，基部楔形，边缘有钝圆细锯齿，幼时齿尖具腺，侧脉不达叶边缘，两面无毛，有时背面仅脉腋间有簇毛；托叶膜质，边缘有腺，早落；叶柄长 1~2cm，顶端有 2 个腺体。2~3 花并生；萼筒浅杯状；萼片长圆卵形，长 3~4mm，先端钝圆或急尖，边缘有疏齿，与萼筒近等长，背面无毛；花瓣白色，长圆状倒卵形，先端钝圆或微凹，基部楔形，有短爪，较萼筒长约 2.5 倍；雄蕊与花瓣等长或稍短，花丝长短不等，排成不规则 2 轮；雌蕊 1，花柱较雄蕊稍长。核果近球形，长 2~4cm，黄色、红色、绿色或紫色，顶端微尖，基部有纵沟，外被蜡粉。花期 4 月，果期 7~8 月。

【分布区域】产同仁市、尖扎县。栽培。

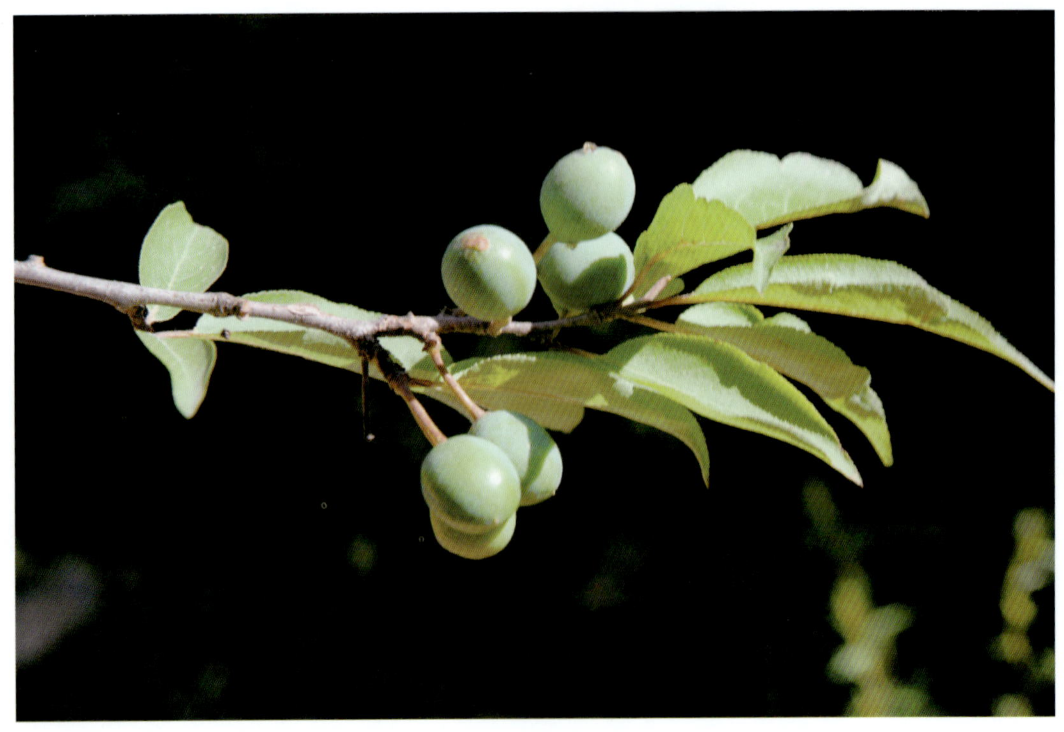

蔷薇属 Rosa Linn.

155. 月季花

【学　　名】*Rosa chinensis* Jacq.

【别　　名】月月红

【药 材 名】月季花

【用药部位】花。

【功效主治】祛瘀、行气、止痛。用于月经不调、痛经等病症。

【植物特征】落叶或常绿灌木，或蔓状与攀援状藤本植物。茎为棕色偏绿，具有钩刺或无刺，但也有几乎没有刺的月季。叶墨绿色，互生，奇数羽状复叶，小叶3~5片，宽卵形或卵状长圆形，长2.5~6cm，先端渐尖，具尖齿，叶缘有锯齿，两面无毛，光滑；托叶与叶柄合生，全缘或具腺齿，顶端分离为耳状。花生于枝顶，花朵常簇生，稀单生，花色甚多，色泽各异，径4~5cm，多为重瓣也有单瓣者；萼片尾状长尖，边缘有羽状裂片，花有微香，春季开花最多，大多数是完全花，或者是两性花。肉质蔷薇果，成熟后呈红黄色，顶部裂开，瘦果，栗褐色。果卵球形或梨形，长1~2cm，萼片脱落。花期4~10月。

【分布区域】产同仁市、尖扎县。栽培。

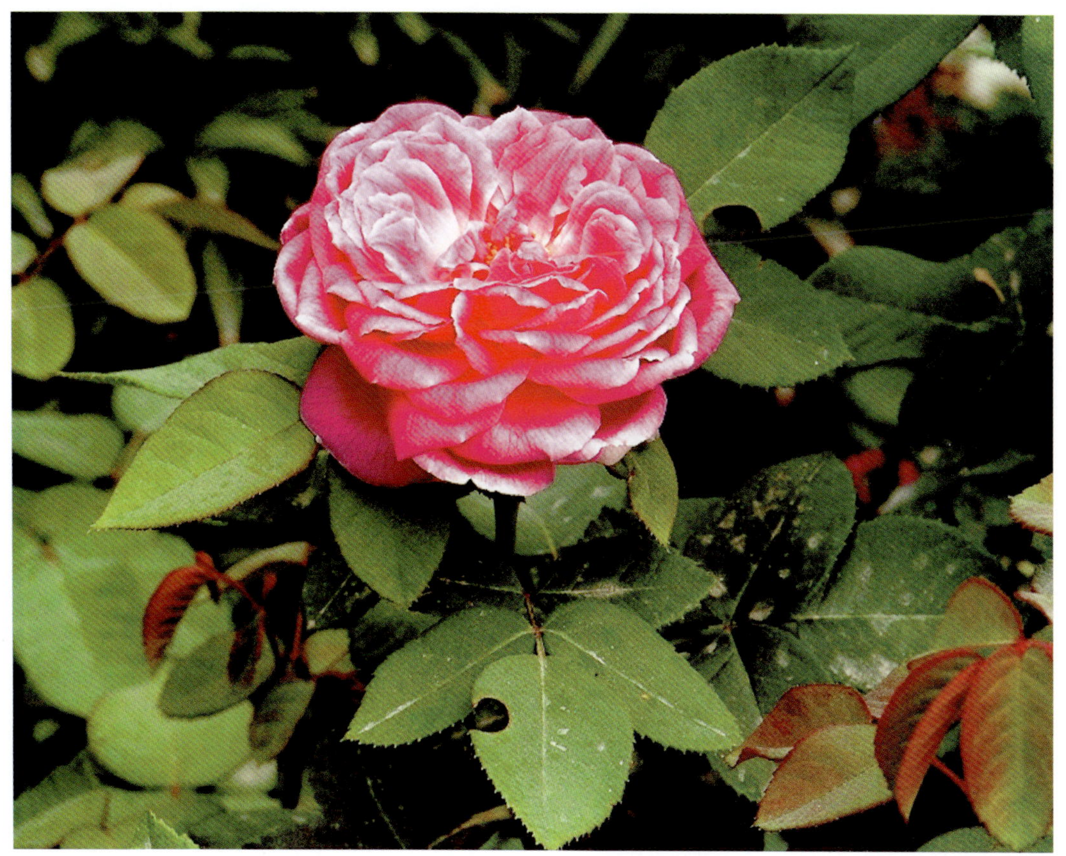

156. 细梗蔷薇

【学　　名】*Rosa graciliflora* Rehd. et Wils

【药 材 名】刺栗子

【用药部位】果实

【功效主治】收涩、消肿。用于痢疾、痔疮。

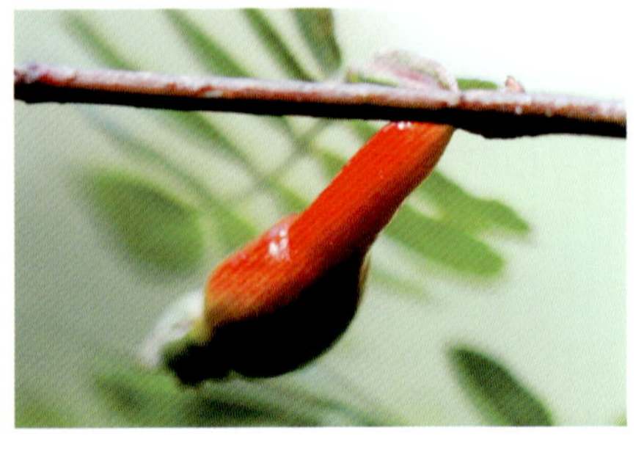

【植物特征】小灌木，高 1.5~3m。茎直立，具散生皮刺，无针刺；小枝紫红色，纤细，仅散生皮刺，无毛。奇数羽状复叶具小叶 9~11，长 4~9cm；小叶椭圆形或长卵圆形，长 5~20mm，宽 3~12mm，先端急尖或钝圆，基部近圆形或宽楔形，边缘有重锯齿；叶轴和叶柄散生稀疏皮刺和腺齿；托叶大部贴生于叶柄，离生部分呈耳状，边缘具腺齿，无毛。花单生于叶腋，基部无苞片；花直径 2~3 cm；萼片卵状披针形，先端呈叶状，全缘或有时具齿，背面有时被疏腺毛，腹面具白色绒毛；花瓣粉红色或红色，倒卵形，先端微凹，基部楔形；雄蕊多数；花柱离生，稍伸出，密被柔毛。果长圆状倒卵形，长约 2cm，红色，宿存萼片直立。花期 7~8 月，果期 9~10 月。

【分布区域】产同仁市、尖扎县、泽库县。生于海拔 2700~3700m 云杉林下或灌丛中及河谷山坡。

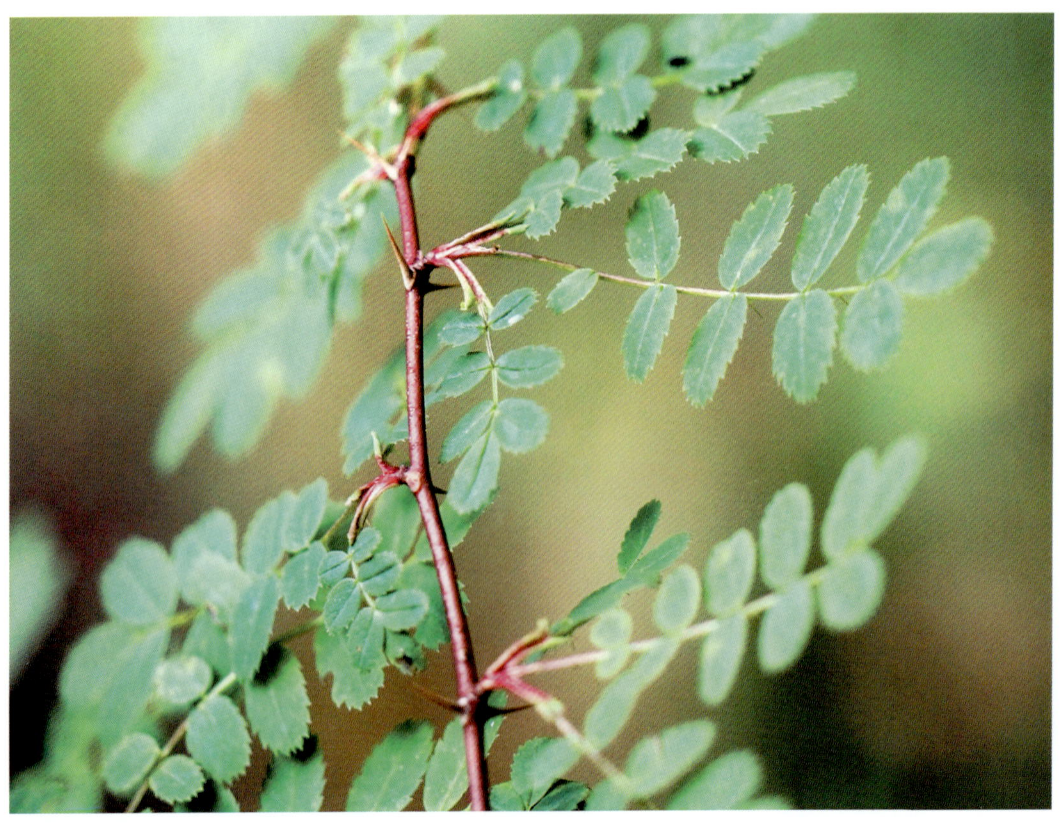

157. 峨眉蔷薇

【学　　名】*Rosa omeiensis* Rolfe

【别　　名】刺石榴、山石榴、色薇美多（藏语译音）

【药 材 名】刺石榴根、峨眉蔷薇花、刺石榴果

【用药部位】根、花、果实。

【功效主治】根与果实:止血、止带、止痢、杀虫;用于吐血、崩漏、白带、泄泻、痢疾、肠蛔虫症。花:清热解毒、活血调经;用于肺热咳嗽、吐血、血脉瘀痛、月经不调、赤白带下、乳痈。

【植物特征】直立灌木，高 0.5~2m。小枝紫红色，具扁而基部膨大的皮刺或无，新枝密生针刺或无。奇数羽状复叶具小叶 9~17，长 3~10cm，小叶长圆形或椭圆状长圆形，长 8~28mm，宽 5~10mm，先端钝圆或急尖，基部宽楔形，边缘具锐锯齿，无毛或仅背面沿中脉被柔毛。花单生于叶腋，直径 2.5~3.5cm，无苞片，花梗长 1~2cm，无毛，萼片 4，三角状披针形，全缘，先端渐尖，背面近无毛，腹面有稀疏柔毛；花瓣 4，白色，倒三角状卵形，先端微凹，基部宽楔形，雄蕊多数；花柱离生，密被柔毛，微伸出花托口，甚短于雄蕊。果圆形或倒卵球形，鲜红色，长 8~15mm，成熟时果梗肉质肥大，橙黄色，宿存萼片直立。花期 5~7 月，果期 7~9 月。

【分布区域】产同仁市、尖扎县、泽库县。生于海拔 2300~3900m 阴坡、林缘、灌丛及河谷山坡。

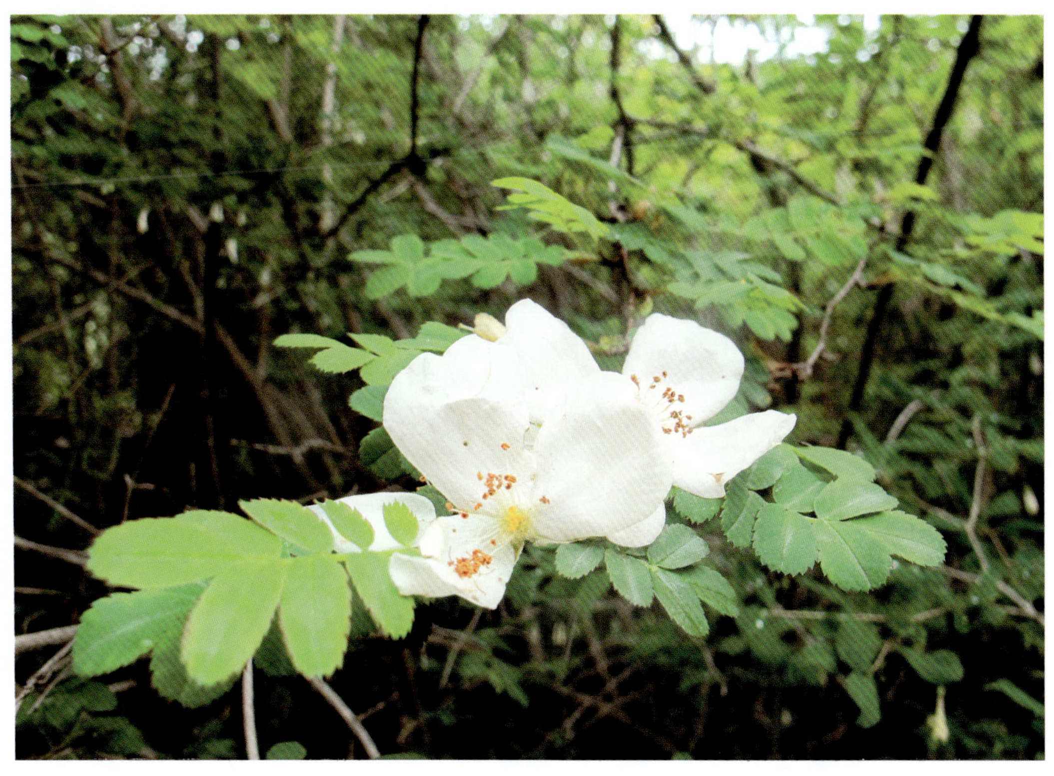

158. 玫瑰

【学　　名】*Rosa rugosa* Thunb.

【别　　名】徘徊花、笔头花、湖花、刺玫花、刺玫菊

【药 材 名】玫瑰花

【用药部位】花。

【功效主治】理气解郁、和血调经。用于肝气郁结所致胸膈满闷、脘胁胀痛、乳房作胀、月经不调、痢疾、泄泻、带下、跌打损伤、痈肿。

【植物特征】灌木，高达 2m。茎粗壮，直立，丛生；小枝密生短绒毛、腺毛和针刺，有直立或弯曲、淡黄色的皮刺，皮刺外被短绒毛。奇数羽状复叶具小叶 5~9，长 5~22cm，小叶较厚，椭圆形至椭圆状倒卵形，长 1.5~5cm，宽 1~2cm，先端钝圆或急尖，基部宽楔形或圆形，边缘具细锯齿；顶生小叶具叶柄，侧生小叶具短柄或近无柄，叶柄和叶轴密被绒毛和腺毛；托叶离生部分卵形，边缘锯齿具腺。花单生或 3~6 簇生；苞片卵形；花梗长 8~25mm，密被绒毛、腺毛和刺毛；萼片卵状披针形，长 2~4cm，先端尾尖，常扩展成叶状，腹面被柔毛，背面密被柔毛和腺毛；花瓣倒卵形，半重瓣或重瓣，紫红色至白色；花柱被柔毛。果扁球形，长 2~2.5cm，砖红色，肉质，平滑。花期 6~7 月，果期 8~9 月。

【分布区域】产同仁市、尖扎县。栽培。

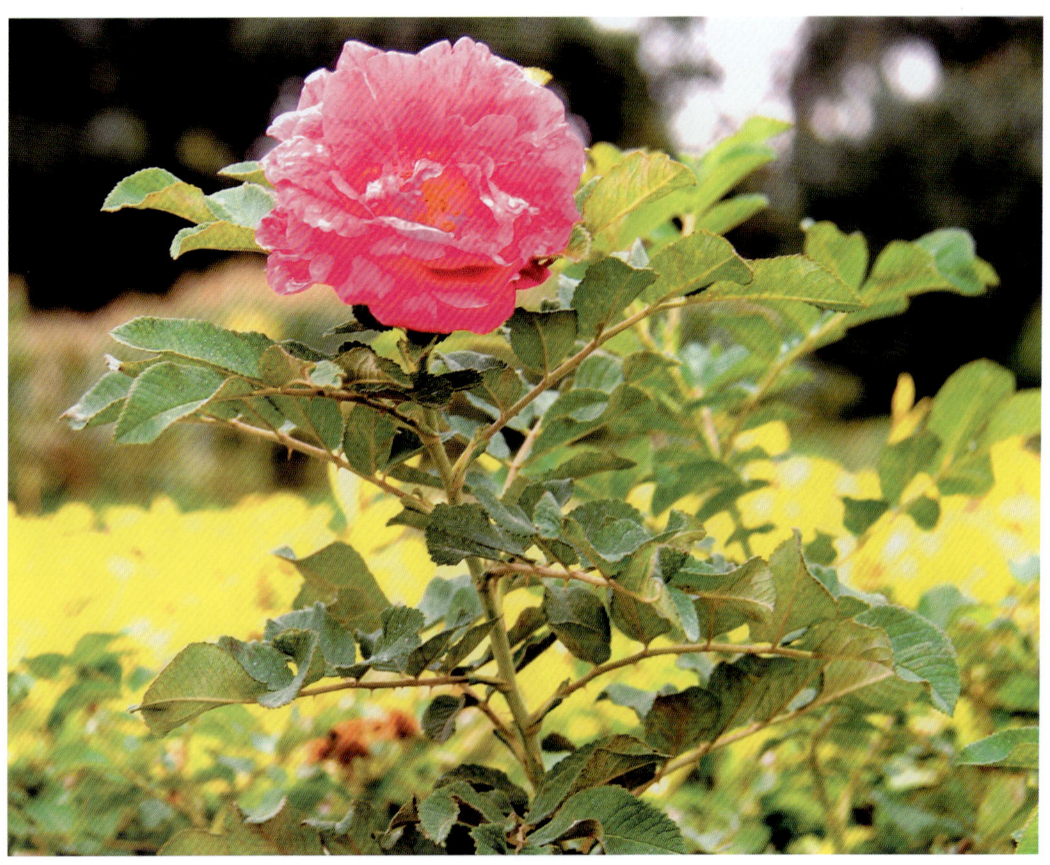

159. 扁刺蔷薇

【学　　名】*Rosa sweginzowii* Koehne

【别　　名】裂萼蔷薇、赛果（藏语译音）

【药 材 名】野刺玫

【用药部位】果实。

【功效主治】补肝肾、益气涩精、固肠止泻。用于滋补强壮、补肝肾、益气涩精、固肠止泻。

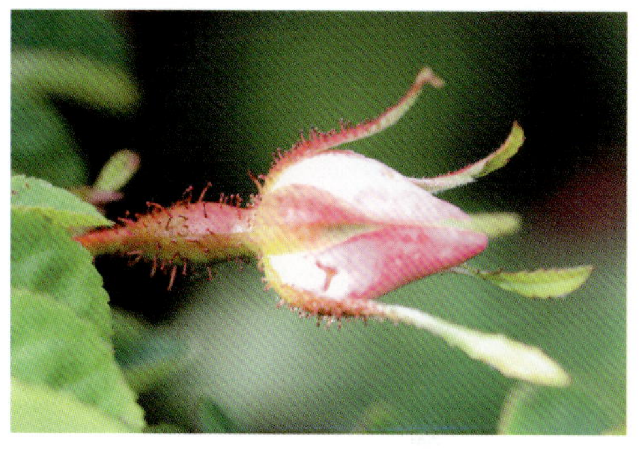

【植物特征】灌木，高 3~5m；小枝圆柱形，无毛或有稀疏短柔毛，有直立或稍弯曲、基部膨大而扁平皮刺，有时老枝常混有针刺。小叶 7~11，连叶柄长 6~10cm，小叶片椭圆形至卵状长圆形，长 2~5cm，宽 8~20mm，先端急尖稀圆钝，基部近圆形或宽楔形，边缘有重锯齿，上面无毛，下面有柔毛或至少沿脉有柔毛，中脉和侧脉均突起；托叶大部贴生于叶柄，离生部分卵状披针形。花单生，或 2~3 朵簇生，苞片 1~2，卵状披针形，先端尾尖；萼片卵状披针形，先端浅裂扩展成叶状，或有时羽状分裂，外面近无毛；花瓣粉红色，宽倒卵形，先端微凹，基部宽楔形；花柱离生。密被柔毛，比雄蕊短很多。果长圆形或倒卵状长圆形，先端有短颈，长 1.5~2.5cm，宽 1~1.7cm，紫红色，外面常有腺毛。花果期 6~9 月。

【分布区域】产同仁市、尖扎县、泽库县。生于海拔 1800~3200m 山坡、河谷、林下、河滩灌丛。

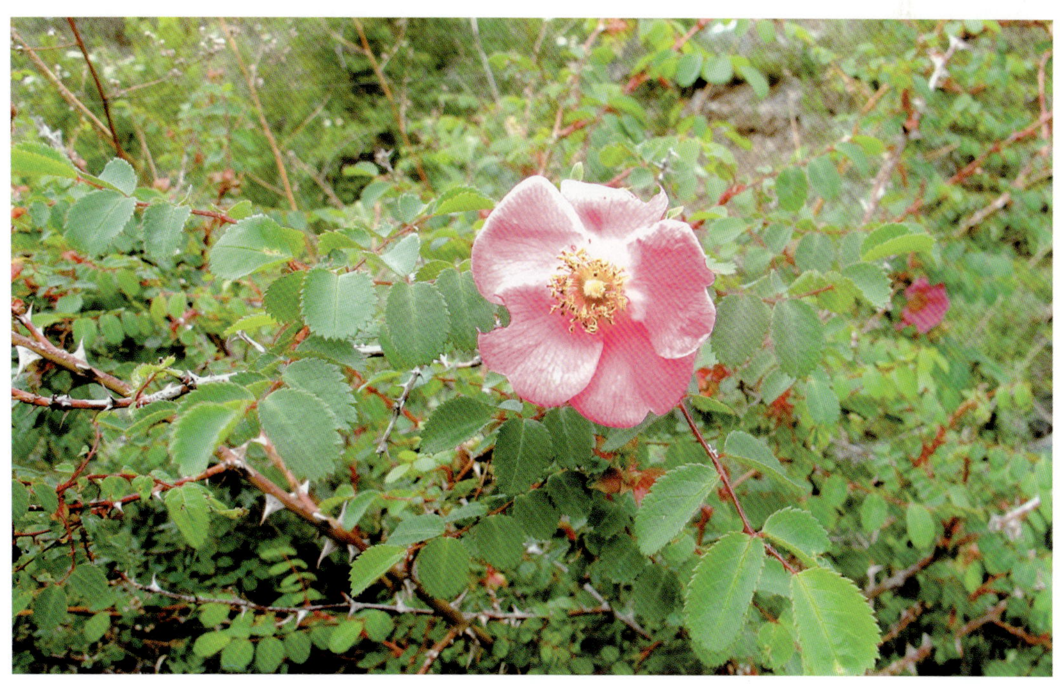

悬钩子属 Rubus Linn.

160. 紫色悬钩子

【学　　名】*Rubus irritans* Focke

【别　　名】莓子、悬钩子、白扎嘎日（藏语译音）

【药 材 名】紫色悬钩子

【用药部位】果实。

【功效主治】补肾固精、明目。用于阳痿、遗精、遗尿、小便频数、目暗目昏。

【植物特征】矮小半灌木或近草本状，高 10~60cm；枝被紫红色针刺、柔毛和腺毛。小叶 3 枚，卵形或椭圆形，长 3~5cm，宽 2~3.5cm，顶端急尖至短渐尖，基部宽楔形至近圆形，顶生小叶基部近截形，上面具细柔毛，下面密被灰白色绒毛，边缘有不规则粗锯齿或重锯齿。花下垂，常单生或 2~3 朵生于枝顶；花梗长 1.5~3cm，被针刺、柔毛和腺毛；花萼带紫红色，外面被紫红色针刺、柔毛和腺毛；萼筒浅杯状；萼片长卵形或卵状披针形，长 1~1.5cm，顶端渐尖至尾尖，花后直立；花瓣宽椭圆形或匙形，白色，具柔毛，基部有短爪，短于萼片；雄蕊多数，花丝线形，几与花柱等长或稍长；雌蕊多数，子房具灰白色绒毛。果实近球形，直径 1~1.5cm，红色，被绒毛；核较平滑或稍有网纹。花期 6~7 月，果期 8~9 月。

【分布区域】产同仁市、尖扎县、泽库县。生于海拔 2000~4500m 山坡林缘或灌丛。

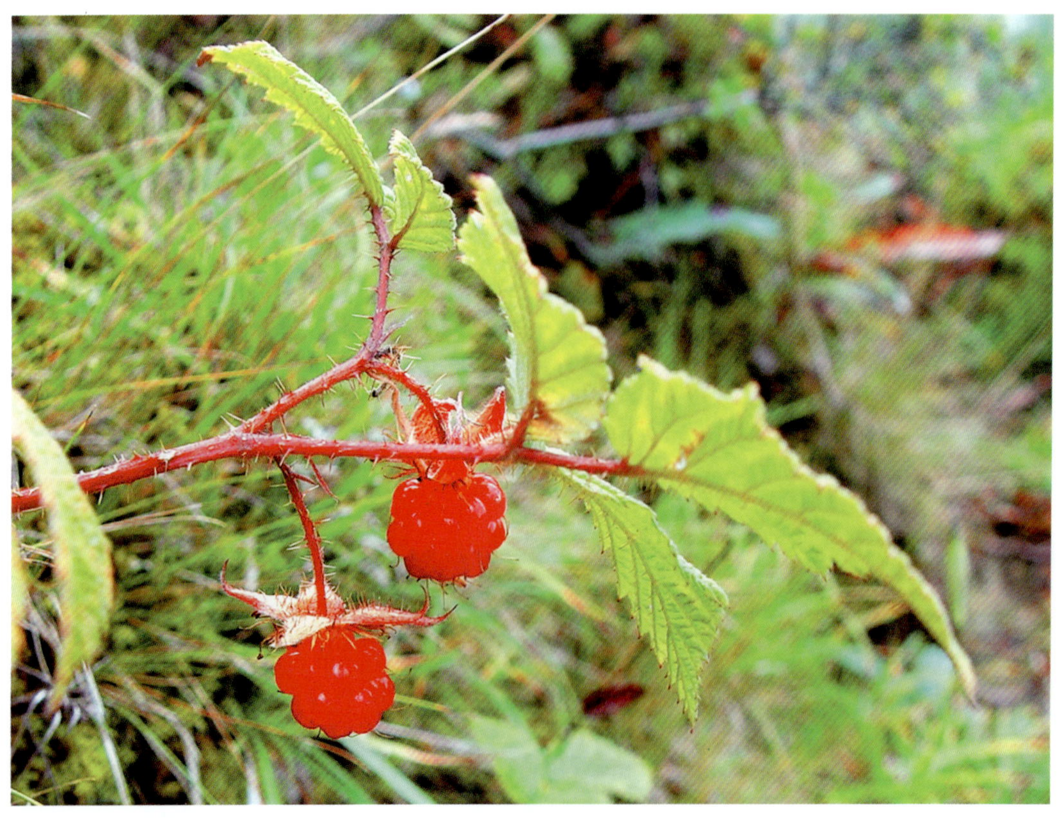

地榆属 *Sanguisorba* Linn.

161. 地榆

【学　　名】*Sanguisorba officinalis* Linn.

【别　　名】酸赭、白地榆、西地榆、地芽、野升麻、水橄榄根、水槟榔、蕨苗参、红地榆、血箭草

【药 材 名】地榆

【用药部位】根及根茎。

【功效主治】凉血止血、清热解毒、消肿敛疮。用于吐血、咯血、便血、痔血、血痢、崩漏、疮痈肿痛、水火烫伤、蛇虫咬伤。

【植物特征】茎直立，有棱，无毛或基部有稀疏腺毛。基生叶为羽状复生，小叶 4~6 对；小叶片有短柄；托叶膜质，褐色，外面无毛或稀疏腺毛；小叶片卵形或长圆形，长 1~7cm，宽 0.5~3cm，先端圆钝，基部心形至浅心形，边缘有多数粗大、圆钝的锯齿；茎生叶较少，小叶片长圆形至长圆状披针形，狭长，基部微心形至圆形。穗状花序，紫色至暗紫色，从花序顶端向下开放；苞片 2，膜质，披针形，先端渐尖至骤尖，比萼片短或近等长，背面及边缘有柔毛；裂片 4，椭圆形至宽卵形；先端常具短尖头，紫红色；雄蕊 4，花丝丝状与萼片近等长，柱头先端盘形。瘦果包藏在宿存萼筒内，倒卵状长圆形或近圆形，外面 4 棱。花果期 7~10 月。

【分布区域】产同仁市、尖扎县、泽库县。生于海拔 2000~3000m 田边路旁、水沟草丛、山坡草地、草甸。

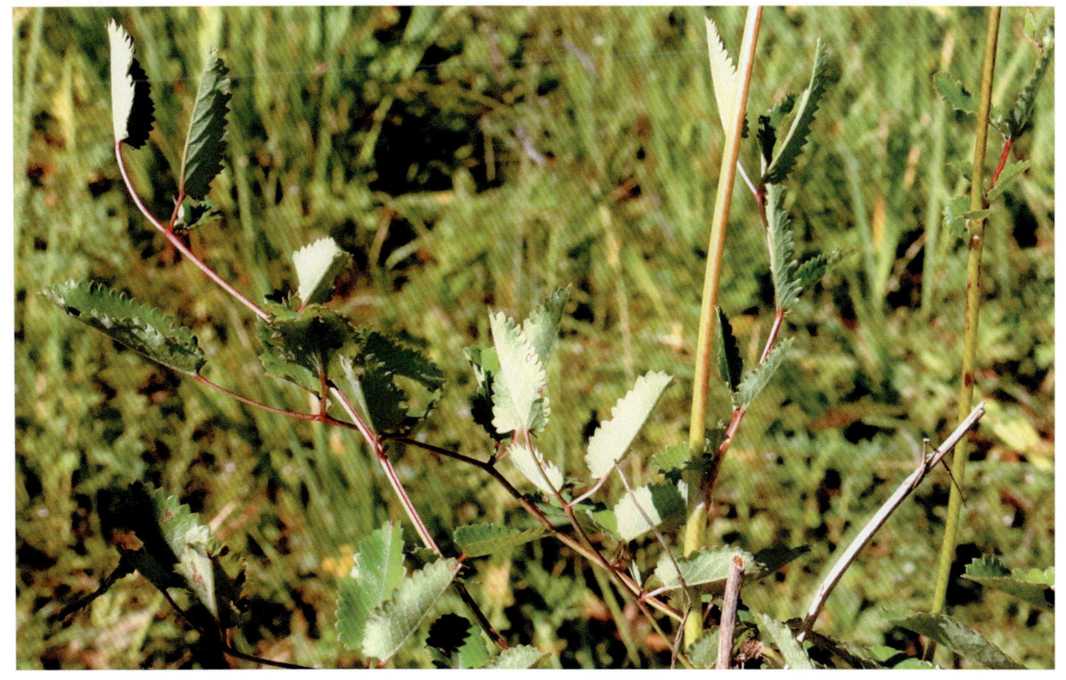

山莓草属 Sibbaldia Linn.

162. 隐瓣山莓草

【学　　名】*Sibbaldia procumbens Linn. var. aphanopetala*（Hand.–Mazz.）Yu et Li

【别　　名】隐瓣山金梅、木茎山金梅、饶保觉介（藏语译音）

【药 材 名】隐瓣山莓草

【用药部位】全草。

【功效主治】止咳、调经、祛瘀、消肿。用于咳嗽、月经不调。外用治骨折。

【植物特征】根茎匍匐，粗壮，具残存的褐色托叶和叶柄。茎直立或上升，高 3~15cm，被糙伏毛。基生叶为三出复叶，长 3~12cm，叶柄疏被糙伏毛；小叶具短柄或近无柄，倒卵状长圆形，中间小叶较两侧小叶大，长 1~3cm，宽 0.4~1.3cm，先端截平，中间小叶先端有 3~5 三角状卵形锯齿，两侧小叶先端具 2~3 三角状卵形锯齿，基部楔形，两面被糙伏毛，茎生叶 1，与基生叶形状相似，较小，叶柄较短；基生叶托叶膜质，淡褐色至褐色，外被糙伏毛，茎生叶托叶披针形，全缘，外被糙伏毛。花两性，多花密集为顶生伞房花序；花小；萼片卵形或卵状披针形，副萼片狭披针形，与萼片近等长或稍短；花瓣黄色，匙形，先端钝圆，极小，长约 0.5mm，比萼片短 1~4 倍，雄蕊 5，着生于花盘外边；花柱侧生。瘦果光滑，花托具长柔毛。花果期 6~8 月。

【分布区域】产同仁市、河南县。生于海拔 3200~4500m 高山草地、沼泽河滩及灌丛。

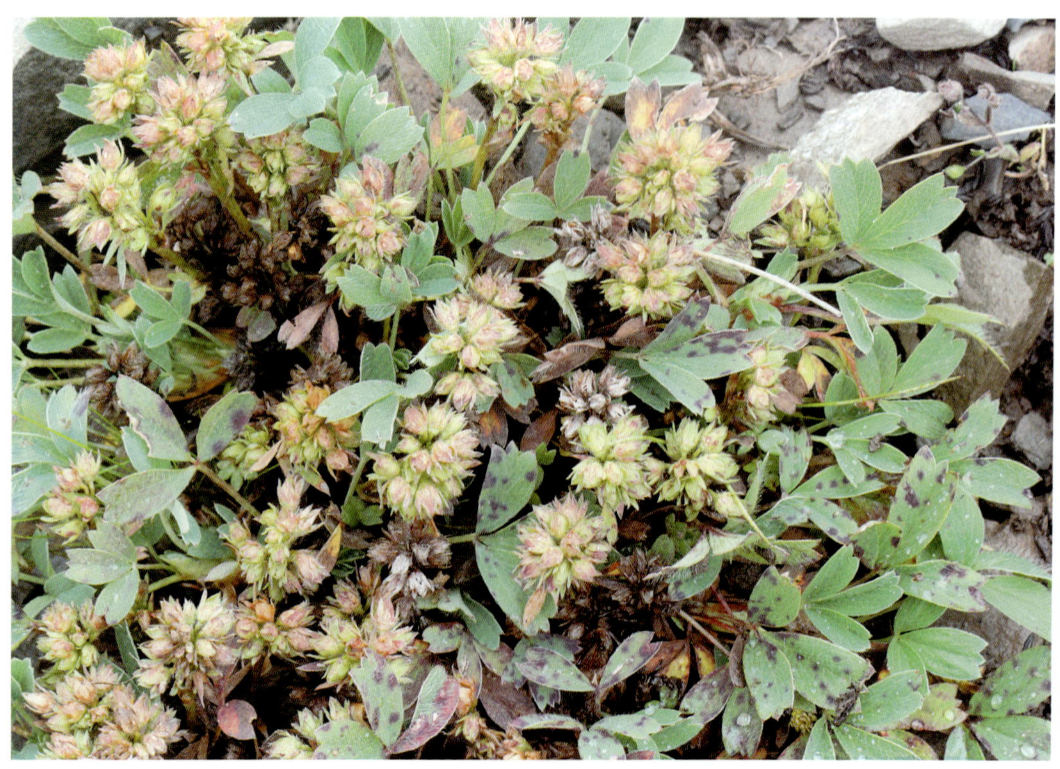

鲜卑花属 Sibiraea Maxim.

163. 窄叶鲜卑花

【学　　名】*Sibiraea angustata*（Rehd.）Hand.-Mazz.

【药 材 名】窄叶鲜卑花

【用药部位】花序。

【功效主治】消食、理气。用于食积、胃痛。

【植物特征】灌木，高 0.5~3m。小枝幼时微被短毛，老时无毛，黑紫色。叶在当年生枝条上互生，在老枝上丛生，叶片窄披针形或倒披针形，长 1.5~8cm，宽 0.5~1.5cm，先端急尖或突尖，幼时边缘具毛，老时两面无毛；叶柄短。穗状圆锥花序常顶生，也有腋生者，长 3~8cm；花梗长 2~4mm，总花梗和花梗均密被短柔毛；苞片披针形，被柔毛；萼筒浅钟状，被柔毛；萼片三角形，被柔毛；花瓣白色，宽倒卵形，雄花者较大，长约 2mm，雌花者较小，长约 1.3mm；雄花具雄蕊 20~25，着生萼筒边缘，花丝长，约等于或稍长于花瓣，具退化雌蕊 3~5，四周密被白色柔毛；雌花具退化雄蕊，花丝很短，具雌蕊 5，花柱稍偏斜，子房无毛；花盘环状，肥厚，具 10 裂片。骨葖果直立，褐色，光亮，具直立宿存萼片；果梗被柔毛。花期 6~7 月，果期 7~9 月。

【分布区域】产同仁市、泽库县、河南县。生于海拔 2500–4300m 山坡草地、灌丛、林下、沟谷、水沟边。

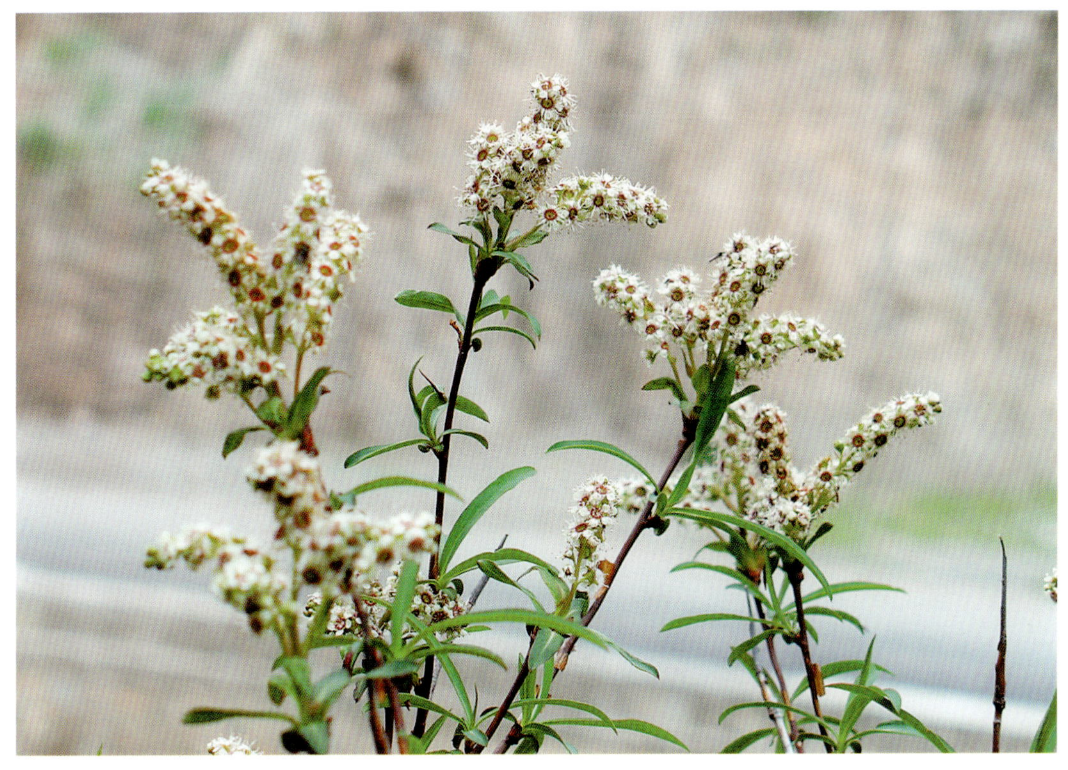

164. 鲜卑花

【学　　名】*Sibiraea laevigata*（Linn.）Maxim.

【药 材 名】鲜卑花

【用药部位】花序。

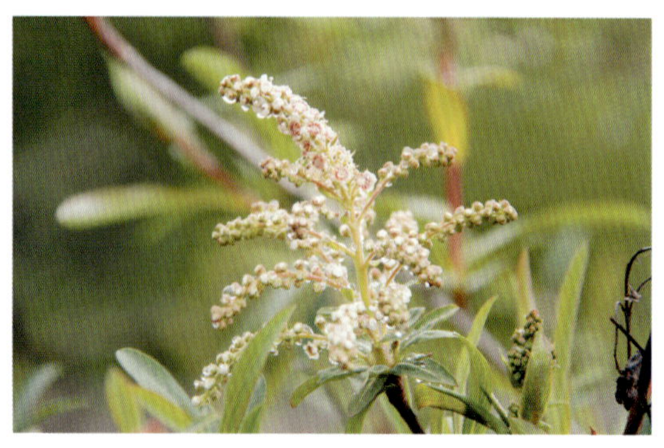

【功效主治】消食、理气。用于食积作胀、胃脘疼痛。

【植物特征】灌木，高 1~2m。小枝光滑无毛，紫红色。叶在当年生枝条互生，在老枝上丛生，叶片披针形或长圆状倒披针形，长 2.5~9cm，宽 0.7~2cm，先端急尖或突尖，全缘，无毛；无托叶。穗状圆锥花序顶生，长 25~10cm，花梗长 2~3mm，总花梗于花梗不具毛；花直径约 5mm；萼筒浅钟状；萼片三角形，无毛；花瓣倒卵形，白色，雄花有雌蕊 20~25，花丝细长，花药黄色，长于或等于花瓣，具 3~5 退化雄蕊，四周无毛或被白色柔毛；雌花具退化雄蕊，花丝极短，花盘环状，具 10 裂片，有雌蕊 5，花柱偏斜，柱头肥厚，子房光滑无毛，蓇葖果 5，并立，有光泽，具直立或开展的宿存萼片；果梗光滑。花期 6~7 月，果期 7~9 月。

【分布区域】产同仁市、尖扎县、泽库县。生于海拔 2300~4000m 高山山坡、草甸、灌丛及河滩。

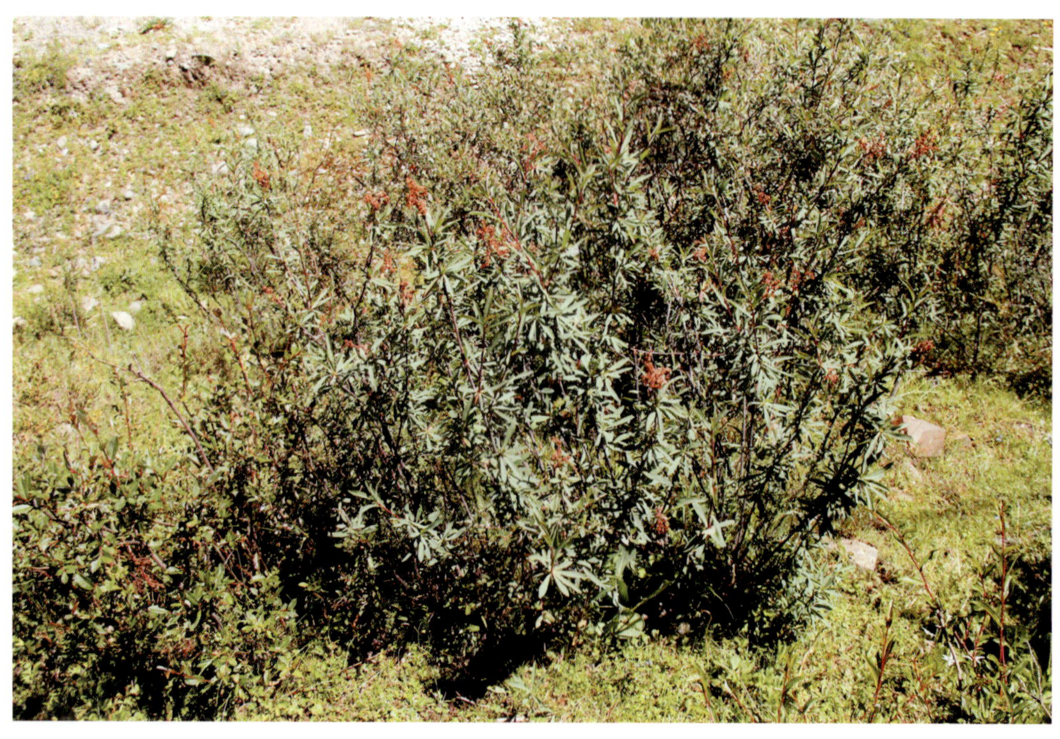

珍珠梅属 Sorbaria A. Br. ex Aschers

165. 华北珍珠梅

【学　　名】*Sorbaria kirilowii*（Regel）Maxim.

【别　　名】吉氏珍珠梅、珍珠梅、西洋珍珠梅

【药 材 名】华北珍珠梅

【用药部位】根、叶或果实。

【功效主治】清热凉血、祛瘀消肿、止痛。用于骨折、跌打损伤。

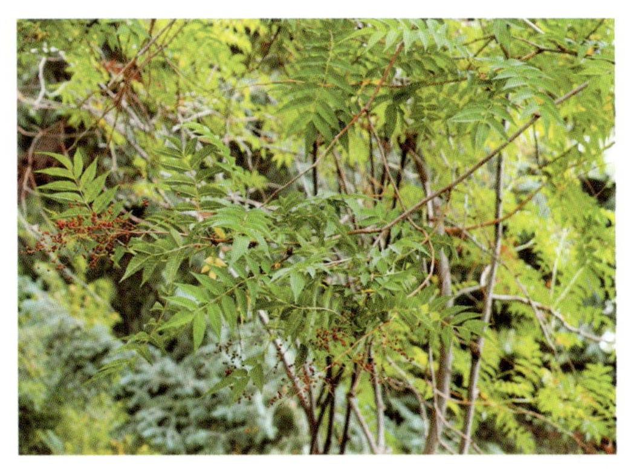

【植物特征】灌木，高 2~3m。枝无毛。冬芽卵形，无毛或近无毛。奇数羽状复叶，小叶 13~17；小叶片无柄，披针形，先端渐尖，基部圆形或宽楔形，边缘具尖锐重锯齿，两面无毛；托叶线状披针形，全缘，边缘稍有毛。大形圆锥花序，花梗长，无毛。苞片线状披针形，边缘有腺毛。萼片圆卵形，先端钝，无毛。花瓣近圆形或宽卵形，长与宽近相等；雄蕊 20~25，花丝不等长，与花瓣等长或稍短，着生于花盘边缘，子房无毛。蓇葖果，长圆柱形，长约 3mm，无毛。花期 5~7 月，果期 8~9 月。

【分布区域】产同仁市。生于海拔 1900~2500m 山坡灌丛、河谷阶地、河边。

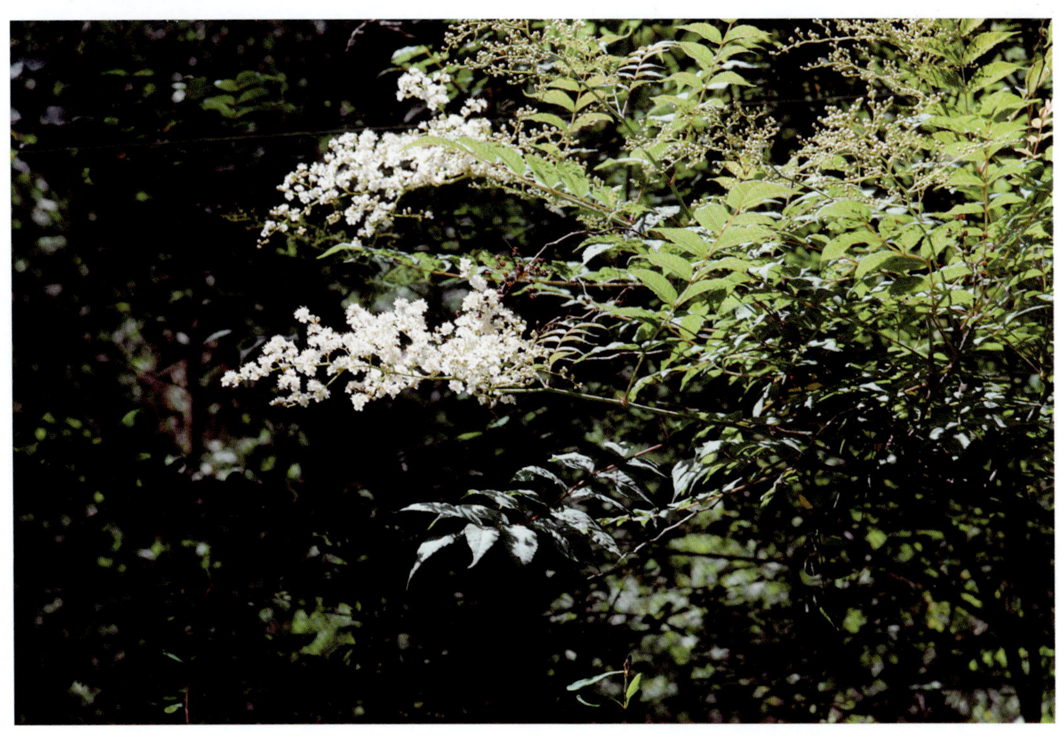

花楸属 Sorbus Linn.

166. 湖北花楸

【学　　名】*Sorbus hupehensis* Schneid.

【别　　名】雪压花

【药 材 名】湖北花楸

【用药部位】果实。

【功效主治】消食积、健胃。用于肢体疲乏。

【植物特征】乔木，高 5~10m。小枝圆柱形，暗灰褐色，具少数皮孔，幼时微被白色绒毛。奇数羽状复叶，连柄共长 10~15cm，小叶片 4~8 对，长圆披针形或卵状披针形，长 3~5cm，宽 1~8cm，先端急尖、圆钝或短渐尖，边缘有尖锐锯齿，上面无毛，下面沿中脉有白色绒毛，逐渐脱落无毛。复伞房花序具多数花朵，总花梗和花梗无毛或被稀疏白色柔毛，花梗长 3~5mm；萼筒钟状，外面无毛，内面几无毛；萼片三角形，先端急尖，外面无毛，内面近先端微具柔毛；花瓣卵形，长 3~4mm，宽约 3mm，先端圆钝，白色；雄蕊 20，长约为花瓣的 1/3；花柱 4~5，基部有灰白色柔毛。果实球形，直径 5~8mm，白色，有时带粉红晕。花期 5~7 月，果期 8~9 月。

【分布区域】产同仁市、尖扎县。生于海拔 2000~3500m 阴坡灌林中、林下、河谷、林边、峡谷。

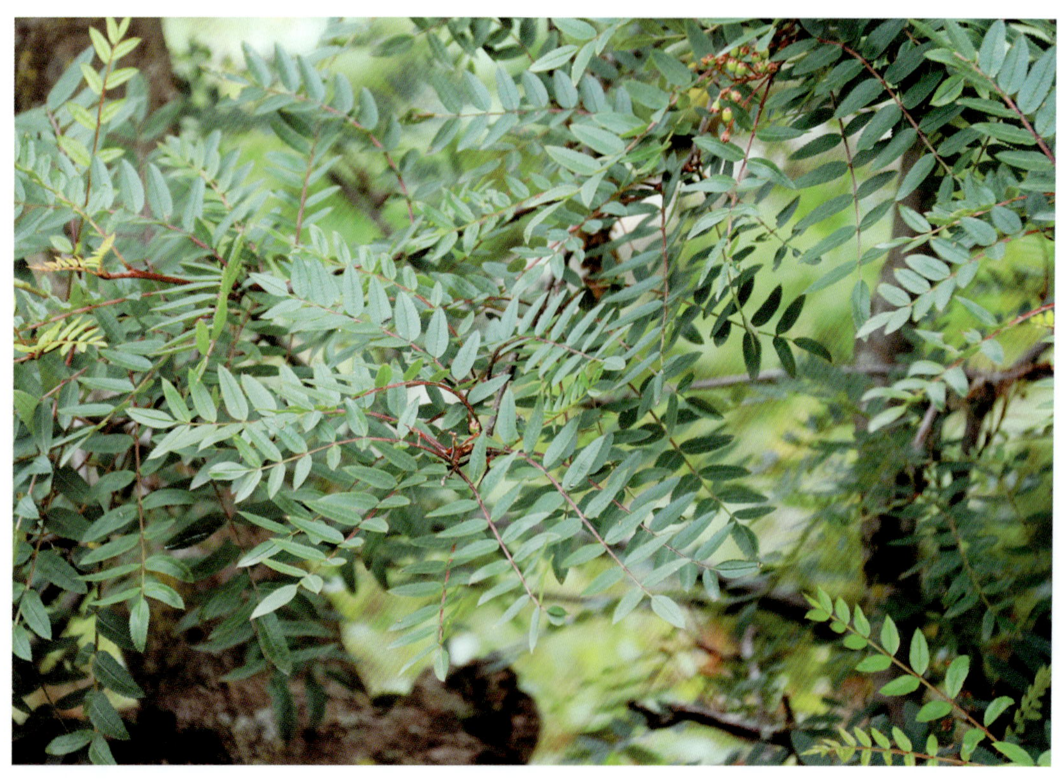

167. 陕甘花楸

【学　　名】*Sorbus koehneana* Schneid.

【药 材 名】陕甘花楸

【用药部位】果实。

【功效主治】消积食、健胃。用于肢体疲乏。

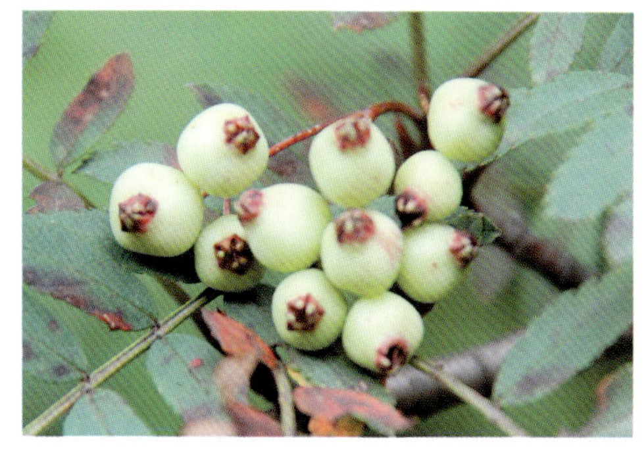

【植物特征】灌木或小乔木，高达 4m；小枝圆柱形，暗灰色或黑灰色，具少数不明显皮孔，无毛。奇数羽状复叶，连叶柄共长 10~16cm，叶柄长 1~2cm；小叶片 8~12 对，间隔 7~12mm，长圆形至长圆披针形，长 1.5~3cm，宽 0.5~1cm，先端圆钝或急尖，基部偏斜圆形，边缘每侧有尖锐锯齿 10~14，全部有锯齿或仅基部全缘；叶轴两面微具窄翅，有极稀疏柔毛或近无毛，上面有浅沟；托叶草质，少数近于膜质，披针形，有锯齿，早落。复伞房花序多生在侧生短枝上，具多数花朵，总花梗和花梗有稀疏白色柔毛；萼筒钟状，内外两面均无毛；萼片三角形，先端圆钝，外面无毛，内面微具柔毛；花瓣宽卵形，长 4~6mm，宽 3~4mm，先端圆钝，白色，内面微具柔毛或近无毛；雄蕊 20，长约为花瓣的 1/3；花柱 5，与雄蕊等长，基部微具柔毛或无毛。果实球形，直径 6~8mm，白色，先端具宿存闭合萼片。花期 6 月，果期 9 月。

【分布区域】产同仁市、泽库县。生于海拔 2300m~3800m 山坡林下、灌丛中、山沟杂木林。

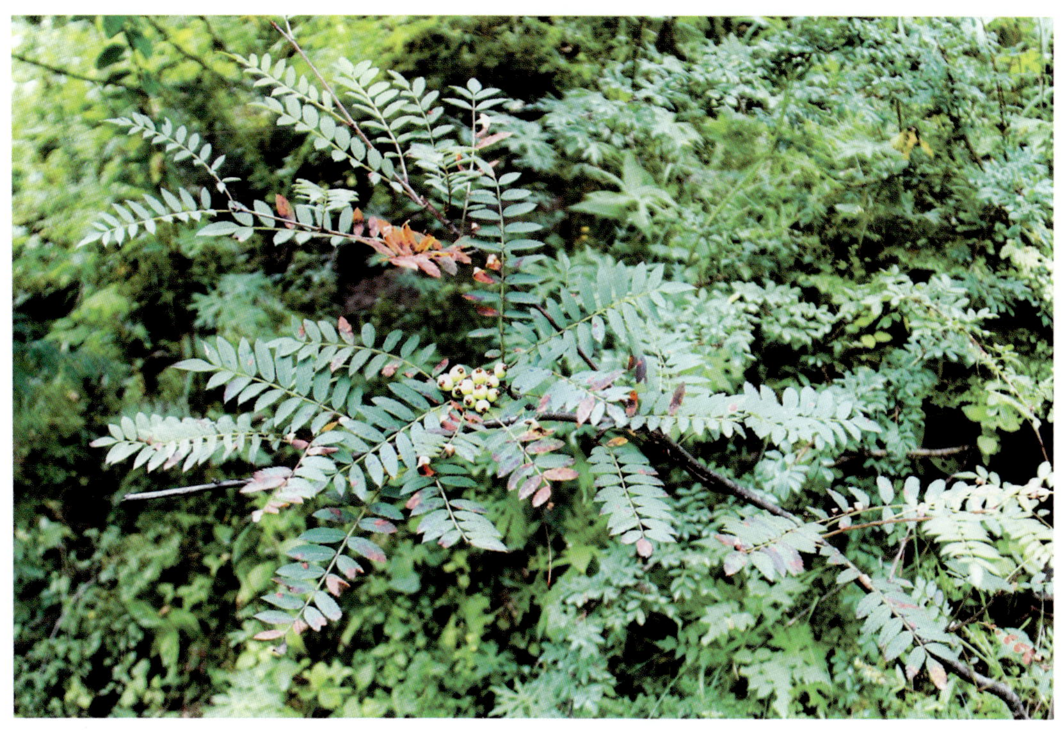

168. 天山花楸

【学　　名】*Sorbus tianschanica* Rupr.

【别　　名】花楸

【药 材 名】天山花楸

【用药部位】果实和茎皮。

【功效主治】果实：健胃补虚；用于胃炎、维生素甲（丙）缺乏症。茎皮：清肺止咳；用于结核、哮喘、咳嗽。

【植物特征】灌木或小乔木，高达 5m。小枝粗壮，圆柱形，褐色或灰褐色，有皮孔；冬芽大，长卵形，先端渐尖，有数枚褐色鳞片，外被白色柔毛；奇数羽状复叶，连叶柄长 14~17cm，叶柄长 1.5~3.3cm；小叶片 4~7 对，卵状披针形，长 5~7cm，宽 1.2~2cm，先端渐尖，基部偏斜圆形或宽楔形，边缘大部分有锐锯齿；托叶线状披针形，膜质，早落。复伞房花序，有多数花朵，排列疏松，无毛；萼筒钟状，内外两面均无毛；萼片三角形，先端钝，稀急尖，外面无毛；内面有白色柔毛；花瓣卵形或椭圆形，长 6~9mm，宽 5~7mm，先端圆钝，白色，内面微具白色柔毛；雄蕊 15~20，通常 20，长约为花瓣之半或更短；花柱 3~5，通常 5，稍短于雄蕊或几乎等长；基部密被深色绒毛；果实球形，直径 10~12cm，鲜红色，先端宿存闭合萼片。花期 5~6 月，果期 9~10 月。

【分布区域】产全州各市县。生于海拔 2300~3600m 山坡云杉及油松林内、沟谷林缘、河岸崖边。

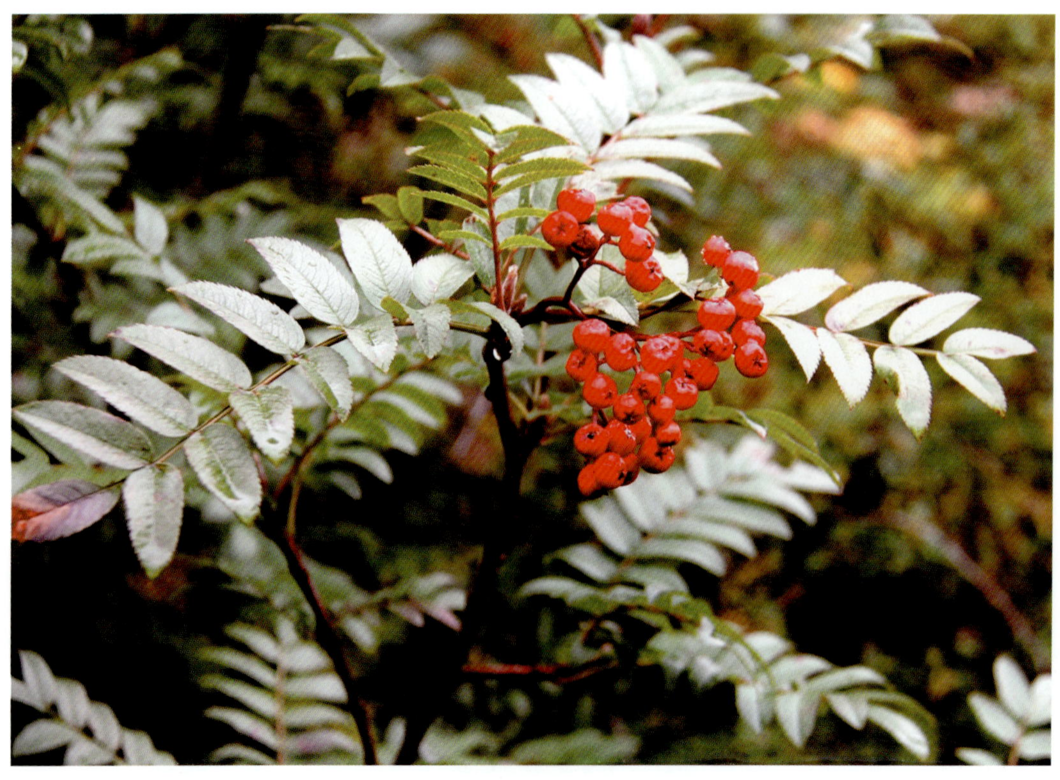

绣线菊属 Spiraea Linn.

169. 高山绣线菊

【学　　名】*Spiraea alpina* Pall.

【别　　名】虎耳草、绒线菊、模协（藏语译音）

【药 材 名】高山绣线菊、模协

【用药部位】花。

【功效主治】清骨热、生津、止血、敛黄水。用于疮疡、黄水病、腹水、肺淤血、子宫出血。

【植物特征】灌木，高 0.3~1.2m，枝直立或开张，小枝有明显棱角，幼时被短柔毛老时无毛，灰褐色；冬芽小，卵形，无毛，有数枚外露鳞片。叶片多数簇生，线状披针形至长圆状倒卵形，长 7~16mm，宽 2~4mm，先端急尖或钝圆，基部楔形，全缘，两面无毛，背面灰绿色，具粉霜；叶柄甚短。伞形总状花序具短总花梗或近无花梗，具 3~15 花；花梗长 5~8mm，无毛；苞片线形；花直径 5~7mm；花萼无毛；花瓣倒卵形或近圆形，先端钝圆或微凹，白色；雄蕊 20，几与花瓣等长或稍短；花盘圆环形，具发达的 10 裂片；花柱近顶生，较雄蕊短，子房被短柔毛。蓇葖果开张，无毛或仅沿腹缝有稀疏短柔毛，具直立或开张宿存萼片。花期 6~7 月，果期 8~9 月。

【分布区域】产全州各市县。生于海拔 2900~4600m 高山山坡、草甸、灌丛、河漫滩及河谷阶地。

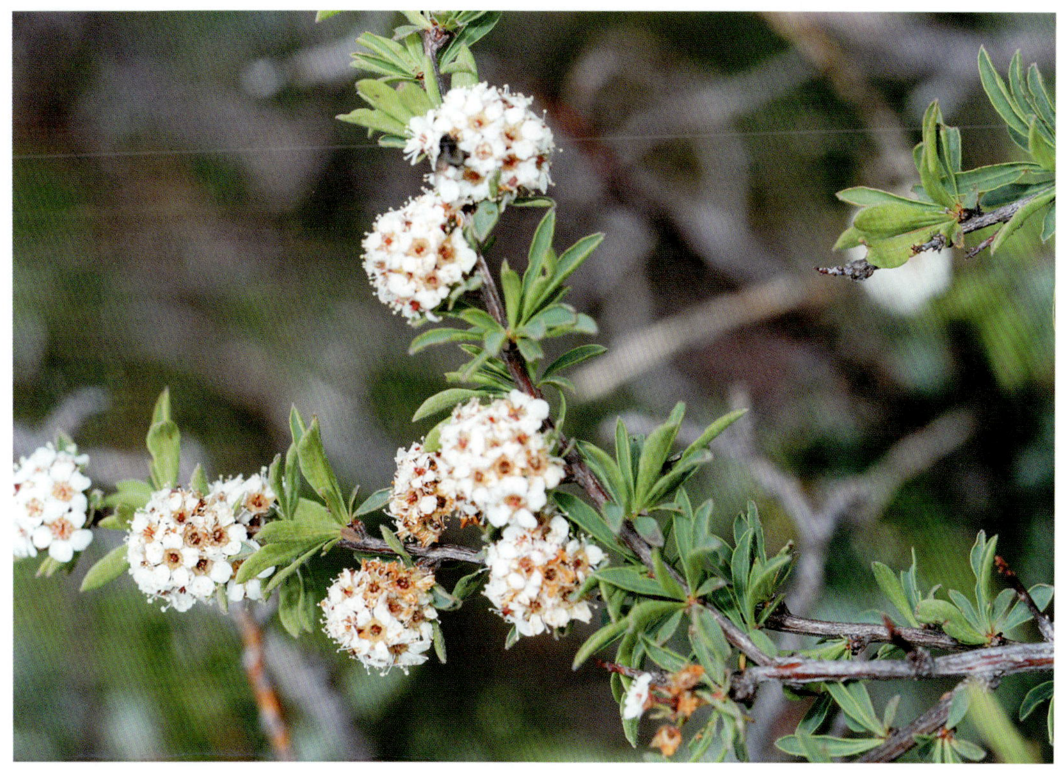

170. 蒙古绣线菊

【学　　名】*Spiraea mongolica* Maxim.

【别　　名】滨鸦葱、羊角菜、面条菜

【药 材 名】蒙古绣线菊

【用药部位】花。

【功效主治】通便利水。用于腹水。

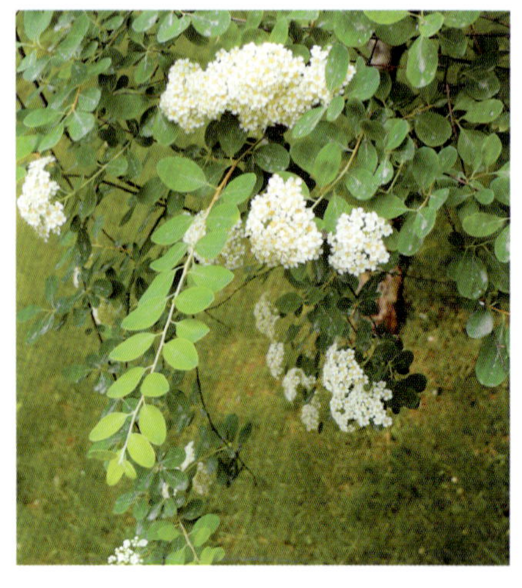

【植物特征】灌木，高达 2m。幼枝无毛，有棱角，红褐色，老时灰褐色；冬芽长卵形，较叶柄稍长，外具 2 个尖长形鳞片，无毛。叶片椭圆形或长卵状倒披针形，长 5~20mm，宽 2.5~7mm，先端钝圆，有时具小突尖，基部楔形，全缘，不孕枝上叶较大，先端有时具 2~3 锯齿，两面无毛或背面稀具短柔毛；叶柄极短，无毛。伞形总状花序具较长总花梗，具 8~15 花；花梗长 3~12mm；苞片线形；花直径 5~7mm；萼筒近钟状；萼片三角形，腹面密被短柔毛；花瓣白色，近圆形，先端钝圆；雄蕊约 20，与花瓣近等长；花盘环状，有 10 圆形裂片；子房被短柔毛，花柱短于雄蕊。蓇葖果沿腹缝线被短柔毛或无毛，花柱生于背部顶端，倾斜开展，萼片宿存，直立或反折。花果期 6~9 月。

【分布区域】产同仁市、尖扎县、泽库县。生于海拔 2100~4100m 河漫滩、山坡、灌丛或林下。

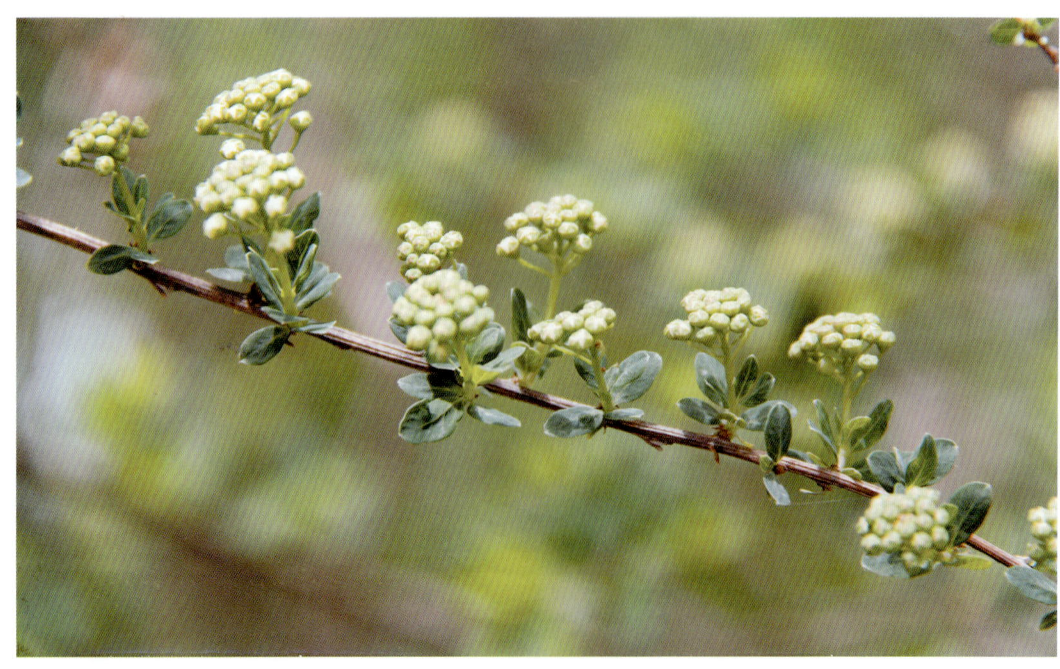

171. 细枝绣线菊

【学　　名】*Spiraea myrtilloides* Rehd.

【药 材 名】细枝绣线菊

【用药部位】花。

【功效主治】通便利水。用于腹水。

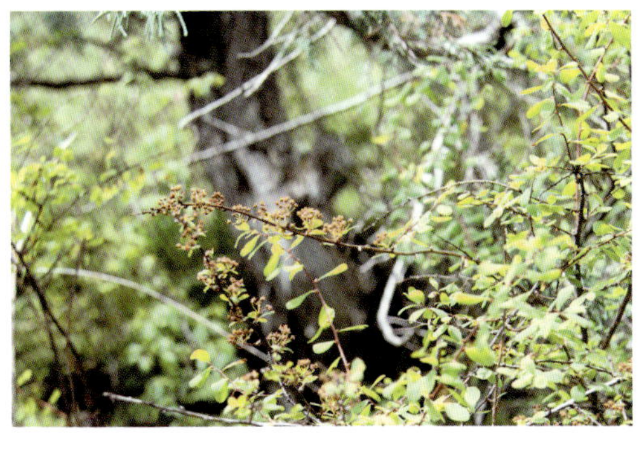

【植物特征】灌木，高 2~3m；枝条直立或开张，嫩时有棱角，暗红褐色，近无毛，老时暗褐色或暗灰褐色；冬芽卵形，先端急尖，无毛或近于无毛，具数枚褐色鳞片。叶片卵形至倒卵状长圆形，长 6~15mm，宽 4~7mm，先端圆钝，基部楔形，全缘，稀先端有 3 至数个钝锯齿，下面浅绿色，具稀疏短柔毛或无毛，有不显明的羽状脉，基部 3 脉较显明；叶柄长 1~2mm，无毛或近无毛。伞形总状花序具花 7~20 朵；花梗长 3~6mm，无毛或具稀疏短柔毛；苞片线形或披针形，无毛；花直径 5~6mm；花萼外面无毛或近无毛，内面具短柔毛；萼筒钟状；萼片三角形，先端急尖；花瓣近圆形，先端圆钝，长与宽均 2~3mm，白色；雄蕊 20，与花瓣等长；花盘圆环形，具 10 个裂片；子房微具短柔毛，花柱短于雄蕊。蓇葖果直立开张，仅沿腹缝有短柔毛或无毛，花柱顶生，倾斜开展，萼片直立或开张。花期 6~7 月，果期 8~9 月。

【分布区域】产同仁市。生于海拔 2600~4100m 山坡林中、河边、路边。

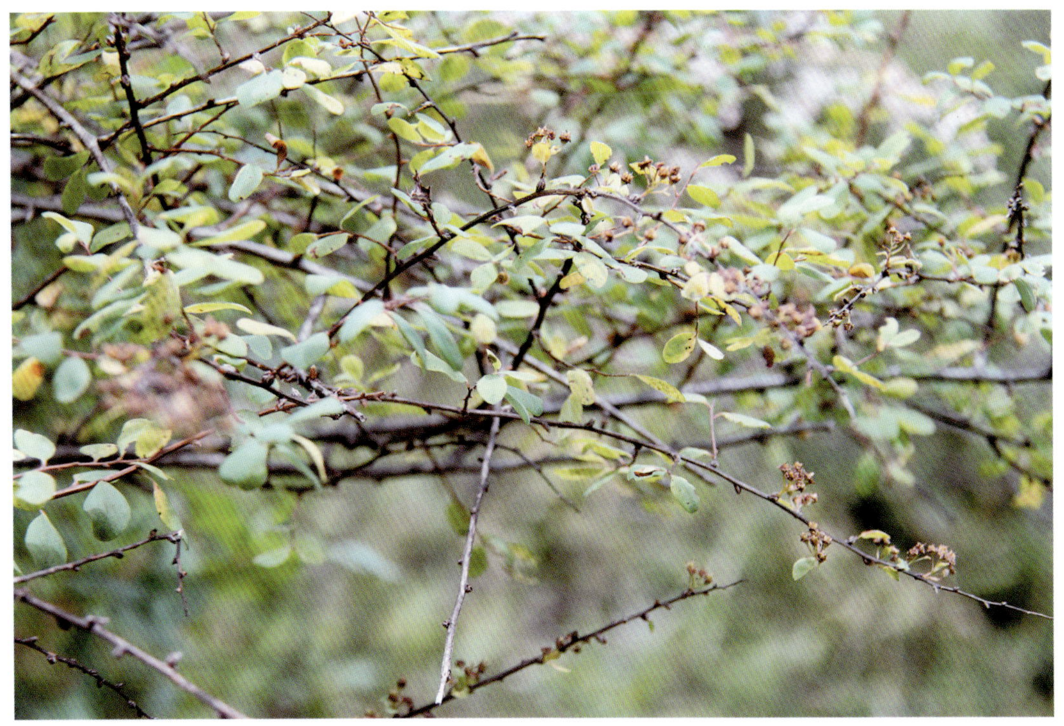

二十九、豆科 Leguminosae

黄耆属 Astragalus Linn.

172. 斜茎黄耆

【学　　名】*Astragalus adsurgens* Pall.

【别　　名】直立黄耆、沙打旺

【药 材 名】斜茎黄耆

【用药部位】种子。

【功效主治】安神除烦。用于神经衰弱。

【植物特征】多年生草本，高 20~60cm。根粗壮，较长，暗褐色。茎多分枝，斜升或直立，被白色丁字毛和黑色毛。奇数羽状复叶，长 5~12cm，托叶三角形，离生，长 3~6mm；小叶 7~29，椭圆形、卵状椭圆形或矩圆形，长 4~26mm，宽 2~10mm。总状花序腋生，圆筒状，密生多花；总花梗长于叶或近等长，疏被毛；苞片小，三角状披针形，宿存；花梗极短；花萼筒状钟形，长 5~7mm，被黑色或混生白色丁字毛，萼齿 5，几相等，线形，短于萼筒；花冠蓝紫色或紫红色；旗瓣倒卵状匙形，长 12~18mm，宽 5~8mm，先端圆形微凹，基部渐狭；翼瓣稍短，具细长爪；龙骨瓣短于翼瓣；子房被毛，具柄，花柱无毛。荚果直立，2 室，三棱柱形，长 8~16mm，顶端具喙。花期 6~8 月，果期 8~9 月。

【分布区域】产全州各市县。生于海拔 1900~3600m 林缘、河滩灌丛、盐碱沙地、山坡草甸、草原。

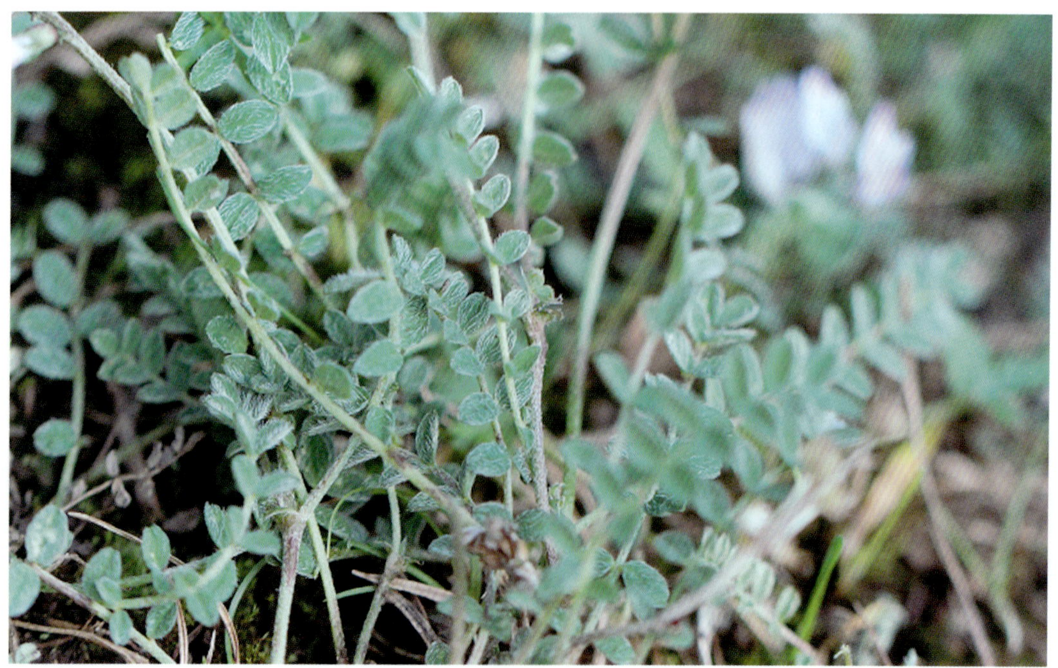

173. 金翼黄耆

【学　　名】*Astragalus chrysopterus* Bunge.

【药 材 名】金翼黄耆

【别　　名】赛赛尔（藏语译音）

【用药部位】根。

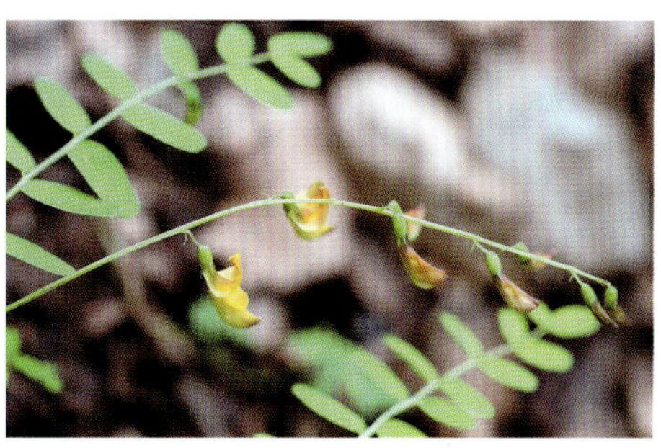

【功效主治】补气固表、托疮生肌。用于体虚自汗、久泻、脱肛、子宫脱垂、慢性肾炎、创口不愈合。

【植物特征】多年生草本，高 30~60cm，全株密被白色短柔毛。主根粗壮，黄褐色。茎细弱，分枝或不分枝。托叶分离，披针形，长 3~5mm，奇数羽状复叶，长 4~10cm，小叶柄短，疏被毛；小叶 9~ 19，椭圆形或矩圆形，长 5~18mm，宽 3~7mm，先端钝圆或截形。总状花序腋生或顶生，疏生多数下垂花；总花梗长于叶；苞片披针形，疏被毛；花梗短；花冠黄色，长 12~ 14mm；旗瓣倒卵形，长 10~12mm，宽 6~7mm，先端圆形；翼瓣长圆形，与旗瓣近等长，耳与爪几等长；龙骨瓣最长，具爪和耳；子房有柄，无毛，1 室，花柱弯曲。荚果窄椭圆状倒卵形，扁平，无毛，具网纹，长 6~9mm，宽 3~4mm，顶端具下弯长喙，含种子 2~4 枚。花期 6~8 月，果期 8~9 月。

【分布区域】产全州各市县。生于海拔 2300 ~3750m 山坡及沟谷的林下、灌丛。

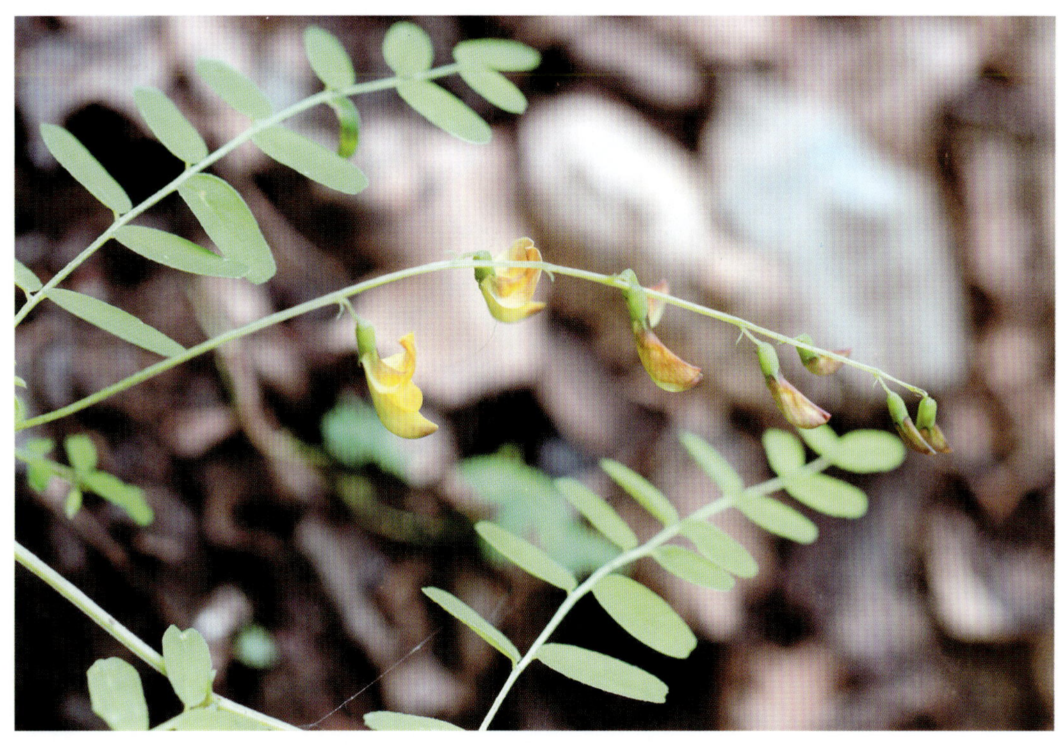

174. 西北黄耆

【学　　名】*Astragalus fenzelianus* Pet.-Stib.

【别　　名】西北黄耆、达尔亚干（藏语译音）

【药 材 名】西北黄耆

【用药部位】根。

【功效主治】补气升阳、益卫固表、托疮生肌、利水。用于气血虚弱、中气下陷、自汗、久泻脱肛。

【植物特征】多年生草本，高 8~25cm。根直伸，暗褐色。茎常不露出地面，被数片残存的鳞片。羽状复叶呈莲座状，小叶 17~29，小叶卵形或近圆形；总状花序生 10~20 花，稍密集，下垂；总花梗 1~3，生于基部叶腋，与叶近等长或较叶长，被白色伏贴柔毛，上部并混生黑色柔毛；花冠黄色，旗瓣宽卵形，长 18~20mm，先端微凹，基部逐渐变狭，边缘常带白色，中部具褐色脉纹，翼瓣与旗瓣近等长，瓣片长圆形，先端钝圆，带白色，基部具长 1.5mm 的短耳。荚果卵形或长圆状卵形，长 10~15mm，稍膨胀，密被白色和黑色长柔毛。花期 6~8 月，果期 8~9 月。

【分布区域】产同仁市、泽库县、河南县。生于海拔 3000~4100m 山坡灌丛或山坡草地。

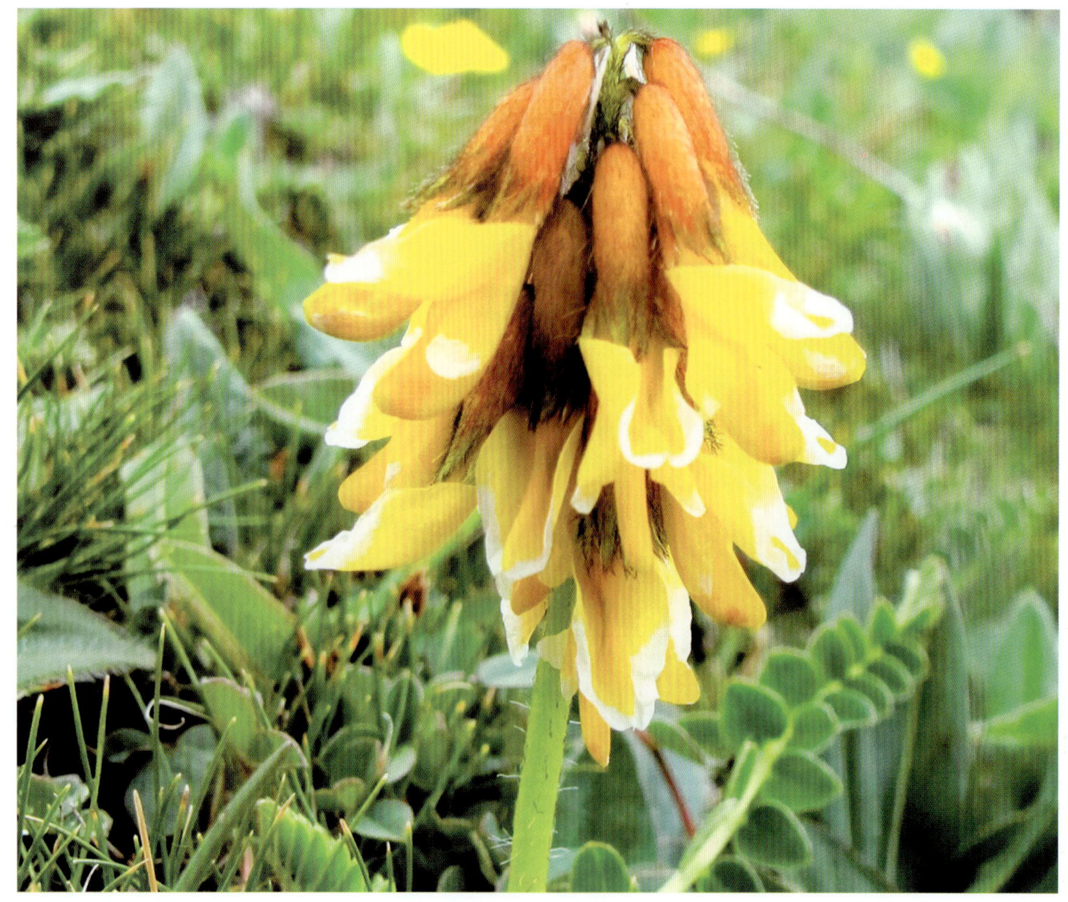

175. 马衔山黄耆

【学　　名】*Astragalus mahoschanicus* Hand.–Mazz.

【别　　名】马河山黄耆、赛赛尔（藏语译音）

【药 材 名】马衔山黄耆

【用药部位】全草。

【功效主治】利尿、安胎、生肌。用于水肿、胎动不安、创伤不愈。

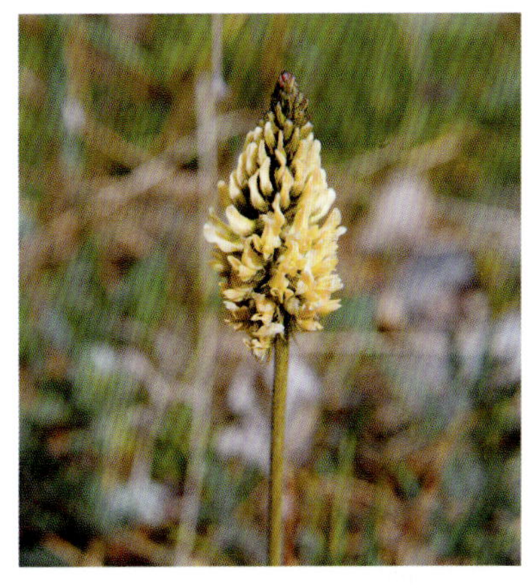

【植物特征】多年生草本，高 13~40cm。茎较细弱，略斜上升，疏被白色糙伏毛。奇数羽状复叶，小叶 13~19，叶轴长 1~2cm，托叶 2 枚离生，小叶片长圆形、矩卵圆形或矩披针形，长 1~2cm，宽 1~4mm。总状花序腋生，花黄色，多数密集成圆筒状，长 3~4cm，总梗长 5~6.5cm，苞片披针形，长 1.5~3.5mm，萼钟形，端具 5 齿，齿等于或稍短于萼管；旗瓣长约 9mm，倒心形；翼瓣长约 8mm，具显著的耳；龙骨瓣最短，长约 6mm，雄蕊 10，二体，花柱与柱头无毛，在初花时子房近无毛，花谢时具白色柔毛。荚果近圆形，长约 4mm，密被白色长柔毛，近于无柄。花期 6~7 月。

【分布区域】产全州各市县。生于海拔 2800~4500m 的山地阳坡、路边、草甸等。

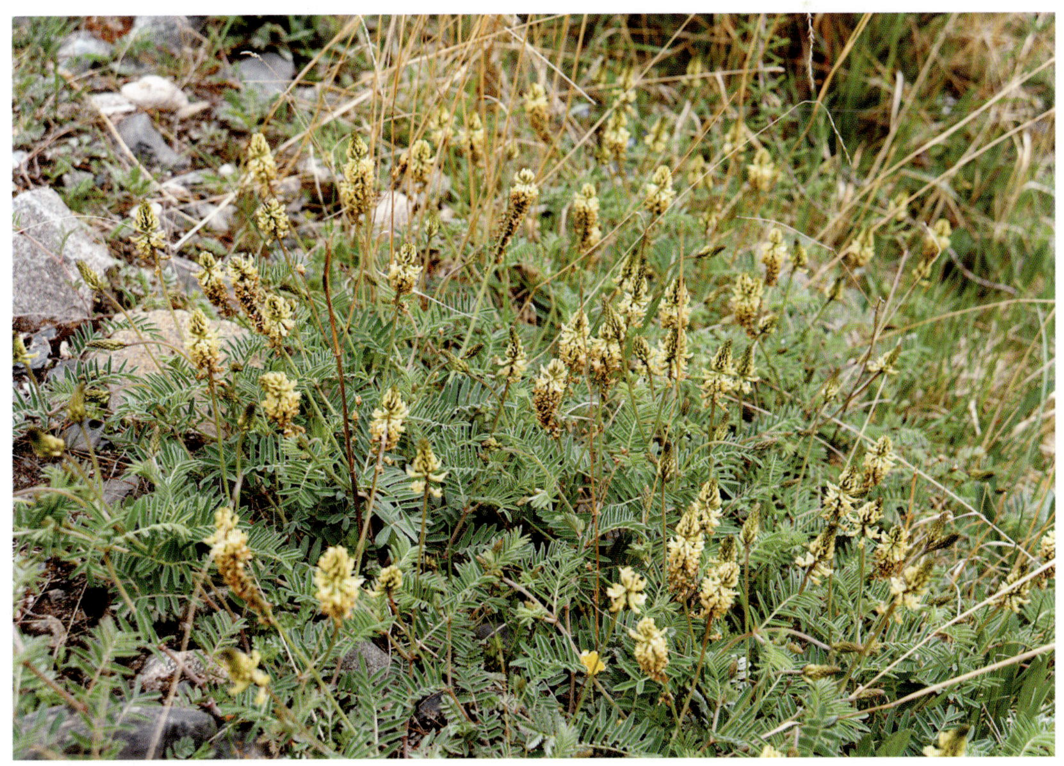

176. 草木樨状黄耆

【学　　名】*Astragalus melilotoides* Pall.

【别　　名】草木樨状黄芪、秦头、苦豆根、扫帚苗、山胡麻

【药 材 名】草木樨状黄耆

【用药部位】全草。

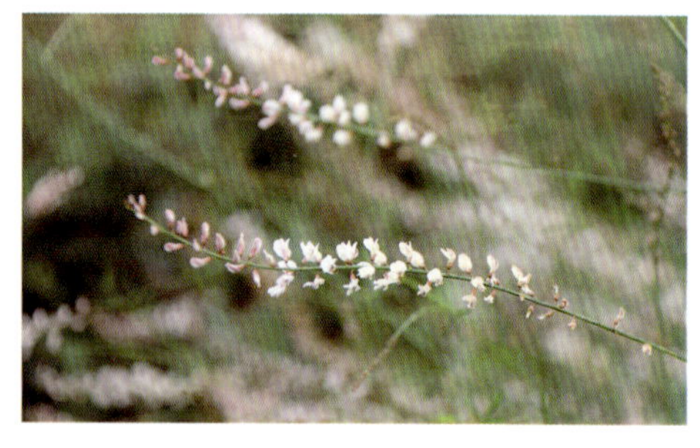

【功效主治】祛风除湿、活血通络。用于风湿性关节疼痛、四肢麻木、咳嗽。

【植物特征】多年生草本。根很深。茎直立，高 60~150cm，有疏柔毛。羽状复叶；小叶 3~7，矩圆形或条状矩圆形，长 8~15mm，宽 1~5mm，先端截形，微凹，基部楔形，两面有短柔毛；叶轴有短柔毛；托叶披针形。总状花序腋生，花多，疏生，小，花萼钟状，萼齿 5，三角形，有黑色和白色短柔毛，花冠粉红色或白色，龙骨瓣带紫色，旗瓣无爪，较翼瓣及龙骨瓣稍长，子房无毛，无柄。荚果小，近圆形，直径约 3mm。花果期 6~9 月。

【分布区域】产同仁市、尖扎县。生于海拔 1800~2900m 干旱山坡草地、沟谷、河滩、田边。

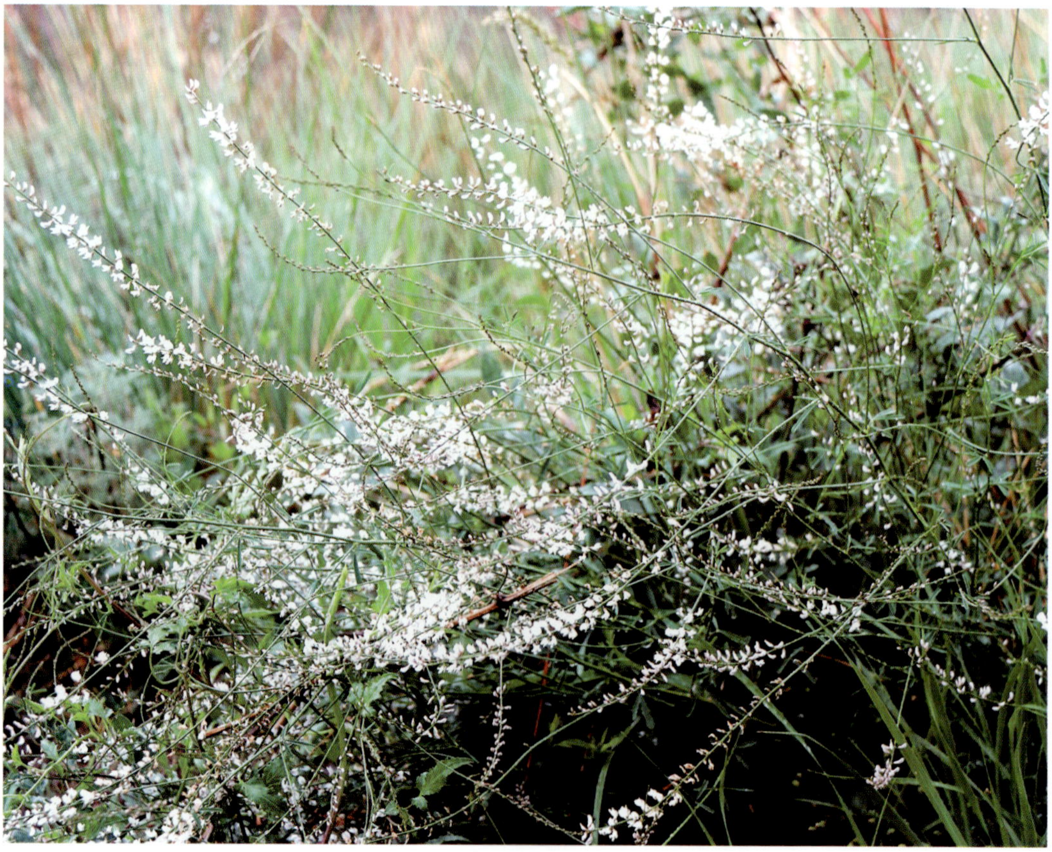

177. 多枝黄耆

【学　　名】*Astragalus polycladus* Bur. et Franch.

【别　　名】塞木（藏语译音）

【药 材 名】塞木、多枝黄耆

【用药部位】根或全草。

【功效主治】清热散肿。用于热病、水肿、烦闷、疮热。

【植物特征】多年生草本。根状茎粗厚，木质。地上茎密生，细瘦，高 10~35cm，斜升或铺散，疏被贴伏短柔毛。奇数羽状复叶，长 2~6cm，几无叶柄；托叶三角形，上部分离，被毛；小叶 13~25，卵状披针形、卵圆形或椭圆形，长 3~8mm，宽 1.5~3.5mm，先端微凹或钝，基部圆形，腹面疏被、背面密被白色贴伏柔毛。总状花序生茎上部叶腋，具多花，总花梗长于叶；苞片三角状披针形，稍长于花梗；花萼钟状，长 3~4mm，密生黑色和白色短柔毛，萼齿等长于萼筒或稍短；花冠紫红色、堇色或蓝紫色，长 6~10mm，旗瓣倒卵形，长 6~8mm，宽 4~6mm，先端微缺，爪短；翼瓣等长于旗瓣；龙骨瓣长 4~7mm；子房有毛，花柱无毛。荚果矩形，略弯，顶端急尖，密被短柔毛。花期 6~8 月，果期 7~9 月。

【分布区域】产全州各市县。生于海拔 1900~4550m 山坡、沟谷、河滩及林缘草甸、草原、荒漠草原。

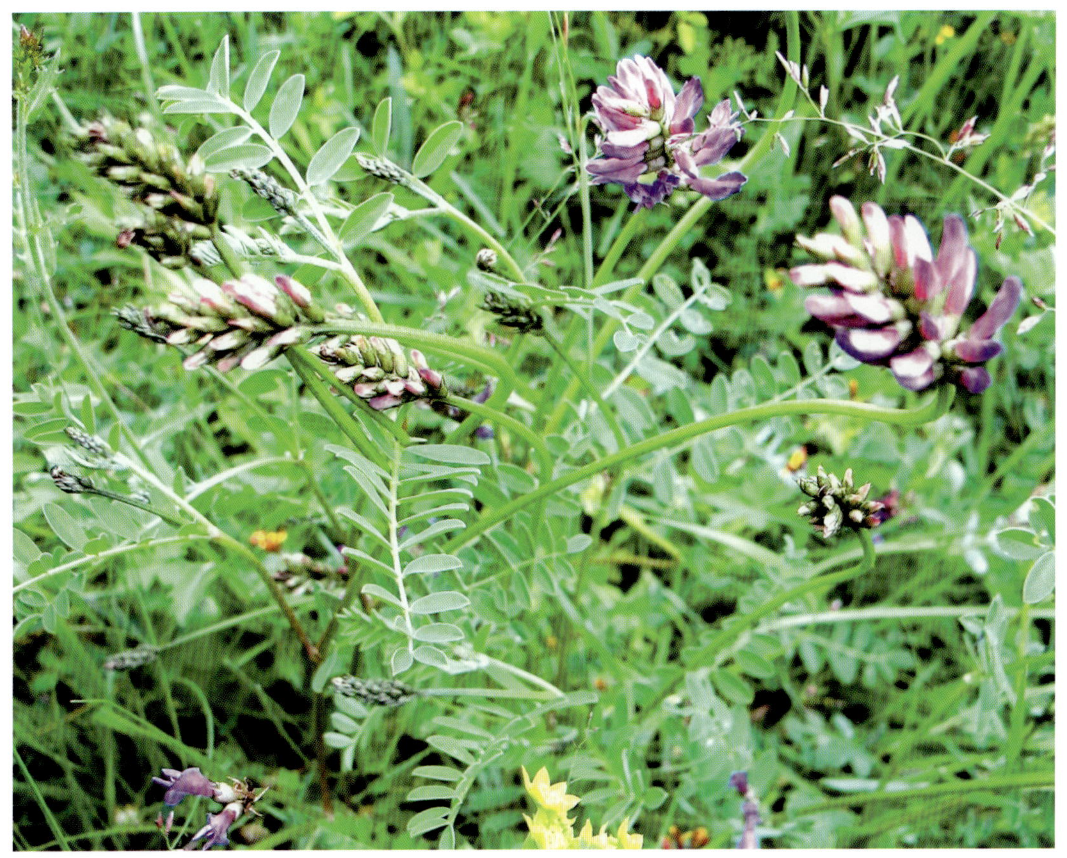

178. 青海黄耆

【学　　名】*Astrgalusvc Kukunoricus* N.U*lziykh.*

【别　　名】甘青黄耆、唐古特黄耆、赛完（藏语译音）

【药 材 名】青海黄耆

【用药部位】全草。

【功效主治】退烧、镇痛、催吐、利尿。用于水肿、胃痉挛、溃疡等症。

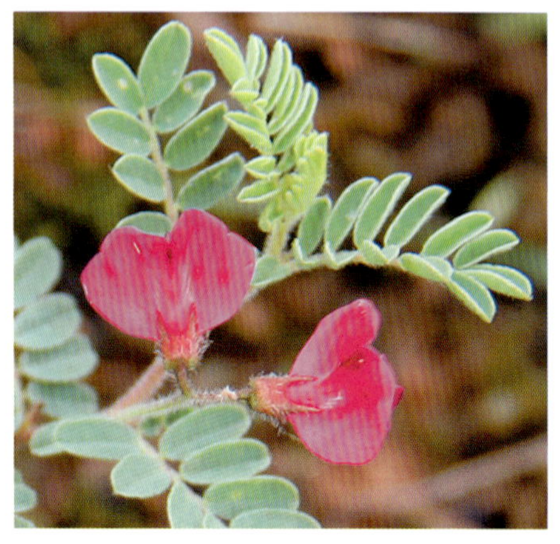

【植物特征】多年生草本，主根粗长，木质。茎匍匐，长 10~30cm，基部多分枝，密被开展的白色长柔毛。小叶 11~23，矩圆形或倒卵状矩圆形，长 4~12mm，宽 2~6mm，先端圆形或截形，具小突尖，基部圆或圆楔形，腹面疏被毛或近无毛，背面密被长毛。总状花序腋生，长于叶，具 4~12 花；花萼钟状，长 4~5mm，同花梗均密被黑色白色相间的毛，萼齿披针形，两面均被毛；花冠蓝紫色，长 9~12mm；旗瓣扁圆形，长 9~11mm，宽 9~10mm，先端微凹，爪短；翼瓣和龙骨瓣均稍短于旗瓣；子房密被毛，花柱无毛，柱头具髯毛。荚果倒卵形或圆柱形，长 4~9mm，被毛，2 室。花期 5~8 月，果期 7~9 月。

【分布区域】产全州各市县。生于海拔 2400~4300m 沟谷林缘、灌丛、砾石坡、河滩草地。

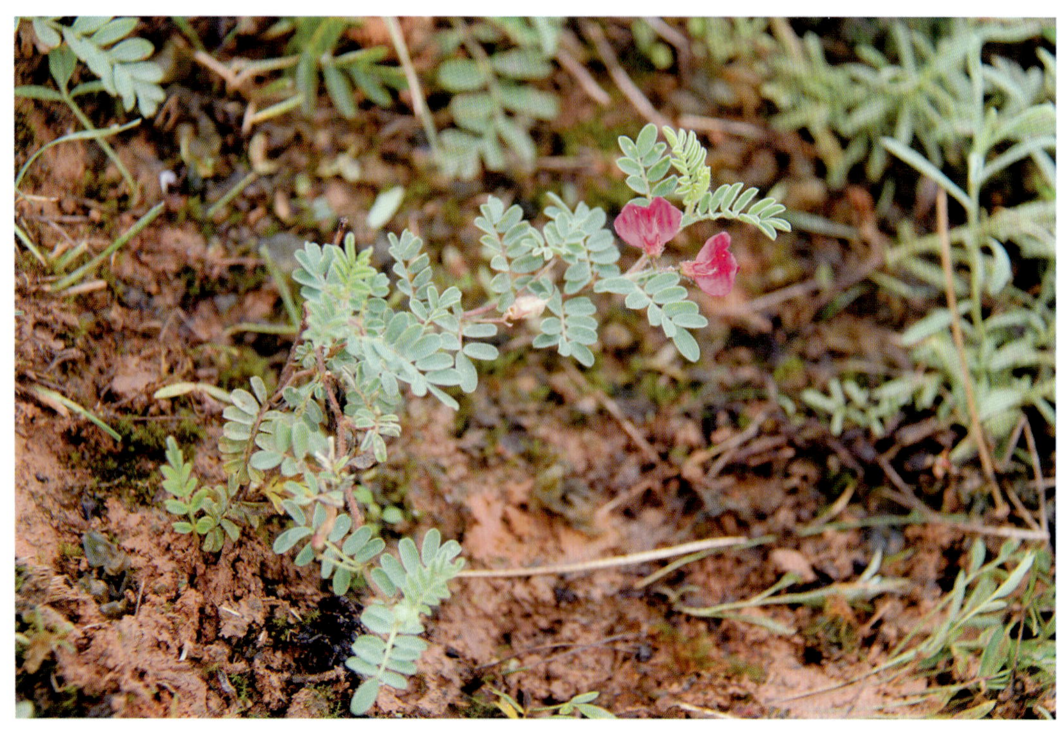

179. 肾形子黄耆

【学　　名】*Astragalus weigoldianus* Hand.

【别　　名】肾形子黄芪

【药 材 名】肾形子黄耆

【用药部位】根。

【功效主治】清热散肿、生肌止痛。用于水肿、诸疮。

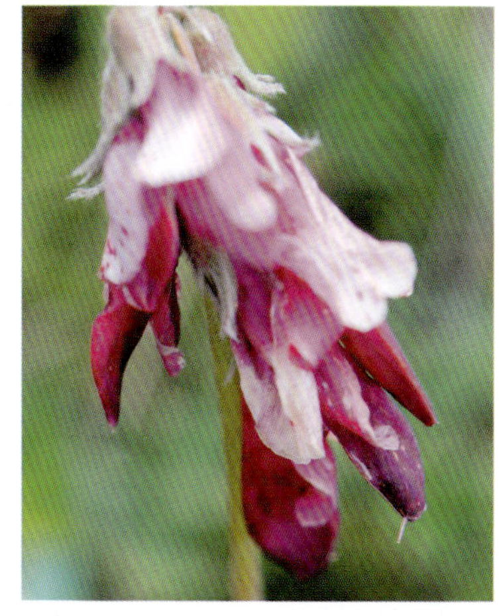

【植物特征】多年生草本，高 10~35cm。根纺锤形，棕褐色。奇数羽状复叶基生，长 4~20cm；托叶宽披针形，离生，长 8~15mm；小叶 11~35，卵形或矩圆形，长 4~14mm，宽 3~10mm，先端钝圆或微凹，基部圆形。总状花序密生多花，花下垂并常排列于一侧，总花梗长 5~20cm，被长柔毛；苞片披针形，长 6~10mm，疏被毛；花萼筒状钟形，长 7~10mm，密被黑色和白色或同棕褐色相混生的长柔毛；花冠红色或紫红色；旗瓣倒卵形，长约 15mm，翼瓣与旗瓣近等长；龙骨瓣长约 17mm，爪近等长于瓣片；子房密被毛，有柄。荚果梭形或卵状披针形，膨胀，长 15~20mm，密被黑白色相间长柔毛，含种子 4~8 枚；种子黑色。花期 6~8 月，果期 8~9 月。

【分布区域】产全州各市县。生于海拔 3100~4700m 高山草甸及阴坡灌丛草甸。

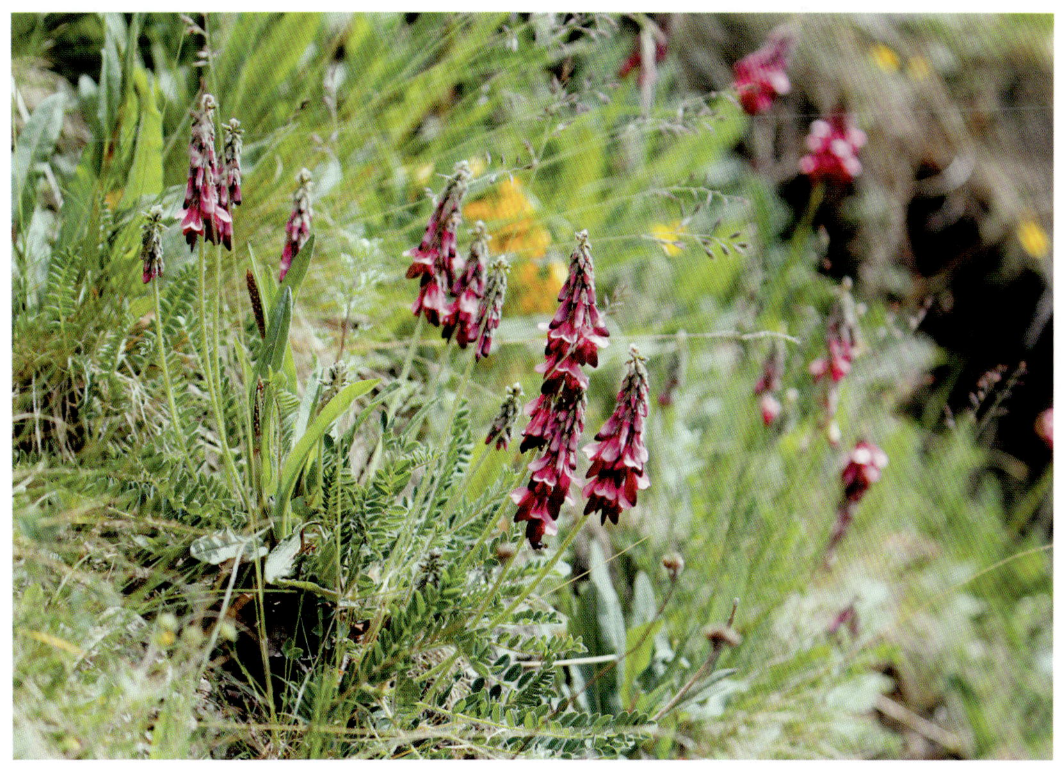

锦鸡儿属 Caragana Fabr.

180. 短叶锦鸡儿

【学　　名】*Caragana brevifolia* Kom.

【别　　名】猪儿刺、扎美扎哇（藏语译音）

【药 材 名】短叶锦鸡儿

【用药部位】根。

【功效主治】清热解毒、消肿止痛。用于高血压病、痈疽、疮疖肿痛。

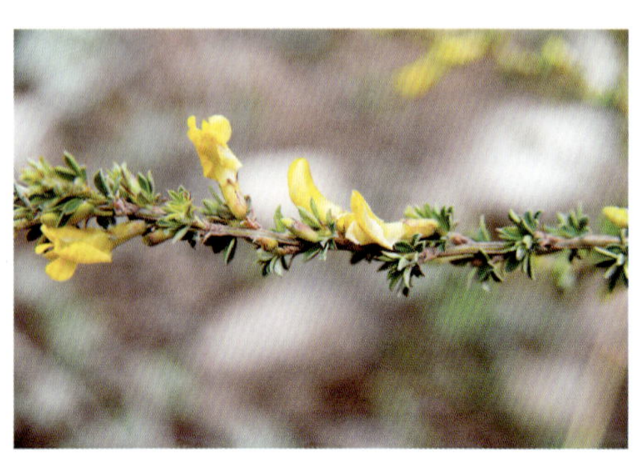

【植物特征】丛生矮灌木，高 0.5~1.5m。老枝灰褐色，树皮龟裂，幼枝具棱，全株无毛。托叶宿存并硬化成针刺状，长 4~8mm；小叶 4，假掌状着生，披针形或倒卵状披针形，长 3~9mm，宽 1~3mm；长枝上的叶轴宿存并硬化成针刺状，花单生于叶腋；花梗长 3~10mm，被毛，近基部具关节；花萼钟形，长 5~7mm，基部偏斜，通常有白霜，带褐色，萼齿 5 枚，三角形，边缘白色，被毛，有短尖头。花冠黄色，长 14~17mm；旗瓣倒卵形，长 14~17mm，宽 9~11mm，先端微凹，基部楔形；翼瓣长 15~18mm，宽约 4mm，爪长 8mm，耳长约 1.5mm；龙骨瓣短于翼瓣；子房线形，长约 10mm，无毛，荚果圆柱形，无毛，长 2~2.5cm，成熟后黑色或呈棕黄色，含种子数枚。花期 6~7 月，果期 7~8 月。

【分布区域】产全州各市县。生于海拔 2100~3800m 山坡草地、沟谷林缘、灌丛。

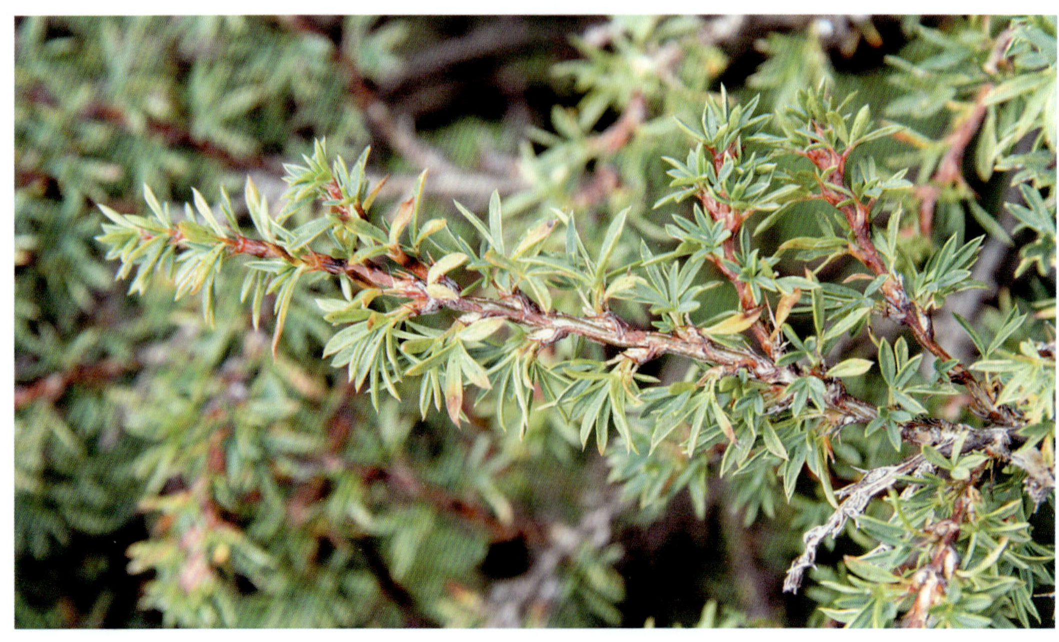

181. 鬼箭锦鸡儿

【学　　名】*Caragana jubata*（Pall.）Poir.

【别　　名】鬼见愁、浪麻、冠毛锦鸡儿、着母香（藏语译音）

【药 材 名】鬼箭锦鸡儿

【用药部位】根及枝叶。

【功效主治】清热解毒、降压。用于乳痈、疮疖肿痛、高血压病。

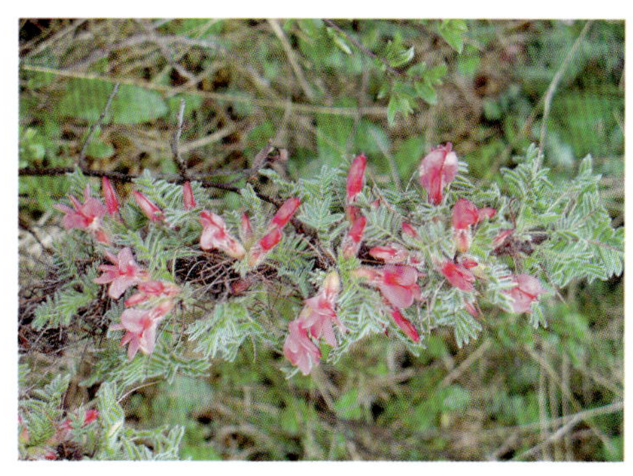

【植物特征】多刺落叶矮灌木，高 0.2~1.5m。茎直立或横卧，基部分枝；树皮绿灰色，深灰色或黑色。小叶通常 4~6 对，羽状排列，长椭圆形至条状长椭圆形，长 5~18mm，宽 2~6mm，先端具针尖，两面疏生柔毛或有时密被柔毛，边缘密生长柔毛。花单生于叶腋；花冠浅红色，长 2~3.5cm，旗瓣倒卵形，先端圆形或微凹，基部渐狭成爪；翼瓣和龙骨瓣均短于旗瓣，皆具长爪与耳；翼瓣耳条形，稍短于爪，龙骨瓣耳短小，齿状；子房长椭圆形，密生短柔毛。荚果长椭圆形，长约 22mm，宽约 5mm，密生丝状长柔毛，先端具尖头。花期 6~7 月，果期 8~9 月。

【分布区域】产同仁市、泽库县。生于海拔 3000~4700m 阴山坡和高山灌丛中。

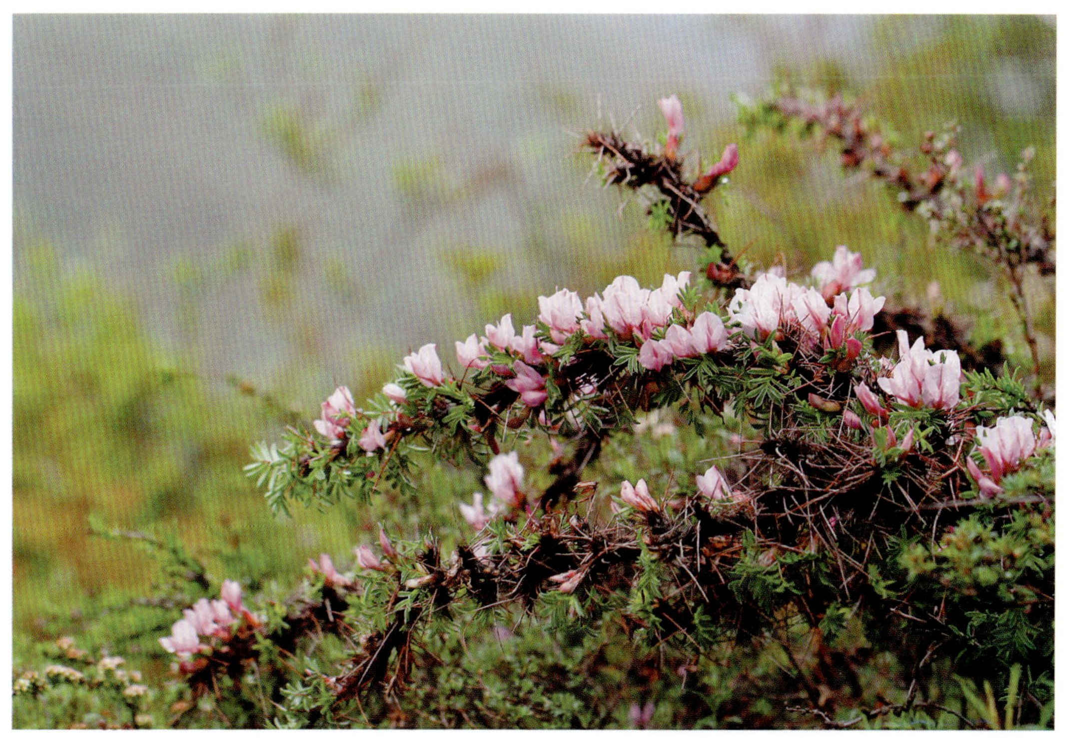

182. 小叶锦鸡儿

【学　　名】*Caragana microphylla* Lam.

【别　　名】柠鸡儿果

【药 材 名】小叶锦鸡儿

【用药部位】果实或根。

【功效主治】清热利咽。用于咽喉肿痛。

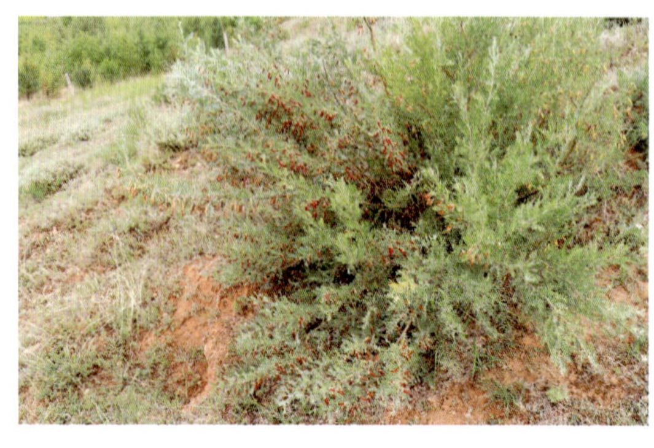

【植物特征】灌木，高 50~100cm。树皮灰黄色或黄白色，嫩枝有毛。长枝上的托叶宿存并硬化成针刺，长 5~8mm，常弯曲；叶轴长 15~55mm，全部不硬化成刺，脱落；小叶 5~10 对，羽状排列，倒卵形或近椭圆形，长 3~10mm，宽 1~8mm，先端圆，有细针尖。花单生，长 20~25mm；花梗长 10~20mm，密生丝质短柔毛，近中部有关节；花萼钟状，长 9~12mm，宽 3~7mm，密生短柔毛，基部偏斜，萼齿阔三角形，长约 3mm，边缘密生短柔毛；花冠蝶形，黄色，旗瓣近圆形，翼瓣爪长为瓣片的 1/2，龙骨瓣先端钝;子房无毛。荚果扁平，条形，长 3~5cm，宽 4~6mm，深红色，无毛。花期 5~6 月，果期 8~9 月。

【分布区域】产同仁市。生于海拔 2000m 左右的山坡、岸边草地、沙丘。

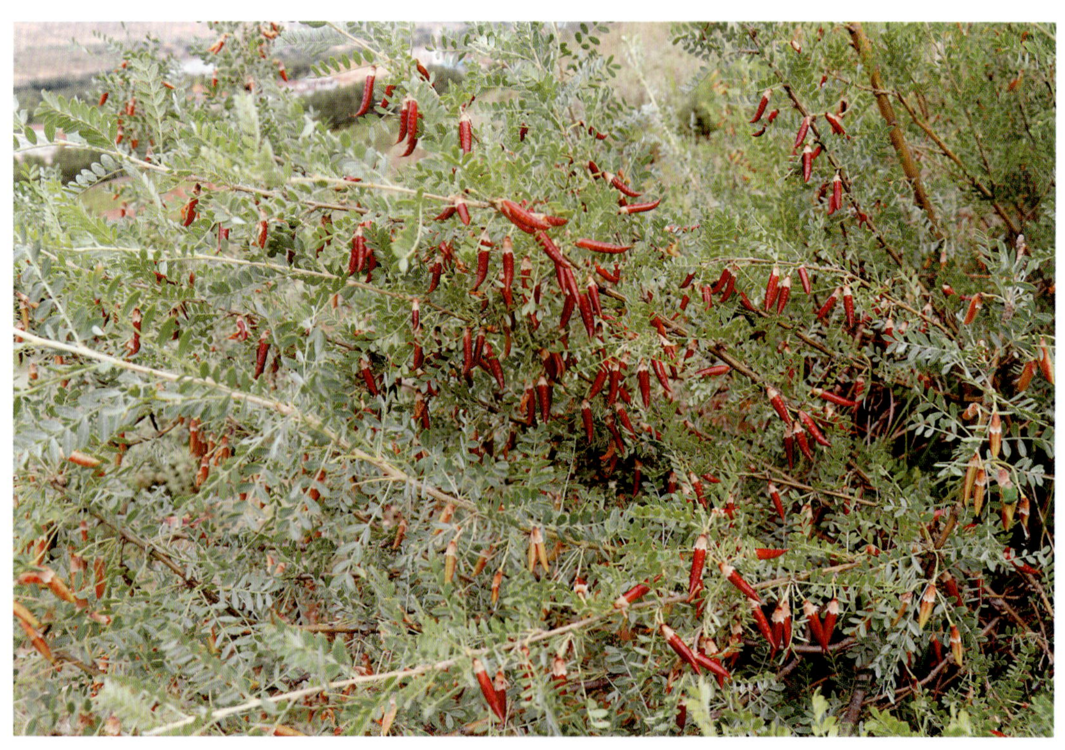

甘草属 Glycyrrhiza Linn.

183. 甘草

【学　　名】*Glycyrrhiza uralensis* Fisch.

【别　　名】甜草

【药 材 名】甘草

【用药部位】根。

【功效主治】补脾益气、清热解毒、祛痰止咳、缓急止痛、调和诸药。用于脾胃虚弱、倦怠乏力、心悸气短、咳嗽痰多、脘腹、四肢挛急疼痛、痈肿疮毒、缓解药物毒性、烈性。

【植物特征】多年生草本，高 0.4~1m。根及根状茎圆柱形，长 1~2m 以上，外部褐色至红棕色，内部淡黄，有不规则的纵皱、突起及沟纹。茎直立，稍木质化，密被白色短毛和鳞片状或小刺状腺体。托叶小，披针形，早落；小叶柄长 1~3mm，密被白色毛；小叶 7~11，长 1.5~4cm，宽 1.2~2.5cm，先端急尖或较钝，稀微凹，基部圆形或宽楔形，全缘，两面被短毛及腺体，背面尤密；下部小叶有时不规则。花序梗和花序轴及花梗和花萼均具廉状鳞片和短毛；花萼筒状，基部偏斜，长 7~8mm，萼齿披针形，稍长于萼筒，花冠蓝紫色，长 1.4~1.6cm；旗瓣长椭圆形，先端钝圆，基部渐狭成短爪；翼瓣显著短于旗瓣，稍长于龙骨瓣；翼瓣和龙骨瓣均具长爪；子房密被腺状鳞片。荚果条状矩圆形，弯曲成镰刀状或环形，长 2~6cm，宽约 7mm。花期 6~8 月，果期 8~9 月。

【分布区域】产同仁市、尖扎县。生于海拔 2100~2950m 碱化沙地、沙质草原、田埂、路边、山麓。

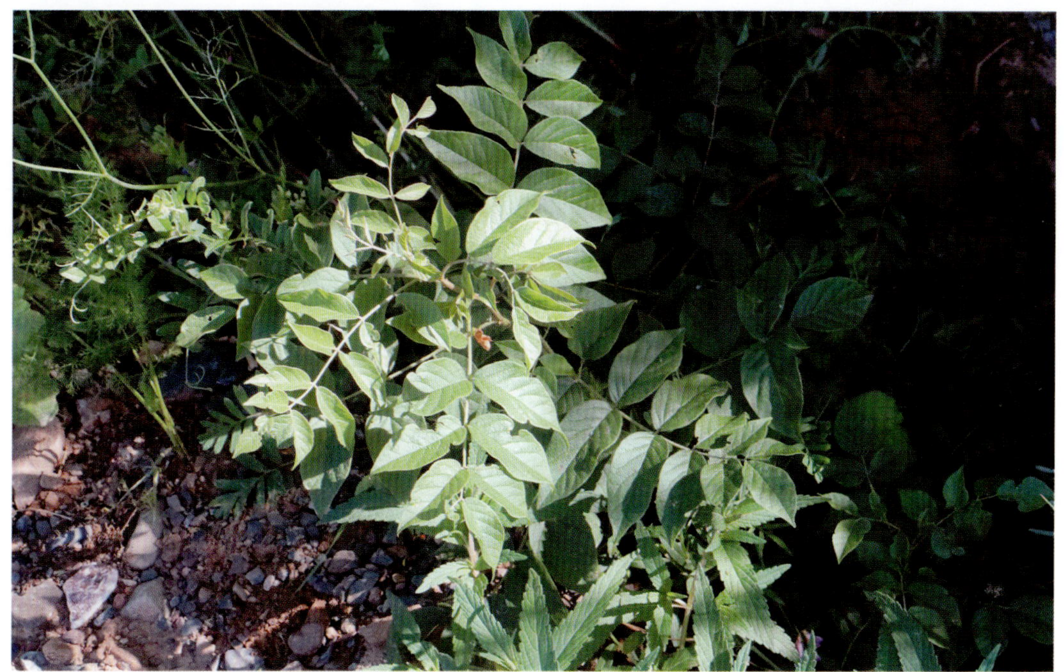

岩黄耆属 Hedysarum Linn.

184. 红花岩黄耆

【学　　名】*Hedysarum multijugum* Maxim.

【别　　名】黄耆、红黄耆、塞玛玛保（藏语译音）

【药 材 名】红花岩黄耆

【用药部位】根。

【功效主治】补气固表、利尿、托毒排脓、生肌敛疮。用于气短心悸、乏力、盗汗、久泻、脱肛、子宫脱垂、体虚浮肿、慢性肾炎、痈疽难溃、溃久不敛。

【植物特征】半灌木，高 0.3~1m。根木质。茎下部木质化，被白色柔毛，有纵沟。托叶膜质，卵状披针形，长 2~5mm，下部联合，先端分离，背面有柔毛；叶长 6~14cm。叶轴有沟槽，密被白色柔毛；小叶 15~35，椭圆形、卵形或倒卵形，长 5~12mm，宽 3~6mm，先端钝或微凹，基部近圆形，腹面无毛，背面密被贴伏短柔毛。总状花序生于上部叶腋，长 20~35cm，疏生 9~25 花；苞片早落；花梗长 2~ 3mm，被柔毛；花萼斜钟状，长 5~6mm，外面被贴伏短柔毛，萼齿短；花冠长 15~19mm，紫红色，有黄色斑点；旗瓣倒卵形，先端微凹，长 14~18mm，爪短；翼瓣狭，长 6~8mm，宽约 1mm，爪长为瓣片之半，耳与爪近等长；龙骨瓣稍短于旗瓣。荚果扁平，常 1~3 节。节荚长约 5mm，宽约 4mm，两侧有网纹和小刺。花期 6~8 月，果期 7~9 月。

【分布区域】产全州各市县。生于海拔 1800~3800m 阳坡、沟谷、河滩、堤岸、沙砾地。

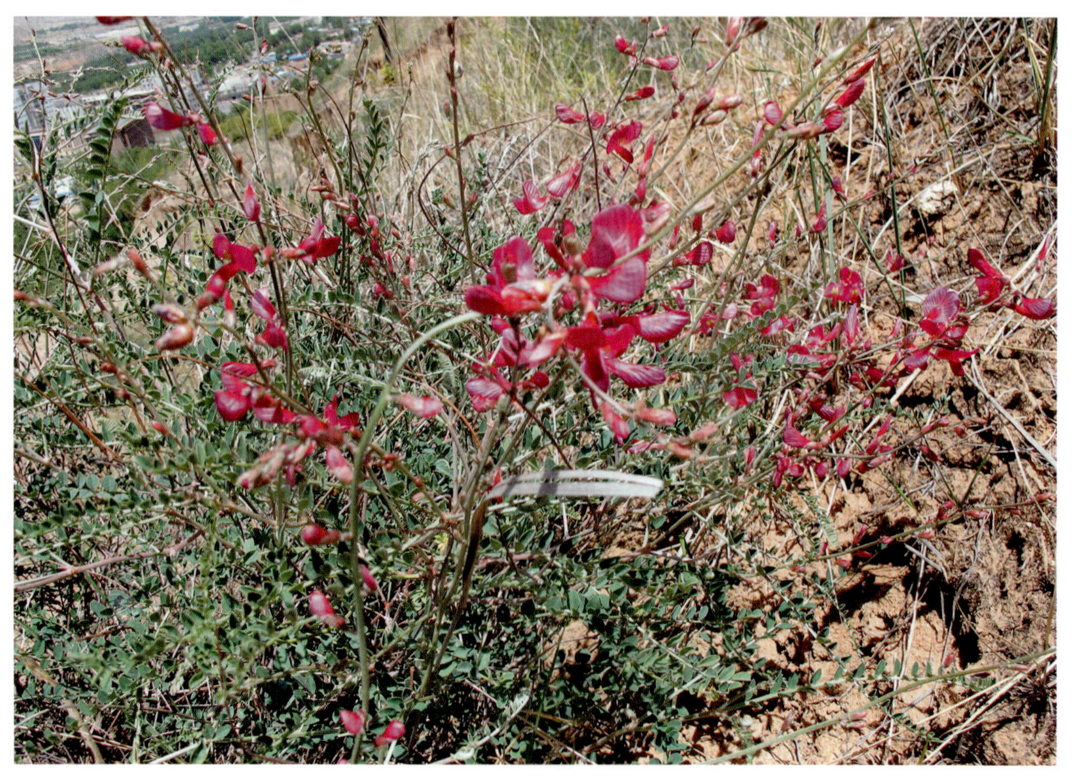

胡枝子属 Lespedeza Michx.

185. 达乌里胡枝子

【学　　名】*Lespedeza davurica*（Laxm.）Schindl.

【别　　名】牛枝子、牛筋子、兴安胡枝子

【药 材 名】枝儿条

【用药部位】全草。

【功效主治】解表散寒。用于感冒发烧、咳嗽。

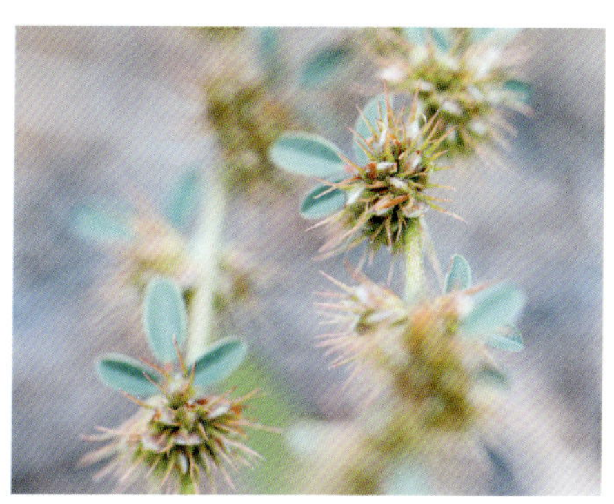

【植物特征】草本状半灌木，高 20~60cm。茎单一或数个簇生，通常稍斜升。羽状三出复叶，小叶披针状长圆形，长 1.5~3cm，宽 5~10mm，先端圆钝，有短刺尖，基部圆形，全缘，有平伏柔毛。总状花序腋生，较叶短或与叶等长；萼筒杯状，萼齿刺具曲状；花冠蝶形，黄白色至黄色。荚果小，包于宿存萼内，倒卵形或长倒卵形，两面凸出，伏生白色柔毛。花期 6~8 月，果期 9~10 月。

【分布区域】产同仁市、尖扎县。生于海拔 2100~2950m 碱化沙地、沙质草原、田埂、路边、山麓。

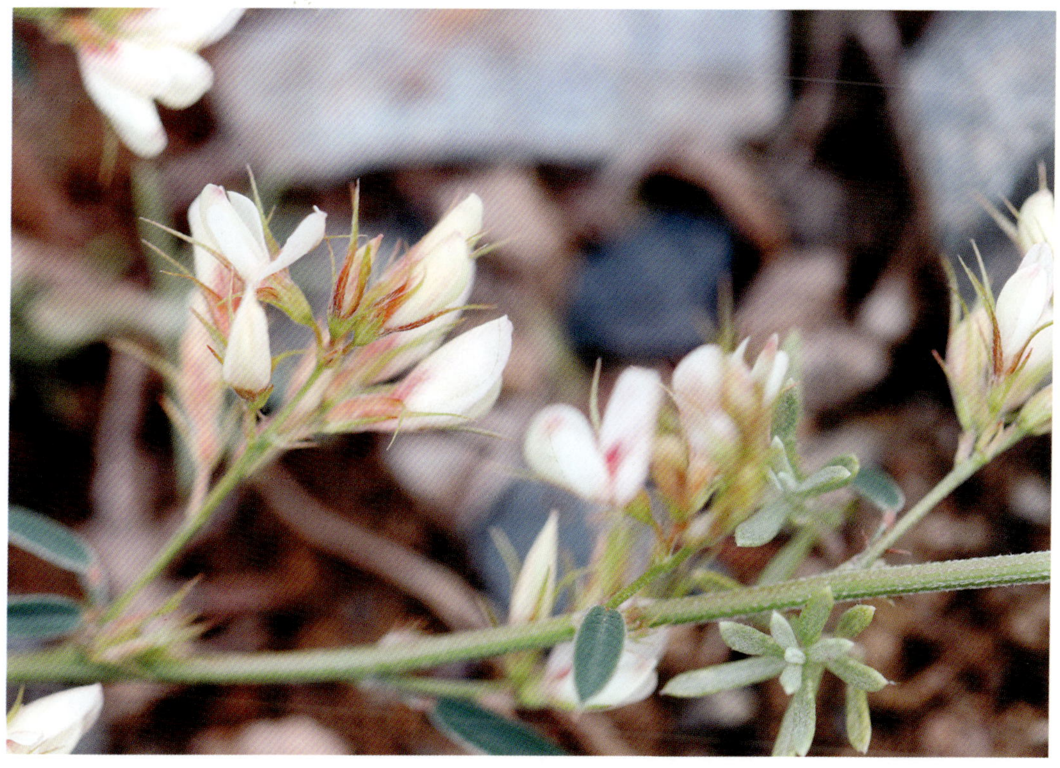

苜蓿属 Medicago Linn.

186. 紫花苜蓿

【学　　名】*Medicago sativa* Linn.

【别　　名】怀风、光风

【药 材 名】苜蓿

【用药部位】全草。

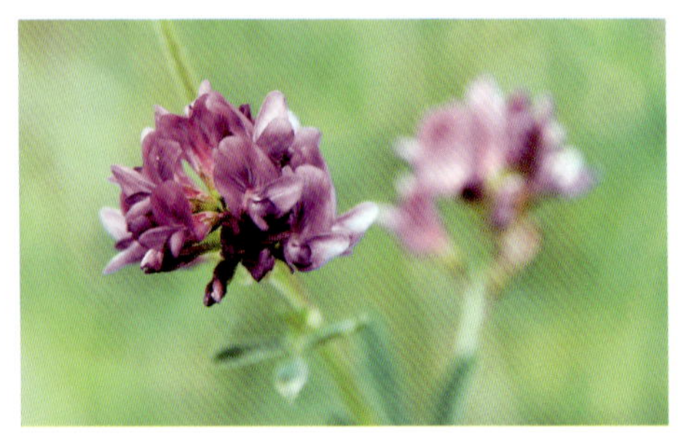

【功效主治】清热凉血、利湿退黄、通淋排石。用于热病烦满、黄疸、肠炎、痢疾、浮肿、尿路结石、痔疮出血。

【植物特征】多年生草本，高 30~100cm，根粗而长，茎直立或斜升，多分枝，无毛或生柔毛。小叶长圆状倒卵形、倒卵形或倒披针形，长 7~30m，宽 3.5~13mm，先端钝或圆，具小刺尖，基部楔形，叶缘上部有锯齿，中下部全缘，上面无毛或近无毛，下面疏生柔毛。短总状花序腋生，具 5~20 朵花，花通常较密集；苞片小，条状锥形；花萼筒状钟形，有毛，萼齿锥形或狭披针形；花紫色或蓝紫色。荚果螺旋形，通常卷曲 1~2.5 圈，密被毛，无刺。种子小，肾形，1~10 颗。花期 6~7 月，果期 7~8 月。

【分布区域】产同仁市、尖扎县、泽库县。生于海拔 1700~2900m 路旁、荒地。

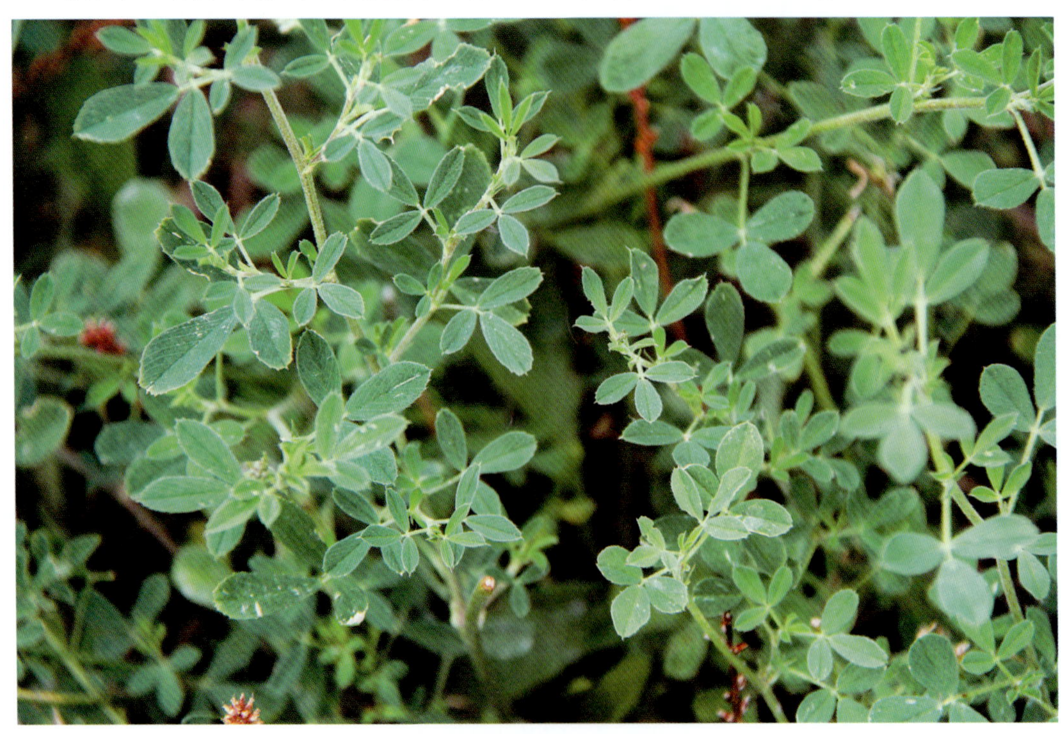

扁蓿豆属 Melilotoides Heist. et Fabr.

187. 青藏扁蓿豆

【学　　名】*Melilotoides archiducis-nicalai*（Sirj.）Yakovl.

【别　　名】矩镰荚苜蓿、藏青葫芦巴

【药 材 名】矩镰荚苜蓿

【用药部位】全草。

【功效主治】清热消炎、强心利尿。用于肺炎咳嗽、外擦创伤。

【植物特征】多年生草本。高 5~30cm。茎四棱形，铺散、斜升或直立，基部多分枝。托叶卵状披针形，先端渐尖，基部箭头形，有锯齿；小叶 3，近圆形、阔卵形、椭圆形至阔倒卵形、先端截形或微凹，具短尖，基部宽楔形或近圆形，长 8~16mm，宽 6~14mm。总状花序腋生。具 2~5 花，苞片锥状披针形，长约 1mm；花梗纤细，长 3~5 mm，微被毛，花萼宽钟状，长 3~4mm，疏被柔毛，萼齿三角状披针形，与萼筒近等长或稍短；花冠黄色或白色带紫色，长 8~9mm；旗瓣倒卵状楔形，先端微凹，基部楔形；冀瓣稍短或等长于旗瓣，基部具爪，耳稍短于爪；龙骨瓣短，具长爪和短耳；子房线形，顶端弯。荚果矩圆形至近镰形，长 8~16mm，宽 4~6mm，顶端具短喙，无毛，有网纹，含种子 2~4 枚。花期 6~7 月，果期 7~9 月。

【分布区域】产同仁市。生于海拔 2000~4250m 沟谷草甸、河滩砾地、林缘灌丛、山坡草地、田埂。

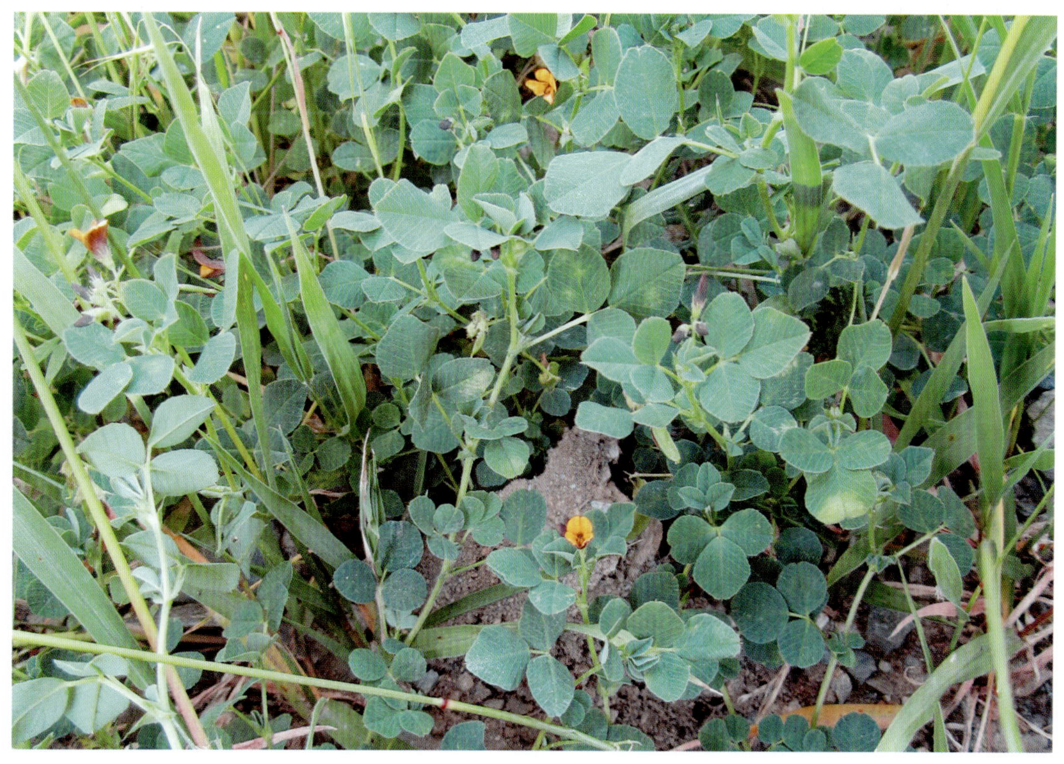

草木樨属 Melilotus Mill.

188. 白花草木樨

【学　　名】*Melilotus albus* Medic. ex Desr.

【别　　名】白甜车轴草

【药 材 名】草木樨、辟汗草

【用药部位】全草。

【功效主治】清热解毒、化湿杀虫、截疟、止痢。用于暑热胸闷、疟疾、痢疾、淋证、皮肤疮疡。

【植物特征】一、二年生草本，高 70~200cm。茎直立，圆柱形，中空，多分枝。羽状三出复叶，小叶长圆形或倒披针状长圆形，长 15~30cm，宽 6~12mm，先端钝圆，基部楔形，边缘疏生浅锯齿。总状花序长 9~20cm，腋生，具花 40~100 朵，排列疏松；苞片线形，长 1.5~2mm；花长 4~5mm；花梗短，长 1~1.5mm；萼钟形，长约 2.5mm，微被柔毛，萼齿三角状披针形，短于萼筒；花冠白色，旗瓣椭圆形，稍长于翼瓣，龙骨瓣与冀瓣等长或稍短；子房卵状披针形，上部渐窄至花柱，无毛，胚珠 3~4 粒。荚果椭圆形至长圆形，长 3~3.5mm，先端锐尖，具尖喙，表面脉纹细，网状，棕褐色，老熟后变黑褐色;有种子 1~2 粒。种子卵形，棕色，表面具细瘤点。花期 5~7 月，果期 7~9 月。

【分布区域】产同仁市、尖扎县、泽库县。生于海拔 2300~2600m 田边、沟谷及林缘。

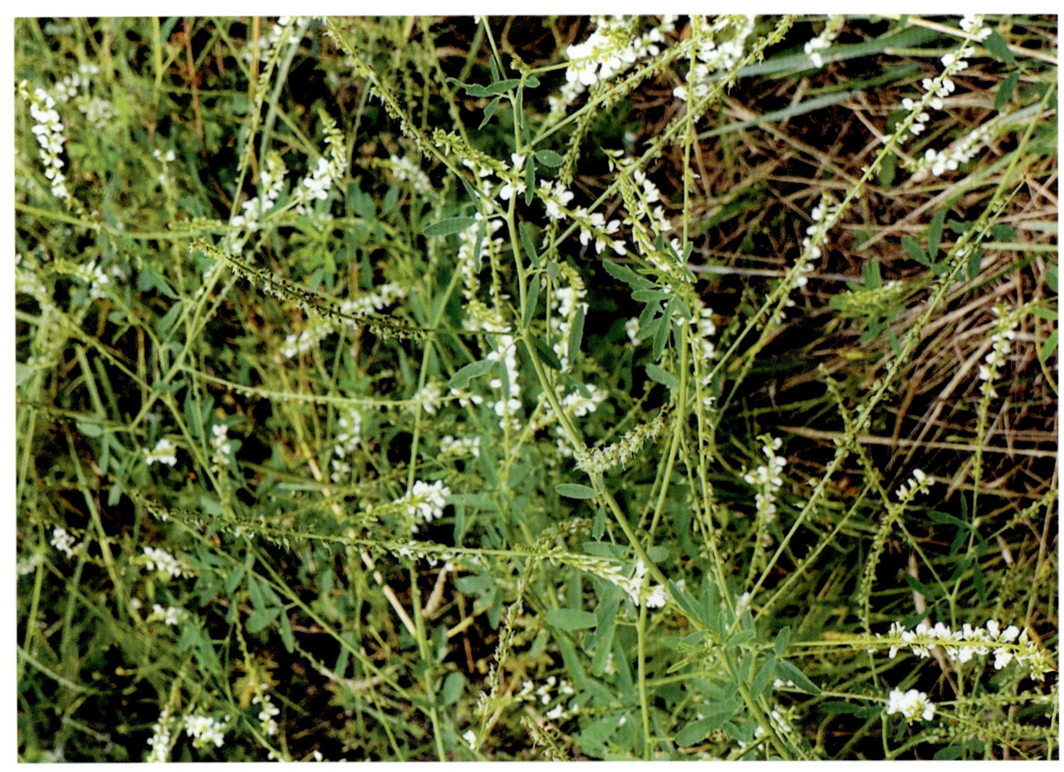

189. 草木樨

【学　　名】*Melilotus suaveolens* Ledeb.

【别　　名】铁扫把、省头草、辟汗草、野苜蓿、甲贝（藏语译音）

【药 材 名】草木樨

【用药部位】全草。

【功效主治】清热解毒、消炎、干四肢浓水。用于脾脏病、白喉、乳蛾等。

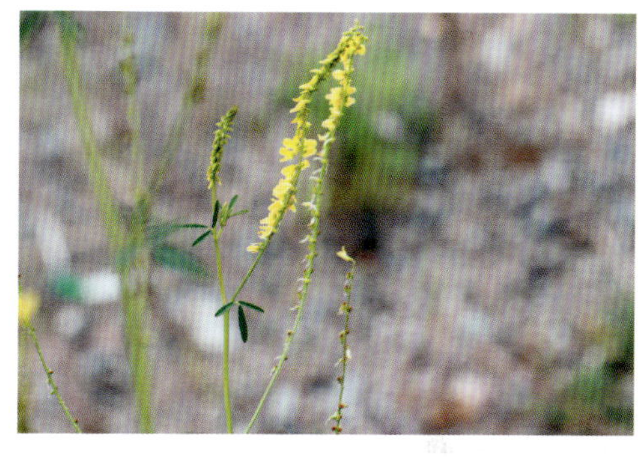

【植物特征】二年生或一年生草本。茎直立，多分枝，高 50~120cm，最高可达 2m 以上；羽状三出复叶，小叶椭圆形或倒披针形，长 1~1.5cm，宽 3~6mm，先端钝，基部楔形，叶缘有疏齿，托叶条形；总状花序腋生或顶生，长而纤细，花小，长 3~4mm，花萼钟状，具 5 齿，花冠蝶形，黄色，旗瓣长于翼瓣。荚果卵形或近球形，长约 3.5mm，成熟时近黑色，具网纹，含种子 1 粒。

【分布区域】产同仁市、尖扎县、泽库县。生于海拔 1700~2550m 河滩、田边、沟谷林缘。

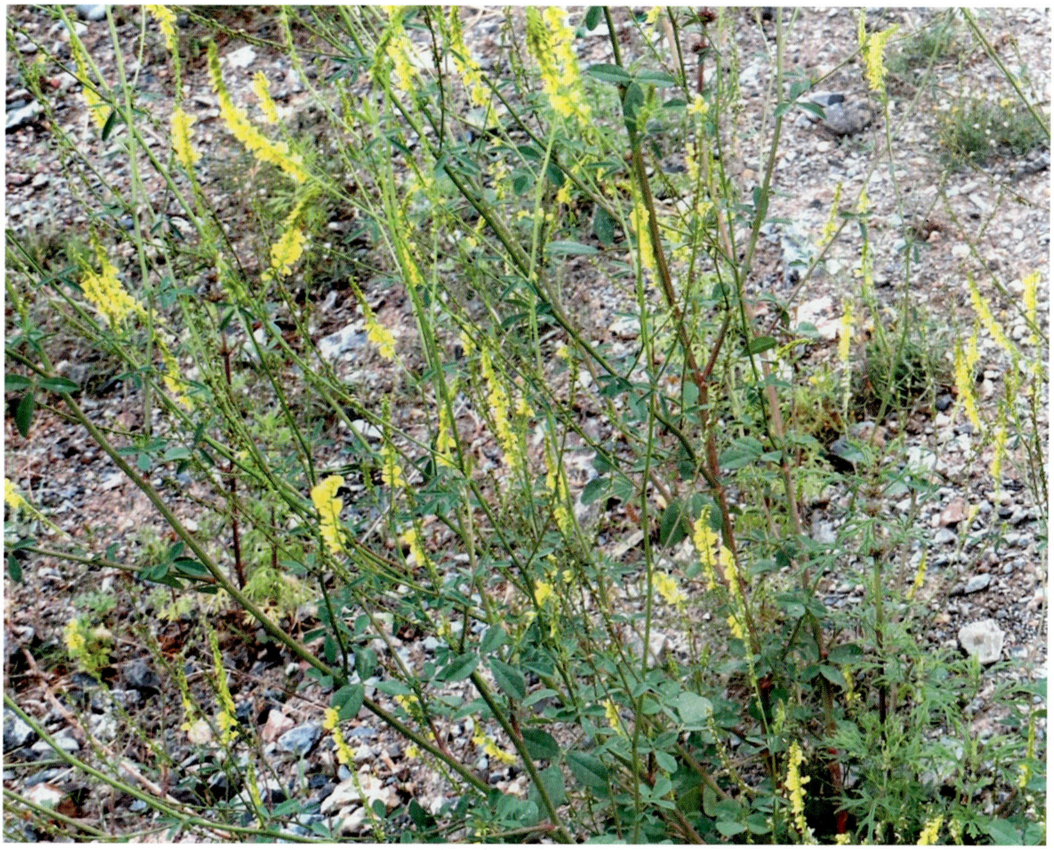

棘豆属 Oxytropis DC.

190. 镰荚棘豆

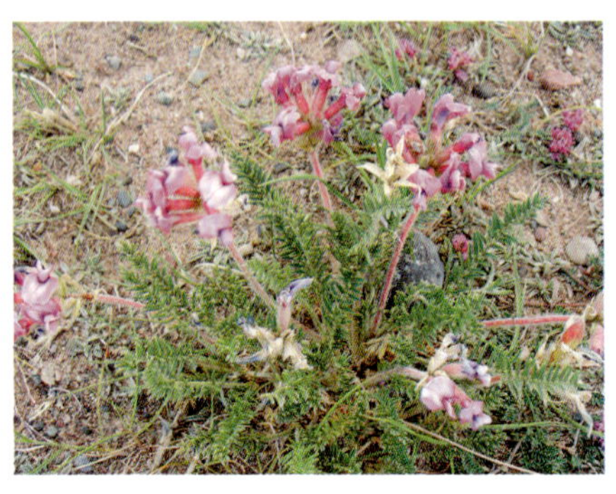

【学　　名】*Oxytropis falcata* Bunge

【别　　名】镰形棘豆、穿骨草、大夏（藏语译音）

【药 材 名】镰形棘豆

【用药部位】全草。

【功效主治】清热、解毒、生肌愈疮。用于脉热病、肺热咳喘。外用治黄水病、痈疽肿毒、疮疡久溃不愈。

【植物特征】多年生草本，高 10~25cm，具腺体，有黏性，被伏生柔毛。茎短缩，丛生，基部密被宿存的残叶柄。奇数羽状复叶，长 4~15cm；小叶 20~45，对生或互生，少有 4 枚轮生，条状披针形或条形，长 3~12mm，宽 1~2mm，先端锐尖或钝，边缘内卷，被毛。总状花序近头状，密集 6~10 花；花冠蓝紫色；旗瓣倒卵形，长约 25mm，宽约 12mm，先端微凹，爪稍短于瓣片；翼瓣长约 22mm，上部宽，爪与瓣片近等长；龙骨瓣长约 18mm，喙长约 2mm，爪稍长于瓣片；子房棒状，密被毛。荚果镰刀形弯曲，长 2~3.5cm，宽 4~8mm，近 2 室，开裂，有腺毛和柔毛；种子多数。花期 5~7 月，果期 7~9 月。

【分布区域】产同仁市、泽库县、河南县。生于海拔 2700~4900m 湖滨沙滩、砾石地、山坡草地、河滩灌丛。

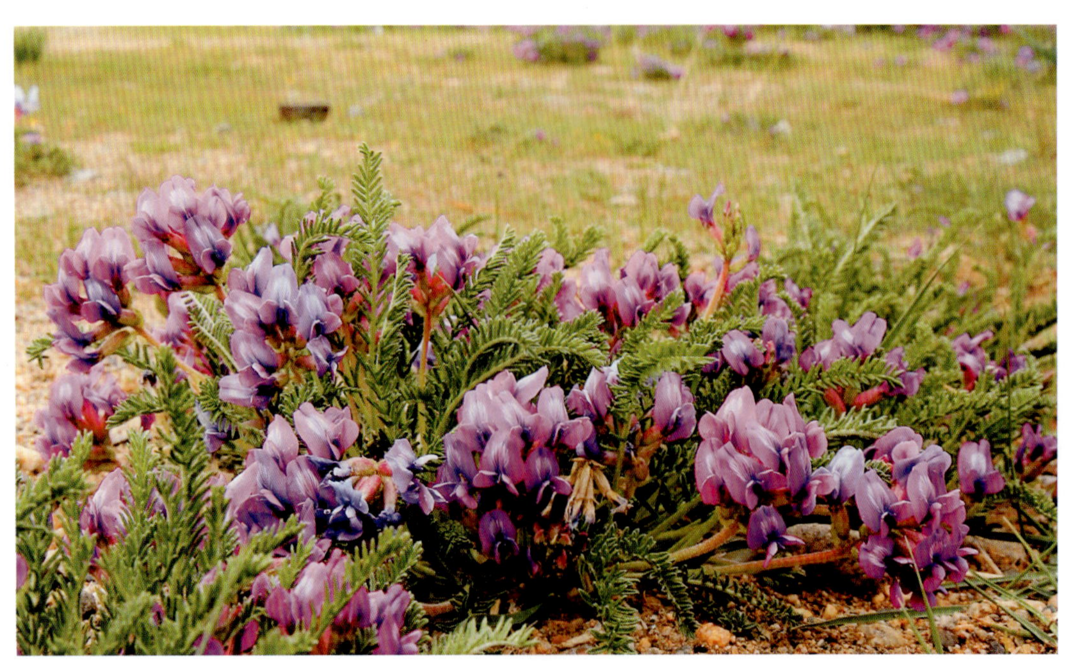

191. 甘肃棘豆

【学　　名】*Oxytropis kansuensis* Bunge

【别　　名】赛噶尔（藏语译音）

【药 材 名】甘肃棘豆

【用药部位】全草。

【功效主治】止血、利尿、解毒疗疮。用于各种内出血、水肿、疮疡。

【植物特征】多年生草本，高 10~35cm。茎直立，丛生，较细弱，基部分枝，疏被白色和黑色柔毛。托叶卵状披针形，疏被毛，彼此联合至中部，抱茎；奇数羽状复叶，长 6~12 cm，小叶 13~27，卵状披针形，长 6~22mm，宽 2~5mm，先端渐尖，基部圆形，两面疏被白色平伏长柔毛。总状花序腋生，密集多花，呈头状；总花梗长 8~22cm，疏被柔毛，苞片条状披针形，长 4~10mm，疏被长柔毛，花萼筒状，长 7~10mm，密被黑色和白色相间的短柔毛，萼齿等长于萼筒或稍短；花冠黄色；旗瓣长约 13mm，瓣片宽卵形，先端微凹，基部具爪；翼瓣长约 12mm，爪长 5mm；龙骨瓣长约 8mm，爪长 4.5mm，耳短，具短喙；子房被毛。荚果长椭圆形或卵状矩圆形，长 10~14mm，宽 4 ~5mm，膨胀，密被毛；种子肾形，褐色，长约 2mm。花期 6~8 月，果期 8~9 月。

【分布区域】产全州各市县。生于海拔 2300~4600m 高山草甸、山沟林下、阴坡灌丛、河滩草地。

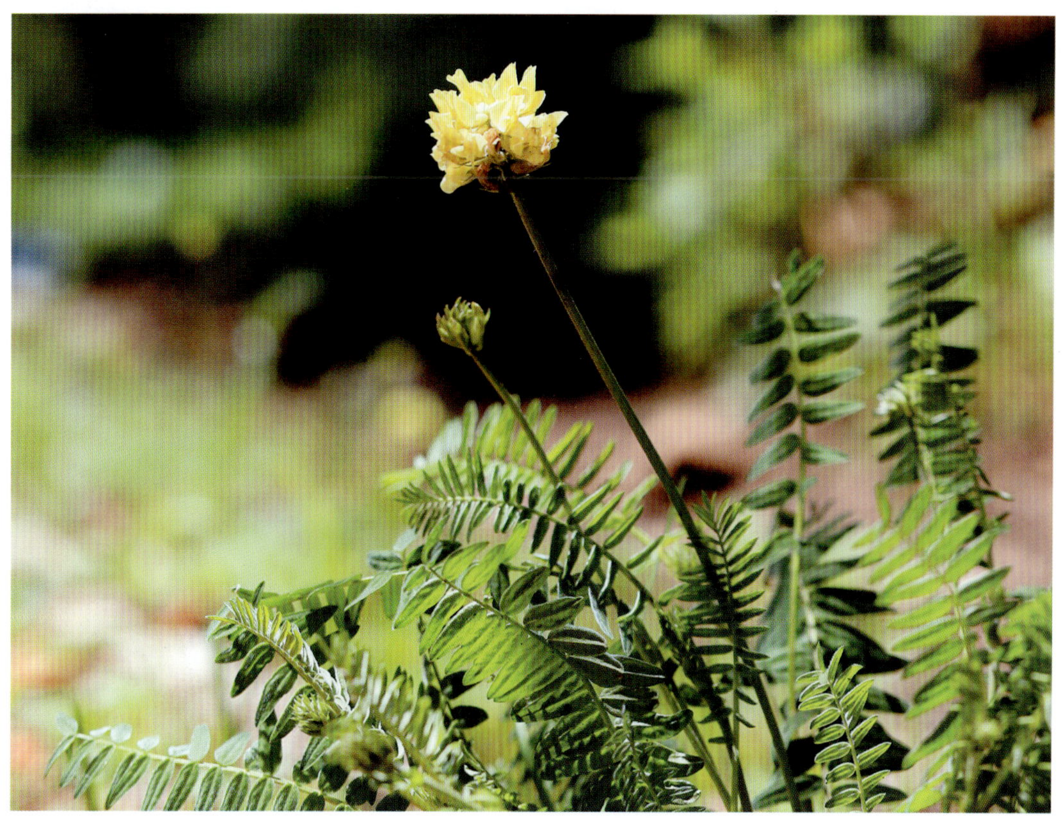

苦马豆属 Sphaerophysa DC.

192. 苦马豆

【学　　名】*Sphaerophysa salsula*（Pall.）DC.

【别　　名】红花苦豆子、羊卵蛋、羊尿泡、皮泡、红苦豆子、羊卵泡、尿泡草、铃当草

【药 材 名】苦马豆、苦马豆根

【用药部位】全草、根及果实。

【功效主治】利尿、消肿。用于肾炎水肿、慢性肝炎、肝硬化腹水、血管神经性水肿。

【植物特征】多年生草本，高 30~60cm。根粗壮，深长。茎直、灰绿色，具纵条棱，分枝。奇数羽状复叶，长 8~15cm，托叶披针形，长约 2mm，小叶 13~21，椭圆形或倒卵状椭圆形，长 5~15mm，宽 3~8mm，先端钝或微凹，有小尖头，基部圆形至宽楔形，全缘，上面无毛，下面被伏生短柔毛。总状花序腋生，较叶长，长 10~20cm，总花梗密被灰白色短毛，具数花至 10 多花，苞片披针形，长约 1~2mm，花梗长 2~3mm，被短毛，基部生 1 苞片，上部有 2 小苞片，花萼杯状钟形，花冠淡红色或红色，长约 12mm，旗瓣圆形，长 13~15mm，宽约 11mm，先端微凹，基部具爪，翼瓣具耳，龙骨瓣较翼瓣长。荚果膜质，膨胀呈膀胱状，长 2.5~3.5cm，具细长果柄；种子多数，肾状圆形，棕褐色。花期 5~8 月，果期 6~9 月。

【分布区域】产同仁市、泽库县。生于海拔 2000~3200m 河谷滩地沙质土。

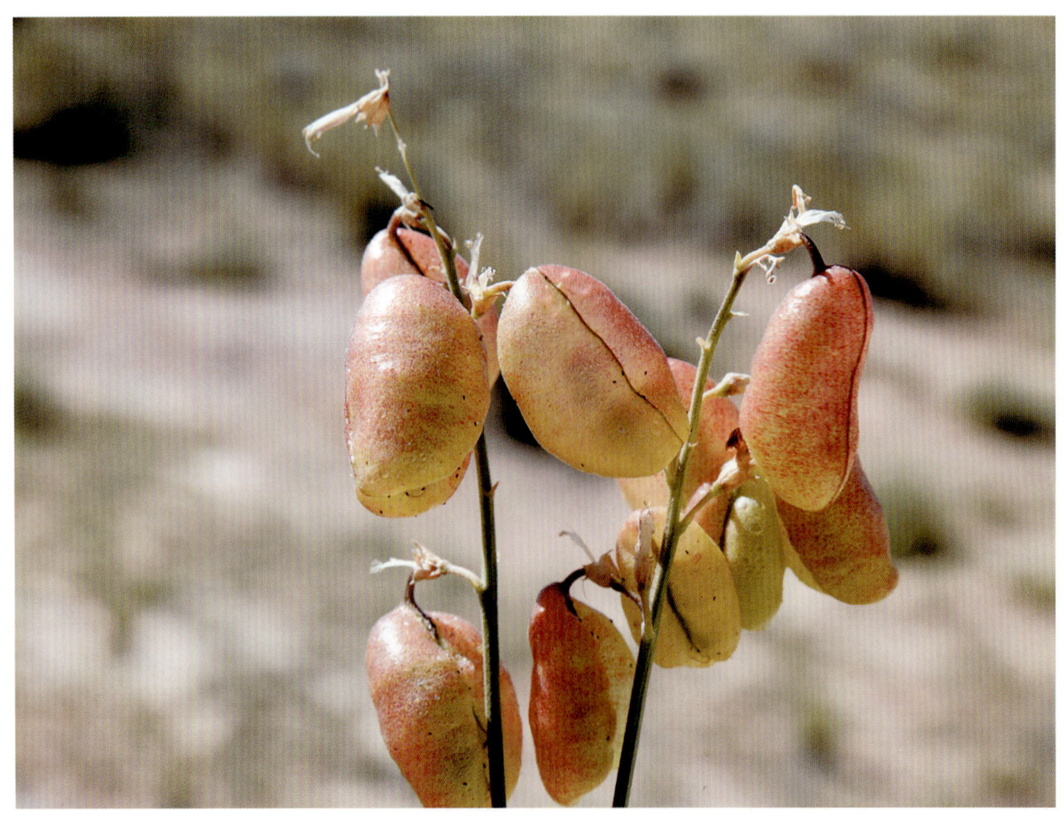

黄华属（野决明属）Thermopsis R. Br. et Ait.

193. 披针叶黄华

【学　　名】*Thermopsis lanceolata* R. Br.

【别　　名】披针叶野决明、黄花苦豆、牧马豆

【药 材 名】牧马豆

【用药部位】全草。

【功效主治】祛痰止咳、润肠通便。用于咳嗽痰喘、大便干结。

【植物特征】多年生草本，高 20~40cm。地下根茎粗壮，茎直立，丛生，有分枝，被贴伏白色柔毛，托叶 2，卵状披针形或披针形，长 1.5~3.5cm，宽 3~9mm，先端尖，基部联合，叶柄长 3~7mm；小叶 3，常对折，倒披针形或长椭圆状倒披针形，长 2~6cm，宽 5~10mm。总状花序顶生；苞片 3，卵状披针形，先端尖，两面被伏毛；花冠黄色长约 2.8cm；旗瓣近圆形，先端微凹；翼瓣和龙骨瓣均短于旗瓣，均具耳；子房密被毛。荚果条形，扁平，长 4~9cm，宽 8~12mm，密被贴伏短柔毛，顶端尖，含种子 6~14 枚；种子圆肾形，黑褐色，具光泽。花期 5~7 月，果期 7~8 月。

【分布区域】产全州各市县。生于海拔 2200~3500m 干旱山坡草地、田埂、路边及沙砾滩地。

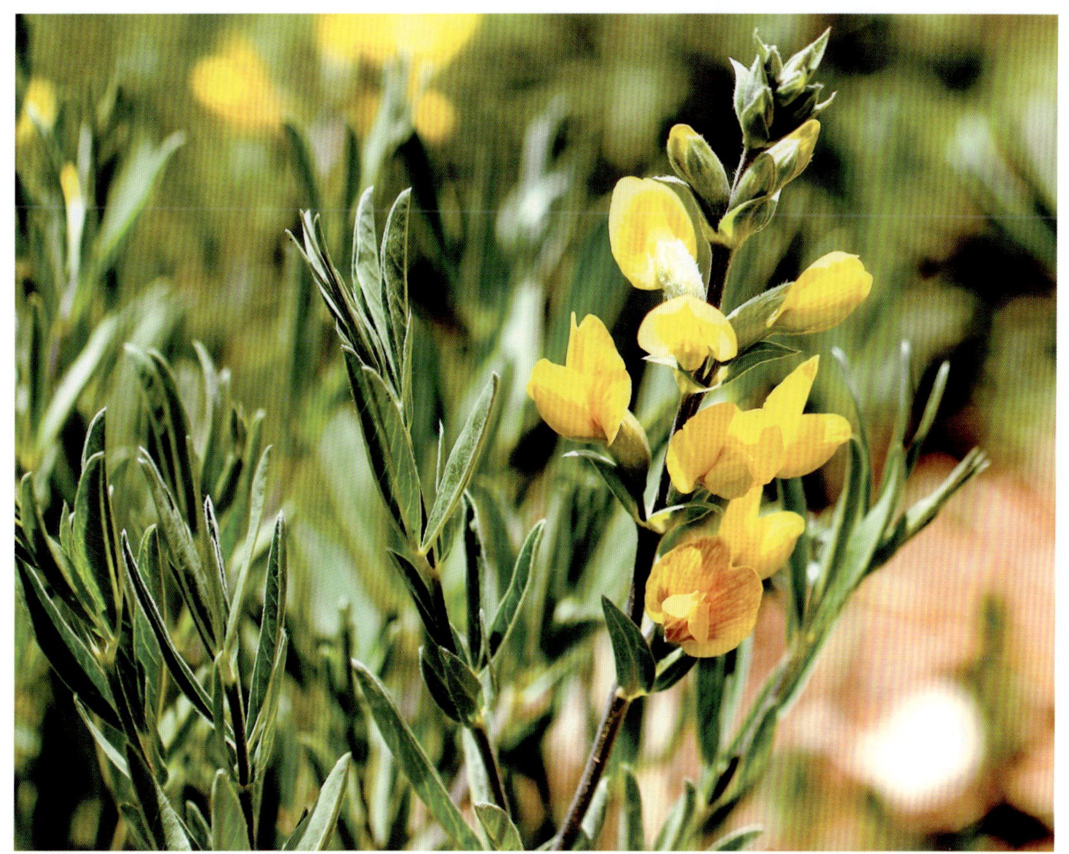

高山豆属 Tibetia（Ali.）H. P. Tsui

194. 高山豆

【学　　名】*Tibetia himalaica*（Baker）H. P. Tsui

【别　　名】单花米口袋、异叶米口袋

【药 材 名】喜马拉雅米口袋

【用药部位】带根全草。

【功效主治】解毒消肿、利尿。用于水肿、痈肿疔毒、淋巴结结核。

【植物特征】多年生草本，植株高 5~15cm。根圆锥状，粗厚。羽状复叶，小叶 9~13，圆形、椭圆形、倒卵形，长 3~9mm，宽 2~8mm，两面密被贴伏长柔毛，边缘有睫毛。伞形花序，花冠深蓝紫色，长约 9mm；旗瓣扁圆形，长宽各约 8mm，先端凹入；翼瓣等长于旗瓣，具爪；龙骨瓣长约 4mm，有爪；子房密被长柔毛。荚果圆柱状，有时稍压扁，1 室，长 1.2~2.2cm；种子肾形，长约 2mm，有斑纹。花期 6~7 月，果期 8~9 月。

【分布区域】产全州各市县。生于海拔 2400~4150m 高山草甸、林缘灌丛、河谷阶地、阳坡、河漫滩。

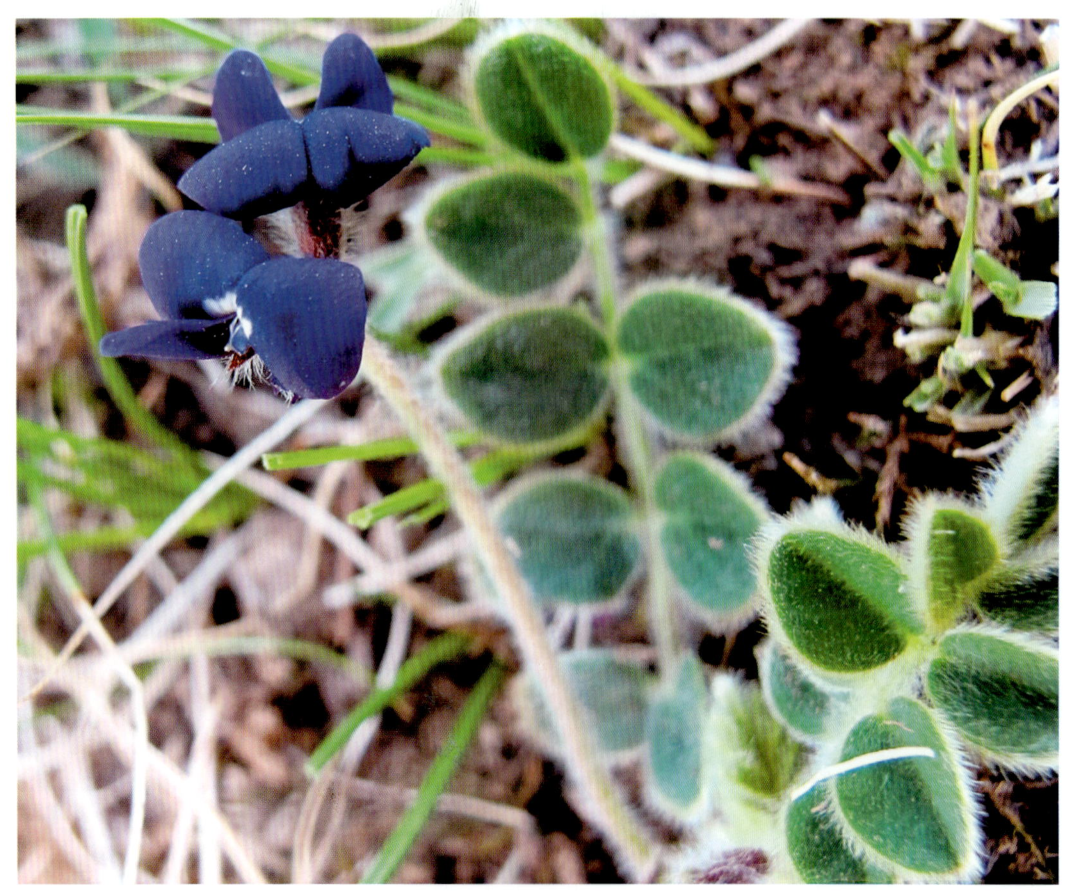

野豌豆属 Vicia Linn.

195. 大花野豌豆

【学　　名】*Vicia bungei* Ohwi

【别　　名】三齿萼野豌豆

【药 材 名】野豌豆

【用药部位】全草。

【功效主治】祛风利湿、活血通络。用于风湿症、跌打损伤。

【植物特征】一年生或二年生缠绕或匍匐状草本，高 15~50cm。茎有棱，多分枝，近无毛。偶数羽状复叶；卷须有分枝；托叶半箭头形，长 3~7mm，有锯齿；小叶 3~5 对，长圆形或狭倒卵状长圆形，长 1~2.5cm，宽 2~8mm，先端平截、微缺，稀齿状，腹面叶脉不明显，背面叶脉明显被疏柔毛。总状花序长或近等长于叶，具 2~4（5）花；花萼钟形，疏被柔毛，萼齿披针形；花冠红紫色或蓝紫色，旗瓣倒卵状披针形，先端微缺；翼瓣短于旗瓣，长于龙骨瓣；子房柄细长，沿腹缝线被金色绢毛，花柱上部被长柔毛。荚果扁长圆形，长 2.5~3.5cm，宽约 7mm，含种子 2~8 枚；种子球形，直径约 3mm。花果期 6~8 月。

【分布区域】产同仁市。生于海拔 2100~2500m 水沟边、林缘、草地。

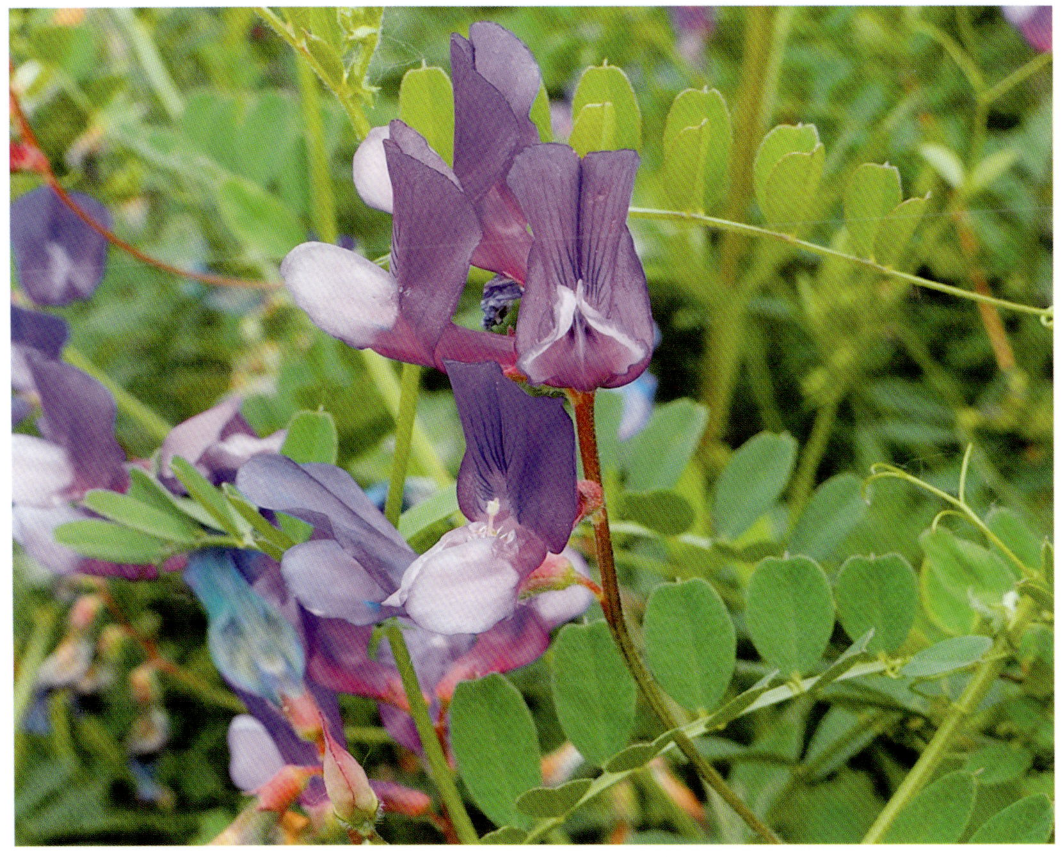

196. 救荒野豌豆

【学　　名】*Vicia sativa* Linn.

【别　　名】薇菜、野豌豆

【药 材 名】大巢菜

【用药部位】全草。

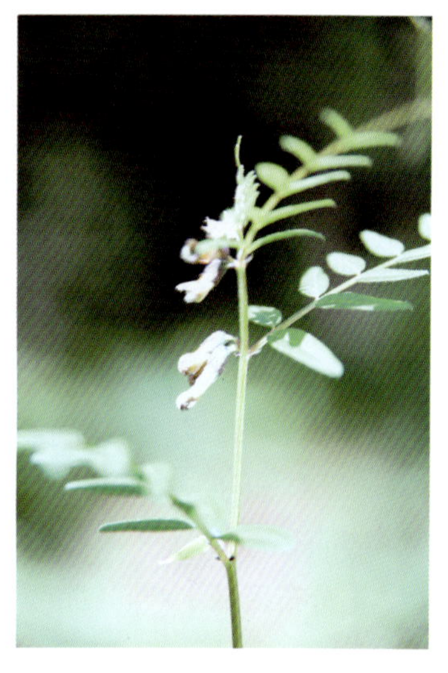

【功效主治】清热利湿、活血祛瘀。用于黄疸、浮肿、疟疾、鼻衄、心悸、梦遗、月经不调。

【植物特征】一年生或二年生草本。高 0.15~1.05m。茎斜升或攀援。单一或多分枝，具棱，被微柔毛。偶数羽状复叶；卷须具分枝；托叶戟形，通常有 2~4 裂齿，长约 4mm，宽 1.5~3.5mm；小叶 2~7 对，长椭圆形或近心形，长 0.9~2.5cm，宽 0.3~1cm，先端平截而凹缺，具短尖头，侧脉不明显，两面被贴伏黄色柔毛，花单生，或总状花序具 2（4）花，腋生，近无总花梗；花萼钟形，萼齿披针形或锥形，背面被柔毛；花冠紫红色或红色，长约 1.8cm；旗瓣长倒卵圆形，先端钝圆，微缺，中部缢缩；翼瓣短于旗瓣，长于龙骨瓣；子房线形，微被柔毛，花柱上部被淡黄色髯毛。荚果线状长圆形，长达 6cm，成熟后果皮黄色，种子间缢缩，有毛，含种子 4~8 枚；种子球形，棕色或黑褐色，种脐长相当于种子圆周长的 1/5。花果期 6~9 月。

【分布区域】产同仁市、尖扎县。生于海拔 1800~2900m 水沟边、林缘、草地。

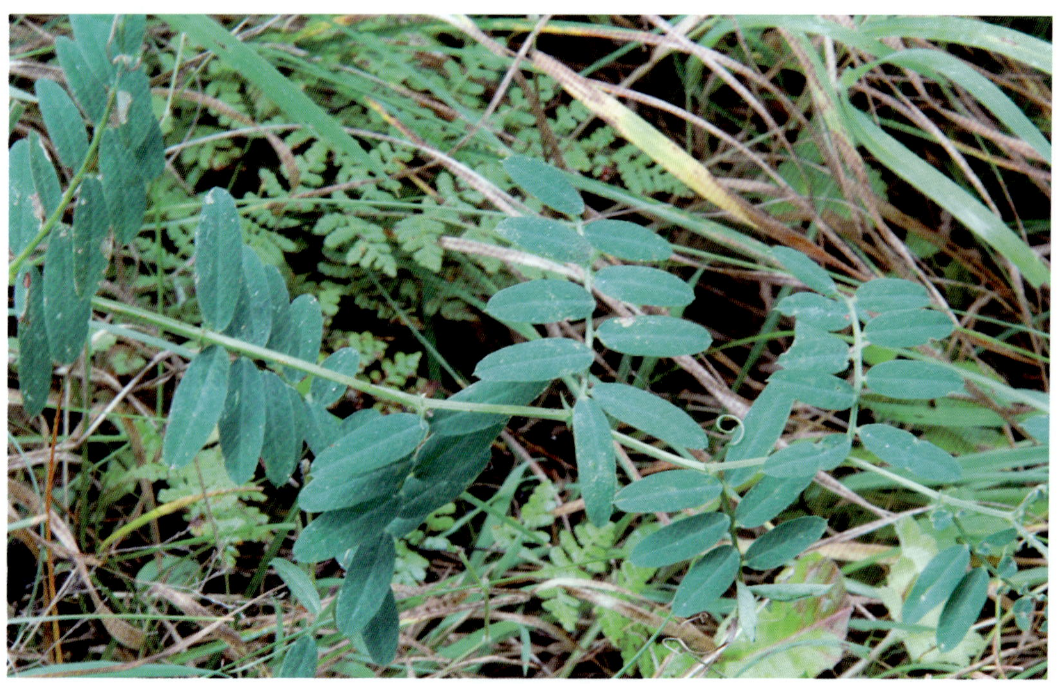

197. 歪头菜

【学　　名】*Vicia unijuga* A. Br.

【别　　名】草豆、两叶豆苗、三铃子

【药 材 名】歪头菜

【用药部位】全草。

【功效主治】补虚、调肝、利尿、解毒。用于虚劳、头晕、胃痛、浮肿、疔疮。

【植物特征】多年生草本，高 15~100cm。根茎粗壮近木质，主根长达 8~9cm，直径 2.5cm，须根发达，表皮黑褐色。茎丛生，具棱，疏被柔毛，老时渐脱落，茎基部表皮红褐色或紫褐红色。小叶一对，卵状披针形或近菱形，长 3~7cm，宽 1.5~4cm，先端渐尖，边缘具小齿状，基部楔形，两面均疏被微柔毛。总状花序单一，明显长于叶，长 4.5~7cm；花 8~20 朵一面向，密集于花序轴上部；花冠蓝紫色、紫红色或淡蓝色，长 1~1.6cm，旗瓣倒提琴形，长 1.1~1.5cm，宽 0.8~1cm;翼瓣先端钝圆，长 1.3~1.4cm，宽 0.4cm，龙骨瓣短于翼瓣；子房线形，无毛，胚珠 2~8，具子房柄，花柱上部四周被毛。荚果扁、长圆形，长 2~3.5cm，宽 0.5~0.7cm。种子 3~7，扁圆球形，直径 0.2~0.3cm，种皮黑褐色，革质。花期 6~7 月，果期 8~9 月。

【分布区域】产全州各市县。生于 1800~3200 山地、林缘、草地、沟边及灌丛。

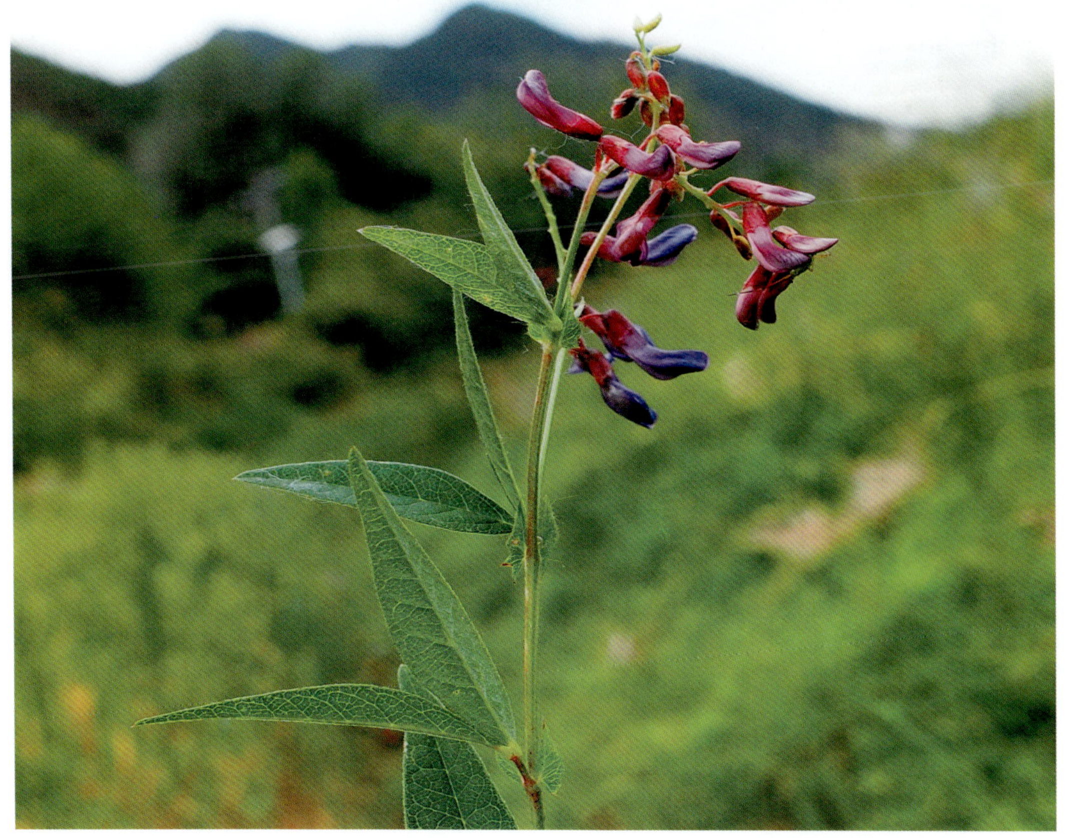

三十、牻牛儿苗科 Geraniaceae

熏倒牛属 Biebersteinia Steph.ex Fisch.

198. 熏倒牛

【学　　名】*Biebersteinia heterostemon* Maxim.

【别　　名】臭花椒、野花椒、臭蒿

【药 材 名】熏倒牛

【用药部位】全草或果实。

【功效主治】清热镇静、行气止痛。用于温热病发热、感冒发热、小儿高热惊风、腹胀腹痛、痔疮。

【植物特征】一年生草本，茎直立，高 30~90cm，全株被深棕色腺毛和白色短柔毛，鲜时搓碎有臭味。根直立，细圆柱形，红褐色。叶互生，长圆状披针形，长 7~24cm，宽 4~16cm，三回羽状全裂，小裂片条状披针形，边有粗齿，两面被疏微毛；叶柄长达 10cm。聚伞状圆锥花序顶生，长达 35cm；花梗长 3~7mm；苞片卵圆形，有短尖；萼片宽卵圆形，长约 6mm，内面 2 枚稍狭，先端尖；花瓣黄色，倒卵形，略短于萼片，边缘波状。蒴果不开裂，顶端无喙，成熟时果瓣不向上反卷；种子肾形。花期 6~8 月，果期 8~9 月。

【分布区域】产同仁市、尖扎县、泽库县。生于海拔 1900~3700m 山坡、草地、田边、路旁或河滩。

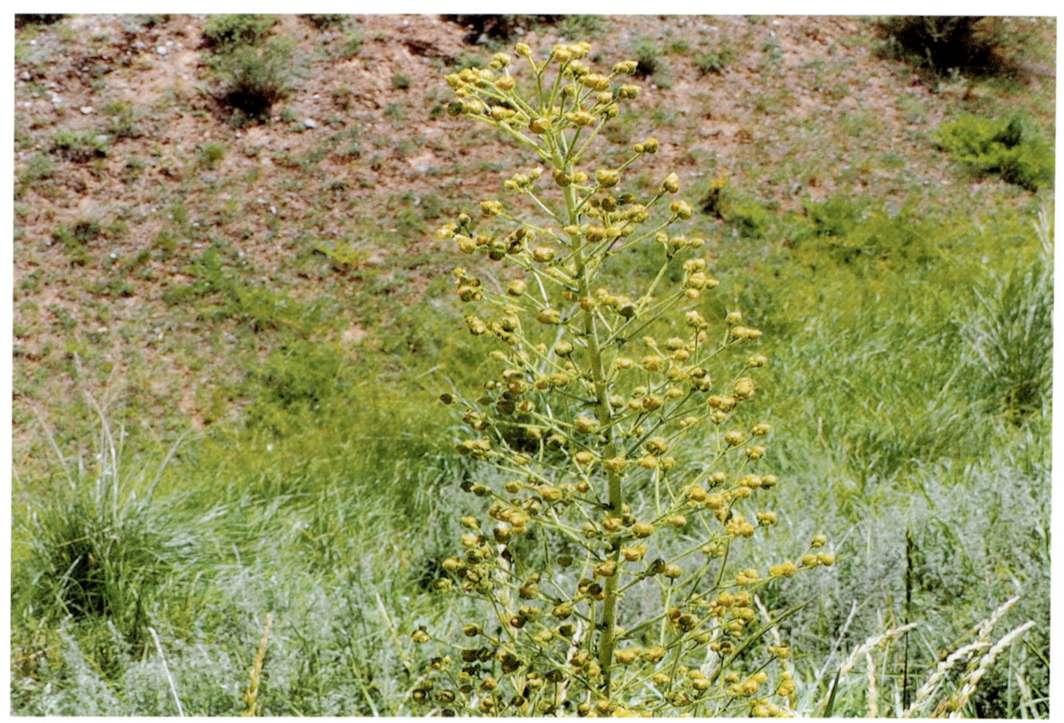

牻牛儿苗属 Erodium L' Her.

199. 牻牛儿苗

【学　　名】*Erodium stephanianum* Wild.

【别　　名】五叶草、五瓣花

【药 材 名】老鹳草

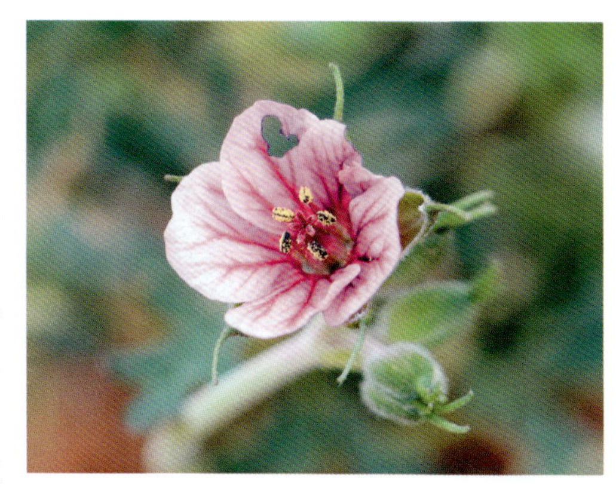

【用药部位】带果实的全草。

【功效主治】祛风通络、活血、清热利湿。用于风湿痹痛、肌肤麻木、筋骨酸楚、跌打损伤、泄泻、痢疾、疮毒。

【植物特征】一年生或二年生草本，高 10~50cm。根圆柱形。茎平铺地面或斜升，多分枝，具柔毛。叶对生；叶柄长 4~ 6cm；托叶披针形，长 5~10mm，边缘膜质；叶片长卵形或长圆状三角形，长 4~6cm，宽 3~ 4cm，二回羽状深裂，羽片 5~9 对，基部下延，小羽片条形，全缘或有 1~3 粗齿，两面具柔毛。伞形花序，腋生；花序便长 5~15cm，通常有 2~5 花，花梗长 1~3cm；萼片长圆形，先端具芒尖，芒长 2~ 3cm；花瓣 5，倒卵形，淡紫色或蓝紫色，先端钝圆，基部被白毛；雄蕊 10，2 轮，外轮 5 枚无药，内轮 5 枚具药，蜜腺 5；子房密被白色长柔毛。蒴果，长 3~4cm，先端具长喙，成熟时 5 个果瓣与中轴分离，喙部呈螺旋状扭曲。花期 5~6 月，果期 7~8 月。

【分布区域】产同仁市、泽库县。生于海拔 1700~3750m 山坡、草地、田埂、路边及村庄住宅附近。

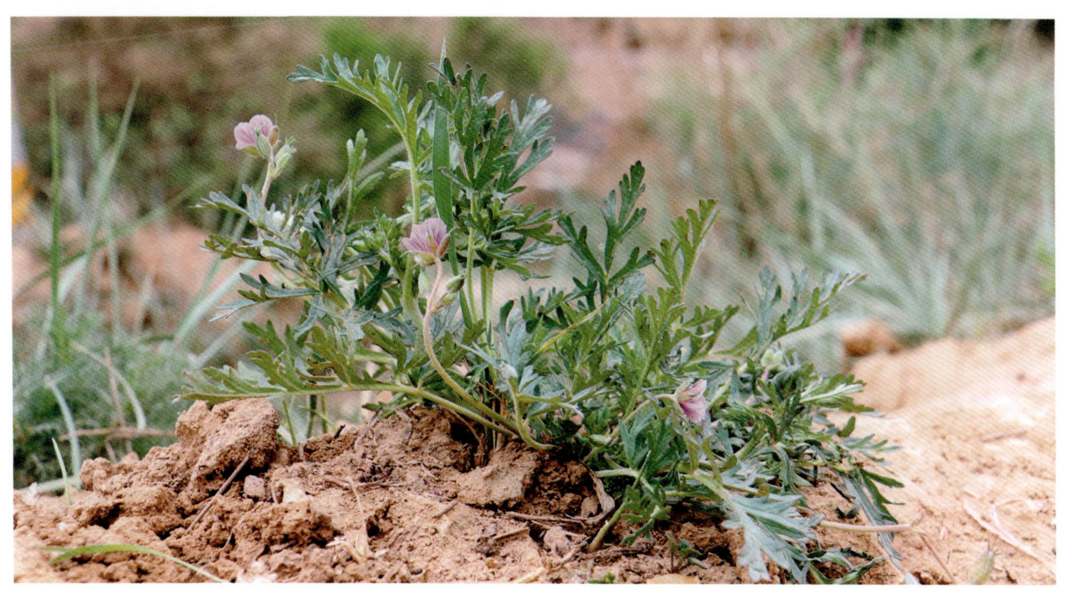

老鹳草属 Geranium Linn.

200. 毛蕊老鹳草

【学　　名】*Geranium eriostemon* Fish. ex DC.

【别　　名】高山老鹳草、短嘴老鹳草

【药 材 名】毛蕊老鹳草、短嘴老鹳草

【用药部位】全草。

【功效主治】疏风通络、强筋健骨。用于风寒湿痹、关节疼痛、肌肤麻木、肠炎、痢疾。

【植物特征】多年生草本，高 30~80cm。根状茎粗短。茎直立，向上分枝，有倒生白毛。叶互生，肾状五角形，直径 5~10cm，掌状 5 中裂或略深，裂片菱状卵形，宽 3~5cm，边缘有羽状缺刻或粗牙齿，上面有长伏毛，下面脉上疏生长柔毛；基生叶有长柄，长 2~3 倍于叶片，密生长硬毛，茎生叶具柄短，顶部的无柄；托叶离生，长三角形，膜质。聚伞花序顶生，花序柄 2~3 枚，出自 1 对叶状苞片腋间，顶端各有 2~4 花；花柄长约 1.5cm，密被腺毛，在果期直立；萼片 5，卵状椭圆形，长约 1cm，有密腺毛；花瓣 5，淡蓝紫色，长约 1.5cm；雄蕊 10。蒴果长约 3cm，有微毛。花期 7~8 月，果期 8~9 月。

【分布区域】产尖扎县、泽库县。生于海拔 1800~2900m 的沟谷林下、林缘灌丛、山麓湿润处、河滩草甸。

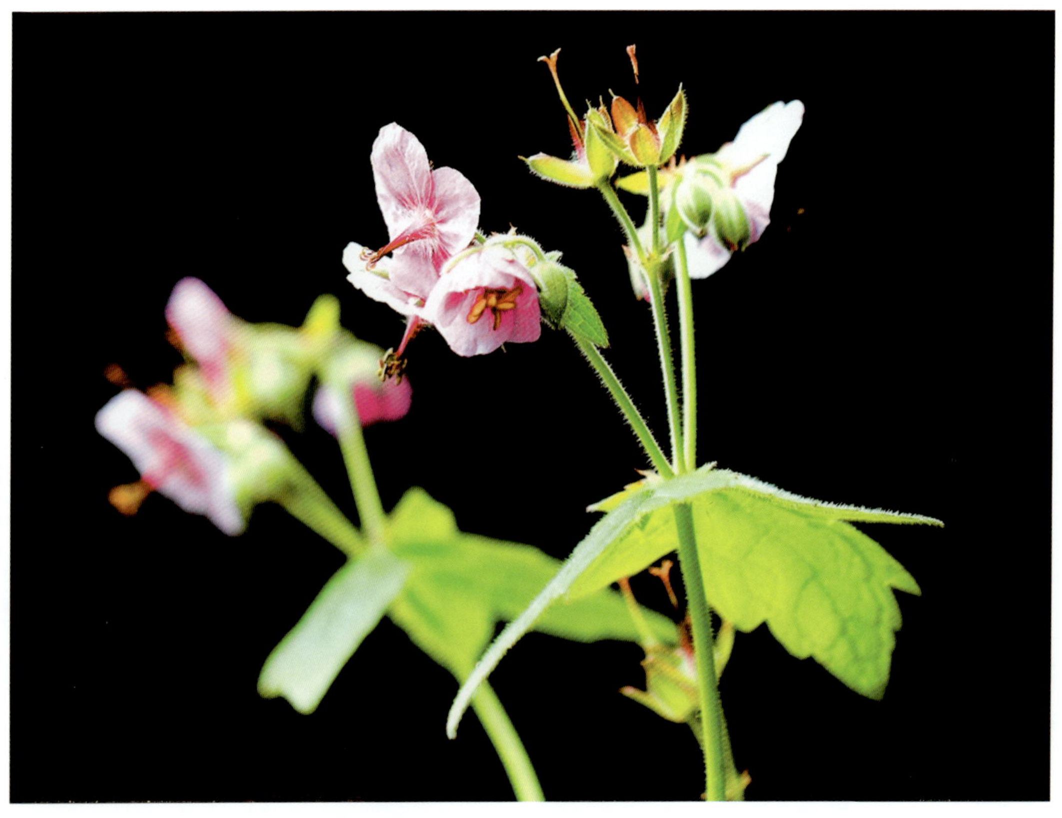

201. 草原老鹳草

【学　　名】*Geranium pratanse* Linn.

【别　　名】短嘴老鹳草、草地老鹳草

【药 材 名】短嘴老鹳草、草地老鹳草

【用药部位】全草。

【功效主治】疏风通络、强筋健骨。用于关节疼痛、风寒湿痹、肌肤麻木、肠炎、痢疾。

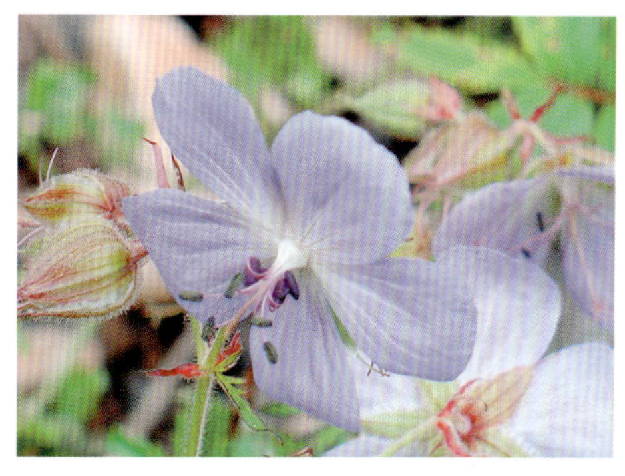

【植物特征】多年生草本，高 50~80cm。根茎粗短，根肉质，多数簇生。茎直立，具白柔毛，上部分枝较多，枝上密被开展的黑腺毛。基生叶肾圆形，长 2~6cm，宽 2~7cm，常 5~7 掌状深裂，裂片条形，羽状浅裂；基生叶和茎下部叶柄较长，10~20cm，向上渐短，顶端近于无柄；托叶披针形，长 0.7~1.2cm，褐色或黄绿色。聚伞花序生于小枝顶端；柄长 2~5cm，生 2 花，花柄长 1~2cm，果期弯曲，皆具短柔毛及开展腺毛;花瓣蓝紫色，倒卵形，顶端圆形，比萼片长 1 倍，基部有毛；花丝基部扩大部分具长毛，花柱长 7mm，柱头分枝长 2mm。蒴果长约 3cm，具鸟嘴状长喙，被短柔毛并混有开展腺毛。花果期 6~8 月。

【分布区域】产同仁市、泽库县。生于海拔 2600~4000m 山坡草甸、灌丛、林下或河边草地。

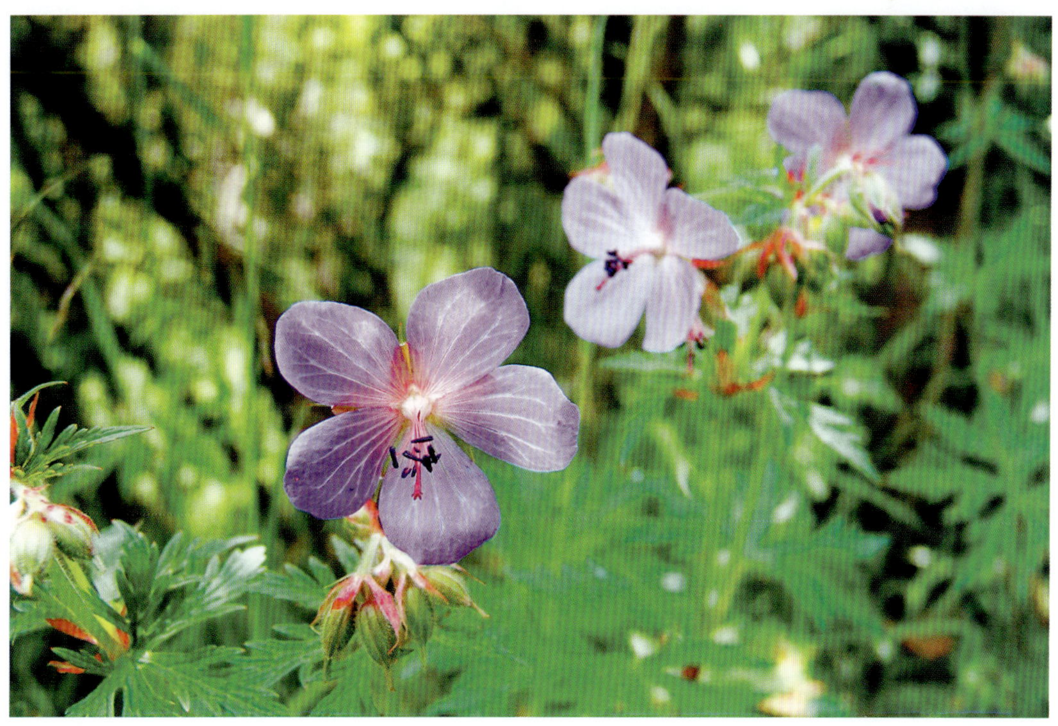

202. 甘青老鹳草

【学　　名】*Geranium pylzowianum* Maxim.

【别　　名】打烂碗

【药 材 名】甘青老鹳草

【用药部位】全草。

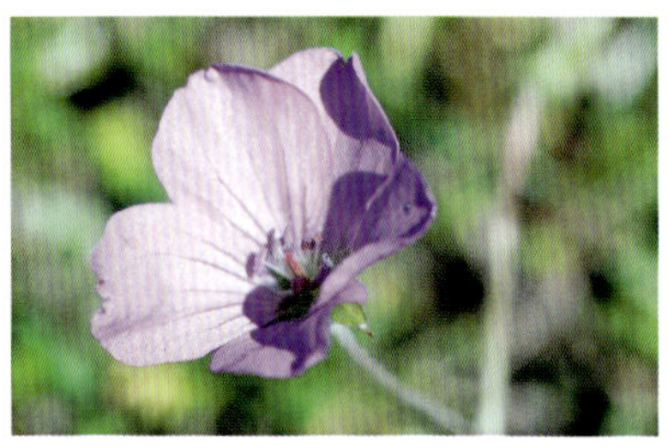

【功效主治】祛风通络、活血、清热利湿。用于风湿痹痛、肌肤麻木、筋骨酸楚、跌打损伤、泄泻、痢疾、疮毒。

【植物特征】多年生草本，高 8~35cm。根状茎细长，节部膨大，呈串珠状。茎细弱，斜升，被倒向伏毛。叶互生，肾状圆形，长 1~3.5cm，宽 1~4cm，掌状 5 深裂达基部，裂片再深裂，小裂片短条形，全缘，宽 2~3mm，先端尖，被伏毛；基生叶具长柄，柄长达 12cm，被伏毛。聚伞花序腋生，具 2~4 花，稀花单生；总花梗纤细，长可达 12cm；萼片长圆状披针形，具 3~5 脉，长 8~10mm，先端有短芒尖，边缘膜质，与外面脉上均被疏毛；花瓣常紫红色，稀白色或粉红色，倒卵状圆形，先端平截，长 14~20mm，基部爪状，且色浅，腹面中部以下被毛；雄蕊近等于花柱，花丝向基部加宽，被疏毛；子房密被毛。蒴果长约 2cm，被微毛。花期 6~8 月，果期 8~9 月。

【分布区域】产同仁市、尖扎县、泽库县。生于海拔 2900~3900m 高山草甸、灌丛、林下及滩地潮湿处。

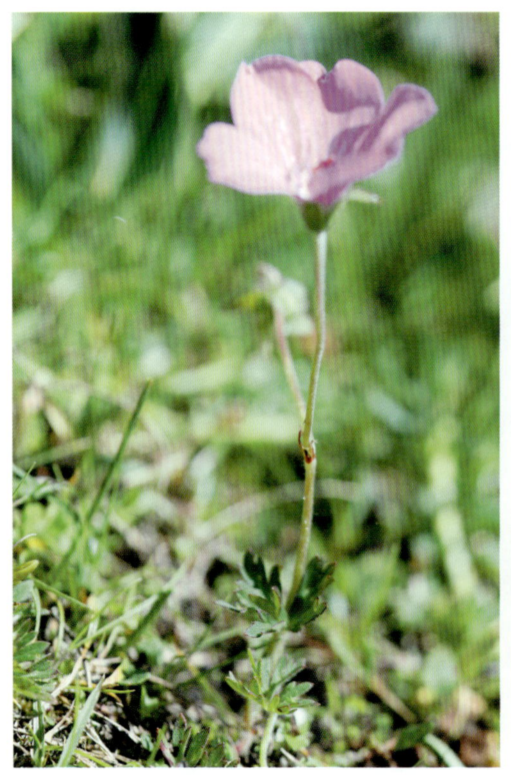

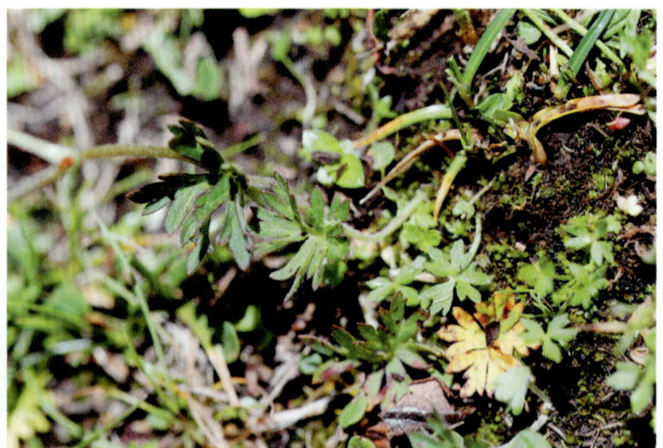

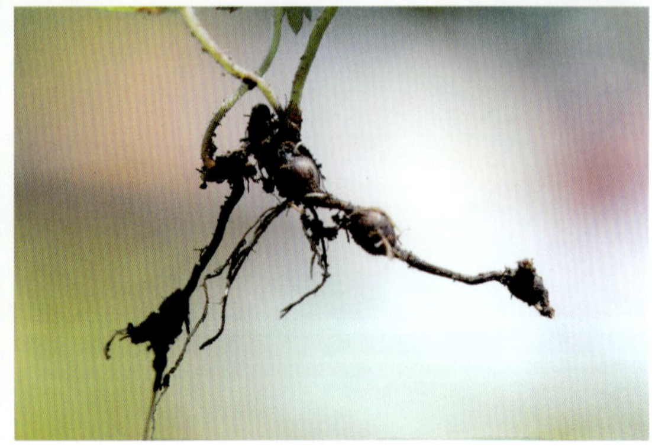

203. 老鹳草

【学　　名】*Geranium wilfordii* Maxim.

【别　　名】老鹳嘴、老鸦嘴、贯筋、老贯筋、老牛筋

【药 材 名】老鹳草

【用药部位】地上部分。

【功效主治】祛风湿、通经络、止泻利。用于风湿痹痛、麻木拘挛、筋骨酸痛、泄泻痢疾。

【植物特征】多年生草本，高 30~50cm。根茎直生，粗壮。茎直立，单生，具棱槽。叶基生和茎生叶对生；托叶卵状三角形或上部为狭披针形，长 5~8mm，宽 1~3mm，基生叶和茎下部叶具长柄;基生叶片圆肾形，长 3~5cm，宽 4~9cm，5 深裂达 2/3 处，裂片倒卵状楔形，下部全缘，上部不规则状齿裂，茎生叶 3 裂至 3/5 处，裂片长卵形或宽楔形，上部齿状浅裂，先端长渐尖，表面被短伏毛，背面沿脉被短糙毛。花序腋生和顶生，总花梗被倒向短柔毛，每梗具 2 花；苞片钻形，长 3~4mm；花梗与总花梗相似，长为花的 2~4 倍；萼片长卵形或卵状椭圆形，长 5~6mm，宽 2~3mm，先端具细尖头;花瓣白色或淡红色，倒卵形，与萼片近等长，内面基部被疏柔毛；雄蕊稍短于萼片，花丝淡棕色，下部扩展，被缘毛；雌蕊被短糙状毛，花柱分枝紫红色。蒴果长约 2cm，被短柔毛和长糙毛。花期 6~8 月，果期 8~9 月。

【分布区域】产同仁市、泽库县。生于海拔 2100~3700m 的山坡草甸、沟谷林间、林缘草甸、灌丛下、河滩草甸、渠岸路旁。

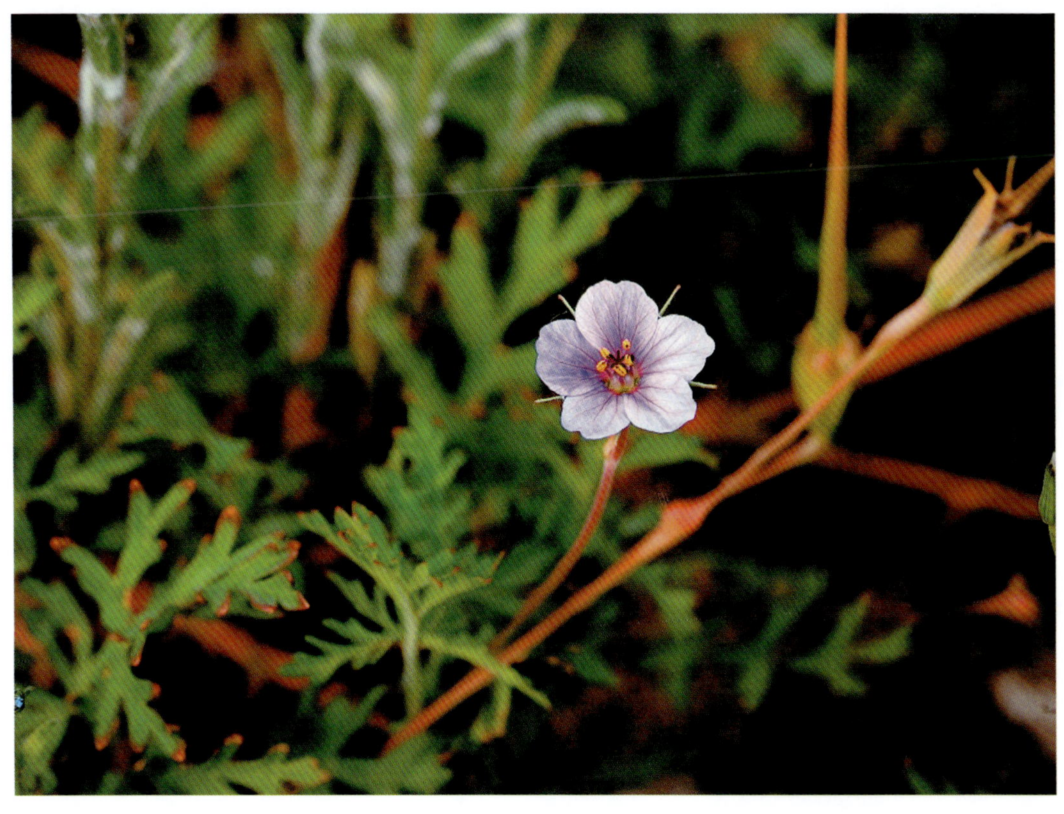

三十一、亚麻科 Linaceae

亚麻属 Linum Linn.

204. 宿根亚麻

【学　　名】*Linum perenne* Linn.

【别　　名】多年生亚麻、野亚麻

【药 材 名】宿根亚麻

【用药部位】花、果。

【功效主治】通经活血。用于血瘀经闭。

【植物特征】多年生草本，高 20~90cm。根直，粗壮。茎多数，直立或仰卧，中部以上多分枝，基部木质化。叶互生；叶片狭条形或条状披针形，长 8~25mm，宽 3~8mm，全缘，内卷，先端锐尖，基部渐狭，1~3 脉。花多数，组成聚伞花序，蓝色、蓝紫色，直径约 2cm；花梗细长，长 1~2.5cm。萼片 5，卵形，长 3.5~5mm，外面 3 片先端急尖，内面 2 片先端钝，全缘，5~7 脉，稍凸起；花瓣 5，倒卵形，长 1~1.8cm，顶端圆形，基部楔形；雄蕊 5，长于或短于雌蕊、或与雌蕊近等长；退化雄蕊 5，与雄蕊互生；子房 5 室，花柱 5，分离，柱头头状。蒴果近球形，直径 3~7mm，草黄色，开裂。种子椭圆形，褐色，长 4mm，宽 2mm。花期 6~7 月，果期 8~9 月。

【分布区域】产同仁市、尖扎县、泽库县。生于海拔 2300~3800m 干旱草原、沙砾质干河滩及干旱的山地阳坡。

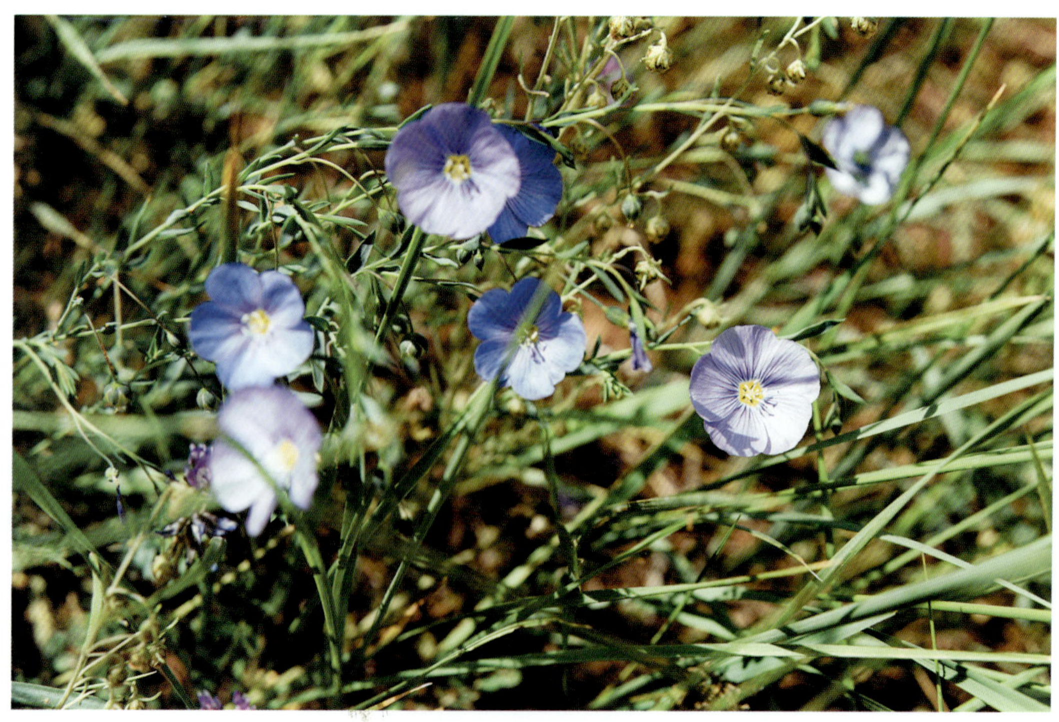

三十二、蒺藜科 Zygophyllaceae

白刺属 Nitraria Linn.

205. 白刺

【学　　名】*Nitraria tangutorum* Bobr.

【别　　名】唐古特白刺、酸胖

【药 材 名】白刺

【用药部位】果实。

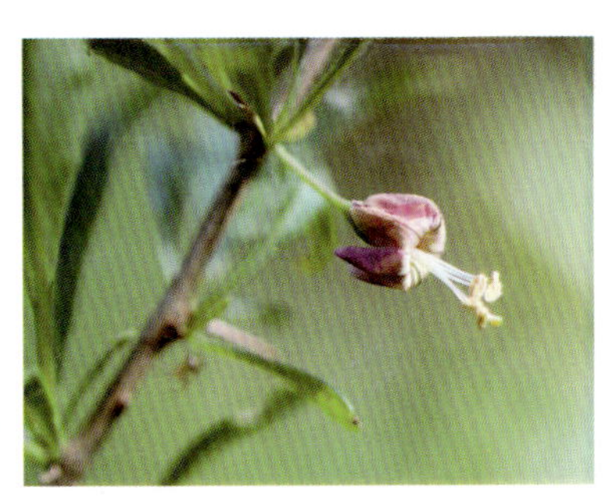

【功效主治】健脾助运、下乳、安神。用于脾虚食少、消化不良、产妇乳少、神经衰弱。

【植物特征】灌木，高 1~2m。茎多分枝，开展或平卧，斜上升；小枝灰白色，顶端常呈刺针状。叶肉质，无柄，常 2~3 枚簇生，倒披针形或宽倒披针形，长 13~25mm，宽 4~8mm，先端常钝圆，稀锐尖，全缘，基部渐狭窄，嫩时两面被柔毛。聚伞花序蝎尾状，生于嫩枝顶端，具多花，稠密，花序轴及花梗密被柔毛；花梗短；萼片 5，三角形，密被柔毛；花瓣黄白色，长圆形或倒匙形，长 2~3mm，无毛或花蕾期背面稍被毛；雄蕊 10~15，花丝短，长约 1mm；子房卵形，密被柔毛。核果卵形或椭圆形，熟时深红色，长 8~12mm，表面疏被柔毛，果核窄卵形，长 5~6mm，顶端渐尖。花期 5~6 月，果期 7~8 月。

【分布区域】产同仁市。生于海拔 1900~3500m 干山坡、河谷、河滩、戈壁滩、冲积扇前缘。

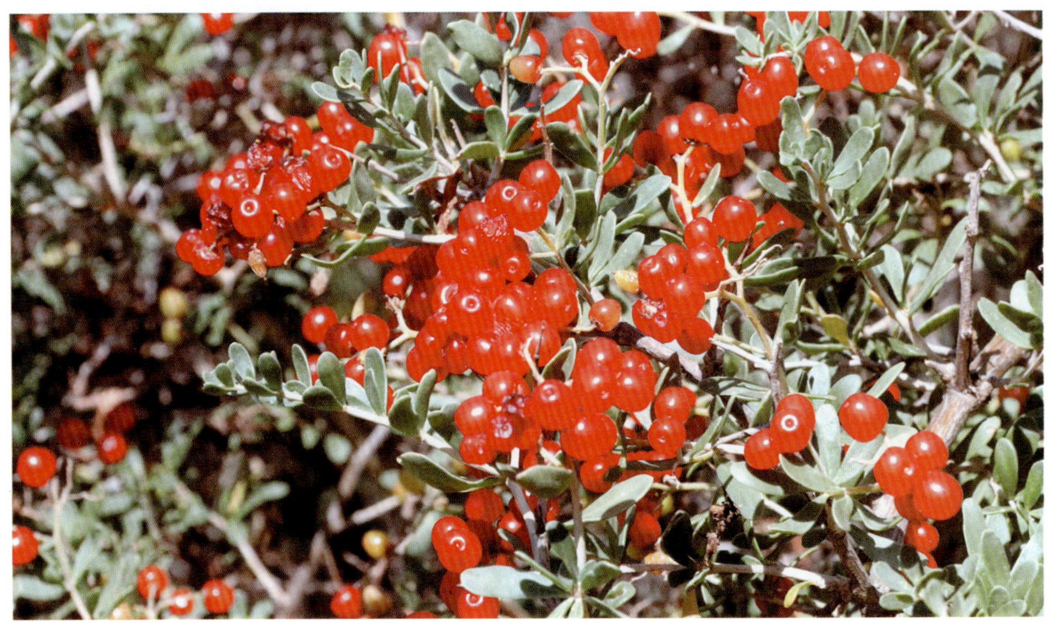

骆驼蓬属 Peganum Linn.

206. 多裂骆驼蓬

【学　　名】*Peganum multisectum*（Maxim.）Bobr.

【别　　名】苦苦菜、臭草、臭牡丹、沙蓬豆豆

【药 材 名】骆驼蓬

【用药部位】全草。

【功效主治】止咳平喘、祛风湿、消肿毒。用于咳嗽气喘、风湿痹痛、无名肿痛、皮肤瘙痒。

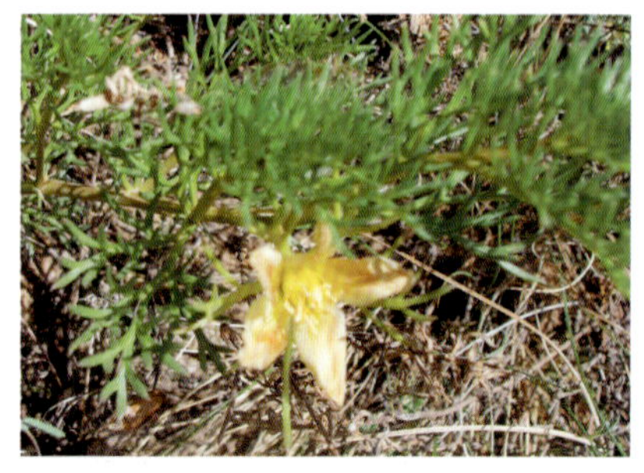

【植物特征】多年生草本，通常嫩时被毛。根粗壮，直伸。茎平卧或斜上升，长 20~80cm，由基部多分枝。叶互生，卵圆形，二至三回深裂，基部裂片与叶轴近垂直，裂片长 5~15mm，宽 1~2mm。花与叶对生；萼片 3~5 深裂；花瓣黄色或黄白色，倒卵状长圆形，长 10~17mm，宽 5~6mm；雄蕊 15，短于花瓣，花丝近基部宽展，蒴果近球形，顶部压扁，含种子多数；种子稍成三角形，长 2~3mm，深褐色，被小瘤状突起。花期 5~7 月，果期 6~9 月。

【分布区域】产同仁市、尖扎县。生于海拔 1700~3900m 山坡、草地、沙丘及路旁荒地。

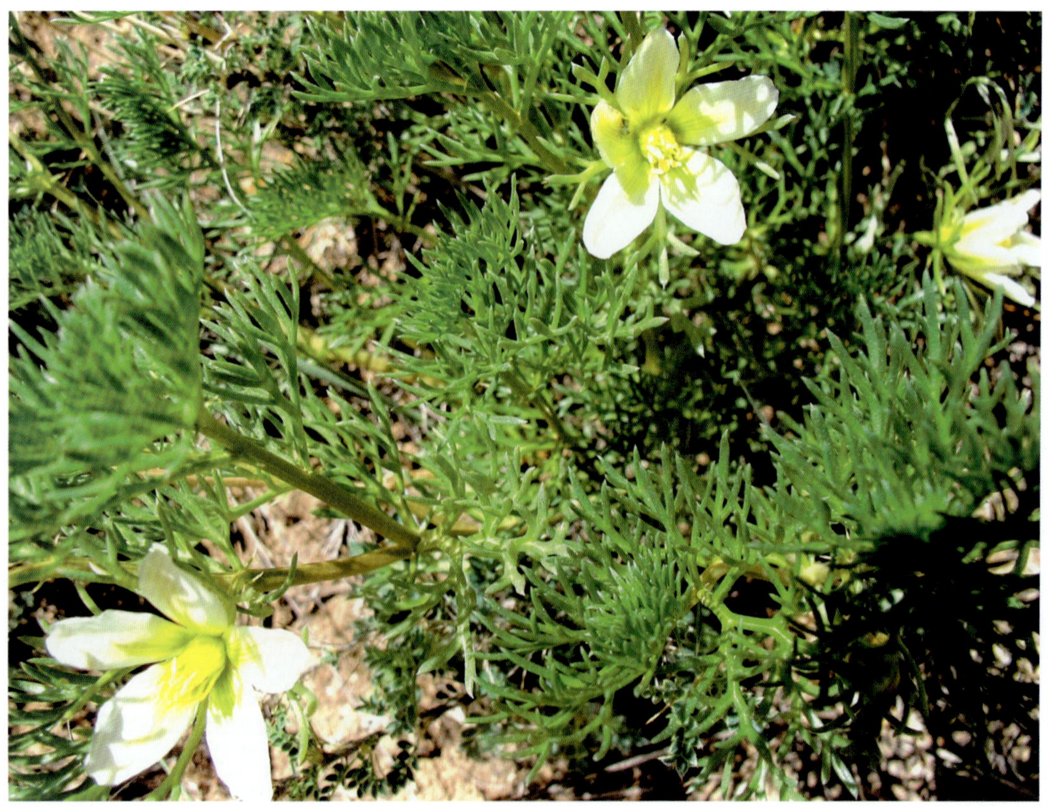

霸王属 Zygophyllum Linn.

207. 霸王

【学　　名】*Zygophyllum xanthoxylon*（Bunge）Maxim.

【别　　名】

【药 材 名】霸王根

【用药部位】根。

【功效主治】行气宽中。用于气滞腹胀。

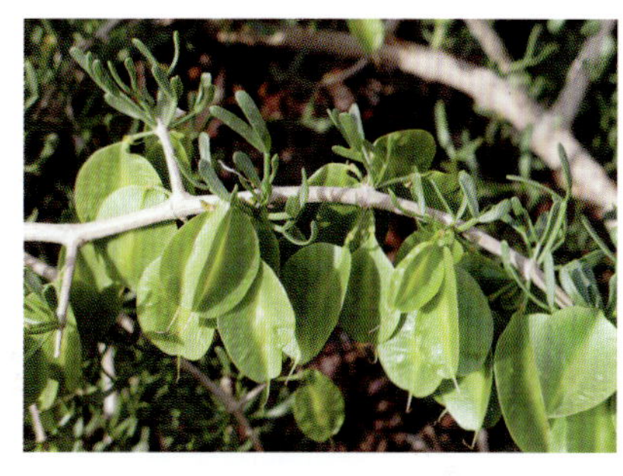

【植物特征】灌木，高 0.5~1.5m。枝开展，顶端刺状，皮灰白色，木质部黄色，无毛。叶在老枝上簇生，幼枝上对生，叶柄细，长 8~16mm，无毛，小叶 1 对，肉质，条状倒卵形或长匙形，长 8~20mm，宽 2~5mm。花单生于叶腋；花梗长约 8mm；萼片 4，绿色，长 4~6mm；花瓣黄白色，倒卵形，长约 10mm，先端钝圆，向基部渐狭成爪；雄蕊长于花瓣，花丝基部有鳞片状附属物，附属物披针形，长约 4mm；子房 3 室。蒴果近球形，长 15~30mm，有 3 宽翅（翅宽 4~9mm），通常 3 室，每室含种子 1 枚;种子肾形，褐色，长 6~8mm，表面密被颗粒状突起。花期 5~6 月，果期 7~8 月。

【分布区域】产同仁市、尖扎县。生于海拔 2000~2800m 荒漠中的沙质河流阶地、山沟、干山坡及黄土陡壁及河谷地。

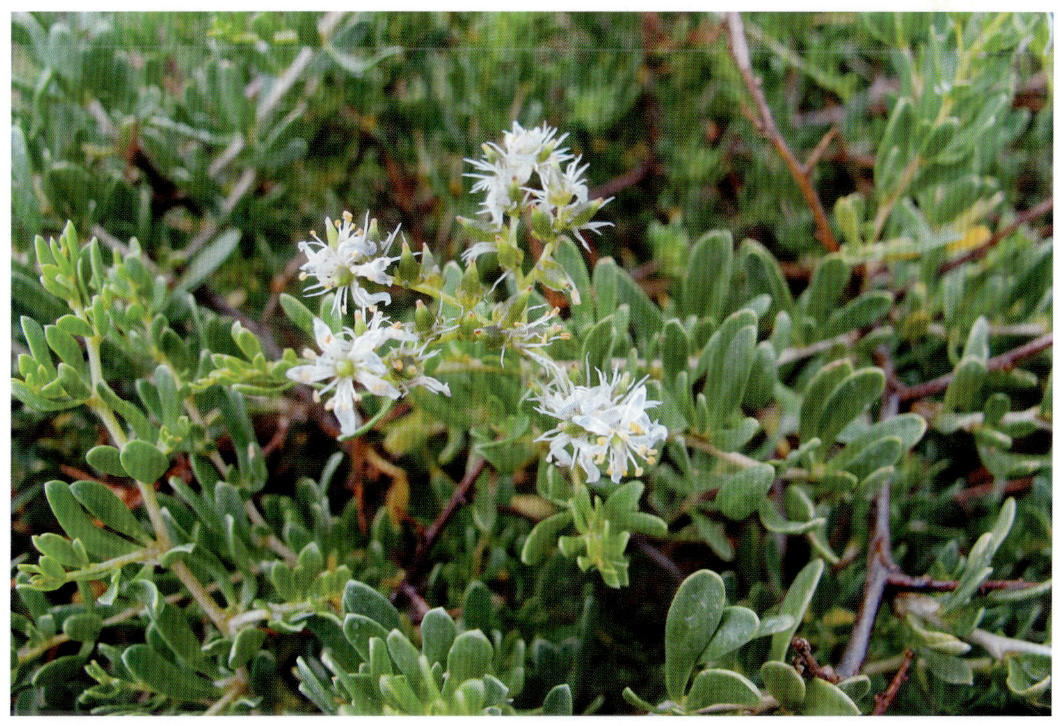

三十三、芸香科 Rutaceae

花椒属 Zanthoxylum Linn.

208. 花椒

【学　　名】*Zanthorylum bungeunum* Maxim.

【别　　名】川椒、红椒、大红袍

【药 材 名】花椒

【用药部位】果皮。

【功效主治】温中止痛、除湿止泻、杀虫止痒。用于脾胃虚寒之脘腹冷痛、蛔虫腹痛、呕吐泄泻、肺寒咳喘、龋齿牙痛、阴痒带下、湿疹皮肤瘙痒。

【植物特征】落叶灌木或小乔木，高 3~7m。具香气。基干通常有增大的皮刺，当年生枝具短柔毛。奇数羽状复叶互生；小叶 5~11，卵形或卵状长圆形，长 1.5~7cm，宽 1~3cm，先端急尖或短渐尖，基部楔尖，边缘具钝锯齿或为波状圆锯齿，上面无刺毛，下面中脉常有斜向上生的小皮刺，基部两侧被一簇锈褐色长柔毛，纸质。聚伞圆锥花序顶生，长 2~6cm，花轴密被短毛，花枝扩展；苞片细小，早落；花单性，花被片 4~8，一轮，狭三角形或披针形，长 1~2mm；雄花雄蕊 4~8，通常 5~7；雌花心皮 4~6，花柱外弯，柱头头状。成熟心皮通常 2~3，球形，红色或紫红色，密生粗大而凸出的腺点。种子卵圆形，直径约 3.5mm，有光泽。花果期 5~9 月。

【分布区域】产同仁市、尖扎县。生于海拔 1600~2400m 山坡、山沟林缘、河边灌丛；庭院周围、田边地埂有栽培。

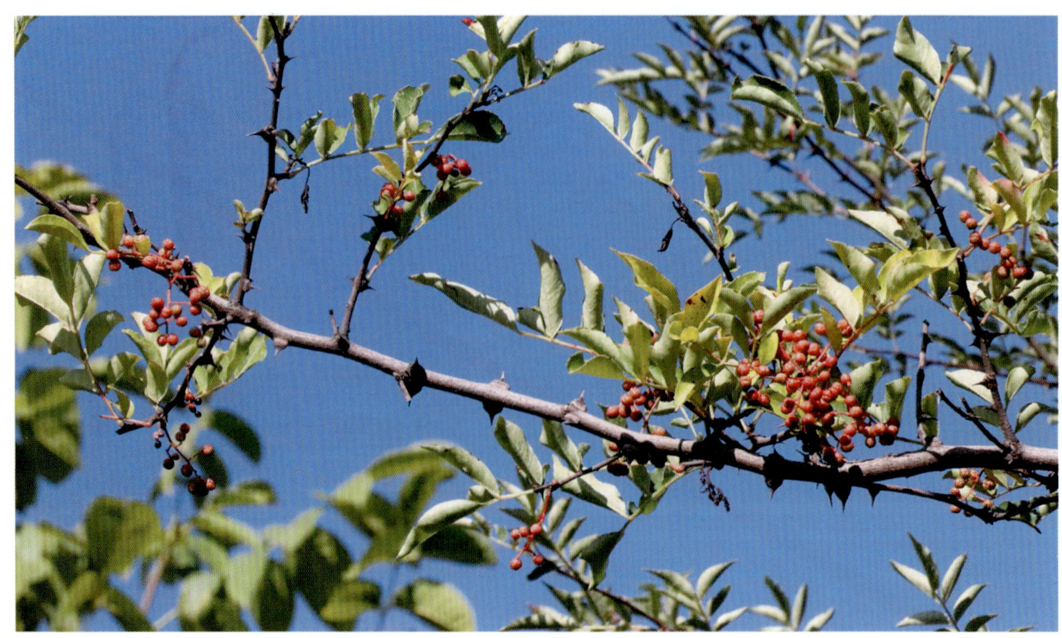

三十四、苦木科 Simaroubaceae

臭椿属 Ailanthus Desf.

209. 臭椿

【学　　名】*Ailanthus altissima* Swingle

【别　　名】臭椿皮、大果臭椿

【药 材 名】樗白皮

【用药部位】根皮或树干皮。

【功效主治】燥湿清热、收涩固肠。用于赤白久痢、肠风下血、带下血崩、梦遗滑精等症。

【植物特征】落叶乔木，高可达 20m，树皮平滑而有直纹；嫩枝有髓，幼时被黄色或黄褐色柔毛，后脱落。叶为奇数羽状复叶，长 40~60cm，叶柄长 7~13cm，有小叶 13~27；小叶对生或近对生，纸质，卵状披针形，长 7~13cm，宽 2.5~4cm，先端长渐尖，基部偏斜，截形或稍圆，两侧各具 1 或 2 个粗锯齿，齿背有腺体 1 个，叶面深绿色，背面灰绿色，柔碎后具臭味。圆锥花序长 10~30cm；花淡绿色，花梗长 1~2.5mm；萼片 5，覆瓦状排列，裂片长 0.5~1mm；花瓣 5，长 2~2.5mm，基部两侧被硬粗毛；雄蕊 10，花丝基部密被硬粗毛，雄花中的花丝长于花瓣，雌花中的花丝短于花瓣；花药长圆形，长约 1mm；心皮 5，花柱粘合，柱头 5 裂。翅果长椭圆形，长 3~4.5cm，宽 1~1.2cm；种子位于翅的中间，扁圆形。花期 6~7 月，果期 9~10 月。

【分布区域】产同仁市、尖扎县。生于海拔 1800~2400m 宅旁地边、崖坎路边。

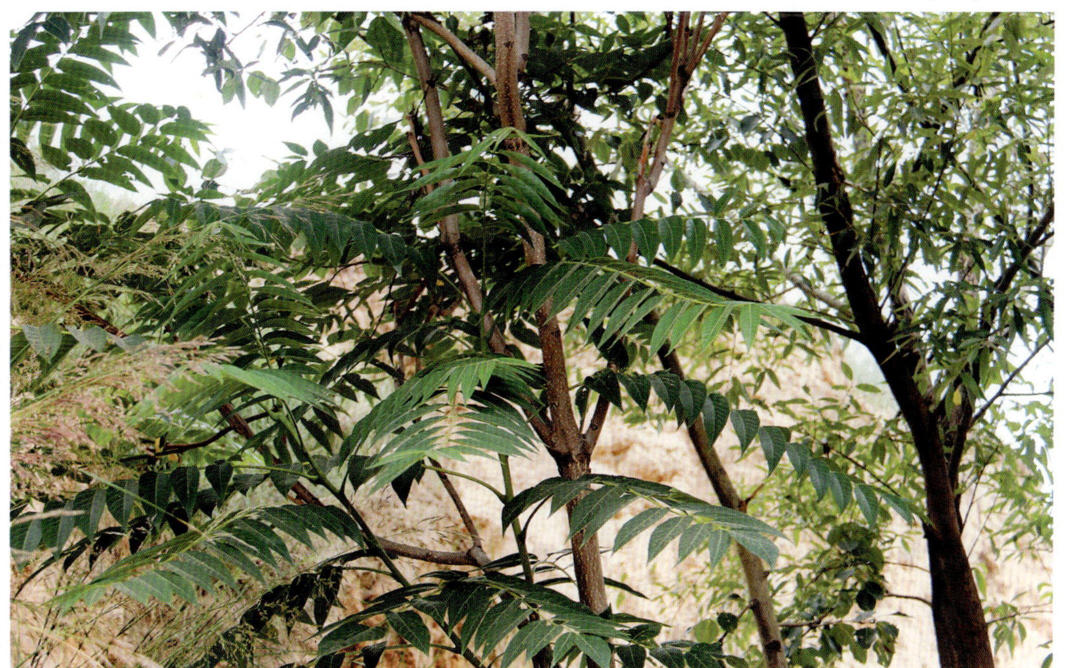

三十五、远志科 Polygalaceae

远志属 Polugala Linn.

210. 西伯利亚远志

【学　　名】*Polygala sibirica* Linn.

【别　　名】阔叶远志、西伯利亚远志、小远志

【药 材 名】远志

【用药部位】根。

【功效主治】安神益智、祛痰、解郁、消肿。用于心肾不交、失眠多梦、健忘惊悸、神志恍惚、咳痰不爽、疮疡毒肿、乳房疼痛等症。

【植物特征】多年生草本，高 10~30cm；根直立或斜生，木质。茎丛生，通常直立，被短柔毛。叶互生，叶片纸质至亚革质，下部叶小卵形，长约 6mm，宽约 4mm，先端钝，上部者大，披针形或椭圆状披针形，长 1~2cm，宽 3~6mm。总状花序腋外生或假顶生，被短柔毛，具少数花；花长 6~10mm，具 3 枚小苞片，钻状披针形，长约 2mm，被短柔毛；萼片 5，宿存；花瓣 3，蓝紫色，侧瓣倒卵形，长 5~6mm，2/5 以下与龙骨瓣合生，先端圆形，微凹，基部内侧被柔毛，龙骨瓣较侧瓣长，背面被柔毛，具流苏状鸡冠状附属物；雄蕊 8，花丝长 5~6mm，花药卵形，顶孔开裂；子房倒卵形，径约 2mm，花柱肥厚，顶端弯曲，长约 5mm，柱头 2，间隔排列。蒴果近倒心形，径约 5mm。种子长圆形，扁，长约 1.5mm，黑色。花果期 5~9 月。

【分布区域】产同仁市、尖扎县。生长于海拔 1800~4000m 砂质土、石砾和石灰岩山地灌丛，林缘或草地。

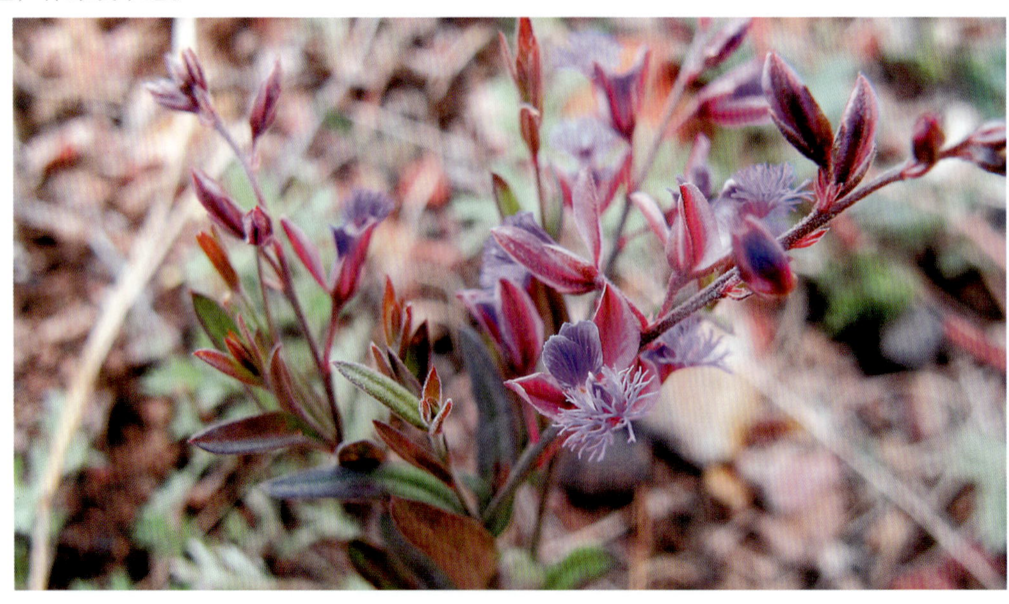

三十六、大戟科 Euphorbiaceae

大戟属 Euphorbia Linn.

211. 泽漆

【学　　名】*Euphorbia helioscopia* Linn.

【别　　名】五朵云、猫儿眼草、奶浆草

【药 材 名】泽漆

【用药部位】全草。

【功效主治】利尿消肿、化痰散结、杀虫止痒。用于腹水、水肿、肺结核、淋巴结核、癣疮。

【植物特征】一年生或二年生草本，高 11~48cm。茎分枝，疏生长柔毛，基部渐狭。杯状花序组成聚伞花序，顶生和腋生；顶生者下部具苞叶 5，苞叶倒卵形至倒阔卵形，长 1.5~2.5cm，宽 1~1.6cm，疏生柔毛；伞梗疏生柔毛，1 级者 5，2 级者 3，下具苞叶 3，3 级者 2~3，4 级者以上则为 2，各具苞叶 2；总苞杯状，5 裂，裂片长 0.5mm，里面被柔毛；腺体 4，横椭圆形，长 0.6mm；雄花 10；雌花 1，子房具微突，花柱 3，合生，先端二裂；无苞片。蒴果卵球形，长约 2.4mm，表面被微突；种子卵形，长约 2mm，表面具网纹，无种阜。花果期 5~8 月。

【分布区域】产全州各市县。生于海拔 2210~3800m 山坡、河滩、田边。

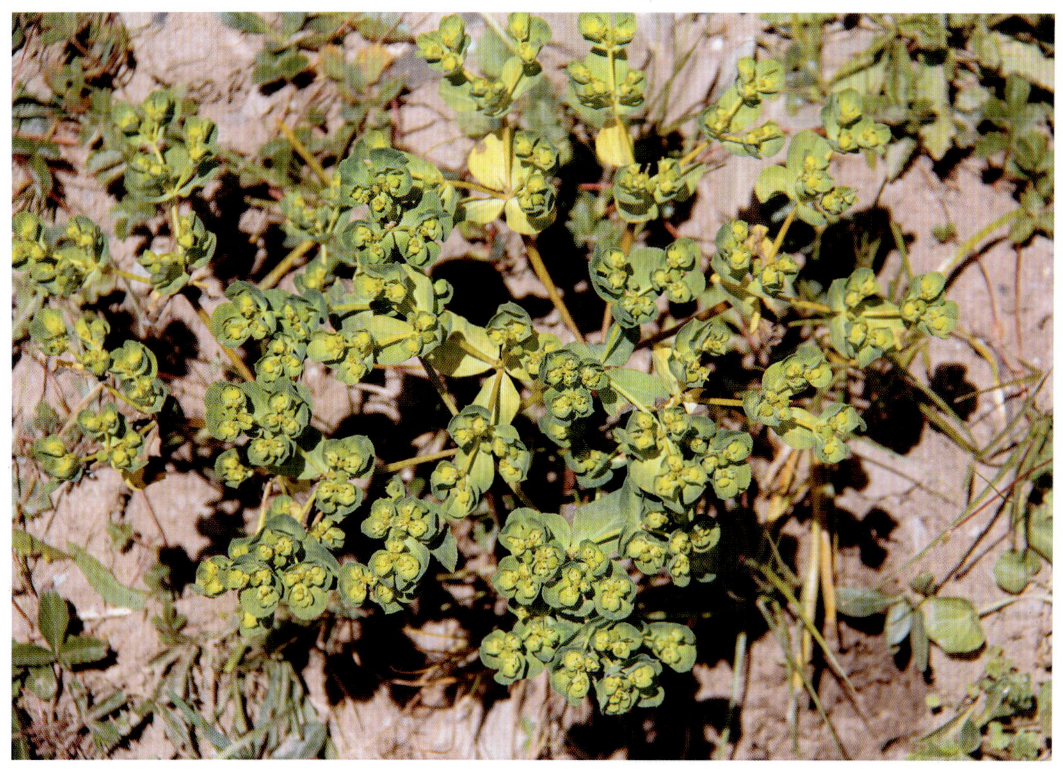

212. 甘青大戟

【学　　名】*Euphorbia micractina* Boiss.

【别　　名】疣果大戟

【药 材 名】高山大戟

【用药部位】根。

【功效主治】逐水通便、消肿散结。用于肾炎水肿、结核性腹膜炎引起的腹水、胸腔积液、痰饮积聚。

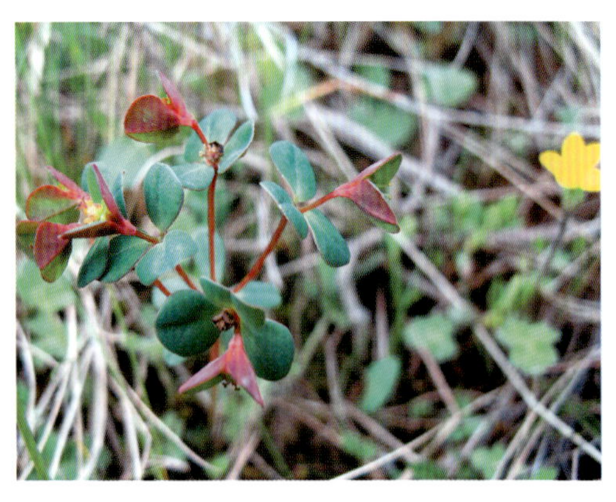

【植物特征】多年生草本，高 6~50cm。根圆锥形。茎生叶互生，倒卵形、长椭圆形至披针形，长 0.7~3.3cm，宽 3~9mm，先端钝圆，全缘，基部圆形或稍抱茎，无毛。杯状花序组成聚伞花序，顶生和腋生；顶生者 1 级伞梗 4~9，下具苞叶 4~9，苞叶近倒卵形，长 7~17mm，无毛，2 级伞梗 3，下具苞叶 3，苞叶倒阔卵形，腋生者 2 级伞梗 3，下具苞叶 3；总苞杯状，长约 4mm，里面被绵毛，5 裂，裂片近圆形，长约 1mm，边缘具细齿和睫毛；雄花 16~19；苞片 10，线形至倒披针形，全缘，被柔毛;雌花 1，子房具瘤，花柱 3，先端浅 2 裂。蒴果扁圆形。长约 4mm，具瘤突；种子卵形，长约 2mm，无毛，具种阜。花果期 8~9 月。

【分布区域】产全州各市县。生于海拔 2400~4500m 高山草甸、灌丛下、林缘。

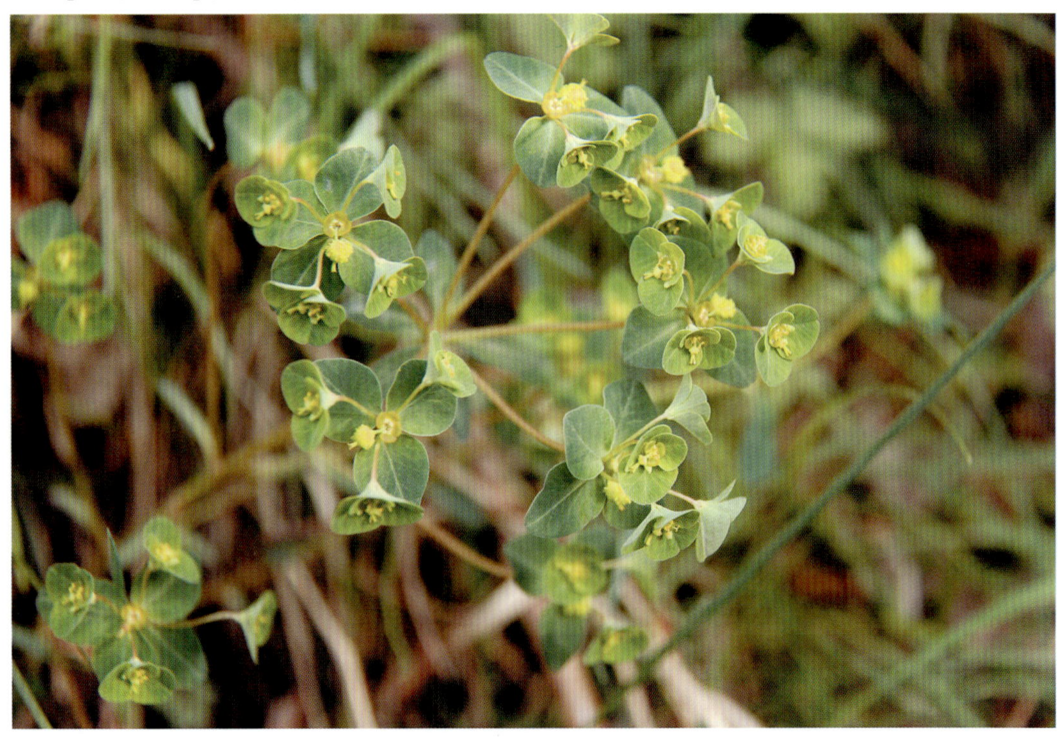

三十七、卫矛科 Celastraceae

卫矛属 Euonymus linn.

213. 八宝茶

【学　　名】*Euonymus przwalskii* Maxim.

【别　　名】甘青卫矛、鬼箭羽

【药 材 名】八宝茶

【用药部位】带翅枝。

【功效主治】祛瘀调经、通络止痛。用于月经不调、产后瘀阻腹痛、跌打肿痛、半身不遂。

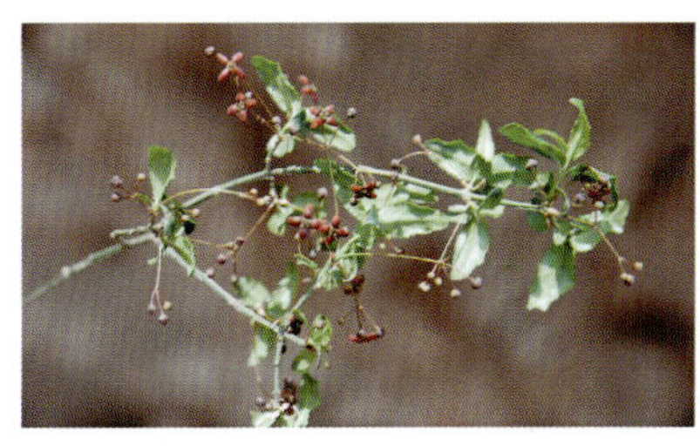

【植物特征】灌木，高 1~2m，全株无毛。茎直立，多分枝，小枝具 4~5 角棱，老时常具木栓质翅。叶对生；叶片卵形或卵状披针形至披针形，长 0.8~4cm，宽 0.4~1.5cm，先端渐尖，基部宽楔形，边缘具细锯齿。聚伞花序腋生，具 1~5 花；花深紫色，直径 4~5mm；花梗长约 5mm；萼片 4，小，长约 1mm，半圆形；花瓣 4，椭圆形，长约 2mm；雄蕊着生在花盘上，花丝短；花盘 4 浅裂，紫褐色；子房平滑，每室仅 1 枚种子发育，柱头近无柄。蒴果常紫色或粉红色，深 4 裂，倒心形或倒卵圆形，长 4~7mm，宽 8~11mm；种子卵形，黑紫色，长约 4mm，被橘红色假种皮。花期 6~7 月，果期 7~9 月。

【分布区域】产同仁市、尖扎县、泽库县。生于海拔 2300~3600m 林下、林缘或灌丛。

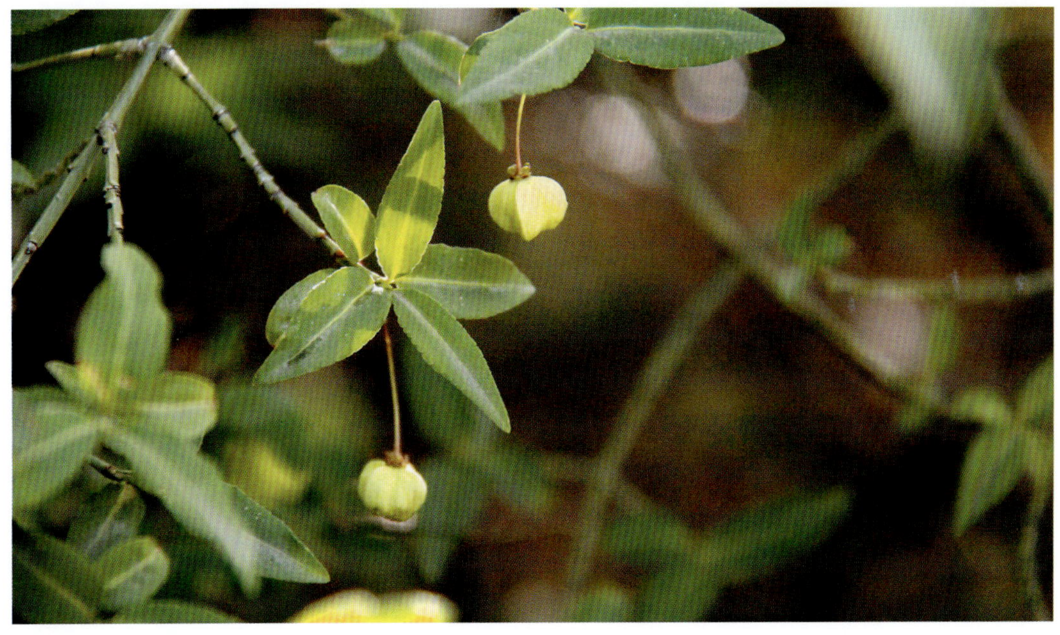

三十八、锦葵科 Malvaceae

蜀葵属 Althaeae Linn.

214. 蜀葵

【学　　名】*Althaea rosea*（Linn.）Cavan.

【别　　名】一丈红、麻杆花、棋盘花、斗蓬花

【药 材 名】蜀葵花，蜀葵子，蜀葵根，蜀葵苗

【用药部位】花、种子、根、苗。

【功效主治】花：和血止血、解毒散结；用于吐血、月经过多、赤白带下、二便不通、小儿风疹、疟疾等。苗：清热利湿、解毒；用于热毒下痢、淋证、无名肿毒、水火烫伤等。种子：利尿通淋、解毒排脓、润肠；用于水肿、淋症、带下、乳汁不通。根：清热利湿、凉血止血、解毒排脓；用于淋证、带下、痢疾、外伤出血、疮疡肿毒、烫伤、烧伤。

【植物特征】二年生草本，高 1~2m，全株被白色星状毛。茎下部近木质化，不分枝。叶片近圆形或卵圆形，长 7~13cm，宽 5~11cm，通常 3~7 浅裂或微波状，裂片三角形，先端钝圆，边缘具圆齿，基部心形；叶柄长 3~15cm；托叶卵形。花单生于叶腋，淡红色、紫色、黄色或白色，单瓣或重瓣，直径 5~8cm；苞片 6~7，披针形，基部联合；花萼杯状，5 裂；花瓣倒卵形，先端具不规则齿裂，爪被髯毛；雄蕊筒长约 2cm；子房多室，花柱分离，被细柔毛。分果扁球形，分果瓣背部具纵沟槽，成熟时各分离，自中轴脱落。花果期 6~10 月。

【分布区域】产同仁市、尖扎县。生于海拔 2900m 以下，栽培或逸生。

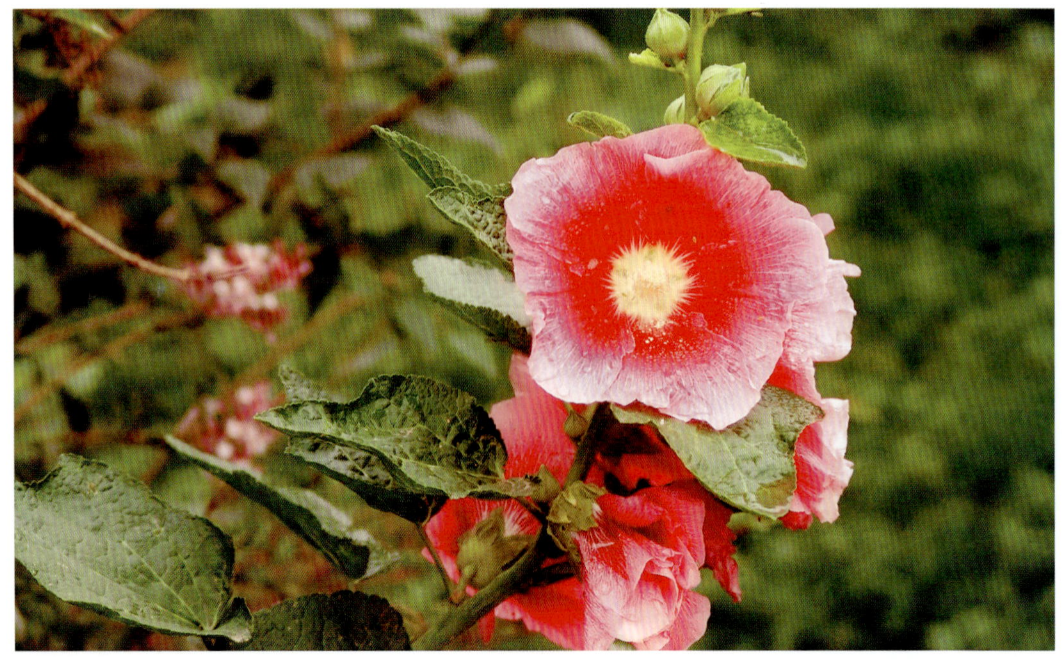

锦葵属 Malva Linn.

215. 冬葵

【学　　名】*Malva verticillata* Linn.

【别　　名】葵子、葵莱子

【药 材 名】冬葵根、冬葵叶、冬葵子

【用药部位】根、叶、果实。

【功效主治】利水通淋、滑肠通便、下乳。用于淋病、水肿、大便不通、乳汁不行。

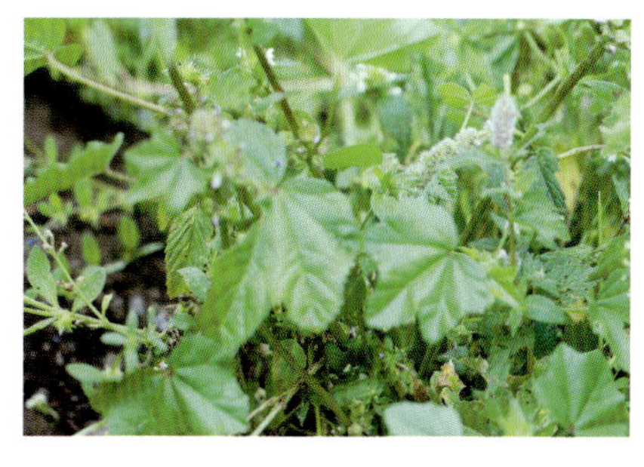

【植物特征】二年生草本，高 10~70cm。茎直立，被星状毛。叶片肾形至圆形，长 4~11cm，基部心形，掌状 5~7 浅裂，裂片三角形，先端钝圆，边具钝锯齿，两面均被疏糙伏毛或腹面近无毛，叶柄长 2~8cm，上面沟槽内密被长硬毛。花簇生于叶腋；花瓣淡红色，倒卵形，长为花萼的 2 倍，先端微凹，爪无毛；雄蕊筒长约 4mm，被毛或无毛；花柱分枝 10~11。蒴果扁圆形，直径 5~7mm，分果瓣 10~11，背面平滑，两侧具网纹；种子微小，紫褐色，肾形，无毛。花果期 6~9 月。

【分布区域】产全州各市县。生于海拔 1800~4200m 田边、村旁路边或河滩。

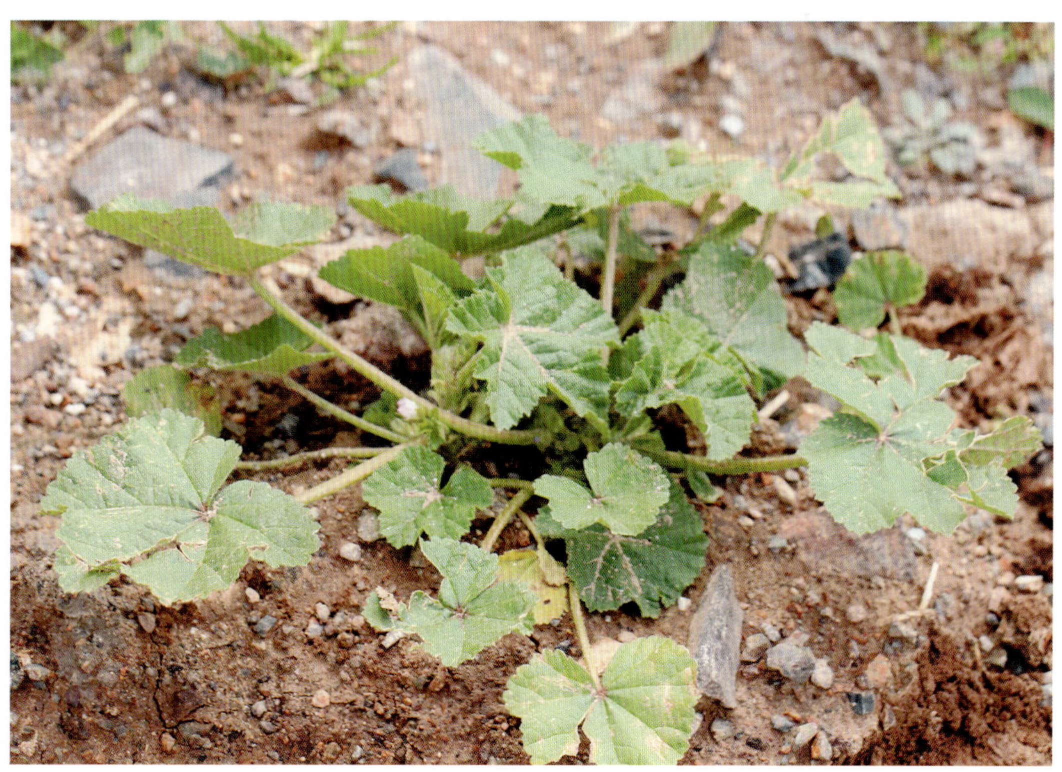

三十九、金丝桃科 Hypericaceae

金丝桃属 Hypericum Linn.

216. 突脉金丝桃

【学　　名】*Hypericum przewalskii* Maxim.

【别　　名】大花金丝桃、大叶刘寄奴、老君茶

【药 材 名】大对经草

【用药部位】全草。

【功效主治】活血调经、祛风湿、利小便。用于月经不调、跌打损伤、骨折、外伤出血、风湿疼痛、水肿、小便不利、夏令伤暑。

【植物特征】多年生草本，高 30~50cm，全体无毛。叶卵形或卵状椭圆形，长 2~5cm，宽 1~3cm，先端钝形且常微缺，基部心形而抱茎，全缘。花序顶生，聚伞花序；花直径约 2cm，开展；花蕾长卵珠形，先端锐尖；萼片直伸，长圆形，不等大，长 8~10mm，宽 2~4mm，边缘全缘；花瓣 5，长圆形，稍弯曲，长约 14mm，宽约为长的 1/2；雄蕊 5 束，每束有雄蕊约 15 枚，与花瓣等长或略超出花瓣，花药近球形。蒴果圆锥形，长约 1.8cm，宽 1.2cm，散布有纵线纹，成熟后先端 5 裂。种子淡褐色，圆柱形，长 5mm，两端锐尖，一侧有龙骨状突起，表面有细蜂窝纹。花期 6~7 月，果期 8~9 月。

【分布区域】产同仁市、泽库县。生于海拔 2740~3400m 山坡及河边灌丛。

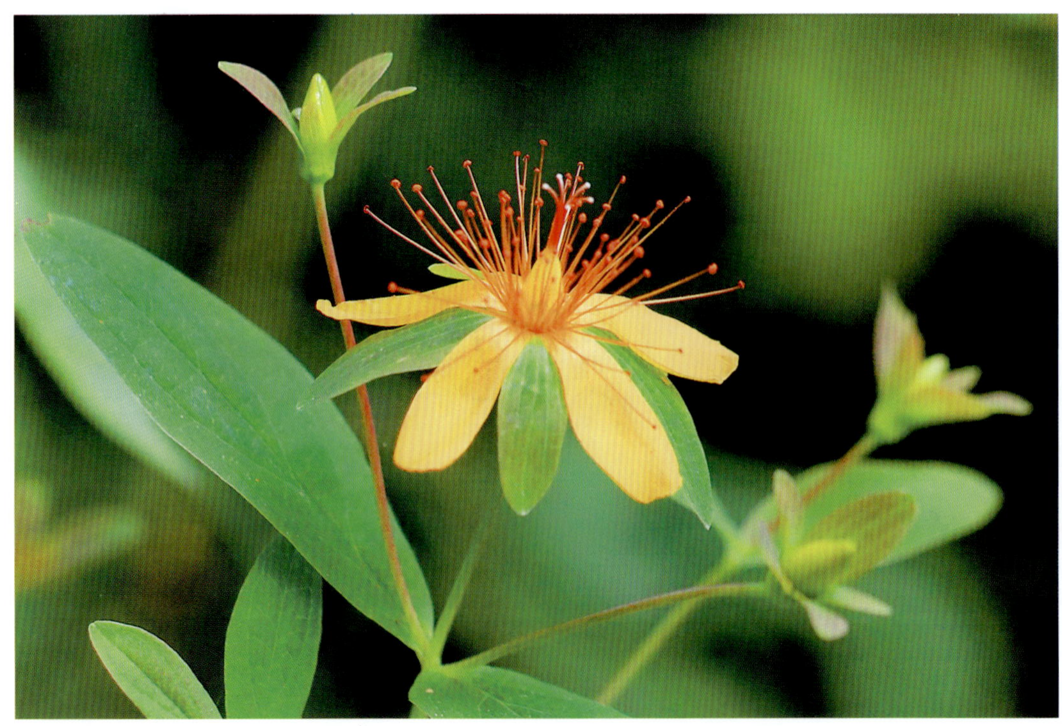

四十、柽柳科 Tamaricaceae

水柏枝属 Myricaria Desv.

217. 宽苞水柏枝

【学　　名】*Myricaria bracteata* Royle

【别　　名】河柏、水柽柳、西河柳

【药 材 名】翁波

【用药部位】嫩枝。

【功效主治】升阳发散、解毒透疹、祛风止痒。用于麻疹不透、高热、咳嗽、腮腺炎、风湿性关节炎、风疹瘙痒、癣症、血热酒毒。

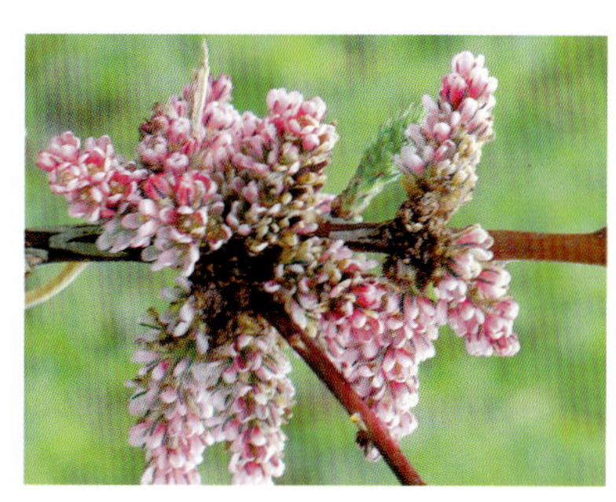

【植物特征】灌木，高 0.2~2m，基部多分枝，老枝紫褐色，当年生枝紫红色或黄绿色。叶密生，条状披针形、卵状披针形或矩圆形，长 1.2~5mm，宽 0.5~2mm，先端钝或尖，基部扩展。总状花序长 7~15cm，顶生于当年生枝上，密集成穗状，基部无鳞片；苞片宽卵形，长 4.5~6mm，宽 3~5mm，先端渐尖或尾状尖，边缘膜质，常脱落；花梗长约 1mm；萼片 5，披针形或矩圆形，长 3~4mm，宽 1~2.5mm，边缘膜质；花瓣 5，倒卵形，长 4~5mm，宽 1.5~2.5mm，先端钝圆，基部狭缩，淡红色或紫红色，宿存；雄蕊 10，花丝由 1/2~2/3 以下合生。蒴果狭圆锥形，长 8~10mm。花期 6~7 月，果期 7~9 月。

【分布区域】产同仁市。生于海拔 2200~4000m 河滩、湖边、河岸。

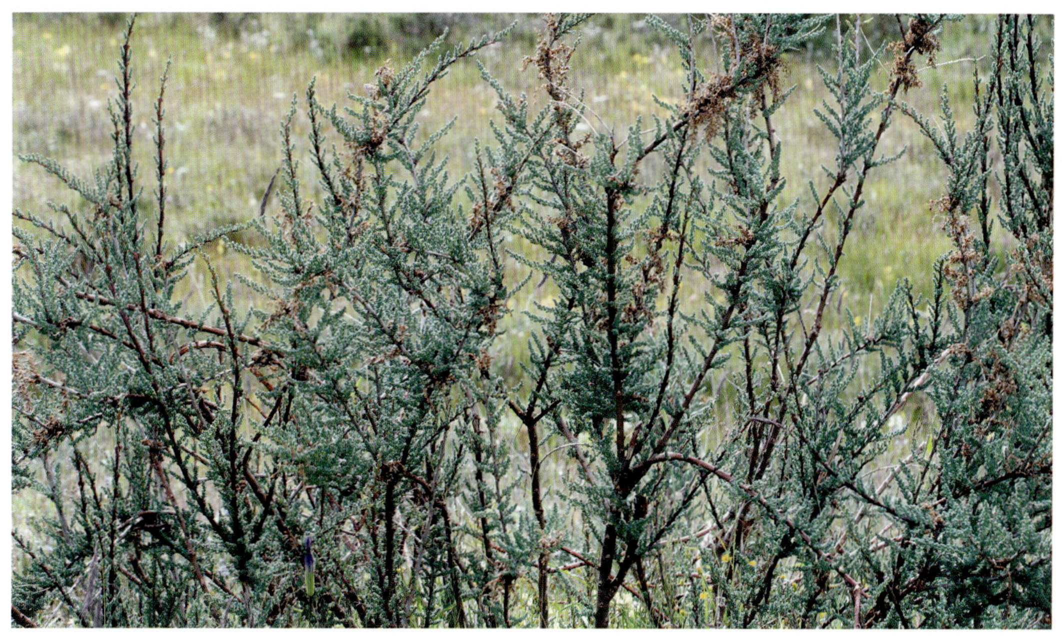

218. 具鳞水柏枝

【学　　名】*Myricaria squamosa* Desv.

【别　　名】奥木吾（藏语译音）

【药 材 名】奥木吾

【用药部位】嫩枝。

【功效主治】发散解毒。用于水肿、肺炎、肺炎中毒性发烧、风热咳嗽、咽喉肿痛、黄水病、乌头中毒。

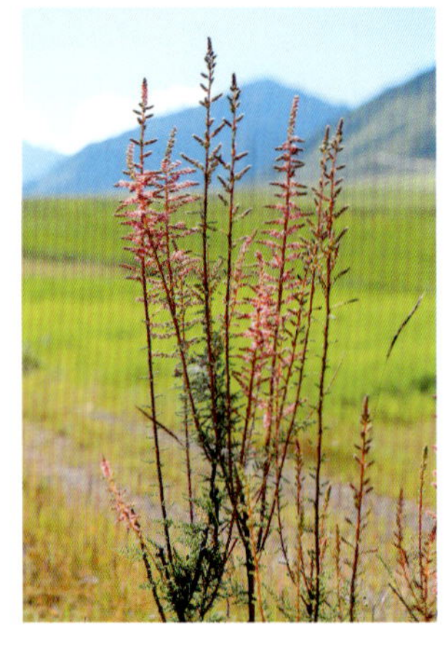

【植物特征】灌木，高 0.3~3m。老枝红棕色、紫褐色或灰褐色，有白色皮膜，幼枝紫色或淡黄绿色。叶披针形或矩圆形，长 2~5mm，宽 0.5~2mm。总状花序单个或多个侧生于老枝上，基部有多枚鳞片，花前密集成球形，开花时穗轴伸长，花较疏松；鳞片椭圆形或宽卵形，膜质，中脉绿色；花瓣 5，紫红色或粉红色，矩圆形或倒卵形，长约 5mm，宽 2~2.5mm，先端常内曲，宿存；雄蕊 10，花丝 2/3 合生；无花柱，柱头头状。蒴果圆锥形，长 8~10mm；种子顶端芒柱一半以上被白色长柔毛。花期 5~6 月，果期 6~8 月。

【分布区域】产同仁市、河南县。生于海拔 2200~4000m 河滩、河谷阶地、河床、湖边沙地及流水边。

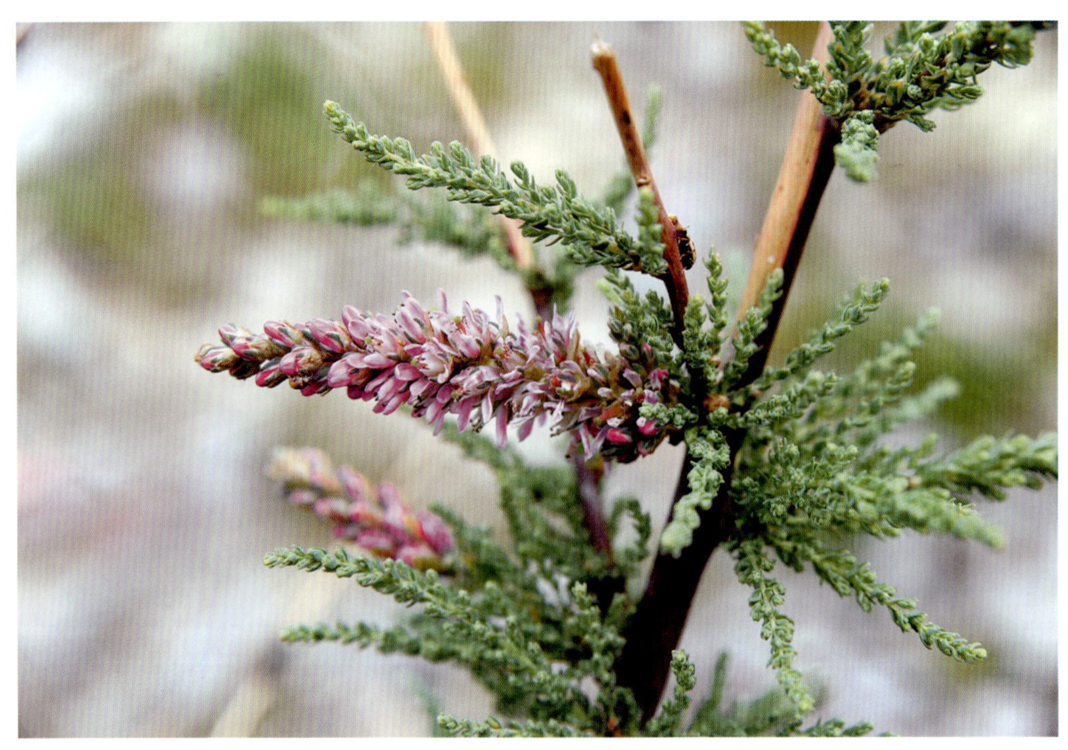

四十一、堇菜科 Violaceae

堇菜属 Viola Linn.

219. 鳞茎堇菜

【学　　名】*Viola bulbosa* Maxim.

【药 材 名】鳞茎堇菜

【用药部位】全草。

【功效主治】清热解毒、止咳、止血。用于肺热咳嗽、乳蛾、眼结膜炎、疔疮肿毒、蝮蛇咬伤。

【植物特征】多年生草本，高 2.5~4.8cm，具鞭匍枝。根状茎下部具鳞茎，叶均基生托叶大部分与叶柄合生，离生部分具带腺头 2 齿；叶片卵形、狭卵形至阔卵形、长 0.7~3.2cm，宽 0.4~2cm，先端钝，边缘具圆齿，基部楔形至心形，无毛或背面被白色柔毛。花梗腋生，被乳突或柔毛；萼片狭卵形至披针形，长 3~4mm，先端急尖，边缘白色且具乳突和睫毛，背面被乳突，基部延伸呈耳垂状；花瓣白色，具紫色脉纹，先端微缺，基部有短距；雄蕊长 2.5~3mm，先端附属物橙色，下方 2 枚有距；子房无毛，花柱基部稍膝曲，柱头近三角形，先端具短喙。蒴果椭圆形，长 6mm。花果期 5~8 月。

【分布区域】产全州各市县。生于海拔 2500~ 4100m 高山草甸、草原、灌丛下、林下，水边、荒地。

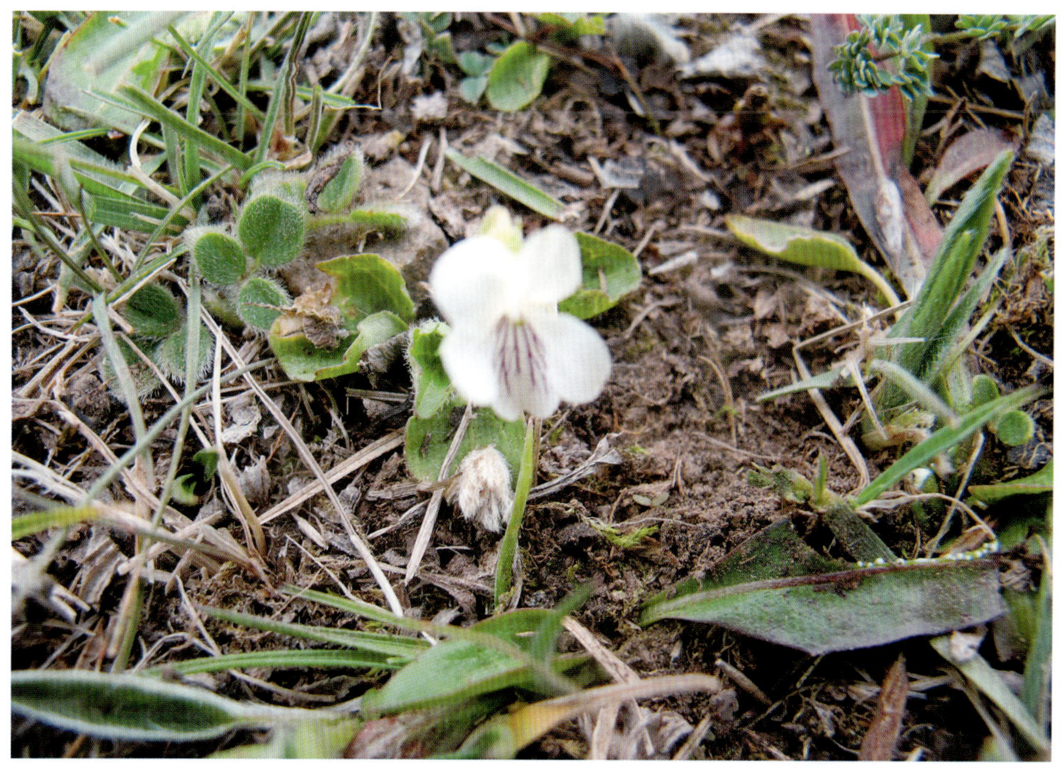

220. 裂叶堇菜

【学　　名】*Viola dissecta* Ledeb.

【别　　名】疔毒草、深裂叶堇菜、亚尔母堂（藏语译音）

【药 材 名】疔毒草

【用药部位】根、根茎、全草。

【功效主治】清热解毒、消痈肿。用于无名肿毒、疮疖、麻疹热毒。

【植物特征】多年生草本，无地上茎。根茎粗短，生数条黄白色较粗的须根状。叶簇生，具长柄；叶片圆肾形，掌状 3~5 全裂，裂片再羽状深裂，终裂片线形。花淡紫色，萼片 5，宿存，覆瓦状排列，花瓣 5，多不等大，最下者常大而有距。蒴果成熟后裂成 3 瓣。花期 6~8 月，果期 7~9 月。

【分布区域】产同仁市、尖扎县。生于海拔 2220~3200m 的河滩疏林草甸、山坡灌丛、河岸砾地、沟谷林缘。

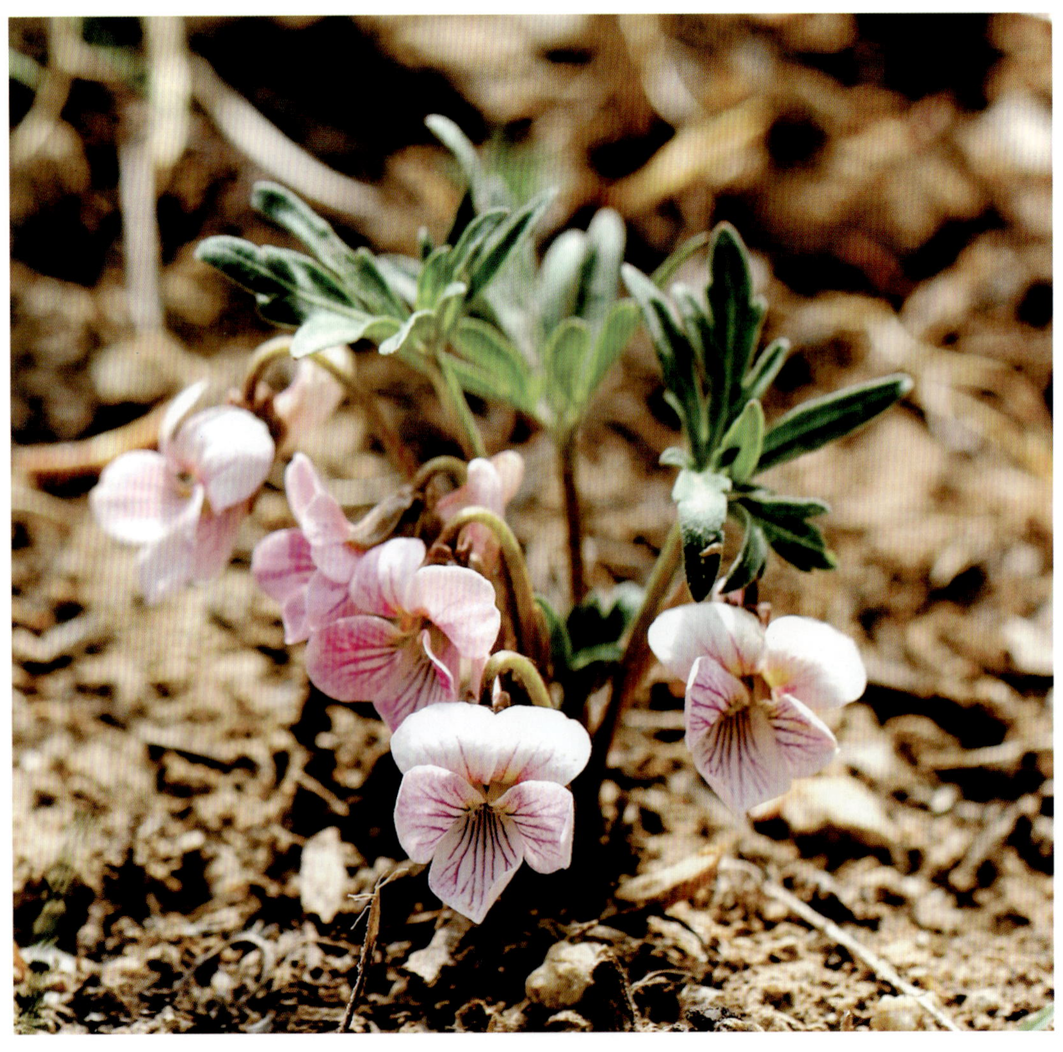

221. 西藏堇菜

【学　　名】*Viola kunawarensis* Royle

【别　　名】藏东堇菜、天山堇菜

【药 材 名】西藏堇菜

【用药部位】全草。

【功效主治】清热解毒、消炎退烧、润肺消肿、润肺止咳、通利二便。用于干热性或胆液质性疾病、发烧发热、头痛感冒、急性胸膜炎、肺炎、咽干咳嗽、二便不利等。

【植物特征】多年生矮小草本，无地上茎，高 2.5~6cm。根状茎缩短，较粗壮，节间短，节密生；根圆锥状，带褐色或苍白色，细长，通常不分枝。叶均基生，莲座状；叶片厚纸质，卵形、圆形或长圆形，长 0.5~2cm，宽 2~5mm，先端钝，基部楔形或宽楔形，略下延，边缘全缘或疏生浅圆齿；花深蓝紫色；花梗细而挺直，稍长于或与叶近等长，中部稍上处有 2 枚小苞片；小苞片近对生，线形或狭披针形；萼片长圆形或卵状披针形，长 3~4mm，宽 1~1.5mm，先端钝，基部附属物极短，末端钝圆具 3 脉，边缘狭膜质；花瓣长圆状倒卵形，长 7~10mm，先端钝圆，基部稍狭，侧方花瓣无须毛，下方花瓣稍短，有白色脉纹；花药长约 1.5mm，药隔顶部的附属物长约 1mm，下方 2 枚雄蕊背方之距极短，长仅 0.4mm；子房卵球形，长约 1.5mm，平滑无毛；花柱棍棒状，基部明显膝曲，顶部钝圆无缘边，向前方伸出极短的喙。蒴果卵圆形，长 5~7mm。花期 6~7 月，果期 7~8 月。

【分布区域】产尖扎县。生于海拔 3100~4750m 的高山灌丛、河湖岸边、高山草甸、林缘草地。

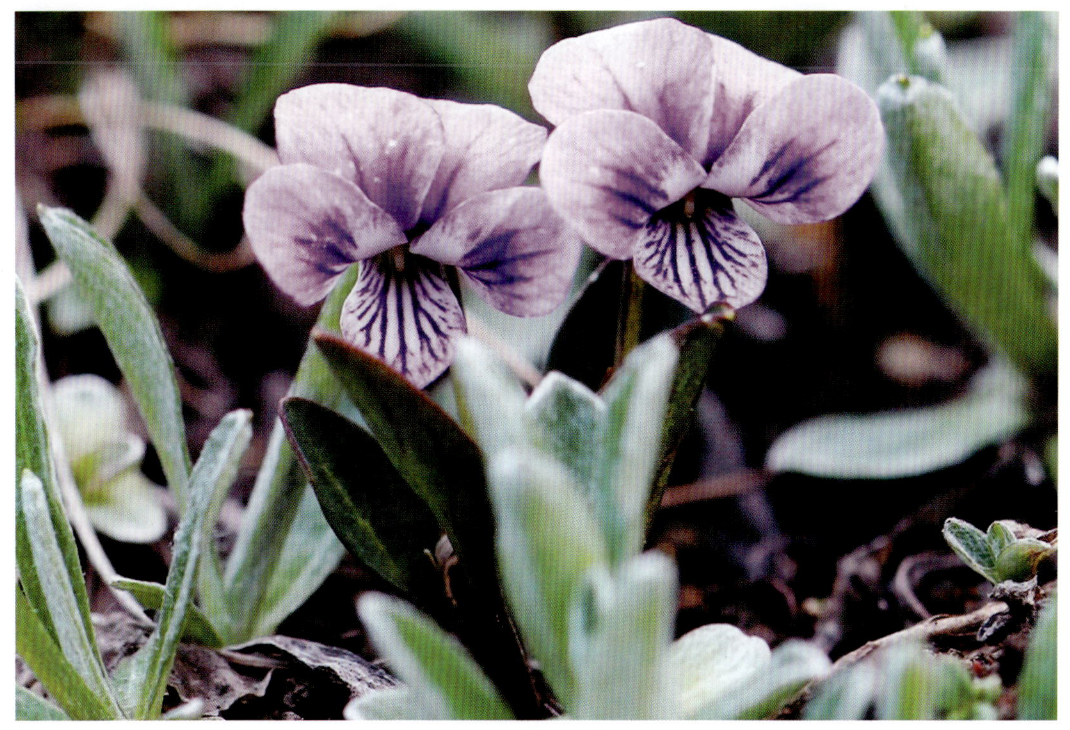

222. 早开堇菜

【学　　名】*Viola prionantha* Bunge

【别　　名】光瓣堇菜

【药 材 名】紫花地丁

【用药部位】全草。

【功效主治】清热解毒、凉血消肿。用于疔疮肿毒、丹毒、毒蛇咬伤。外敷可排脓消炎、生肌。

【植物特征】多年生草本，无地上茎，花期高可达 10cm，果期高可达 20cm。根状茎垂直，短而较粗壮，根数条，带灰白色，粗而长，叶多数，均基生；叶片在花期呈长圆状卵形、卵状披针形或狭卵形，果期叶片显著增大，三角状卵形，叶柄较粗壮，托叶苍白色或淡绿色，干后呈膜质，离生部分线状披针形。花大，紫堇色或淡紫色，喉部色淡并有紫色条纹，无香味；花梗较粗壮，具棱，超出于叶，萼片披针形或卵状披针形，子房长椭圆形，无毛，花柱棍棒状；蒴果长椭圆形，无毛，种子多数，卵球形。花期 4~7 月，果期 6~9 月。

【分布区域】产同仁市。生于海拔 2200~2800m 的高山灌丛、林下、山坡、河滩、田地、宅旁。

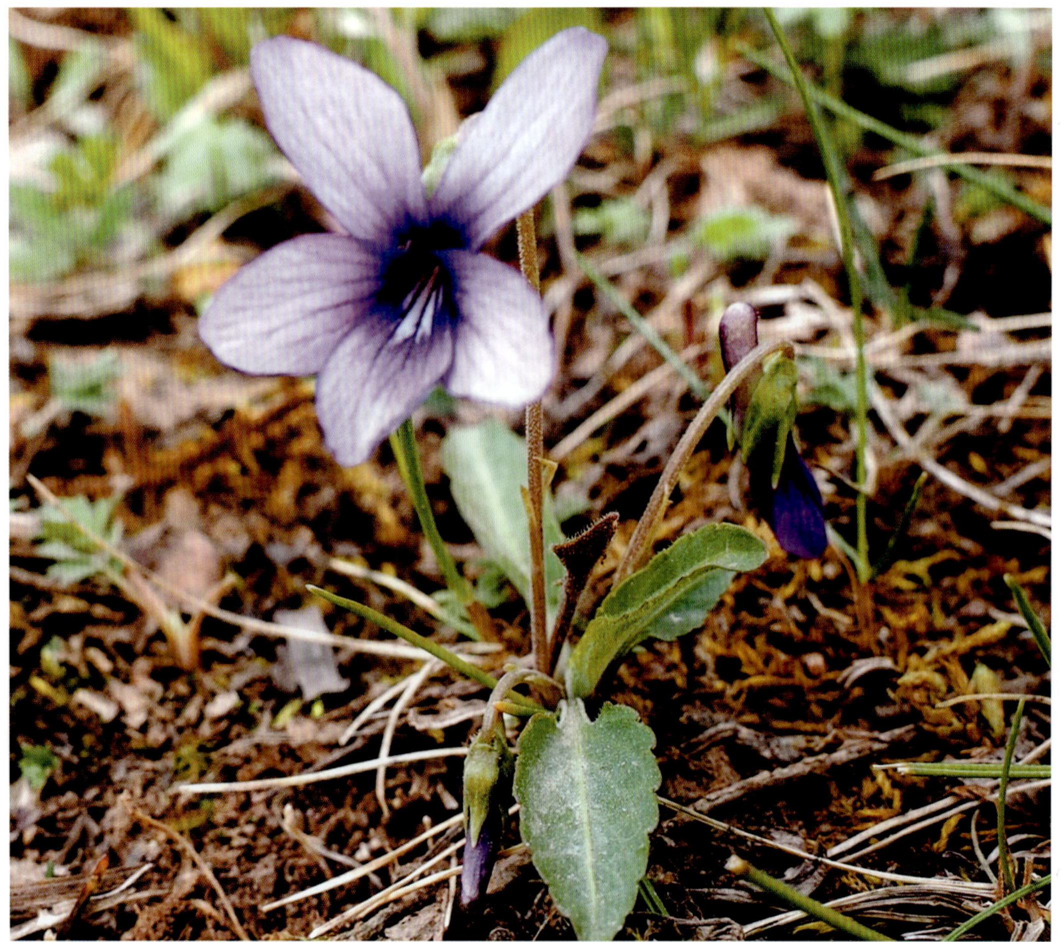

223. 圆叶小堇菜

【学　　名】*Viola rockiana* W. Beck.

【别　　名】达木（藏语译音）

【药 材 名】达木

【用药部位】全草。

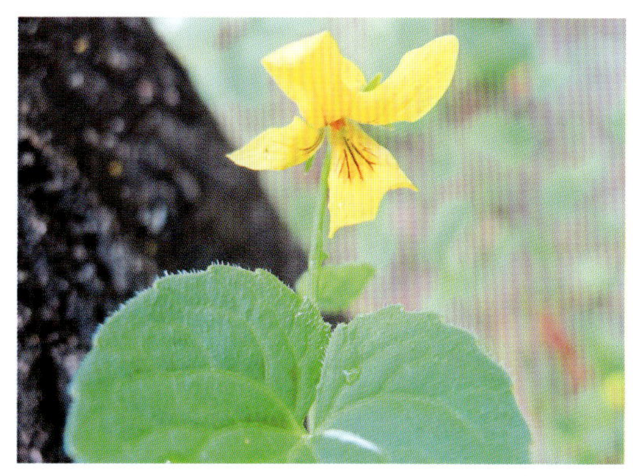

【功效主治】益疮、止血、接骨、愈合脉管。用于骨折、创伤。

【植物特征】多年生小草本，高 5~8cm。茎细弱，通常 2 枚，具 2 节，无毛，仅下部生叶。基生叶叶片较厚，圆形或近肾形，宽 1~1.5 cm，基部心形，有较长叶柄；茎生叶少数，有时仅 2 枚，叶片圆形或卵圆形，长、宽约 1cm，基部浅心形或近截形，边缘具波状浅圆齿；托叶离生，卵状披针形或披针形，长 3~4mm，先端尖，近全缘。花黄色，有紫色条纹，宽约 1cm；花梗较叶长，细弱，长 1.5~3.5cm，在上部有 2 枚小苞片；萼片狭条形，长约 5mm，先端钝，基部附属物极短，边缘膜质；上方及侧方花瓣倒卵形或长圆状倒卵形，长 7~9mm，宽 3~4mm，侧方花瓣里面无须毛，下方花瓣稍短；下方雄蕊之距短而宽呈钝三角形；子房近球形，无毛，花柱基部稍膝曲，上部 2 裂，裂片肥厚，微平展。蒴果卵圆形，直径 3~4mm。花期 6~7 月，果期 7~8 月。

【分布区域】产全州各市县。生于海拔 2500~4300m 的高山草坡、林下、灌丛。

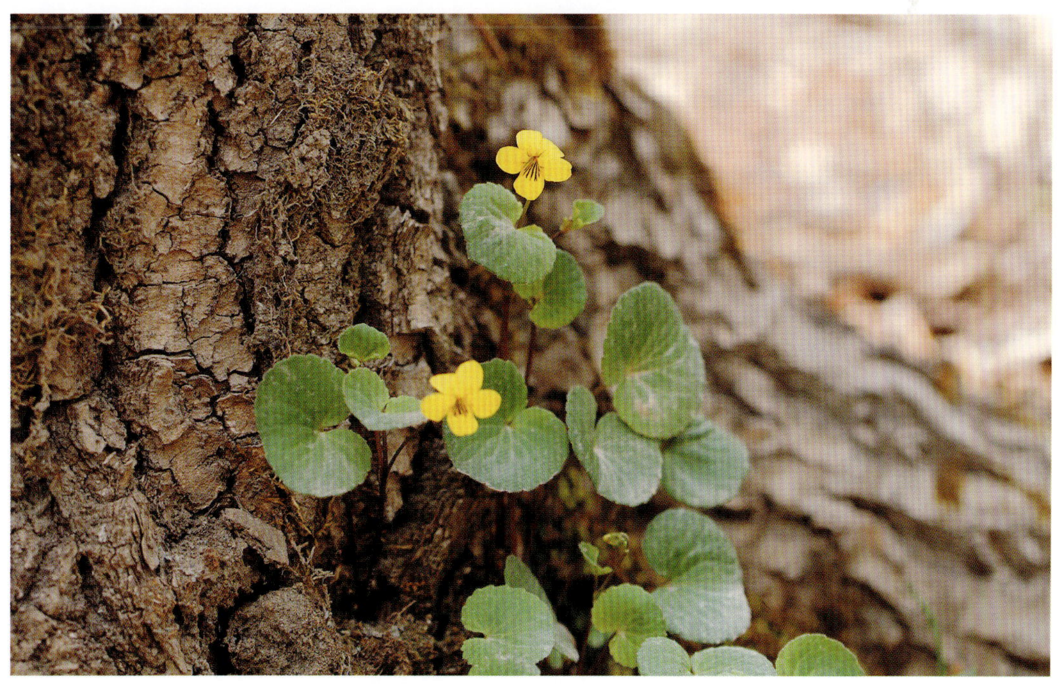

224. 块茎堇菜

【学　　名】*Viola tuberifera* Franch.

【药 材 名】块茎堇菜

【用药部位】全草。

【功效主治】清热解毒。用于疮疖、肿毒。

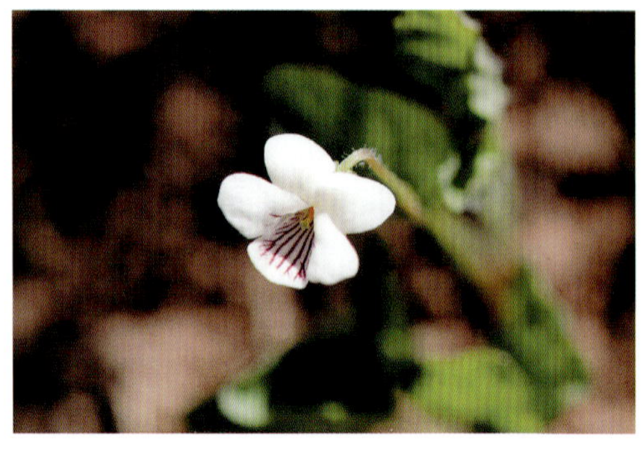

【植物特征】多年生草本，高 2.2~15cm，具鞭匍枝。根状茎细长，垂直生，下部具鳞茎，叶均基生；托叶 1/3 与叶柄合生，离生部分具带腺头疏齿；叶柄具睫毛或无毛；叶片肾形至近圆形，长 0.7~5cm，宽 0.7~5.5cm，先端钝圆，边缘具圆齿，基部心形，疏生柔毛或无毛。花梗纤细，腋生，疏生柔毛；苞片 2，线形；萼片披针形，长 4.5~5mm，宽 1~1.5mm，先端急尖，边缘和背面具柔毛，基部延伸呈耳垂状；花瓣白色，上瓣匙形，长 6~7mm，侧瓣狭倒卵形至倒披针形，长约 8mm，具紫色脉纹，腹面中下部被毛，下瓣近狭倒卵形，长 7mm，先端钝圆，基部具短距；雄蕊长 25~3mm，先端附属物片状橙色，下方 2 枚有短距；子房无毛，花柱基部稍膝曲，柱头先端三角形，前方具短喙。花果期 5~8 月。

【分布区域】产同仁市、尖扎县、泽库县。生于海拔 2300 ~3930m 高山草甸、林下、山坡河谷、田边。

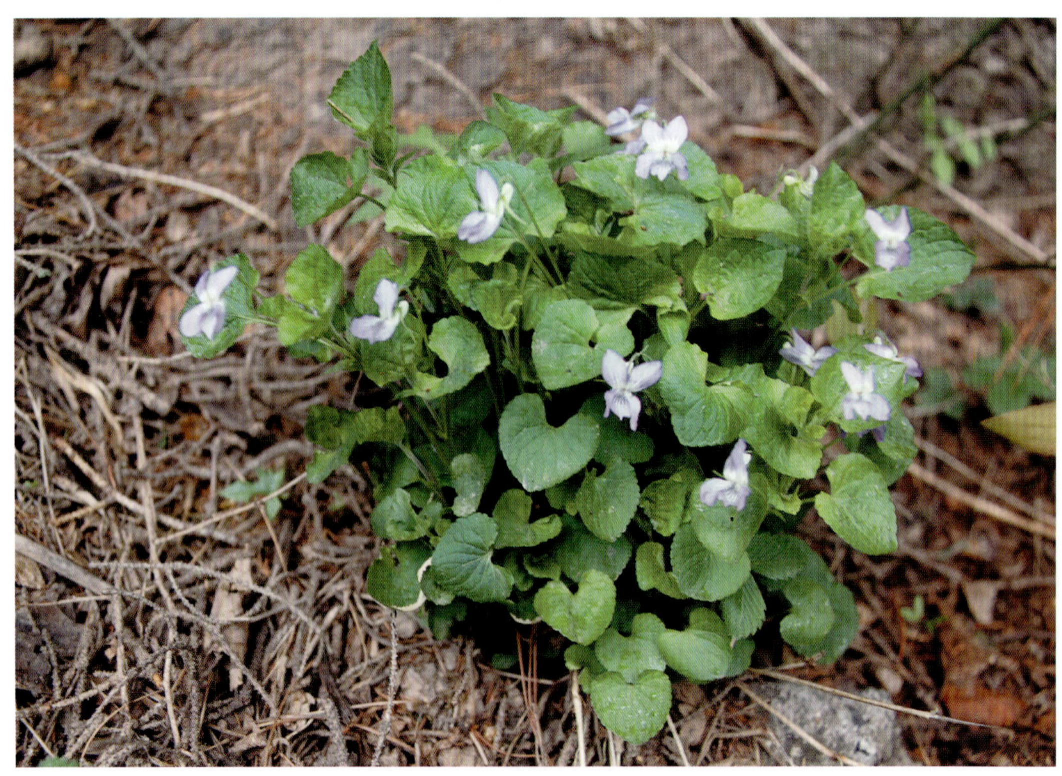

四十二、瑞香科 Thymelaeaceae

瑞香属 Daphne Linn.

225. 黄瑞香

【学　　名】*Daphne giraldii* Nitsche

【别　　名】祖师麻、瑞香、走丝麻、黄杨皮、金腰带

【药 材 名】祖师麻

【用药部位】茎皮及根皮。

【功效主治】祛风除湿、止痛散瘀。用于四肢麻木、头痛、胃痛、跌打损伤。

【植物特征】落叶直立灌木，高 45~70cm；枝圆柱形，无毛，幼时橙黄色，有时上段紫褐色，老时灰褐色，叶迹明显，近圆形，稍隆起。叶互生，常密生于小枝上部，膜质，倒披针形，长 3~6cm，稀更长，宽 0.7~1.2cm。花黄色，微芳香，常 3~8 朵组成顶生的头状花序；花序梗极短或无，花梗短；无苞片；花萼筒圆筒状，长 6~8mm，直径 2mm，无毛，裂片 4，卵状三角形，覆瓦状排列，相对的 2 片较大或另一对较小，长 3~4mm，顶端开展，急尖或渐尖，无毛；雄蕊 8，2 轮，均着生于花萼筒中部以上，花丝长约 0.5mm，花药长圆形，黄色，长约 1.2mm；花盘不发达，浅盘状，边缘全缘；子房椭圆形，无毛，无花柱，柱头头状。果实卵形或近圆形，成熟时红色，长 5~6mm，直径 3~4mm。花期 5~6 月，果期 7~8 月。

【分布区域】产同仁市、尖扎县、泽库县。生于海拔 2200~3250m 高山灌丛、草甸、林下。

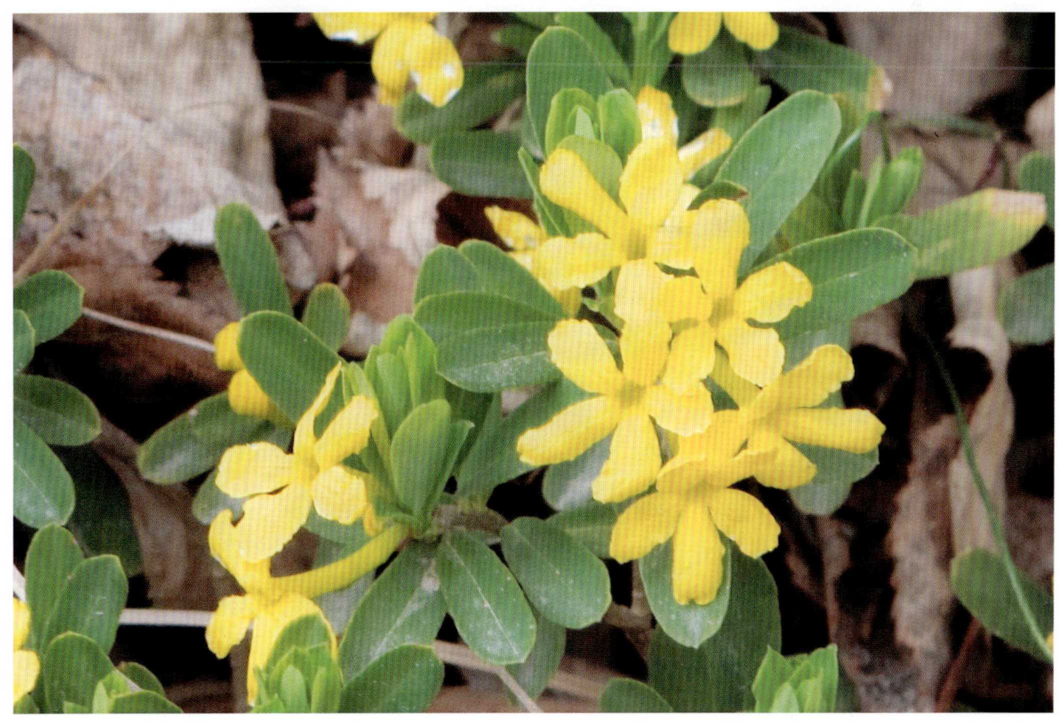

226. 甘肃瑞香

【学　　名】*Daphne tangutica* Maxim.

【别　　名】唐古特瑞香

【药 材 名】甘青瑞香

【用药部位】果实、枝叶、茎皮及根皮。

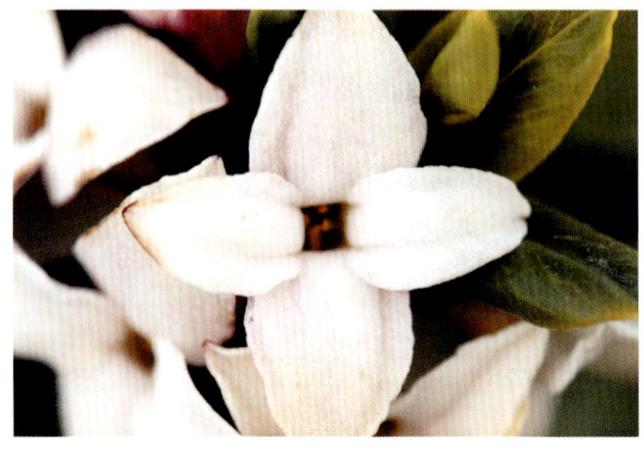

【功效主治】祛湿、杀虫。果实用于消化不良、虫病；枝、叶熬膏用于虫病；茎皮熬膏用于湿痹、关节积黄水。

【植物特征】常绿灌木，高 0.5~2.5 m，不规则多分枝；枝肉质，较粗壮，幼枝灰黄色，分枝短，较密。叶互生，革质或亚革质，披针形至长圆状披针形或倒披针形。花外面紫色或紫红色，内面白色，头状花序生于小枝顶端；苞片早落，卵形或卵状披针形。果实卵形或近球形，无毛，长 6~8mm，直径 6~7mm，幼时绿色，成熟时红色，干燥后紫黑色；种子卵形。花期 5~6 月，果期 7~9 月。

【分布区域】产同仁市、尖扎县、泽库县。生于海拔 2700~3800m 山坡灌丛、林缘或岩石石缝中。

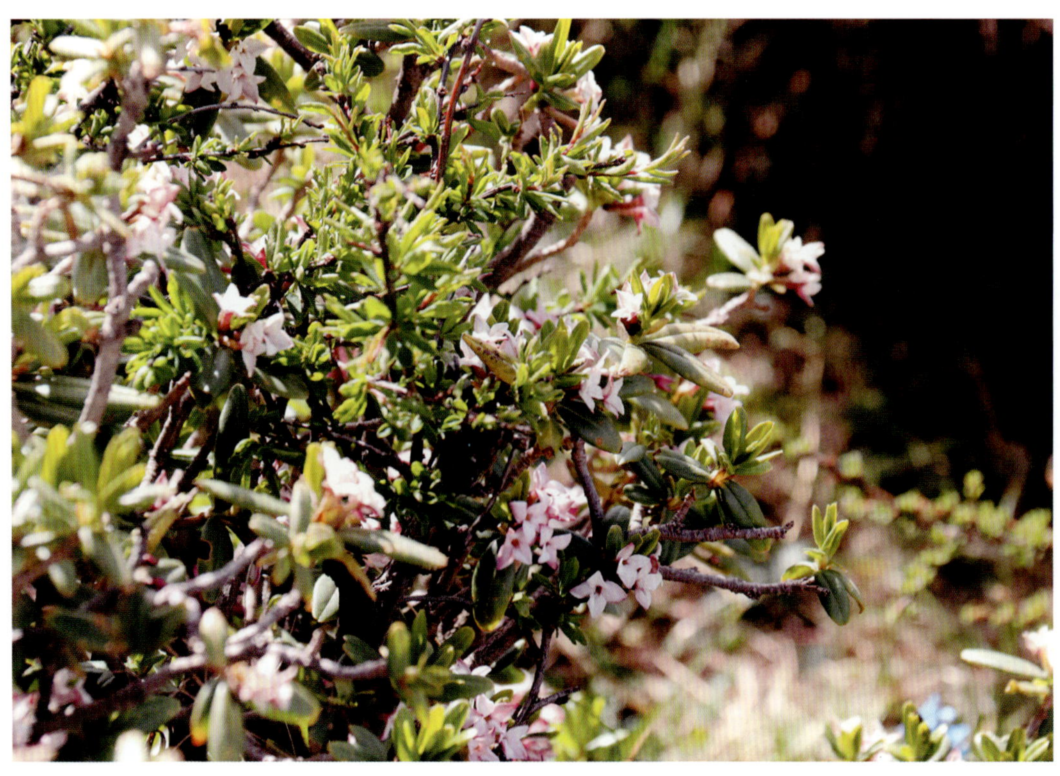

狼毒属 Stellera Linn.

227. 狼毒

【学　　名】*Stellera chamaejasme* Linn.

【别　　名】续毒、绵大戟、山萝卜

【药 材 名】狼毒

【用药部位】根。

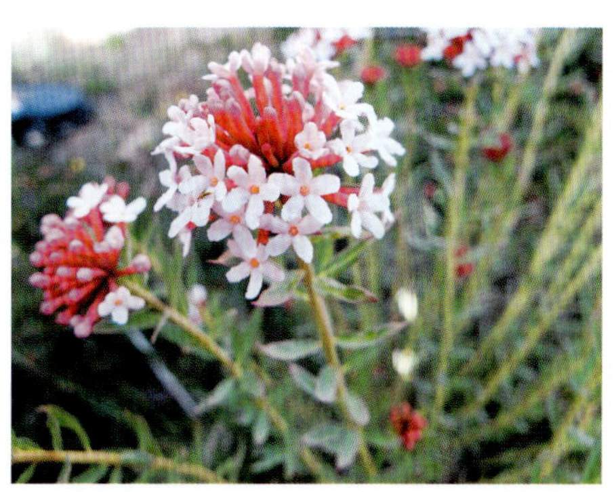

【功效主治】散结、杀虫。外用于淋巴结结核、皮癣；灭疽。

【植物特征】多年生草本，茎直立，丛生，高14~30cm。根粗大，圆锥形，木质，棕褐色，叶片披针形或矩圆状披针形，长1.4~2cm，宽3~4mm，先端锐尖或钝尖，基部圆形或宽楔形，全缘，无毛；叶柄长仅1mm。头状花序顶生；花被筒高脚碟状，里面白色，外面紫红色，具绿色总苞；花被筒长1~1.2cm，先端5裂，裂片卵形，长约3mm；雄蕊10，2轮，花丝着生在花被筒中上部及喉部，花药细长，花丝极短；子房长卵形，顶端或全部被疏短刚毛；花盘鳞片，条形，淡紫色或灰白色；花柱短，柱头头状。果卵形，包于宿存花被筒中，黑褐色。花期6~8月，果期7~9月。

【分布区域】产全州各市县。生于海拔2200~4700m草原、高山草甸、干燥山坡、河滩。

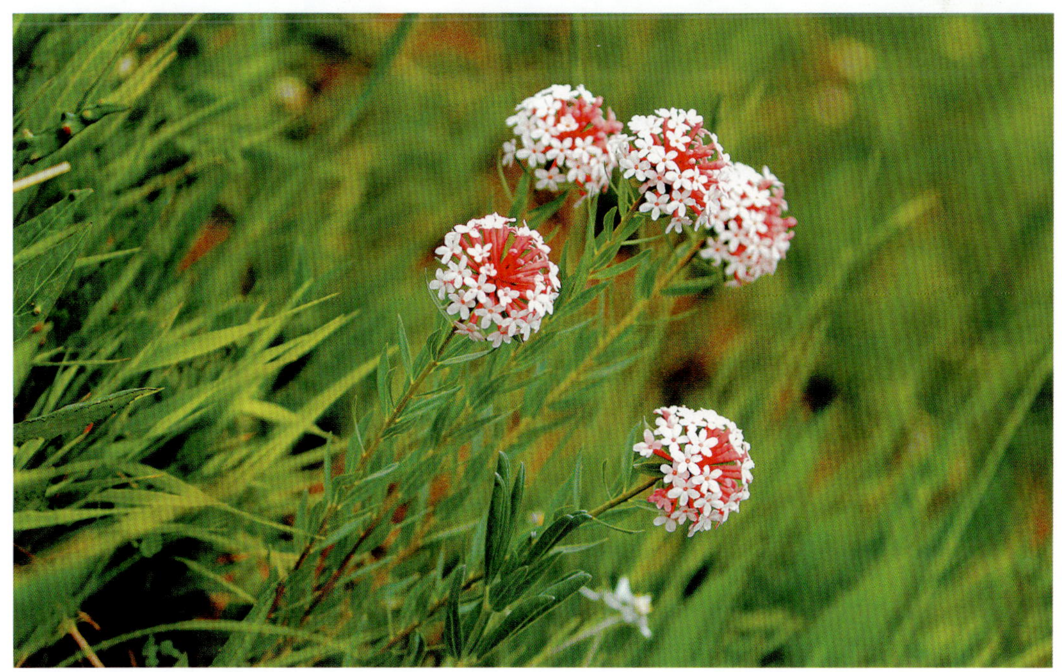

四十三、胡颓子科 Elaeagnaceae

沙棘属 Hippophae Linn.

228. 沙棘

【学　　名】*Hippophae rhamnoides* L. subsp. *sinensis* Rousi

【别　　名】达尔、沙枣、醋柳果、醋刺柳、酸刺、黑刺、醋柳

【药 材 名】沙棘

【用药部位】果实。

【功效主治】健胃消食、止咳祛痰、活血散淤。用于脾虚食少、食积腹痛、咳嗽痰多、胸痹心痛、淤血经闭、跌扑淤肿。

【植物特征】落叶灌木或乔木，高 1~5m，棘刺较多，粗壮，顶生或侧生；嫩枝褐绿色，密被银白色而带褐色鳞片，老枝灰黑色，粗糙。单叶近对生，纸质，狭披针形或矩圆状披针形，长 30~80mm，宽 4~10mm，两端钝形或基部近圆形，基部最宽，上面绿色，初被白色盾形毛或星状柔毛；叶柄短。果实圆球形，直径 4~6mm，橙黄色或橘红色；果梗长 1~2.5mm；种子小，阔椭圆形，长 3~4.2mm，黑色或紫黑色，具光泽。花期 4~5 月，果期 7~9 月。

【分布区域】产同仁市、尖扎县。生于海拔 1800~3800m 高山灌丛、河谷两岸、阶地、河漫滩和山坡。

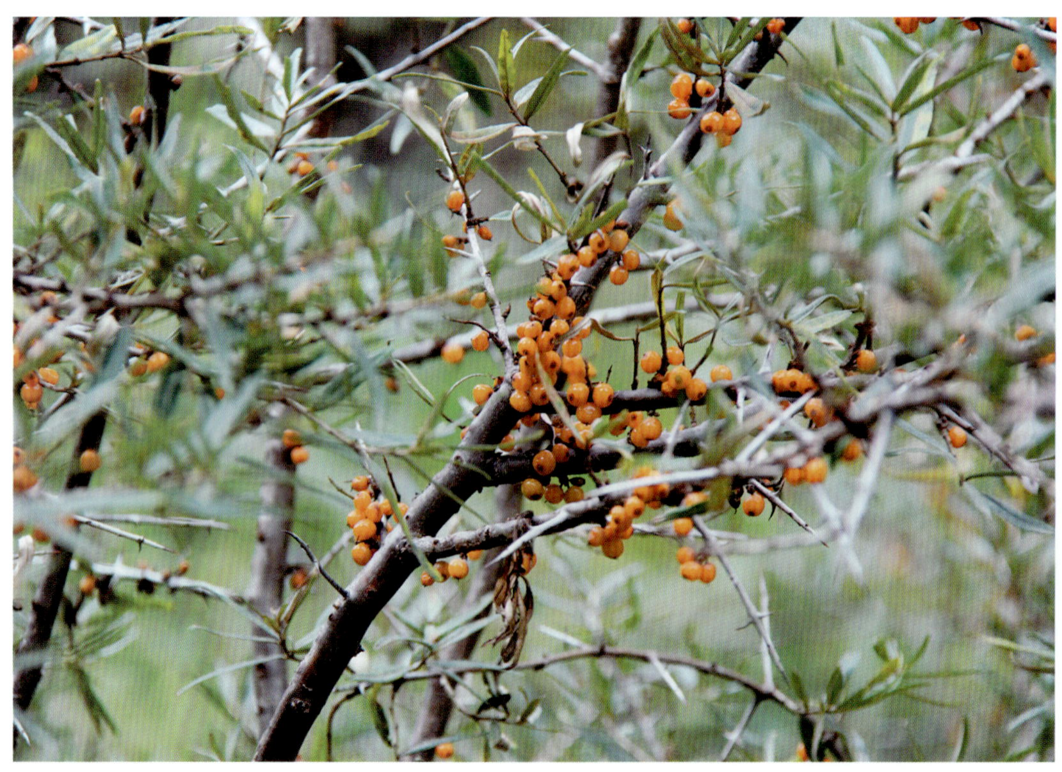

229. 西藏沙棘

【学　　名】*Hippophae thibetana* Schlecht

【别　　名】藏沙棘

【药 材 名】西藏沙棘

【用药部位】果实。

【功效主治】止咳祛痰、消食化滞、活血散瘀。用于咳嗽痰多、消化不良、食积腹痛、瘀血经闭、跌扑淤痛。

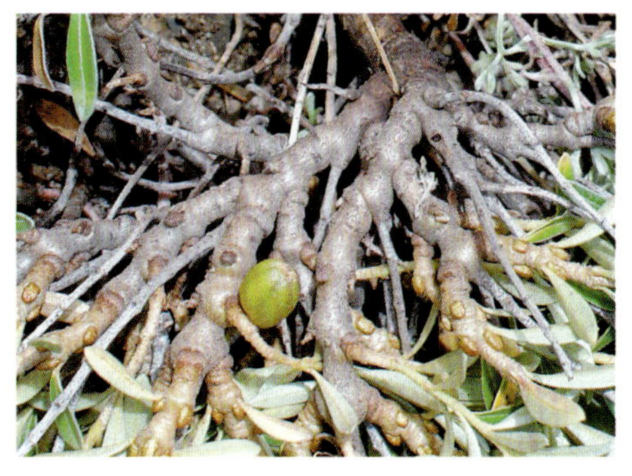

【植物特征】矮小灌木，高 4~60cm，通常叶腋无棘刺，枝顶有棘刺。老枝灰黑色，幼枝密被褐色和银白色盾鳞。3 叶轮生或 2 叶对生；叶片条形或矩圆状条形，长 1~2.4cm，宽 2~4mm，先端钝，基部楔形，边缘全缘，腹面疏生盾鳞，后鳞片渐脱落而呈暗绿色，背面被银白色和褐色盾鳞；叶柄很短，花序着生在当年生枝基部；雌雄异株；雄花黄绿色，花被片 2，雄蕊 4；雌花淡绿色，花被筒先端 2 裂。果阔椭圆形，肉质多浆，黄褐色，长 9~11mm，宽 8~10mm，果梗细而短。花期 5~6 月，果期 9 月。

【分布区域】产尖扎县、泽库县、河南县。生于海拔 2800~5200m 高寒草甸、灌丛、河漫滩、沟谷及河流两岸。

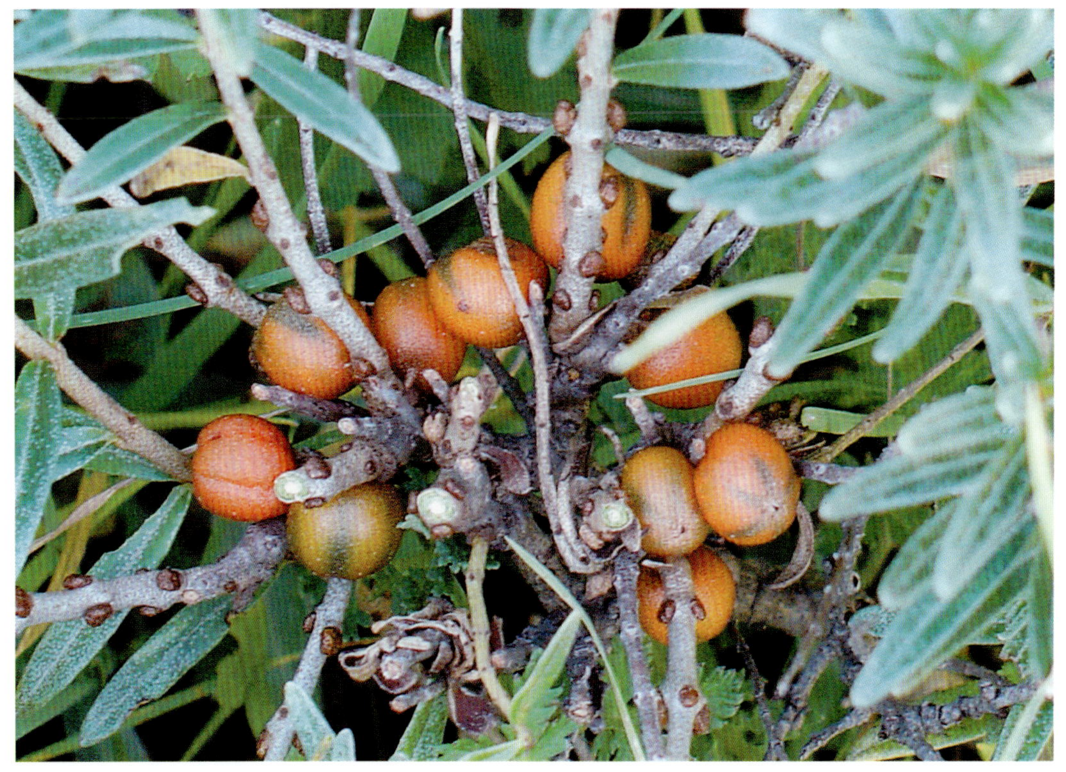

四十四、柳叶菜科 Onagraceae

柳兰属 Chamaenerion Seguier

230. 柳兰

【学　　名】*Chamaenerion angustifolium*(Linn.) Scop.

【别　　名】山麻条、柳叶菜、遍山红

【药 材 名】红筷子

【用药部位】全草。

【功效主治】利水渗湿、理气消胀、活血调经。用于水肿、泄泻、食积胀满、月经不调、乳汁不透、阴囊肿大、疮疹痒痛。

【植物特征】多年生草本，高 0.5~1m。茎直立，稀分枝，被短柔毛或无毛。叶互生，长椭圆状线形至披针状线形，长 6~18.5cm，宽 6~25mm，先端锐尖，边缘具波状齿或全缘。总状花序顶生，长 20~28cm；苞片线形，被短柔毛；花序轴和花梗被短毛；花瓣 4，红紫色，倒卵形至倒阔卵形，长 1.9~2cm，宽 12~15mm；雄蕊 8，1 轮，长 1~1.9cm，花丝基部扩大；子房棒状，长约 1.3cm，外被短柔毛，花柱长约 1.6cm，基部被柔毛，柱头 4 裂。蒴果圆柱形，长约 2.3cm，含种子多数；种子倒卵形。花果期 7~9 月。

【分布区域】产同仁市、泽库县、河南县。生于海拔 2150~3800m 林下、林缘、沟谷。

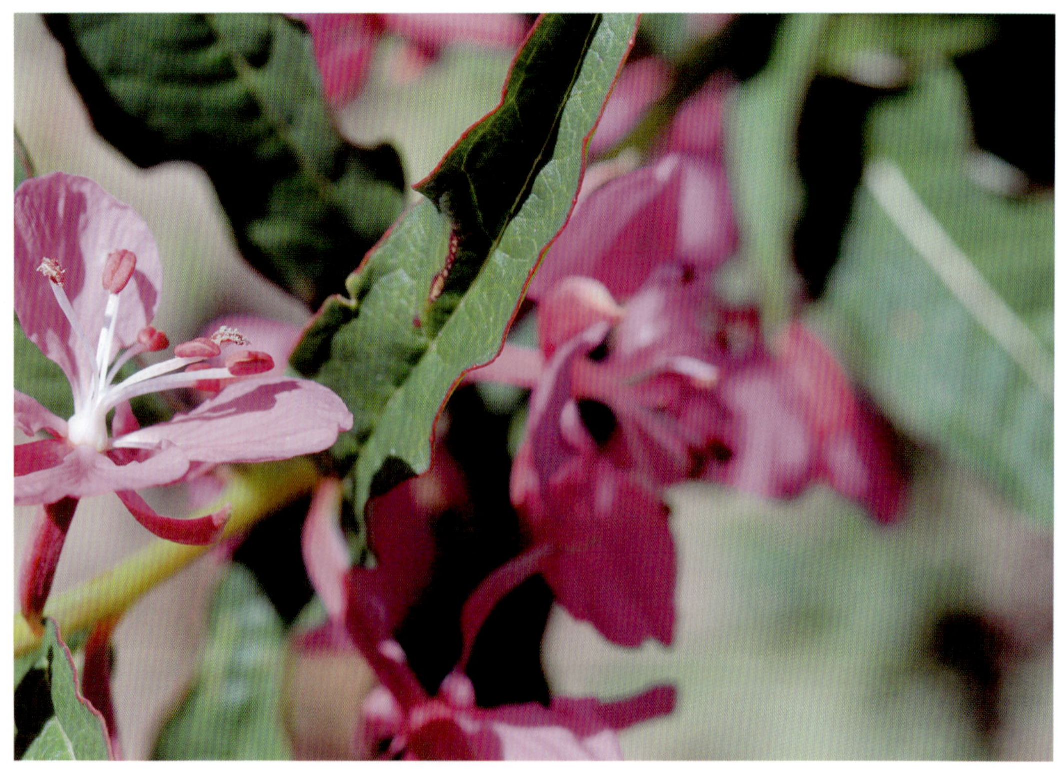

露珠草属 Circaea Linn.

231. 高山露珠草

【学　　名】*Circaea alpina* Linn.

【别　　名】就就草、蛆儿草

【药 材 名】高山露珠草

【用药部位】全草。

【功效主治】养心安神、消食、止咳、解毒、止痒。用于心悸、失眠、多梦、疳积、咳嗽、疮疡脓肿、湿疣、癣痒。

【植物特征】多年生草本，高 11~23cm。地下茎纤细，具块茎。叶对生，被短柔毛；叶片卵形、阔卵形至卵状心形，长 1.1~3.9cm，宽 8~25mm，先端急尖，边缘有疏锯齿，基部圆形至心形。总状花序顶生或腋生；花序轴被开展柔毛；苞片三角状卵形，长约 0.3mm，先端具腺头；延伸的托杯较浅；萼片 2，开展至反曲，卵形至椭圆形，长 1.4~1.5mm，宽约 1mm，先端钝，3 脉于先端汇合；花瓣 2，白色，倒阔卵形，长 1.3~1.5mm，宽 1.2~1.4mm，先端 2 裂，基部渐狭成长约 2mm 爪；雄蕊 2，长约 1mm；子房下位，1 室，花柱长约 1mm，柱头头状。果棒状倒卵形，长约 2.4mm，被钩状柔毛，含种子 1 枚。花果期 7~9 月。

【分布区域】产同仁市、泽库县。生于海拔 2300~4300m 岩隙、灌丛下、林下、田边。

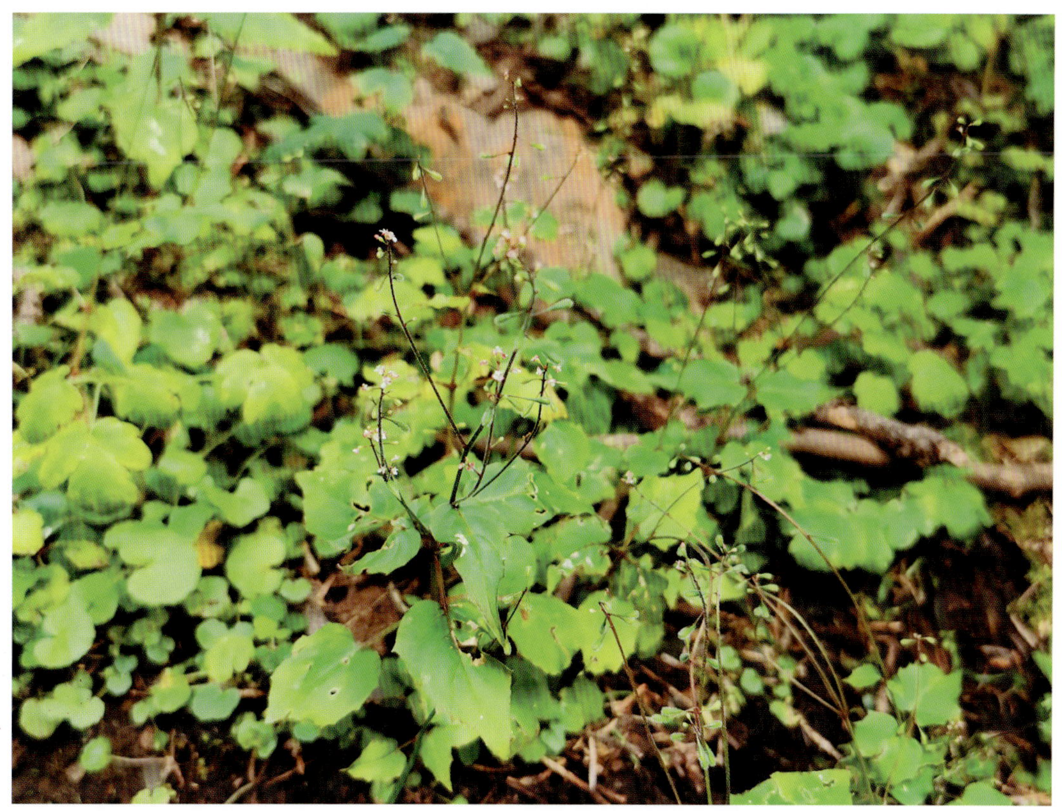

柳叶菜属 Epilobium linn.

232. 沼生柳叶菜

【学　　名】*Epilobium palustre* Linn.

【别　　名】水湿柳叶菜

【药 材 名】沼生柳叶菜

【用药部位】全草。

【功效主治】清热、疏风、镇咳、止泻。用于风热咳嗽、声嘶、咽喉肿痛、支气管炎、高热下泻。

【植物特征】多年生草本，高 15~40cm。根状茎基部具鳞片和匍匐枝。茎单一或分枝，均匀被柔毛。叶对生，线形至狭披针形，长 2.2~4.5cm，宽 4~10mm，先端通常渐尖，边缘具疏齿或全缘，基部具短柄，疏生柔毛。近伞房花序;苞片互生，叶状;花序轴和花梗被曲柔毛;延伸托杯长约 1.5mm；萼片 4，狭卵形，长约 3mm，宽约 1.3mm，先端短渐尖，背面和边缘具短柔毛；花瓣 5，紫红色，倒卵形，长约 5mm，宽约 3mm，先端微缺，基部具短爪；雄蕊 8，2 轮，长 1.5~2mm;子房圆柱形，长约 1cm，外被白色曲柔毛，花柱长约 4mm，柱头棒状。蒴果圆柱形，长 4.4~6.8cm；种子倒披针形，长约 2mm，顶端具短喙，被微乳突，簇毛长约 6mm。花果期 7~8 月。

【分布区域】产同仁市、泽库县、河南县。生于 2300~4500m 山谷灌丛、草甸、山坡草地、林下、林缘。

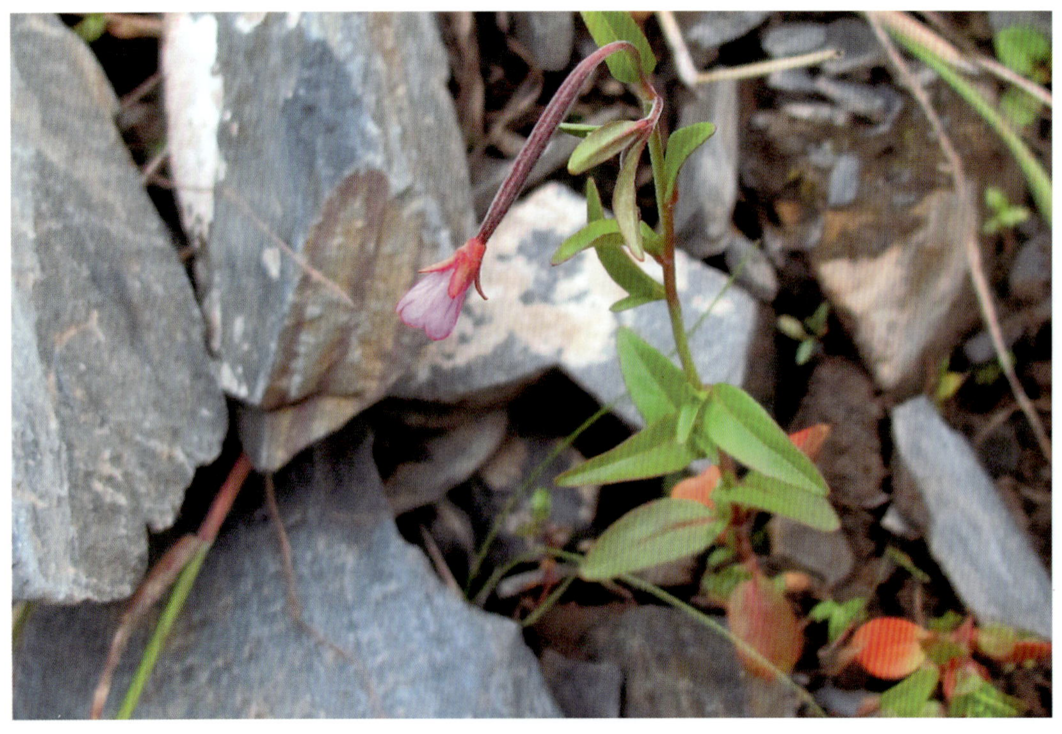

四十五、杉叶藻科 Hippuridaceae

杉叶藻属 Hippuris Linn.

233. 杉叶藻

【学　　名】*Hippuris vulgaris* Linn.

【别　　名】水松、丹布嘎拉（藏语译音）

【药 材 名】杉叶藻

【用药部位】全草。

【功效主治】清肺热、肝热、脉热。用于培根木布病。

【植物特征】水生草本，高 16~60cm。根状茎直径 3~9mm，节上生不定根。茎直立，圆柱形，直径 4~9mm，不分枝，具纵沟纹，无毛。叶轮生，每轮通常 10~12 枚，线形，长 1.3~3cm，宽 1~1.6mm，先端钝，全缘，无毛，具单脉，无柄。花小，两性，稀单性，单生于叶腋；花梗极短，无毛；萼筒浅杯状，长约 0.3mm，无毛，包围着雄蕊和花柱下部，无萼齿；无花瓣；雄蕊 1，长约 1.7mm，花丝线形，花药椭圆形；子房近下位，椭圆形，长约 1mm，1 室，花柱丝状，长约 2mm，被柔毛。核果淡紫色，椭圆形，长约 1.4mm。花果期 6~9 月。

【分布区域】产同仁市、泽库县。生于海拔 2080~4600m 沼泽草甸、湖边、河畔、水池中。

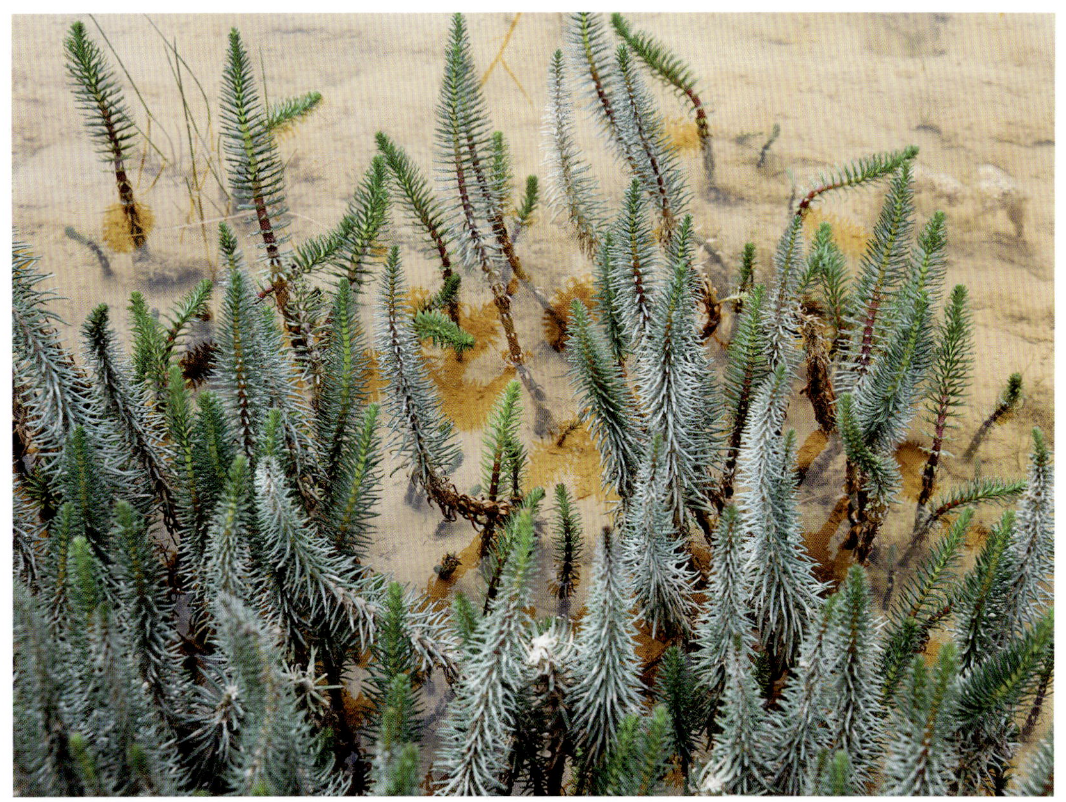

四十六、五加科 Araliaceae

五加属 Acanthopanax Miq.

234. 红毛五加

【学　　名】*Acanthopanax giraldii* Harms

【别　　名】川加皮、五爪刺、刺加皮、五加皮、毛五加皮

【药 材 名】红毛五加皮

【用药部位】茎皮及根皮。

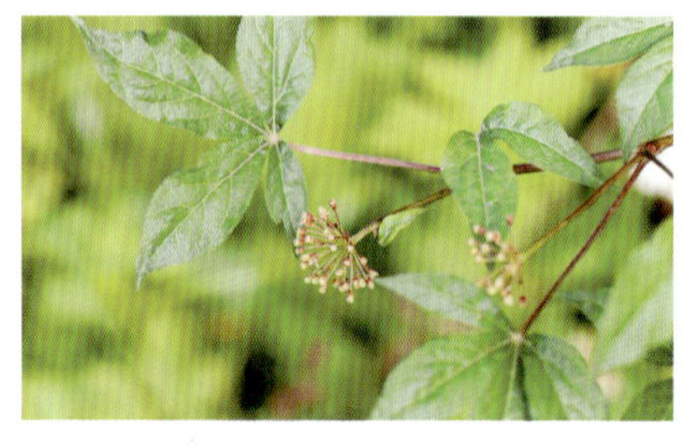

【功效主治】祛风湿、强筋骨、活血利水。用于风寒湿痹、拘挛疼痛、筋骨痿软、足膝无力、心腹疼痛、疝气、跌打损伤、骨折、体虚浮肿。

【植物特征】灌木，高 1~2m，小枝灰棕色，密生直刺，稀无刺；刺细长下向。掌状复叶具 5 小叶，稀为掌状三出复叶，小叶薄纸质，倒卵状长圆形或卵形，长 2~6cm，宽 0.7~2.5cm，先端尖或短渐尖，边缘有不整齐细重锯齿几无小叶柄。伞形花序单个顶生，直径 1.5~2cm，具多花总花梗粗短，长 0.5~2cm，稀几无总花梗，无毛；花梗长 5~7mm，无毛；萼筒近全缘，长约 2mm；无毛；花白色，与萼筒等长；雄蕊 5，花丝长约 2mm；子房 5 室，花柱 5，基部合生，果球形，黑色，直径约 8mm，具 5 棱。花果期 6~9 月。

【分布区域】产同仁市。生于海拔 2300~2600m 灌木丛中。

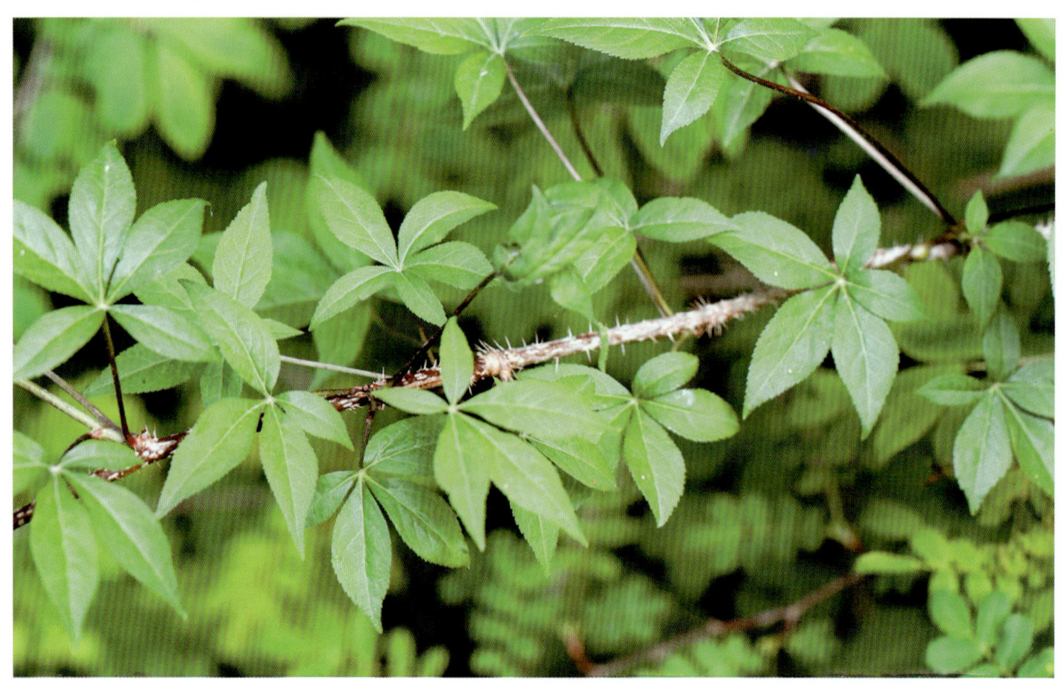

四十七、伞形科 Umbelliferae

当归属 Angelica Linn.

235. 青海当归

【学　　名】*Angelica nitida* Wolff

【别　　名】麻母、独活、白芷

【药 材 名】麻母

【用药部位】根。

【功效主治】补血、活血、润肠。用于血虚证、月经不调、瘀血疼痛、肠燥便秘。

【植物特征】多年生草本，高 14~90cm。一至二回奇数羽状复叶；总叶柄基部膨大成筒状叶鞘，被短毛；小叶卵形、椭圆形至长圆形，长 1.5~4.5cm，宽 1~2cm，先端钝或急尖，边缘有锯齿，基部具短柄至近无柄，两面沿中脉被毛，边缘具睫毛；上部茎生叶的叶柄膨大成囊状叶鞘，叶片变小。复伞形花序；小伞形花序具 18~40 花；小总苞片 6~11，狭卵形、披针形至匙形，锐尖至急尖，全缘至 3~5 浅裂，边缘具短睫毛，具羽状脉；花梗具短毛；萼齿无；花瓣紫红色，卵形至倒卵形，先端渐尖，内曲；花柱基黑紫色。果长 4~6mm，侧棱翅状。花果期 7~9 月。

【分布区域】产全州各市县。生于海拔 3100~4050m 灌丛、灌丛草甸、林缘、山坡。

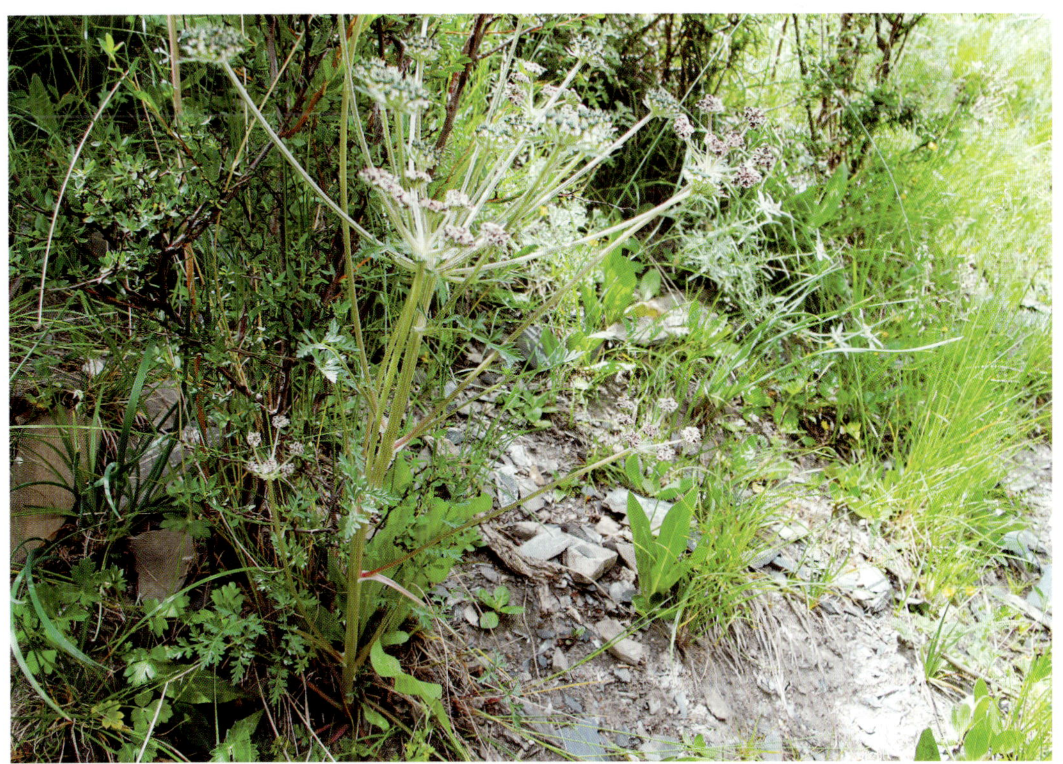

柴胡属 Bupleurum Linn.

236. 黑柴胡

【学　　名】*Bupleurum smithii* Wolff

【别　　名】地熏、茈胡、山菜、茹草、柴草

【药 材 名】柴胡（代用）

【用药部位】根。

【功效主治】解表退热、疏肝解郁、升举阳气。用于外感发热、疟疾、头痛头眩、月经不调、子宫脱垂、胃下垂等。

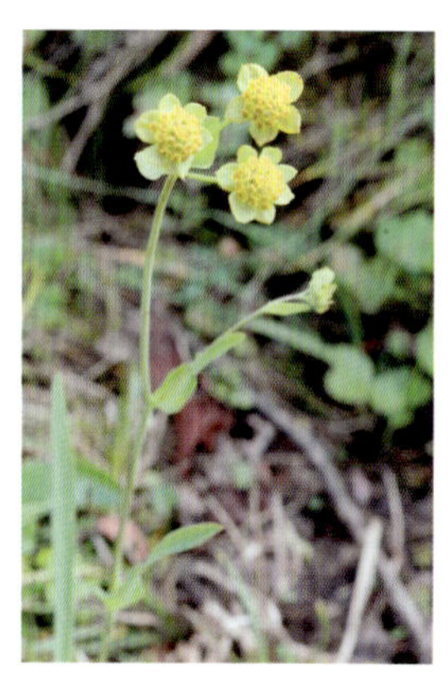

【植物特征】多年生草本，常丛生，高 29~57cm。根黑褐色，分枝。茎少分枝。叶革质，狭长圆形、披针形至线形，长 4~12cm，宽 0.4~1.5cm，先端急尖或钝，基部渐狭，7~8 脉。复伞形花序直径 1~3cm；总苞片 1~3 或无，革质，披针形至长圆形，长 0.6~2.1cm，宽 1.2~7mm，先端急尖或钝，基部具短柄，7 至多脉；伞辐 4~14，长 1~3.5cm；小伞形花序直径 1~1.25cm，具 19~21 花；花瓣黄色；花柱基扁盘形。幼果黄褐色，卵球形，长 1.5mm，宽 1mm，棱狭翅状，每棱槽油管 3，合生面 3~4。花果期 7~9 月。

【分布区域】产同仁市、泽库县。生于海拔 2400~3800m 灌丛、林缘、山坡、田边。

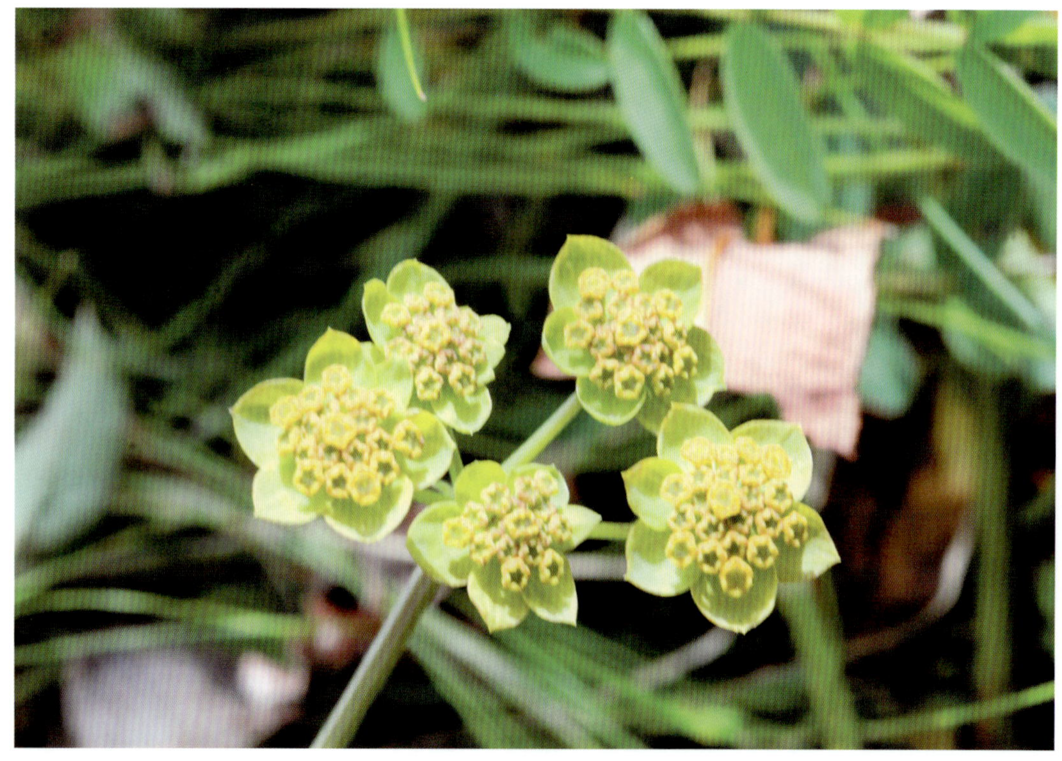

237. 小叶黑柴胡

【学　　名】*Bupleurum smith var.parvifolium* Shan et Y. Li

【药 材 名】柴胡（代用）

【用药部位】根

【功效主治】解表退热、疏肝解郁、升举阳气。用于外感风热、寒热往来、疟疾、肝郁胁痛乳胀、头痛头眩、月经不调、气虚下陷之脱肛、子宫脱垂、胃下垂。

【植物特征】多年生草本，植株较小，高 18~36cm；叶线形，长 2.8~11cm，宽 3~5mm，5~7 脉；总苞片无，小伞形花序直径 6~7.3mm，小总苞片 5~9，卵形，椭圆形至近长圆形，长 3~3.3mm，宽 0.9~2mm，4~7mm，4~7 脉，等于或稍长于小伞形花序。花果期 7~9 月。

【分布区域】产全同仁市、泽库县、河南县。生于海拔 2300~4100m 高山草甸、阴坡灌丛、沟谷林缘、山坡草地、渠岸田边。

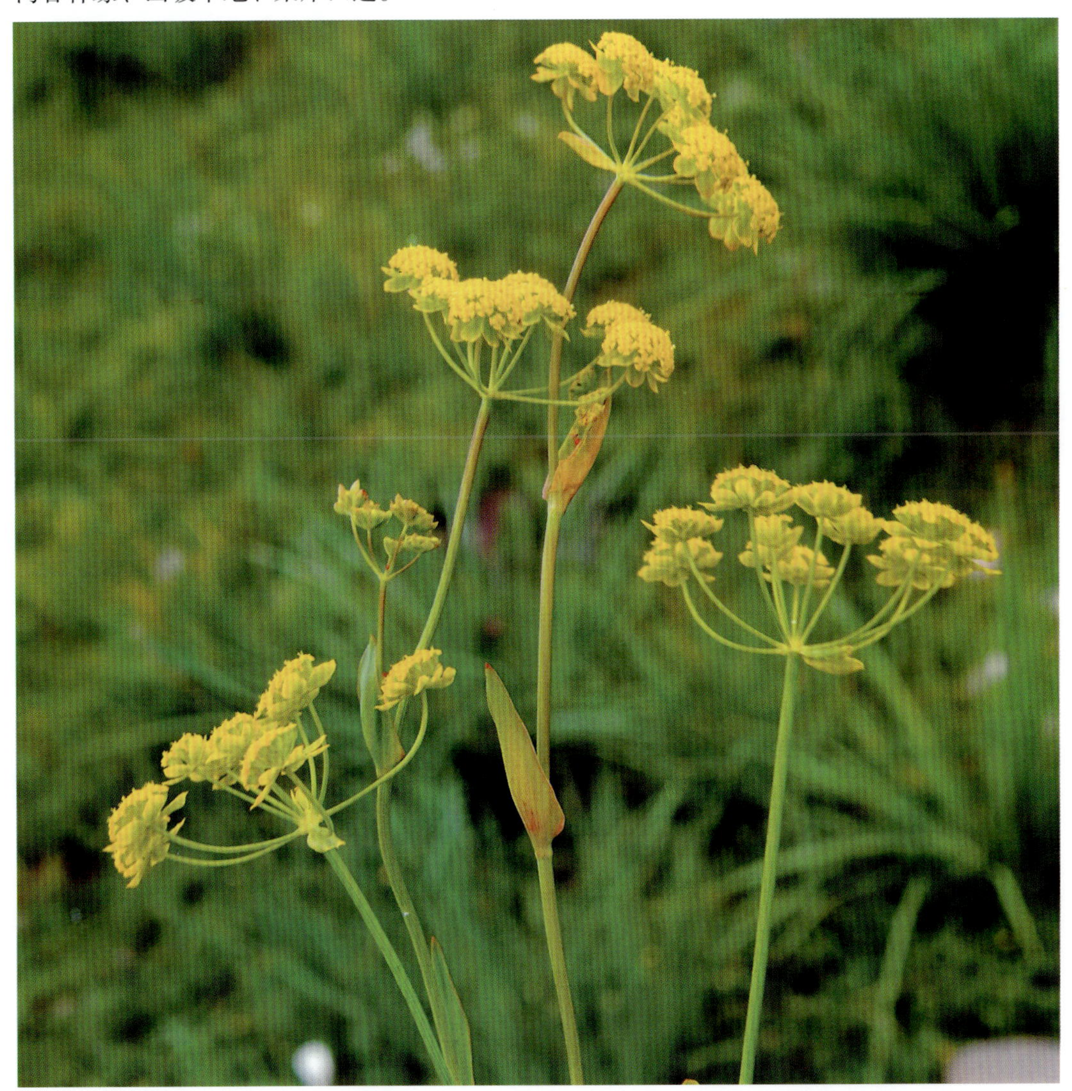

葛缕子属 Carum Linn.

238. 葛缕子

【学　　名】*Carum buriticum* Turcz.

【别　　名】小防风、野胡萝卜、马缨子、郭牛（藏语译音）

【药 材 名】藏茴香、青海防风

【用药部位】果实、根。

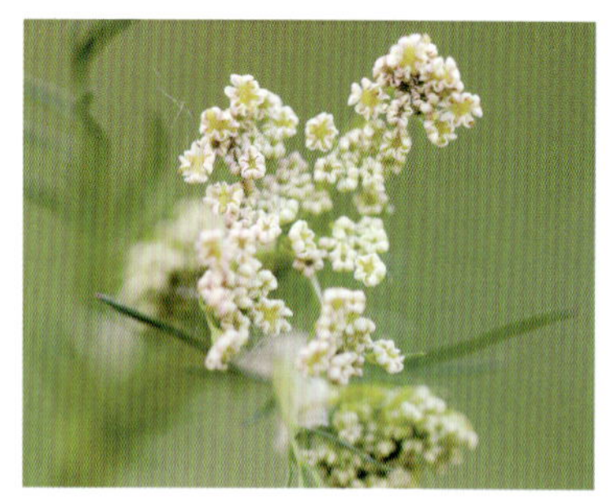

【功效主治】藏医：理气开胃、散寒止痛；用于脘腹冷痛、逆呕、消化不良、疝气疼痛。中医：发表祛风、胜湿止痛；用于风寒感冒、头痛身痛、破伤风、风湿。

【植物特征】多年生草本，高 15~20cm。植株纤细，分枝少。基生叶及茎下部的叶叶柄与叶片近等长；叶小，基生叶的叶片长 3~5cm，宽 1~1.5cm，通常为二回羽状分裂。伞辐 3~5，小伞形花序有花 4~8，花杂性，无萼齿，花瓣粉红色；花柄不等长。果实长卵形，成熟时黄褐色，果棱明显。每棱槽内油管 1，合生面油管 2。花果期 5~8 月。

【分布区域】产全州各市县。生于海拔 1800~3350m 的坡草丛、高山草甸、庭院、村落。

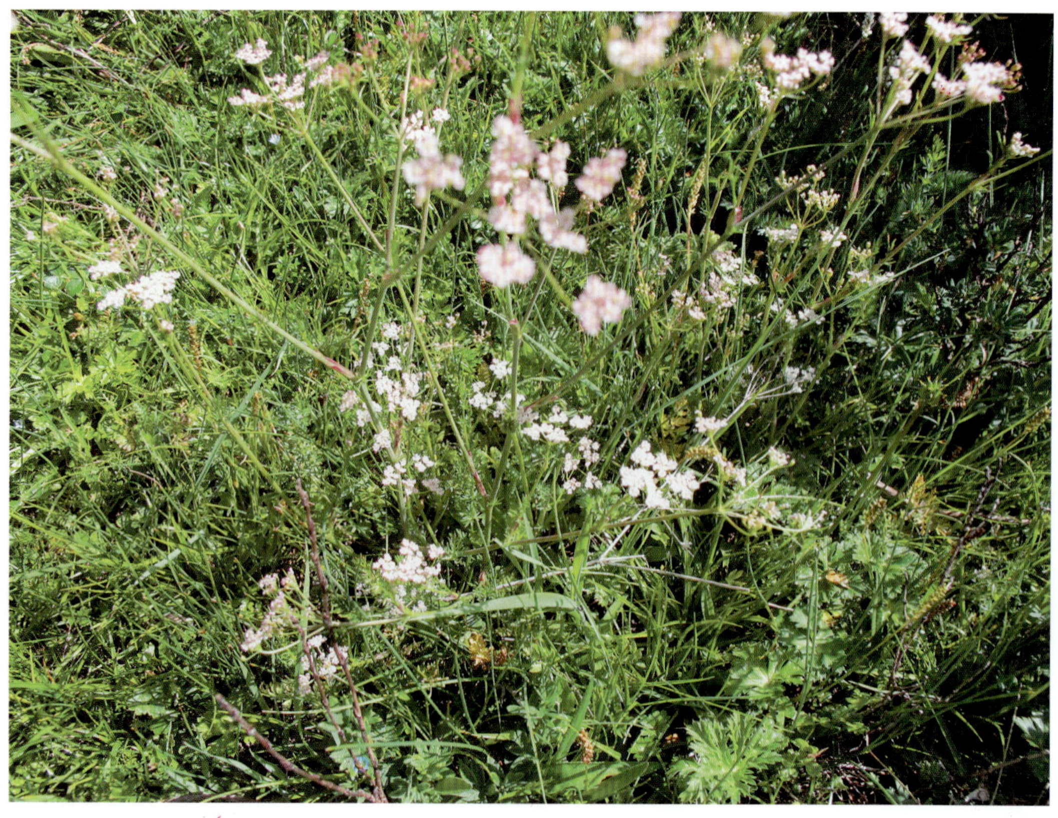

茴香属 Foeniculum Mill.

239. 茴香

【学　　名】*Foeniculum vulgare* Mill.

【别　　名】谷茴香、谷茴

【药 材 名】小茴香

【用药部位】果实。

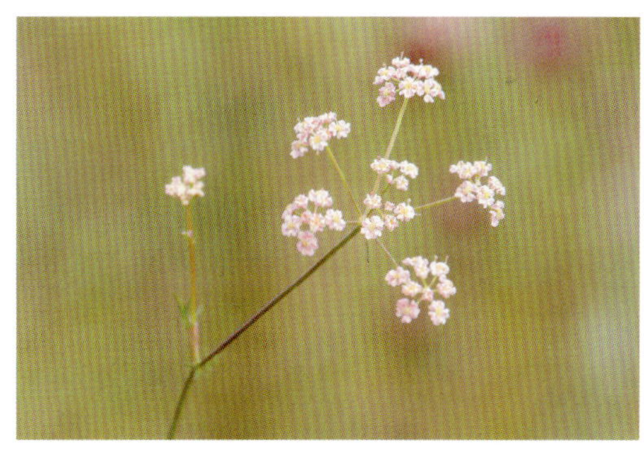

【功效主治】温肾暖肝、行气止痛、和胃。用于寒疝腹痛、睾丸偏坠、脘腹冷痛、食少吐泻、胁痛、肾虚腰痛、痛经。

【植物特征】多年生草本，高达60cm。根纺锤形、基直立，多分枝。多回羽状复叶；总叶柄具鞘，叶鞘边缘膜质；小叶全裂，末回裂片线形，长0.5~4.2cm，宽0.5~1mm。复伞形花序；总苞片无；伞幅15~37，不等长；小总苞片无，小伞形花序具3~23花；花梗长27mm，花瓣黄色，近卵形，长1mm，先端微凹且内折成小舌片，腹面中脉凸出星鸡冠状，花丝丝状，花药圆球形，黄色，雌蕊长1.5mm，花柱基圆锥形，花柱极短。果近长椭圆形或狭倒卵形，长2~3mm，果横剖面近五角形。花果期6~9月。

【分布区域】产同仁市。栽培。

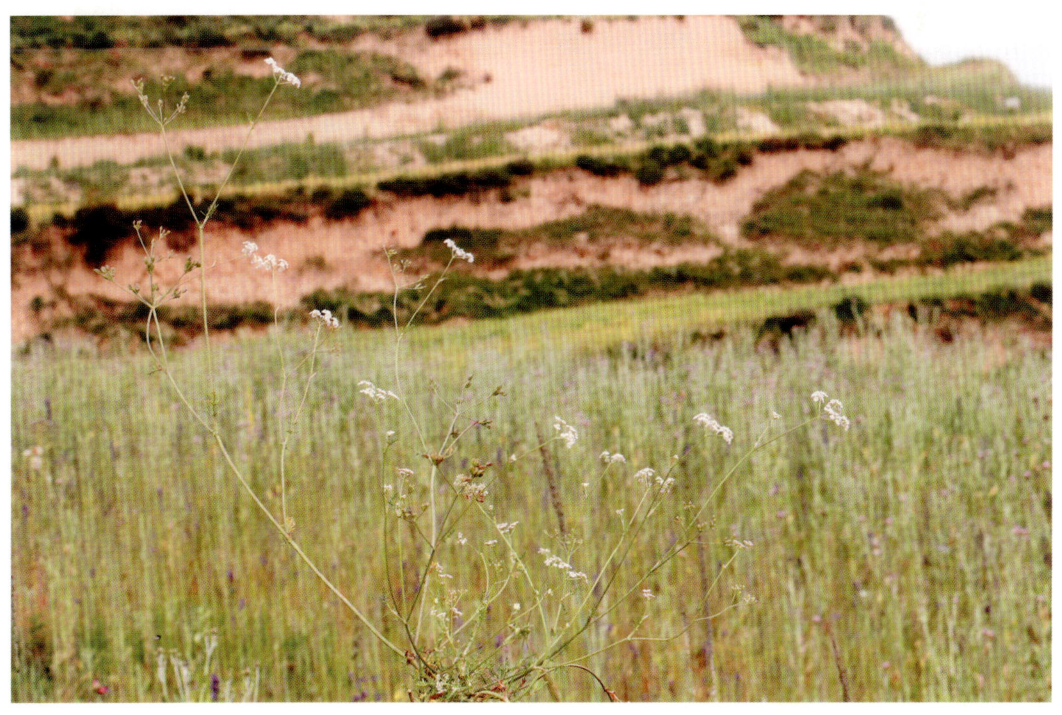

独活属 Heracleum Linn.

240. 裂叶独活

【学　　名】*Heracleum millefolium* Diels

【别　　名】多裂独活、藏当归、巴木保（藏语译音）

【药 材 名】千叶独活

【用药部位】全草。

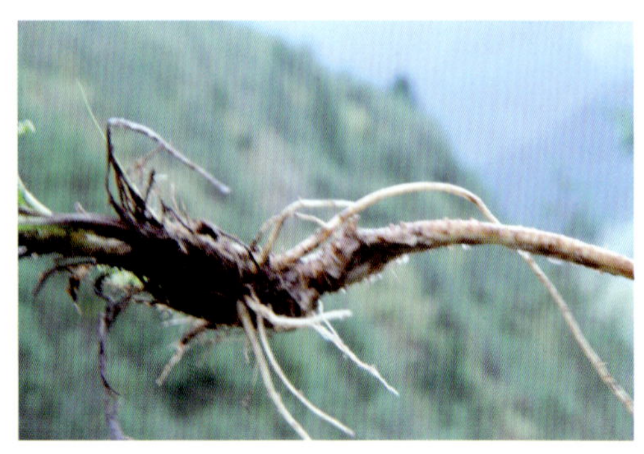

【功效主治】凉血止血、祛风解毒。用于外伤出血、鼻衄、齿龈出血、皮肤瘀斑、麻风。

【植物特征】多年生草本，高 6~36cm，被白色柔毛。主根纺锤形。基生叶为二回羽状复叶，被白色柔毛；总叶柄长 2~15cm，基部具鞘，小叶具短柄，扇形至近圆形，长 3~5mm，宽 2~6mm，羽裂，末回裂片狭卵形至披针形；茎生叶向上渐变小。复伞形花序；总苞片 5~7，披针形至线形，长 4~8mm，宽 1~2mm，被白色柔毛；小总苞片 7~9，披针形至线形，长 2~4mm，宽 0.5~0.8mm，被白色柔毛；小伞形花序具 9~21 花；萼片卵形至狭卵形，长 0.5~1mm；花瓣白色或粉红色，二型，不等大，长 1~4mm；花柱基黑褐色，花柱极短。果阔椭圆形，长 5~6mm，被柔毛；果瓣具 5 棱，侧棱翅状。花果期 7~9 月。

【分布区域】产同仁市、泽库县、河南县。生于海拔 2700~4800m 高山草甸、草原、灌丛、林下、湿沙地、岩隙。

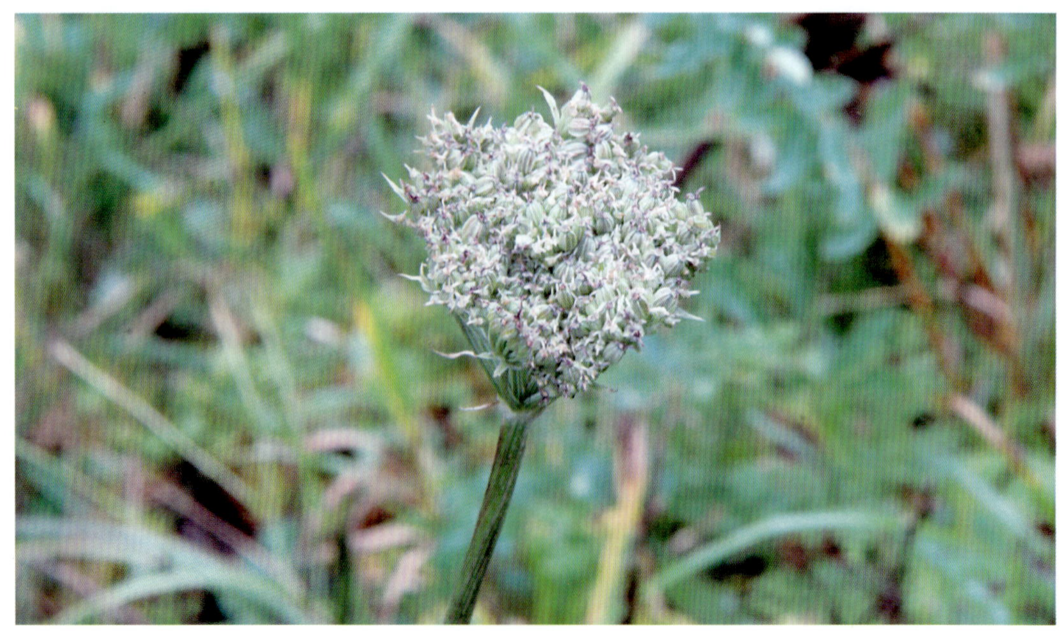

藁本属 Ligusticum Linn.

241. 长茎藁本

【学　　名】*Ligusticum thomsonii* Clarke

【别　　名】藁茇、鬼卿、地新、山茝、蔚香、微茎、藁板

【药 材 名】藁本

【用药部位】根茎和根。

【功效主治】祛风胜湿、散寒止痛。用于风寒头痛、风湿痹痛、疥癣、寒湿泄泻、腹痛。

【植物特征】多年生草本，高 20~55cm。根多分枝。茎少分枝，多少具短毛。基生叶为一回羽状复叶，总叶柄长 5~19cm，小叶近卵形，长 1~2.2cm，宽 0.5~1.8cm，羽裂，具齿，边缘与脉具刚毛；茎生叶向上渐变小。复伞形花序；总苞片 4~8，边缘膜质，线形，长 8mm，宽 1.5mm，先端尾状，背面和边缘具短毛，单脉；伞辐 16~23，被粗毛，小伞形花序具 22~23 花；小总苞片 11~13，线形，长 4~7mm，宽 0.9~1mm，先端尾状，边缘膜质，背面和边缘具短毛，单脉；萼齿小；花瓣白色或淡红色，近卵形，长 1mm，先端内折成小舌片，在腹面中脉凸出呈鸡冠状；花柱基肥厚。果椭圆形，长 3.5mm，疏生乳突；果瓣背腹压扁，果棱 5，翅状，每棱槽油管 3~4，合生面 6~10。花果期 7~9 月。

【分布区域】产同仁市、泽库县、河南县。生于海拔 2600~4300m 林下、林缘、高山灌丛、高山草甸、田边。

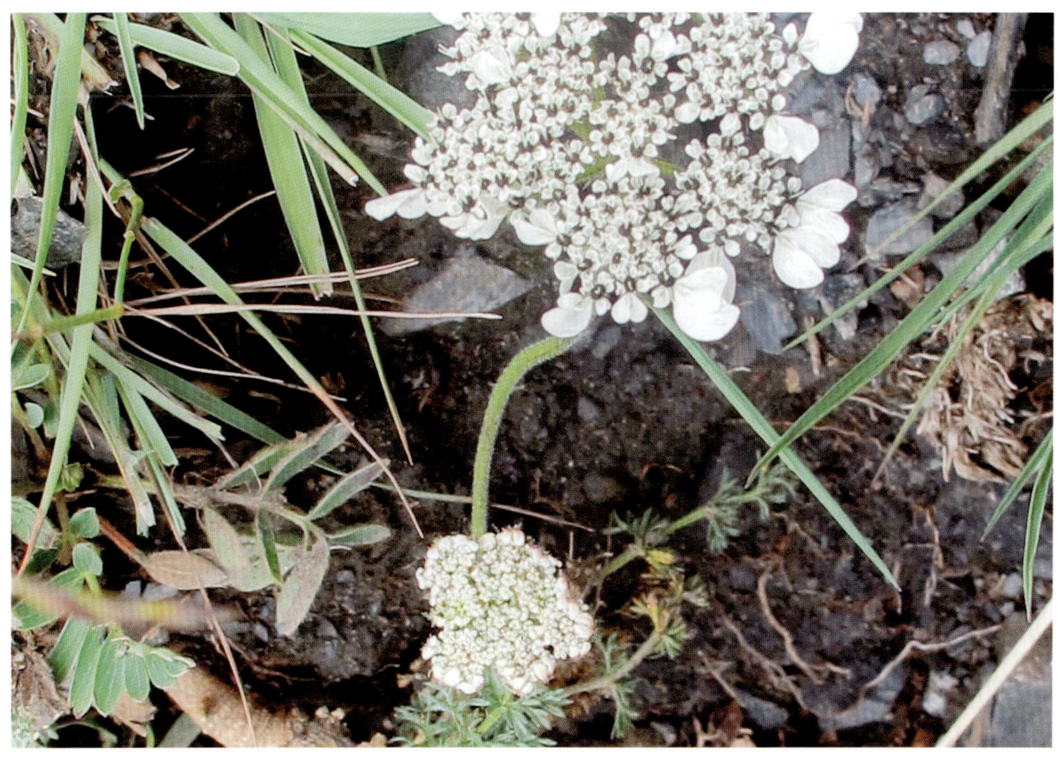

羌活属 Notopterygium H. Boiss.

242. 宽叶羌活

【学　　名】*Notopterygium forbesii* H. Bosii.

【别　　名】羌青、护羌使者、胡王使者、羌滑、退风使者、黑药

【药 材 名】羌活

【用药部位】根及根茎。

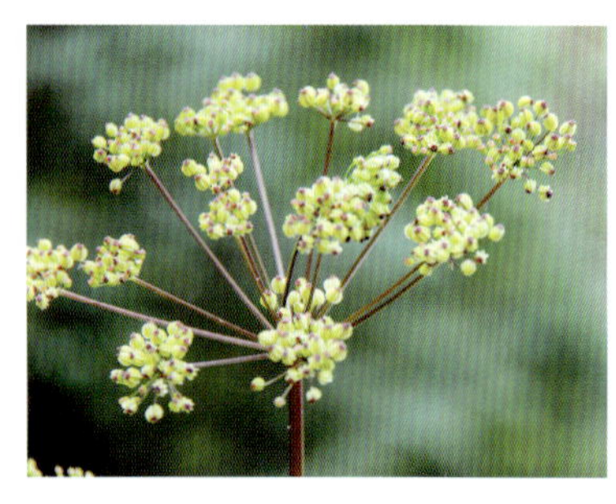

【功效主治】散寒、祛风、除湿、止痛。用于风寒感冒头痛、风湿痹痛、肩背酸痛。

【植物特征】多年生草本，高 80~180cm。有发达的根茎，基部多残留叶鞘。茎直立，少分枝，圆柱形，中空，有纵直细条纹，带紫色。基生叶及茎下部叶有柄，柄长 1~22cm，下部有抱茎的叶鞘；叶大，三出式 2~3 回羽状复叶，一回羽片 2~3 对，有短柄或近无柄，末回裂片无柄或有短柄，长圆状卵形至卵状披针形，长 3~8cm，宽 1~3cm，边缘有粗锯齿；茎上部叶少数，仅有 3 小叶，叶鞘发达，膜质。复伞形花序顶生和腋生，直径 5~14cm，花序梗长 5~25cm；总苞片 1~3，线状披针形，长约 5mm，早落；小总苞片 4~5，线形，长 3~4mm；花柄长 0.5~1cm；萼齿卵状三角形；花瓣淡黄色，倒卵形，长 1~1.5mm，顶端渐尖或钝，内折；花柱 2，短，花柱基隆起。果近圆形，长 5mm，宽 4mm，背腹稍压扁，背棱、中棱及侧棱均扩展成翅，但发展不均匀，翅宽约 1mm。花期 7~8 月，果期 8~9 月。

【分布区域】产同仁市、泽库县。生于海拔 2300~3900m。高山灌丛草甸、高山灌丛、林下、林缘。

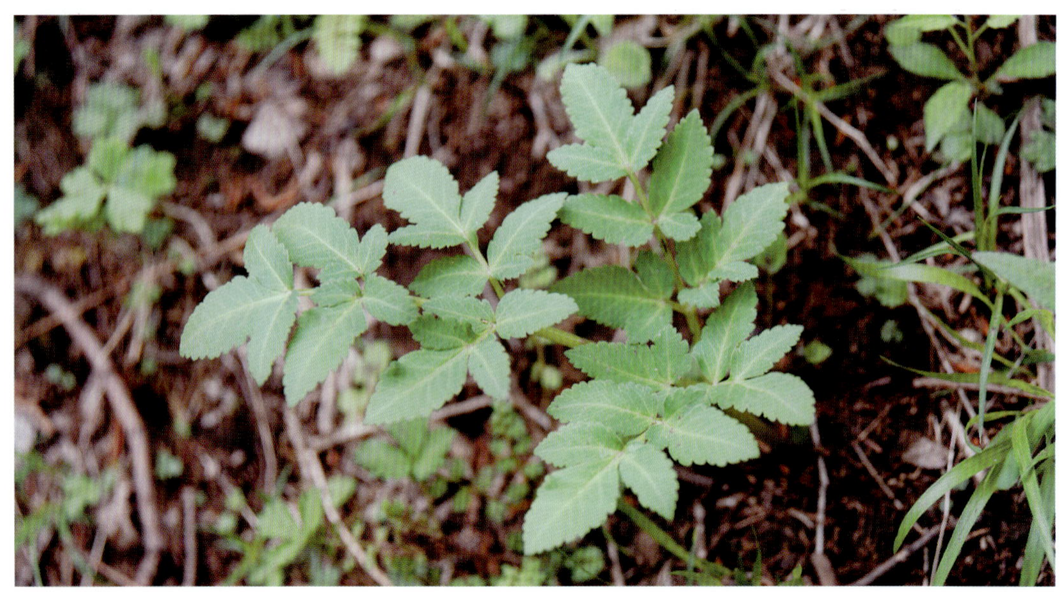

243. 羌活

【学　　名】*Notopterygium incisum* Ting ex H. T. Chang

【别　　名】羌青、护羌使者、胡王使者、蚕羌

【药 材 名】羌活

【用药部位】根及根茎。

【功效主治】解表散寒、祛风除湿、止痛。用于风寒感冒、头痛、风湿痹痛、肩背酸痛。

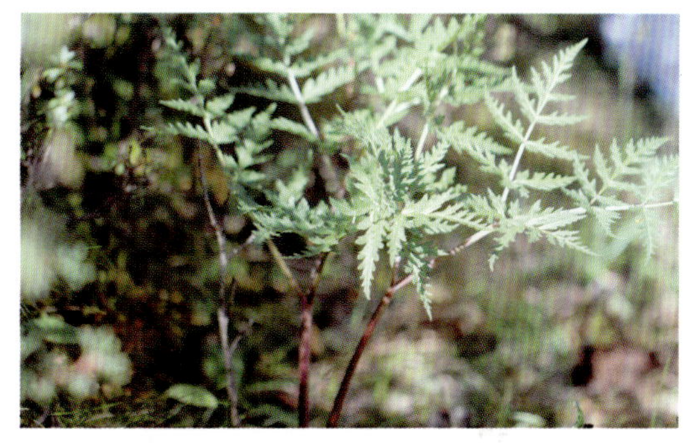

【植物特征】多年生草本，高 0.5~1.5m。根状茎发达。茎少分枝。三回羽状复叶；总叶柄基部具鞘，疏生乳突；小叶三角状卵形至狭卵形，长 1.2~3.3cm，宽 0.7~2.6cm，羽状深裂，末回裂片卵形至狭卵形，边缘和脉上具乳突；茎生叶向上则简化。复伞形花序；总苞片 1~3，线形，长 0.9~1.6cm，上部边缘具乳突，下部膜质且扩大呈鞘状；伞辐 11~16，长 0.5~4cm；小伞形花序具 25~33 花；小总苞片 4~5，线形，长 1~8mm，先端锐尖；花瓣黄白色，狭卵形，长 1.6mm，先端渐尖、内折；花柱基扁盘形。果椭圆形，长约 5mm；果瓣具 5 翅状棱，每棱槽油管 2~3，合生面 6。花果期 7~9 月。

【分布区域】产同仁市、泽库县、河南县。生于海拔 2700~4200m 高山草甸、高山灌丛草甸、林下。

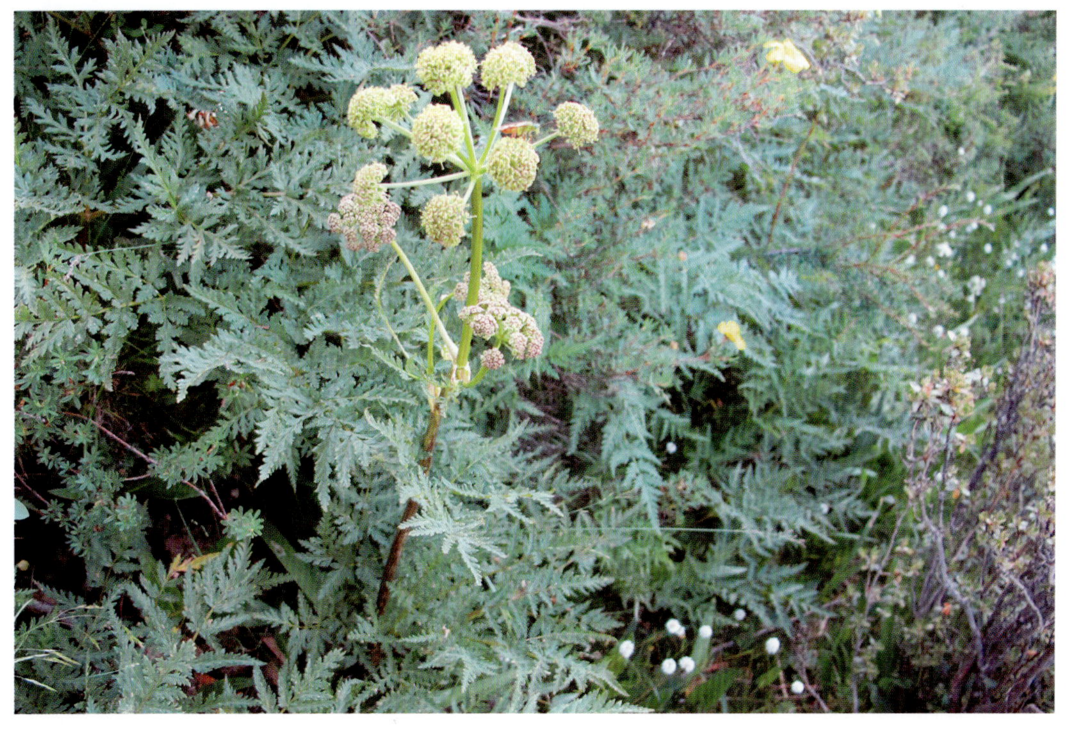

茴芹属 Pimpinella Linn.

244. 直立茴芹

【学　　名】*Pimpinella smithii* Wolff

【别　　名】

【药 材 名】防风（代用）

【用药部位】根。

【功效主治】祛风除湿、发表镇痛。用于关节疼痛、外感表症、头痛昏眩、四肢拘挛、目赤、疮疡及破伤风。

【植物特征】根长圆锥形，长 10~20cm，径约 1cm，有或无侧根。茎直立，有细条纹，微被柔毛，中、上部分枝。叶片二回羽状分裂或二回三出式分裂，末回裂片卵形，卵状披针形，长 1~10cm，宽 0.5~4cm，基部楔形，顶端长尖，叶脉上有毛；茎中、上部叶有短柄或无柄，叶片二回三出分裂或一回羽状分裂，或仅 2~3 裂，裂片卵状披针形或披针形。小总苞片 1~3，线形；小伞形花序有花 5~19；无萼齿；花瓣卵形、阔卵形，白色，基部楔形，顶端微凹，有内折小舌片；花柱基短圆锥形，较小，花柱较短，一般与花柱基近等长或短于花柱基，稀为花柱基长的 2 倍。果柄极不等长，长达 1cm 或近于无；果实卵球形，直径约 2mm，果棱线形，有稀疏的短柔毛；每棱槽内有油管 2~3，合生面 4；胚乳腹面平直。花果期 7~9 月。

【分布区域】产同仁市。生于海拔 2000~3700m 沟边、林下、灌丛。

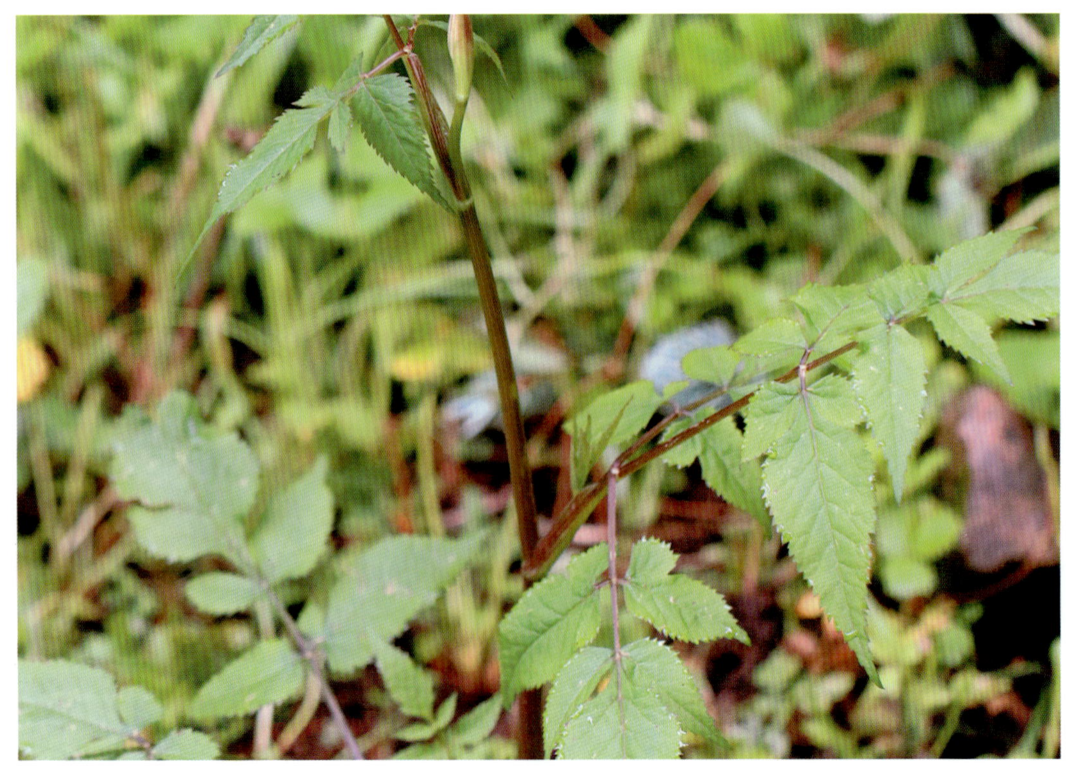

棱子芹属 Pleurospermum Hoffm.

245. 松潘棱子芹

【学　　名】*Pleurospermum franchetianum* Hemsl.

【别　　名】黄羌

【药 材 名】松潘棱子芹

【用药部位】根。

【功效主治】滋补、健胃。用于消化不良、肾炎、腰疼。

【植物特征】二年生至多年生草本，高 32~96cm。根灰褐色。茎不分枝，无毛。羽状复叶，总叶柄边缘具细齿状毛，小叶卵形至狭卵形，长 4.6~5.3cm，宽 2.2~4cm，二回羽裂，末回裂片卵形至披针形，长 1.5~7.5mm，宽 1~3mm，边缘和脉上具细齿状毛；茎生叶向上渐变小。复伞形花序，总苞片 5~8，狭卵形、披针形，先端 3~7 浅裂，边缘膜质；小伞形花序具 24~32 花；萼齿阔卵形，先端钝圆；花瓣白色，倒卵形，长 1.5mm，先端稍内折，基部具短爪，花柱基黄褐色。果阔椭圆形，长 5mm，具水泡状微突，侧棱宽翅状，每棱槽油管 1，合生面 2。花果期 6~9 月。

【分布区域】产同仁市、泽库县。生于海拔 2300~2800m 灌丛、林下、林缘、河滩、地埂。

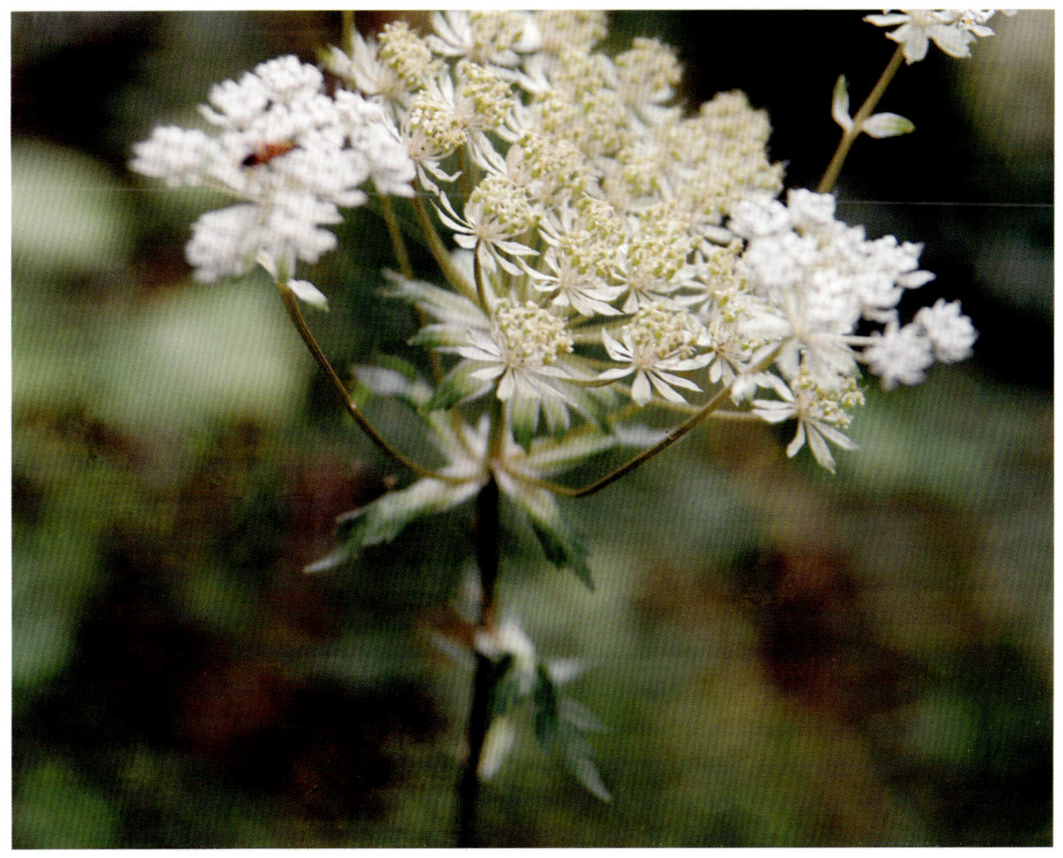

变豆菜属 Sanicula Linn.

246. 首阳变豆菜

【学　　名】*Sanicula giraldii* Wolff

【别　　名】太白变豆菜

【药 材 名】太白变豆菜

【用药部位】全草。

【功效主治】清热解毒、杀虫。用于蛔虫病、痈肿疮毒、高血压等。

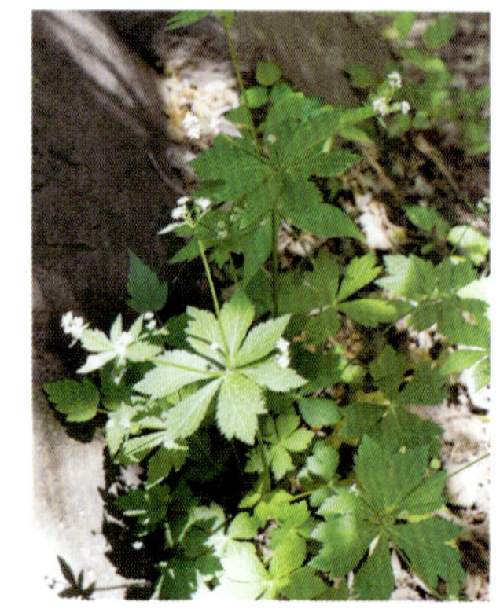

【植物特征】多年生草本，高 19~54cm。根茎短。茎少分枝，无毛。基生叶具长柄，叶片五角状心形，长 3.3~5cm，宽 4~8cm，3 全裂，侧裂片再 2 深裂，小裂片倒卵形至狭倒卵形，通常再 3 浅裂，边缘有锯齿，齿先端具芒；茎生叶与基生叶同形，但柄短。假二歧分枝式伞形花序；总苞片 4，狭卵形，先端具芒，全缘或具 3 齿；伞辐 3，无毛；小总苞片 4，长 1~1.8mm，先端具短尖；小伞形花序，中间者较先发育，具 5~6 花；雄花通常 3，花梗长 0.7mm；两性花 2~3，近无花梗；萼齿阔卵形，长 0.5mm，先端具短尖；花瓣白色，先端微凹，内折成小舌片；两性花的花柱外曲，长 1mm。果椭圆形，长 2~3mm，具钩状皮刺，果瓣油管 5，合生面 2。花果期 6~8 月。

【分布区域】产同仁市。生于海拔 2300~3550m 林缘、林下、灌丛。

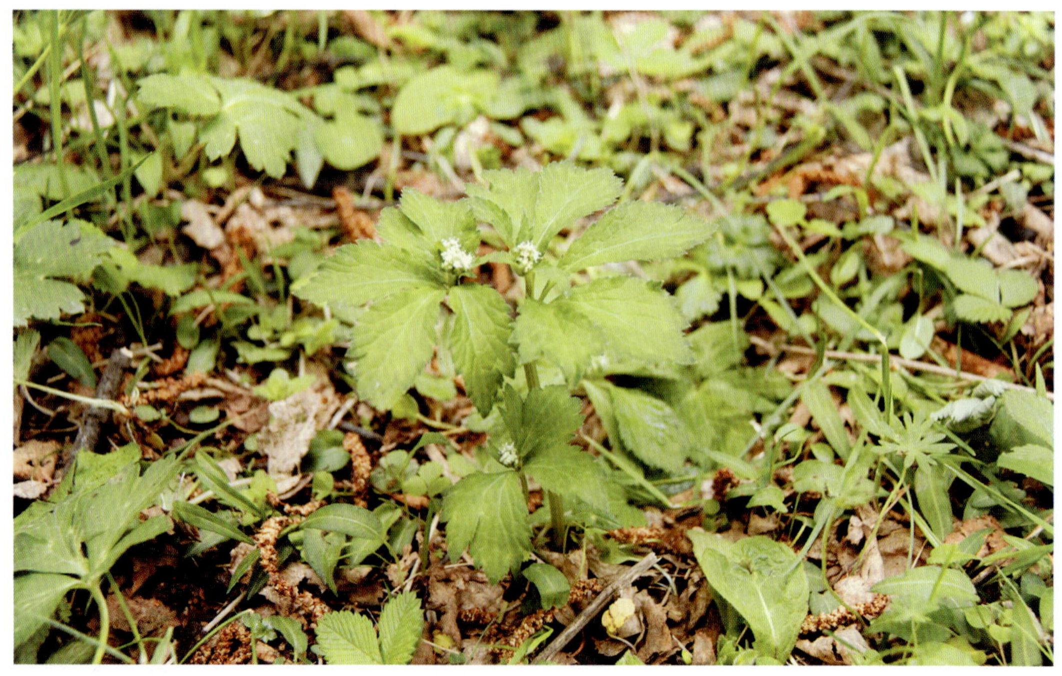

迷果芹属 Sphallerocarpus Bess. ex DC.

247. 迷果芹

【学　　名】*Sphallerocarpus gracilis*（Bess.ex Trevir.）K. –Pol.

【别　　名】黄参、达扭、加果（藏语译音）

【药 材 名】迷果芹

【用药部位】根。

【功效主治】祛肾寒、敛黄水。用于肾寒病、黄水病、痹证。

【植物特征】多年生草本，高 50~120cm。根块状或圆锥形。茎圆形，多分枝，有细条纹，下部密被或疏生白毛。基生叶早落或凋存；茎生叶 2~3 回羽状分裂，2 回羽片卵形或卵状披针形，长 1.5~2.5cm，宽 0.5~1cm；叶柄长 1~7cm，基部有阔叶鞘，鞘棕褐色，边缘膜质，被白色柔毛。复伞形花序顶生和侧生；伞辐 6~13，不等长；小伞形花序有花 15~25；花柄不等长；萼齿细小，花瓣倒卵形，长约 1.2mm，宽 1mm，顶端有内折的小舌片；花丝与花瓣同长或稍超出，花药卵圆形，长约 0.5mm。果实椭圆状长圆形，长 4~7mm，宽 1.5~2mm，两侧微扁，背部有 5 条突起的棱，棱略呈波状。花果期 7~10 月。

【分布区域】产全州各市县。生于海拔 2000~4300m 沟边、滩地、林间地、灌丛、农田、草甸、湖滨沙地。

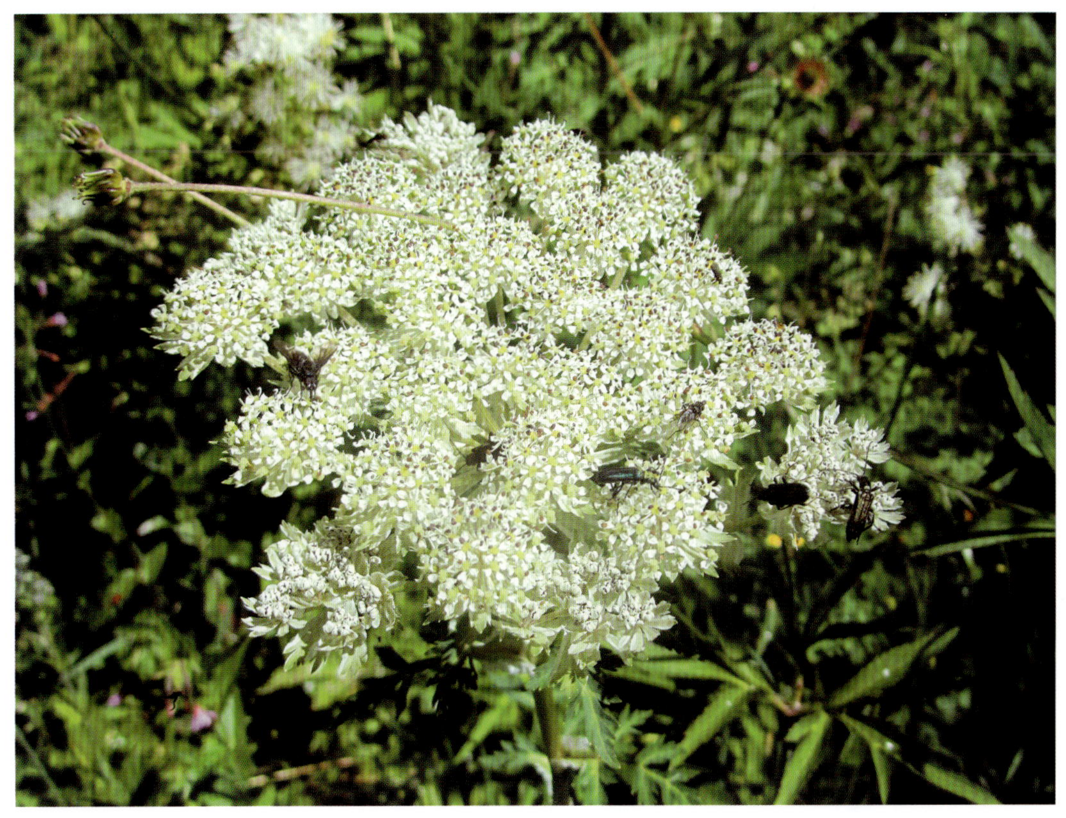

四十八、杜鹃花科 Ericaceae

杜鹃花属 Rhododendron Linn.

248. 烈香杜鹃

【学　　名】*Rhodoendron anthopogonoides* Maxim.

【别　　名】白香柴、黄花杜鹃、大勒（藏语译音）

【药 材 名】小叶枇杷

【用药部位】叶、花。

【功效主治】清热消毒、止咳平喘、健胃消肿、强身抗衰老。用于肺病、喉炎、水土不服所致气喘、尿道炎、消化不良、胃下垂、胃扩张、胃癌、肝癌、肝脾肿大、水肿等。

【植物特征】常绿灌木，高 1.5~2m。树皮黄褐色或灰色；蝎尾状分枝，枝黄褐色，圆柱形，幼枝具密生鳞片和柔毛。叶革质，卵形或椭圆形，长 2~4.5cm，宽 8~25mm，顶端钝，具短尖头，基部圆形，全缘，略反卷，伞房花序半球形，密集；小花梗短，疏生微柔毛；花萼黄色，5 深裂，裂片椭圆状卵形，长约 5mm，宽约 3mm，顶端钝尖，具淡黄色膜质鳞片，花冠黄色，近杯状，5 浅裂，花冠筒长约 1cm，雄蕊 5，朱红色，花丝扁，锥状，长约 0.5cm，中部以上具微毛；子房绿褐色，阔卵形，长约 0.2cm，宽约 0.2cm，被微柔毛，花柱红褐色，具微柔毛，柱头极短，头状，红褐色，密被柔毛。花期 6~7 月，果期 8~9 月。

【分布区域】产泽库县、河南县。生于海拔 3000~4100m 的高山阴坡灌丛。

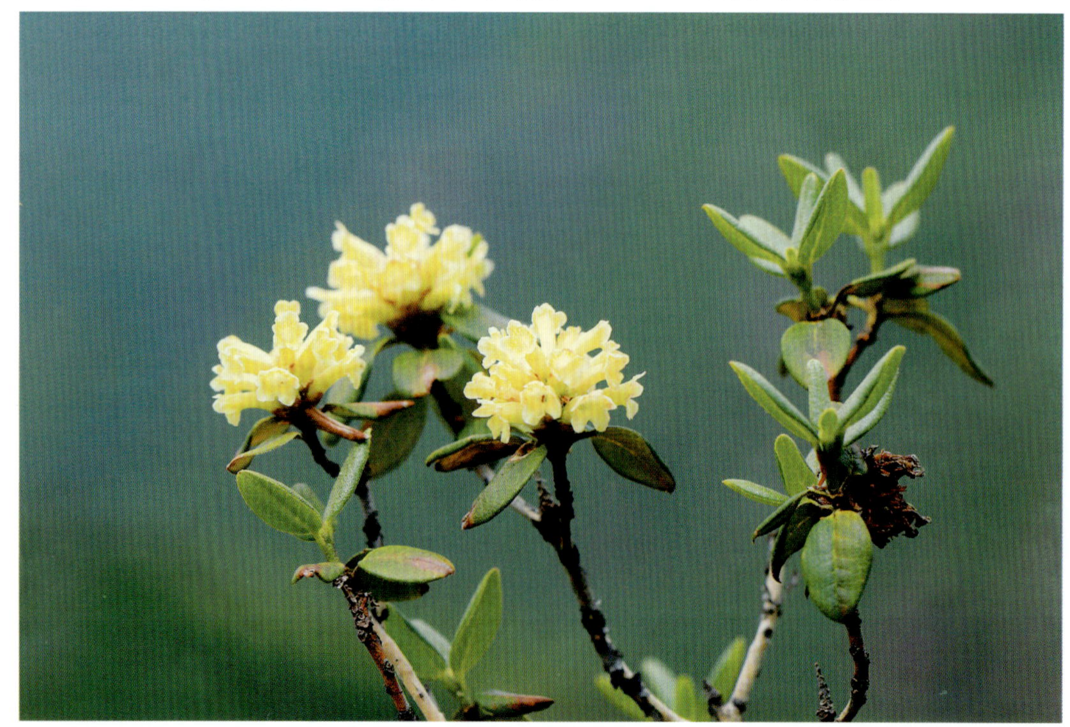

249. 头花杜鹃

【学　　名】*Rhododendron capitatum* Maxim.

【别　　名】黑乡柴、小叶杜鹃、塔丽那保（藏语译音）

【药 材 名】小叶杜鹃

【用药部位】叶或花。

【功效主治】祛痰、止咳平喘。用于慢性支气管炎、哮喘。

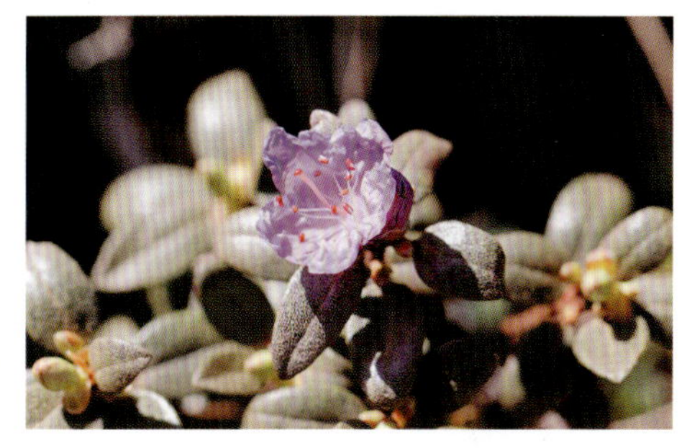

【植物特征】灌木，高达 1m；分枝开展或丛生，幼枝密被鳞片，黄褐色，老枝黑灰色。叶椭圆形、长圆形或近卵圆形，长 6~26mm，宽 3.5~9mm，先端圆形或钝，基部楔形，上面鳞片灰白色，下面鳞片 2 色，褐色与黄绿色，两者均匀分布，对比明显；叶柄长 2~3mm，有鳞片。花序具 3~5 花，近头状；花梗短，有鳞片；花萼膜质，常带蓝紫色，长 2~6mm，裂片长圆形，边缘有或无缘毛，背面有鳞片；花冠宽漏斗形，蓝紫色或淡紫红色，长 10~17mm，筒部长 3~5mm，内部喉部有毛，外面有时有毛，裂片卵状长圆形；雄蕊 10，露出花冠外或与裂片等长，花丝有毛；子房有鳞片，花柱与雄蕊等长或短，基部有毛或光滑。蒴果有鳞片。花果期 6~8 月。

【分布区域】产全州各市县。生于海拔 2970~4300m 高山阴坡、河谷滩地灌丛。

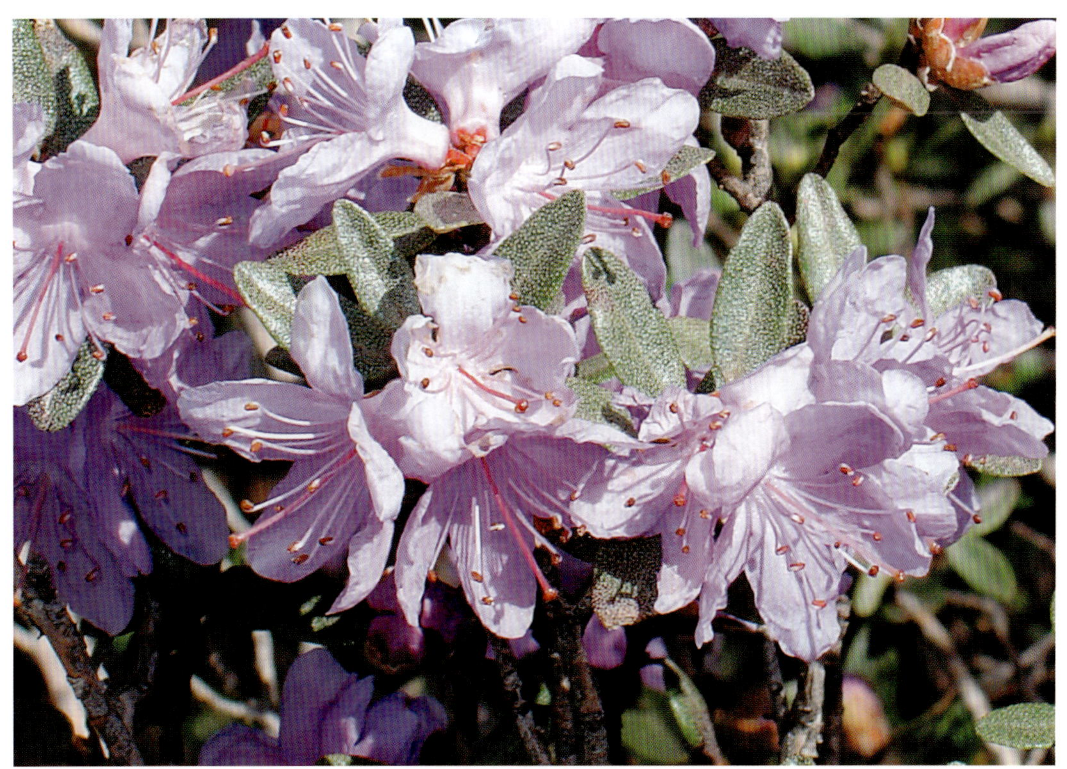

250. 陇蜀杜鹃

【学　　名】*Rhododendren przowalskii* Maxim.

【别　　名】青海杜鹃、大玛（藏语译音）

【药 材 名】金背枇杷

【用药部位】叶、花。

【功效主治】清肺泻火、止咳化痰。用于咳嗽、痰喘、咯血、肺痈、带下病。

【植物特征】常绿灌木，高达 3m；幼枝淡褐色，无毛；老枝黑灰色。叶革质，常集生于枝端，叶片卵状椭圆形至椭圆形，长 6~10cm，宽 3~4cm，先端钝，具小尖头，基部圆形或略呈心形，上面深绿色，无毛，微皱，中脉凹入，侧脉 11~12 对，微凹，下面初被薄层灰白色、黄棕色至锈黄色，多少粘结的毛被，由具长芒的分枝毛组成，以后毛陆续脱落，变为无毛，中脉凸起，侧脉略凸；叶柄带黄色，长 1~1.5cm，无毛。顶生伞形花序，有花 10~15 朵，总轴长约 1cm，无毛；花梗长 1~1.5cm，无毛；花萼小，长 1~1.5mm，具 5 个半圆形齿裂，无毛；花冠钟形，长 2.5~3.5cm，白色至粉红色，筒部上方具紫红色斑点，裂片 5，近圆形，长约 1cm，宽 1.5cm，顶端微缺;雄蕊 10，不等长，长 1.2~1.8cm，花丝无毛或下半部略被柔毛，花药椭圆形，淡褐色、长 2mm;子房圆柱形，具槽，无毛，长 4~5mm，花柱无毛，柱头头状，绿色。蒴果长圆柱形，长 1.5~2cm，直径 4~5mm，光滑。花期 6~7 月，果期 9 月。

【分布区域】产全州各市县。生于海拔 2970~4300m 高山阴坡、河谷滩地灌丛。

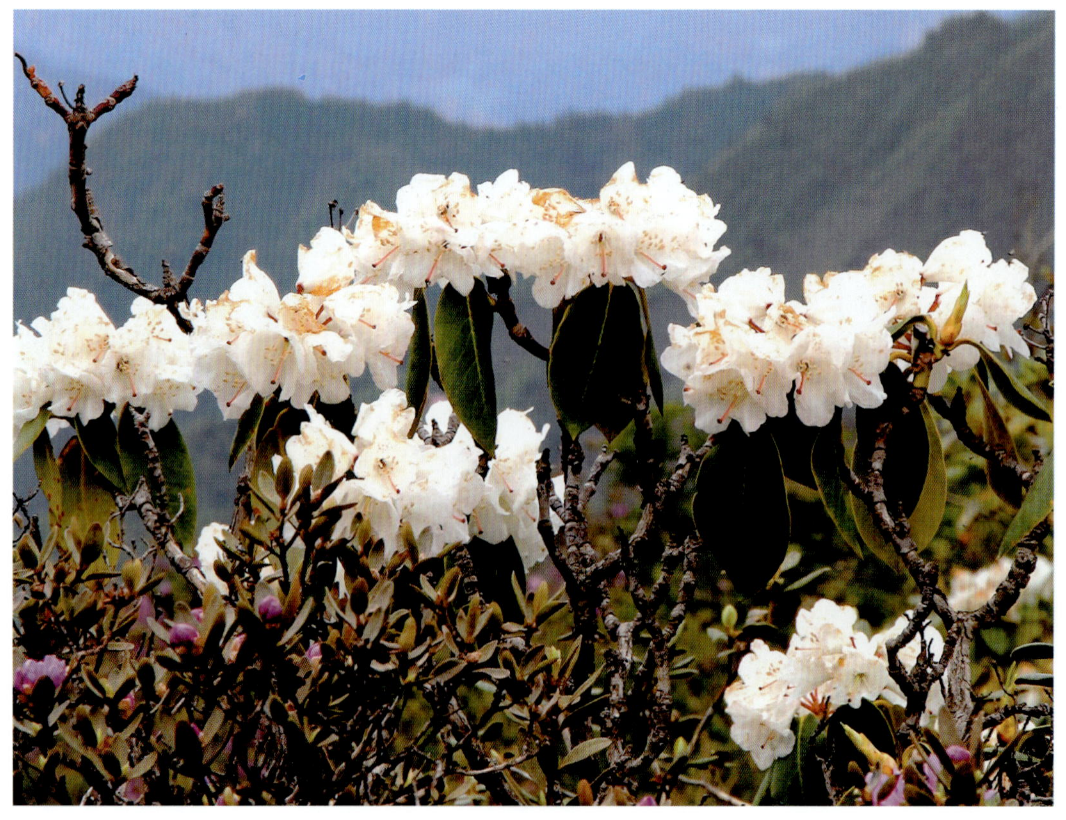

251. 千里香杜鹃

【学　　名】*Rhododendron thymifolium* Maxim.

【别　　名】百里香杜鹃、黑香茶、塔丽恩保（藏语译音）

【药 材 名】黑香柴

【用药部位】枝叶及花。

【功效主治】止咳化痰、暖胃祛寒。用于咳喘痰多、胃寒疼痛。

【植物特征】灌木，高 40~130cm；分枝常弯曲，紧密丛生；幼枝有鳞片，褐色；老枝黑灰色。叶小，椭圆形、长圆形或狭倒卵形，长 3~13mm，宽 1.5~4mm，先端钝，基部楔形，上面鳞片灰白色，下面鳞片一色，淡黄色或淡黄褐色，或幼时灰白色。花常单生枝顶，稀 2 朵；花梗短，约 2mm，被鳞片，花萼长约 1mm，近半圆形，边缘有缘毛，背面常有鳞片，花冠宽漏斗形，蓝紫色或淡紫色，长 7~10mm，筒部长约 3mm，内面喉部有毛，裂片长圆形；雄蕊 10，伸出花冠，花丝下部有毛，子房有鳞片，花柱长短不等，光滑。蒴果密被鳞片，球形，长约 3mm。花果期 6~8 月。

【分布区域】产同仁市、泽库县。生于海拔 2800~3800m 阴坡。

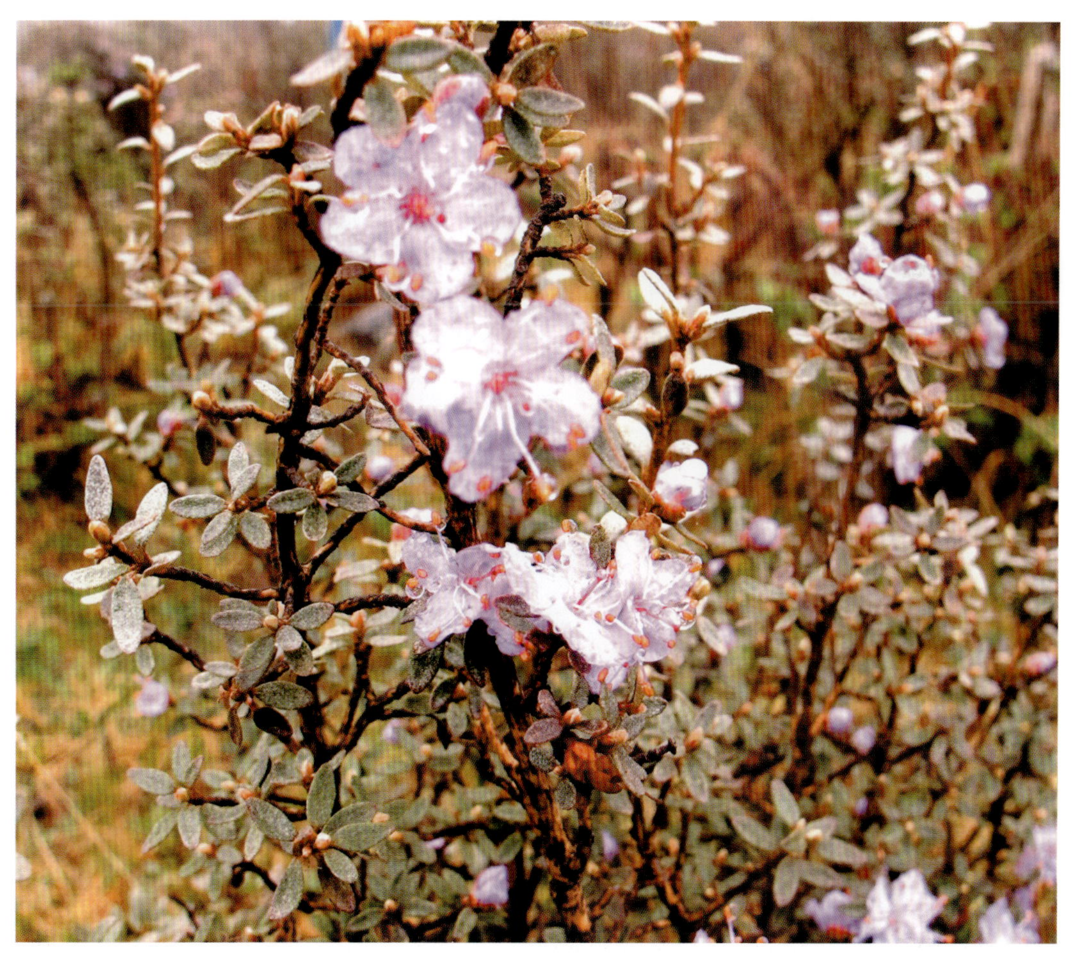

四十九、报春花科 Primulaceae

点地梅属 Androsace Linn.

252. 直立点地梅

【学　　名】*Androsace erecta* Maxim.

【别　　名】嘎蒂

【药 材 名】直立点地梅、嘎蒂

【用药部位】全草。

【功效主治】清热解毒、消肿。用于热性水肿、心脏病水肿、黄水病、溃疡、炭疽病。

【植物特征】多年生草本，茎单生，直立，高 5~35cm。基部叶丛生，常早枯，深褐色；茎生叶互生，卵圆形或卵状椭圆形，长 4~11mm，宽 2~6mm，先端锐尖或稍钝，具尖头，基部渐狭，全缘具软骨质边缘，两面均被疏毛。伞形花序生于枝顶或叶腋中，苞片阔卵形或卵状披针形，长约 3mm，先端骤尖，边缘软骨质，被腺毛；花梗纤细，长 5~23mm；花萼钟状，长 3~4mm，具明显的条棱，分裂近中部，裂片三角形，先端具小尖头，疏被短柄腺体；花冠白色或粉红色，裂片长圆形，小，长 0.8~1.1mm。蒴果圆柱状，长于花萼。花果期 6~8 月。

【分布区域】产同仁市、泽库县。生于海拔 2600~4000m 山坡草地、河漫滩。

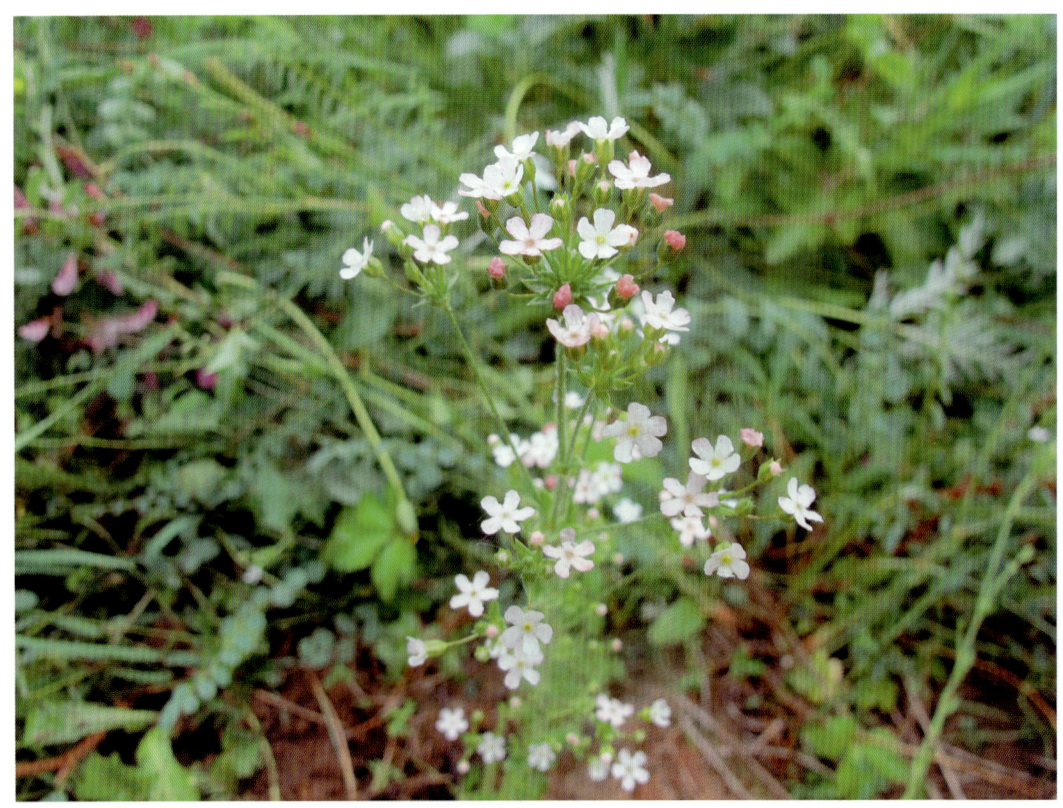

253. 西藏点地梅

【学　　名】*Androsace mariae* Kanitz

【别　　名】石莲叶点地梅、匙叶点地梅、尕德那保（藏语译音）

【药 材 名】高原点地梅

【用药部位】全草。

【功效主治】利水消肿、除湿。用于小便不利、全身浮肿、关节疼痛、痹证。

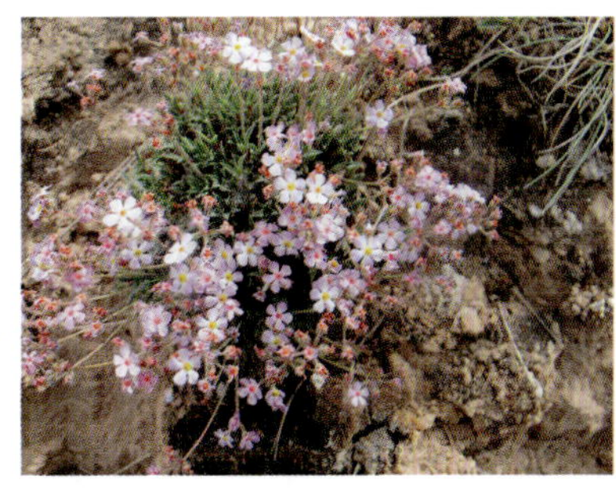

【植物特征】多年生草本。主根木质，根出条短或长。叶丛间有明显的间距形成疏丛。叶二型，外层叶舌形成匙形，长 0.4~0.9cm，宽 0.15~0.2cm，先端锐尖，基部渐狭，两面秃净或被疏毛，边缘具长缘毛；内层叶倒披针形或匙形，长 1.2~4.5cm，宽 0.2~0.5cm，先端锐尖或圆形而具骤尖头，基部渐窄，下延，两面均不被毛，边缘具软骨质及长缘毛。花葶高 2~17cm，被白色多细胞毛和短柄腺体；伞形花序具 2~10 花；苞片披针形至线形，长 3~7mm，被白色多细胞毛；花梗在花期长 3~5mm，果期长达 18mm；花萼钟形，长 3mm，密被长柔毛，分裂达中部，裂片三角形；花冠红色或白色，直径 6~9mm，裂片倒卵形，全缘或略呈波状。蒴果球形。花果期 6~7 月。

【分布区域】产同仁市、尖扎县、泽库县。生于海拔 2000~4500m 山坡、灌丛、草甸、林缘。

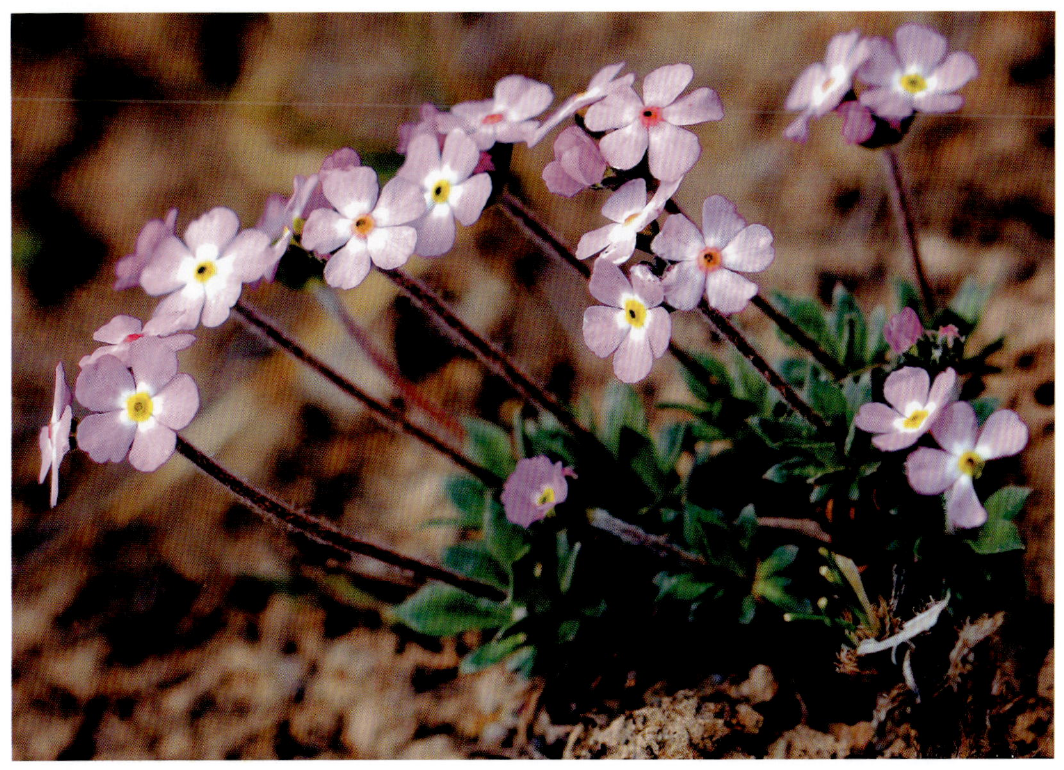

海乳草属 Glaux Linn.

254. 海乳草

【学　　名】*Glaux maritima* Linn.

【药 材 名】海乳草

【用药部位】全草。

【功效主治】清热解毒。用于咽喉肿痛、口疮、牙痛。

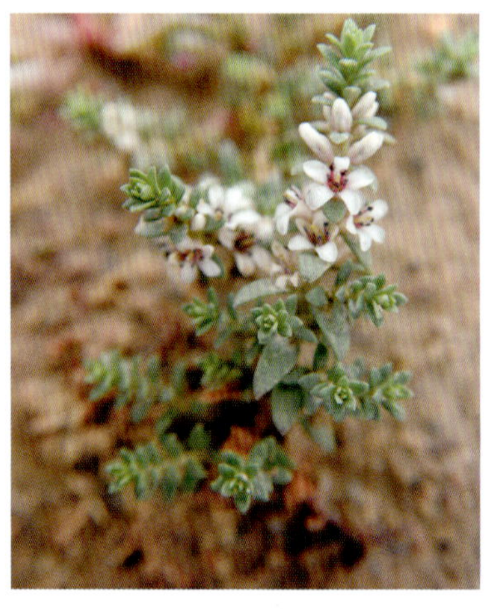

【植物特征】多年生草本。全株无毛，高 2~15cm。茎直立或下部匍匐，节间短，通常有分枝。叶近无柄，交互对生，间距为 1~6mm；近茎基部的 3~4 对叶鳞片状，膜质；上部叶肉质，长椭圆形或阔卵形，长 4~11mm，宽 1.5~4.5mm，先端渐尖或钝圆，基部楔形，全缘。花单生于茎中上部的叶腋中，花梗长约 3mm，或极短；花萼钟形，粉红色，花冠状，长约 4mm，分裂达中部，裂片长圆形，宽约 2mm，先端钝圆；无花冠；雄蕊 5，略短于花萼；子房卵球形，上半部密被小腺点，花柱与雄蕊近等长。蒴果卵球形，长 2.5~3mm，先端稍尖成喙状。花果期 5~8 月。

【分布区域】产全州各市县。生于海拔 2800~4500m 河滩沼泽、草甸、盐碱地、沟边、阶地。

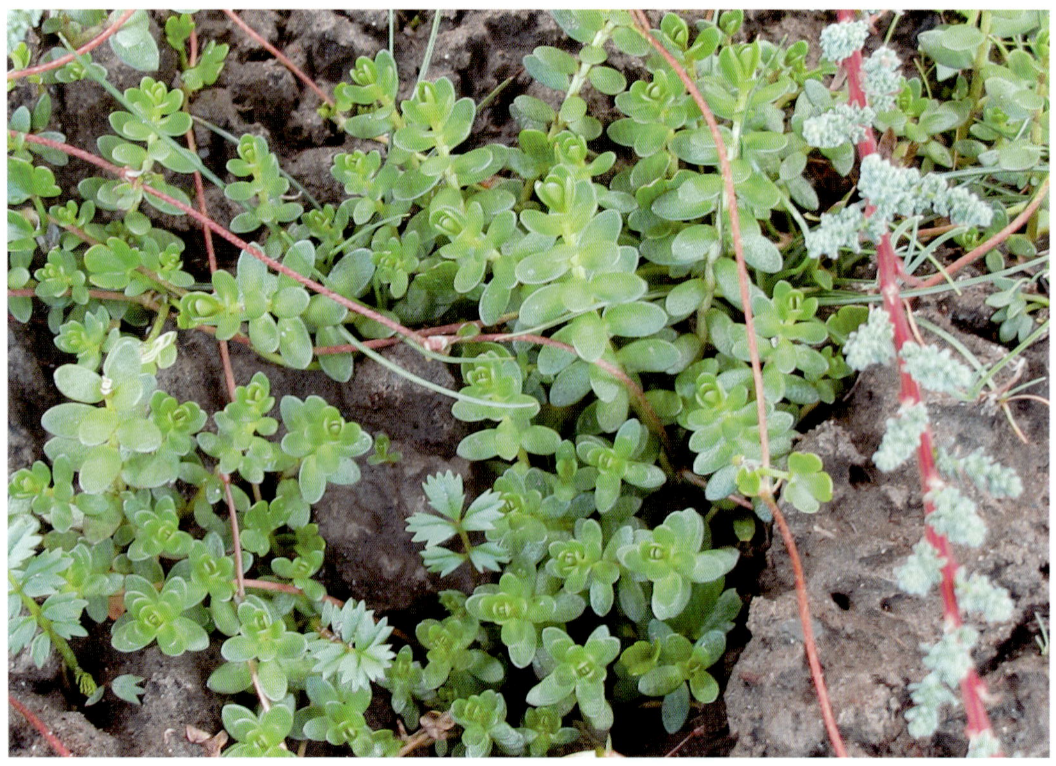

羽叶点地梅属 Pomatosace Maxim.

255. 羽叶点地梅

【学　　名】*Pomatosace filicula* Maxim.

【别　　名】热衮巴（藏语译音）

【药 材 名】羽叶点地梅

【用药部位】全草。

【功效主治】清热、祛瘀血。用于肝炎、高血压引起的发烧，子宫出血，月经不调及关节炎等症。

【植物特征】一年生或二年生草本，高 7.5~14cm。主根粗，须根少数。叶基生，多数，叶片轮廓长圆形，长 2.5~9.5cm，宽 8~16mm，羽状深裂或全裂，裂片三角形或矩圆形，宽 1.5~4mm，先端钝圆，全缘或具牙齿；叶柄短或长为叶片的 1/3，近基部扩展，微呈鞘状。花葶多数，疏被白色长柔毛；伞形花序具 4~16 花；苞片线状至狭披针形，长 3~8mm；花萼杯状，长 2.5~4mm，分裂达全长的 1/3，裂片三角形，先端尖，内部微被毛；花冠粉红色，冠筒长约 2mm，裂片倒卵状长圆形，宽约 1mm，先端钝圆。蒴果球形，直径约 4mm，盖裂为上下两半，通常具种子 6~12 枚。花果期 7~8 月。

【分布区域】产全州各市县。生于海拔 3100~4800m 灌丛、林缘草地、草甸、林下、干旱山坡。

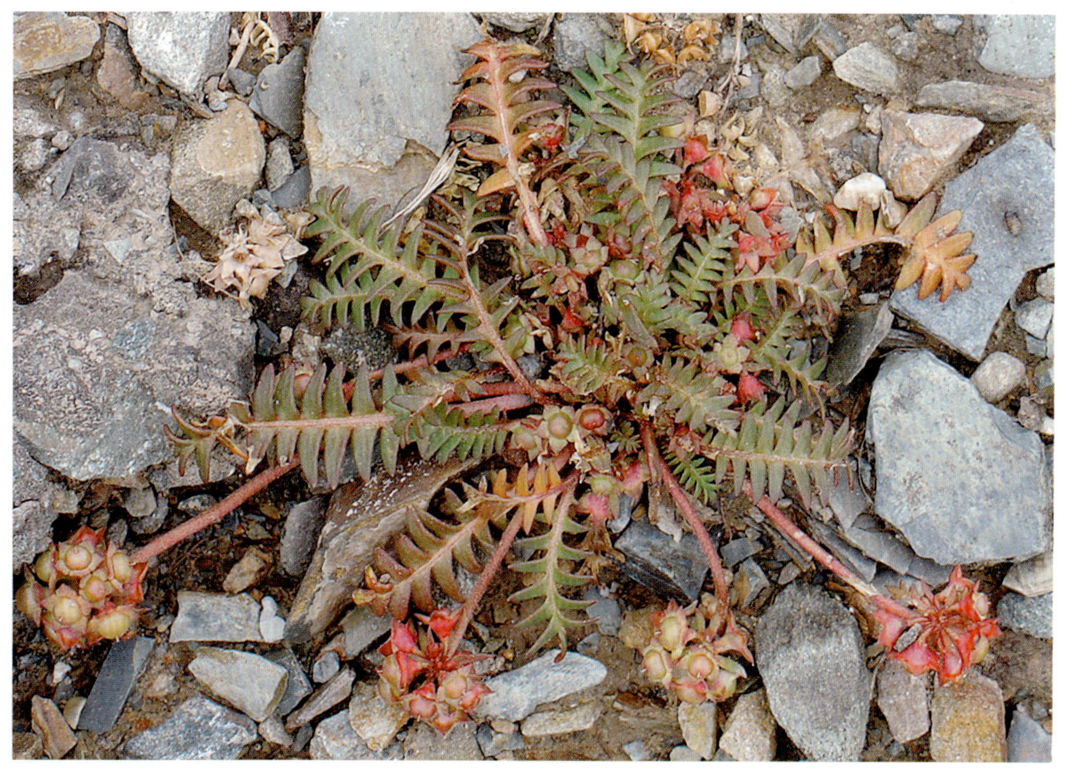

报春花属 Primula Linn.

256. 天山报春

【学　　名】*Primula nutans* Georgi

【别　　名】垂花报春、伞报春、少花报春

【药 材 名】天山报春

【用药部位】全草。

【功效主治】清热解毒、清热止血、止痛敛疮。用于疮痈肿毒、热病出血、疮疡不敛。

【植物特征】多年生草本。根状茎短，具多数须根。叶丛基生；叶片卵圆形或近圆形，长 6~25mm，宽 5~14mm，先端钝圆，基部圆形或楔形，全缘，两面均无毛；叶柄细，与叶片近等长，或长为叶片的 2~3 倍。花葶高 3.5~32cm，伞形花序 1~2 轮，具 2~6 花；苞片长圆形，长 5~7mm，先端渐尖，边缘具小腺毛，基部下延成垂耳状，耳长 1~1.5mm，边缘具缘毛；花梗长 0.5~4cm；花萼狭钟状，长 5~7mm，具 5 棱，外被褐色斑点，基部收缩下延成囊，裂片阔三角形，边缘密被小腺毛；花冠红紫色或蓝紫色，冠筒长 5~8mm，喉部具环状附属物，裂片倒心形，先端深 2 裂；雄蕊着生冠筒中部或上部；花柱长达冠筒中部或伸出冠筒口。蒴果筒形，长 7~8mm。花果期 6~8 月。

【分布区域】产全州各市县。生于海拔 2700~4500m 沼泽、湿地、草甸、山坡。

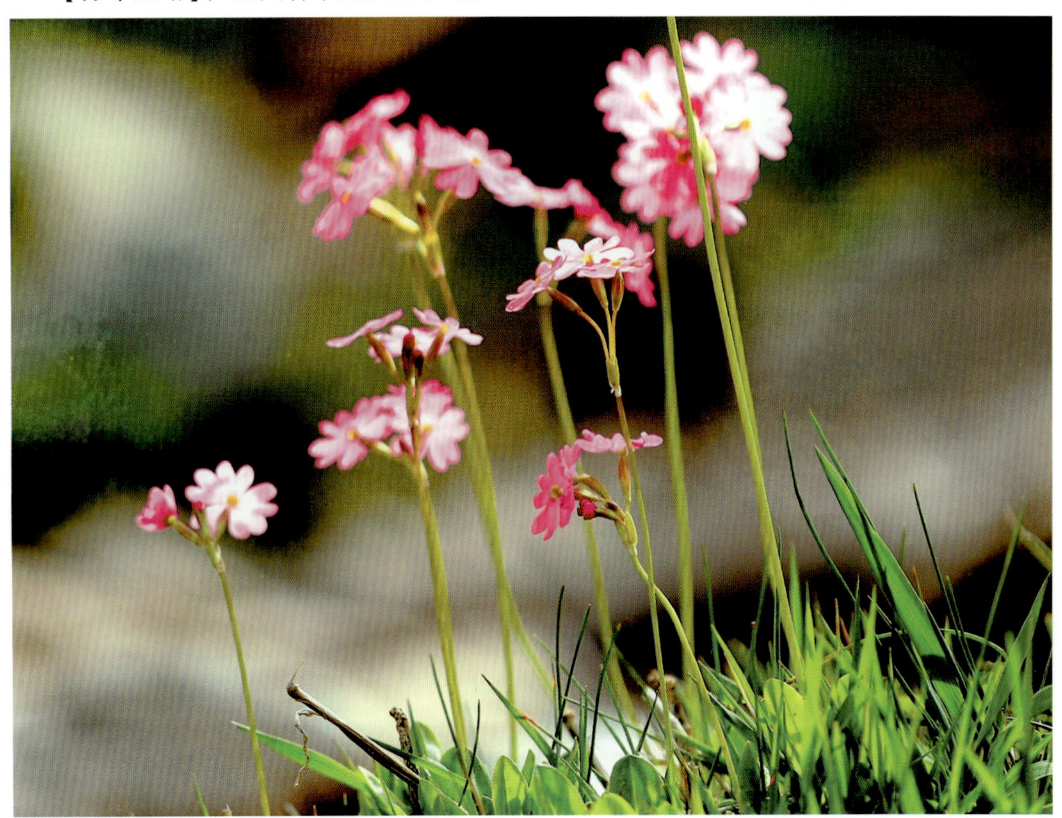

257. 唐古特报春

【学　　名】*Primula tangutica* Duchie

【别　　名】甘青报春、香智莫葛、奥勒西（藏语译音）

【药 材 名】唐古特报春

【用药部位】花及种子。

【功效主治】清热解毒、降血压。用于痈肿疮疖、烫伤、高血压。

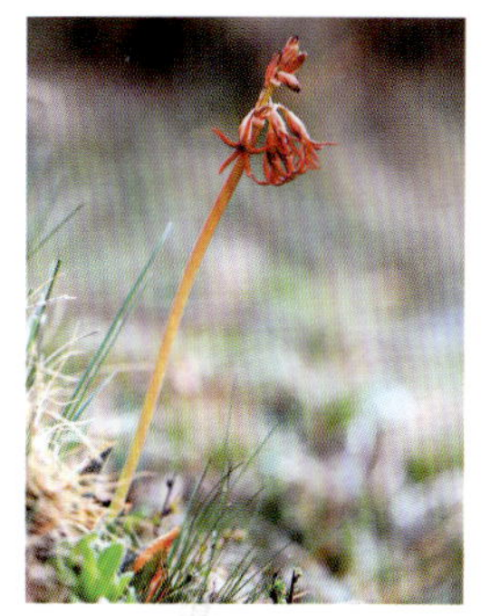

【植物特征】多年生草本。全株无粉。根粗，褐色或黑褐色，须根发达。叶片长圆形或倒卵状披针形，连柄长 4~15cm，宽 2~2.5cm，先端钝圆或稍锐尖，基部渐狭窄，下延成长柄，边缘具不规则的波状细锯齿。伞形花序 1~3 轮，每轮 5~9 花；苞片线状披针形，长 6~10mm，先端渐尖；花梗长 1.5~2.5cm，被微柔毛，具深蓝色条纹；花萼筒状，长 5~7mm，5 裂，裂片披针形；花冠紫红色，冠筒长于花萼，裂片 5，线形；雄蕊 5，贴生于冠筒喉部与裂片对生，花药黄色。蒴果筒状。花果期 6~8 月。

【分布区域】产全州各市县。生于海拔 3300~4700m 的阳坡草地或灌丛下。

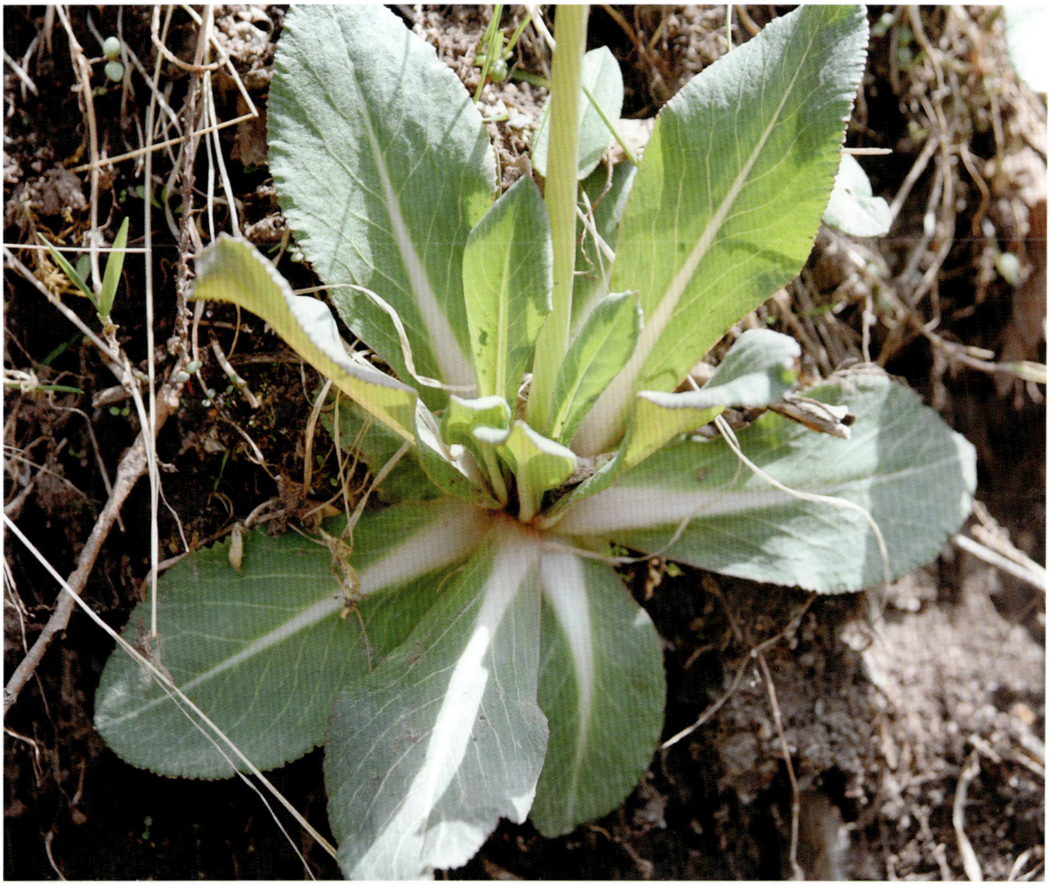

五十、木犀科 Oleaceae

丁香属 Syringa Linn.

258. 紫丁香

【学　　名】*Syringa oblata* Lindl.

【别　　名】丁香、百结、情客、龙梢子、华北紫丁香，紫丁白

【药 材 名】紫丁香叶

【用药部位】叶。

【功效主治】清热燥湿。用于止泻。

【植物特征】灌木，高 1~3m。小枝较粗，疏生皮孔。叶片革质或厚纸质，卵圆形至肾形，宽常大于长，长 2~14cm，宽 2~15cm，先端短凸尖至长渐尖或锐尖，基部心形、截形至近圆形，或宽楔形，上面深绿色，下面淡绿色；萌枝上叶片常呈长卵形，先端渐尖，基部截形至宽楔形；叶柄长 1~3cm。圆锥花序直立，由侧芽抽生，近球形或长圆形，长 4~16cm，宽 3~7cm；花梗长 0.5~3mm；花萼长约 3mm，萼齿渐尖、锐尖或钝；花冠紫色，长 1.1~2cm，花冠管圆柱形，长 0.8~1.7cm，裂片呈直角开展，卵圆形、椭圆形至倒卵圆形，长 3~6mm，宽 3~5mm，先端内弯略呈兜状或不内弯；花药黄色，位于距花冠管喉部 0~4mm 处。果倒卵状椭圆形、卵形至长椭圆形，长 1~1.5cm，宽 4~8mm，先端长渐尖，光滑。花期 4~5 月，果期 6~10 月。

【分布区域】产同仁市、尖扎县。生于海拔 2000~3500m 山坡丛林、山沟溪边、山谷路旁及滩地水边。

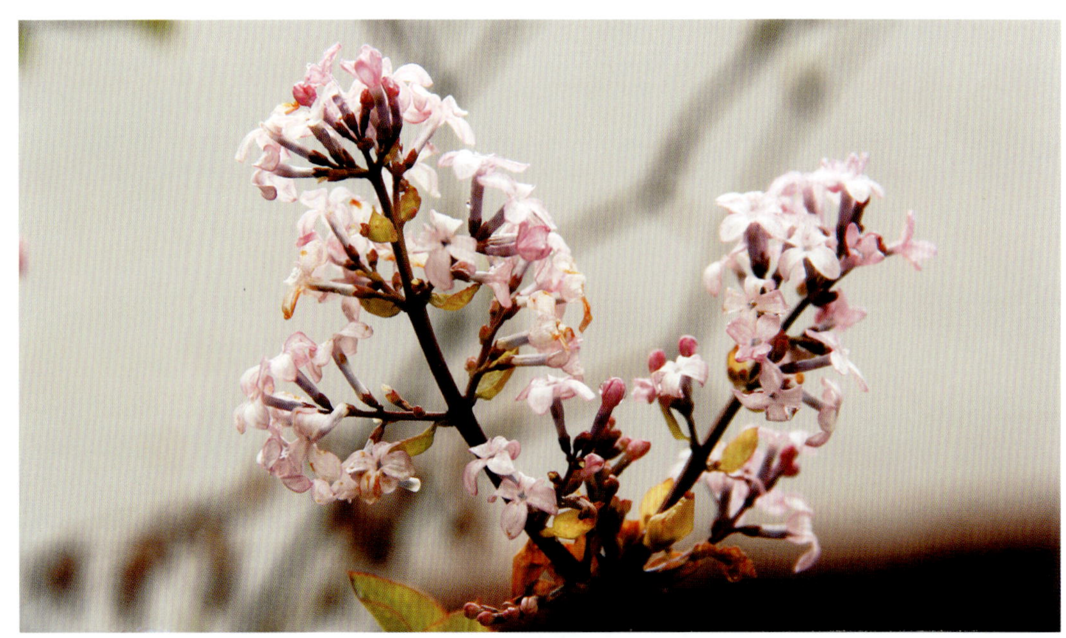

259. 暴马丁香

【学　　名】*Syringa reticulata*（Blume）H. Hara var. *amurensis*（Rupr.）J. S. Pringle.

【别　　名】暴马子、白丁香、荷花丁香、阿穆尔丁香

【药 材 名】暴马丁香

【用药部位】树皮、树干及枝条。

【功效主治】清热解毒、镇咳祛痰。用于消炎、利尿、痰鸣喘嗽、痰多以及支气管炎，支气管哮喘和心脏性浮肿等症。

【植物特征】落叶小乔木或大乔木，高 4~10m，具直立或开展枝条；树皮紫灰褐色，具细裂纹。叶片厚纸质，宽卵形、卵形至椭圆状卵形，或为长圆状披针形，长 2.5~13cm，宽 1~6cm，先端短尾尖至尾状渐尖或锐尖，基部常圆形，上面黄绿色，干时呈黄褐色，侧脉和细脉明显凹入使叶面呈皱缩，下面淡黄绿色；叶柄长 1~2.5cm，无毛。圆锥花序由 1 到多对着生于同一枝条上的侧芽抽生，长 10~20cm，宽 8~20cm；花序轴、花梗和花萼均无毛；花序轴具皮孔；花萼长 1.5~2mm，萼齿钝、凸尖或截平；花冠白色，呈辐状，长 4~5mm，花冠管长约 1.5mm，裂片卵形，长 2~3mm，先端锐尖；花丝与花冠裂片近等长或长于裂片可达 1.5mm，花药黄色。果长椭圆形，长 1.5~2cm，先端常钝，或为锐尖、凸尖，光滑或具细小皮孔。花期 6~7 月，果期 8~10 月。

【分布区域】产同仁市、泽库县。栽培。

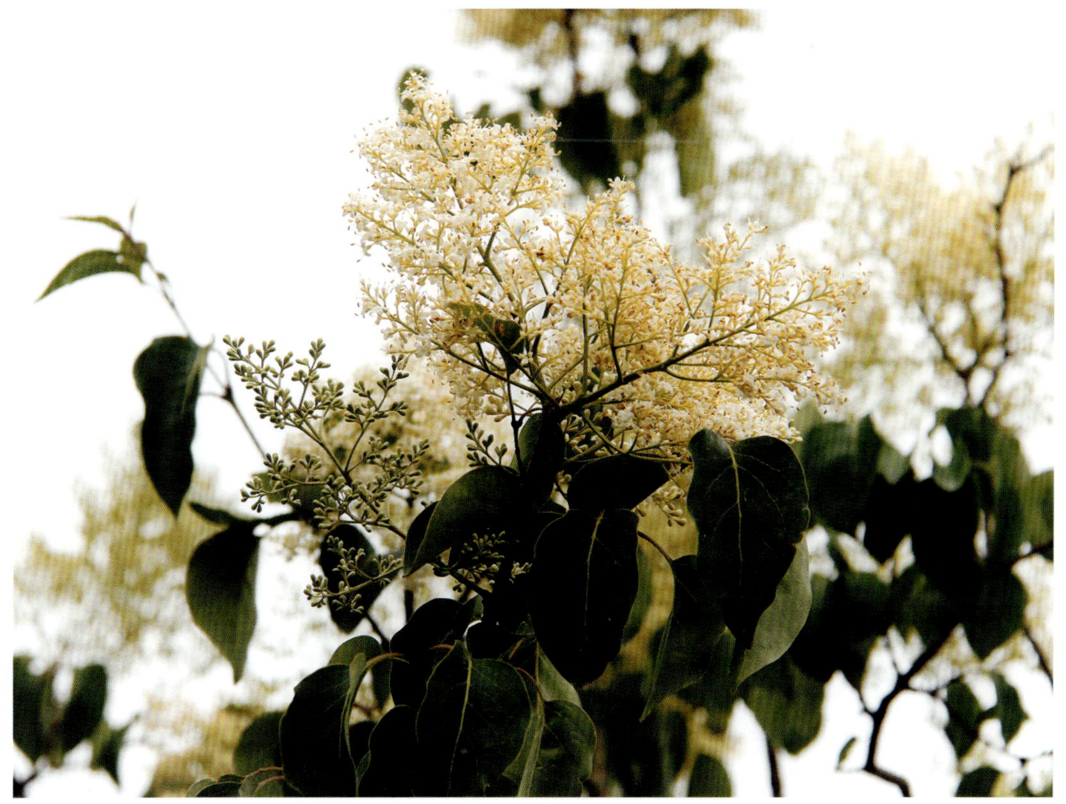

五十一、龙胆科 Gentianaceae

喉毛花属 Comastoma（Wettsh.）Toyokuni

260. 镰萼喉毛花

【学　　名】*Comastoma falcatum*（Turcz.ex Kar.et Kir.）Toyokuni

【别　　名】镰萼龙胆、镰萼假龙胆

【药 材 名】镰萼喉毛花

【用药部位】全草。

【功效主治】利胆、退黄、清热、健胃、治伤。用于黄疸、肝热、胆热、胃热、金伤。

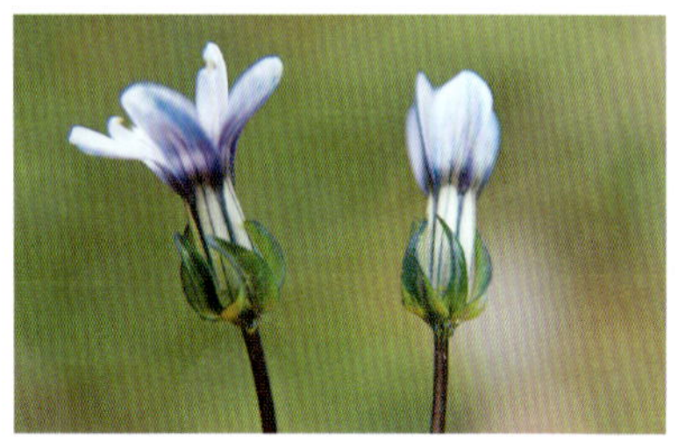

【植物特征】二年生草本，高 4~25cm。根细，肉质，直伸。茎从基部分枝；分枝斜生，基部节间短缩，上部伸长，花梗状。叶大部基生，长圆状匙形或长圆形，连柄长达 4cm，宽 2~6mm；茎生叶无柄，长圆形或椭圆形，稀卵形或线状匙形较基生叶小，先端钝或急尖。花单生枝顶；花梗带紫色，长达 12cm；花萼有时带蓝色，长为花冠的 1/3~2/3，深裂，裂片不整齐，卵状披针形或披针形；花冠蓝色、蓝紫色或深蓝色，有深色脉纹，高脚杯状，长 9~25mm，喉部膨大，直径 3~9mm，中裂，裂片长圆形，先端钝圆，基部具 2 束副冠；花丝白色，花药黄色。蒴果长于花冠。花果期 7~9 月。

【分布区域】产泽库县。生于海拔 3200~4850m 高山草甸、高山流石滩、山坡草地、沼泽草甸。

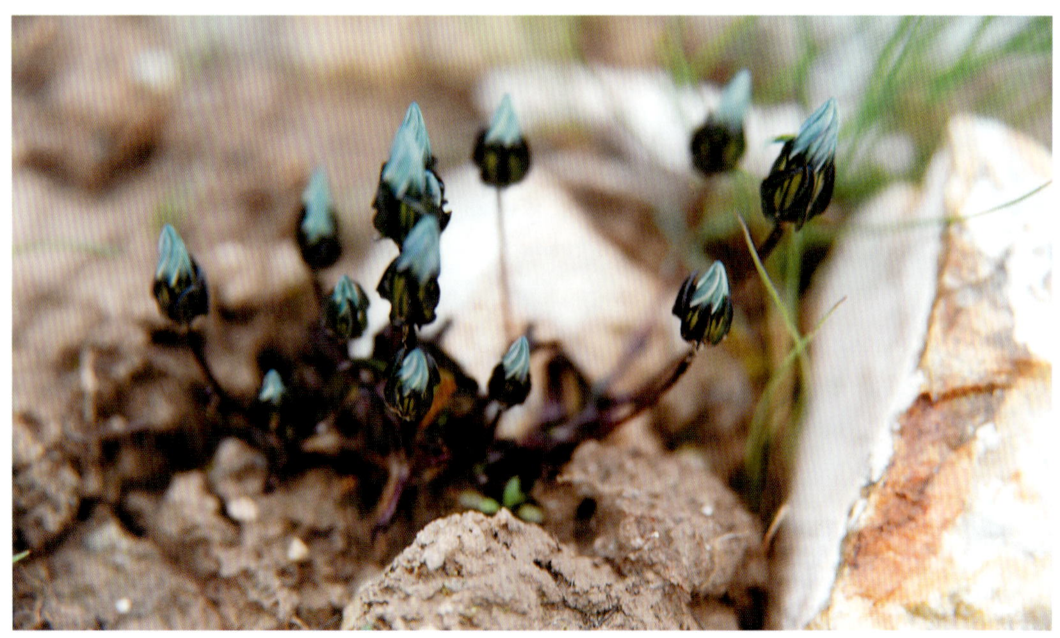

261. 长梗喉毛花

【学　　名】*Comastoma pedunculatum*（Royle ex D. Don）Holub

【别　　名】桑斗（藏语译音）

【药 材 名】长梗喉毛花

【用药部位】全草。

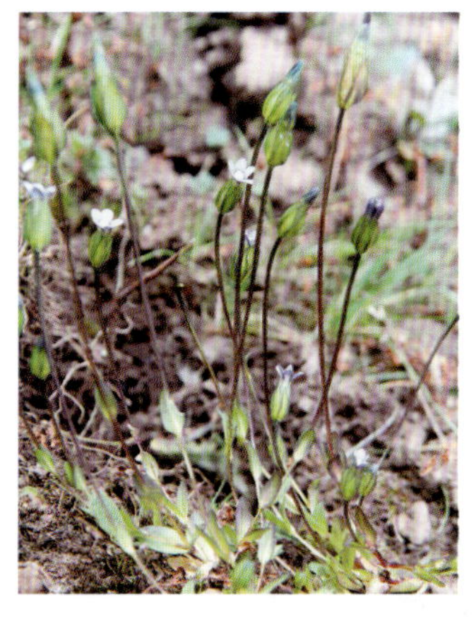

【功效主治】利胆、退黄、清热、健胃、治伤。用于黄疸、肝热、胆热、胃热、金伤。

【植物特征】一年生草本，高 2~10cm，茎从基部分枝，枝斜生，下部节间短缩，上部伸长，花梗状，四棱形。基生叶匙状长圆形，长 3~10mm，宽 1.5~2mm，先端钝，基部渐狭成短柄；茎生叶卵状长圆形或椭圆形，稀卵形，长 2~12mm，宽至 5mm，先端钝，基部楔形，无柄，花 5 数，单生枝顶，花梗长至 7cm;花萼长为花冠的 1/2 或稍短，深裂，裂片不整齐，卵形、卵状披针形或披针形，宽至 4mm，先端急尖，稀渐尖，有时边缘黑色，基部有浅囊，花冠蓝色或上部蓝色，下部黄色，其蓝色脉纹，长 5~10mm，果期长达 15mm，浅裂至中裂，裂片卵状长圆形，先端钝圆，基部具两束白色副冠，花丝线形，白色，花药黄色。蒴果略长于花冠，种子褐色，花面光滑。花果期 8~9 月。

【分布区域】产泽库县、河南县。生于海拔 3200~4420m 山坡草地、沼泽草甸、高山草甸。

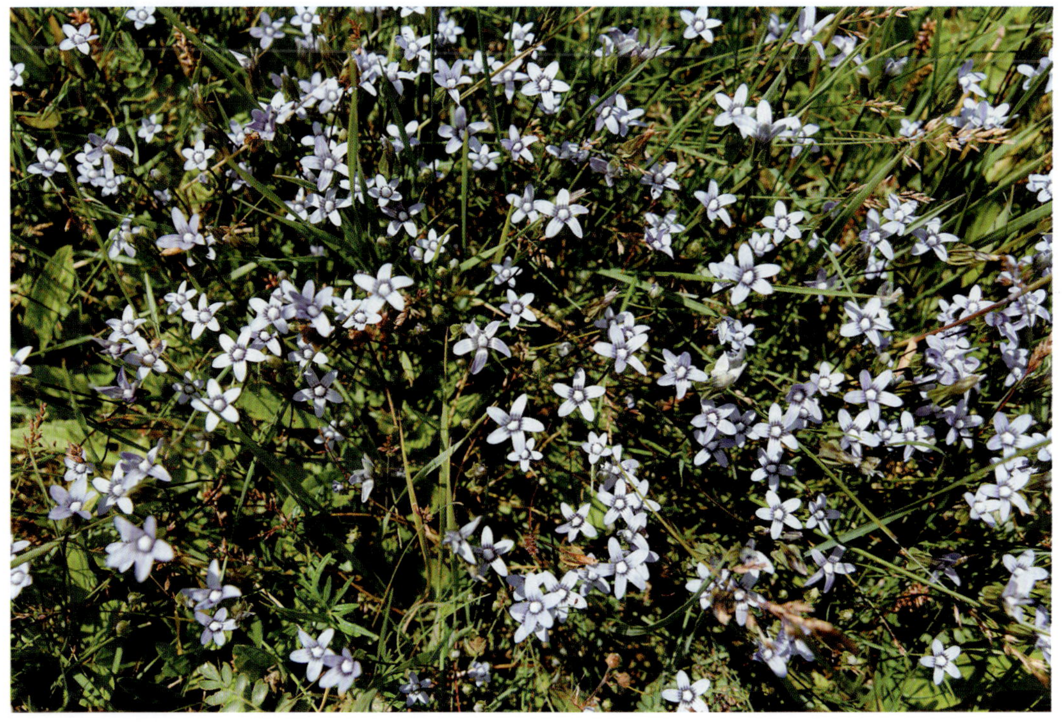

262. 喉毛花

【学　　名】*Comastoma pulmonarium*（Turcz.）Toyokuni

【别　　名】喉花草、桑斗（藏语译音）

【药 材 名】喉毛花

【用药部位】全草。

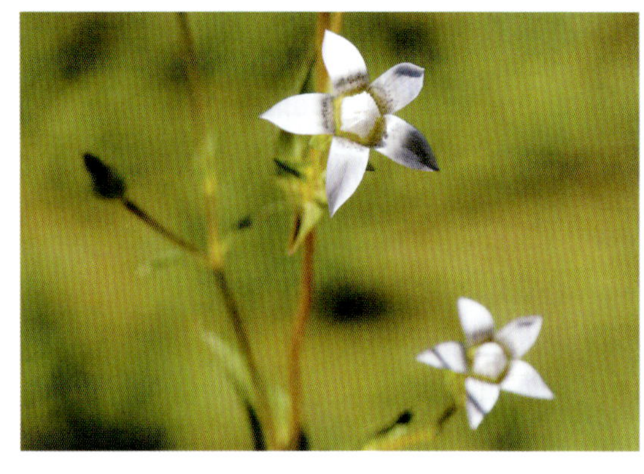

【功效主治】利胆、退黄、清热、健胃、治伤。用于用黄疸、肝热、胆热、胃热、金伤。

【植物特征】一年生草本，高 10~35cm。茎单生，直立，分枝或不分枝。基生叶早落，匙形或长圆状匙形，茎生叶无柄，卵形或卵状披针形，稀近圆形或椭圆形，长 0.6~3cm，宽 0.3~1cm，先端钝，急尖，基部钝圆，半抱茎。聚伞花序或单花，花梗不等长，长达 7cm，花 5 数，花萼长为花冠的 1/4，深裂，裂片开展，披针形或狭椭圆形，长 3~8mm，先端急尖，边缘有乳突；花冠淡蓝色，具蓝色条纹，长 9~26mm，浅裂，卵状椭圆形，长为花冠的 1/4，花丝白色，被柔毛，花药黄色。蒴果长于花冠，2 裂，种子多数，褐色，表面光滑。花果期 7~8 月。

【分布区域】产同仁市、泽库县。生于海拔 2600~4500m 林下、灌丛、山坡、河滩、高山草地。

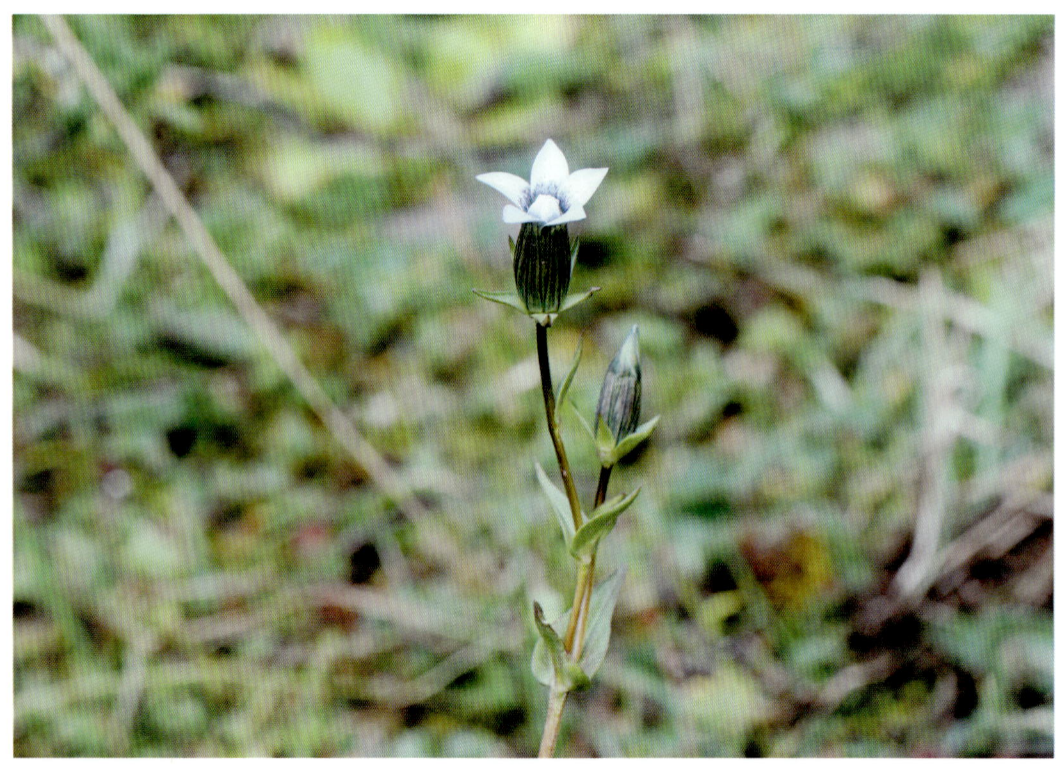

龙胆属 Gentiana（Tourn.）Linn.

263. 刺芒龙胆

【学　　名】*Gentiana aristata* Maxim.

【别　　名】完布（藏语译音）

【药 材 名】尖叶龙胆

【用药部位】全草、花。

【功效主治】全草：清热除湿；用于黄水疮。花：解热、祛湿、止咳；用于天花、水痘、支气管炎。

【植物特征】一年生草本，高 3~10cm。茎光滑，从基部多分枝，枝铺散。基生叶大，宿存，卵形或卵状椭圆形，长 7~8mm，宽约 4mm，先端钝或急尖，具小头，边缘软骨质，茎生叶对折，线状披针形，长 5~10mm，宽 1.5~2mm，先端渐尖，边缘膜质。花单生分枝顶端；花梗长至 2cm，花萼漏斗形，长 7~10mm，裂片线状披针形，长 3~4mm，先端渐尖，中脉在背面突起；花冠下部黄色，上部蓝紫色、紫红色或蓝色，喉部外面有蓝灰色宽条纹，倒锥形，长 10~15mm，裂片卵形或卵状椭圆形，长 3~4mm，先端钝，褶短于裂片，先端截形，有条裂齿。蒴果外露，倒卵状长圆形，先端钝圆，有宽翅，边缘有窄翅；种子表面有细网纹。花果期 6~9 月。

【分布区域】产同仁市、泽库县、河南县。生于海拔 2900~4600m 山坡草地、河滩草地、沼泽草地、高山草地、灌丛。

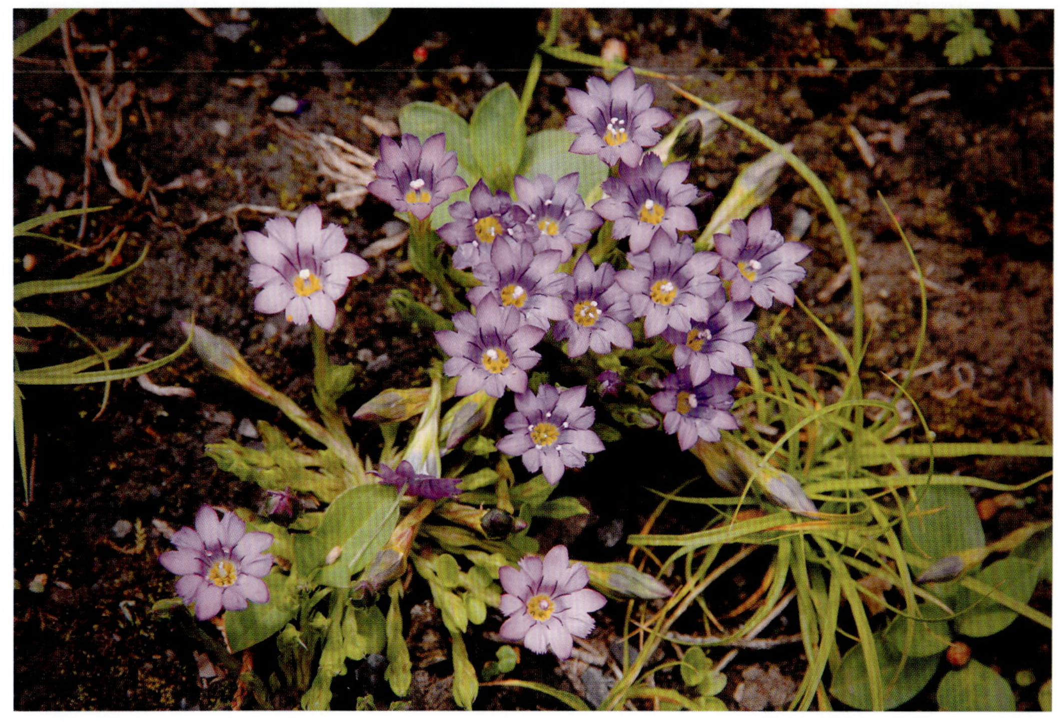

264. 粗茎秦艽

【学　　名】*Gentiana crassicaulis* Duthie ex Burk.

【别　　名】麻花艽、小秦艽、大艽、西大艽、左扭

【药 材 名】秦艽

【用药部位】根。

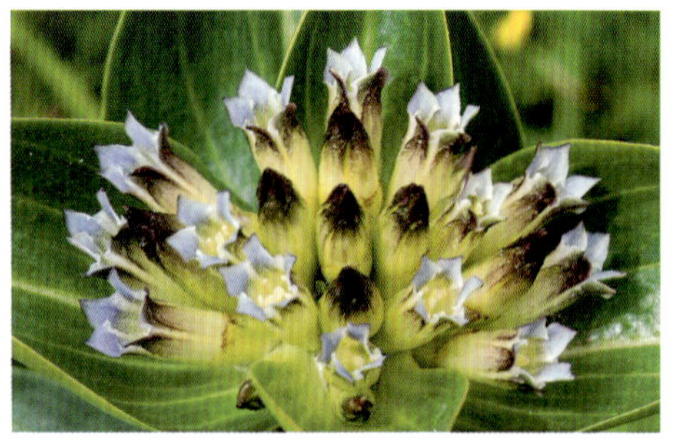

【功效主治】祛风湿、清湿热、止痹痛、退虚热。用于风湿痹痛、中风半身不遂、筋脉拘挛、骨节酸痛、湿热黄疸、骨蒸潮热、小儿疳热发热。

【植物特征】多年生草本，高约 40cm，基部被枯叶鞘纤维。须根粘结成圆柱形根。枝粗壮，径约 8mm，少数，斜生。莲座丛叶宽椭圆形或椭圆形，稀卵状椭圆形，长 11~30cm，宽至 9.5cm，先端急尖，叶柄宽，长达 8cm；茎生叶卵形或卵状椭圆形，长至 11cm，宽达 5cm，最上部叶苞叶状，包被花序。花多数，无梗，簇生枝顶呈头状，或腋生作轮状；花萼膜质，长 6~8mm，一侧开裂，顶端平截或圆形，萼齿极不明显；花冠壶形，下部黄白色，上部蓝紫色，有斑点，长约 2cm，裂片 5，卵状三角形，长约 3mm，先端钝，褶偏斜，三角形，边缘有齿；雄蕊着生于冠筒中部。蒴果内藏；种子表面具细网纹。花果期 7~9 月。

【分布区域】产河南县。生于海拔 3400~3800m 半阴坡草甸、河滩。

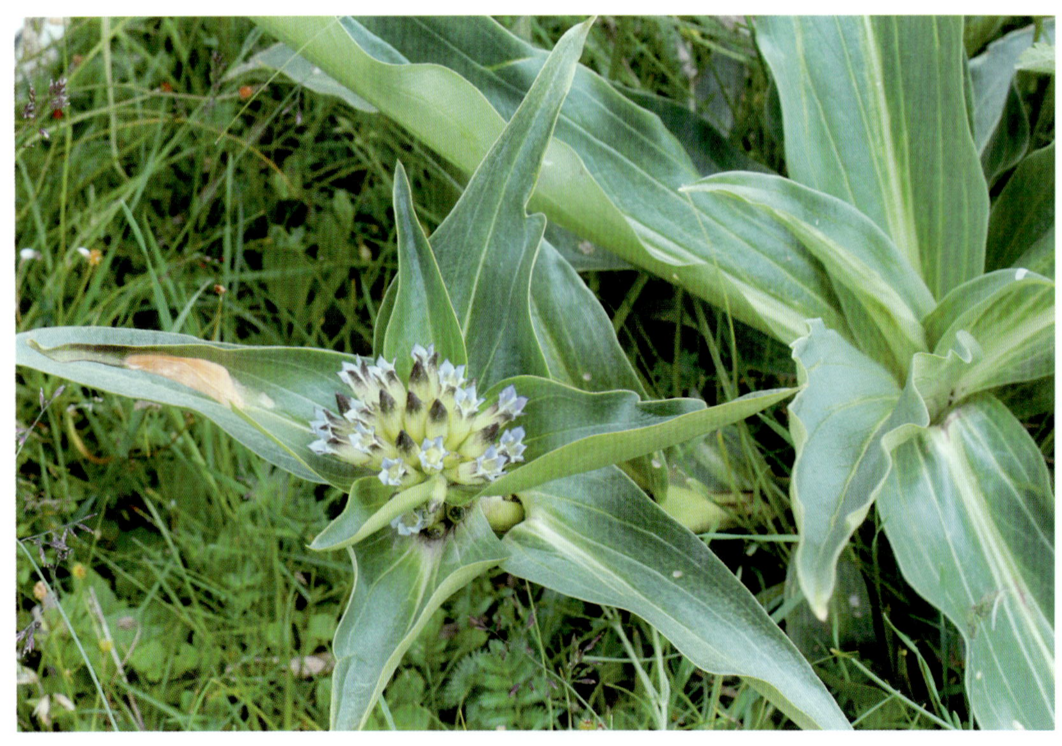

265. 达乌里龙胆

【学　　名】*Gentiana dahurica* Fisch.

【别　　名】达乌里秦艽、小秦艽

【药 材 名】秦艽

【用药部位】根。

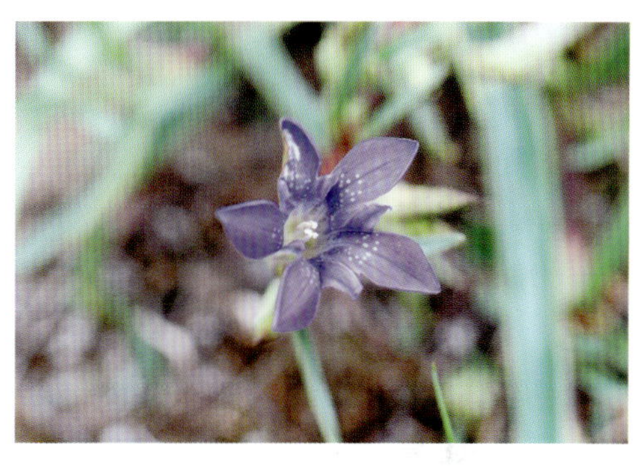

【功效主治】祛风湿、舒筋络、清虚热、利湿退黄。用于风湿痹痛、筋骨拘挛、手足不遂、骨蒸潮热、小儿疳热、湿热黄疸。

【植物特征】多年生草本，高 5~20cm；基部被枯存的纤维状叶鞘。须根粘结成左拧的圆柱形根。枝多数，斜升，常紫红色，光滑。莲座从叶披针形或线状椭圆形，长 5~12cm，宽至 1.5cm，先端渐尖，叶柄膜质，鞘状，长至 4cm；茎生叶少，线形至线状披针形，长至 4cm，鞘长至 1cm。花少数，顶生和腋生，组成疏松的聚伞花序；花梗不等长，长至 2.5cm，花萼筒膜质，黄绿色，筒状，不裂，稀一侧浅裂，长 7~15mm，萼齿 5，不整齐，线形，长 1~6mm，弯缺平截或近圆形；花冠深蓝紫色，有时喉部有多数黄色斑点，筒状或漏斗形，长 3.5~4.5cm，或侧花稍短，裂片 5，卵形或卵状椭圆形，长 5~7mm，先端钝或圆形，稀稍有尖头。蒴果内藏；种子表面有细网纹。花果期 7~9 月

【分布区域】产同仁市、泽库县。生于海拔 2500~4300m 干草原、阳坡、河谷阶地、林中干旱山坡沙丘、田边。

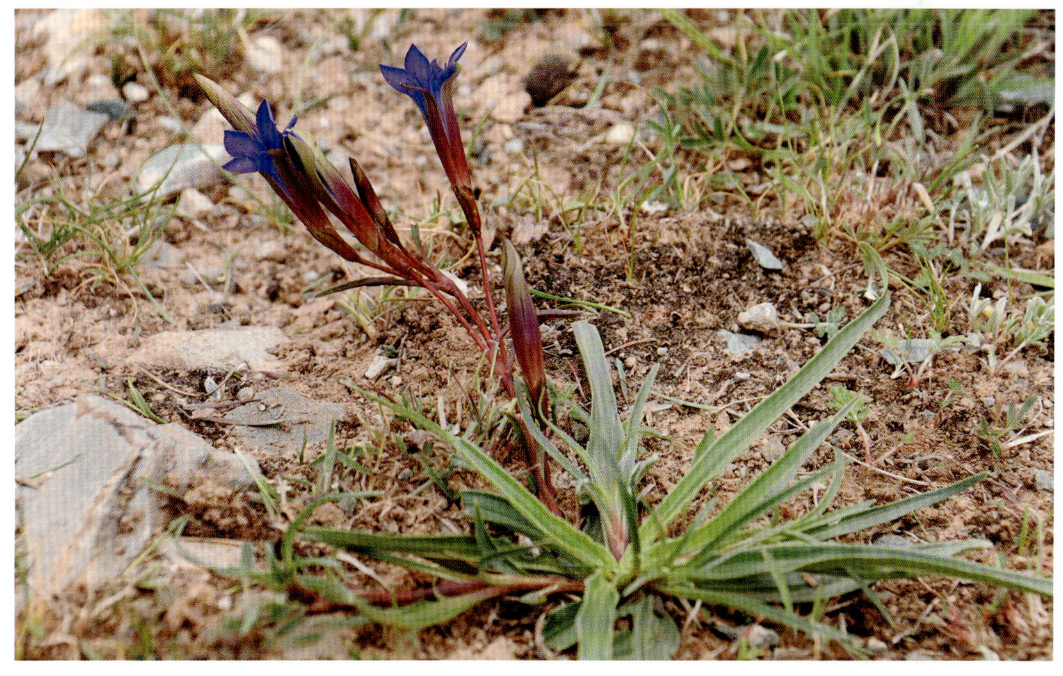

266. 青藏龙胆

【学　　名】*Gentiana futtereri* Diels et Gilg

【别　　名】邦见察保（藏语译音）

【药 材 名】青藏龙胆

【用药部位】全草。

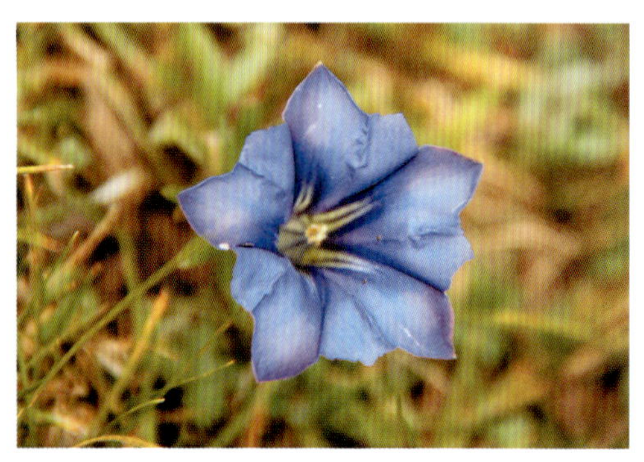

【功效主治】清热利湿、消炎镇痛。用于目赤头痛、咽炎、湿热黄疸等。

【植物特征】多年生草本，高 5~10cm。根略肉质，须状。花枝多数丛生，铺散。叶先端急尖，边缘粗糙，叶柄背面具乳突，莲座丛叶常不发达，线状披针形，长 10~20mm，宽 2~2.5mm；茎生叶多对，愈向枝上部叶愈密、愈长，下部叶狭矩圆形，长 3~6mm，宽 1.5~2mm。花单生枝顶，基部包围于上部叶丛中；花萼长为花冠的 1/2~1/3，萼筒宽筒形，长 10~14mm，裂片与上部叶同形；花冠上部深蓝色，下部黄绿色，具深蓝色条纹和斑点；雄蕊着生于冠筒中部，花丝钻形，长 7~11mm，基部连合成短筒包围子房，花药狭矩圆形，长 2.5~3mm；子房线形，长 12~14mm，两端渐狭，柄细，长 22~25mm。蒴果内藏，椭圆形，长 15~18mm，两端渐狭，柄细，长至 2.5cm；种子黄褐色，有光泽，宽矩圆形，长 0.8~1mm，表面具蜂窝状网隙。花果期 8~11 月。

【分布区域】产泽库县、河南县。生于海拔 2800~4400m 山坡草地、河滩草地、山草甸、灌丛中及林下。

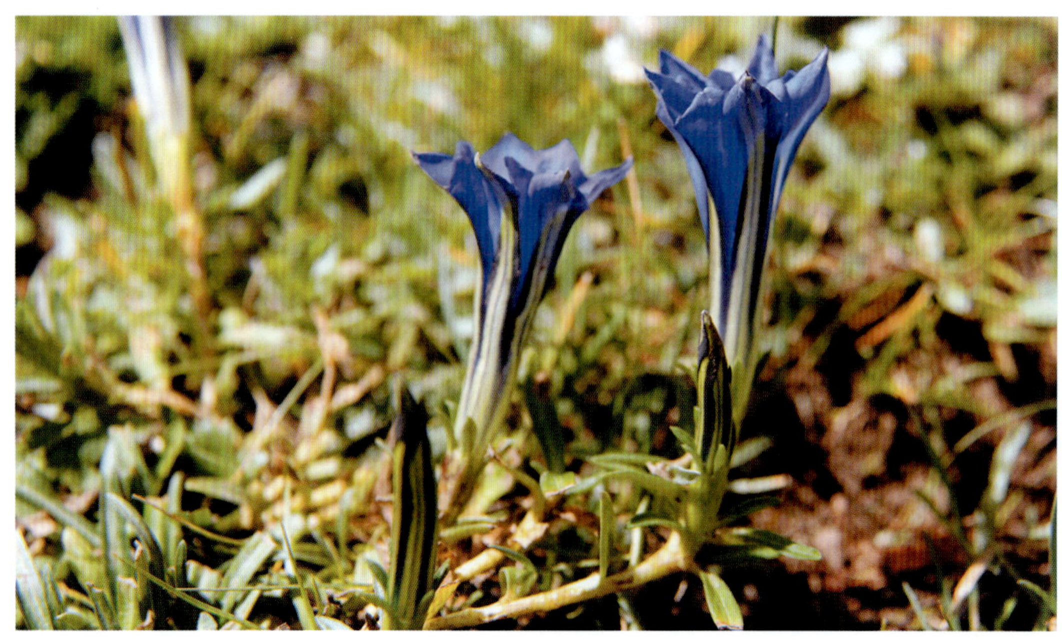

267. 线叶龙胆

【学　　名】*Gentiana lawrencei* Burk. var. *farreri*（I.B.Balf.）T.N. Ho

【药 材 名】线叶龙胆

【用药部位】根。

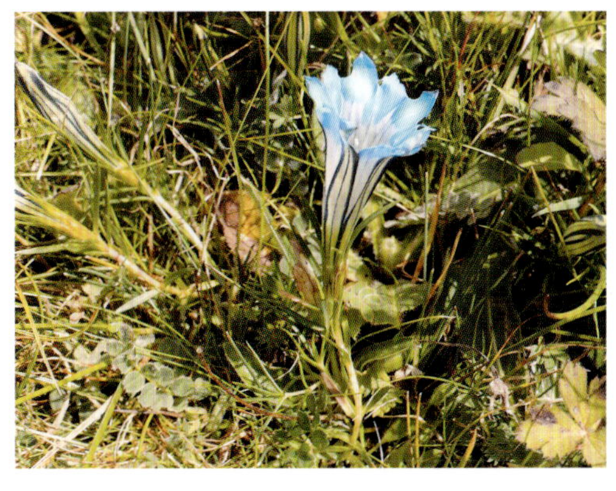

【功效主治】清热燥湿、清火定惊。用于湿热黄疸、喉痛、眼睛赤目、阴囊肿痛、胆囊炎等。

【植物特征】多年生草本，高 5~12cm。根肉质，须状。花枝多数，丛生，铺散，莲座丛叶极不发达，披针形，长 4~6mm，宽 2~3mm；茎生叶愈向茎上部愈密愈长，下部叶狭长圆形长 3~6mm，宽 1~2mm，中、上部叶线形，长达 20mm，宽约 2mm，花单生枝顶，基部包于上部叶丛中；花萼长为花冠的 1/2，萼筒筒形，长 13~15mm，裂片与上部叶同形长至 15mm；花冠上部天蓝色，下部黄绿色，具蓝色条纹，倒锥状筒形，长 4.5~6cm 裂片三角形，长 6~8mm，褶宽卵形，整齐，长 4~5mm，边缘啮蚀形；雄蕊着生于冠筒中部 。蒴果内藏，具长柄；种子表面具蜂窝网隙。花果期 8~10 月。

【分布区域】产同仁市、泽库县、河南县。生于海拔 3050~4500m 高山草甸、灌丛草甸、山谷草滩、河谷水边草地。

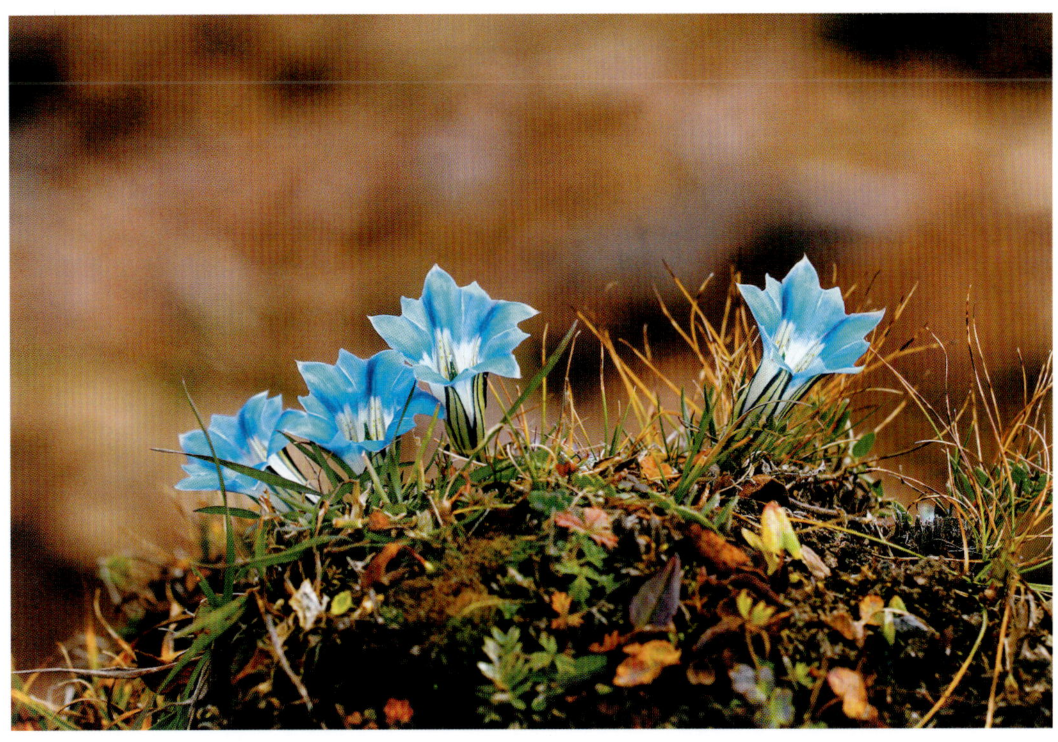

268. 云雾龙胆

【学　　名】*Gentiana nubigena* Edgew.

【别　　名】邦见那保（藏语译音）

【药 材 名】云雾龙胆

【用药部位】全草。

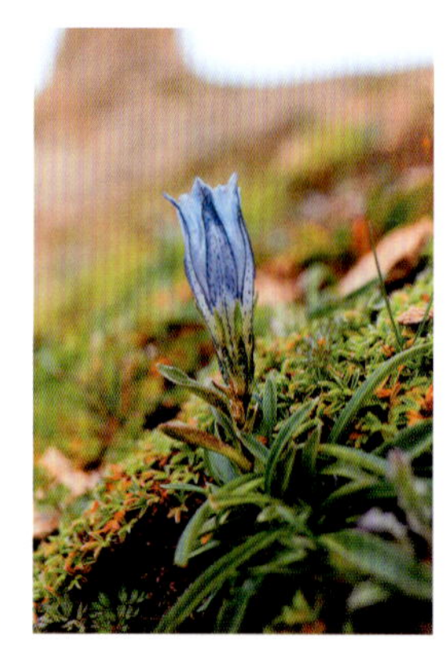

【功效主治】泻肝胆实火、清湿热、镇咳、健胃。用于感冒发烧、目赤咽痛、脑膜炎、肺炎、咳嗽、胃炎、尿痛、阴痒、阴囊湿疹等。

【植物特征】多年生草本，高 8~17cm。枝 2~5 个丛生；花枝直立，常带紫红色，中空，近圆形。叶大部分基生，常对折，线状披针形、狭椭圆形至匙形，长 2~6cm，宽 0.4~1.1cm。花 1~3，顶生，无花梗或具短的花梗，花萼筒状钟形或倒锥形，长 1.5~2.7cm，萼筒草质，有时膜质，具绿色或蓝色斑点，不开裂，裂片直立，不整齐，狭矩圆形，长 2~8.5mm；花冠上部蓝色，下部黄白色，具深蓝色的细长的或短的条纹，漏斗形或狭倒锥形，长 3.5~6cm；雄蕊着生于冠筒下部，整齐，花丝钻形，长 12~22mm，花药狭矩圆形或线形，长 2~3.5mm；子房披针形，长 1~1.6cm，两端渐狭，柄长 1.7~2cm，花柱明显，连柱头长 3~6mm，柱头 2 裂，裂片线形。蒴果内藏或仅先端外露，椭圆状披针形，长 2~3cm，两端钝，柄长至 3cm；种子黄褐色，有光泽，宽矩圆形或近圆形，长 1.6~2mm，表面具海绵状网隙。花果期 7~9 月。

【分布区域】产同仁市、泽库县、河南县。生于海拔 2800~4600m 高山流石滩、草甸。

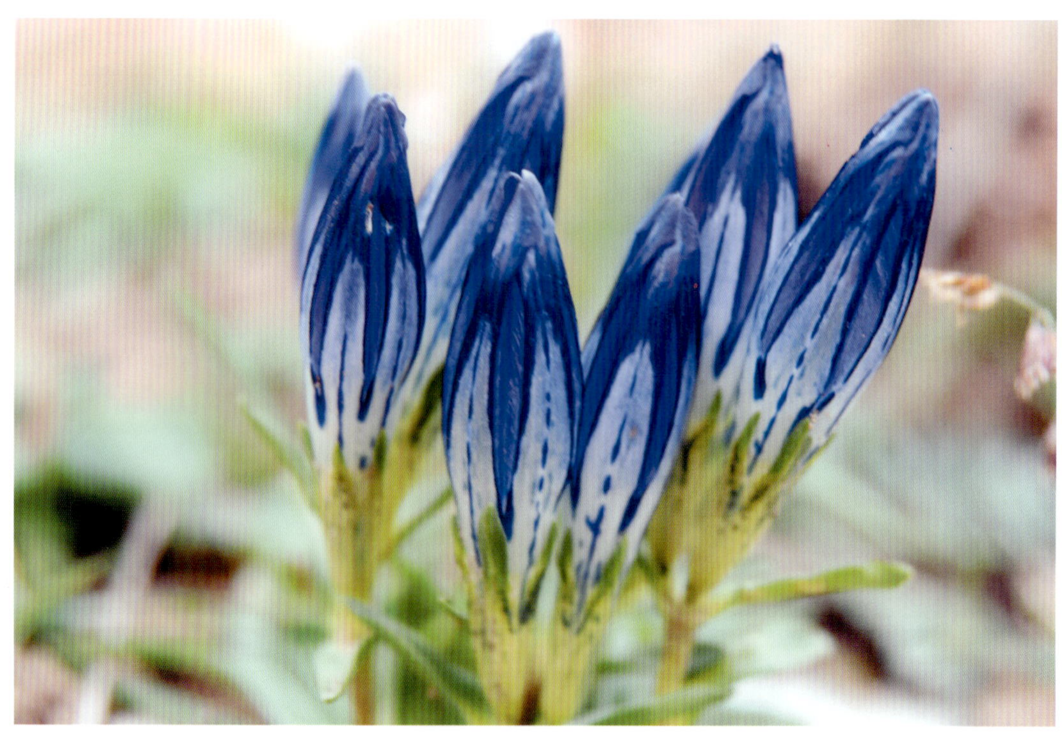

269. 黄管秦艽

【学　　名】*Gentiana officinalis* H. Smith

【别　　名】解吉那保（藏语译音）

【药 材 名】秦艽

【用药部位】根。

【功效主治】祛风湿、清湿热、止痹痛。用于风湿痹痛、筋脉拘挛、小儿疳积发热等。

【植物特征】多年生草本，高 15~35cm，全株光滑无毛，基部被枯存的纤维状叶鞘包裹。须根数条，粘结成一个较细瘦、圆柱形的根。枝少数丛生，斜升，黄绿色或上部带淡紫红色，近圆形。莲座丛叶披针形或椭圆状披针形，长 7~25cm，宽 1.5~3.5cm，先端渐尖，基部渐狭，边缘微粗糙，叶脉 3~7 条；茎生叶披针形，稀卵状披针形，长 3~6cm，宽 0.5~2cm。花多数，无花梗，簇生枝顶呈头状或腋生作轮状；花萼长为花冠的 1/4，萼筒膜质，黄绿色，长 4.5~7mm，一侧开裂呈佛焰苞状；花冠黄绿色，具蓝色细条纹或斑点，筒形，长 1.5 ~2cm，裂片卵形或卵圆形，长 3~3.5mm，先端钝圆，全缘，褶偏斜，三角形，长 1~1.2mm，先端急尖，全缘。蒴果无柄，内藏，狭椭圆形，长 13~15mm；种子褐色，有光泽，狭矩圆形，长 1.5~1.6mm，表面具细网纹。花果期 8~9 月 。

【分布区域】产泽库县。生于海拔 2500~3450m 山坡草地、林缘、沟谷灌丛、河滩、田边。

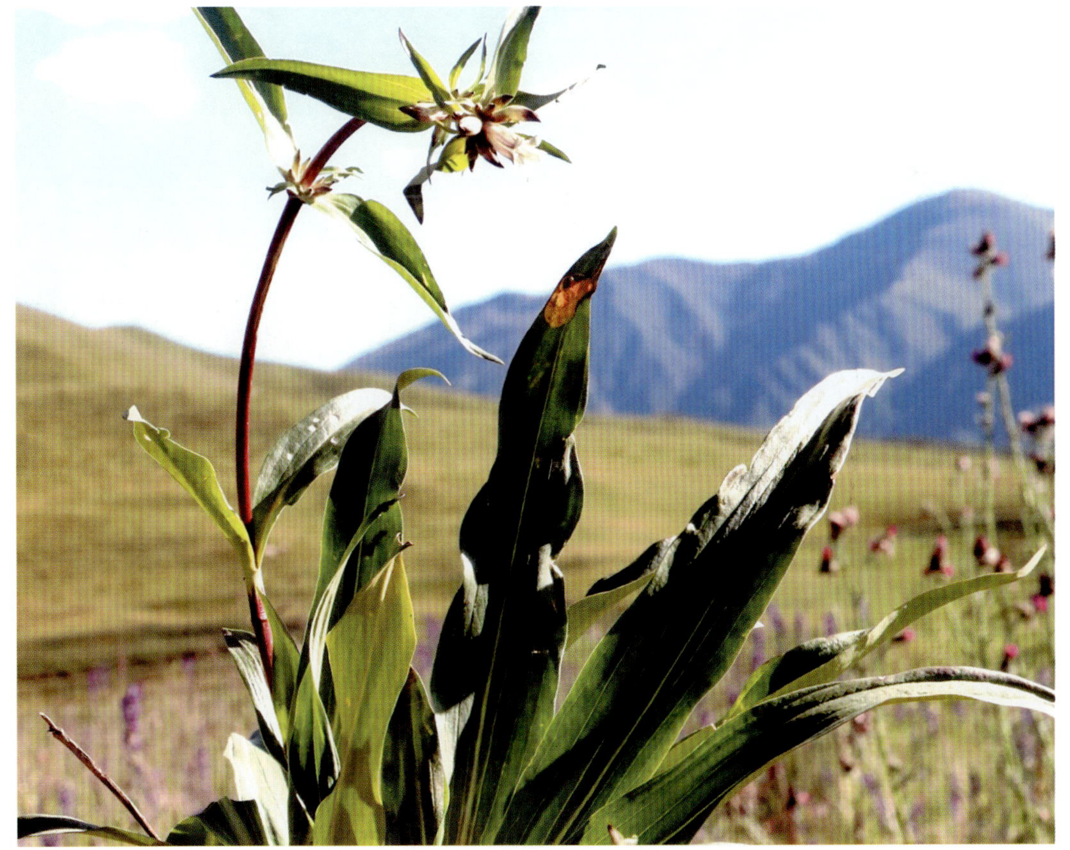

270. 鳞叶龙胆

【学　　名】*Gentiana squarrosa* Ledeb.

【别　　名】小龙胆、石龙胆、紫花地丁、鬼点灯、米布带、兰桃花、千线花

【药 材 名】石龙胆、岩龙胆

【用药部位】全草。

【功效主治】解毒消痈、清热利湿。用于疔疮疖肿、瘰疬、无名肿毒、蛇咬伤、肠痈、目赤肿痛、黄疸、白带。

【植物特征】一年生草本，高 2~8cm。茎有乳突，自基部分枝，铺散。叶先端钝或急尖，具小尖头，边缘厚软骨质，密生乳突，叶柄边缘有短睫毛；基生叶大，宿存，卵形，长 6~10mm，宽 5~9mm；基生叶匙形或倒卵形，长 4~7mm，宽至 3mm，先端外反。花单生分枝顶端；花梗有乳突，通常藏于上部一对叶中，花萼倒锥状筒形，长 5~8mm，萼筒常具白色膜质或绿色叶质相间的条纹，裂片叶质，卵形，外反，长 1~2mm，先端具小尖头，基部狭缩，边缘软骨质；花冠蓝色，筒状漏斗形，长 7~10mm，裂片卵状三角形，长约 2mm。蒴果外露，倒卵状长圆形，先端及边缘有翅；种子表面有细网纹。花果期 6~8 月。

【分布区域】产同仁市、泽库县。生于海拔 2230~3600m 山坡、干草原、河滩、荒地、高山草甸。

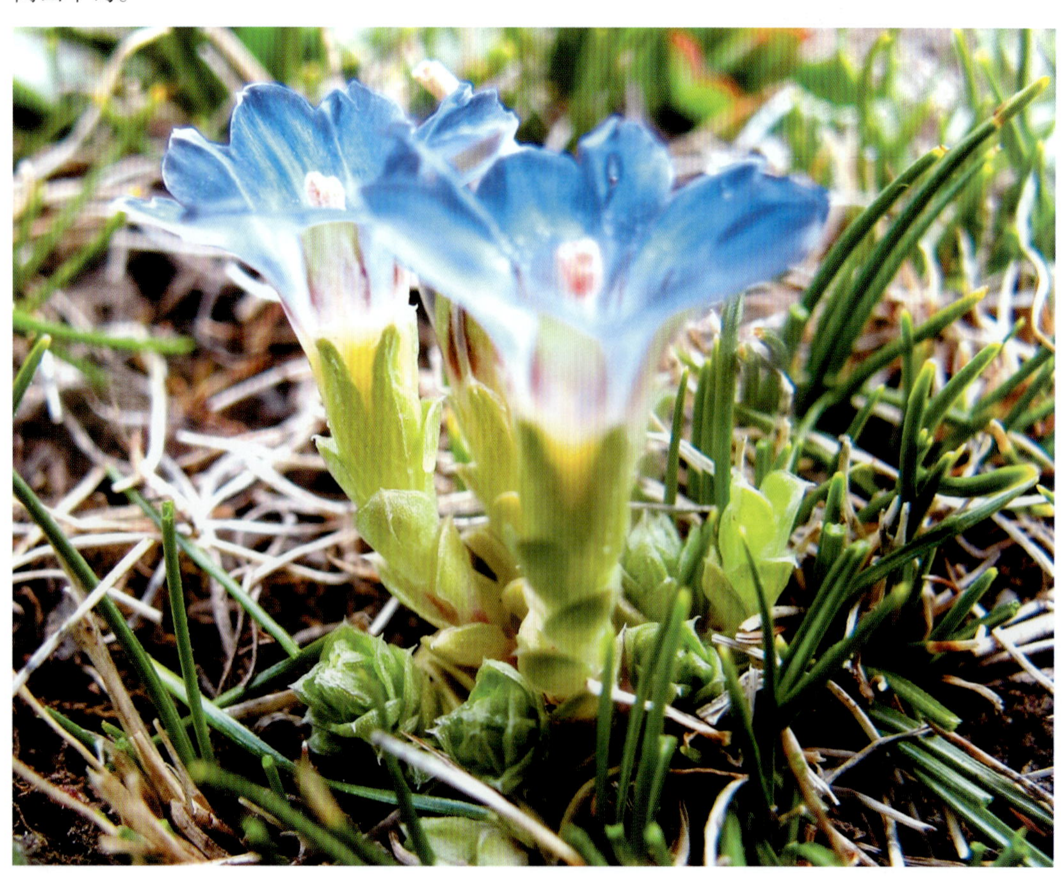

271. 麻花艽

【学　　名】*Gentiana straminea* Maxim.

【别　　名】解吉尕保（藏语译音）

【药 材 名】秦艽

【用药部位】根。

【功效主治】祛风湿、清湿热、止痹痛、退虚热。用于风湿痹痛、中风半身不遂、筋脉拘挛、骨节酸痛、湿热黄疸、骨蒸潮热、小儿疳热发热。

【植物特征】多年生草本，高 10~35cm，全株光滑，基部被枯存的纤维状叶鞘包裹。须根多数，扭结成一个圆锥形根。花枝多数，斜升。莲座丛叶宽披针形或卵状椭圆形，长 6~20cm，宽 0.8~4cm，两端渐狭，叶脉 3~5 条；茎生叶小，线状披针形至线形，长 2.5~8cm，宽 0.5~1cm。聚伞花序顶生及腋生，排列成疏松的花序，花梗斜伸，不等长，小花梗长达 4cm，总花梗长达 9cm；花萼膜质，长 1.5~2.8cm，一侧开裂，萼齿 2~5，钻形，长至 1mm；花冠黄绿色，喉部具绿色斑点，漏斗形，长 3~4.5cm，裂片卵形，长 5~6mm，褶偏斜，三角形，长 2~3mm；雄蕊整齐。蒴果内藏，种子褐色，表面有细网纹。花果期 7~9 月。

【分布区域】产同仁市、泽库县、河南县。生于海拔 2600~4500m 山坡草地、河滩、灌丛、林缘、高山草甸。

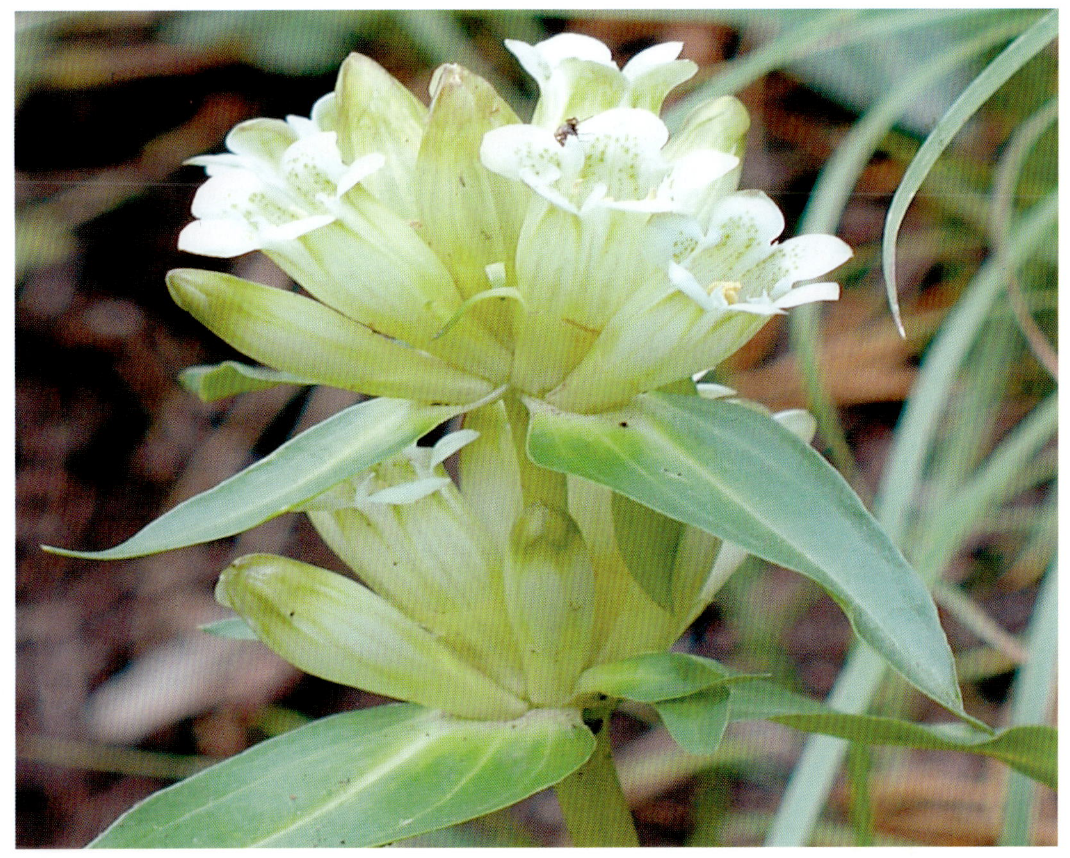

扁蕾属 Gentianopsis Ma

272. 扁蕾

【学　　名】*Gentianopsis barbata*（Froel.）Ma

【别　　名】中国扁蕾

【药 材 名】扁蕾

【用药部位】全草

【功效主治】清热解毒、消肿止痛。用于外感发热、肝炎、胆囊炎、头痛目赤、外伤肿痛、疮疖肿毒。

【植物特征】一年生草本，高达70cm。主根粗。茎直立，从基部或上部分枝，稀不分枝，四棱形。基生叶早落，匙形或线状倒披针形，比茎生叶小，先端圆形；茎生叶多对，无柄，披针形至线形，长1~9cm，宽0.2~1cm，较窄。花4数，单生茎或分枝顶端；花梗有棱；花萼筒状，与花冠筒等长或短，长2~4cm，2对萼裂片不等长，内对短，卵状披针形，先端渐尖，外对长，线状披针形，先端尾状渐尖；花冠筒状，蓝色或上部蓝色，筒部黄白色，长3~4cm，口部宽达1cm，裂片椭圆形，先端圆形，两侧边缘具小的细条裂齿；花丝线形，花药黄色。蒴果与花冠等长或稍外露；种子褐色，表面密被指状突起。花果期7~9月。

【分布区域】产同仁市、泽库县。生于海拔2700~4000 m沼泽、河滩、山坡、灌丛中。

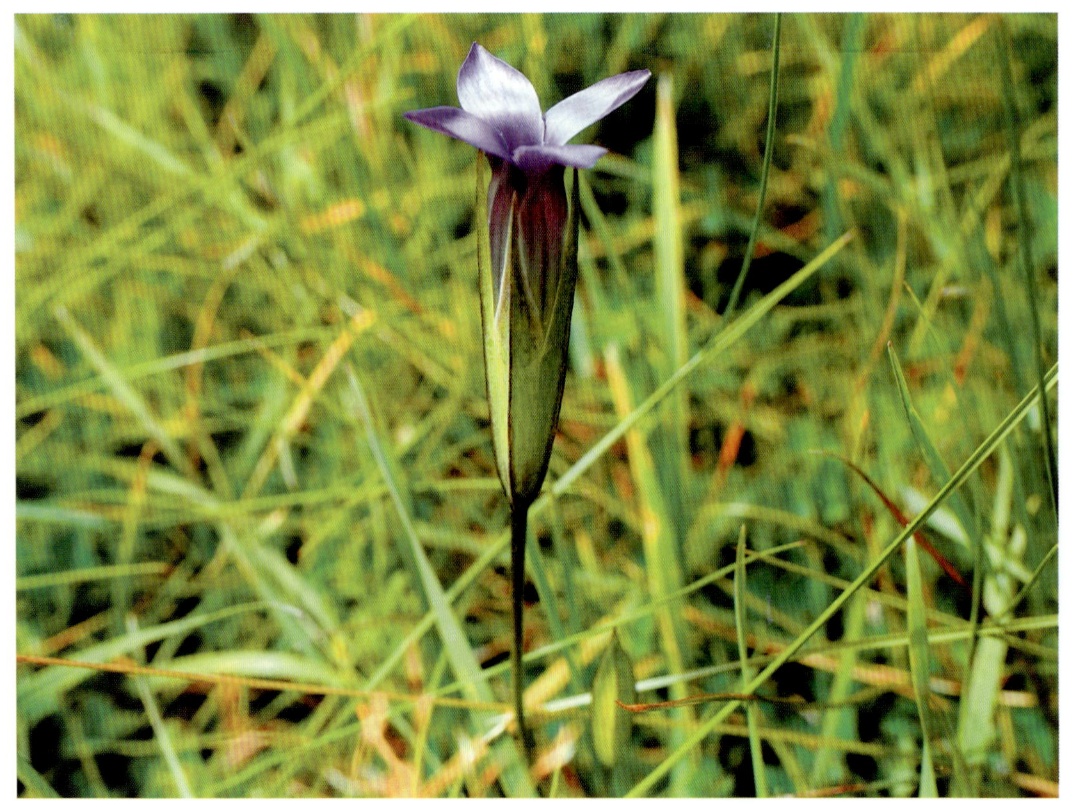

273. 湿生扁蕾

【学　　名】*Gentianopsis paludosa*（Hook.f.）Ma

【别　　名】龙胆草、沼生扁蕾、机合斗（藏语译音）

【药 材 名】湿生扁蕾

【用药部位】全草。

【功效主治】清热利湿、解毒。用于感冒发热、肝炎、胆囊炎、肾盂肾炎、目赤肿痛、小儿腹泻、疮疖肿毒。

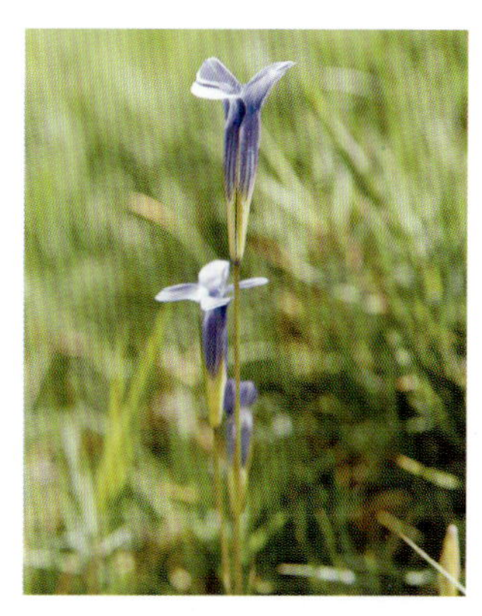

【植物特征】二年生草本，高 3.5~40cm。茎单生，直立或斜升。基生叶 3~5 对，匙形，长 0.4~3cm，宽 2~9mm；茎生叶 1~4 对，无柄，矩圆形或椭圆状披针形，长 0.5~5.5cm，宽 2~14mm，先端钝。花单生茎及分枝顶端；花萼筒形，长 1~3.5cm，裂片近等长；花冠蓝色，或下部黄白色，上部蓝色，宽筒形，长 1.6~6.5cm，裂片宽矩圆形，长 1.2~1.7cm；花丝线形，长 1~1.5cm，花药黄色，矩圆形，长 2~3mm；子房具柄，线状椭圆形，长 2~.5cm，花柱长 3~4mm。蒴果具长柄，椭圆形；种子黑褐色，矩圆形至近圆形，直径 0.8~1mm。花果期 7~10 月。

【分布区域】产同仁市、泽库县、河南县。生于海拔 2400~4500 m 山坡草地、山麓、灌丛中、河滩。

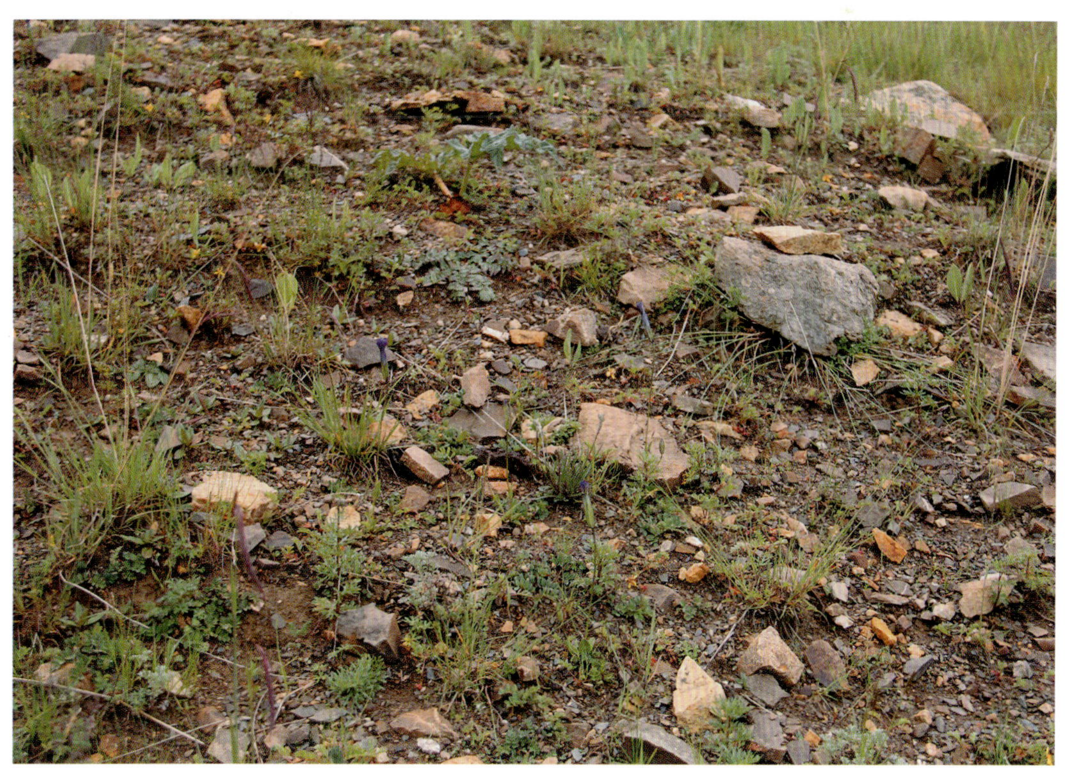

花锚属 Halenia Borkh.

274. 椭圆叶花锚

【学　　名】*Halenia elliptica* D.Don

【别　　名】黑耳草、阿小根、龙胆，青鱼胆、肝炎药、黑节苦草、鸡脚莲、花锚、甲地然果、四棱草、花脸锚

【药 材 名】花锚

【用药部位】全草。

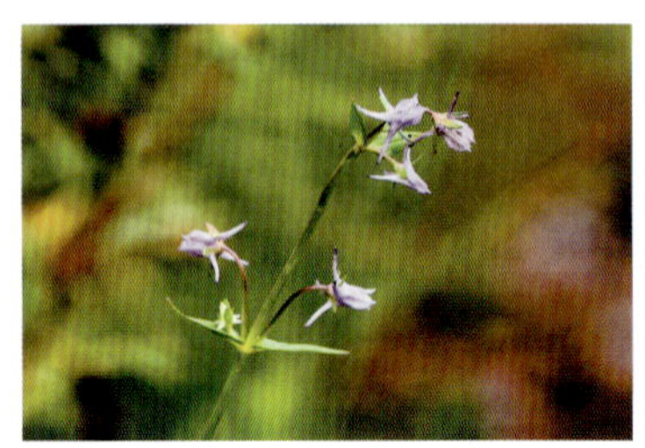

【功效主治】清热解毒、疏肝利胆、疏风止痛。用于急、慢性肝炎、胆囊炎、肠胃炎、流感、咽喉痛、牙痛、脉管炎、外伤感染发热、中暑腹痛、外伤出血。

【植物特征】二年生草本，高 5~50cm。茎直立，四棱形，有分枝或不分枝。基生叶早落；茎生叶椭圆形，卵形或卵状披针形，长 0.8~6.5cm，宽 0.3~1.7cm，先端钝或急尖，基部圆形，半抱基，叶脉 3~5 条，无柄或有极短的柄。圆锥状聚伞花序多花；花梗不等长，花 4 数，花萼裂片椭圆形或卵形，长 3~6mm，宽 1.5~2.5mm，先端钝或急尖，有小尖头，花冠蓝色或蓝紫色，稀白色，长 4~8mm，裂片椭圆形或卵圆形，先端急尖，具小尖头，距细，长 4~5mm，水平开展，花丝线形，花药卵形；子房卵形，花柱极短。蒴果宽卵形，略长于花冠；种子褐色，表面光滑。花果期 7~9 月。

【分布区域】产同仁市、泽库县、河南县。生于海拔 1900~4000m 林中空地、林缘、灌丛中、山坡草地、河滩、水边。

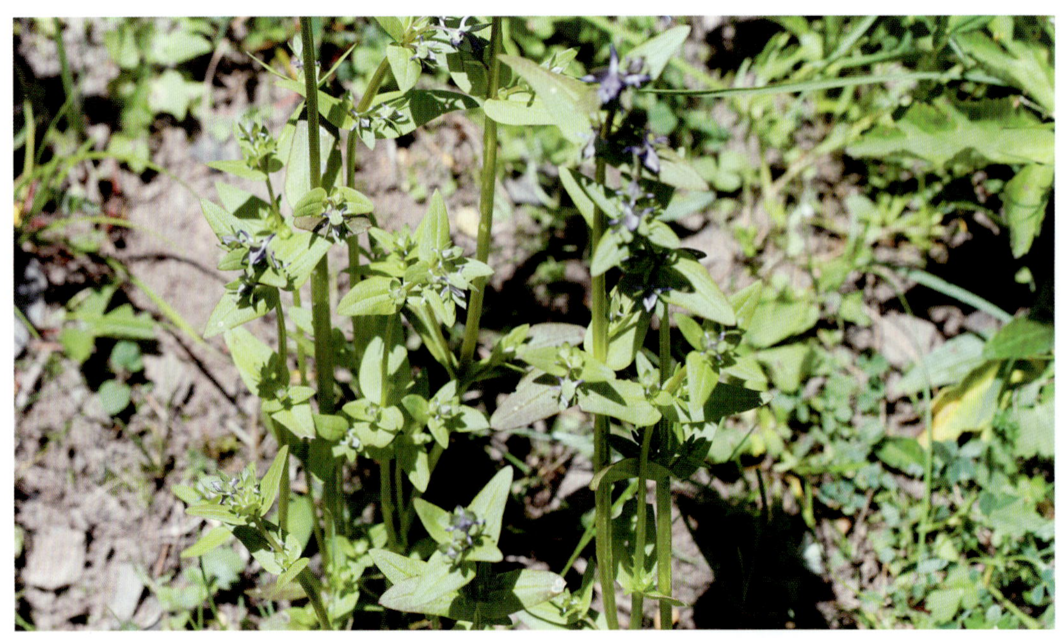

肋柱花属 Lomatogonium A. Br.

275. 肋柱花

【学　　名】*Lomatogonium carinthiacum*（Wulf.）Reichb.

【别　　名】蒂达·莪蒂（藏语译音）

【药 材 名】辅状肋柱花

【用药部位】全草。

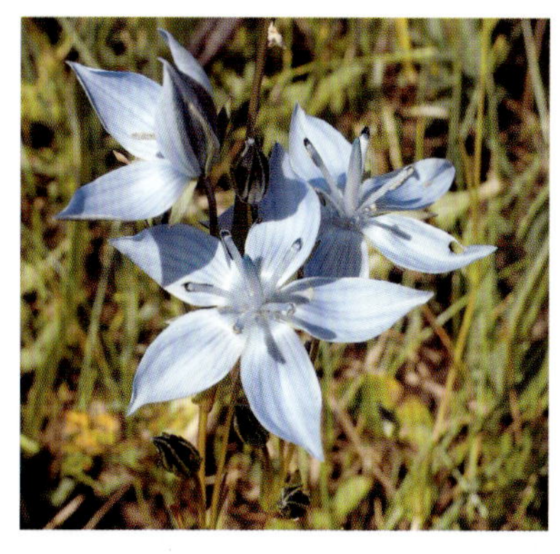

【功效主治】清热利湿、解毒。用于黄肝型肝炎、外感头痛发热。

【植物特征】一年生草本，高 15~35cm。茎直立，分枝或不分枝，常紫红色。叶对生，线状披针形至线形，长 1~3.5cm，宽 1.5~3mm，先端急尖，基部钝，近于半抱茎。聚伞花序或单花生枝顶；花 5 数；花冠淡蓝色，具深色脉纹，长 1.2~2.5cm，分裂近基部，冠筒长约 1mm，裂片椭圆状披针形或卵状披针形，先端急尖，基部具 2 个腺窝，腺窝管形，上部具裂片状流苏；花丝扁平，蓝色，长 6~8mm，花药长圆形，蓝色，长约 3.5mm；子房剑形，先端急尖，极稀稍渐狭，柱头下延至子房近基部。蒴果倒披针形；种子多数，光滑。花果期 8~9 月。

【分布区域】产泽库县、河南县。生于海拔 3000~4100m 山坡草地、灌丛。

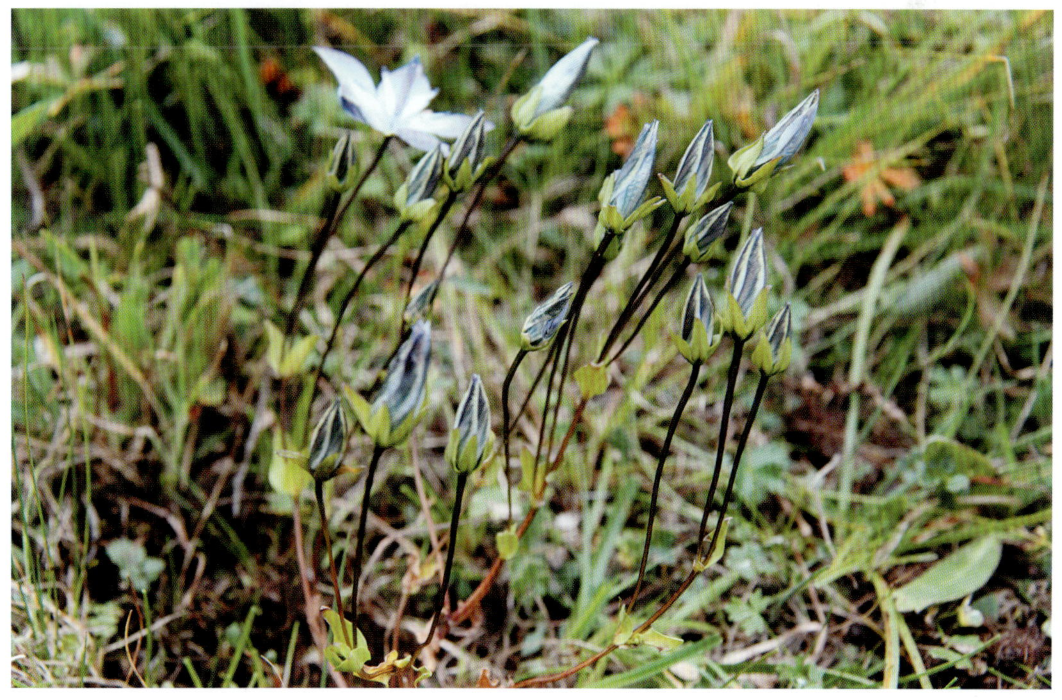

獐牙菜属 Swertia Linn.

276. 二叶獐牙菜

【学　　名】 *Swertia bifolia* Batal.

【别　　名】 异花獐牙菜、代哇（藏语译音）

【药 材 名】 乌金草

【用药部位】 带根全草。

【功效主治】 清热解毒、利湿、疏肝利胆。用于急慢性肝炎、胆囊炎、感冒发热、咽喉肿痛、牙龈肿痛、尿路感染、肠胃炎、痢疾、火眼、小儿口疮。

【植物特征】 多年生草本，高 10~35cm。根茎短。茎直立。叶对生；叶片长圆形或卵状长圆形，长 1.5~6cm，宽至 3cm，先端钝圆，基部渐狭呈柄，叶脉 3~7 条，叶柄扁平，长至 3cm；茎上部叶 1 对或缺，卵形，较小。复聚伞花序具 3~10 花，顶生；花梗不等长，带蓝色，花 5 数；花萼常蓝色，深裂，长为花冠的 1/2~2/3，长 8~12mm，裂片披针形或卵形，不整齐，先端钝或急尖；花冠深蓝色或蓝色，长达 2cm，裂片椭圆形或披针形，具明显脉纹，先端钝，基部具 2 个腺窝，腺窝基部囊状，顶端具长流苏；花丝线形，长 9~11mm，花药蓝色，长圆形，长至 3mm。蒴果与花冠等长；种子多数，长约 1.5mm，具纵皱褶。花果期 7~9 月。

【分布区域】 产泽库县、河南县。生于海拔 3200~4300m 山坡草甸、灌丛中、流石滩。

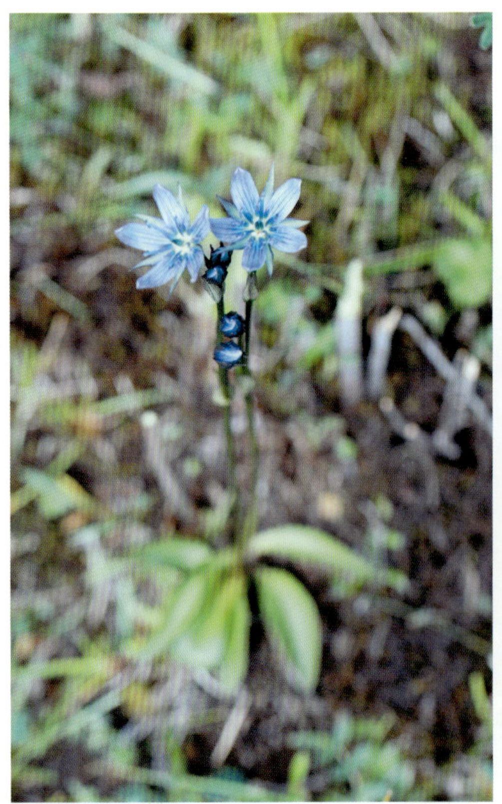

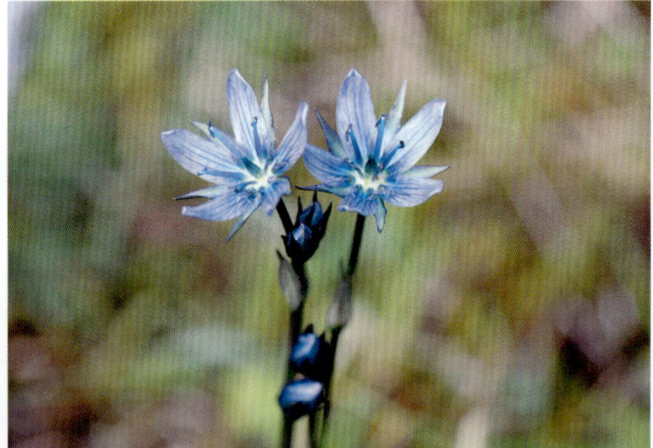

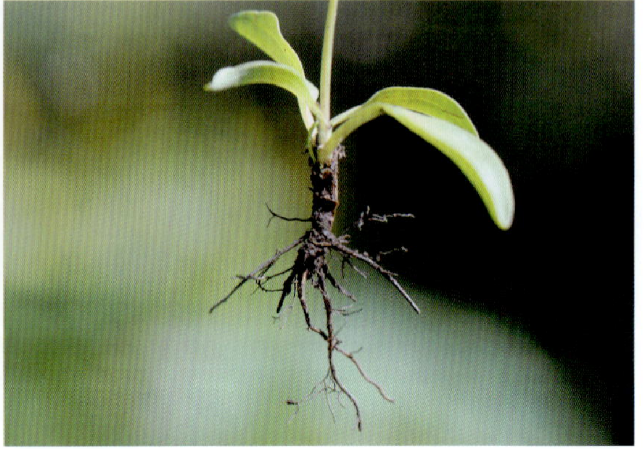

277. 歧伞獐牙菜

【学　　名】*Swertia dichotoma* Linn.

【别　　名】腺鳞草、歧伞当药

【药 材 名】獐牙菜

【用药部位】全草。

【功效主治】清热、健胃、利湿。用于消化不良、胃炎、黄疸、火眼、牙痛、口疮。

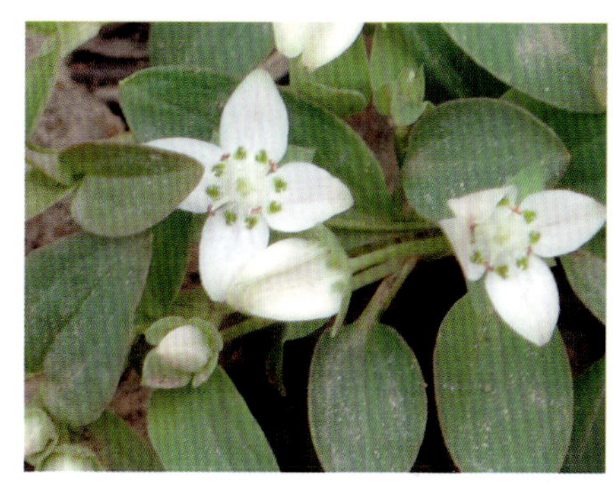

【植物特征】二年生草本，高 5~10cm。主根粗，近肉质。茎直立，从基部作二歧式分枝，枝多数，近帚状，四棱形。基部和下部叶匙形，中上部叶卵形或卵状披针形，长 7~17mm，宽 3~10mm，先端圆形或急尖，基部楔形，叶脉 1~3 条，叶柄下部长，向上渐短，长至 2cm。聚伞花序顶生和腋生；花梗细，弯垂；花 4 数；花萼长 2~3.5mm，果期增大，卵形，先端锐尖，基部狭缩；花冠白色，略带紫红色，长 3~6mm，裂片卵形，先端钝，中下部具 2 个腺窝，腺窝黄褐色，鳞片半圆形，背部中央具角状突起；花丝线形，背面两侧有长柔毛，花药小，蓝色；子房具短柄，花柱短，柱头小。蒴果圆球形，与花冠等长，果瓣透明；种子长圆形，表面光滑。花果期 5~7 月。

【分布区域】产同仁市、泽库县。生于海拔 2200~3300m 山坡草甸、流石滩、灌丛。

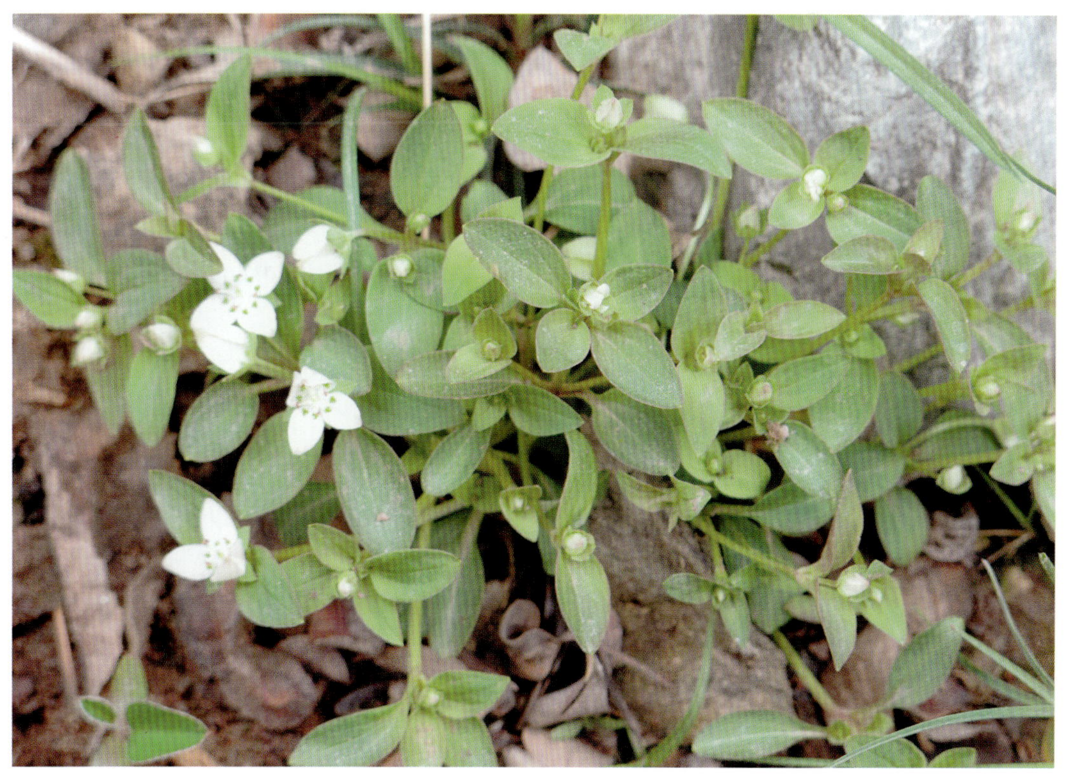

278. 四数獐牙菜

【学　　名】*Swertia tetraptera* Maxim.

【别　　名】藏茵陈、二型腺鳞草、斗大结考日、假斗（藏语译音）

【药 材 名】藏茵陈

【用药部位】全草。

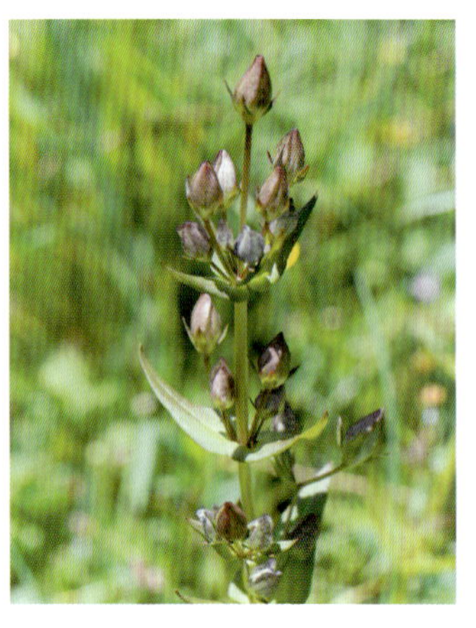

【功效主治】清热解毒、利湿、疏肝利胆。用于急慢性肝炎、胆囊炎、感冒发热、咽喉肿痛、牙龈肿痛、尿路感染、肠胃炎、痢疾、火眼、小儿口疮。

【植物特征】一年生草本，高 5~30cm。主根粗，黄褐色。茎直立，四棱形；基部分枝较多，纤细、铺散或斜生；叶片长圆形或椭圆形，长 0.7~4cm，宽 0.3~1.8cm，先端钝，基部渐狭成柄，柄长至 3cm。圆锥状聚伞花序或聚伞花序，稀单花顶生；花梗有棱；花 4 数大小相差甚远；大花的花萼裂片卵状披针形或披针形，长 6~8mm，先端急尖；花冠黄绿色，裂片卵形，长 9~12mm，先端钝，基部具 2 个长圆形，边缘具短裂片状流苏的腺窝；小花的花萼裂片宽卵形，长 1.5~4mm；花冠裂片卵形，长 2.5~4mm，先端钝圆，腺窝不明显。蒴果大小不等，卵状长圆形或近圆形，长 4~14mm；种子长圆形，光滑。花果期 7~9 月。

【分布区域】产同仁市、泽库县、河南县。生于海拔 2300~4000m 山顶草地、山坡湿地、山麓、河滩、灌丛。

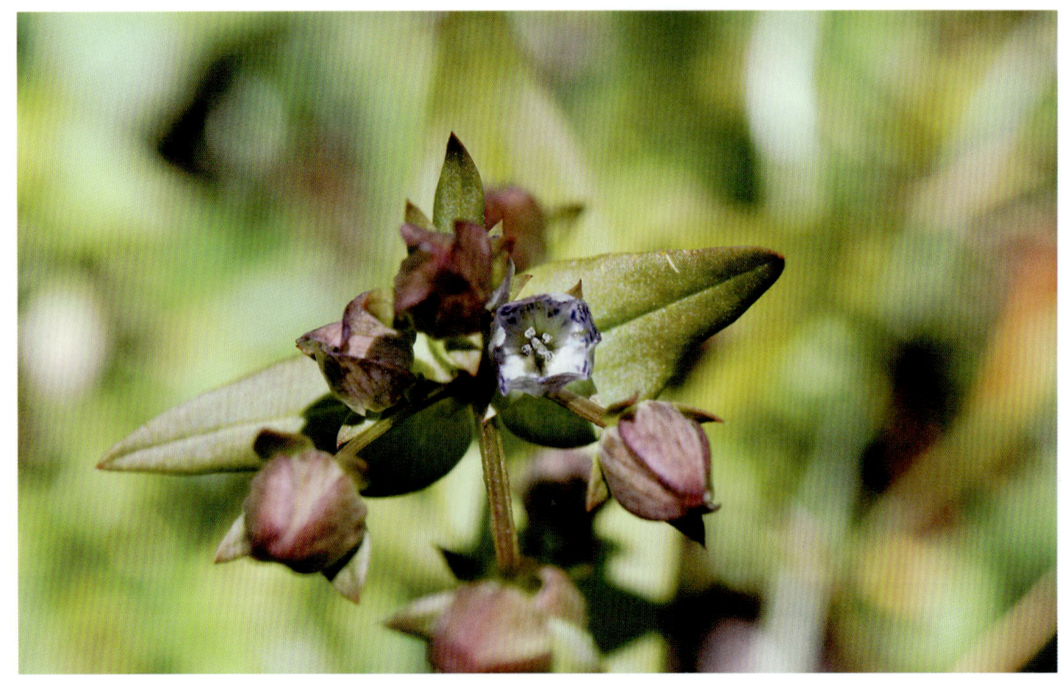

279. 华北獐牙菜

【学　　名】*Swertia wolfangiana* Gruning

【别　　名】代哇（藏语译音）

【药 材 名】黄花獐牙菜

【用药部位】全草。

【功效主治】清热解毒、利湿健胃。用于骨髓炎、咽喉炎、扁桃体炎、结膜炎、肝炎、消化不良、痢疾、疮痈疥癣、毒蛇咬伤。

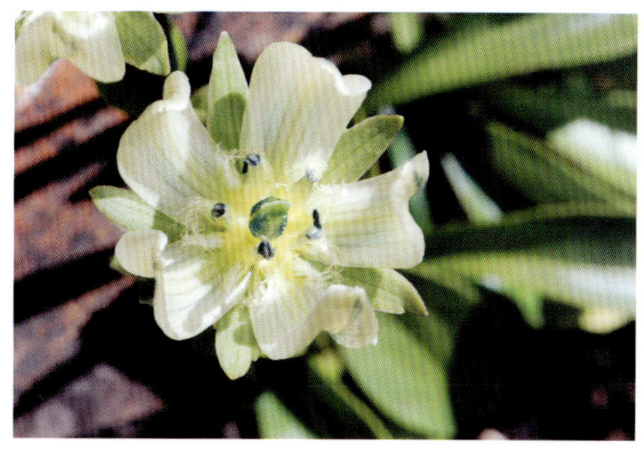

【植物特征】多年生草本，高 8~26cm。根茎短。茎直立，近圆形，不分枝，花葶状。叶对生；叶片长圆形或椭圆形，长 1.5~6.5cm，宽 0.7~2.3cm，先端钝或圆形，基部渐狭成柄，叶柄扁平，长至 3cm；茎中上部无叶或具 1~2 对苞片状叶。聚伞花序或单花顶生；花梗四棱形，长至 5cm；花冠黄绿色，深裂，裂片长圆形或椭圆形，长 1.5~2cm，先端圆形或钝，全缘或啮蚀状，背部中央蓝色，基部具 2 个腺窝，腺窝下部囊状，边缘具长柔毛状流苏；花丝线形，花药蓝色，长约 3mm；子房无横的皱褶，卵状长圆形。蒴果与花冠等长；种子多数，表面具纵皱褶。花果期 8~9 月。

【分布区域】产同仁市、泽库县。生于海拔 3470~4600m 高山草甸、阴坡灌丛。

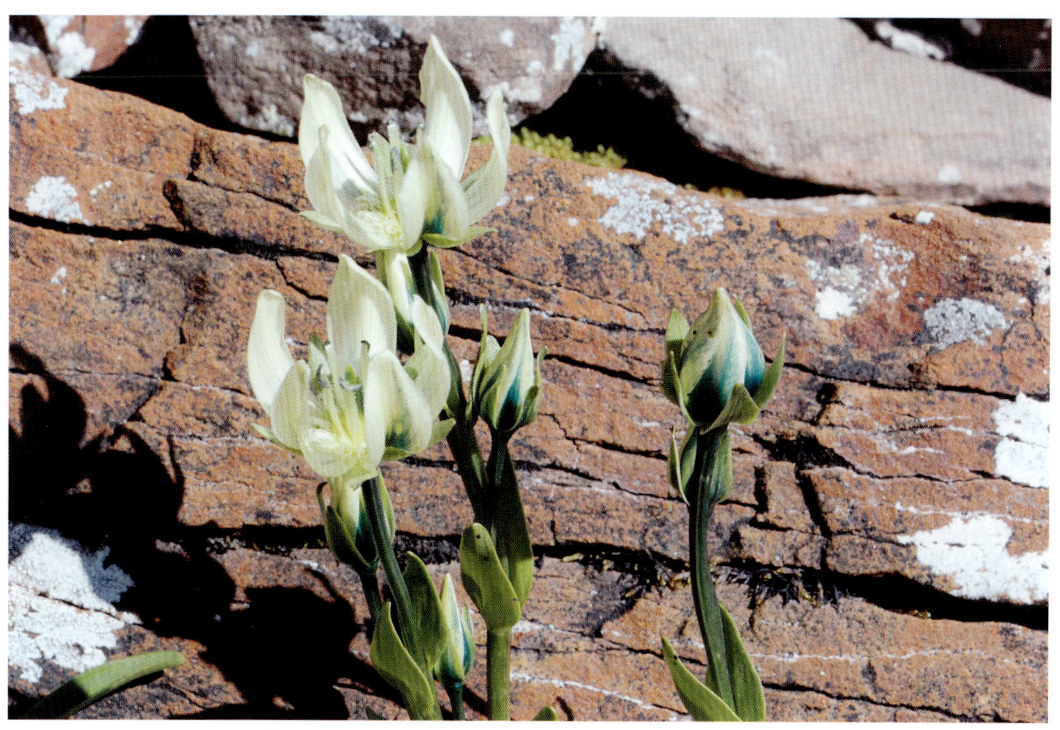

五十二、萝藦科 Asclepiadaceae

鹅绒藤属 Cynanchum Linn.

280. 鹅绒藤

【学　　名】*Cynanchum chinense* R. Br.

【别　　名】羊奶角角、中皮消、中国牛皮消

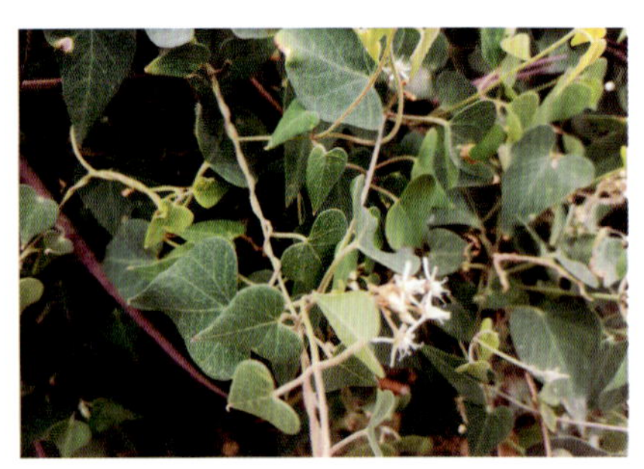

【药 材 名】鹅绒藤

【用药部位】茎中白色乳汁及根。

【功效主治】化瘀解毒、消积健胃。用于寻常性疣、小儿积食、疳积、胃炎、肾炎水肿。

【植物特征】缠绕草本。主根圆柱状，干后灰黄色。茎缠绕，被白色短毛。叶对生，薄纸质，卵状心形，长3.5~10cm，宽2~7cm，顶端锐尖，基部心形，叶面深绿色，叶背淡绿色，两面均被短白毛，脉上略密，侧脉10对，在叶背略隆起。伞状聚伞花序腋生，二歧，着花约20朵；总花梗长1.5~6cm，被白色柔毛；花萼5深裂，裂片披针形，外被白毛；花冠白色，裂片狭披针形；副花冠二型，杯状，上端丝状10裂，两轮，外轮较长，内轮略短；花粉块每室1个，下垂；柱头略突起。蓇葖果，长角状；种子长圆形。花果期5~7月。

【分布区域】产同仁市、泽库县、河南县。生于海拔2800~4600m高山流石滩、草甸。

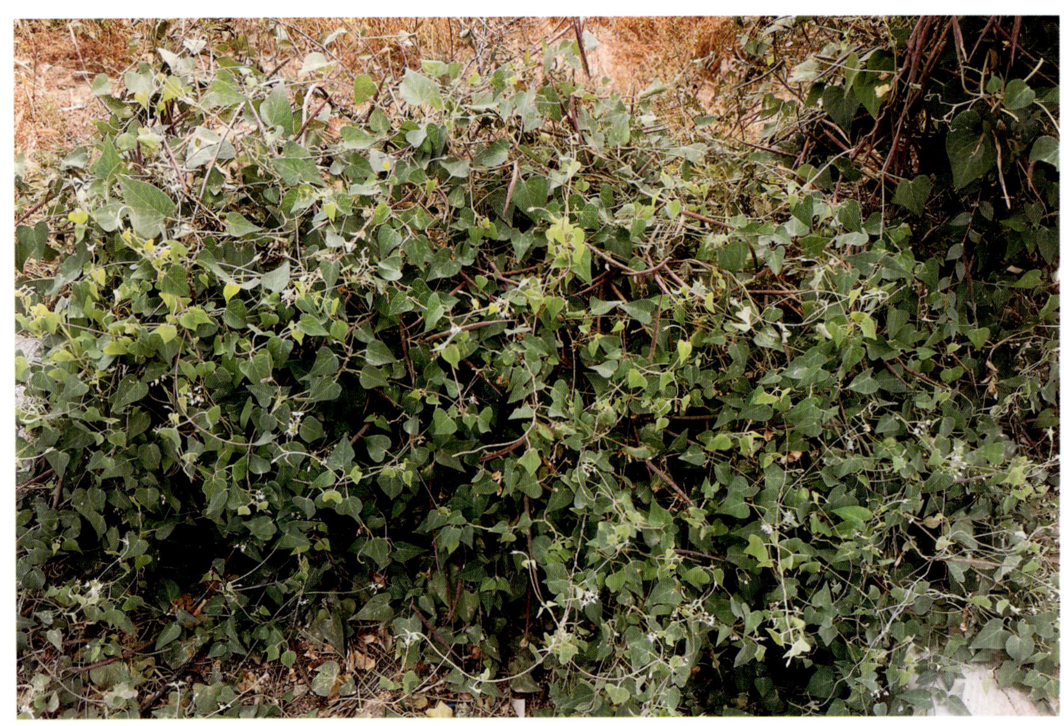

五十三、旋花科 Convolvulaceae

旋花属 Convolvulus Linn.

281. 银灰旋花

【学　　名】*Convolvulus ammannii* Desr.

【别　　名】小旋花、亚氏旋花、彩木

【药 材 名】银灰旋花

【用药部位】全草。

【功效主治】辛温解表、止咳。用于风寒感冒、恶寒发热、头痛、鼻塞、咳嗽。

【植物特征】多年生草本，根状茎短，木质化，茎少数或多数，高 2~10cm，平卧或上升，枝和叶密被贴生稀半贴生银灰色绢毛。叶互生，线形或狭披针形，长 1~2cm，宽 1~4mm，先端锐尖，基部狭，无柄。花单生枝端，具细花梗，长 0.5~7cm；萼片 5，长 4~7mm，外萼片长圆形或长圆状椭圆形，近锐尖或稍渐尖，内萼片较宽，椭圆形，渐尖，密被贴生银色毛；花冠小，漏斗状，长 9~15mm，淡玫瑰色或白色带紫色条纹，有毛，5 浅裂；雄蕊 5，较花冠短一半，基部稍扩大；雌蕊无毛，较雄蕊稍长，子房 2 室，每室 2 胚珠；花柱 2 裂，柱头 2，线形。蒴果球形，2 裂，长 4~5mm。种子 2~3 枚，卵圆形，光滑，具喙，淡褐红色。花果期 6~9 月。

【分布区域】产同仁市、尖扎县。生于海拔 1800~3400m 干旱山坡、草地或路旁。

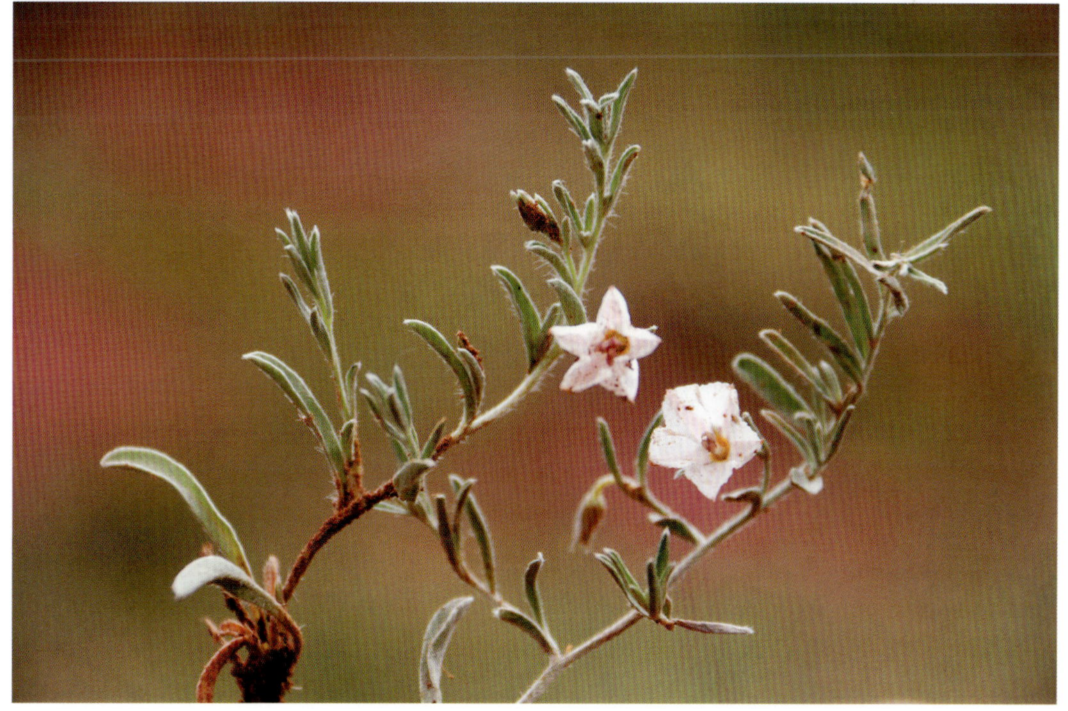

282. 田旋花

【学　　名】*Convolvulus arvensis* Linn.

【别　　名】小旋花、中国旋花、箭叶旋花、野牵牛、拉拉菀

【药 材 名】田旋花

【用药部位】全草及花。

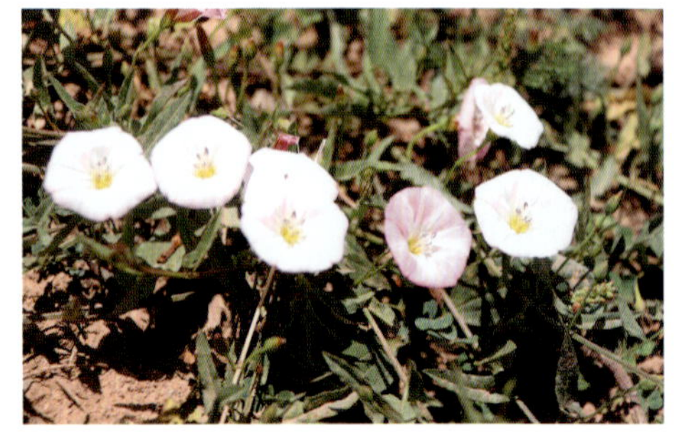

【功效主治】祛风止痒、止痛。用于风湿痹痛、牙痛、神经性皮炎等。

【植物特征】多年生草质藤本，近无毛。根状茎横走。茎平卧或缠绕，有棱。叶柄长 1~2cm；叶片戟形或箭形，长 2.5~6cm，宽 1~3.5cm，全缘或 3 裂，先端近圆或微尖，有小突尖头；中裂片卵状椭圆形、狭三角形、披针状椭圆形；侧裂片开展或呈耳形。花 1~3 朵腋生；花梗细弱；苞片线性，与萼远离；萼片倒卵状圆形，无毛或被疏毛，边缘膜质；花冠漏斗形，粉红色、白色，长约 2cm，外面有柔毛，褶上无毛，有不明显的 5 浅裂；雄蕊的花丝基部肿大，有小鳞毛;子房 2 室，有毛，柱头 2，狭长。蒴果球形或圆锥状，无毛；种子椭圆形，无毛。花期 5~8 月，果期 7~9 月。

【分布区域】产同仁市、尖扎县。生于海拔 1800~3900m 的荒地及荒坡上。

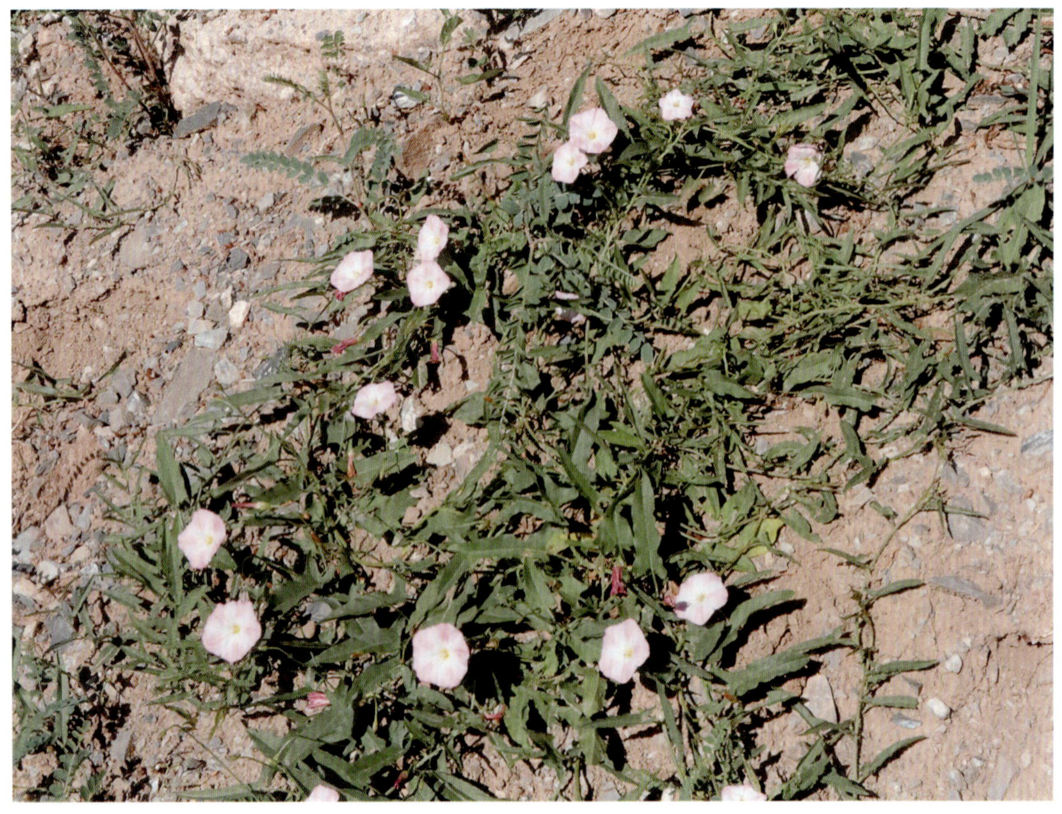

菟丝子属 Cuscuta Linn.

283. 欧洲菟丝子

【学　　名】*Cuscuta europaea* Linn.

【别　　名】金灯藤、大粒菟丝子、菟丝子、苜蓿菟丝子、无娘藤子

【药 材 名】欧洲菟丝子

【用药部位】种子。

【功效主治】补阳益阴、固精缩尿、明目止泻、安胎、生津。用于肾虚腰膝酸痛、阳痿、滑精、尿频、白带过多。

【植物特征】一年生寄生草本。茎缠绕，带黄色或带红色，纤细，毛发状，直径不超过 1mm，无叶。花序侧生，少花或多花密集成团伞花序，花梗长 1.5mm 或更短；花萼杯状，中部以下连合，裂片 4~5，有时不等大，三角状卵形，长 1.5mm；花冠淡红色，壶形，长 2.5~3mm，裂片 4~5，三角状卵形，通常向外反折，宿存；雄蕊着生花冠凹缺微下处，花药卵圆形，花丝比花药长；鳞片薄，倒卵形，着生花冠基部之上花丝之下，顶端 2 裂或不分裂，边缘流苏较少；子房近球形，花柱 2，柱头棒状，下弯或叉开，与花柱近等长，花柱和柱头短于子房。蒴果近球形，直径约 3mm，上部覆以凋存的花冠，成熟时整齐周裂。种子通常 4 枚，淡褐色，椭圆形，长约 1mm，表面粗糙。花果期 7~9 月。

【分布区域】产同仁市、尖扎县。生于海拔 1700~3100m 路边草丛阳处、河边、山地，寄生于菊科、豆科、藜科等草本植物上。

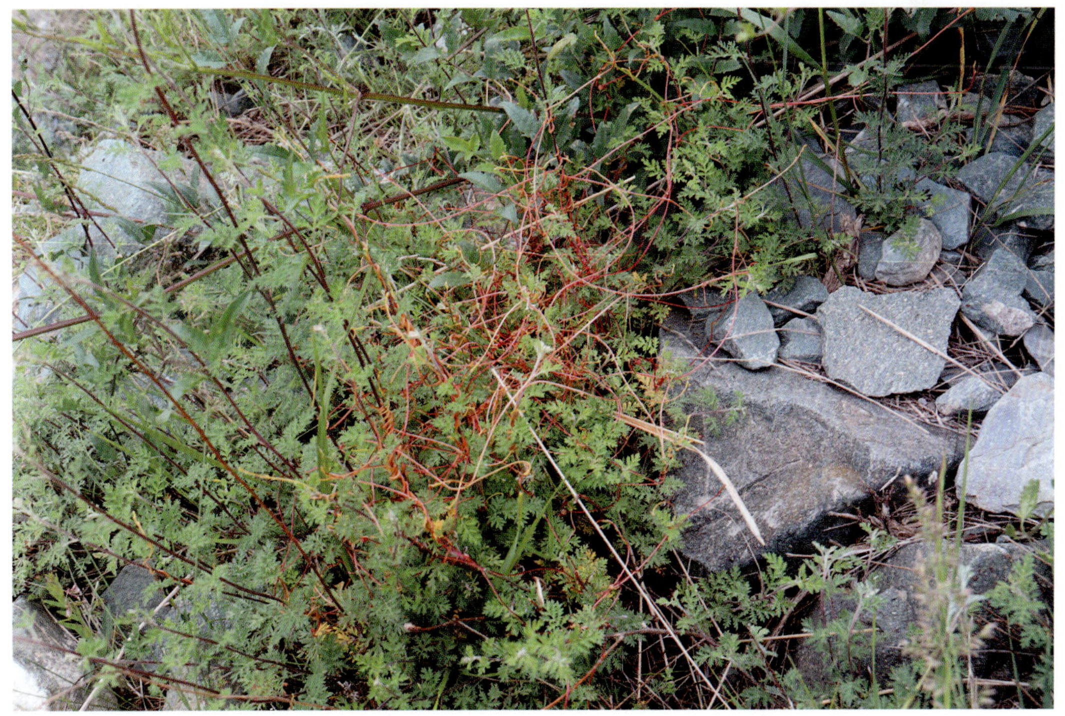

五十四、紫草科 Boraginaceae

糙草属 Asperugo Linn.

284. 糙草

【学　　名】*Asperugo procumbens* Linn.

【药 材 名】糙草

【用药部位】全草。

【功效主治】凉血、活血。用于消肿、解毒、透疹。

【植物特征】一年生草本。茎柔弱，长达 1m，具棱，棱上有短倒钩刺毛，多分枝。最下部叶具长达 4cm 的柄，叶柄向上渐短至近无柄；叶片匙形至倒卵状长圆形，长达 10cm，宽达 2.5cm，全缘或有极疏小齿，基部楔形下延，两面疏被短伏毛。花几可生于所有叶腋；果期花梗伸长而下弯；花萼钟形，长约 2mm，筒部约占全长的 1/3，花后增大，左右压扁，呈蚌壳状，边缘齿不整齐，裂片狭披针形，背面及边缘被短毛，裂片间常有小齿；花冠蓝紫色，长约 3mm，筒部稍短，檐部裂片宽倒卵形，附属物梯形，先端微凹；雄蕊着生于花冠筒中部，内藏，花药卵形；花柱内藏，柱头头状。小坚果倒卵形，表面有疣点，稍两侧压扁，背面有不明显的棱，着生面位于腹面近基部，圆形。花果期 6~9 月。

【分布区域】产同仁市。生于海拔 3200~3900m 农田边、村舍附近、山坡干旱处。

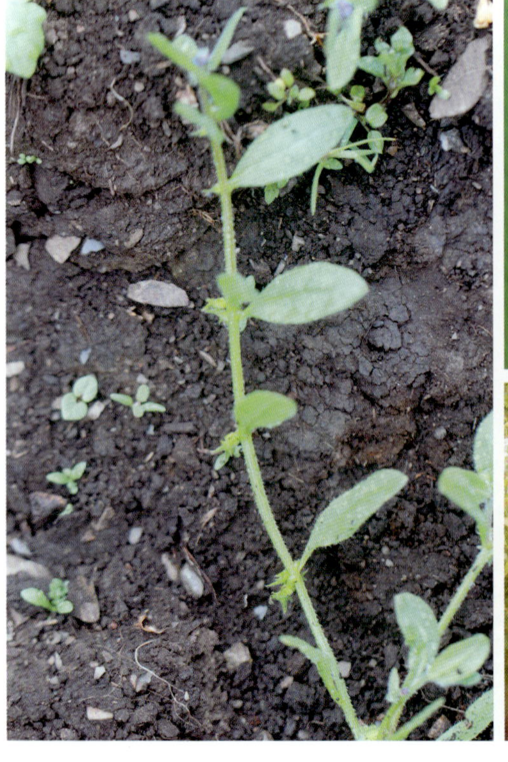

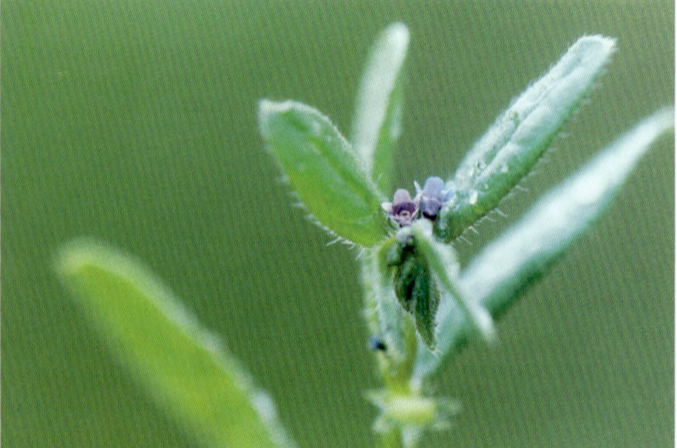

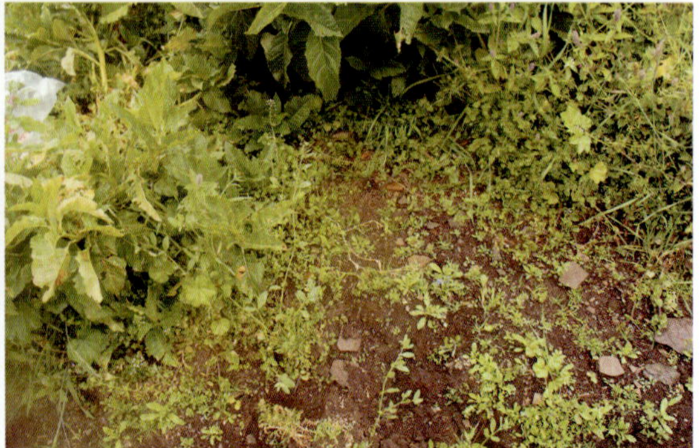

鹤虱属 Lappula V. Wolf

285. 卵盘鹤虱

【学　　名】*Lappula redowskii*（Hornem.）Greene

【别　　名】蒙古鹤虱、东北鹤虱

【药 材 名】鹤虱、东北鹤虱

【用药部位】果实。

【功效主治】杀虫。用于蛔虫病、绦虫病、虫积腹痛。

【植物特征】一年生草本。主根单一，粗壮，圆锥形，长约 7cm。茎高达 60cm，直立，通常单生，中部以上多分枝，小枝斜升，密被灰色糙毛。茎生叶较密，线形或狭披针形，长 2~5cm，宽 2~4mm，扁平或沿中肋纵向对褶，直立，先端钝，两面有具基盘的长硬毛。花序生于茎或小枝顶端，果期伸长，长约 5~20cm；苞片下部者叶状，上部者渐小，呈线形，比果实稍长；花萼 5 深裂，裂片线形，长约 3mm；花冠蓝紫色至淡蓝色，钟状，长 3~3.5mm，较花萼稍长，筒部短，长约 1mm，檐部直径约 3mm，裂片长圆形，喉部缢缩，附属物生花冠筒中部以上。果实宽卵形，长约 3mm；小坚果宽卵形，长 2.5~3mm，具颗粒状突起，边缘具 1 行锚状刺，刺长 1~1.5mm，平展，基部略增宽相互邻接或离生，小坚果腹面常具皱褶；花柱短，长仅 0.5mm，隐藏于小坚果间。花果期 6~9 月。

【分布区域】产同仁市、尖扎县。生于海拔 1800~3500m 荒地、草原、沙地及干旱山坡等处。

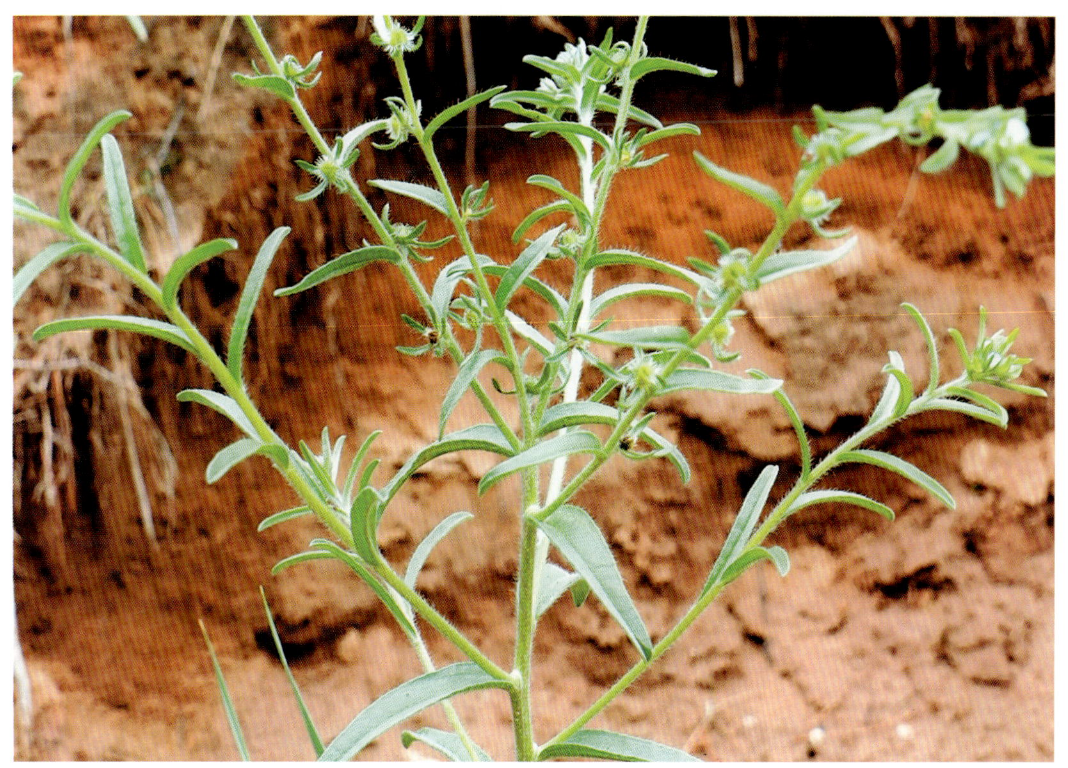

微孔草属 Microula Benth.

286. 微孔草

【学　　名】*Microula sikkimensis* (*C.B.clarke*) Hemsl.

【别　　名】兰花花

【药 材 名】微孔草

【用药部位】全草。

【功效主治】清热解毒。用于眼疾、痘疹等病。

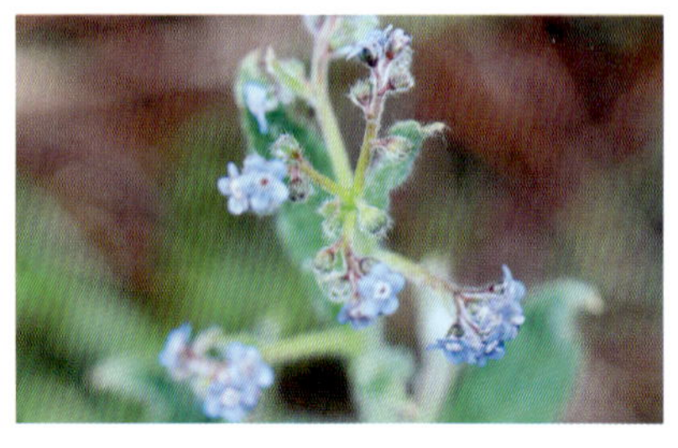

【植物特征】一二年生草本，茎高 6~65cm，直立或渐升，常自基部起有长或短的分枝，被刚毛，有时还混生稀疏糙伏毛。基生叶和茎下部叶具长柄，卵形、狭卵形至宽披针形，长 4~12cm，宽 0.7~4.4cm，顶端急尖、渐尖，稀钝。花序密集，直径 0.5~1.5cm，有时稍伸长，长约达 2cm，生茎顶端及无叶的分枝顶端，基部苞片叶状，其他苞片小，长 0.5~2mm；花梗短，密被短糙伏毛；花萼长约 2mm，果期长达 3.5mm，5 裂近基部，裂片线形或狭三角形，外面疏被短柔毛和长糙毛，边缘密被短柔毛，内面有短伏毛；花冠蓝色或蓝紫色，檐部直径 5~9mm，无毛，裂片近圆形，筒部长 2.5~3.8mm，无毛。小坚果卵形，长 2~2.5mm，宽约 1.8mm，有小瘤状突起和短毛，背孔位于背面中上部，狭长圆形，长 1~1.5mm，着生面位腹面中央。花果期 5~9 月。

【分布区域】产全州各市县。生于海拔 3000~4500m 山坡草地、灌丛下、林边、河边多石草地。

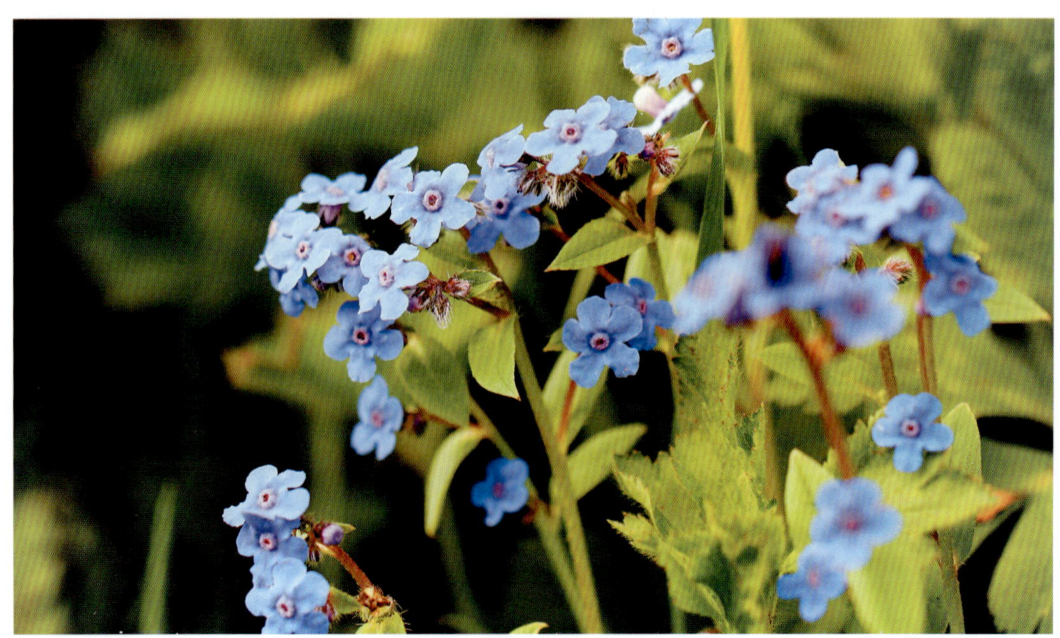

附地菜属 Trigonotis Stev.

287. 西藏附地菜

【学　　名】*Trigonotis tibetica*（C.B.Clarke）Johnst.

【别　　名】藏附地菜

【药 材 名】西藏附地菜

【用药部位】全草。

【功效主治】温中健胃、消肿止痛、止血。用于胃痛、吐酸、吐血，外用治跌打损伤、骨折。

【植物特征】一年生或二年生草本。根颈部有数枚黑褐色鳞片。茎细弱，直立或平铺地面，长 5~20cm，被向上短伏毛。基生叶及茎下部叶具柄；叶片卵状椭圆形或狭椭圆形，长不过 18mm，宽达 7mm，多数较小，先端急尖，有小突尖或无，两面密被短伏毛。花序顶生，疏松，除中下部有数枚叶状苞片外，其余无苞片；花梗细，长 3~6mm，顶端略膨大；花萼近全裂，裂片狭披针形，长约 1mm，被毛；花冠天蓝色至白色，筒部长约 1mm，檐部直径 2.5~3.5mm，裂片多少卵状长圆形，附属物梯形，被微毛。小坚果斜三棱锥状四面体形，有光泽，被微毛，背面平凹或稍凸，三角状卵形，基底面稍凸，侧面近等大，中央明显具 1 纵棱，柄向下方弯曲。花果期 6~8 月。

【分布区域】产同仁市、泽库县、河南县。生于海拔 2500~4200m 河滩灌丛、草甸裸处、砾石堆、圆柏林下。

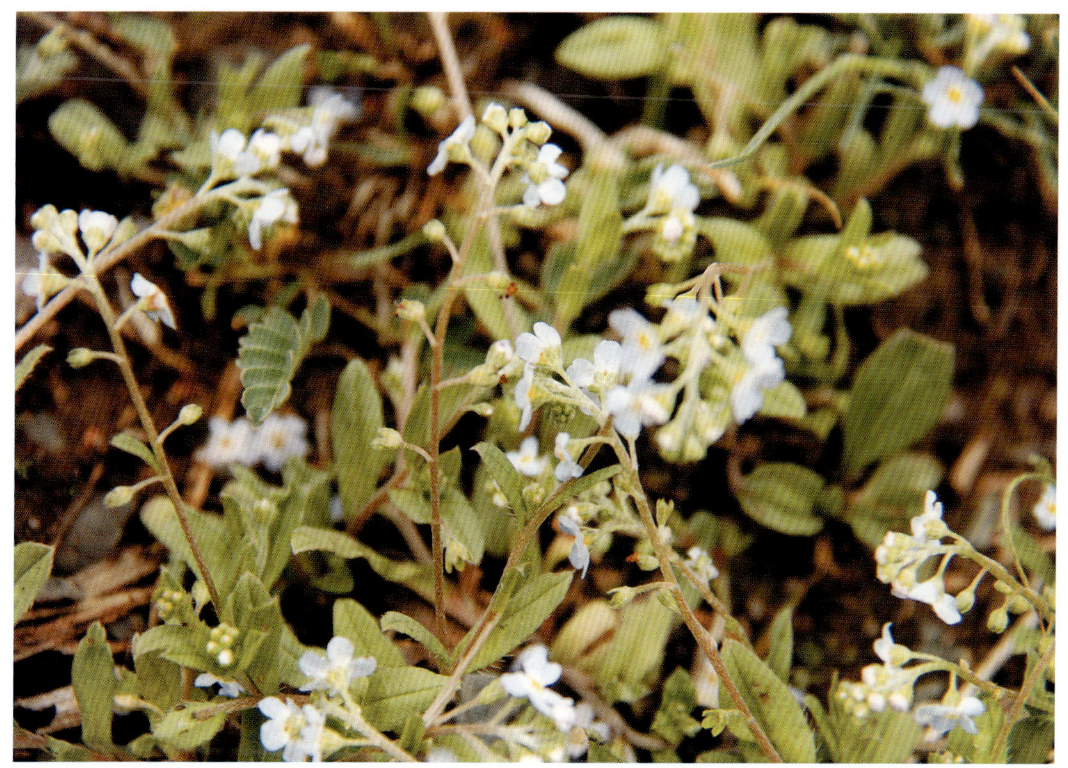

五十五、马鞭草科 Verbenaceae

莸属 Caryopteris Bunge

288. 蒙古莸

【学　　名】*Caryopteris mongholica* Bunge

【别　　名】白沙蒿、山狼毒、兰花茶

【药 材 名】蒙古莸

【用药部位】枝、叶。

【功效主治】消食理气、活血止痛。用于消化不良、风湿痹痛、浮肿等。

【植物特征】落叶小灌木，常自基部即分枝，高 0.3~1.5m；嫩枝紫褐色，圆柱形，有毛，老枝毛渐脱落。叶片厚纸质，线状披针形或线状长圆形，全缘，很少有稀齿，长 0.8~4cm，宽 2~7mm，表面深绿色，稍被细毛，背面密生灰白色绒毛；叶柄长约 3mm。聚伞花序腋生，无苞片和小苞片；花萼钟状，长约 3mm，外面密生灰白色绒毛，深 5 裂，裂片阔线形至线状披针形，长约 1.5mm；花冠蓝紫色，长约 1cm，外面被短毛，5 裂，下唇中裂片较长大，边缘流苏状，花冠管长约 5mm，管内喉部有细长柔毛；雄蕊 4 枚，几等长，与花柱均伸出花冠管外；子房长圆形，无毛，柱头 2 裂。蒴果椭圆状球形，无毛，果瓣具翅。花果期 8~10 月。

【分布区域】产同仁市。生于海拔 2500~3500m 干旱坡地、沙丘荒野及干旱碱质土壤上。

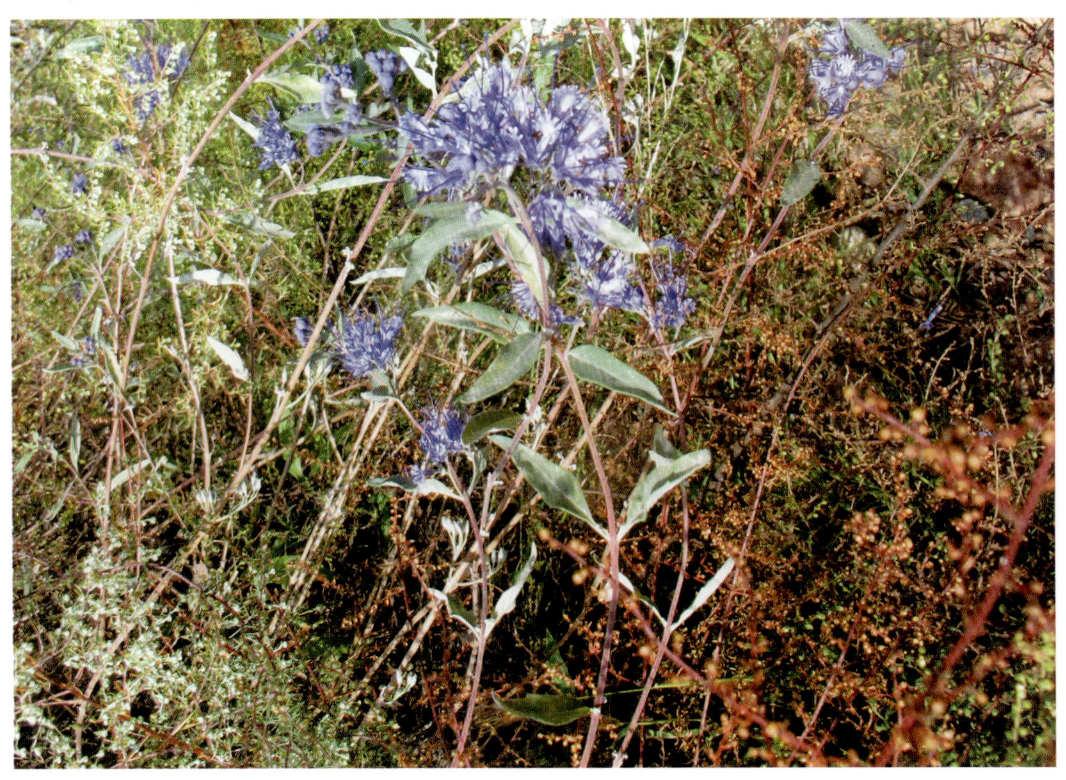

五十六、唇形科 Labiatae

筋骨草属 Ajuga Linn.

289. 白苞筋骨草

【学　　名】*Ajuga lupulina* Maxim.

【别　　名】甜格宿宿草、白毛夏枯草、轮花筋骨草、黄脉筋骨草、忽布筋骨草、森斗合、生斗尕尔揽（藏语译音）

【药 材 名】忽布筋骨草

【用药部位】全草。

【功效主治】清热解毒、凉血消肿。用于外感风热、高热神昏、吐衄、面瘫、高血压、肠痈乳痈、目赤肿痛、咽喉肿痛、外伤出血、毒蛇咬伤。

【植物特征】多年生草本，高 7~35cm。茎直立，沿棱被白色有节长柔毛。叶片椭圆形，长 0.9~7.5cm，宽 0.6~2.5cm，先端钝或急尖，近全缘，基部楔形，下延，两面多少被有节柔毛；叶柄具翅，长不逾 3cm，基部略抱茎。穗状花序长 4~19cm；苞叶黄白色，卵形或阔卵形，长 2~6.5cm，宽 1.5~3.5cm，向上渐小，多为阔卵形，长宽近相等，先端急尖或渐尖，基部略狭，抱茎，全缘，两面多少被有节长柔毛；花黄白色，具紫色斑纹；花萼狭钟形，长 7~10mm，萼齿 5，狭三角形，先端渐尖呈尾状，边缘被长柔毛；花冠长 1.5~2.1cm，外面被长柔毛，内面有毛环，二唇形，上唇小，直立，2 裂，裂片圆形，下唇延伸，3 裂，中裂片较长；雄蕊着生冠筒中部，伸出。小坚果 4，背部有突起网纹。花果期 6~9 月。

【分布区域】产同仁市、泽库县、河南县。生于海拔 2900~4500m 河谷滩地、山坡、灌丛、高山草甸。

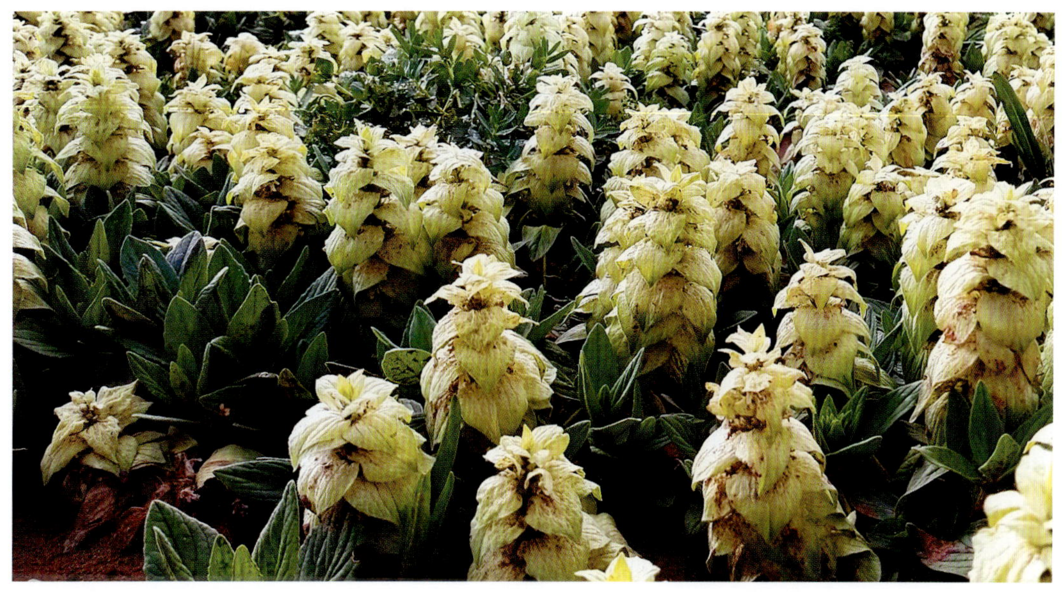

青兰属 Dracocephalum Linn.

290. 异叶青兰

【学　　名】*Dracocephalum heterophyllum* Benth.

【别　　名】白花枝子花、白甜蜜蜜、蜜罐罐、查干一比日羊古（蒙古语译音）

【药 材 名】白花夏枯草、白花甜蜜蜜

【用药部位】全草。

【功效主治】清泻肝热。用于黄疸型肝炎、肝火上升的牙龈肿痛、出血、口腔溃疡。

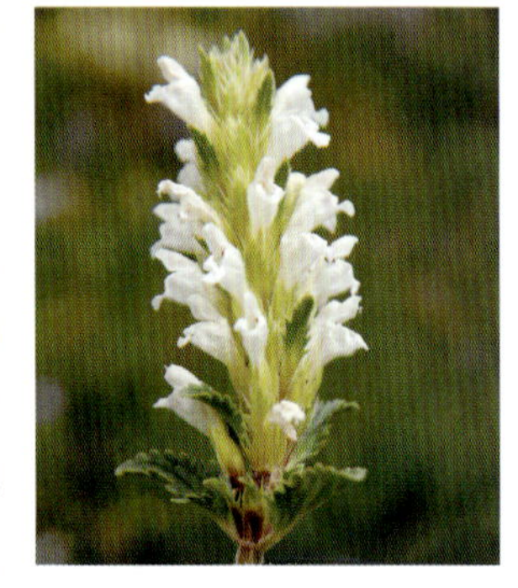

【植物特征】多年生草本，高 5~40cm。根肉质，粗壮，长达 30cm，颈部多分枝。茎多数，丛生，铺伏地面或下部平卧地面，上部直立，四棱，被白色倒向小毛，分枝或不分枝。叶对生，朝卵形至狭长圆形，长 0.5~4.2cm，宽 0.2~3.2cm，先端钝或圆形，边缘具圆齿或小锯齿。轮伞花序密集成穗状，长 1.5~22cm，每轮具 4~10 花苞片倒披针形至狭长圆形，边缘具刺齿及缘毛；花萼筒状，带紫红色，长 0.9~2.2cm，二唇形，上唇 3 齿短，卵形，下唇 2 齿长，披针形，齿端均具刺尖，花冠白色，长 1.5~3cm，外被白色短毛，花药黑紫色。小坚果 4，倒卵状三棱形，长约 3mm，黑褐色。花果期 7~8 月。

【分布区域】产全州各市县。生于海拔 2000~4700m 山坡、河滩、田边、沙丘。

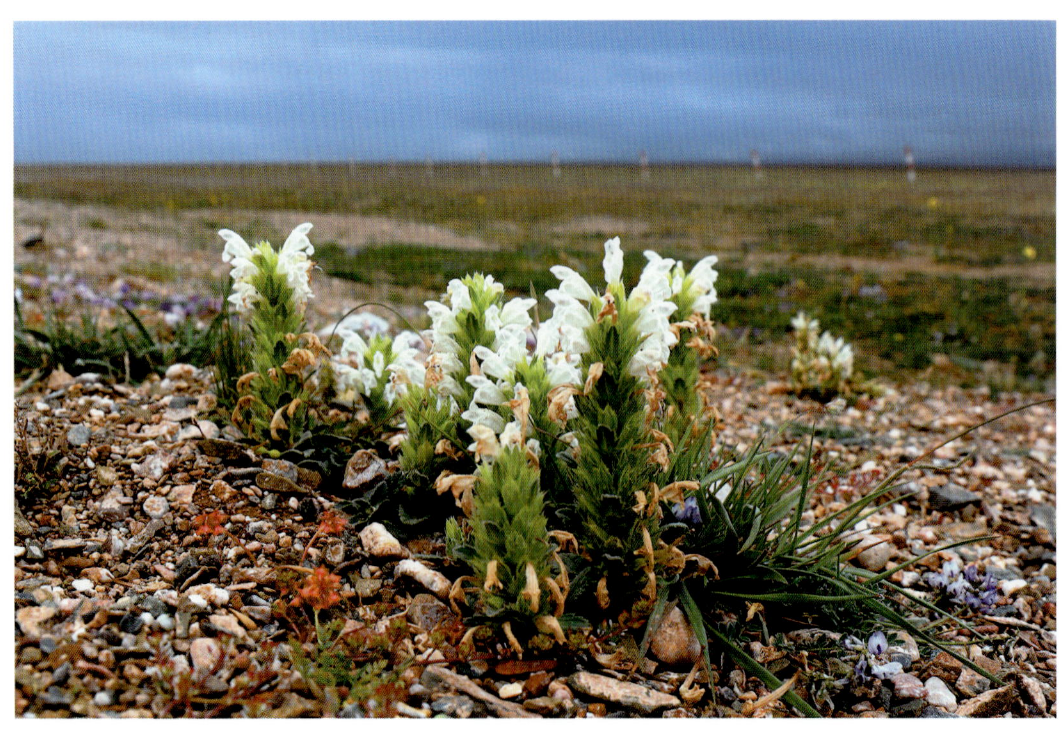

291. 唐古特青兰

【学　　名】*Dracocephalum tanguticum* Maxim.

【别　　名】甘青青兰、陇塞青兰

【药 材 名】唐古特青兰、唐古特青兰苗

【用药部位】带根全草、幼苗。

【功效主治】清热利湿、化痰止咳。用于黄疸型肝炎、胃炎、胃溃疡、气管炎。

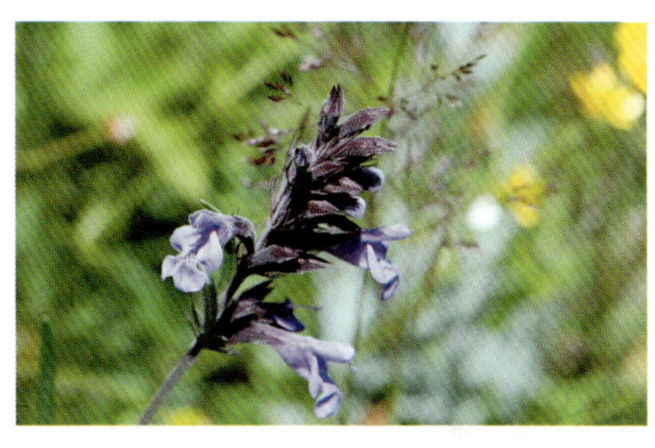

【植物特征】多年生草本，高 15~45cm。根茎短，多分枝。茎多数，成丛，分枝或在叶腋有短枝，四棱形，上部被倒向小毛，中下部无毛。叶片长 1.5~6cm，羽状全裂，侧裂片 2~3 对，中裂片长达 3.5cm，宽至 0.4cm，全部裂片线形，全缘，边缘翻卷或强烈翻卷，上面光滑，下面密被灰白色短毛。轮伞花序 3~9 轮，每轮具 2~10 花，形成间断穗状花序；苞片与叶同形，较小，侧裂片 1~2 对；花萼筒状，带紫色，长 12~16mm，外面被密的白色短毛，常有分泌物凝结的圆点，近二唇形，5 齿近等大，披针形，先端渐尖，针状；花冠蓝紫色，长 2~3cm，外面被短毛，二唇形，下唇较长，中裂片近圆形；花丝被毛。小坚果 4。花果期 7~9 月。

【分布区域】产全州各市县。生于海拔 2400~4200m 阳坡、阳坡林下、河谷。

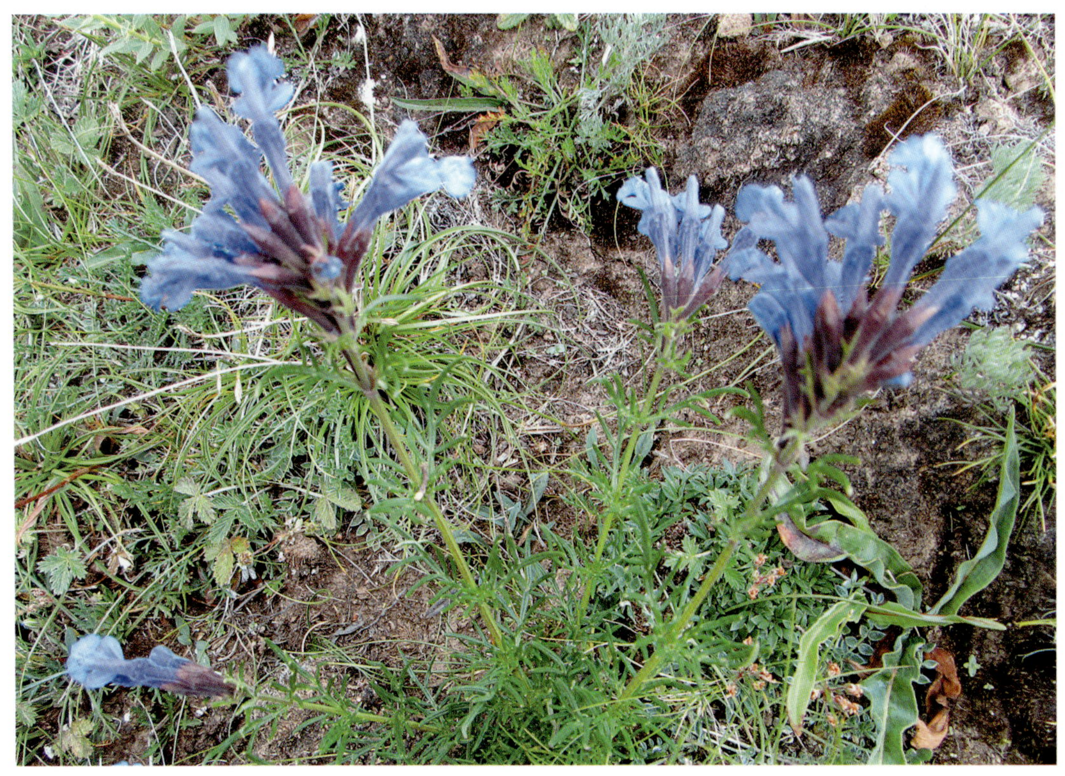

香薷属 Elsholtzia Willd.

292. 密花香薷

【学　　名】*Elsholtzia densa* Benth.

【别　　名】密穗香薷、咳嗽草、野紫苏、息肉巴（藏语译音）

【药 材 名】咳嗽草

【用药部位】全草。

【功效主治】发汗解表、化湿和中。用于暑天感冒、头痛身重、无汗恶寒、腹痛吐泻、水肿、疮痈肿毒、蛲虫病、阴道滴虫。

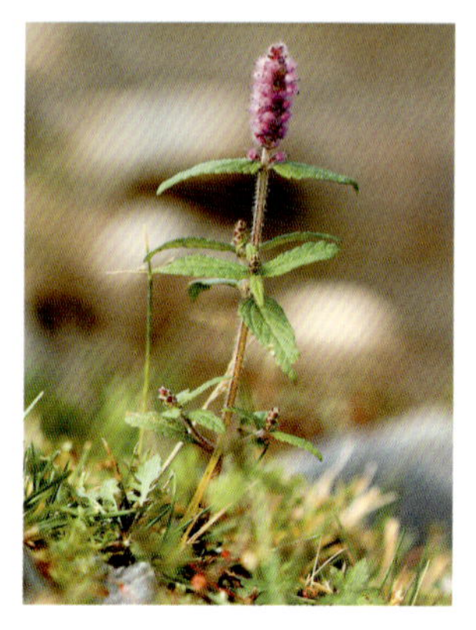

【植物特征】一年生草本，高达 80cm。根细而多，须状。茎直立，多分枝，四棱形，被短柔毛。叶对生，叶片宽披针形至椭圆形，长 1.5~10cm，宽 0.7~2.5cm，先端渐尖或有时急尖，边缘有锯齿，基部楔形或宽楔形，两面被短柔毛；叶柄长至 2cm，通常具短柄。穗状花序圆柱形，长 2~6.5cm，直径 1~2.2cm，密被紫红色念珠状长毛；苞片卵圆形，长约 1.5mm，短于花；花萼钟形，外面密被紫红色念珠状毛，花期小，果时强烈膨大，长达 9mm，宽至 6mm，萼齿 5，近相等，三角形；花冠紫红色，长不逾 3mm，外面被紫红色念珠状毛，二唇形，下唇中裂片较侧裂片短；雄蕊 4，前对外露，花形。小坚果 4，近球形，暗褐色，有短毛及突起。花果期 6~9 月。

【分布区域】产全州各市县。生于海拔 1800~4300m 荒地、田边、路边、水沟边。

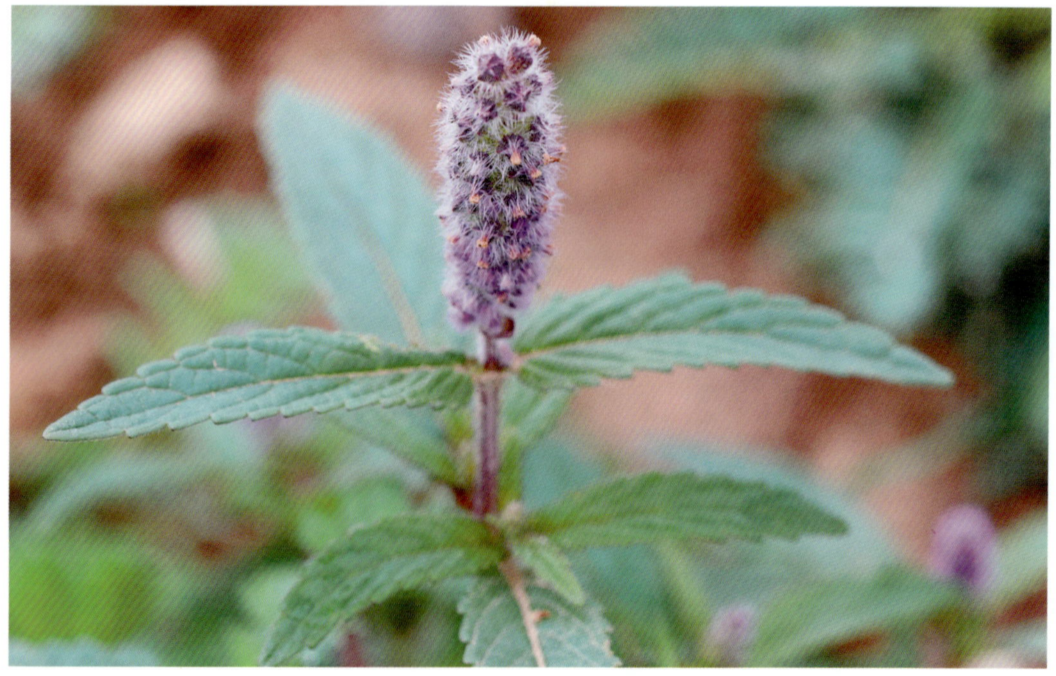

293. 高原香薷

【学　　名】*Elsholtzia feddei* Levl.

【别　　名】咳嗽草、野紫苏、土香薷、荆芥、密穗香薷

【药 材 名】小江苏

【用药部位】全草。

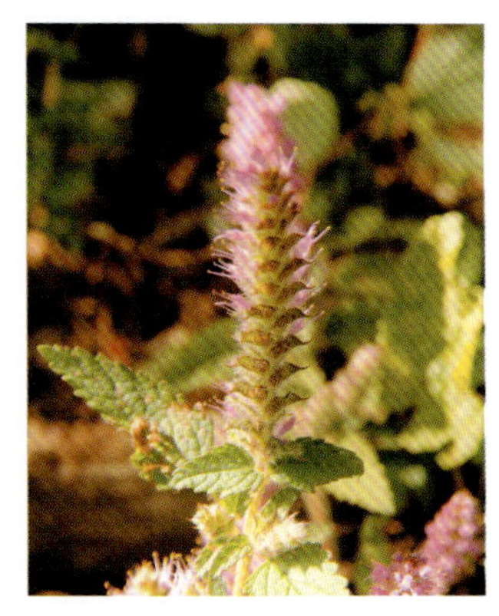

【功效主治】发表解器、化湿杀虫。用于暑天感冒、发热头痛、无汗身重、腹痛吐泻、虫积、疥疮。

【植物特征】细小草本，高 3~20cm。茎自基部分枝，小枝尤其是在下部的依伏或上升，被短柔毛。叶卵形，长 4~24mm，宽 3~14mm，先端钝，基部圆形或阔楔形，边缘具圆齿；叶柄长 2~8mm，扁平，被短柔毛。穗状花序长 1~1.5cm，生于茎、枝顶端，偏于一侧，由多花轮伞花序组成；苞片圆形，长宽约 3mm，先端具芒尖，外面被柔毛，在脉上尤为明显。花萼管状，长约 2mm，外面被白色柔毛，萼齿 5，披针状钻形，具缘毛。花冠红紫色，长约 8mm，外被柔毛及稀疏的腺点，冠筒自基部向上扩展，冠檐二唇形，上唇直立，先端微缺。雄蕊 4，前对较长，均伸出，花丝无毛。花柱纤细，伸出，先端相等 2 浅裂。小坚果长圆形，长约 1mm，深棕色。花果期 7~8 月。

【分布区域】产同仁市、泽库县。生于海拔 2800~3200m 路边、草坡及林下。

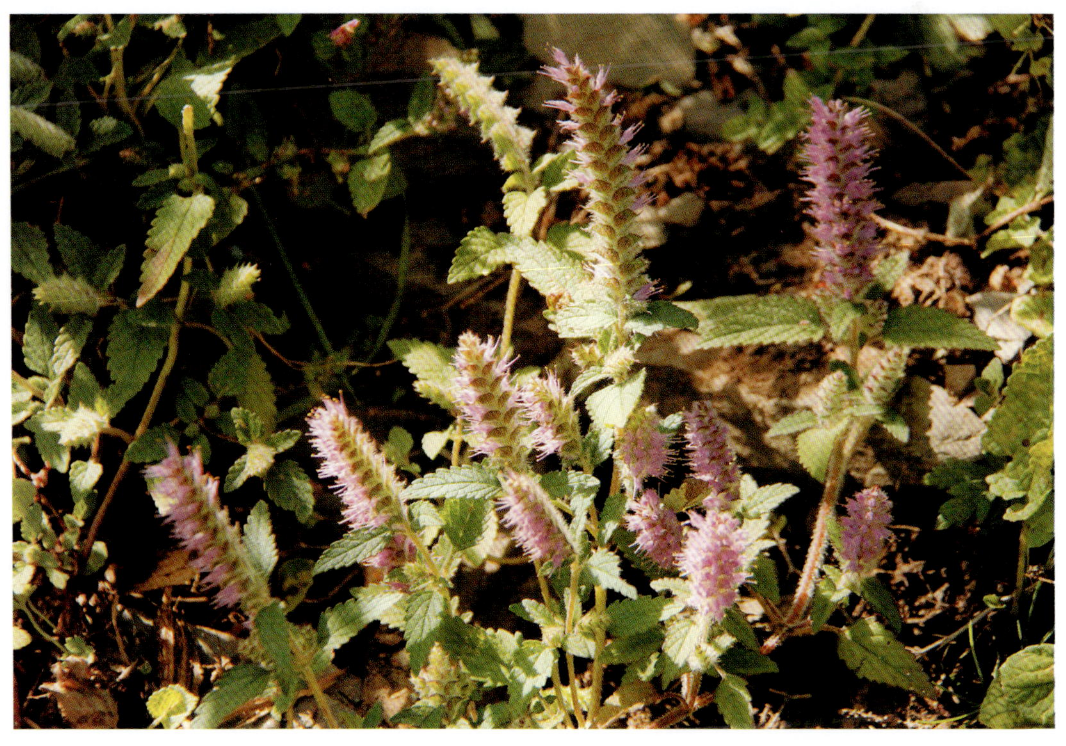

鼬瓣花属 Galeopsis Linn.

294. 鼬瓣花

【学　　名】*Galeopsis bifida* Boenn.

【别　　名】壶瓶花、引子香、十二槐花、金槐、野苏子、野芝麻

【药 材 名】鼬瓣花子、鼬瓣花根

【用药部位】全草。

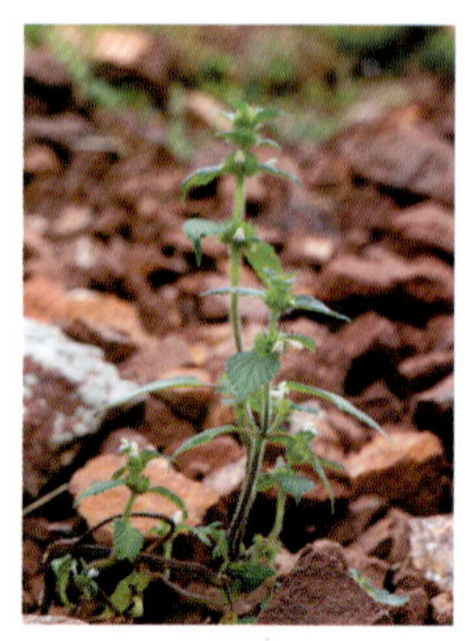

【功效主治】清热解毒、明目退翳。用于目赤肿痛、翳障、梅毒、疮疡。

【植物特征】一年生草本，高 8~45cm。茎直立，四棱形，被倒向有节刚毛和短柔毛。叶对生，叶片卵状披针形或披针形，长 1.5~6cm，宽 0.7~3.2cm，先端渐尖，边缘有锯齿，叶柄长 0.6~2cm。轮伞花序多花密集，生于顶部叶腋中，通常 1~2 轮；小苞片线形，先端刺状边缘有刚毛，花萼筒状，长 0.8~1cm，外面被刚毛，萼齿 5，三角状钻形，先端刺状，花冠黄白色，长 1~1.2cm，外面被短刚毛，二唇形，上唇卵圆形，下唇 3 裂，中裂片长圆形，侧裂片全缘，雄蕊 4，前对较长，花丝下部被短柔毛，花药卵形，上瓣横裂，内瓣具纤毛。小坚果 4，倒卵状三楼形，长约 3mm，褐色，光滑。花果期 7~9 月。

【分布区域】产同仁市、泽库县、河南县。生于海拔 2000~3700m 田边、河滩、荒地、路边。

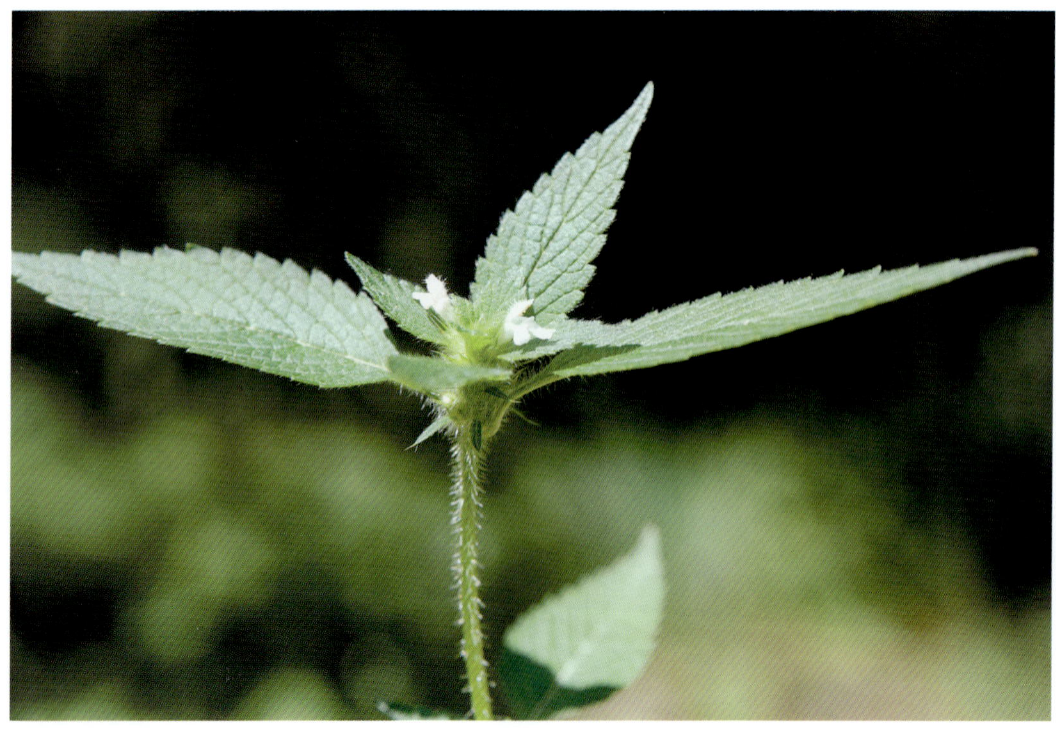

夏至草属 Lagopsis Bunge ex Benth.

295. 夏至草

【学　　名】*Lagopsis supina*（Steph.）Ikonn.-Gal. ex Knorr.

【别　　名】夏枯草、白花夏枯草、白花益母、灯笼棵、风轮草、小益母草、假茺蔚、假益母草

【药 材 名】夏枯草

【用药部位】全草。

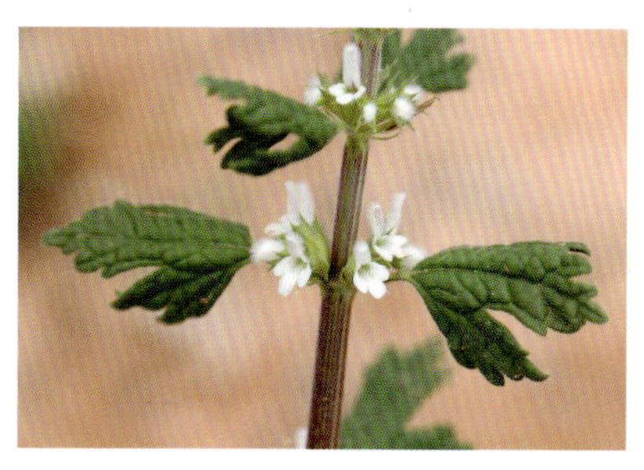

【功效主治】养血活血、清热利湿。用于月经不调、产后瘀滞腹痛、血虚头昏、半身不遂、跌打损伤、水肿、小便不利、目赤肿痛、疮痈、冻疮、牙痛、皮疹瘙痒。

【植物特征】多年生草本，披散于地面或上升，具圆锥形的主根。茎高 15~35cm，四棱形，具沟槽，带紫红色，密被微柔毛，常在基部分枝。叶轮廓为圆形，长 1~2cm，宽 1.5~2.5cm，先端圆形，基部心形，3 深裂，裂片有圆齿或长圆形犬齿，有时叶片为卵圆形，3 浅裂或深裂，裂片无齿或有稀疏圆齿，通常基部越冬叶远较宽大，叶片两面均绿色，上面疏生微柔毛，下面沿脉上被长柔毛，余部具腺点，边缘具纤毛，脉掌状，3~5 出；叶柄长，基生叶的长 2~3cm，上部叶的较短，通常在 1cm 左右，扁平，上面微具沟槽。小坚果长卵形，长约 1.5mm，褐色。花期 3~4 月，果期 5~6 月。

【分布区域】产同仁市、尖扎县。生于海拔 2000~3450m 路旁、旷地上。

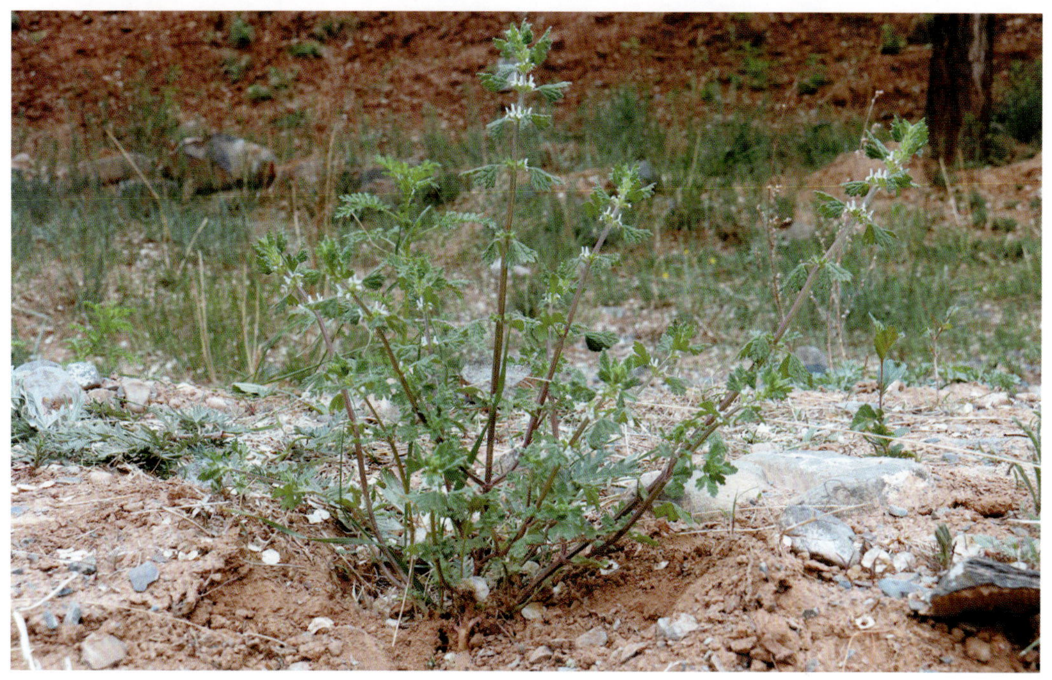

独一味属 Lamiophlomis Kudo

296. 独一味

【学　　名】*Lamiophlomis rotata*（Benth.）Kudo

【别　　名】巴拉努努、吉布孜、麦朵昌巴、哈努巴拉、札江温保（藏语译音）

【药 材 名】独一味

【用药部位】全草。

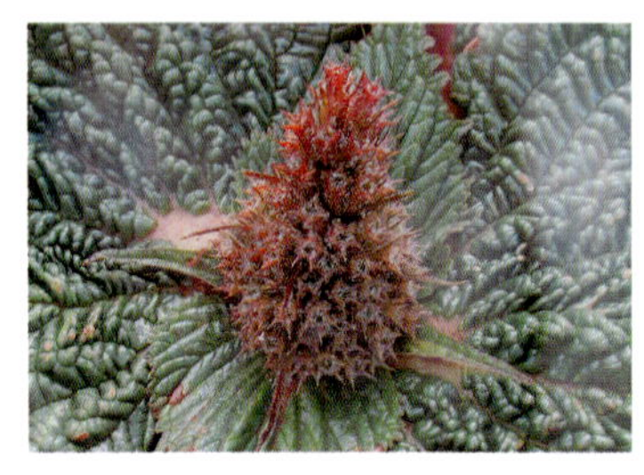

【功效主治】活血止血、祛风止痛。用于跌打损伤、外伤出血、风湿痹痛、黄水病。

【植物特征】多年生草本，高 2~10cm。根圆形，肉质，顶部有时分枝。无茎或有短茎，呈花葶状，常单生。叶常 4 枚，辐状对生，铺于地面；叶片扇形、肾形或幼时为菱形或卵形，长宽可达 15cm，先端圆形，边缘具圆齿，基部浅心形或宽楔形，上面被密或疏的短毛，具皱纹，下面仅脉上被短毛。轮伞花序密集成穗状，近似圆锥状；花序轴被短毛；苞片披针形至线形；小苞片针刺状；花萼筒状，具 10 脉，长 8~9mm，疏被短毛，萼齿 5，针刺状；花冠紫红色，长 10~11mm，二唇形，上唇圆形，内面被密柔毛，下唇小，3 裂，中裂片内面被毛；雄蕊 4，内藏，花丝被毛，花药 2 室，汇合。小坚果 4，倒卵状三棱形，无毛。花果期 6~9 月。

【分布区域】产河南县。生于海拔 3430~4300m 高山草甸、灌丛下、河滩。

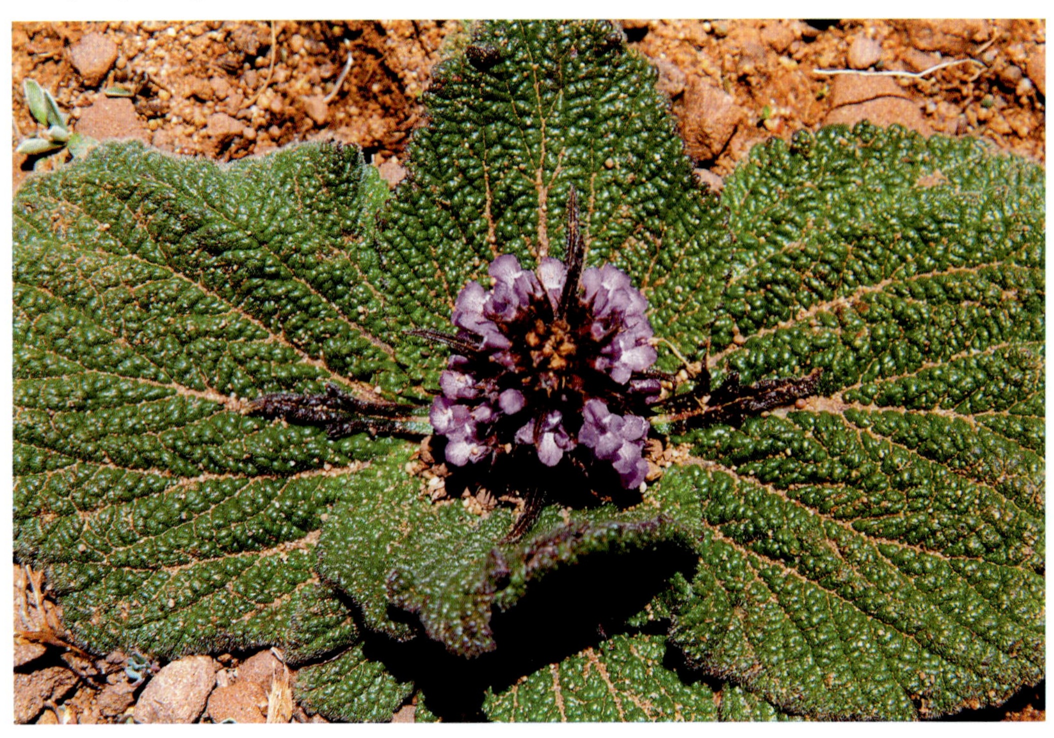

宝盖草属 Lamium Linn.

297. 宝盖草

【学　　名】*Lamium amplexicaule* Linn.

【别　　名】珍珠莲、接骨草

【药 材 名】宝盖草

【用药部位】全草。

【功效主治】活血通络、解毒消肿。用于跌打损伤、筋骨疼痛、四肢麻木、半身不遂、面瘫、黄疸、瘰疬、肿毒、黄水疮。

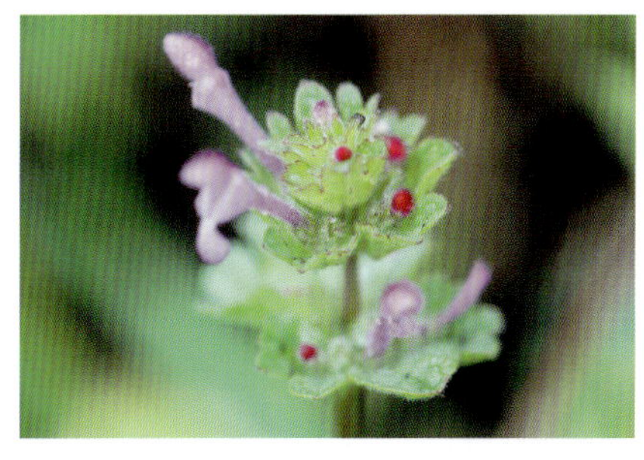

【植物特征】二年生草本，高 8~35cm。茎直立，从基部分枝或不分枝，四棱形，疏被短毛。叶片肾形或圆形，长 0.7~2cm，宽 1~3.5cm，先端圆形，边缘具圆齿，基部浅心形，两面疏被短毛，叶脉掌状，叶柄下部者长达 3cm。轮伞花序多花，疏离；小苞片线形，被短毛，与花萼近等长，花萼筒状，长 4~6mm，外面被短毛，萼齿 5，钻形，等大；花冠紫红色，长 1.3~1.5cm，外面被短柔毛，冠筒细长，喉部膨大，上唇直立，长圆形，下唇 3 裂，中裂片倒心形，先端 2 裂；花丝无毛，花药被毛。小坚果倒卵状，长约 2mm，表面具疣状突起。花果期 6~8 月。

【分布区域】产同仁市、泽库县、河南县。生于海拔 2200~4300m 田边、田间、水沟边。

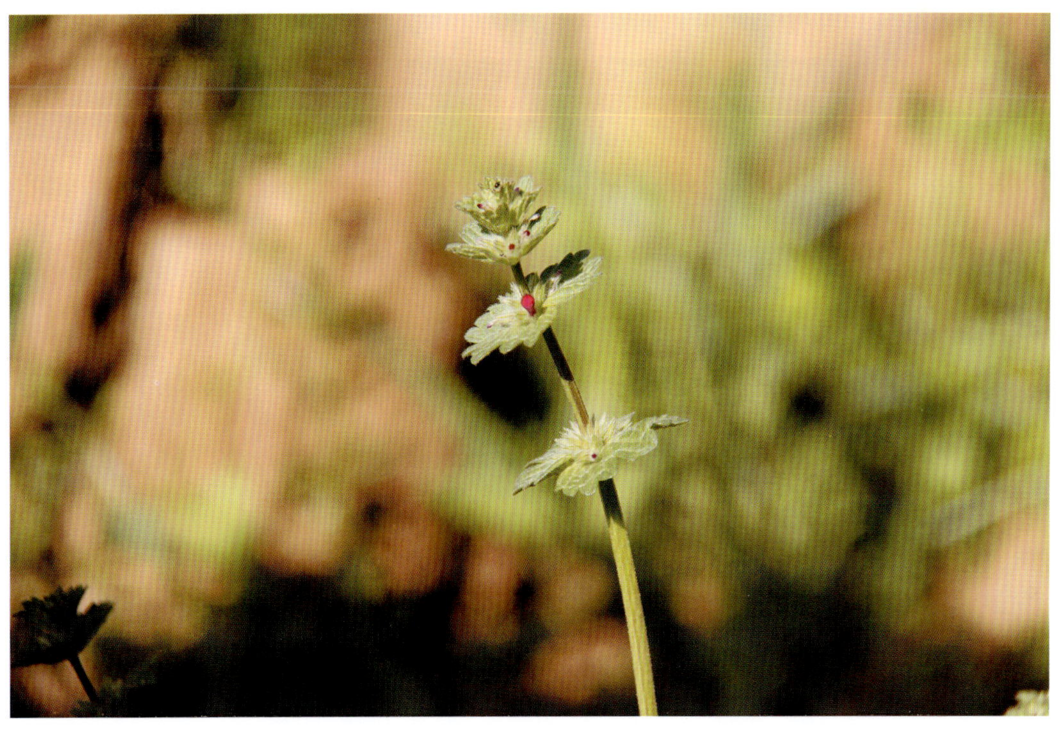

益母草属 Leonurus Linn.

298. 益母草

【学　　名】*Leonurus japonicus* Houtt.

【别　　名】益母、茺蔚、益明、贞蔚、苦低草、郁臭草、益母艾、扒骨风、红花艾、坤草、枯草、苦草

【药 材 名】益母草

【用药部位】全草。

【功效主治】活血调经、利尿消肿、清热解毒。用于月经不调、经闭、胎漏难产、产后血晕、瘀血腹痛、跌打损伤、小便不利、水肿。

【植物特征】一年生或二年生草本，高 60~100cm。茎直立，四棱形，被微毛。叶对生；叶形多种；叶柄长 0.5~8cm。一年生植物基生叶具长柄，叶片略呈圆形，直径 4~8cm，5~9 浅裂，裂片具 2~3 钝齿，基部心形；最上部叶不分裂，线形，近无柄，上面绿色，被糙伏毛，下面淡绿色，被疏柔毛及腺点。轮伞花序腋生，具花 8~15 朵；小苞片针刺状，无花梗；花萼钟形，外面贴生微柔毛，先端 5 齿裂，具刺尖；花冠唇形，淡红色或紫红色，长 9~12mm，外面被柔毛，上唇与下唇几等长，上唇长圆形，全缘，边缘具纤毛，下唇 3 裂，中央裂片较大，倒心形；雄蕊 4，二强，着生在花冠内面近中部，花丝疏被鳞状毛，花药 2 室；雌蕊 1，子房 4 裂，花柱丝状，略长于雄蕊，柱头 2 裂。小坚果褐色，三棱形，先端较宽而平截，基部楔形，长 2~2.5mm，直径约 1.5mm。花期 6~9 月，果期 7~10 月。

【分布区域】产同仁市。生于海拔 2000~3000m 田埂、路旁、溪边或山坡草地。

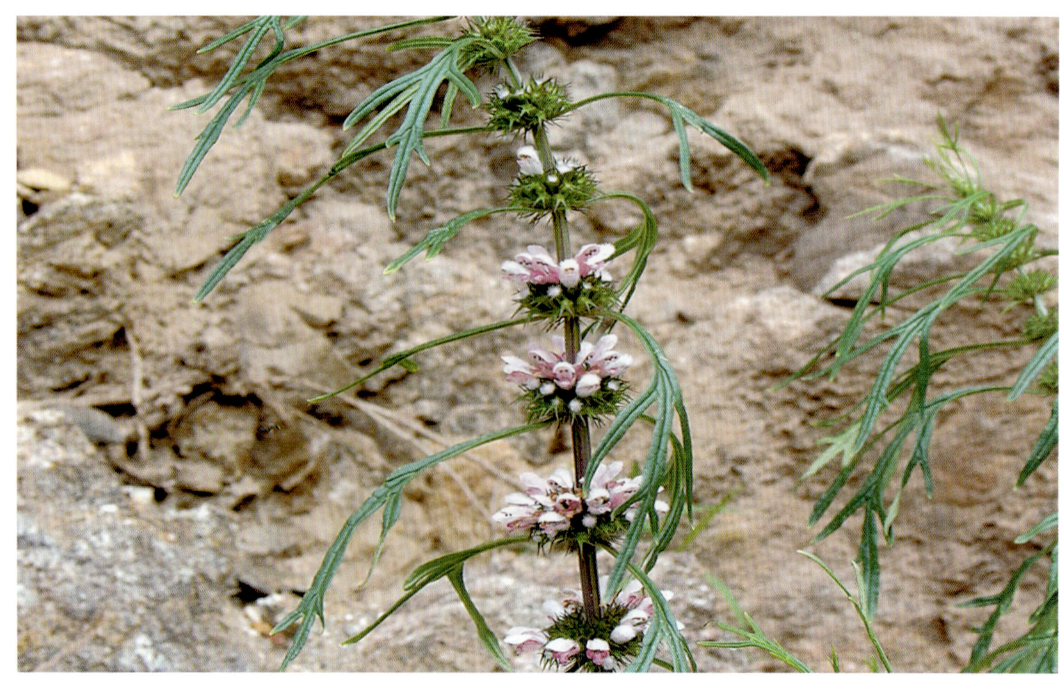

299. 细叶益母草

【学　　名】*Leonurus sibiricus* Linn.

【别　　名】四美草、益母、茺蔚、地母草

【药 材 名】细叶益母草

【用药部位】全草。

【功效主治】活血调经、利尿消肿、清热解毒。用于月经不调、经闭、胎漏难产、胞衣不上、产后血晕、瘀血腹痛、跌打损伤、小便不利、水肿。

【植物特征】二年生草本，高 20~100cm。茎直立，四棱形，被倒向糙伏毛，常从基部分枝，丛生。叶长 3~5cm，掌状 3 全裂，裂片再 3 裂或羽状分裂，小裂片线形，宽 1~2.5mm，边缘反卷，两面被糙伏毛；叶柄长约 2cm，被糙伏毛；最上部苞叶 3 全裂。轮伞花序多花，组成疏离的穗状花序；小苞片刺状，被糙伏毛；花萼筒状，长约 10mm，外面中部以上脉上密被有节长柔毛，基部被短柔毛，萼齿 5，钻形，具刺尖，开展或下翻；花冠粉红色，长约 1. 6cm，外面在冠筒以上被长柔毛，内面近基部有毛环，二唇形，上唇比下唇长 1/4，直伸，内面无毛，下唇 3 裂，中裂片倒心形，先端微凹，有紫色脉纹；雄蕊 4，平列于上唇之内，花丝中部有鳞状毛，花药卵形。花期 7 月。

【分布区域】产同仁市、尖扎县。生于海拔 2230~2600m 阳坡、河沟边、田边荒地、路边砾石地。

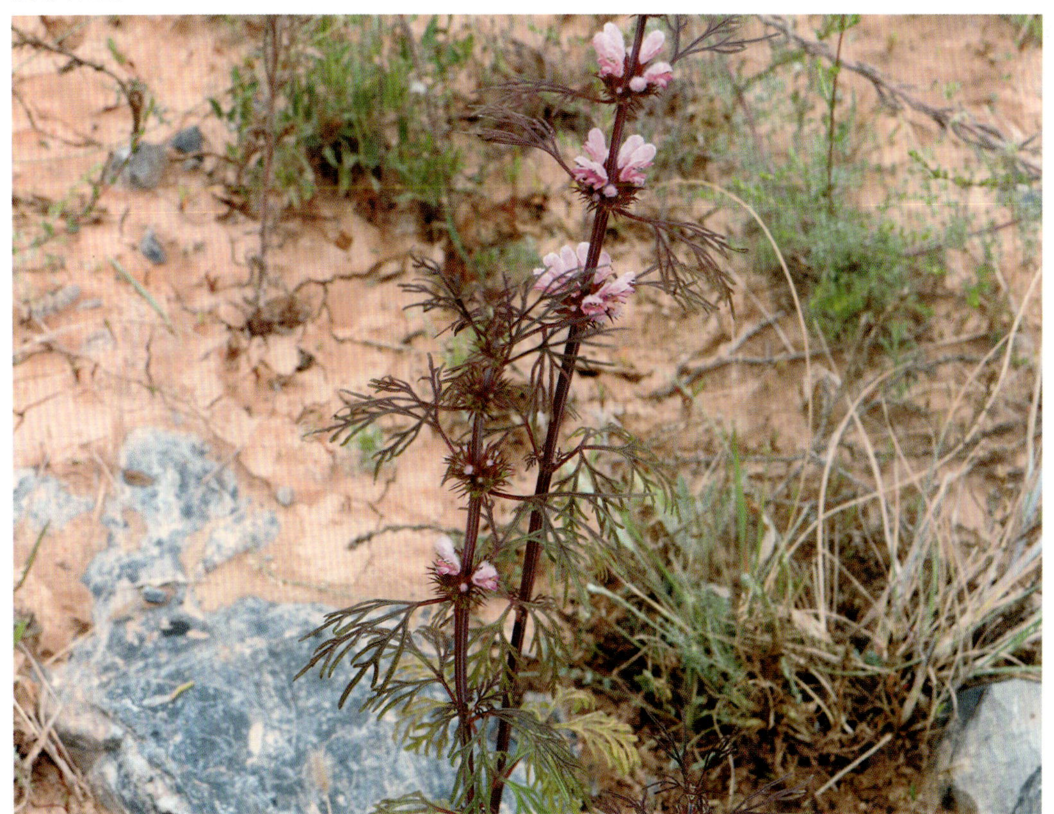

薄荷属 Mentha Linn.

300. 薄荷

【学　　名】*Mentha haplocalyx* Bxiq.

【别　　名】野薄荷、升阳菜薄荷、蔆荷、夜息药、仁丹草、见肿消、水益母、接骨草、土薄荷、鱼香草、香薷草

【药 材 名】薄荷

【用药部位】全草或叶。

【功效主治】散风热、清头目、利咽喉、透疹、解郁。用于风热表证、头痛目赤、咽喉肿痛、麻疹不透、肝郁胁痛。

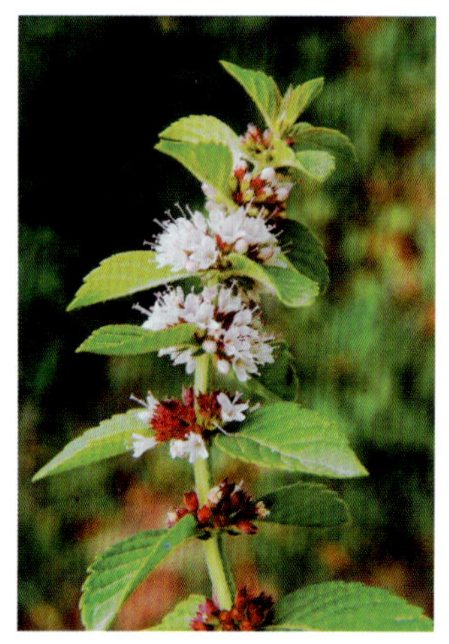

【植物特征】多年生芳香草本，茎直立，高 30~80cm。具匍匐的根茎。茎锐四棱形，多分枝，四侧无毛或略具倒生的柔毛。单叶对生；叶柄长 2~15mm；叶形变化较大，披针形、卵状披针形至椭圆形，长 2~7cm，宽 1~3cm，基部以上疏生粗大的牙齿状锯齿，侧脉 5~6 对，上面深绿色，下面淡绿色，两面具柔毛及黄色腺鳞，以下面分布较密。轮伞花序腋生；花萼管状钟形，长 2~3mm，萼齿 5，狭三角状钻形，长约 0.7mm，缘有纤毛；花冠淡紫色至白色，冠檐 4 裂，上裂片先端 2 裂，较大，其余 3 片近等大，花冠喉内部被微柔毛;雄蕊 4，前对较长，常伸出花冠外或包于花冠筒内，花丝丝状，无毛，花药卵圆形，2 室，药室平行；花柱略超出雄蕊，先端近相等 2 浅裂，裂片钻形。小坚果长卵球形，长 0.9mm，宽 0.6mm，黄褐色或淡褐色，具小腺窝。花期 7~9 月，果期 10~11 月。

【分布区域】产同仁市。生于海拔 2000~3000m 沟旁、路边及湿地。

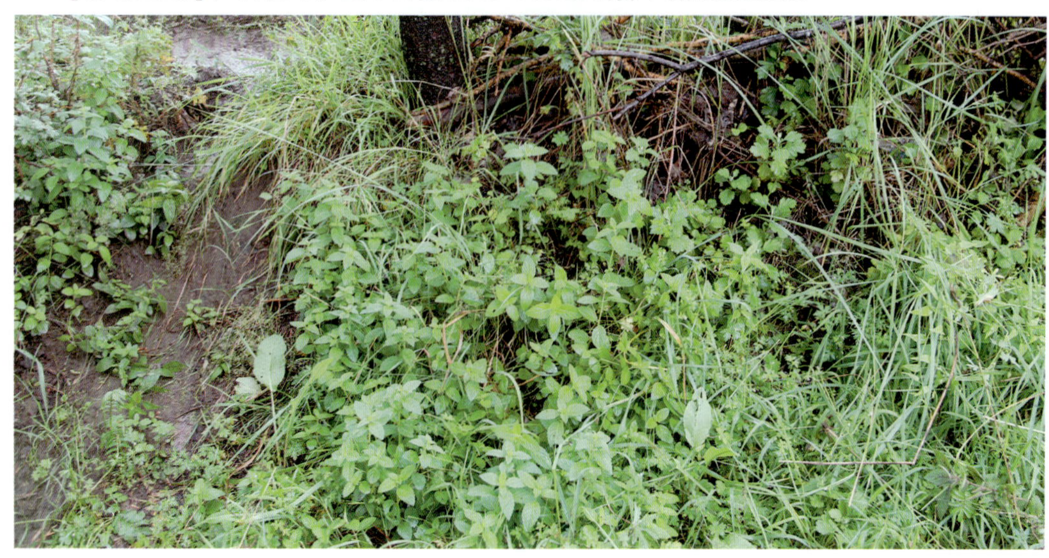

荆芥属 Nepeta Linn.

301. 蓝花荆芥

【学　　名】*Nepeta coerulescens* Maxim.

【别　　名】小丁香、小远志、蓝花地丁草、小万年青

【药 材 名】蓝花荆芥

【用药部位】全草。

【功效主治】清热、祛风、解毒、止血。用于感冒、头痛、咽痛、便血、崩漏。

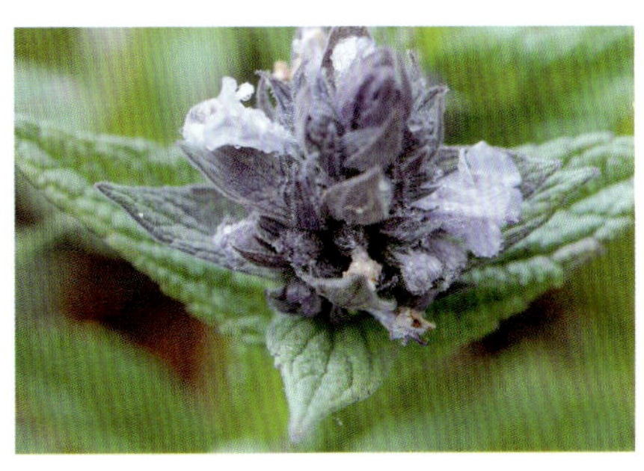

【植物特征】多年生草本，高 13~40cm。根茎粗，多分枝。茎多数，丛生，分枝，四棱形，被短柔毛。叶披针形、卵状披针形或卵状长圆形，长 1.5~5.5cm，宽 0.5~2.2cm，先端急尖，有时钝，边缘具浅锯齿，基部截形或浅心形；叶柄长至约 0.5cm 或无柄。轮伞花序在茎枝顶端密集成卵形的穗状花序；苞叶蓝色，卵形，下部者长达 3cm，向上渐小，但长于轮伞花序；小苞片线形，长于花萼，被睫毛；花萼长 6~7mm，外面被短柔毛，上唇 3 浅裂，下唇 2 深裂，裂片披针形；花冠蓝色，长 10~12mm，外面被短柔毛，喉部扩张，二唇形，上唇直立，2 裂，下唇 3 裂，中裂片大，倒心形，基部被丛毛；雄蕊 4，短于上唇。小坚果 4，长圆形，长约 1.5mm，黑色，光滑。花果期 7~8 月。

【分布区域】产同仁市、泽库县、河南县。生于海拔 2900~4600m 高山草甸、山坡多石处、河谷阶地、田边。

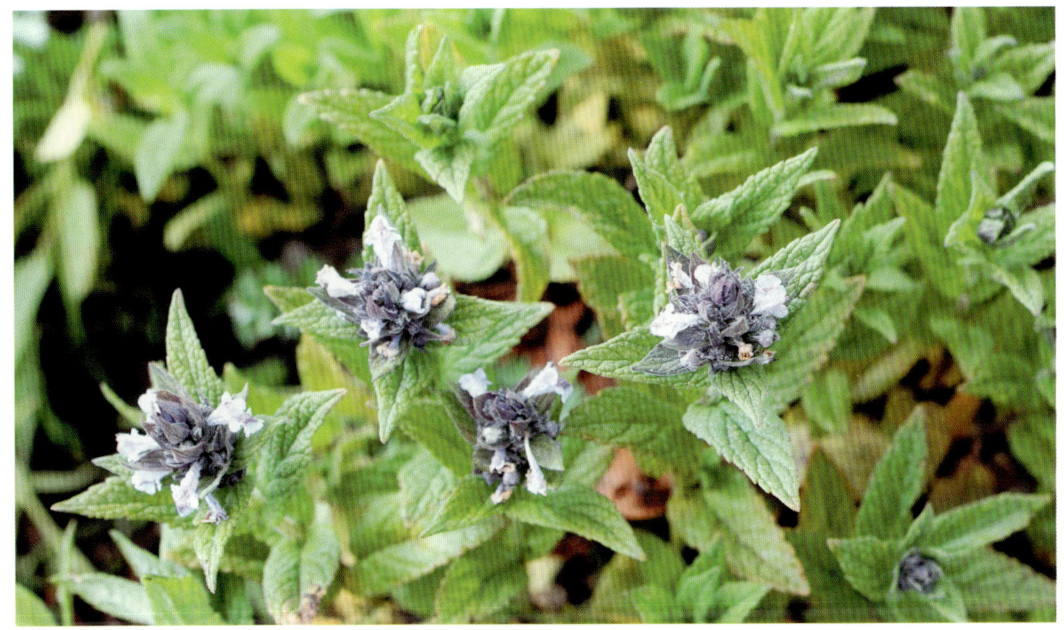

302. 康藏荆芥

【学　　名】*Nepeta prattii* Levl.

【别　　名】野藿香、康滇荆芥

【药 材 名】野香薷

【用药部位】全草。

【功效主治】清热利湿。用于感冒、头痛、咽痛、便血、崩漏。

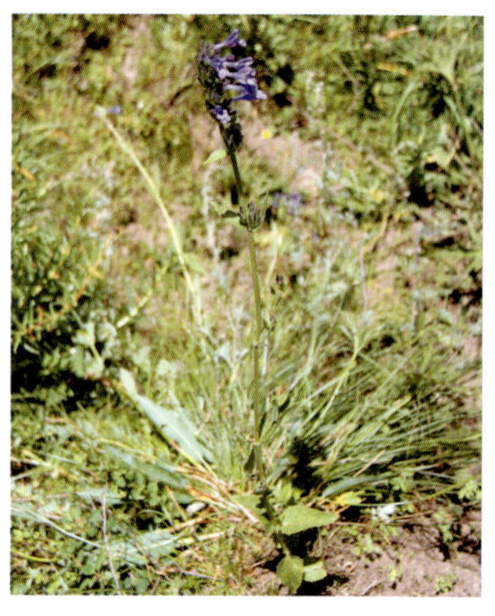

【植物特征】多年生草本，高 40~80cm。根茎长，顶端有分枝。茎直立，四棱形，不分枝。叶卵状披针形至披针形，长 4~8cm，宽 1.5~2.6cm；叶柄短至无柄。轮伞花序生茎端，初时密集近头状，后疏离；苞叶与茎生叶同形，较小；小苞片线状披针形，长于花萼，边缘具睫毛，两面被短硬毛和柔毛；花萼筒状，长 10~13mm，带蓝紫色，被短毛，上唇 3 裂，下唇 2 裂，萼齿披针形，先端渐尖；花冠蓝紫色，长 2.2~3cm，外面被短柔毛，冠筒细，略弯曲，喉部扩展，二唇形，上唇直立，2 深裂，下唇 3 裂；雄蕊略伸出花冠。小坚果 4，倒卵形，长约 2mm，黑褐色，光滑。花果期 7~8 月。

【分布区域】产同仁市、泽库县、河南县。生于海拔 2300~3900m 灌丛中、山坡草地、田边。

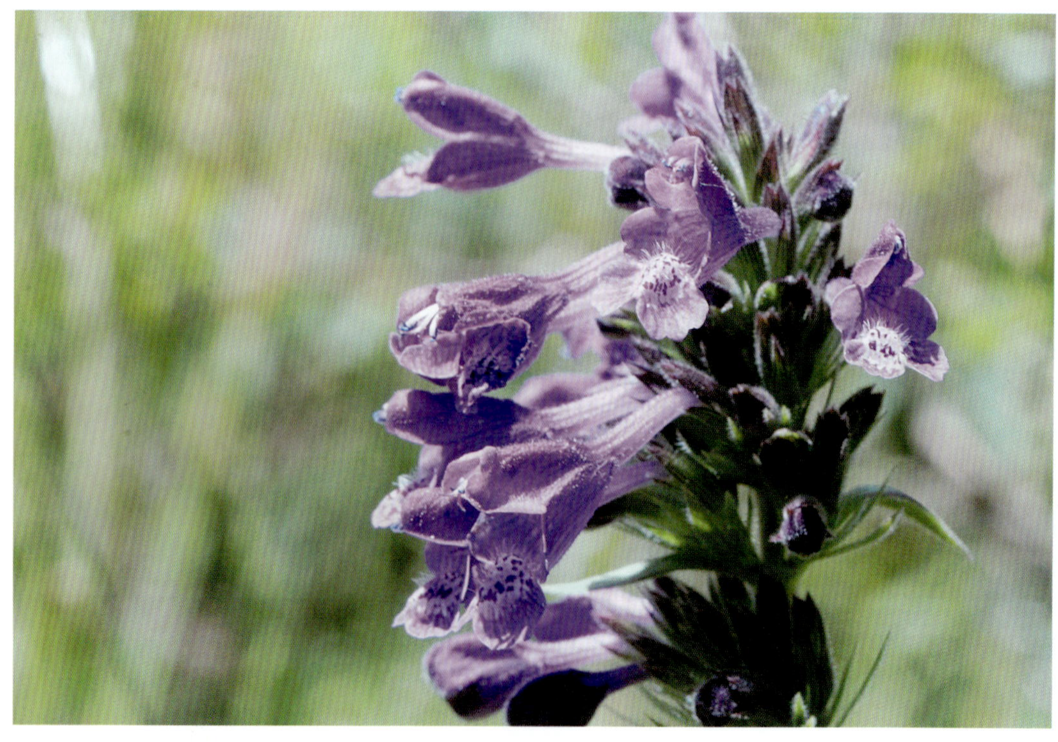

鼠尾草属 Salvia Linn.

303. 甘西鼠尾草

【学　　名】*Salvia przewalskii* Maxim.

【别　　名】木羊乳、逐马、奔马草、山参、紫丹参、蜜罐头、血参根、朵朵花根、蜂糖罐、红丹参

【药 材 名】甘西鼠尾草、紫丹参

【用药部位】根。

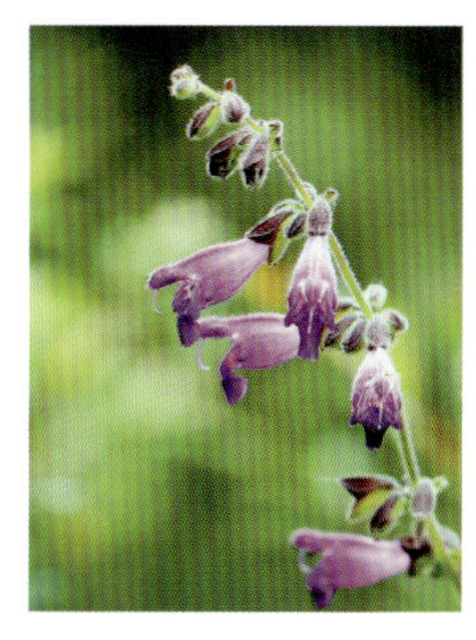

【功效主治】活血祛瘀、调经止痛、养血安神、凉血消痈。用于妇女月经不调、痛经、经闭、产后瘀滞腹痛、心腹疼痛、热痹肿痛、跌打损伤。

【植物特征】多年生草本，高 50~80cm。根粗大，外皮紫褐色。茎直立，多分枝，丛生，上部花序有分枝，密被短柔毛和头状腺毛。叶基生与茎生，叶片三角状或长圆状戟形或卵状卵形，长 10~27cm，宽可至 17.5cm，先端钝，边缘具细或粗齿，基部戟形或心形；叶柄长至 15cm，被微柔毛。轮伞花序 2~4 花，组成总状花序；苞片卵状披针形或长圆形；花萼钟形，长 8~12mm，外被头状腺毛，二唇形，上唇具 3 小齿，下唇具 2 齿，先端尖；花冠蓝紫色或紫色，长 2.5~3.5cm，外被柔毛，冠筒内面基部有毛环，基部窄，向上渐宽，喉部宽约 1cm，二唇形，上唇全缘，下唇 3 裂，中裂片倒卵形；雄蕊 2，花丝长约 4mm，药隔长约 3mm，两臂近等长。小坚果倒卵形，长约 3mm。花果期 7~8 月。

【分布区域】产同仁市、尖扎县。生于海拔 1900~3800m 山谷、林下、山坡、河滩。

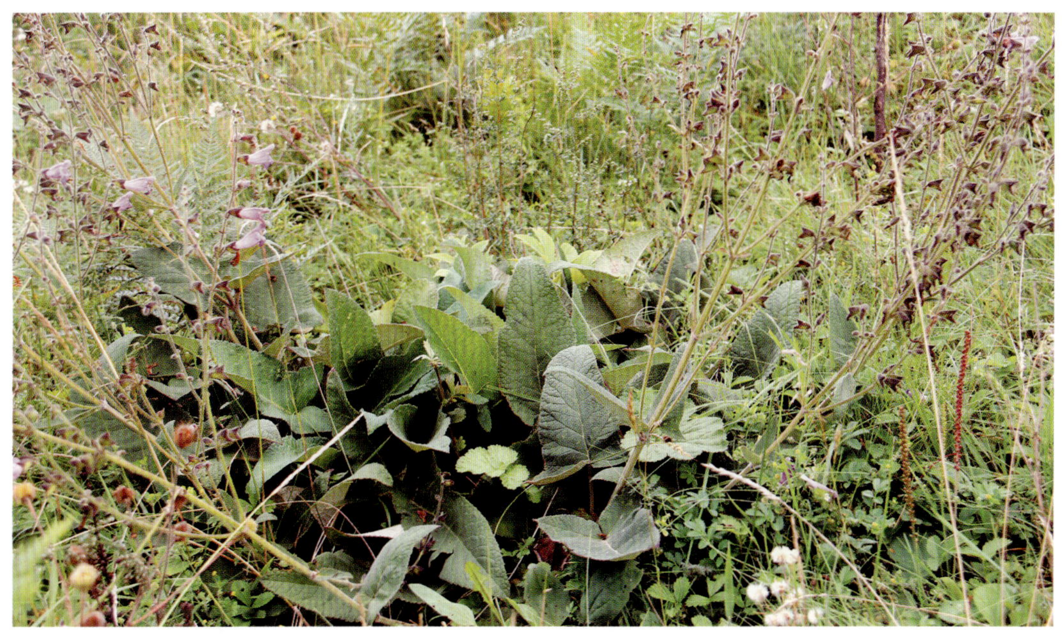

304. 粘毛鼠尾草

【学　　名】*Salvia roborowskii* Maxim.

【别　　名】野芝麻、黄花鼠尾草、吉子嗄保（藏语译音）

【药 材 名】粉毛鼠尼草果、粘毛鼠尾草

【用药部位】果实、全草。

【功效主治】滋肾补肝、明目。用于产后体虚、乳汁不足、视物昏花。

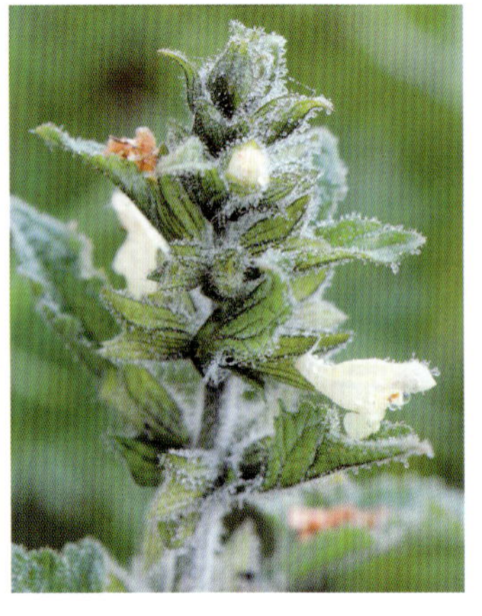

【植物特征】二年生草本，高 10~60cm。根细圆锥形。茎直立，被密的粘腺状长硬毛，多分枝，四棱形。叶对生，戟形或戟状三角形，长 2.5~8cm，宽 1.5~6cm，先端钝或急尖边缘具圆齿，基部浅心形或截形，两面被硬伏毛；叶柄长 1.5~6cm，被与茎同样的毛。轮伞花序组成顶生的圆锥状总状或总状花序，苞片戟形或披针形；花梗极短花萼钟形，长 5~10mm，外面被腺状长毛及腺体，内面有硬毛，二唇形，上唇先端具 3 小齿，下唇 2 裂，齿端均有小尖头，花冠黄色，长 1~1.5cm，外面无毛，二唇形，上唇全缘，下唇 3 裂，中裂片倒心形，雄蕊 2，花丝长约 4mm，药隔弧形，长约 4mm，两臂等长。小坚果 4，倒卵形，浅褐色，长约 2mm。花果期 7~8 月。

【分布区域】产全州各市县。生于海拔 2800~4200m 山谷、林中空地、河滩及出边。

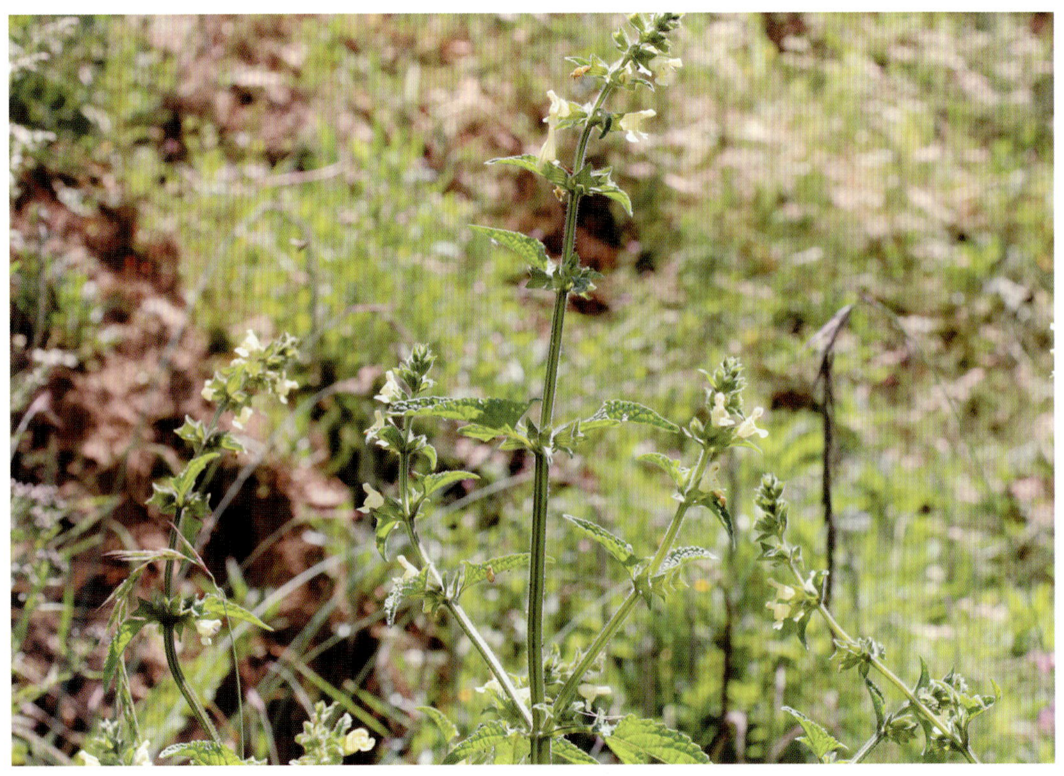

黄芩属 Scutellaria Linn.

305. 连翘叶黄芩

【学　　名】*Scutellayia hypericifolia Leul.*

【别　　名】黄芩、条芩、子梦、土大多、子筲（藏语译音）

【药 材 名】川黄芩

【用药部位】根状茎。

【功效主治】清热泻火、燥湿解毒、止血、安胎。用于肺热咳嗽、热病高热神昏、肝火头痛、目赤肿痛、湿热黄疸、泻痢、热淋、崩漏、胎热不安。

【植物特征】多年生草本，高 15~35cm。根茎细，多分枝。茎下部弯曲，上部直立，丛生，四棱形，被短柔毛。叶对生，无柄或近无柄；叶片卵状长圆形或长圆形，长 1~3.5cm，宽 0.4~1.8cm，先端钝圆或有时急尖，全缘，边缘有缘毛。总状花序顶生，长 4~8cm，具少数花；苞片叶状，较小，卵形，先端急尖，边缘具长缘毛；花梗极短；花萼钟状，长 3~4mm，带紫色，外面被柔毛，口部边缘具长缘毛，二唇形，盾片高约 2mm；花冠紫蓝色，长 2.4~2.9cm；外面被短柔毛，内面在基部膝曲处有柔毛，二唇形，上唇盔形，下唇 3 裂，中裂片大；雄蕊 4，前对较长，具半药，后对较短，具全药；子房 4 裂。花期 7 月。

【分布区域】产河南县。生于海拔 3200~3700m 半阴坡、山谷、灌丛。

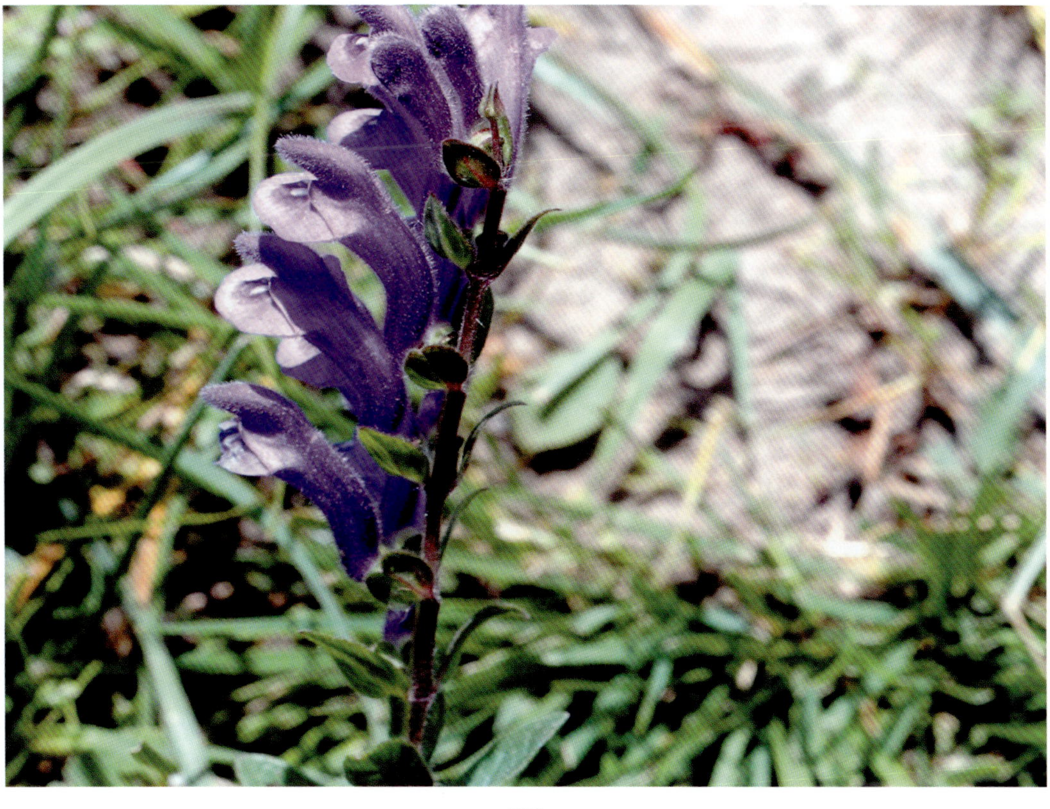

306. 并头黄芩

【学　　名】*Scutellaria scordifolia* Fisch. ex Schrank.

【别　　名】山麻子、牛枝莲、吉布泽（藏语译音）

【药 材 名】并头黄芩、头巾草

【用药部位】全草。

【功效主治】清热解毒、泻热利尿。用于各种热毒病证。

【植物特征】多年生草本，茎高 12~36cm，分枝或不分枝。叶具很短的柄或近无柄；叶片三角状狭卵形，三角状卵形，长 1.5~3.8cm，宽 0.4~1.4cm，先端大多钝，稀微尖。花单生于茎上部的叶腋内，偏向一侧；花萼开花时长 3~4mm，被短柔毛及缘毛，盾片高约 1mm；花冠蓝紫色，长约 2cm，冠筒基部浅囊状膝曲，宽约 2mm，向上渐宽，至喉部宽达 6.5mm。雄蕊 4，均内藏，前对较长，具能育半药，退化半药明显，后对较短，具全药，药室裂口具髯毛；花丝扁平，前对内侧后对两侧下部被疏柔毛。花柱细长，先端锐尖，微裂。花盘前方隆起，后方延伸成短子房柄。子房 4 裂，裂片等大。小坚果黑色，椭圆形，长 1.5mm，径 1mm，具瘤状突起，腹面近基部具果脐。花期 6~8 月，果期 8~9 月。

【分布区域】产同仁市。生于海拔 2200~2800m 田边、路边、山坡、林下。

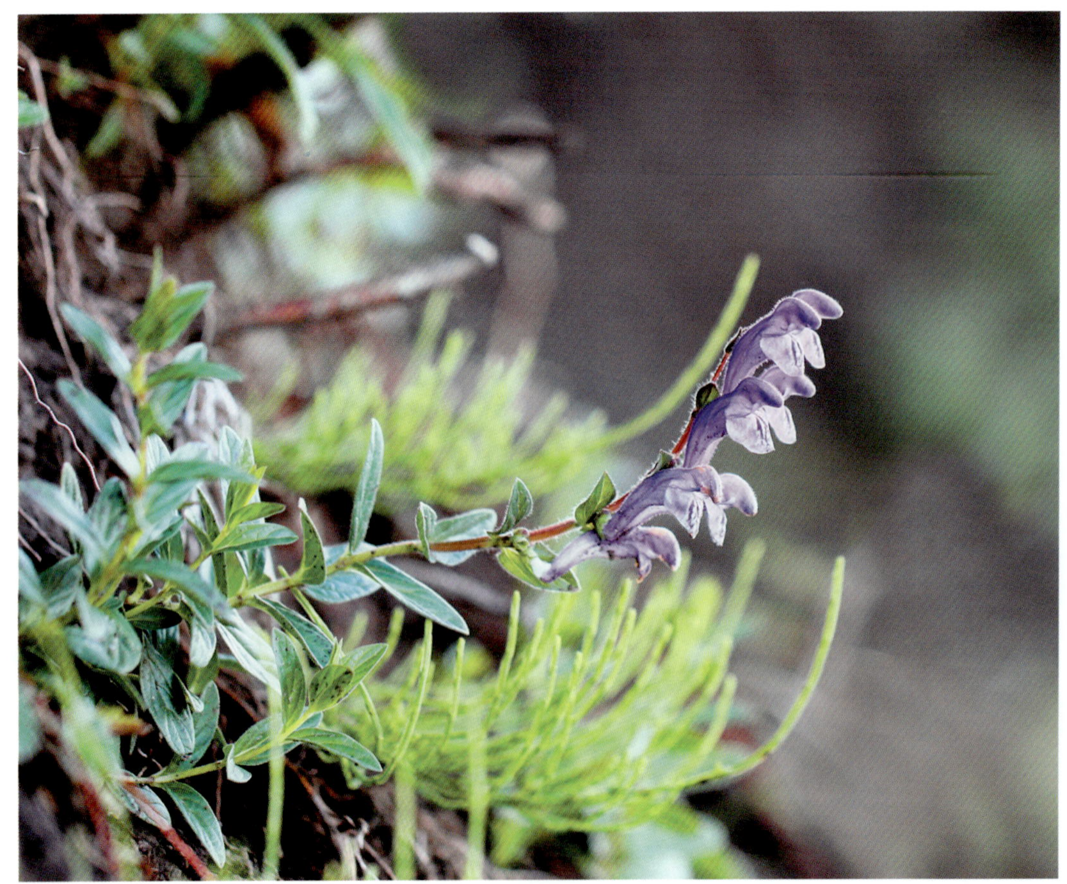

水苏属 Stachys Linn.

307. 甘露子

【学　　名】*Stachys sieboldii* Miq.

【别　　名】草石蚕、宝塔菜、地蚕、土人参、地牯牛草、甘露儿、土蛹、蜗儿菜、土虫草、地牯牛草、地纽

【药 材 名】草石蚕、地蚕

【用药部位】块茎及全草。

【功效主治】解表清肺、利湿解毒、补虚健脾。用于风热感冒、虚劳咳嗽、小儿疳积。

【植物特征】多年生草本，高 10~50cm。根茎横走，末端膨大呈念珠状块茎，白色。茎直立，四棱形，被疏的硬毛和腺状柔毛，不分枝或多分枝。叶对生，叶片卵状披针形或卵状长圆形，长 1.3~9cm，宽 0.4~3cm，先端急尖，边缘具圆齿，基部近圆形或平截，两面疏被硬毛；叶柄长至 1.5cm，被硬毛。顶生穗状花序，有间断，长至 23cm。花冠紫红色，下唇有紫斑，长 10~11mm，外面有微柔毛，内面下部有毛环，二唇形，上唇直立，全缘，下唇 3 裂，中裂片大，雄蕊 4，上升，前对较长，花丝有毛，药室叉开。小坚果卵形，长约 2mm，黑色，光滑。花果期 7~8 月。

【分布区域】产全州各市县。生于海拔 2000~4200m 林下、河滩草地、田边、水沟边。

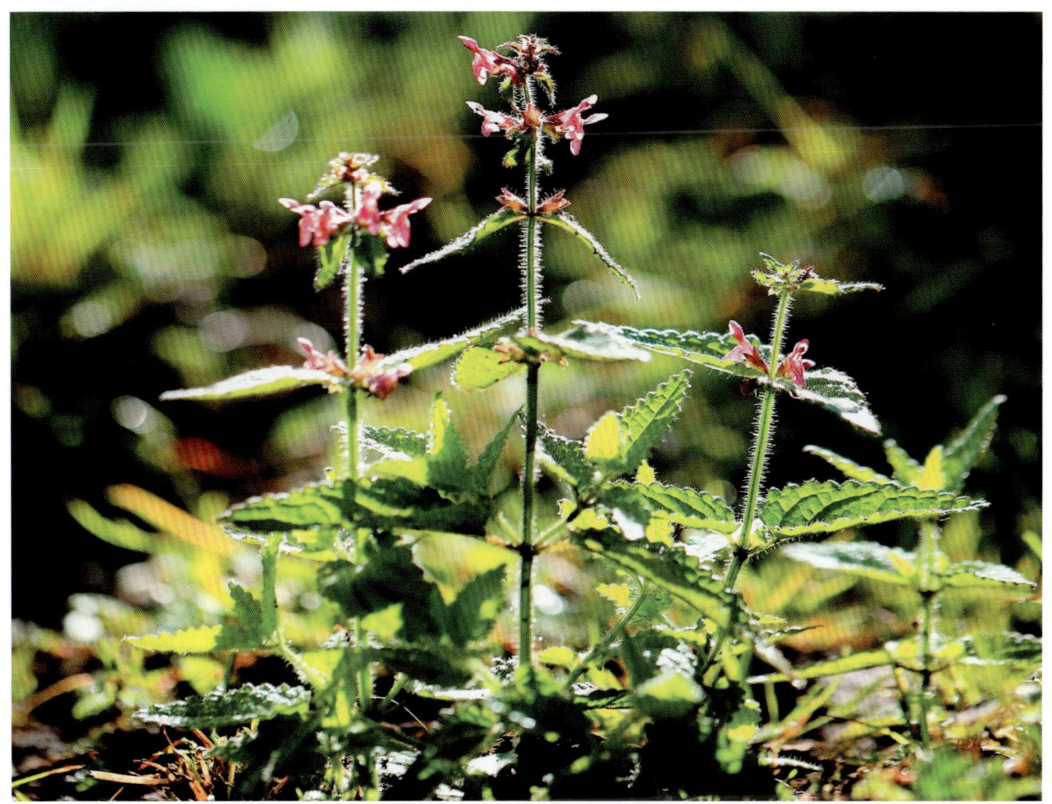

五十七、茄科 Soanaceae

山莨菪属 Anisodus Link et Otto

308. 唐古特山莨菪

【学　　名】*Anisodus tangguticus*（Maxim.）Pascher

【别　　名】山莨菪、丈六深、樟柳参、藏茄

【药 材 名】山芭菪、藏茄

【用药部位】根。

【功效主治】镇痛解痉、活血祛瘀、止血生肌。用于溃疡病、急慢性胃肠炎、胃肠神经功能症、胆结石、跌打损伤、骨折、外伤出血。

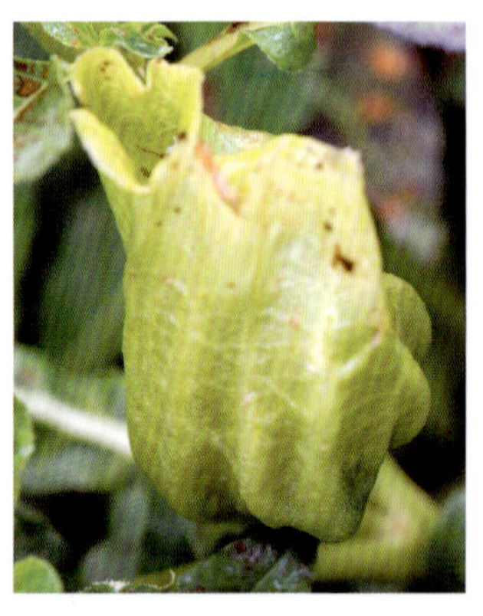

【植物特征】多年生草本，高 0.5~1.3m。根肥厚，质脆，长约 1m，粗 10~30cm。茎直立，丛生，圆柱形，中部以上分枝。单叶，互生，基生者呈鳞片状，茎生者叶片为卵形或长卵圆形，长 8~15cm，宽 3~5cm；叶柄长 1~3cm。花单生于叶腋，紫褐色；花萼钟形，长 3.5~6cm，先端边缘具不规则的浅 5 齿裂，结果后膨大，比果实大 5~6 倍，具明显的纵肋和网脉；花冠钟形，长 3~4cm，先端边缘 5 浅裂，裂片向外反卷；雄蕊 5，着生于花筒近基部；花柱柱状，柱头肥大，头状，子房上位，2 室。蒴果圆形，中部环裂。种子圆形，略扁平，棕褐色。花期 5~6 月，果期 7~9 月。

【分布区域】产同仁市、泽库县、河南县。生于海拔 2300~4150m 田边、山谷、山坡、村庄。

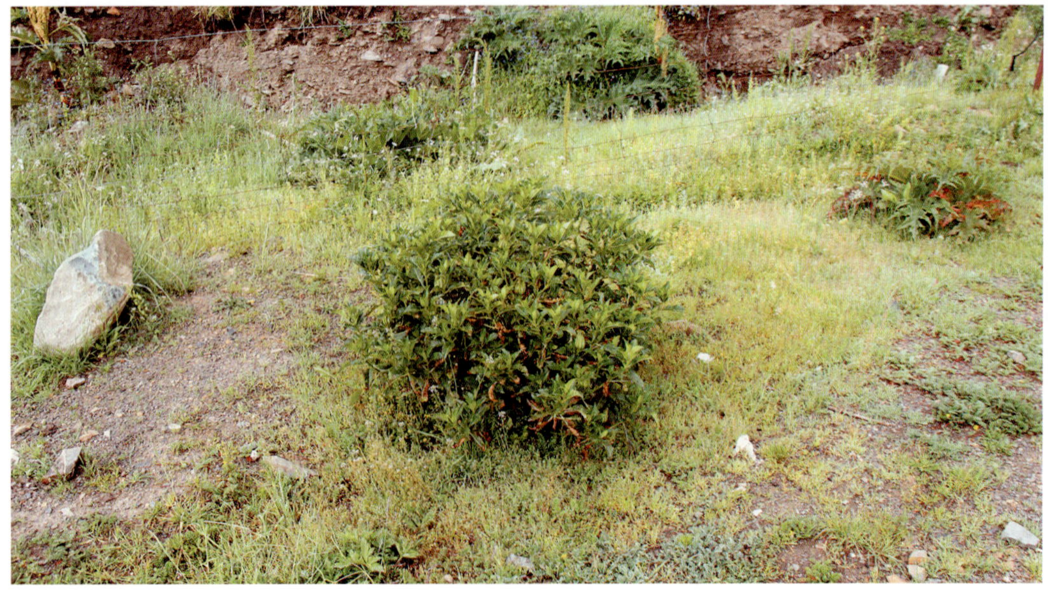

曼陀罗属 Datura Linn.

309. 曼陀罗

【学　　名】*Datura stramonium* Linn.

【别　　名】曼扎、曼达、醉心花、狗核桃、洋金花、枫茄花、万桃花、闹羊花、大喇叭花、山茄子、索玛仁扎（藏语译音）

【药 材 名】洋金花

【用药部位】花。

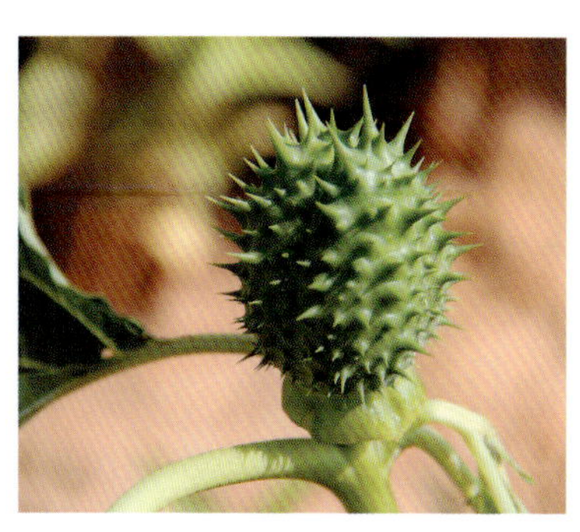

【功效主治】平喘止咳、镇痛、解痉。用于哮喘咳嗽、脘腹冷痛、风湿痹痛、小儿慢惊；外科麻醉。

【植物特征】一年生草本，高 0.5~1.5m，全体近于平滑或在幼嫩部分被短柔毛。茎粗壮，圆柱状，淡绿色或带紫色，下部木质化。叶广卵形。花单生于枝杈间或叶腋，白色，直立，有短梗；花萼筒状。蒴果直立生，卵状表面生有坚硬针刺或有时无刺而近平滑，成熟后淡黄色，规则 4 瓣裂。种子卵圆形，稍扁黑色。花期 6~10 月，果期 7~11 月。

【分布区域】产同仁市、尖扎县。生于海拔 2000~2500m 田埂、沟谷阳坡、撂荒地。

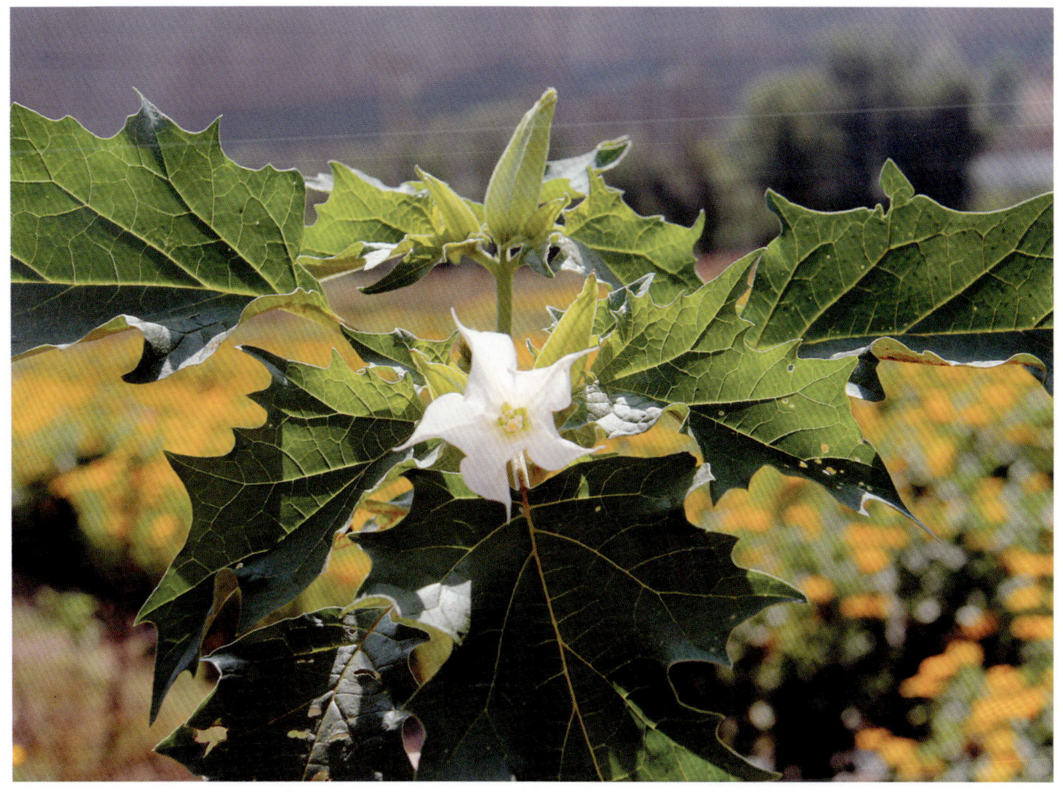

天仙子属 Hyosyamus Linn.

310. 天仙子

【学　　名】*Hyosyamus niger* Linn.

【别　　名】莨菪子、莨菪实、牙痛子、小颠茄子、米罐子、熏牙子

【药 材 名】天仙子

【用药部位】种子、叶、根。

【功效主治】止痛、安心定痫。用于脘腹疼痛、风湿痹痛、风虫牙痛、跌打伤痛、喘嗽不止、泻痢脱肛、癫狂、惊痫、痈肿疮毒。

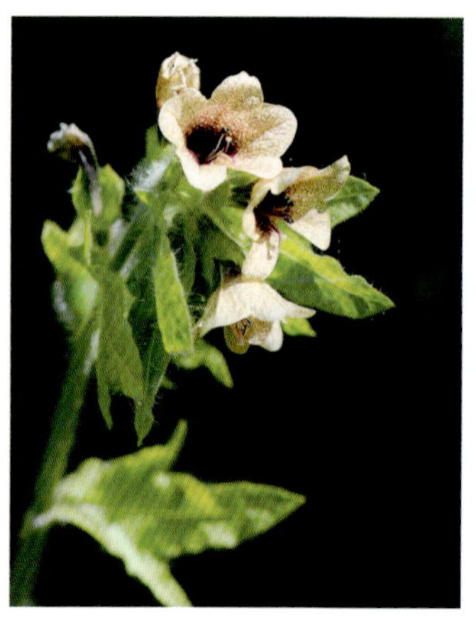

【植物特征】二年生草本，高 40~70cm。根稍粗，近木质。茎直立，在上部有分枝。叶在茎基部呈莲座状，在茎上散生，卵形、卵状长圆形或长圆形，长 3~12cm，宽至 5cm，先端渐尖，羽状浅裂或有粗齿，基部渐狭成具翅的柄，两面有粘腺毛，脉上有柔毛。花单生叶腋，在茎、枝上组成蝎尾状总状花序，花常偏向花序一侧，近无花梗；花萼筒状钟形，长约 1cm，外面生腺毛和柔毛，花后增大，基部圆形，具 10 条纵肋，5 浅裂，裂片先端具刺；花冠浅黄色或黄灰色，长达 2cm，5 裂，裂片近圆形，具紫色网脉。蒴果藏于萼内，长卵圆形，长约 1.5cm，略短于果萼；种子近圆盘形；果萼近革质，具明显纵肋。花果期 5~8 月。

【分布区域】产同仁市、尖扎县。生于海拔 1900~3250m 荒地、田边、村庄附近。

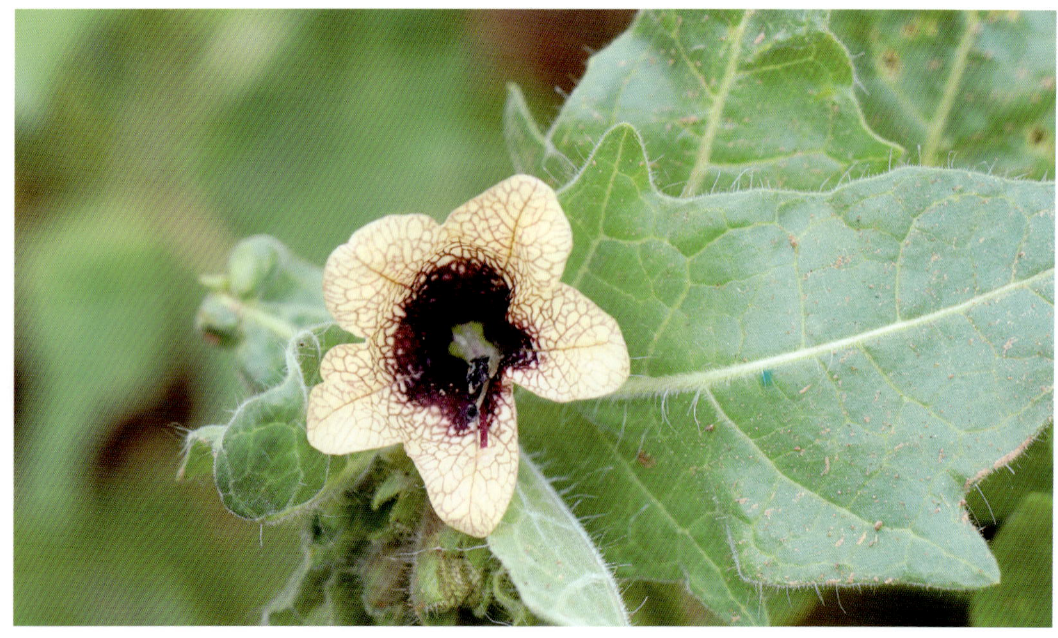

枸杞属 Lycium Linn.

311. 宁夏枸杞

【学　　名】 *Lycium barbarum* Linn.

【别　　名】 中宁枸杞、枸杞、旁庆（藏语译音）

【药 材 名】 枸杞子

【用药部位】 果实。

【功效主治】 滋肾、润肺、补肝、明目。用于肝肾阴亏、腰膝酸软、头晕、目眩、目昏多泪、虚劳咳嗽、消渴、遗精。

【植物特征】 灌木，高达 1m，或因栽培，高 2m 左右。枝灰白色或灰黄色，树皮有纵裂缝，刺长，多生叶和花。叶在长枝上互生，短枝上丛生，披针形或椭圆形，连柄长 1.5~4.5cm，宽 0.3~0.8cm，先端急尖，基部楔形，下延成细长柄。花在短枝上 2~6 朵与叶丛生，在长枝上单生叶腋；花梗长约 1cm，结果时多伸长；花萼钟形，长 3~4mm，一般 2 中裂，裂片三角形，先端急尖，有小尖头，或 2~3 齿裂；花冠紫红色，漏斗形，长 10~14cm，冠筒自中部以上渐扩大，远出于花萼之外，裂片 5（~6），卵形，长为冠筒的 1/2，先端钝，无缘毛，开花时平展；花丝近基部及冠筒内同一水平处密生一圈绒毛。浆果红色，形状多样，种子多数。花果期 5~9 月。

【分布区域】 产尖扎县。生于海拔 1900~3450m 干旱阳坡、河谷土崖、水边、田埂路边。

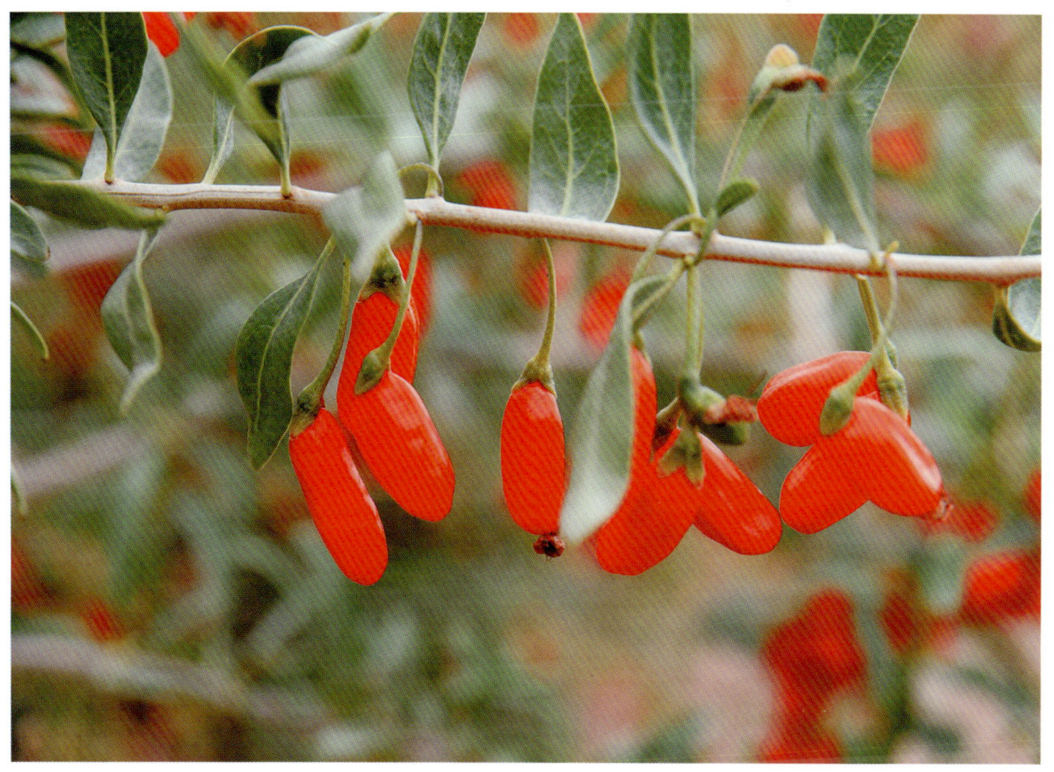

312. 北方枸杞

【学　　名】*Lycium Chinense* Mill. var. *potaninii*（Pojark.）A. M.

【别　　名】红珠子刺、地仙、苦枸杞、折才尔玛（藏语译音）

【药 材 名】地骨皮、枸杞叶、枸杞子

【用药部位】果、叶、根皮。

【功效主治】果实:滋肾、调肺、补肝、明目;用于肝肾阴亏、腰膝酸软、头晕目眩、虚劳咳喘、遗精。叶：补虚益精、清热、止渴、祛风明目；用于虚劳发热、烦咳、目赤、热毒疮肿。根皮：清热、退热、凉血、降血压；用于虚劳潮热、盗汗、肺热咳喘、高血压、恶疮。

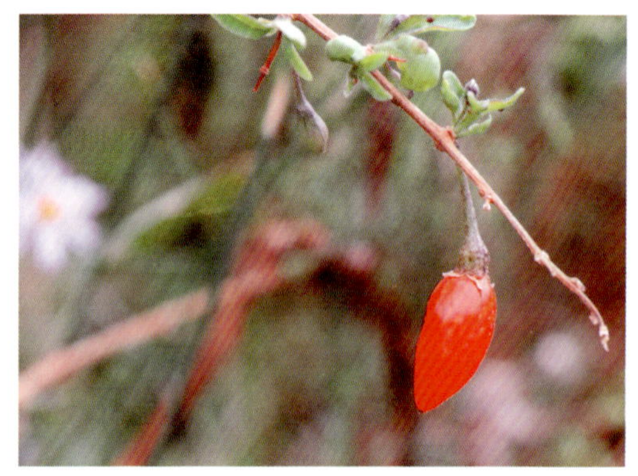

【植物特征】不同于枸杞在于：叶通常为披针形、矩圆状披针形或条状披针形；花冠裂片的边缘缘毛稀疏、基部耳不显著；雄蕊稍长于花冠。

【分布区域】产同仁市。生于海拔 2200~2600m 路边、草丛、断崖边、冲沟沟底。

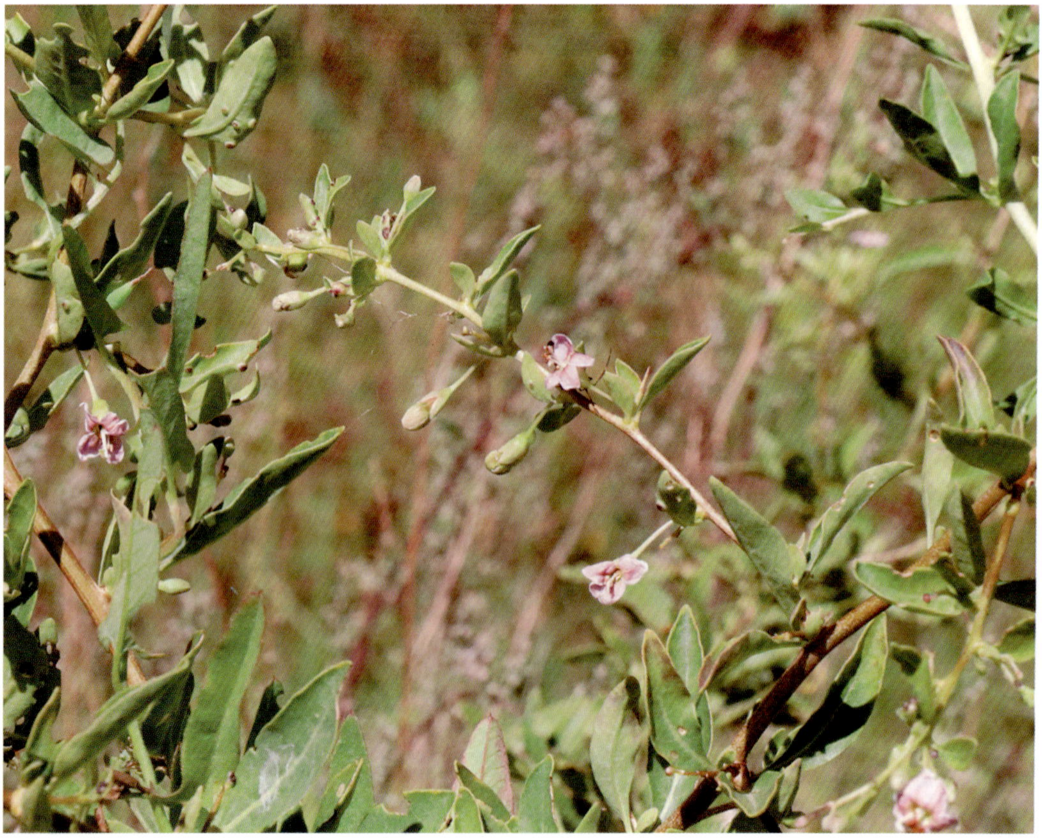

茄参属 Mandragora Linn.

313. 青海茄参

【学　　名】*Mandragora chinghaiensis* KuangetA.M.Lu

【别　　名】唐冲嘎保雍娃（藏语译音）

【药 材 名】青海茄参

【用药部位】全草。

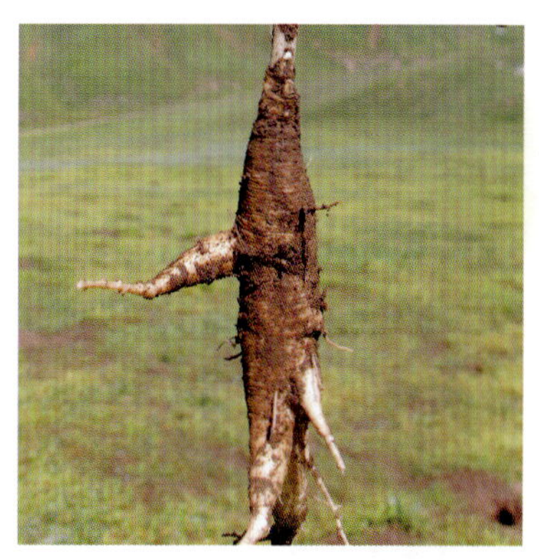

【功效主治】杀虫、止痛。用于赤巴病、培根病、肺脓疡、炭疽病。外用治痈肿疔毒、皮肤疥癣。

【植物特征】多年生草本，高 5~10cm。根圆柱状，径约 2cm，肉质，表皮黄白色。茎的地下部分圆柱形，具鳞片状叶，地上部短缩或略伸长，无毛。叶集生茎端，长圆形或卵状长圆形，长 3~10cm，宽至 2.5cm，先端钝，全缘，密生缘毛，基部楔形，具短柄，两面疏被柔毛，中脉宽，明显。花单生叶腋，下垂；花梗较粗，长 1~2cm，被柔毛；花萼钟形，长 6~8mm，径约 7mm；花冠黄色，钟状，长约 10mm，5 浅裂，裂片宽卵形，长宽近相等，长 3~3.5mm，先端圆形，外面被毛，基部略收缩；花丝长约 3.5mm。浆果球形，径达 2cm；种子长约 3mm。花果期 6~8 月。

【分布区域】产同仁市。生于海拔 3200~4500m 河滩、山坡或山麓。

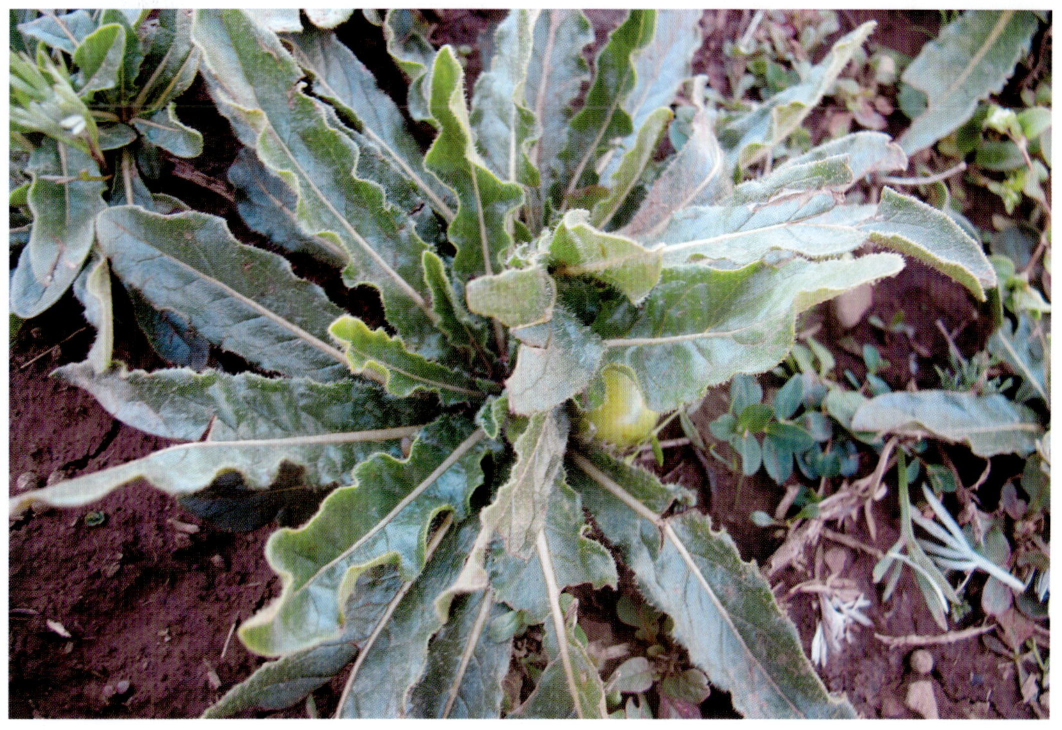

茄属 Solanum Linn.

314. 野海茄

【学　　名】*Solanum japonense* Nakai

【别　　名】狗掉尾苗、千年不烂心、毛风藤、山茄、野茄、野海椒、白英

【药 材 名】毛风藤

【用药部位】全草。

【功效主治】祛风湿、活血通经。用于风湿痹痛、经闭。

【植物特征】多年生草本，高 0.3~1.2m，无毛或小枝被疏柔毛。叶三角状宽披针形或卵状披针形，通常长 3~9cm，宽 2~5cm，先端长渐尖，基部圆或楔形，边缘波状。聚伞花序顶生或腋外生，疏毛，总花梗长 1~1.5cm，近无毛，花梗长 6~8mm，无毛，顶膨大；萼浅杯状，直径约 2.5mm，5 裂，萼齿三角形，长约 0.5mm；花冠紫色，直径约 1cm，花冠筒隐于萼内，长不及 1mm，冠檐长约 5mm，基部具 5 个绿色的斑点，先端 5 深裂；花丝长约 0.5mm，花药长圆形，长 2.5~3mm，顶孔略向前；子房卵形，花柱纤细，长约 5mm，柱头头状。浆果圆形，直径约 1cm，成熟后红色；种子肾形，直径约 2mm。花果期 6~10 月。

【分布区域】产同仁市、泽库县。生于海拔 1900~2700m 荒坡、山谷、水边、路旁及山崖疏林下。

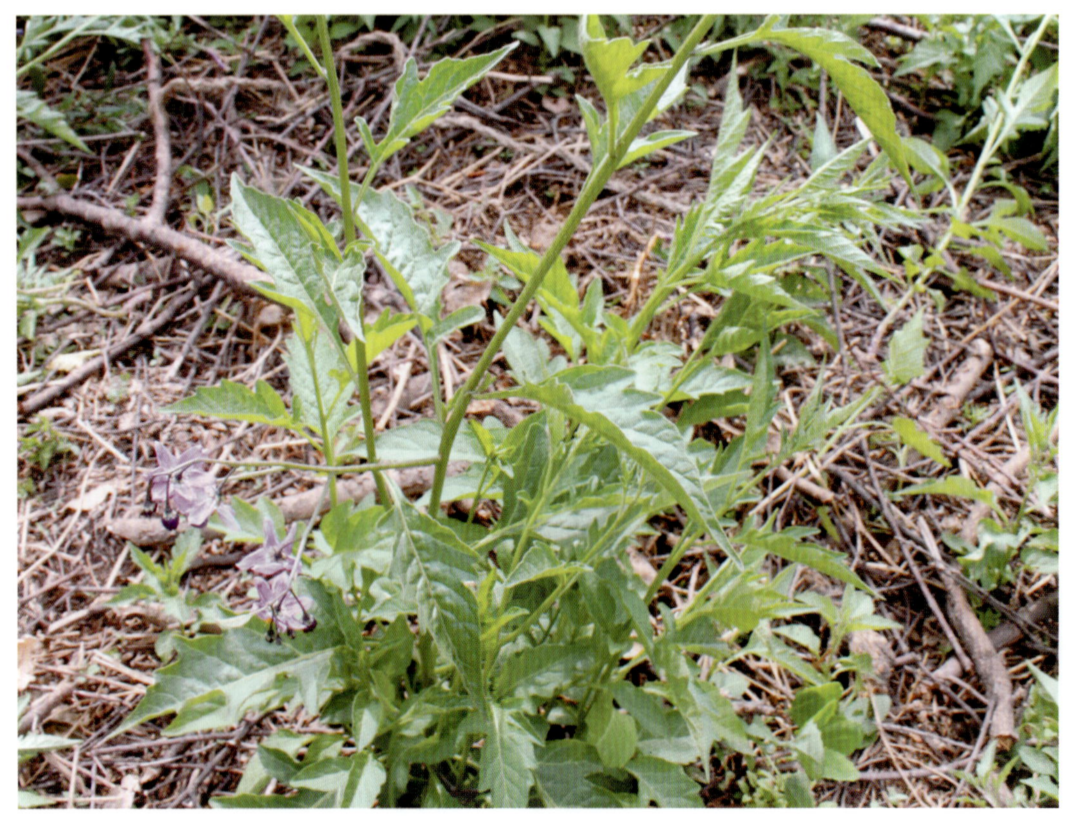

五十八、玄参科 Scrophularicaeae

大黄花属 Cymbaria Linn.

315. 大黄花

【学　　名】*Cymbaria monglica* Maxim.

【别　　名】白蒿茶、蒙古芯芭、芯玛芭、达乌里芯巴

【药 材 名】大黄花

【用药部位】全草。

【功效主治】能祛风湿、利尿、止血。用于风湿痹痛、月经过多、吐血、便血、外伤出血、肾炎水肿、黄水疮。

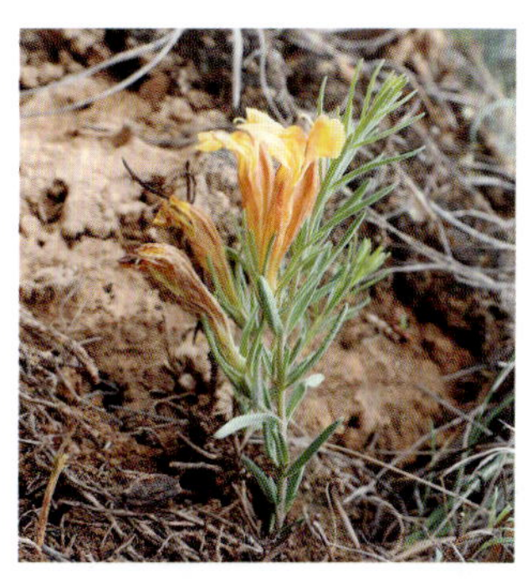

【植物特征】多年生草本，高 6~19cm。密被白色绢毛，使植株成为银灰白色。茎多条，成丛，基部紧密的鳞片所覆盖；弯曲上升或直立，老时基部木质化。叶对生；无柄；叶片线形或条状披针形，长 10~23mm，宽 2~3mm，先端渐尖，具小刺状尖头，全缘或偶有分裂，两面被白色丝状柔毛。蒴果长卵状。种子卵形，扁平，周围具一环狭翅。花期 6~8 月，果期 7~9 月。

【分布区域】产同仁市、尖扎县。生于海拔 1800~3200m 山坡、土丘及沟旁。

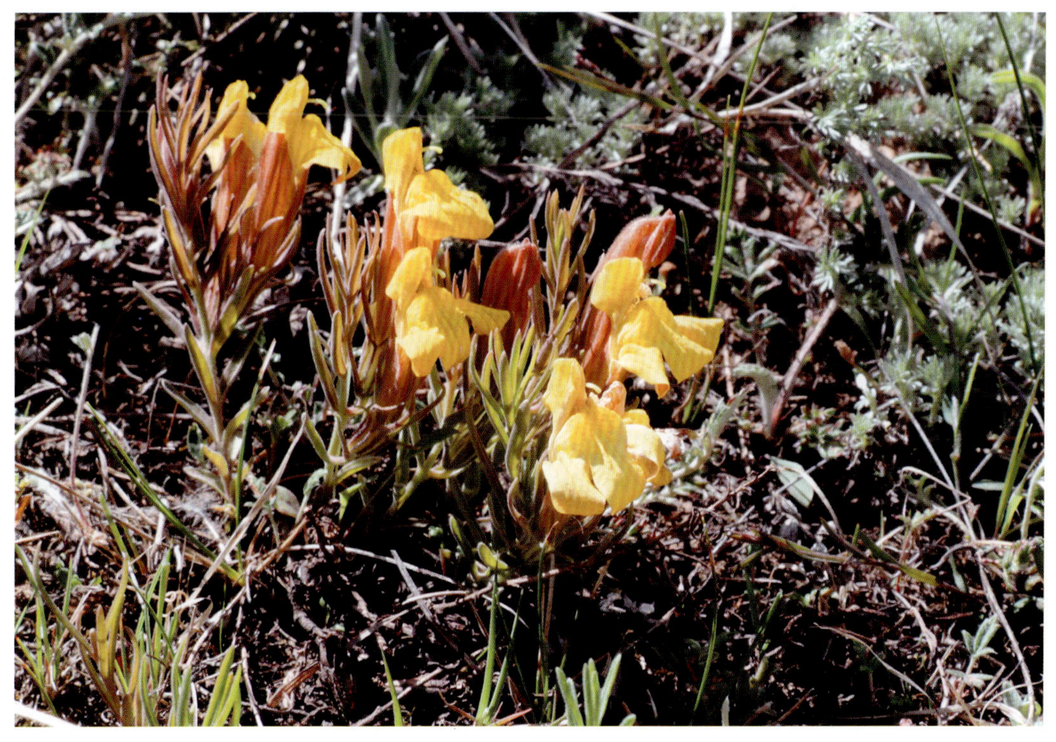

小米草属 Euphrasia Linn.

316. 短腺小米草

【学　　名】*Euphrasia reglli* Wetst.

【别　　名】芒小米草、药用小米草、心木涕区蒺（藏语译音）

【药 材 名】小米草

【用药部位】全草。

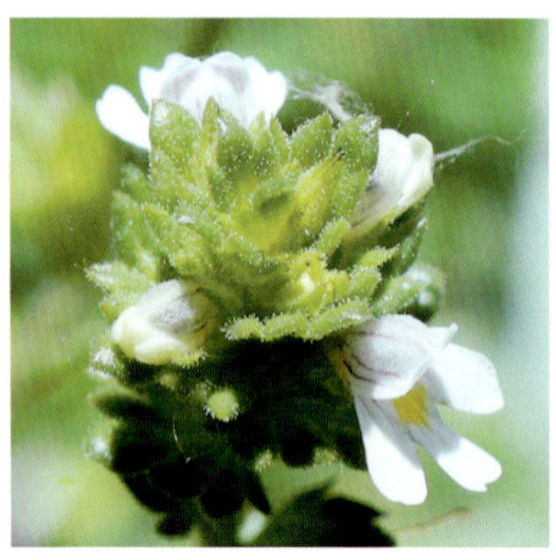

【功效主治】清热利尿。用于热病口渴、头痛、小便不利。

【植物特征】一年生草本，高 8~25cm。茎简单，少有分枝，被伏生硬毛。叶无柄，近宽卵形或倒卵形，长 6~20mm，宽 6-17mm，基部楔形边缘有条状齿，齿端有长尾尖，两面多少被伏生硬毛，背面靠边缘脉间密被腺状突起。花序一般占茎的 2/3. 花后期伸长；苞片叶状，显较叶大，花萼管状钟形，长至 7mm，背面脉上被毛，裂片三角形，先端渐尖而有尾尖，花冠白色至淡蓝紫色，长约 9mm，外面被柔毛，上唇盔状，先端浅裂，较短，下唇裂片先端四缺。蒴果长 6~8mm，种子灰白色，长约 1.2mm，具数条狭的纵翅。花期 6~8 月，果期 7~9 月。

【分布区域】产全州各市县。生于海拔 2200~4600m 高山灌丛、草甸潮湿处、山沟流水旁、河漫滩、林缘、林下。

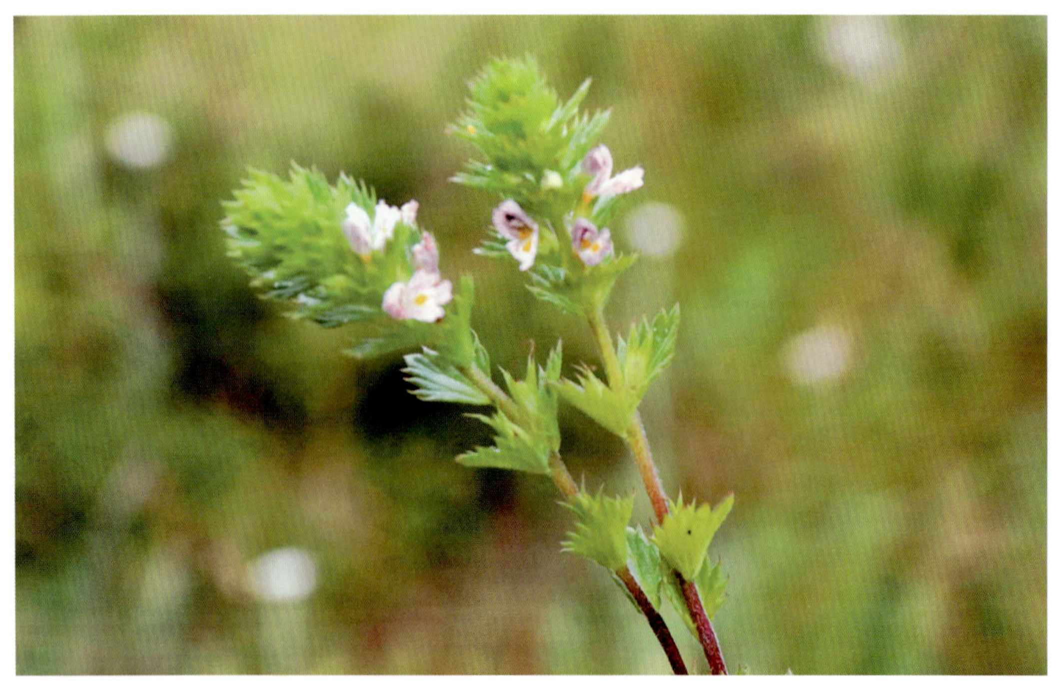

兔耳草属 Lagotis Gaertn.

317. 短穗兔耳草

【学　　名】*Lagotis brachystachya* Maxim.

【药 材 名】短穗兔耳草

【用药部位】全草。

【功效主治】清肺止咳、降压调经。用于肺热咳嗽、高血压、月经不调。

【植物特征】多年生矮小草本，高 4~8cm。全株无毛。通常有匍匐走茎，根状茎短，不超过 2cm。根多数，簇生，条形，肉质，长可达 10cm，根颈外面为残留的老叶柄所形成的棕褐色纤维状鞘包裹。叶全为基生，莲座状；叶柄 1~5cm，扁平；叶片宽条形至披针形，长 2~7cm，先端渐尖，基部渐窄成柄，全缘。花葶数条，纤细，倾卧或直立，高度不超过叶；穗状花序长仅 1cm，花密集；花萼佛焰苞状，先端开裂至 1/3 处，比苞片小；花冠白色或微带粉红或紫色，长 5~6mm，筒部和檐部等长，上唇全缘，卵状长圆形，下唇，花药肾形；花柱伸出花冠，柱头点状。蒴果卵圆形，先端大而微凹，红色，光滑无毛。花果期 6~9 月。

【分布区域】产全州各市县。生于海拔 2600~4500m 的高山、草原、河滩、湖边砂质草地。

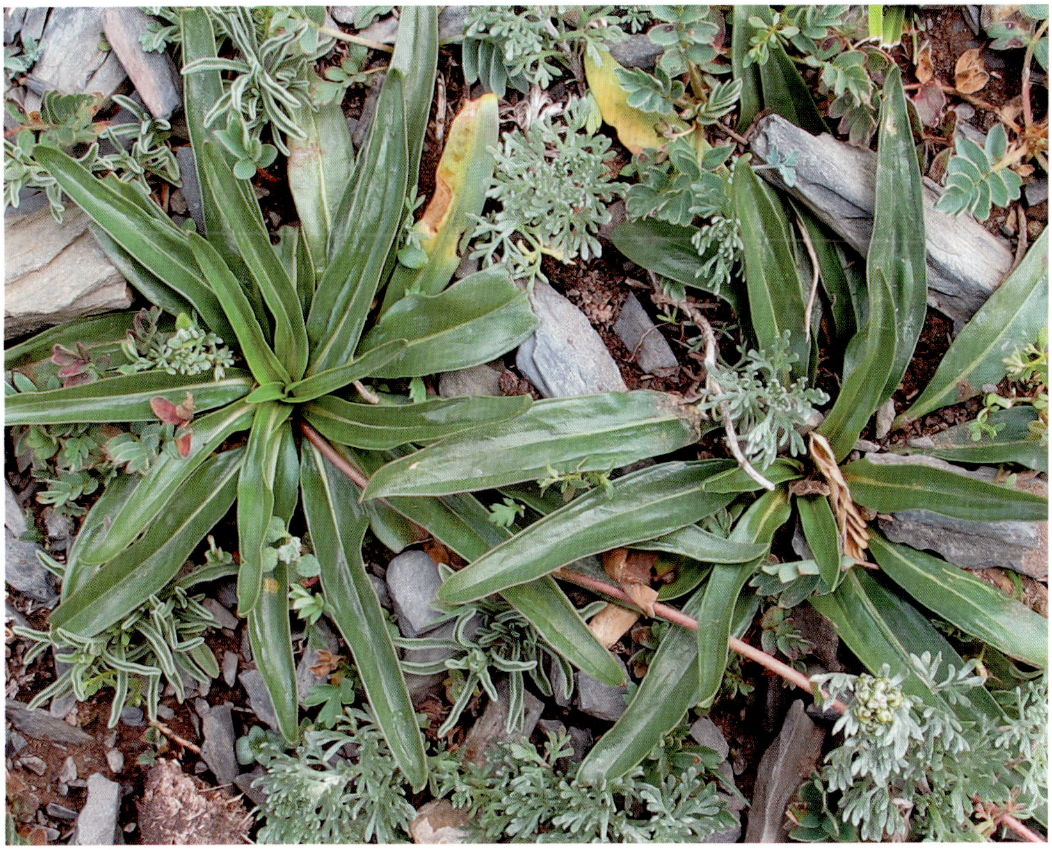

318. 短管兔耳草

【学　　名】*Lagotis brevituba* Maxim.

【别　　名】藏黄连、洪连（藏语译音）

【药 材 名】洪连、兔耳草

【用药部位】全草。

【功效主治】清热解毒、降血压、调经。用于急慢性肝炎、肾炎、肺脓疡、高血压、月经不调、乳腺癌。

【植物特征】多年生草本，高 3~15cm。根状茎横卧；根颈有数枚鳞片状叶。茎 1~4 条，高出叶。基出叶 3~6 枚，柄长 1.5~4.5cm，基部稍有扩大；叶片卵圆形或披针形，长 1~5.5cm，宽 1.5~3.2cm，顶端圆钝，基部宽楔形至近心形，边缘有圆齿；茎生叶宽卵形至倒卵形，远小于至稍小于基出叶，具短柄。穗状花序密集，果期伸长；苞片叶质，倒卵形至近圆形；花萼佛焰苞状，后方微裂，罕裂至 2/3 处，长 7~9mm，具缘毛；花冠浅蓝色、蓝紫色至白色，筒部弯曲，略短于唇部，上唇线形或稍呈披针形，先端钝，极少 2 裂，下唇 2~3 裂，极少 4~5 裂，稍长；雄蕊内藏，花丝部分贴生于下唇边缘，极短，花药肾形；花柱内藏，柱头浅 2 裂。果实长圆形，长约 5mm，外果皮薄。花期 6~8 月。

【分布区域】产同仁市、泽库县、河南县。生于海拔 3700~5150m 高山流石滩及其草甸。

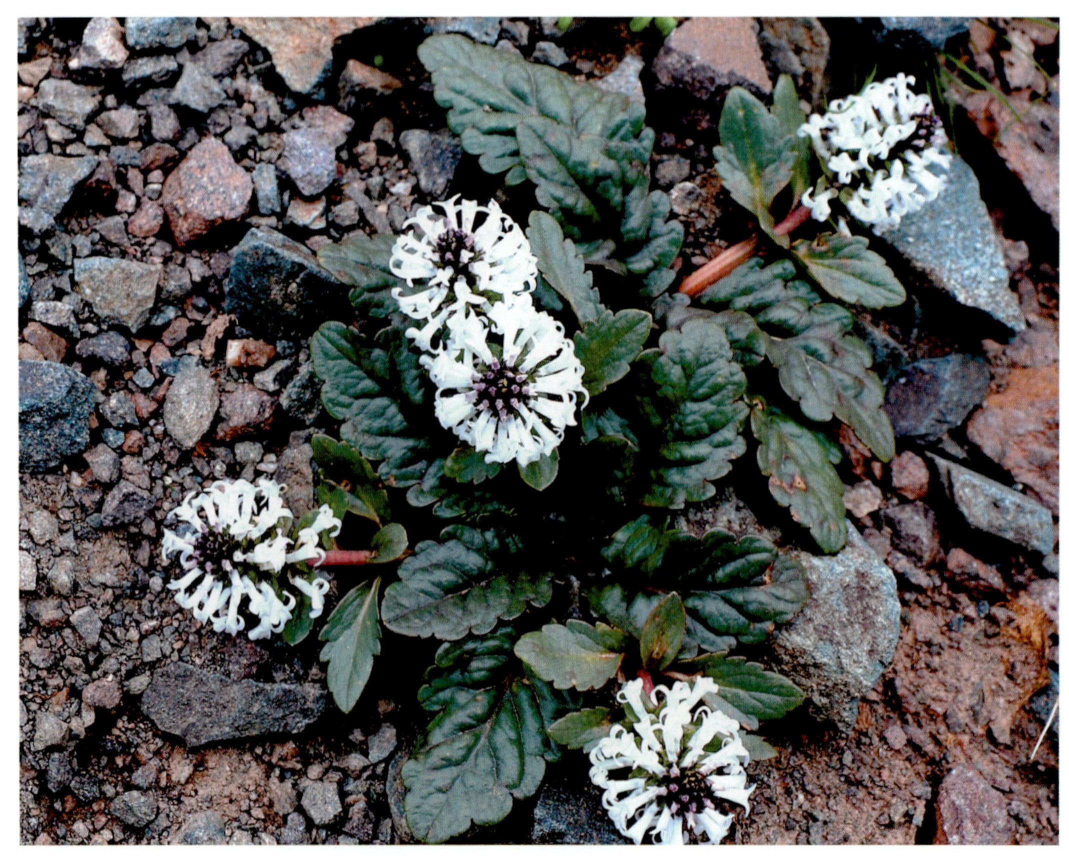

兰石草属 Lancea Hook. f. et thoms.

319. 肉果草

【学　　名】*Lancea tibetica* Hook.f.et Thoms.

【别　　名】兰石草、巴雅巴、瓦牙瓦、巴雅杂瓦（藏语译音）

【药 材 名】肉果草、兰石草、兰石草果

【用药部位】全草、果实。

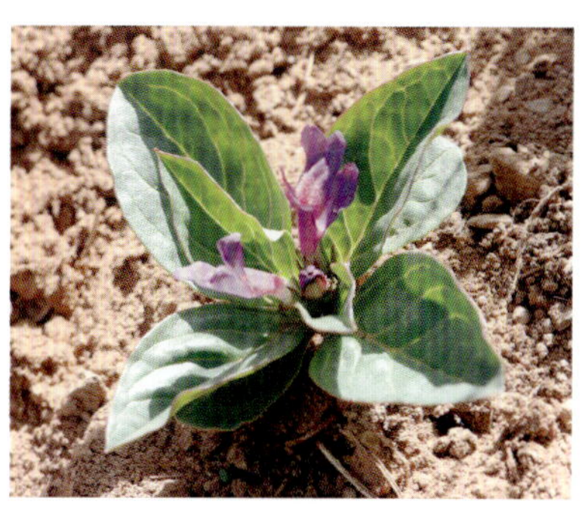

【功效主治】全草：清肺化痰；用于肺炎、痢疾、心胸烦热、流感热证。果：行气活血、调经止痛；用于月经不调、腹痛、便秘。

【植物特征】植株高 2~10cm。茎节部分具 2 条毛线，其余无毛。基部叶 1~2 对，茎生叶具短柄或无柄；叶片倒卵形或倒卵状披针形，长 2~6cm，宽 0.7~2.6cm，全缘或有疏齿，光滑或有时幼叶两面或背面被毛，后脱落。花梗长 4~8mm；花萼钟形，筒部长 2~3mm，裂片近等大，果期稍增大；花冠紫色或蓝紫色，长 1.5~1.8cm，上唇裂片稍翻卷，下唇具褶，黄白色，密被黄色长柔毛；雄蕊着生于花冠筒中部，后方两枚稍短，花丝光滑。果实红色或紫褐色，卵球形。花果期 6~9 月。

【分布区域】产全州各市县。生于海拔 2240~4400m 高山灌丛、草甸、河漫滩、弃耕地、砾石滩地、林缘灌丛、河边草地、疏林内。

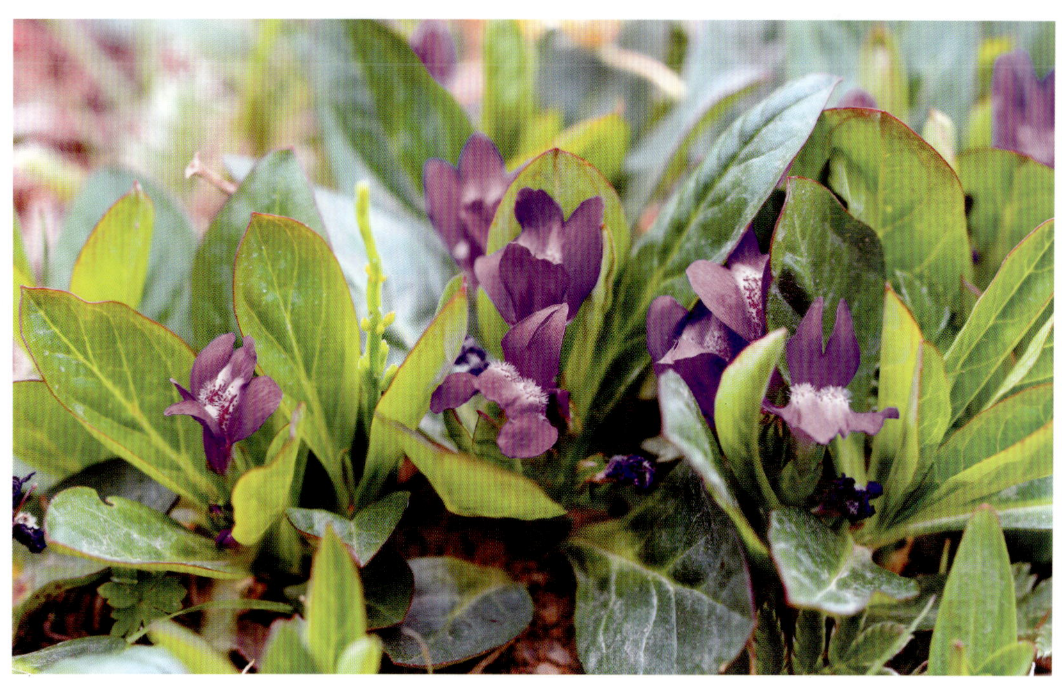

马先蒿属 Pedicularis Linn.

320. 阿拉善马先蒿

【学　　名】*Pedicularis alaschanica* Maxim.

【别　　名】黄甜蜜蜜

【药 材 名】阿拉善马先蒿

【用药部位】带果全草。

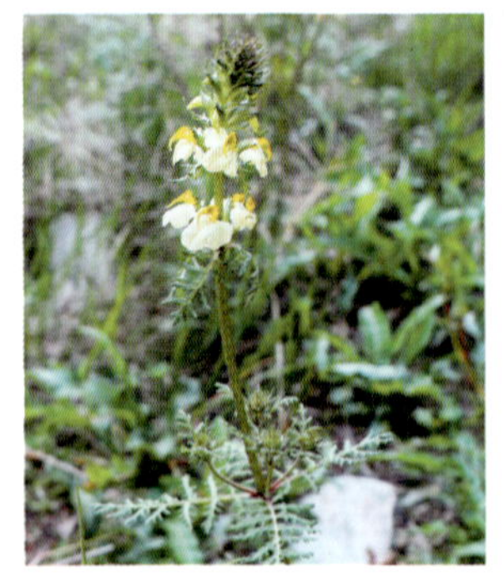

【功效主治】清肝火、散郁结。用于淋巴结核、淋巴腺炎、高血压、甲状腺肿大。

【植物特征】多年生草本，高 10~30cm。根圆柱形，多少木质化。茎由基部发出数条斜升的分枝，被毛。叶对生或 3~4 枚轮生，叶片卵状长圆形或披针形，长 2.5~6cm，宽 0.7~1.2cm，羽状全裂，裂片线形，有钝齿。花序下部花轮较疏，苞片下部者长于花，至上部仅与花等长；花萼坛状，长 9~15mm，花期后膨大；花冠黄色，长 1.7~2.2cm，管部于近端处多少向前弓曲，盔稍弓曲，前缘具厚褶，褶上具乳突，顶端突狭成长 1.5~3.5mm 的喙，下唇近肾形，长 9~12mm，宽达 18mm，中裂片甚小，宽达 5mm，宽卵形或扁圆形至倒卵形。种子表面具多条纵翅，翅上有网纹。花果期 6~10 月。

【分布区域】产全州各市县。生于海拔 2300~4300m 阳性干旱山坡、沙地、田边、路边、草甸化草原、河漫滩。

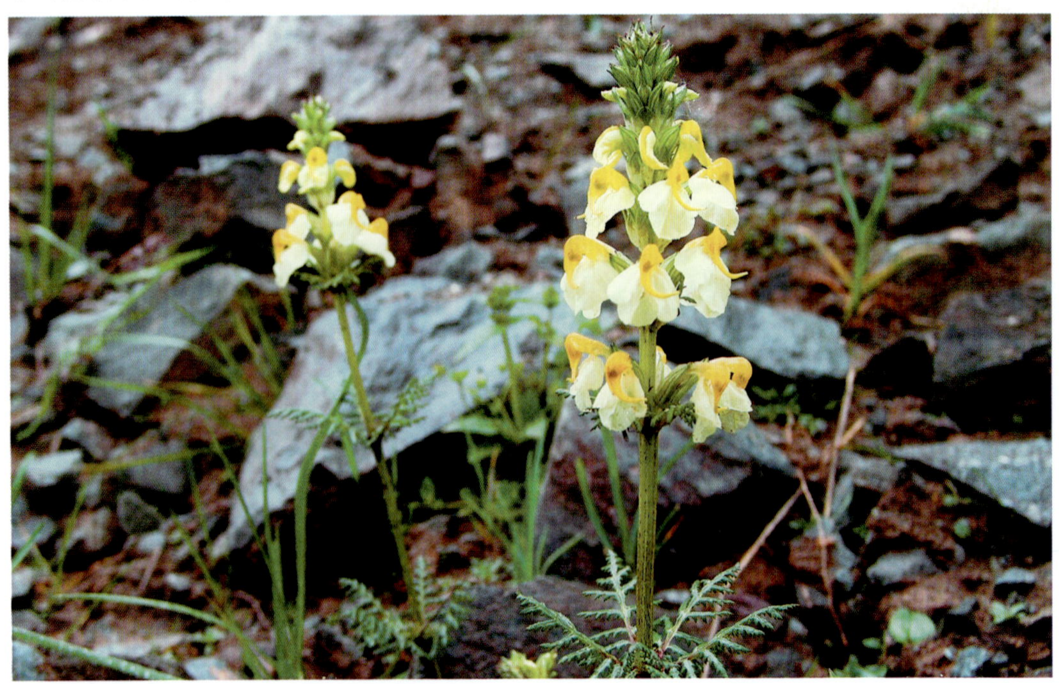

321. 鸭首马先蒿

【学　　名】*Pedicularis anas* Maxim.

【别　　名】藏鸭首马先蒿、鹅首马先蒿

【药 材 名】鹅首马先蒿

【用药部位】花。

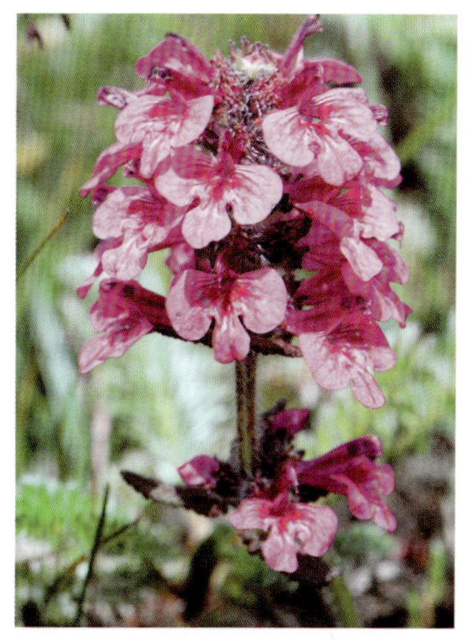

【功效主治】利水消肿、平喘、益阴。用于水肿、尿少、气喘、营养不良。

【植物特征】多年生草本，高 6~30cm。根肉质圆锥形或纺锤形。茎单出或从根颈发出数条。基生叶具长达 2.5cm 的细柄，常早枯，茎生叶叶柄向上渐短，叶片线形或狭披针形，长达 4cm，宽达 1.1cm，羽状全裂，裂片线形或披针形。花序穗状，紧密；苞片叶状，基部扩大膜质；花萼筒状钟形，长 7~10mm；花冠紫红色，有时下唇黄白色，长 1.6~2cm，盔显较筒部长或近等长，先端急狭成长 2~3mm 的细喙；花丝仅基部被粗毛；蒴果三角形，披针形；种子长圆形，种皮灰白色。花期 6~8 月，果期 8~10 月。

【分布区域】产同仁市、泽库县。生于海拔 3200~4000m 高山灌丛、草甸、林缘。

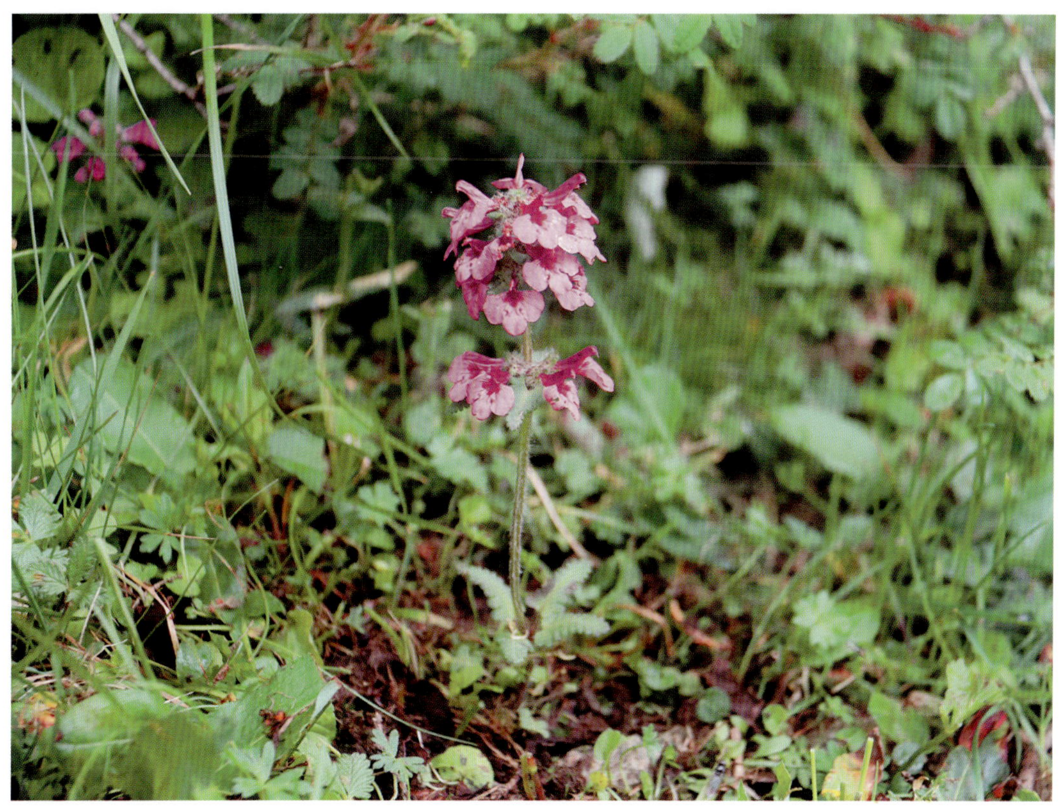

322. 碎米蕨叶马先蒿

【学　　名】*Pedicuaris ceilanthifolia* Schrenk

【药 材 名】碎米蕨叶马先蒿

【用药部位】花或全草。

【功效主治】清热解毒、祛湿利尿、愈疮、燥黄水、滋补。用于水肿、疮痈、急性肠胃炎、肉食中毒、小便不通等症。

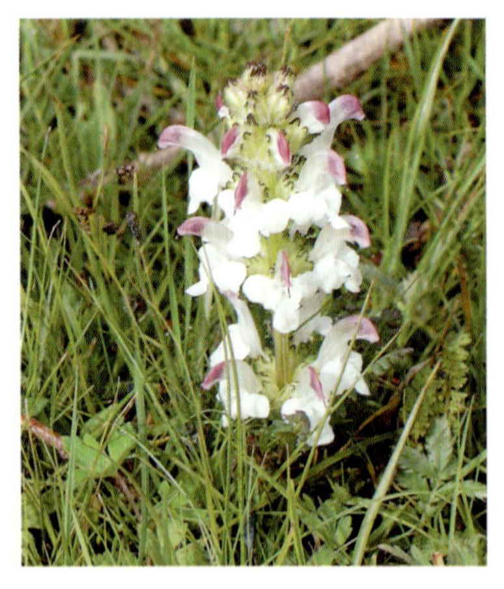

【植物特征】多年生草本，高 5~28cm。根圆锥状稍肉质。茎单出或从基部发出数枝，罕见上部也有分枝，沟内生有密毛。基生叶早枯；茎生叶 3~4 枚轮生，具长 0.5~3cm 的柄；叶片线状披针形或卵状披针形，长 1.5~3.5cm，宽不过 1.2cm，羽状全裂，裂片具齿。花序穗状，紧密，有时下部稍疏离；苞片叶状，下部者长于萼；花萼筒状钟形，长约 12mm，前面开裂至 1/2，背面脉上密被长毛，口部沿边缘具毛环，齿 5 枚，后方 1 枚狭三角形，全缘，余者靠合，具钝齿；花冠花色多变，长约 20mm，筒部在萼内膝曲，喉部内面具腺毛及腺点，盔镰状弓曲，长约 11mm，前端突狭成长约 1mm 的短喙，下唇宽心形，有褶，长约 8mm，宽约 13mm，中裂片较小，近卵圆形；花丝除基部及着生外无毛，花药具突尖。种子表面纵向网纹，腹线有狭翅。花果期 6~10 月。

【分布区域】产同仁市、泽库县、河南县。生于海拔 2500~4700m 杨树林下、云杉林下、河滩地、路边、高山草甸破坏处、高山灌丛及草甸。

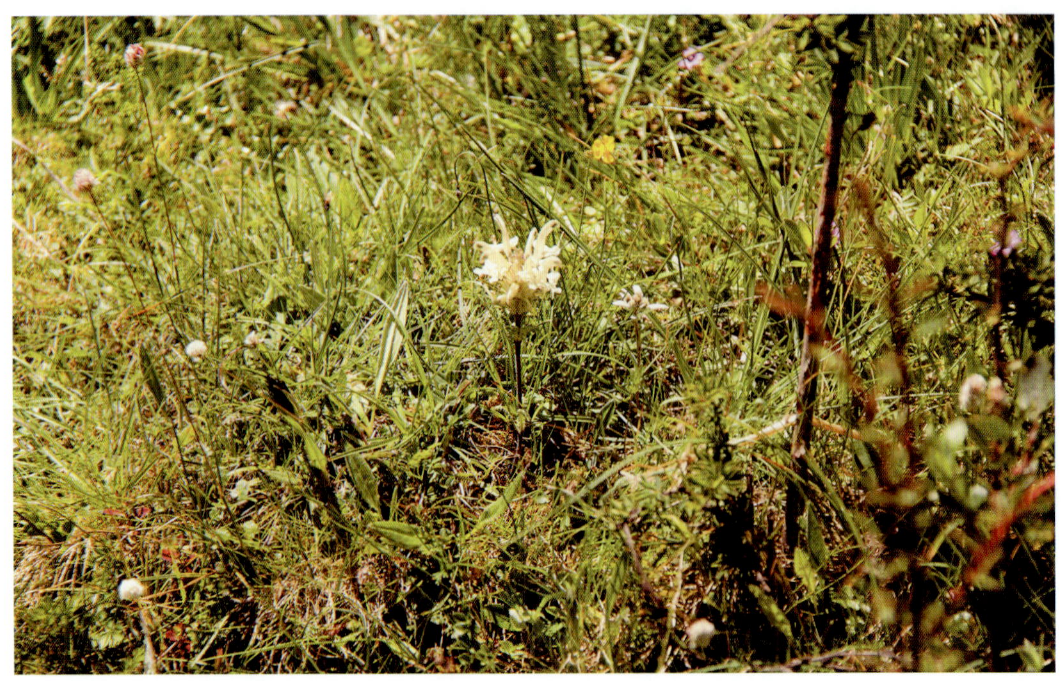

323. 凸额马先蒿

【学　　名】*Pedicularis cranolopha* Maxim.

【别　　名】大管马先高、黄花马先高露如赛保（藏语译音）

【药 材 名】凸额马先蒿

【用药部位】全草。

【功效主治】清热解毒。用于发热、尿路感染、肺炎、肝炎、外伤肿痛。

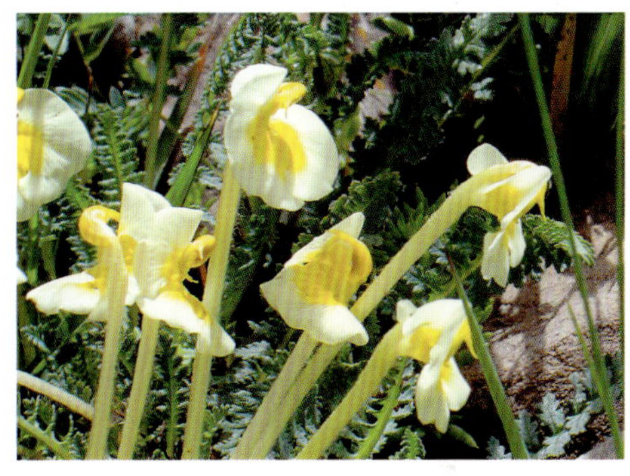

【植物特征】多年生草本，低矮或稍斜卧。地下茎直立，被鳞片状叶，先端分枝或无地下茎；地上茎常铺散丛生，被长柔毛。基生叶大，具长达 8cm 的柄，基部稍扩大，具缘毛，叶片长披针形，羽状深裂，裂片有重锯齿；茎生叶互生或无。总状花序；苞片叶状或基部卵形膜质，上部叶质；花梗长达 6mm，被毛，果期可达 2cm；花萼筒状，前方开裂至中部，稍膨大，长 17~22mm；花冠黄色，下唇边缘色淡，筒部外面多少被毛，盔直立部分稍前俯，上部弓曲，上缘顶端具高凸的鸡冠状突起，前端渐狭成长 8mm 的喙，喙扭卷，顶端浅 2 裂，下唇宽大，长约 18mm，宽 21~23mm，具密缘毛，中裂片较小，先端微凹，两侧与侧裂片重叠；花丝两对被密毛，着生于花冠筒顶端。花期 7~8 月。

【分布区域】产同仁市、泽库县、河南县。生于海拔 3000~4400m 林缘灌丛、草甸、河滩潮湿处、较干旱石质山坡。

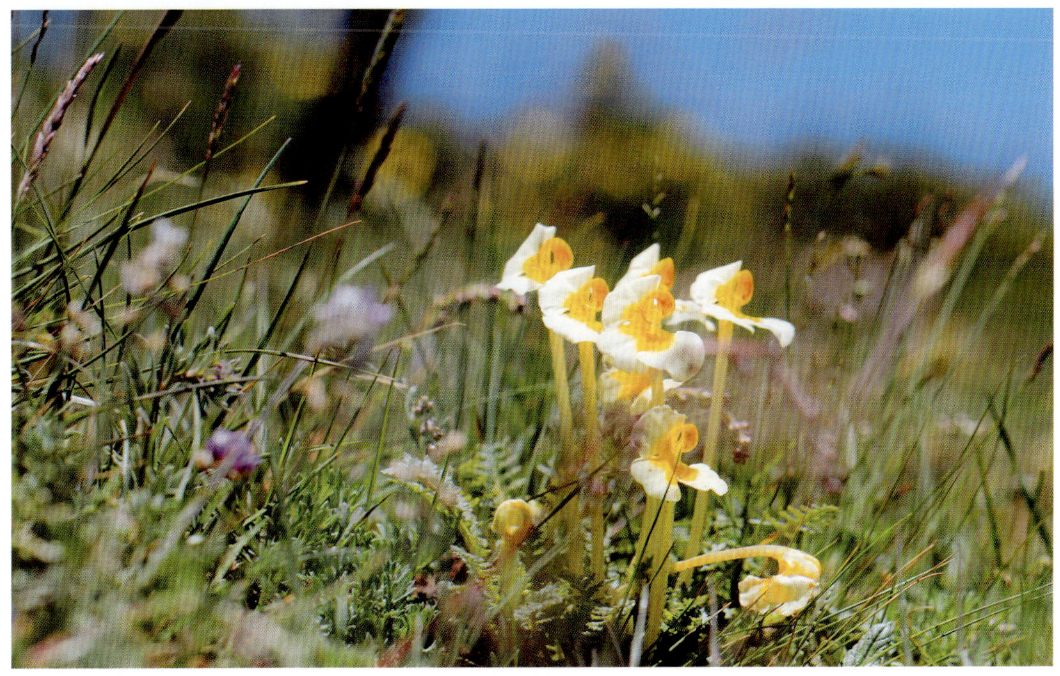

324. 硕大马先蒿

【学　　名】*Pedicularis ingens* Maxim.

【别　　名】硬大马先蒿、巴朱（藏语译音）

【药 材 名】喜马拉雅紫茉莉、巴朱

【用药部位】根。

【功效主治】温肾。用于肾寒、肾虚、浮肿、腰及下肢痹症。

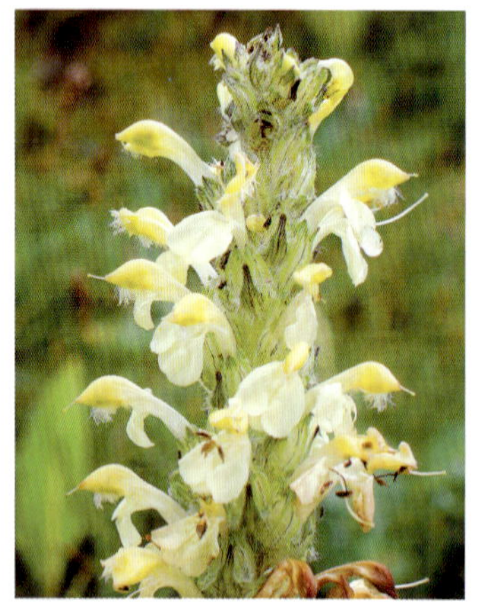

【植物特征】多年生草本，茎高 60cm 以上。茎中空，有条纹，径达 5mm，基部生有膜质的长圆形鳞片。叶下部早枯，中部最大，上部渐短阔而为苞片，叶片基部耳状抱茎，锐尖头，长达 9cm，宽达 12mm，缘有小缺刻状重锯齿。花序长达 20cm，苞片短于花，基部宽卵形，端有尾尖，与萼同生密粗毛；花冠长 25mm 左右，管长而细，上下等径，长 14mm，径 1.5mm，有自盔部下缘延下的毛带两条，在近端处稍稍向前弓曲，使花前俯，盔直立部分长约 4mm，与管的上段处于同一轴上而指向前上方，含有雄蕊部分多少膨大，略作舟形，转折指向前方而略偏下，下缘有长须毛，端有不很明显的短喙，喙端 2 裂；下唇长 8mm，宽 10mm，裂片中筒 1 枚较宽，为阔倒卵形，侧裂较狭，缘有清晰的细圆齿；花丝 1 对有毛；柱头略伸出。花果期 7~9 月。

【分布区域】产泽库县、河南县。生于海拔 3400~4600m 山谷、河边灌丛、草甸。

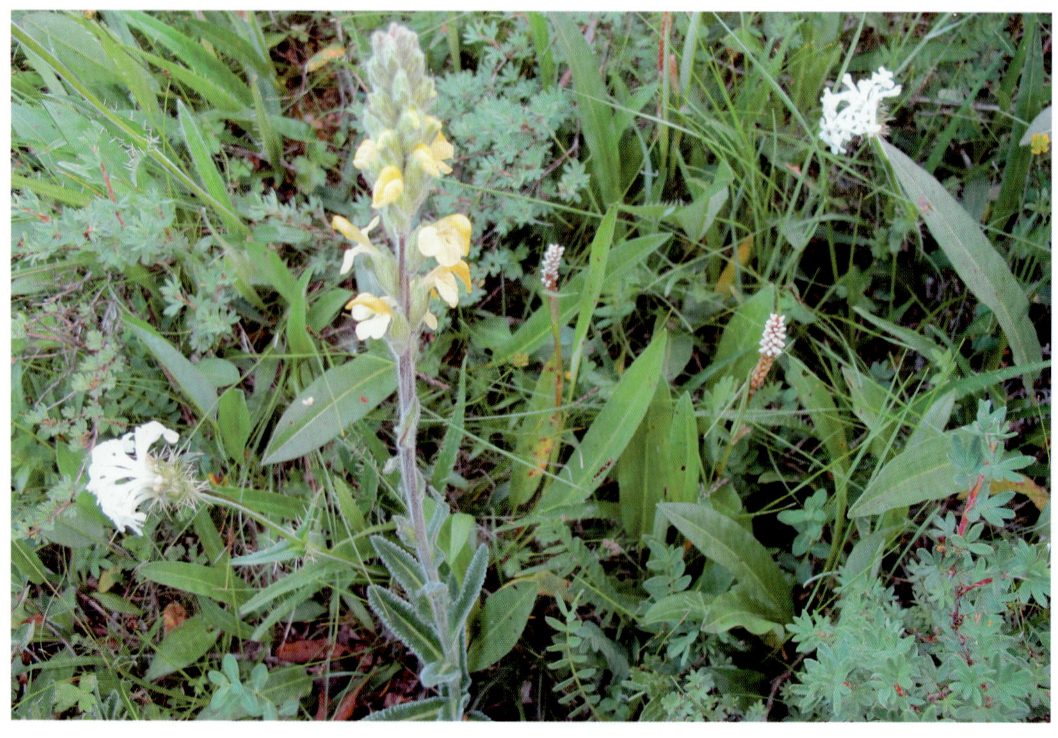

325. 甘肃马先蒿

【学　　名】*Pedicularis kansuensis* Maxim.

【别　　名】罗如美多（藏语译音）

【药 材 名】甘肃马先蒿

【用药部位】花或全草。

【功效主治】清热解毒、祛湿利尿、愈疮、滋补。用于水肿、疮疖、食物中毒、小便不通等。

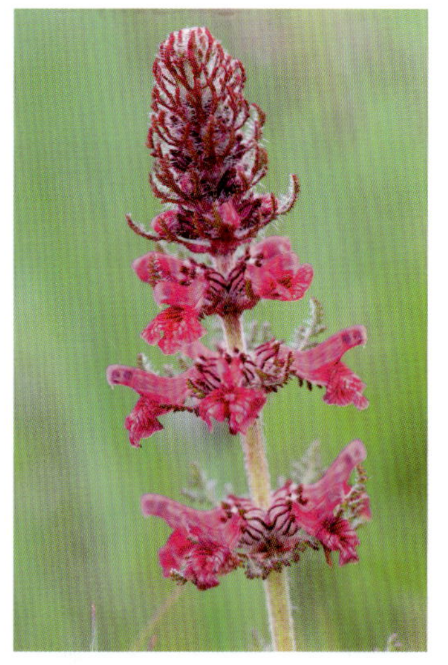

【植物特征】一年或两年生草本，高可达 40cm 以上。根垂直向下，不变粗。茎常多条自基部发出，中空，草质。基生叶柄达 25mm，有密毛，茎叶柄较短，4 枚轮生，叶片长圆形，长达 3cm，宽 14mm，羽状全裂，裂片约 10 对，披针形。花序长达 25cm，花轮极多而均疏距，多者达 20 余轮；萼下有短梗，膨大呈球形，前方不裂，膜质，主脉明显，有 5 齿，齿不等，三角形而有锯齿。花冠长约 15mm，其管在基部以上向前膝曲，下唇长于盔，裂片圆形，中裂较小，基部狭缩，其两侧与侧裂所组成之缺刻清晰可见，盔长约 6mm，镰状弓曲，基部仅稍宽于其他部分，中下部有一最狭部分，额高凸，常有具波状齿的鸡冠状凸起，端的下缘尖锐但无凸出的小尖；花丝 1 对有毛；柱头略伸出。蒴果斜卵形。花果期 6~9 月。

【分布区域】产同仁市、尖扎县、泽库县。生于海拔 2200~4600m 林下、林缘、河滩、荒地、草甸、灌丛。

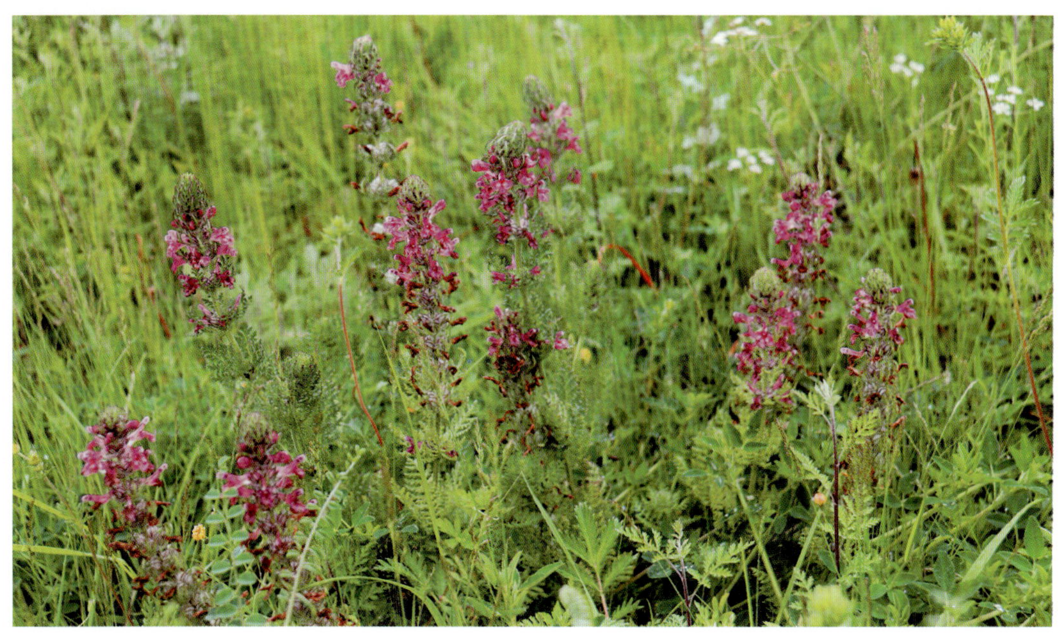

326. 斑唇马先蒿

【学　　名】*Pedicularis longiflora* Rudolph var.tubiformis（Klotz.）Tsoong

【别　　名】长筒马先蒿、露茹色尔布、露如赛保、鲁日再保（藏语译音）

【药 材 名】长筒马先蒿

【用药部位】花或全草。

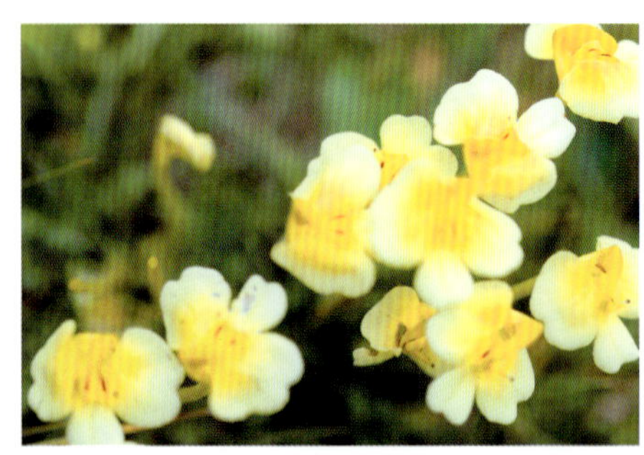

【功效主治】清热解毒、强筋利水、固精。用于风热症、肉食中毒、水肿、遗精等症。

【植物特征】本亚种的区别在于其花冠下唇近喉部有两枚棕红色斑点。花期 6~9 月。

【分布区域】产同仁市、泽库县、河南县。生于海拔 2100~4800m 高山灌丛、草甸湿处、河滩灌丛。

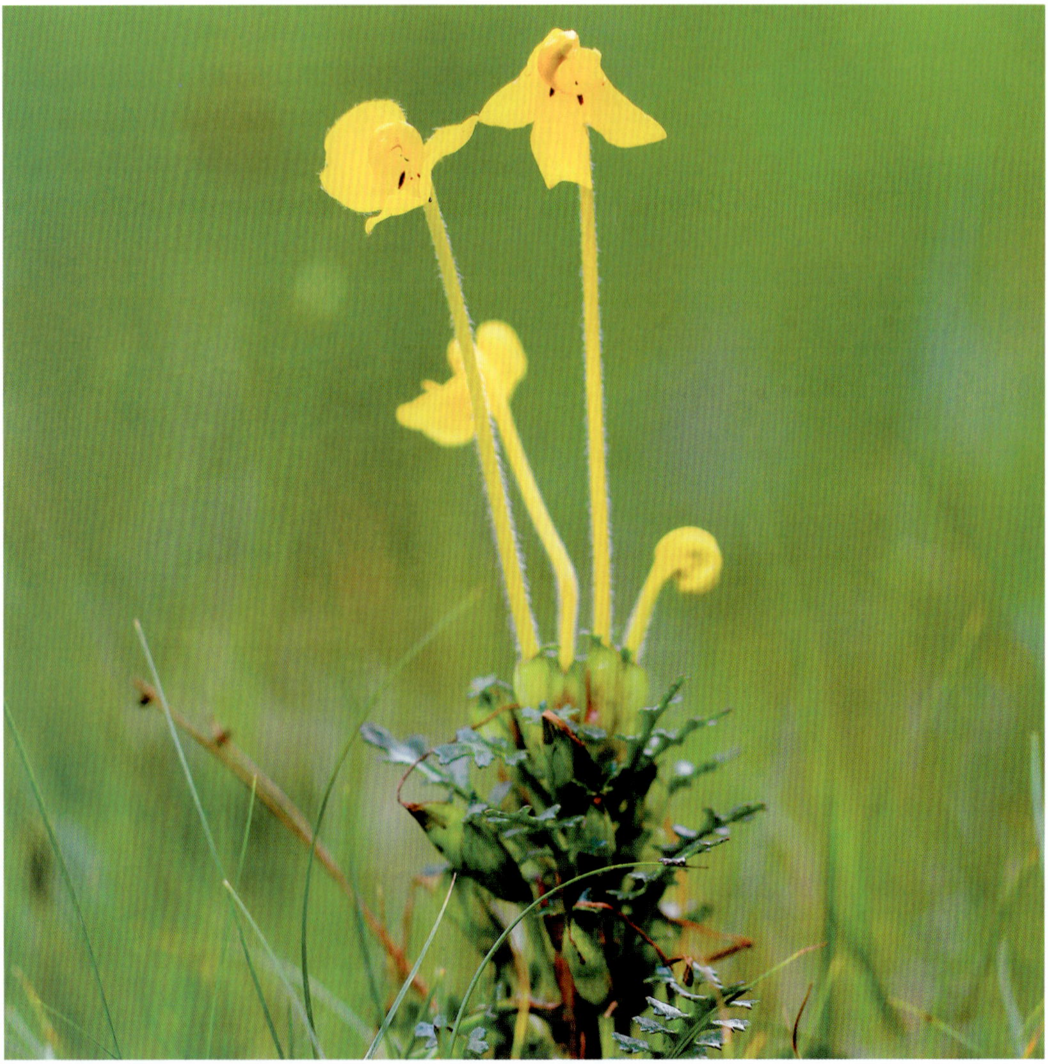

327. 藓生马先蒿

【学　　名】*Pedicularis muscicola* Maxim.

【别　　名】土人参、路日才保（藏语译音）

【药 材 名】藓生马先蒿、藓状马先蒿

【用药部位】根。

【功效主治】补气固表、安神。用于气血不足、体虚多汗、心悸乏力。

【植物特征】多年生草本。根粗壮，分枝。茎柔弱，分枝多而细长，铺地生长，长达20cm，被绵毛。叶互生，具长达2.5cm的柄，叶片卵状披针形，长4~8cm，宽1~3.2cm，全裂，裂片披针形或卵形，全裂，小裂片边缘具重锯齿，有胼胝或无。花生于叶腋，直立；花梗长达2cm，花萼筒状钟形，长约12mm，前方不裂，外面脉上被长毛，齿5枚，近等大，基部三角形，中部细，上部狭披针形或卵形，具疏齿；花冠红色至紫红色，下唇近喉部白色，长4.8~5.3cm，筒部长约4cm，盔直立，自基部向左强烈扭转，前端渐狭为稍扭旋的长喙，喙先端具圆齿，侧裂片极大，为中裂片的两倍宽，中裂片长圆形，花丝两对均有毛，前方1对较密。花果期6~10月。

【分布区域】产同仁市、尖扎县、泽库县。生于海拔2300~3500m杂木林或云杉林阴湿灌丛、石缝。

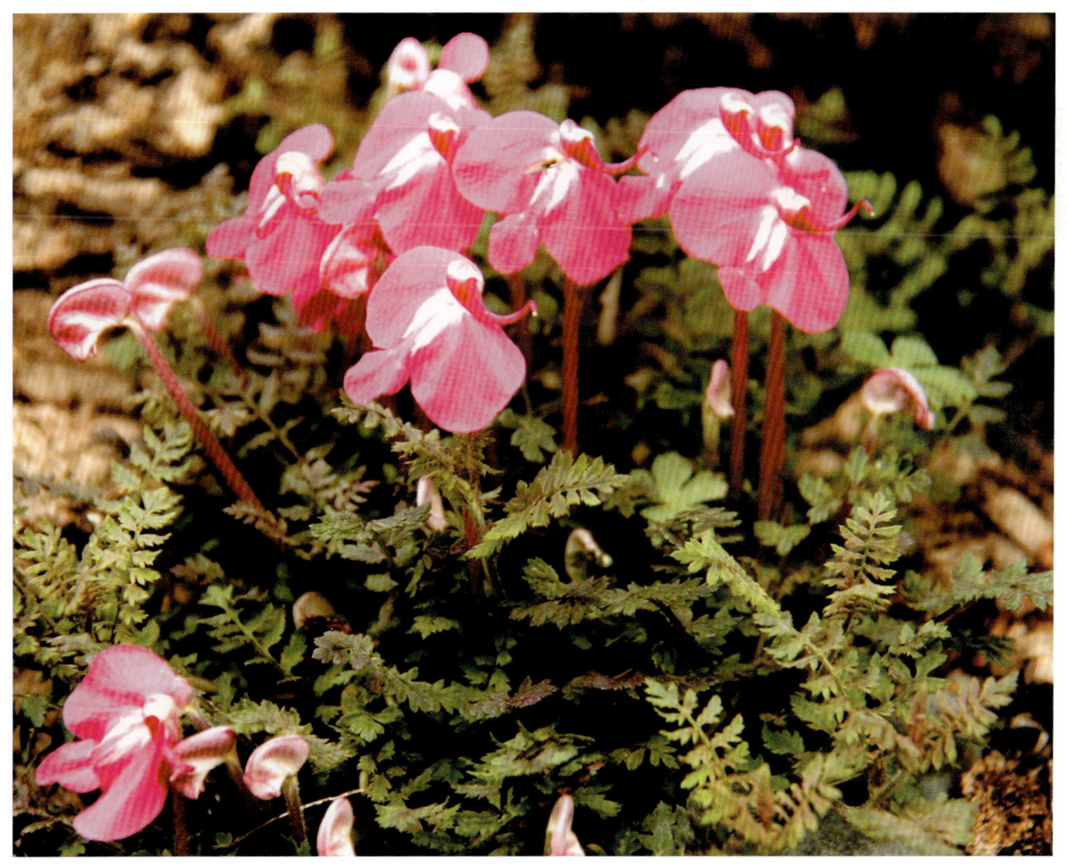

328. 华马先蒿

【学　　名】*Pedicularis oederi* Vahl. subsp. *oederivarsinensis*（Maxim）Hurus.

【药 材 名】藏新马先蒿

【用药部位】花、根。

【功效主治】花：利水消肿；用于诸种水肿症。根：祛风除湿、利尿通淋、杀虫疗癣；用于风湿痹症、诸种淋证、疥癣恶疮、瘙痒无度、流黄臭水。

【植物特征】多年生草本，高 5~15cm。根多少纺锤状，肉质。茎单出或由根颈部发出数条，被长柔毛。基生叶发达，有长达 28mm 的柄，叶片线状长圆形，长达 7cm，宽达 14mm，羽状全裂，裂片浅裂，两面多少被毛；茎生叶互生，2~4 枚，集中于茎下部。花序总状，紧密；苞片基部卵状披针形，上部有齿；花萼筒状，长约 11mm，前侧不开裂，背面及齿上被较密长柔毛，齿 5 枚，后方 1 枚三角形全缘，其余 4 枚基部三角形，先端稍扩大或线形，有齿；花冠除盔端紫色或黑紫色外，其余黄色，长约 22mm，筒部在近端处稍弓曲，盔长 6~9mm，其直立部分的前缘中部具不明显三角形凸起，前端圆钝，前缘有凸尖，下唇近肾形，开展，中裂片近圆形，基部具柄，向前凸出；花丝前方 1 对上部被长柔毛。种子表面具细条纹，有横纹。花期 6~8 月，果期 7~10 月。

【分布区域】产全州各市县。生于海拔 2800~5000m 高山灌丛草甸、沼泽草甸土丘上及流石滩草甸和石隙处。

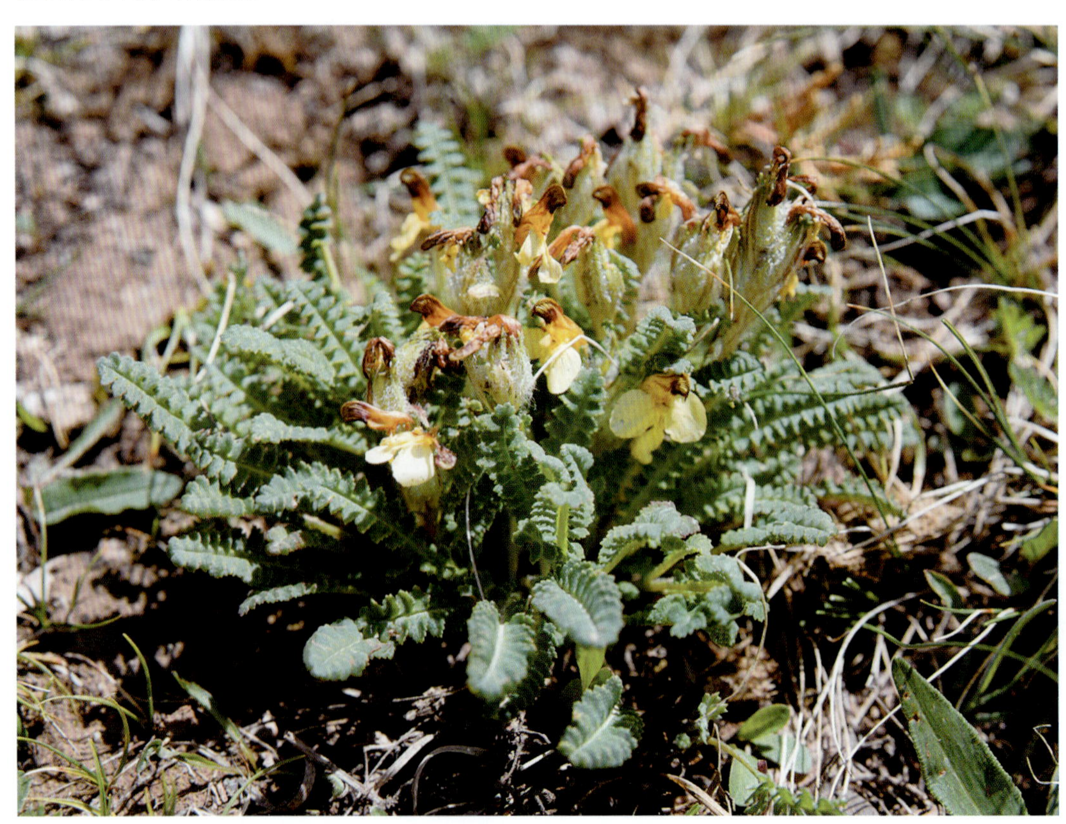

329. 大唇马先蒿

【学　　名】*Pedicularis rhinanthoides* Schrenk ex Fish. et C. A. Mey. subsp. *Labellata*（Jacq.）Tsoong

【别　　名】大唇马先蒿、大拟鼻花马先蒿、漏日才保（藏语译音）

【药 材 名】大唇马先蒿

【用药部位】全草。

【功效主治】清热、解毒、利湿。用于痢疾、腹泻、肝炎、尿路感染。

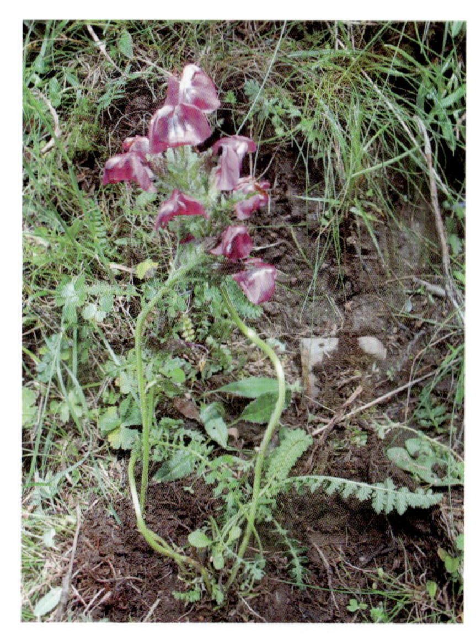

【植物特征】多年生草本，高 5~35cm。根纺锤状，肉质。茎单出或由根颈发出数条，不分枝。基生叶具长达 7cm 的柄，叶片长椭圆形或长圆形，长 2.8~10cm，宽达 2.5cm，羽状全裂，裂片深裂或仅有刺尖状锯齿；茎生叶较小，互生。花序近头状，少花；花萼长椭圆形，长 1.6~1.8cm，前侧开裂至中部，外面脉上被毛及深色斑块，齿 5 枚，后方 1 枚线状全缘，侧裂片具刺齿；花冠紫红色，盔下部及喉部黄白色，筒部长 2.2~2.6cm，具有节长毛及腺毛，盔直立部分的前缘直或有 1 对小齿；花丝前方 1 对中部被密毛。蒴果长 2.2~2.5cm，种子长约 1.5mm，表面具细网纹，先端有种阜。花果期 7~9 月。

【分布区域】产同仁市、泽库县、河南县。生于海拔 2700~4800m 林缘溪流处、高山草甸湿处、沼泽草甸、河滩灌丛。

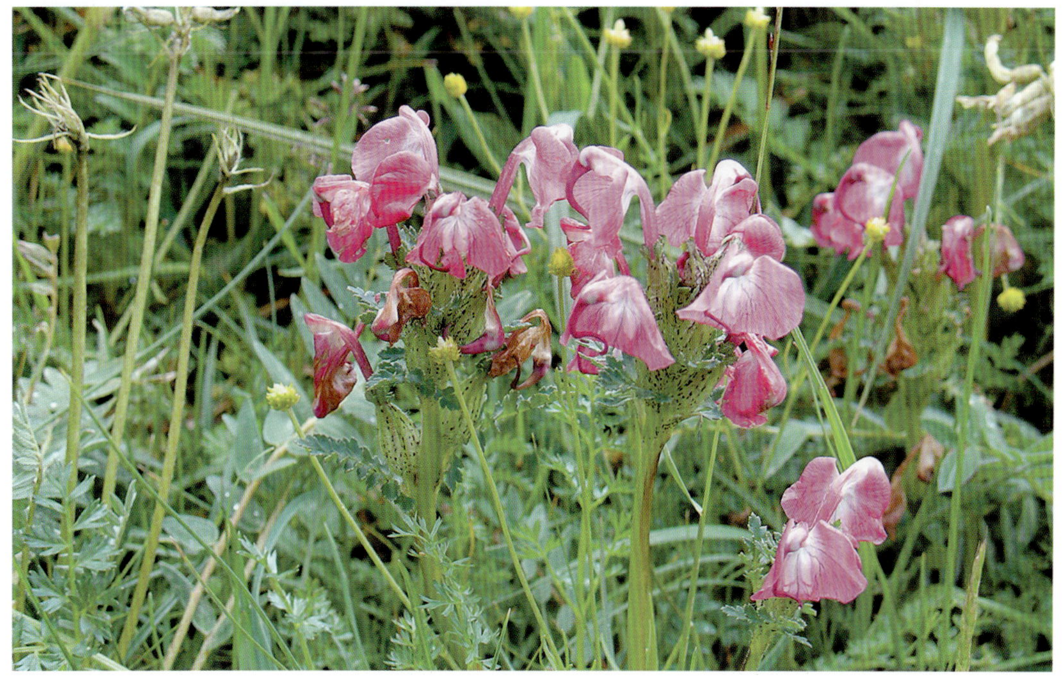

330. 粗野马先蒿

【学　　名】*Pedicularis rudis* Maxim.

【别　　名】太白洋参、黑洋参、草参

【药 材 名】太白参

【用药部位】根茎。

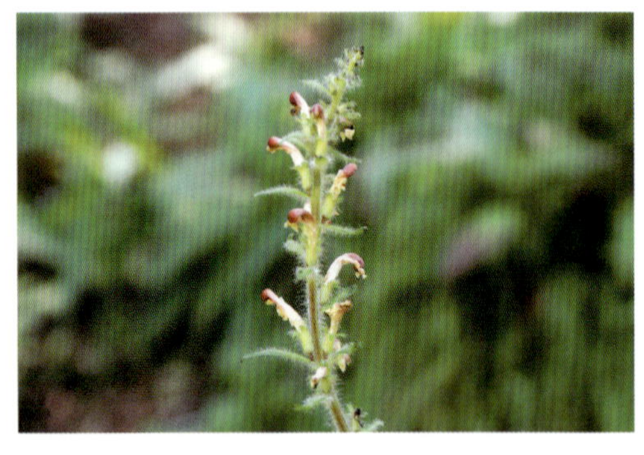

【功效主治】滋阴补肾、益气健脾。用于脾肾两虚、关节疼痛、食欲不振。

【植物特征】多年生草本，高可达 2m。茎直立，粗壮，不分枝，有时基部或花序下部有分枝，被长柔毛。叶茎生，茎中部较大，近无柄；叶片线状长圆形，长达 15cm，宽达 3cm，羽状深裂至 3/4 处，两面疏被短毛，裂片线形或披针形，具重锯齿。花序顶生；花萼钟形，长 7~8mm，外面被毛；花冠黄色，长 2.2~2.5cm，外面被毛，筒部长于花萼近两倍，弯曲，盔镰状弓曲，下缘有多节长缘毛，盔端突狭为极小的尖喙，下唇多少直立，裂片近圆形或倒卵形，具多节长缘毛，中裂片稍大，从基部向喉部有两条不明显的褶，向下与两条毛线相连；花丝无毛；蒴果长约 1.2cm，有喙尖；种子肾形，长约 2mm。花果期 7~9 月。

【分布区域】产同仁市、泽库县。生于海拔 2000~3700m 山坡灌丛、林缘及林下。

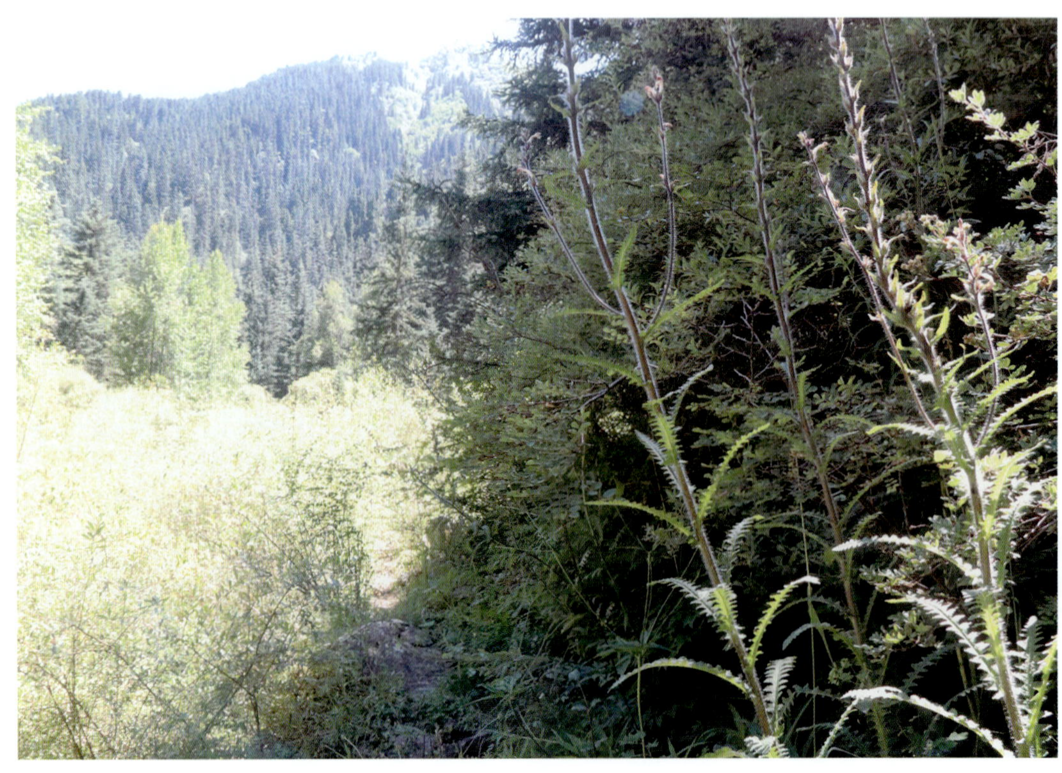

331. 轮叶马先蒿

【学　　名】*Pedicularis verticillata* Linn.

【药 材 名】轮叶马先蒿

【用药部位】根。

【功效主治】益气生津、养心安神。用于气血不足、体虚多汗、多悸怔忡。

【植物特征】多年生草本，高 4~20cm。根多少木质化。茎单出或从根颈分出，具沟棱。基出叶宿存，有长达 10mm 的柄，边缘有长柔毛；茎生叶 1~2 轮，具短柄，叶片线状长圆形至卵状长圆形，长达 2.5cm，宽达 6mm，羽状全裂，裂片多少卵形，有疏齿。花序紧密，最下一轮常疏离；苞片羽状浅裂至仅有齿而基部膜质加宽，下部者与花近等长；花萼卵球形，长 5~6mm；花冠紫红色，长 11~13mm，筒部约在 2.5mm 处向前以直角膝曲，盔端稍有三角状突起，下唇中裂片具柄，向前凸出；花丝前方 1 对有毛。花期 7~8 月。

【分布区域】产尖扎县。生于海拔 3380~4600m 山坡草甸阳处、灌丛、河边滩地。

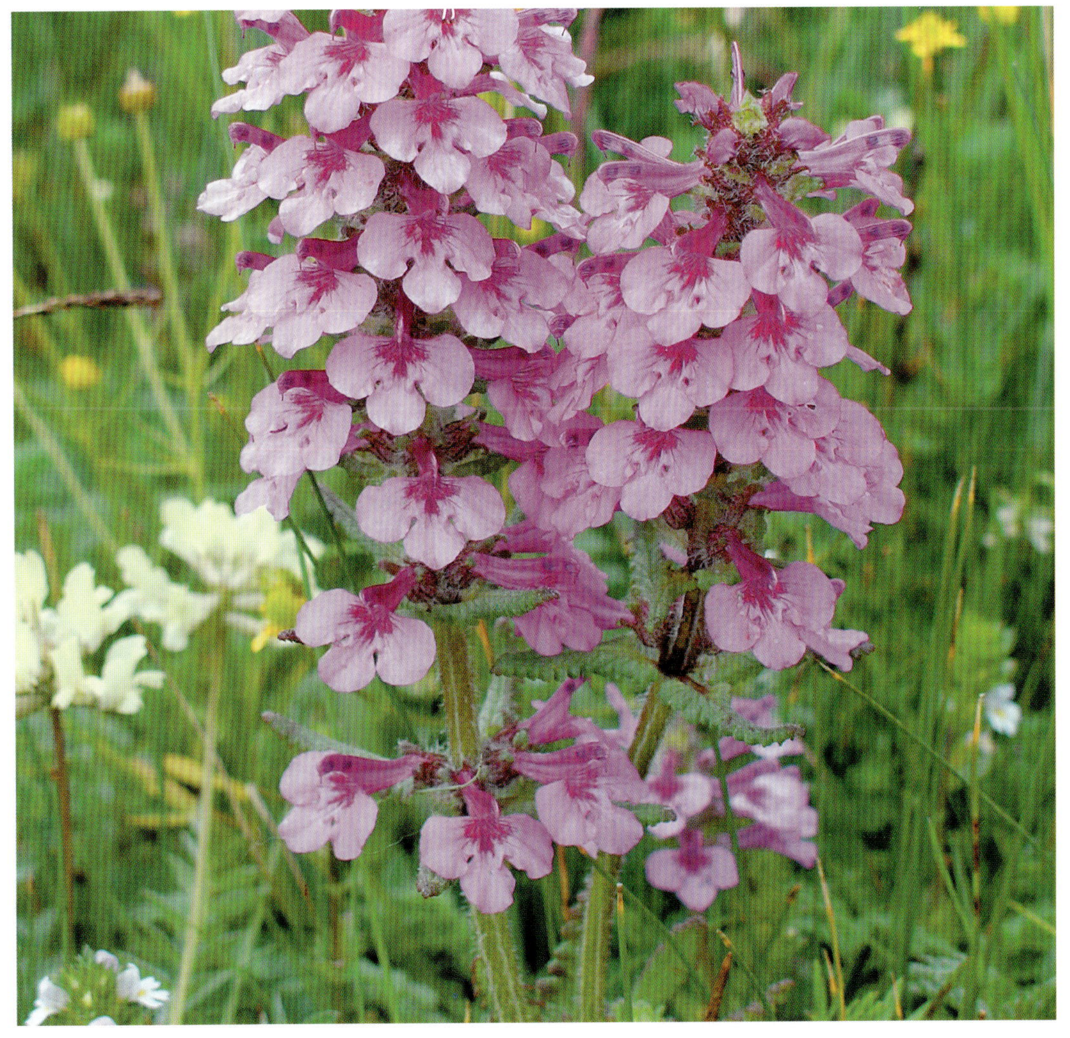

细穗玄参属 Scrofella Maxim.

332. 细穗玄参

【学　　名】*Scrofella chinensis* Maxim.

【别　　名】叶兴巴（藏语译音）

【药 材 名】细穗玄参、叶兴巴

【用药部位】全草。

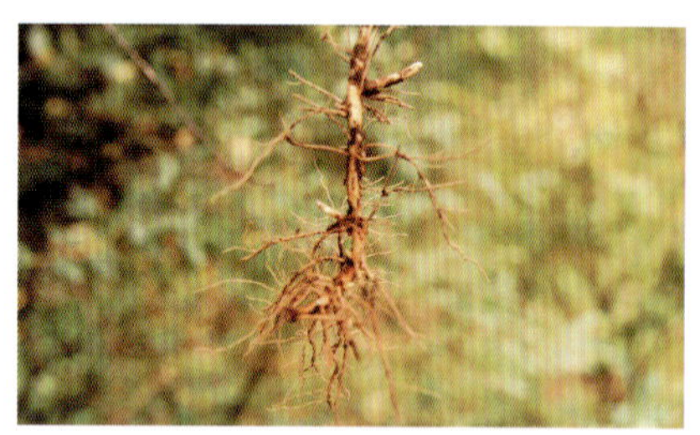

【功效主治】清热解毒、利尿消肿。用于小儿麻疹等高烧的传染病。

【植物特征】多年生草本。植株直立，高 20~50cm，不分枝。茎叶无毛，叶稠密，无柄，全缘，长矩圆形至披针形，上部的较窄，长 2~6cm，宽近 1cm，仅中脉明显。花序长达 10cm，花密集，花序轴、苞片、花萼裂片均被细腺毛；苞片钻形；花萼裂片钻形，长 2mm；花冠白色，长 4mm。蒴果长约 4mm。种子长近 1mm。花期 7~8 月。

【分布区域】产同仁市、河南县。生于海拔 2800~3900m 草甸、灌丛、林下。

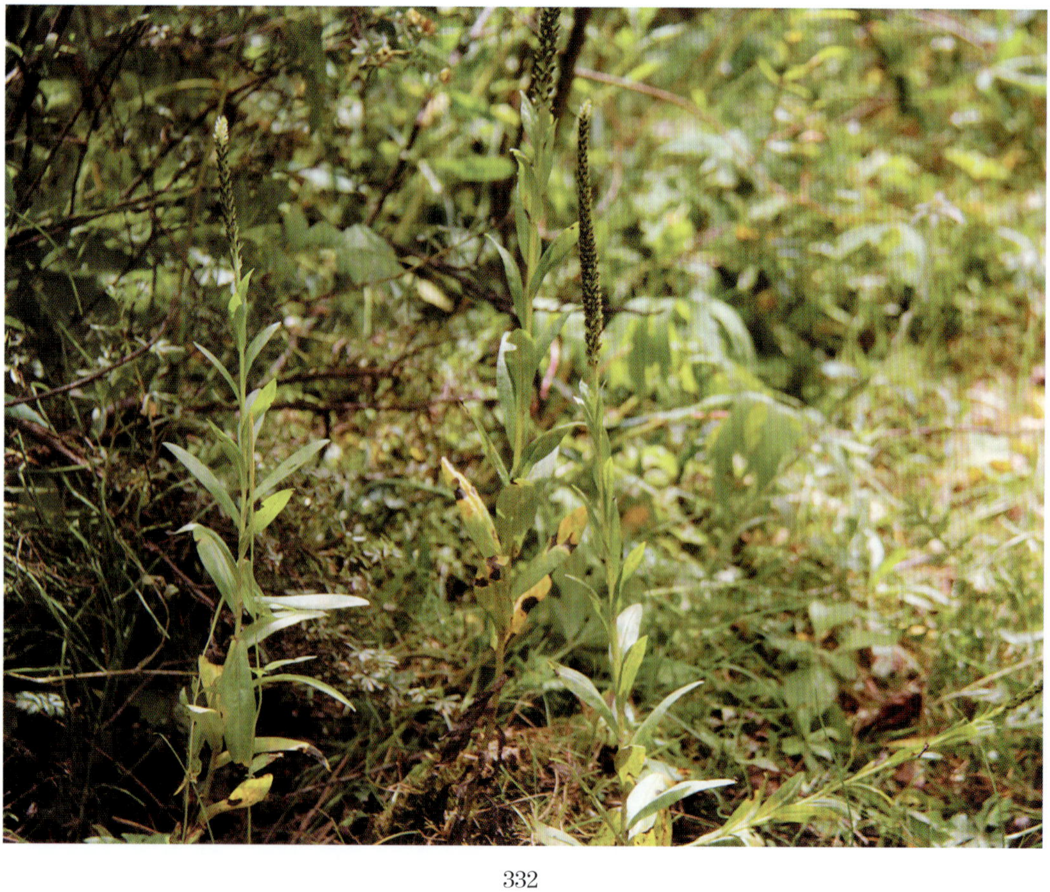

婆婆纳属 Veronica Linn.

333. 长果婆婆纳

【学　　名】*Veronica ciliata* Fisch.

【别　　名】纤毛婆婆纳、青海婆婆纳、帕下嘎（藏语译音）

【药 材 名】纤果婆婆纳

【用药部位】全草。

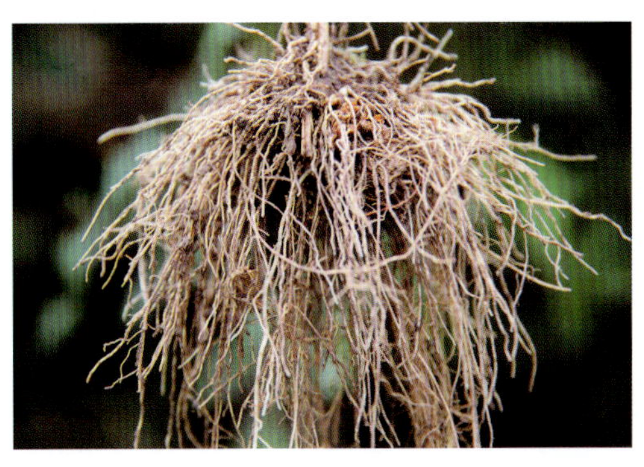

【功效主治】祛风利湿、清热解毒。用于风湿痹证、外感发热、肝炎、胆囊炎、风湿痛、荨麻疹。

【植物特征】多年生草本，高 3~40cm，全株被长毛。根状茎极短，密生须根。茎单出或从生，上部不分枝。叶对生，下部者有短柄，上都无柄，叶卵形至卵状披针形，长 1~4.5cm，宽 5~18mm，先端急尖，边缘有锯齿或全缘，基部圆钝。总状花序 1~4 条，侧生于茎顶端叶腋，有时花序下部有分枝，伸长或有时短而近头状；苞片近线形；花萼裂片 5，后方 1 枚甚小或缺失，其余长 3~4mm，果期伸长达 8mm，狭披针形；花冠蓝紫色，长 4~6mm，筒部仅为全长的 1/4~2/5，内面无毛，裂片 4~5，倒卵形至近圆形，不等宽，花丝多少贴生于花冠筒上；花柱长 1~2mm。蒴果长卵圆形，长 6~8mm，宽 3~4mm，被毛；种子棕色，长 0.6~0.8mm。花期 6~8 月。

【分布区域】产同仁市、泽库县、河南县。生于海拔 2450~4600m 高山灌丛、草甸及草甸破坏处、林下、阳性干旱山坡、流石滩草甸处。

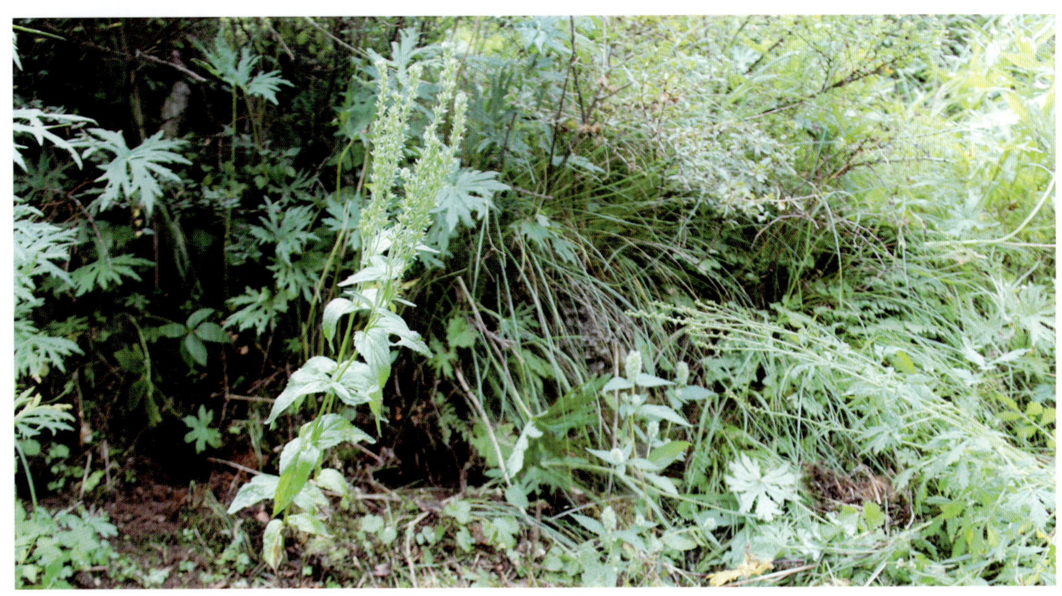

334. 毛果婆婆纳

【学　　名】*Veronica eriogyne* H. Winkl.

【别　　名】狗卵草、双珠草、双铜锤、双肾草、卵子草、石补钉、菜肾子

【药 材 名】毛果婆婆纳

【用药部位】地上部分。

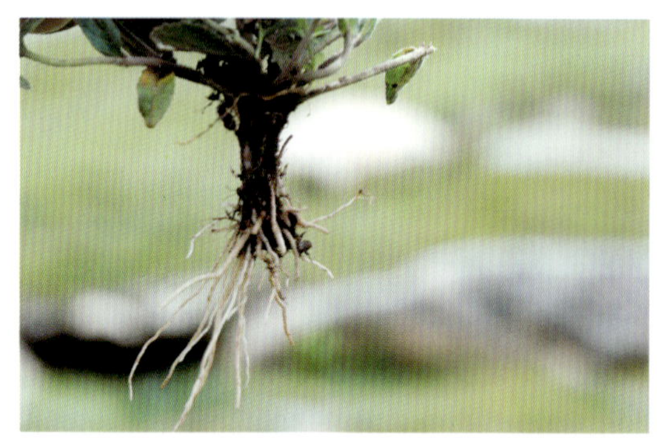

【功效主治】清热解毒、生肌止血。用于疮疡、湿疹、皮肤溃烂、出血等症。

【植物特征】多年生直立草本。茎有两列柔毛，高 20~50cm。叶无柄；叶片披针形至条状披针形，长 2~5cm，边缘有锯齿。花序总状，长，2~4 支侧生于茎顶叶腋，除花冠外，各部分皆被多细胞长柔毛；苞片宽条形；花萼 5 深裂，裂片宽条形，比花冠略短，后方 1 枚远比其他 4 枚小；花冠紫色或蓝色，长约 4mm，筒长占 2/3，裂片 4 枚，后方 3 枚卵形，前面 1 枚基形；花丝大部贴生；子房和蒴果密被多细胞腺柔毛；花柱长 2~3mm。蒴果长卵形，长约顶端渐狭而钝。花果期 7~9 月。

【分布区域】产同仁市、泽库县。生于海拔 2500 ~ 4500m 高山灌丛、河滩灌丛、草地、草甸、林下。

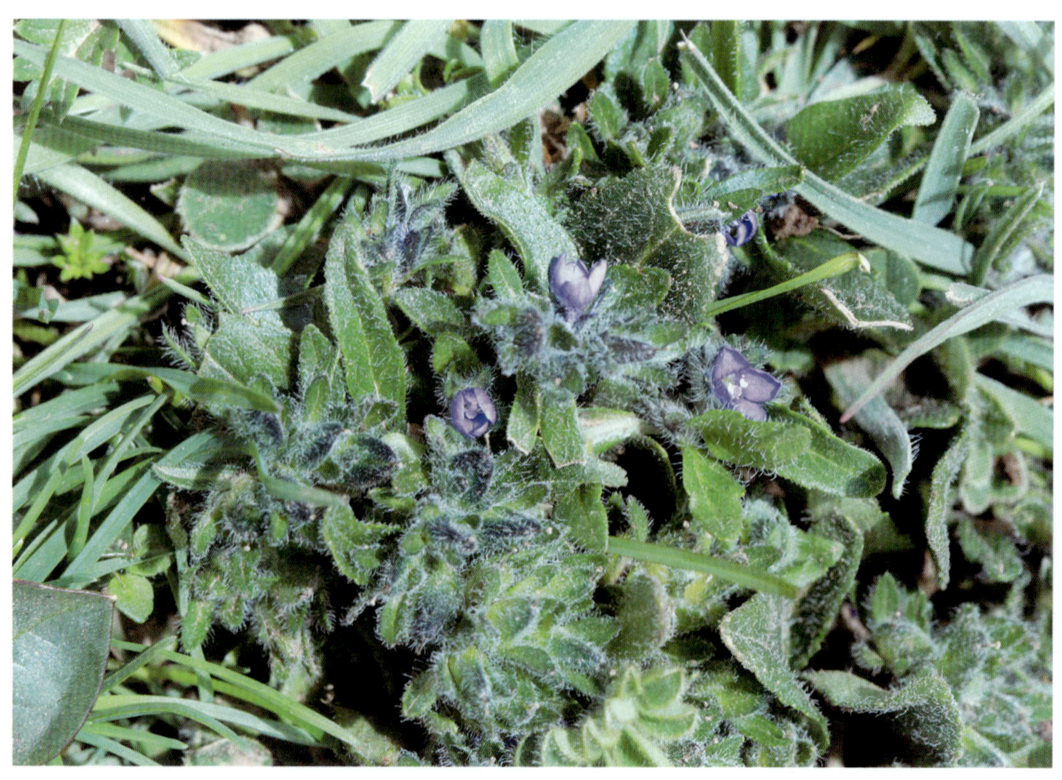

五十九、紫葳科 Bignoniaceae

角蒿属 Incarvillea Juss.

335. 密花角蒿

【学　　名】*Incarvillea compacta* Maxim.

【别　　名】红花角蒿、欧切、野萝卜、马奶头欧切（藏语译音）

【药 材 名】密花角蒿

【用药部位】根、花、种子。

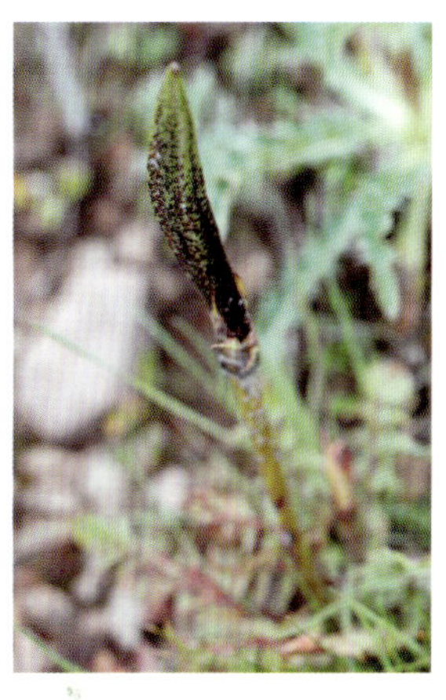

【功效主治】理气止痛、调经止血、平肝潜阳、清热除湿。用于胃痛、消化不良、耳积脓、月经不调、高血压、肺出血、脾胃气滞、食积不化。

【植物特征】多年生草本，高 3~36cm。根粗壮。茎于花期伸长达 36cm。羽状复叶，花期前呈莲座状，平铺地面，花期后互生于花茎下部，有长达 6cm 的柄；顶生小叶远大于侧生小叶，有时稍大或稍小，近圆形、宽卵形或狭披针形，长 1.2~3.4cm，宽 5~32mm，全缘；侧生小叶卵状披针形或狭披针形，长 1.4~2.4cm，宽 4~15mm。花序总状，花冠紫红色，筒部具紫斑，长 3.8~4.6cm，裂片多少近圆形，先端微凹；退化雄蕊呈突起状。蒴果长披针形，长 7~11cm，稍具 4 棱；种子扁平，四周具翅，上面密被肤屑状鳞片，下面光滑。花果期 6~9 月。

【分布区域】产全州各市县。生于海拔 2400~4600m 阳性石质山坡、灌丛、草地。

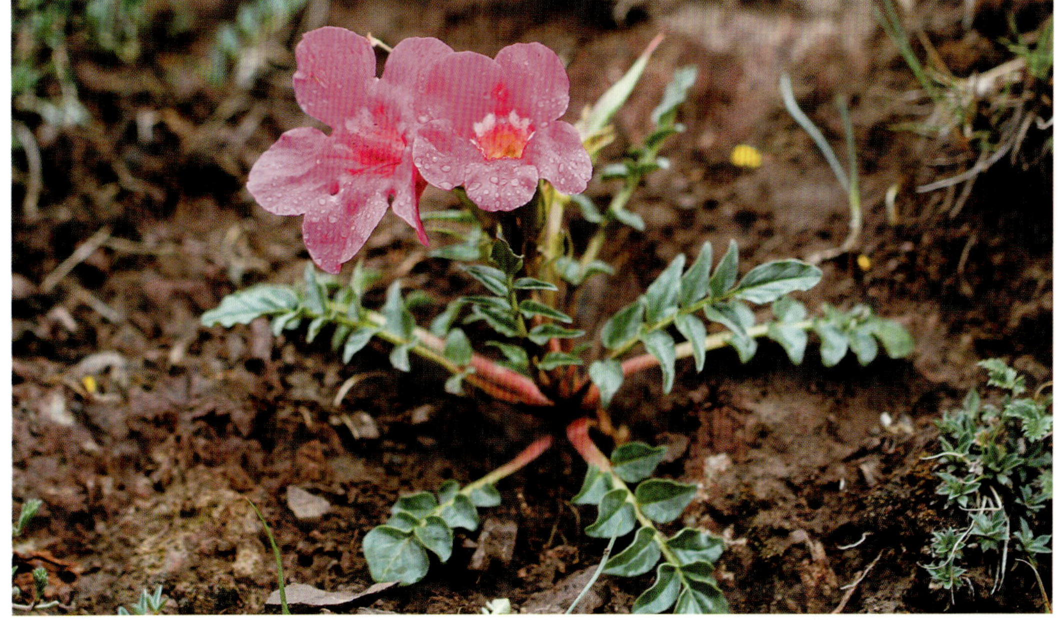

六十、车前科 Plantaginaceae

车前属 Plantago Linn.

336. 平车前

【学　　名】*Plantago depressa* Willd.

【别　　名】车前实、蛤蟆衣子、猪耳朵穗子、凤眼前仁、塔然姆（藏语译音）

【药 材 名】车前子

【用药部位】种子。

【功效主治】清热利尿通淋、祛痰、凉血、解毒。用于热淋涩痛、水肿尿少、暑湿泄泻、痰热咳嗽、吐血衄血、痈肿疮毒。

【植物特征】一年生或二年生草本。直根长，具多数侧根，多少肉质。根茎短。叶基生呈莲座状，平卧、斜展或直立；叶片纸质，椭圆形、椭圆状披针形或卵状披针形，叶柄基部扩大成鞘状。花序梗有纵条纹，疏生白色短柔毛；穗状花序细圆柱状。花萼无毛，花冠白色，无毛。雄蕊着生于冠筒内面近顶端，同花柱明显外伸，花药卵状椭圆形或宽椭圆形，新鲜时白色或绿白色，干后变淡褐色。胚珠 5。蒴果卵状椭圆形至圆锥状卵形。种子 4~5，椭圆形，腹面平坦，黄褐色至黑色；子叶背腹向排列。花期 5~7 月，果期 7~9 月。

【分布区域】产同仁市、尖扎县、河南县。生于海拔 2300~4100m 灌丛草甸、山坡、田边、路边。

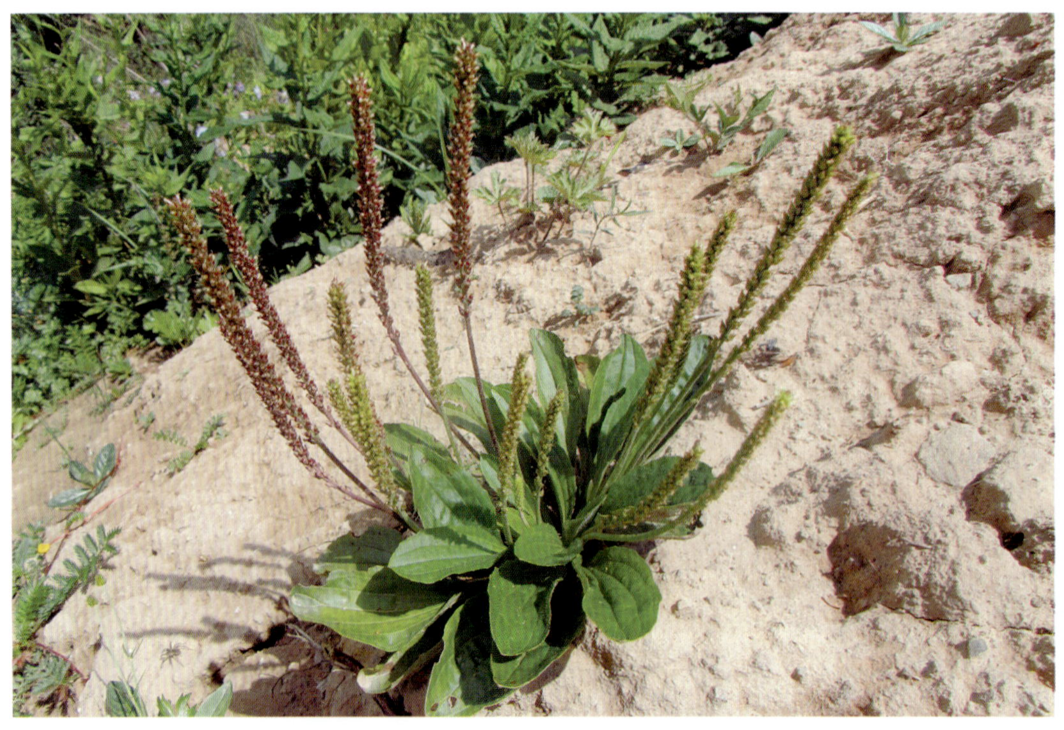

337. 大车前

【学　　名】*Plantago major* Linn.

【别　　名】钱贯草，大猪耳朵草

【药 材 名】大车前

【用药部位】全草。

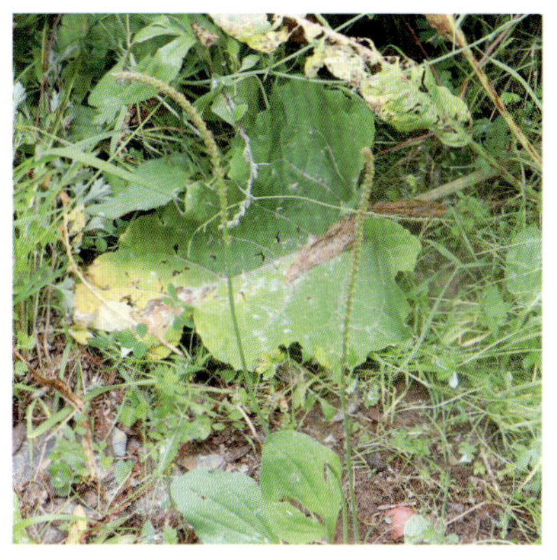

【功效主治】清热利尿、祛痰、凉血、解毒。用于水肿、尿少、热淋涩痛、暑湿泻痢、痰热咳嗽、吐血、痈肿疮毒。

【植物特征】多年生草本。根状茎短粗，具须根。基生叶直立，叶片卵形或宽卵形，顶端圆滑，边缘波状或不整齐锯齿；叶柄明显长于叶片。花茎直立，穗状花序占花茎的 1/3~1/2；花密生，苞片卵形，较萼裂片短，二者均有绿色龙骨状突起；花萼无柄，裂片椭圆形；花冠裂片椭圆形或卵形。蒴果椭圆形，种子 8~15，少数至 18，棕色或棕褐色。花期 6~8 月，果期 7~9 月。

【分布区域】产同仁市。生于海拔 1800~3200m 草地、草甸、河滩、沟边、沼泽地、山坡路旁、田边或荒地。

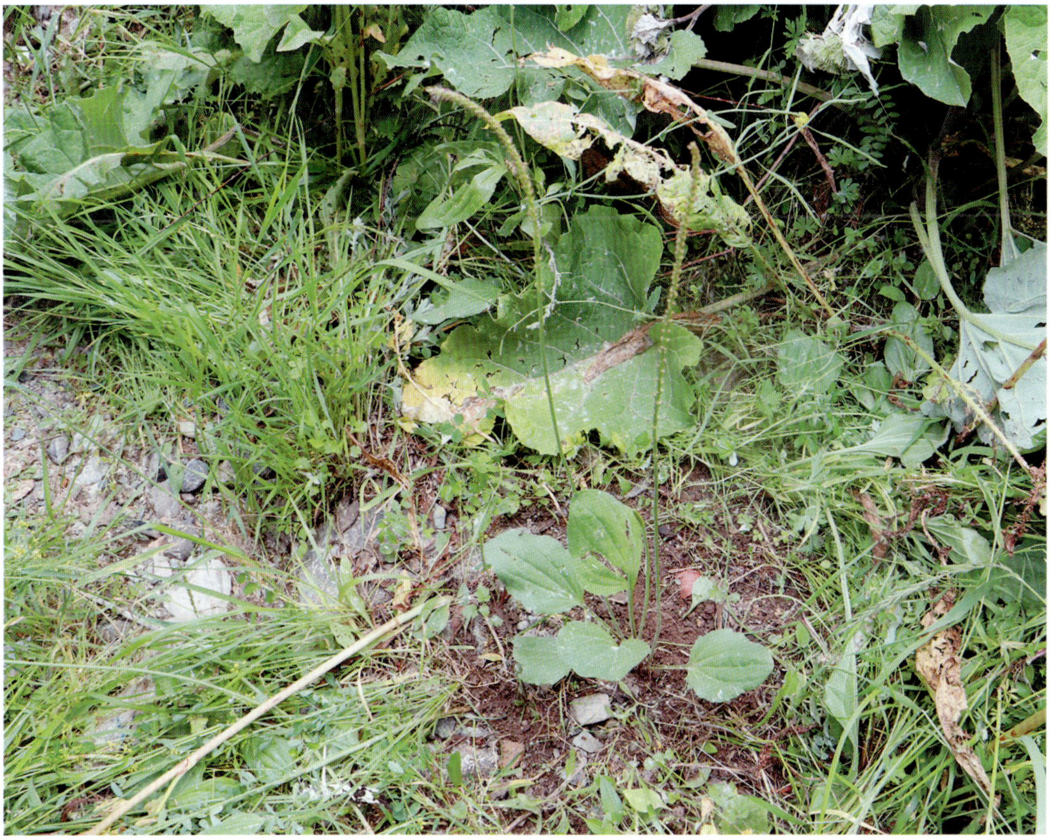

六十一、茜草科 Rubiaceae

拉拉藤属 Galium Linn.

338. 蓬子菜

【学　　名】*Galium verum* Linn. Sp. Pl. var. Asiaticum Nakai

【别　　名】黄牛衣、铁尺草、月经草、黄米花

【药 材 名】蓬子菜

【用药部位】全草。

【功效主治】清热解毒、行血、止痒、利湿。用于肝炎、喉咙肿痛、疔疮疖肿、荨麻疹、静脉炎、跌打损伤、妇女血气痛等。

【植物特征】多年生近直立草本，基部稍木质，高 25~45cm。叶纸质，6~10 片轮生，线形，通常长 1.5~3cm，宽 1~1.5mm，顶端短尖，边缘极反卷，常卷成管状，上面无毛，稍有光泽，下面有短柔毛，稍苍白，干时常变黑色，1 脉，无柄。聚伞花序顶生和腋生，较大，多花，通常在枝顶结成带叶的长可达 15cm、宽可达 12cm 的圆锥花序状；总花梗密被短柔毛；花小，稠密；花梗有疏短柔毛或无毛，长 1~2.5mm；萼管无毛；花冠黄色，辐状，无毛，直径约 3mm，花冠裂片卵形或长圆形，顶端稍钝，长约 1.5mm；花药黄色，花丝长约 0.6mm；花柱长约 0.7mm，顶部 2 裂。果小，无毛。花期 4~8 月，果期 5~10 月。

【分布区域】产全州各市县。生于海拔 2100~4300m 山地、河滩、旷野、沟边、草地、灌丛或林下。

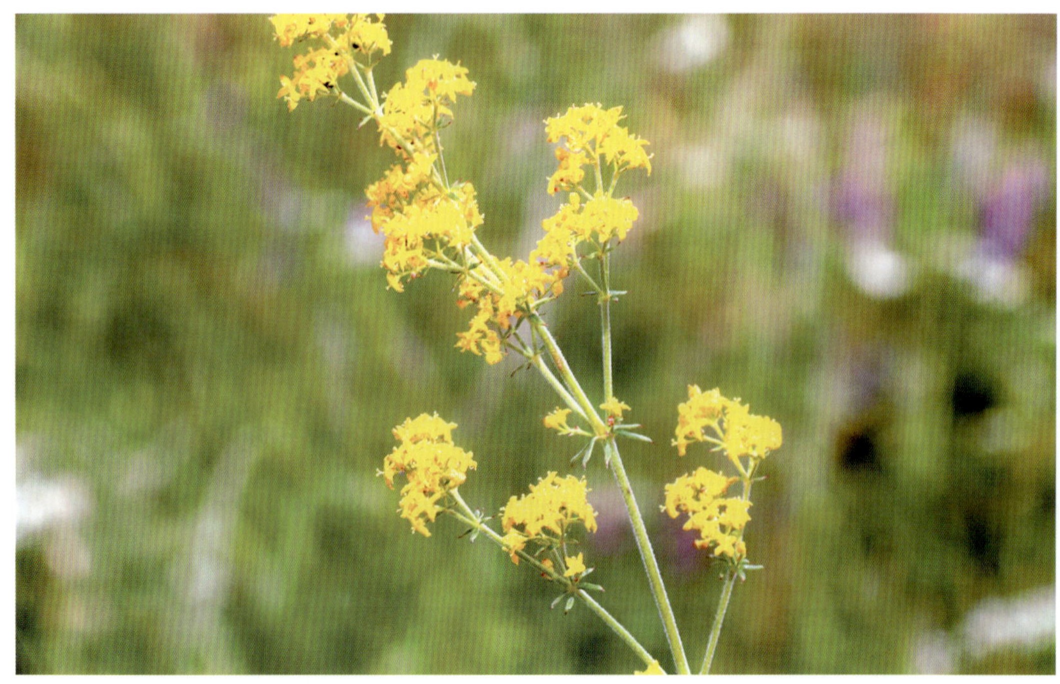

茜草属 Rubia Linn.

339. 茜草

【学　　名】*Rubia cordifolin* Linn.

【别　　名】茜根、地血、血见愁、过山龙、地苏木、活血丹、红龙须根、九龙根

【药 材 名】茜草

【用药部位】根。

【功效主治】凉血止血、活血化瘀。用于血热咯血、吐血、尿血、便血、崩漏、经闭、产后瘀阻腹痛、跌打损伤、风湿痹痛、黄疸、疮痈、痔肿。

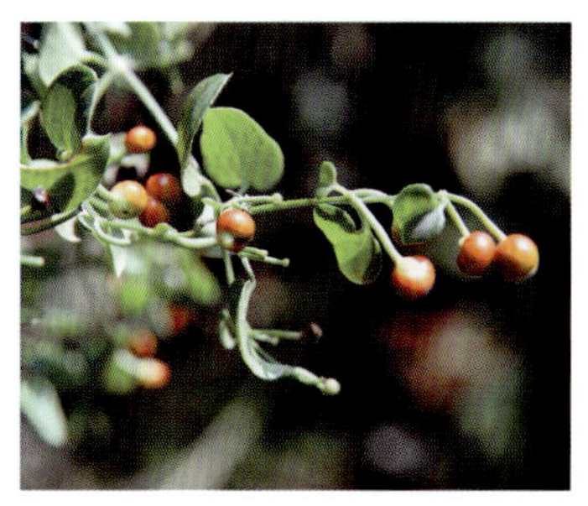

【植物特征】多年生攀援草本。根紫红色或橙红色。茎有明显的 4 棱，棱上生有倒刺。叶 4 枚轮生，叶柄长 1~5cm，上面生有倒刺；叶片心状卵形至心状披针形，长 1~7cm，宽 0.5~4cm，先端急尖或渐尖，基部钝圆或心形，边缘略反卷或不反卷，两面被糙毛，脉上有倒刺或密生长刺毛，基出脉 3~5 条。聚伞花序顶生或腋生，通常组成大而疏松的圆锥花序；总苞片卵圆形，长约 4mm；花梗长 2~3mm；花小，黄色，裂片 5，披针形；雄蕊生于花冠基部，花药近球形；花柱短，柱头 2，头状。果球形，红色或黑色。花果期 6~8 月。

【分布区域】产同仁市、尖扎县、泽库县。生于海拔 2000~4200m 河谷、阴坡、林下。

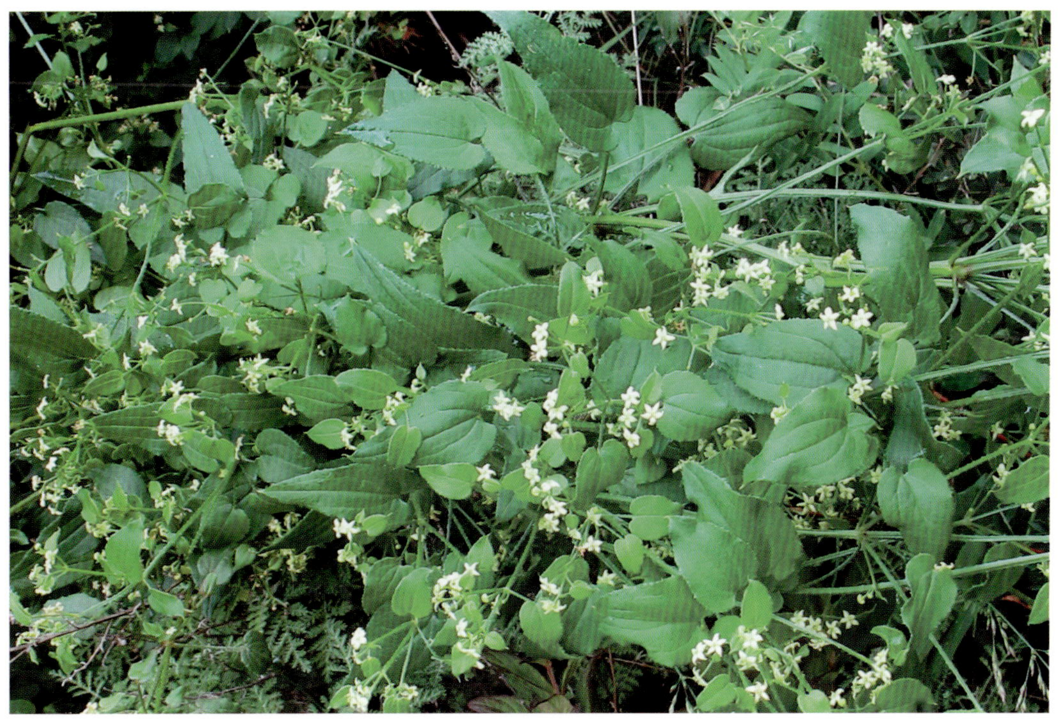

六十二、忍冬科 Caprifoliaceae

忍冬属 Lonicera Linn.

340. 金花忍冬

【学　　名】*Lonicera chrysantha* Turcz. ex Ledeb.

【别　　名】黄花忍冬、黄金忍冬

【药 材 名】金花忍冬

【用药部位】花。

【功效主治】清热解毒、消痈散疖。用于热毒疮痈症。

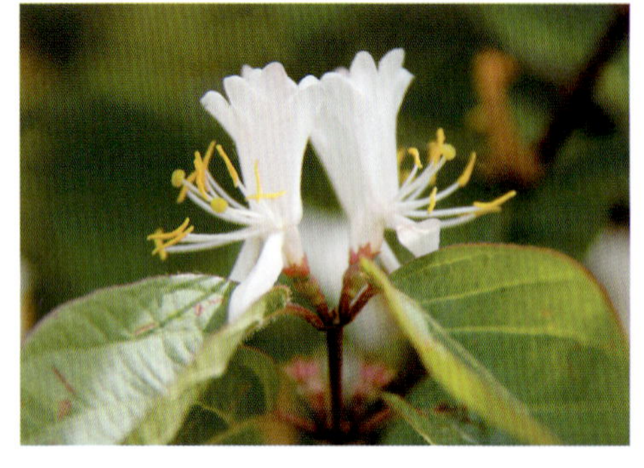

【植物特征】落叶灌木，高达 4m；幼枝、叶柄和总花梗常被开展的直糙毛、微糙毛和腺。冬芽卵状披针形，鳞片 5~6 对，外面疏生柔毛，有白色长睫毛。叶纸质，菱状卵形、菱状披针形、倒卵形或卵状披针形，长 4~8cm，顶端渐尖或急尾尖，基部楔形至圆形，两面脉上被直或稍弯的糙伏毛，中脉毛较密，有直缘毛；叶柄长 4~7mm。总花梗细，长 1.5~3cm；苞片条形或狭条状披针形，长 2.5~8mm，常高出萼筒；花冠先白色后变黄色，长 1~2cm，外面疏生短糙毛，唇形，唇瓣长 2~3 倍于筒，筒内有短柔毛；雄蕊和花柱短于花冠，花丝中部以下有密毛；花柱全被短柔毛。果实红色，圆形，直径约 5mm。花期 5~6 月，果期 7~9 月。

【分布区域】产尖扎县。生于海拔 2000~2700m 阴坡、河谷、水沟边。

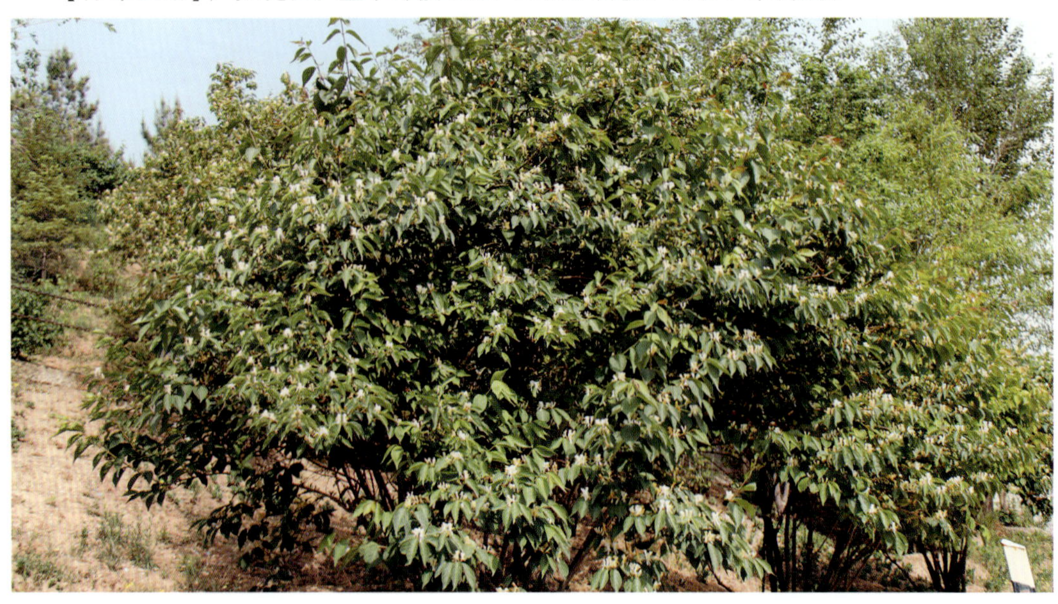

341. 刚毛忍冬

【学　　名】*Lonicera hispida* Pall.ex Roem. et Schult.

【别　　名】粗毛忍冬

【药 材 名】刚毛忍冬

【用药部位】花。

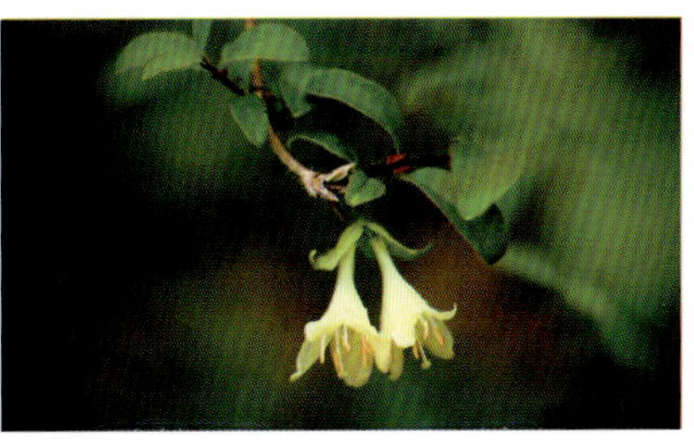

【功效主治】清热解毒。用于外感风热、温病、疮痈疖肿、血痢等。

【植物特征】落叶灌木，高 0.5~1.5m。幼枝被刚毛、小糙毛及腺毛，老枝灰色，被具基盘刚毛。冬芽具 1 对有纵槽的鳞片，长卵形，长约 1.5cm。叶较厚，椭圆形、卵状长圆形或近圆形，长 1.5~6cm，宽 0.7~3.6cm，先端钝或急尖，边缘有缘毛，基部楔形或近圆形，两面有刚毛和短糙毛；叶柄短，被刚毛。总花梗长约 1.5cm，被刚毛；苞片宽卵形，长至 2.5cm，宽至 1.5cm，常紫红色，有网脉及刚毛；小苞片缺；双花的萼分离，具刚毛，萼齿不明显；花冠黄色，筒状漏斗形，整齐，长 1.5~2cm，外面被刚毛和短毛，冠筒长于裂片，基部具囊，花柱伸出冠筒外，下半部被毛。果红色，圆形或长圆形，长约 1cm。花果期 6~9 月。

【分布区域】产同仁市、尖扎县、泽库县。生于海拔 2450~4100m 河谷、山坡、灌丛、林缘。

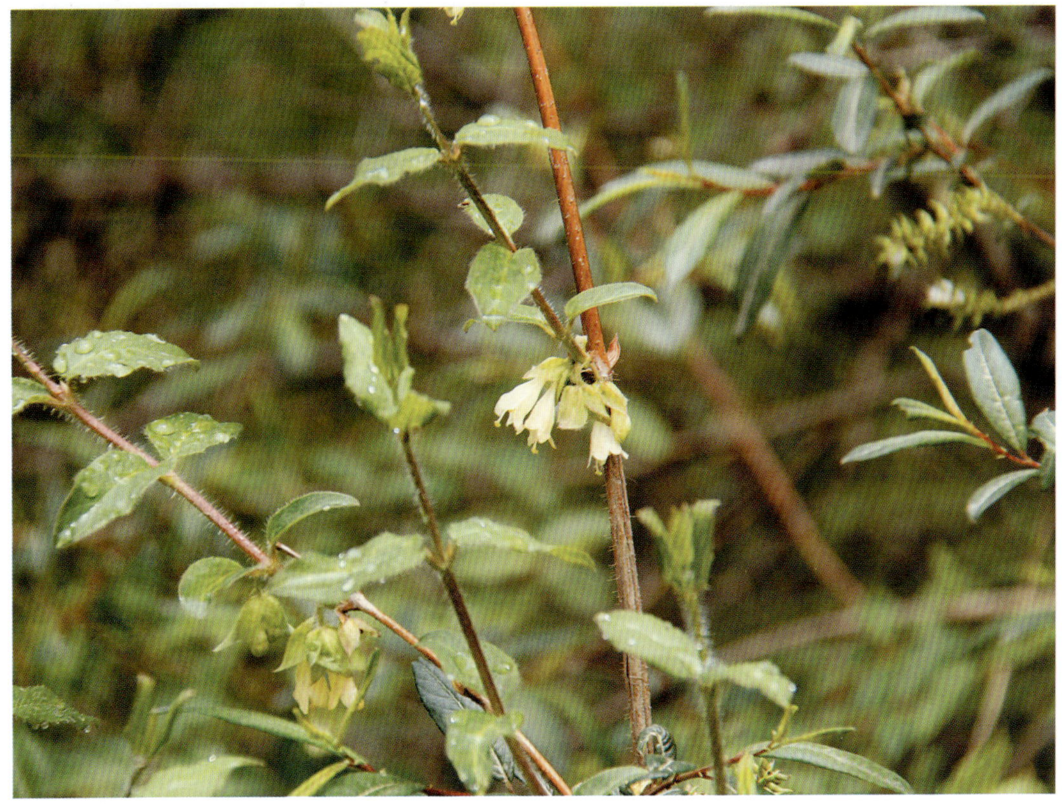

342. 红花岩生忍冬

【学　　名】*Lonicera rupicola* Hook. f. et Thoms. var. *syringantha*（Maxim.）Zabel

【别　　名】粉红金银花、红花忍冬、萘西、野轮柏

【药 材 名】红花岩石忍冬

【用药部位】花蕾和带叶枝条。

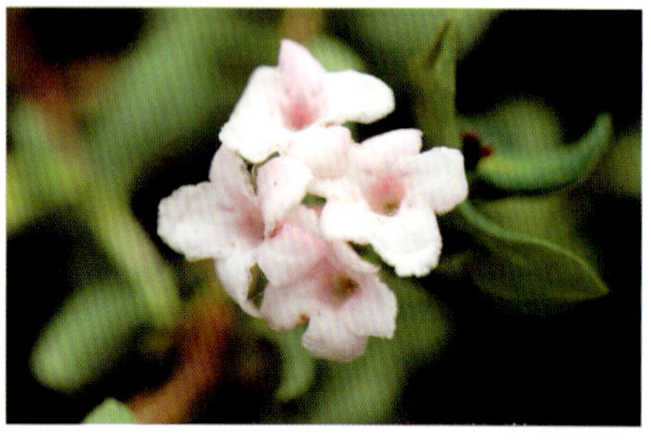

【功效主治】清热解毒。用于温病发热、热毒血痢、痈肿疔疮、喉痹及多种感染性疾病。

【植物特征】落叶灌木，高可达 2.5m，小枝纤细。叶片纸质，很少对生，条状披针形、矩圆状披针形至矩圆形，上面无毛或有微腺毛，叶下面无毛或疏生短柔毛。花生于幼枝基部叶腋，芳香，总花梗极短；苞片叶状，条状披针形至条状倒披针形，萼齿狭披针形，花冠淡紫色或紫红色，筒状钟形，裂片卵形，花药达花冠筒的上部；花柱高达花冠筒之半，果实红色，椭圆形，种子淡褐色，矩圆形，扁。花果期 6~8 月。

【分布区域】产全州各市县。生于海拔 2000~4600m 山坡灌丛中、林缘或河漫滩。

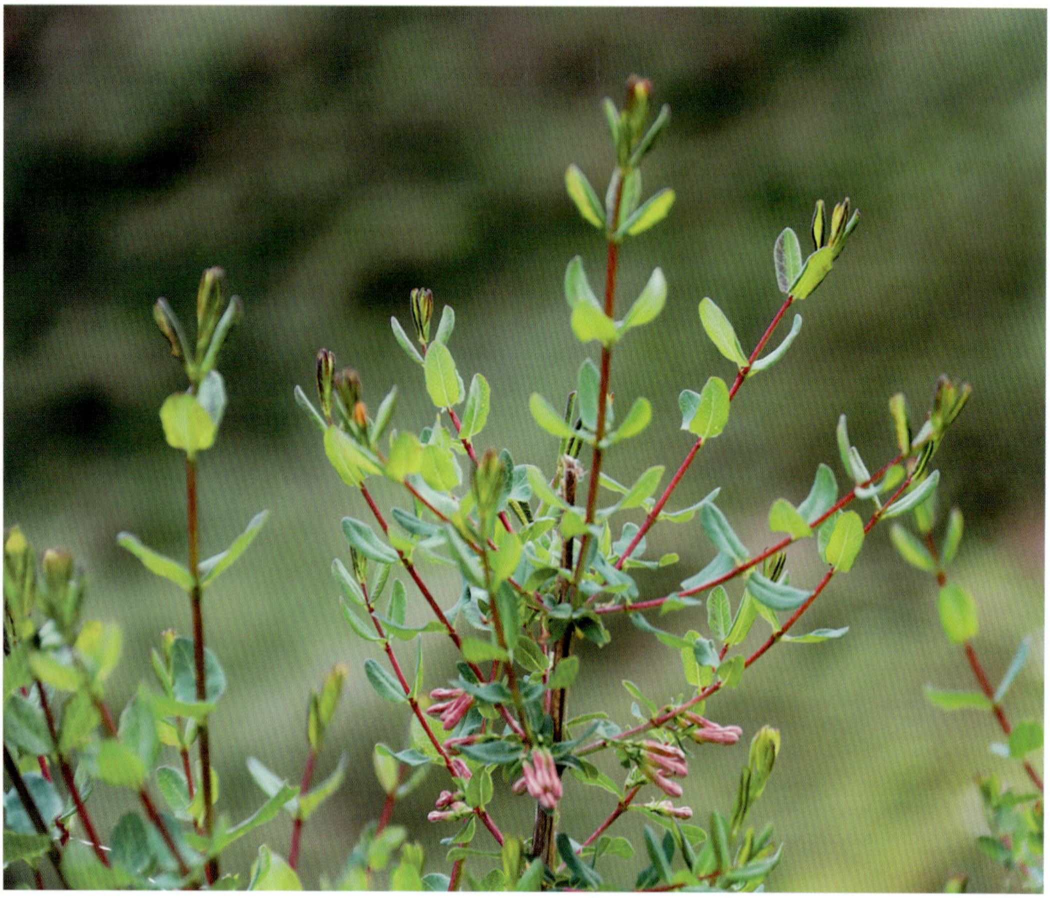

343. 唐古特忍冬

【学　　名】*Lonicera tangutica* Maxim.

【别　　名】陇塞忍冬

【药 材 名】陇塞忍冬

【用药部位】果实。

【功效主治】补血调经。用于月经不调、经闭、痛经、崩漏等。

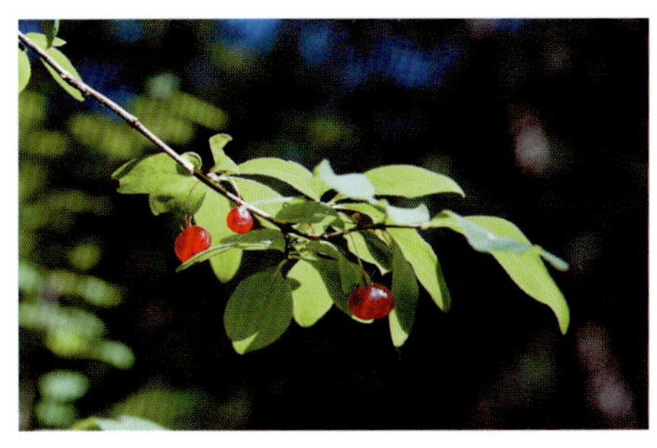

【植物特征】落叶灌木，高达 2m；幼枝无毛或有 2 列弯的短糙毛。叶纸质，倒披针形至矩圆形，顶端钝或稍尖，基部渐窄，长 1~4 cm，两面常被稍弯的短糙毛或短糙伏毛，上面近叶缘处毛常较密，下面有时脉腋有趾蹼状鳞腺；叶柄长 2~3mm。总花梗生于幼枝下方叶腋，纤细，稍弯垂，长 1.5~3cm；苞片狭细，有时叶状，略短于至略超出萼齿；相邻两萼筒中部以上至全部合生，椭圆形或矩圆形，长 2~4mm，无毛，萼檐杯状，长为萼筒的 2/5~1/2 或相等；花冠白色、黄白色或有淡红晕，筒状漏斗形，长 8~13mm，裂片近直立，圆卵形，长 2~3mm；雄蕊着生花冠筒中部，花药内藏，达花冠筒上部至裂片基部；花柱高出花冠裂片，无毛或中下部疏生开展糙毛。果实红色，直径 5~6mm；种子淡褐色，卵圆形或矩圆形，长 2~2.5 mm。花果期 6~9 月。

【分布区域】产同仁市、尖扎县、泽库县。生于海拔 1800~3700m 阴沟、林下、杂木林下、河谷、山坡、灌丛、林缘、阴坡、半阴坡。

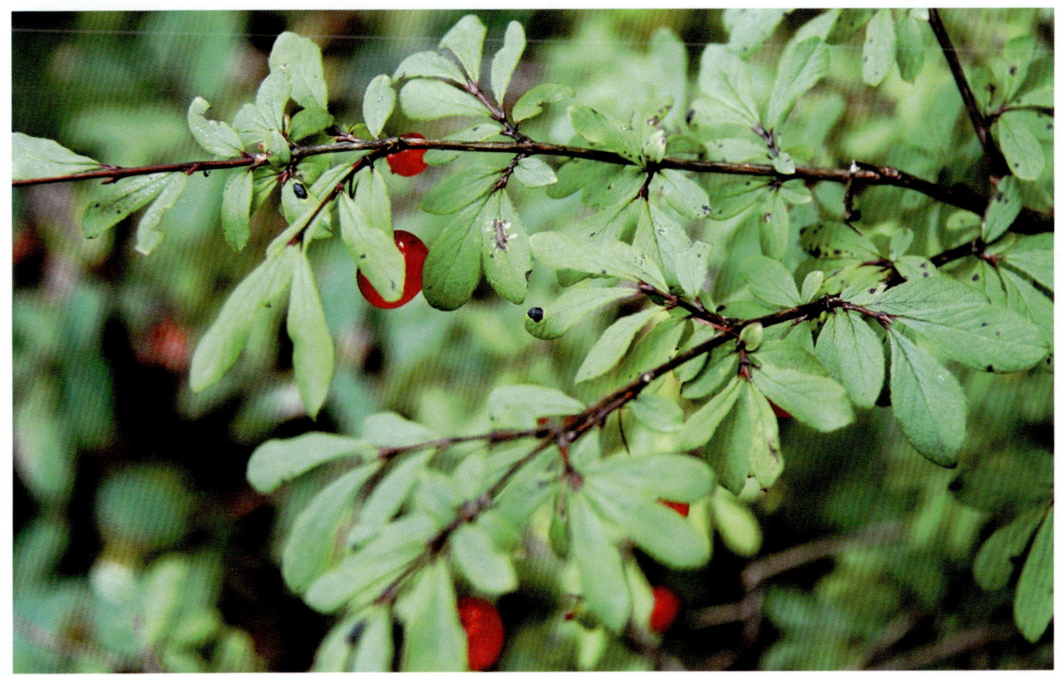

344. 毛花忍冬

【学　　名】*Lonicera trichosantha* Bur.et Franch.

【药 材 名】毛花忍冬

【用药部位】花。

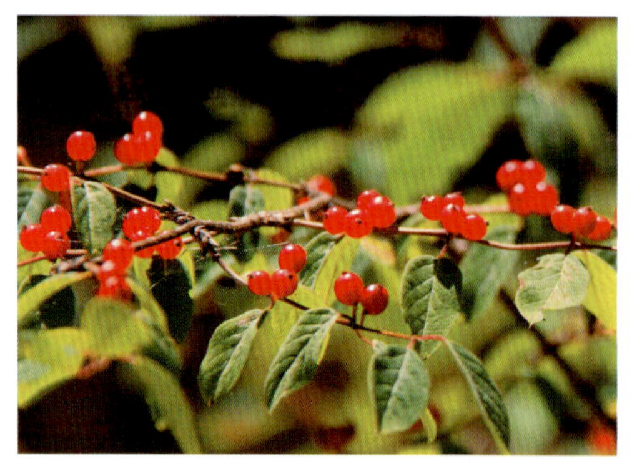

【功效主治】清热解毒、消痈散疖。用于热毒疮痈症。

【植物特征】落叶灌木，高达 3~5m；枝水平状开展，小枝纤细。冬芽有 5~6 对鳞片。叶纸质，下面绿白色，形状变化很大，通常矩圆形、卵状矩圆形或倒卵状矩圆形，长 2~6cm，顶端钝而常具凸尖或短尖至锐尖，基部圆或阔楔形，两面或仅下面中脉疏生短柔伏毛或无毛，下面侧脉基部有时扩大而下沿于中脉，边有睫毛；叶柄长 3~7mm。总花梗长 2~6mm，短于叶柄，果时则超过之；苞片条状披针形，长约等于萼筒；小苞片近圆卵形，长约 2mm；相邻两萼筒分离，长约 2mm，无毛，萼檐钟形，干膜质，长 1.5~2mm；花冠黄色，长 12~15mm，唇形，筒长约 4mm，常有浅囊，外面密被短糙伏毛和腺毛，内面喉部密生柔毛，唇瓣外面毛较稀或有时无毛；雄蕊和花柱均短于花冠，花丝生于花冠喉部，基部有柔毛。果实由橙黄色转为橙红色至红色，圆形，直径 6~8mm。花果期 7~8 月。

【分布区域】产同仁市、泽库县。生于海拔 2700~4100m 林下、林缘、河边或田边的灌丛。

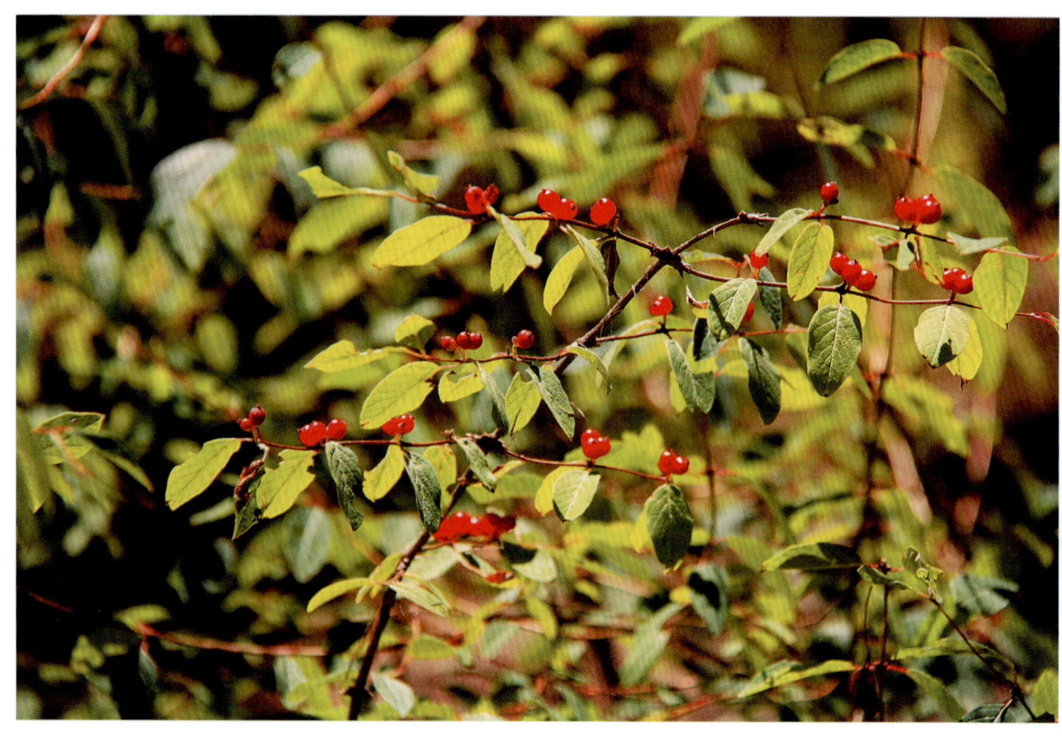

莛子藨属 Triosteum Linn.

345. 莛子藨

【学　　名】*Triosteum pinnatifidum* Maxim.

【别　　名】白果七、鸡爪七、天王七叶

【药 材 名】天王七、天王七叶、天王七果实

【用药部位】根、叶、果。

【功效主治】根：祛风除湿、行气活血、消食；用于风湿腰腿痛、劳伤、跌打损伤、月经不调、食积。叶：止血生肌；用于刀伤出血。果实：调经止带；用于白带、月经不调。

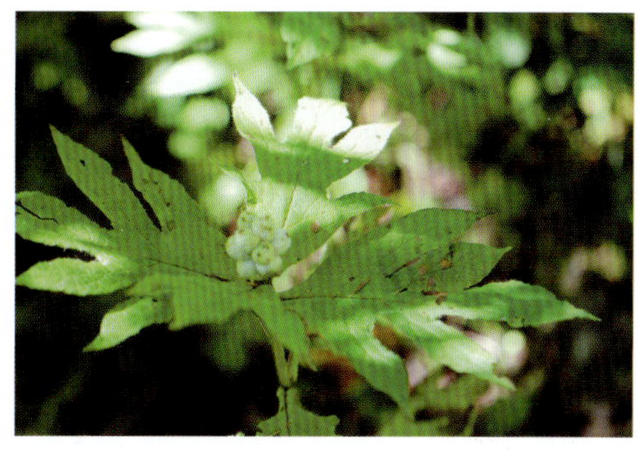

【植物特征】多年生草本，高 30~70cm。根茎粗，多分枝。茎直立，被白色刚毛及腺毛，不分枝或顶端有分枝。叶羽状深裂，长 7~15cm，宽达 13cm，裂片 5~7 个，椭圆披针形，先端尾状渐尖，两面被刚毛，下面脉上毛较密；叶柄短。聚伞花序各具 3 花，集生茎顶，无总花梗，常呈穗状花序；萼筒被刚毛和腺毛，萼齿三角形；花冠黄绿色，筒形，长约 1cm，基部弯曲，一侧肿大，被腺毛，裂片圆形，内面有紫色斑点；雄蕊生于冠筒中下部；花丝短；花柱有毛，柱头头状。果球形，肉质，具三槽，成熟时白色，长约 1cm；种子黑色，腹面具 2 槽。花果期 5~8 月。

【分布区域】产同仁市。生于海拔 2500~3700m 山坡灌丛及林下。

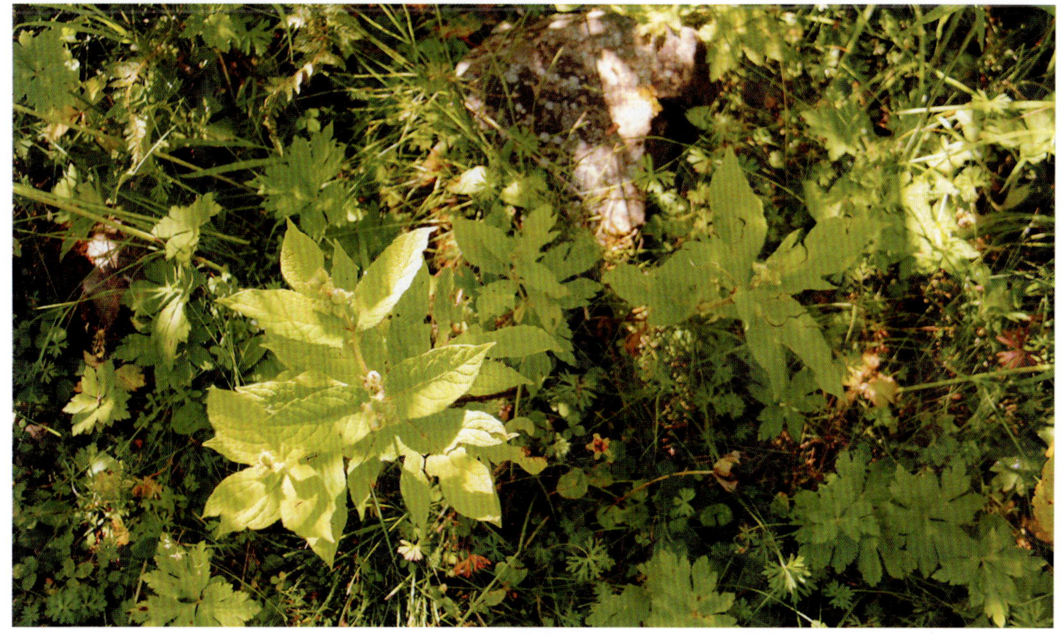

六十三、败酱科 Valerianeceae

甘松属 Nardostachys DC.

346. 甘松

【学　　名】*Nardostachys chinensis* Bat.

【别　　名】甘松香、香松、甘香松

【药 材 名】甘松

【用药部位】根及根茎。

【功效主治】理气止痛、醒脾健胃。用于脘腹胀痛、食欲不振、牙痛、脚气。

【植物特征】多年生草本，高 5~45cm。根状茎密被片状枯存老叶鞘，斜生。基生叶丛生，线形或狭披针形，长 3~14cm，主脉平行 3~5 出，先端钝圆，基部渐狭为叶柄，全缘，具缘毛；茎生叶 1~2 对，对生，长卵圆形，长 1~5cm，无柄，先端渐尖或钝。聚伞花序头状，顶生，果期主轴及侧轴明显伸长；总苞片披针形，长 0.5~1.8cm；小苞片卵状披针形或阔卵形，具缘毛；花萼小，5 裂，裂片半圆形，较厚，全缘；花冠紫红色，钟状，筒外被毛，基部偏突，裂片 5，阔卵圆形，长约 3.3mm，先端钝圆，冠筒喉部具长髯毛；雄蕊 4，花丝被柔毛；花柱与雄蕊近等长，柱头头状。瘦果倒卵形，长约 3mm，光滑无毛；宿萼不等 5 裂，半圆形，光滑无毛。花果期 7~8 月。

【分布区域】产同仁市、泽库县、河南县。生于海拔 3000~4400m 灌丛、草甸、河漫滩、山坡、河谷、沼泽地。

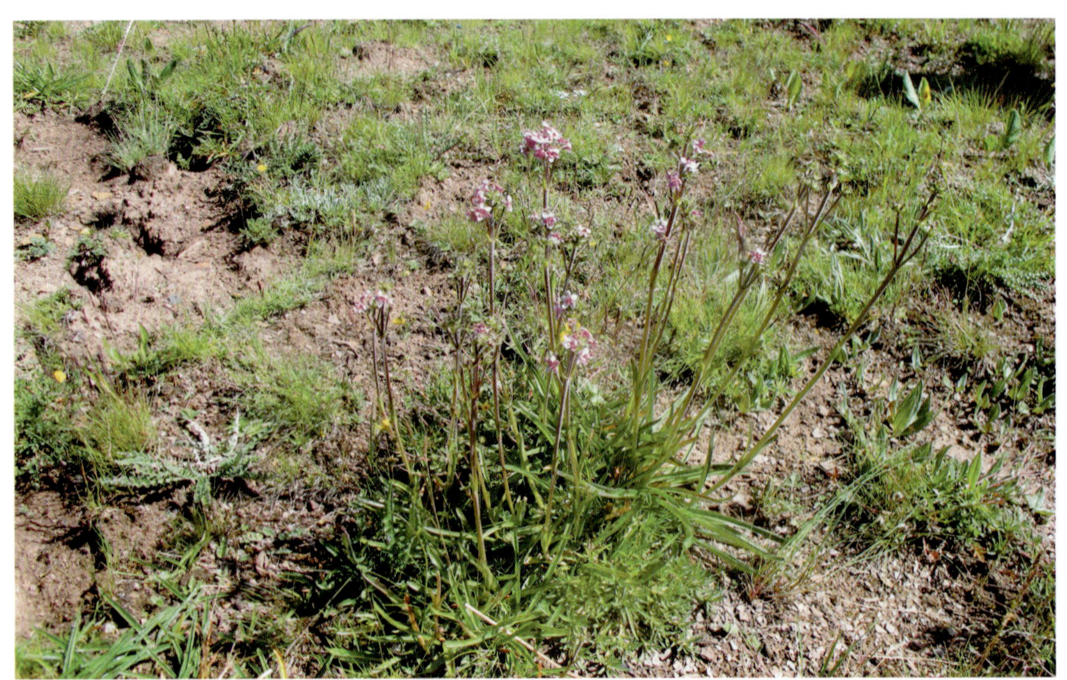

缬草属 Valeriana Linn.

347. 髯毛缬草

【学　　名】*Valeriana barbulata* Diels

【药 材 名】髯毛缬草

【用药部位】根及根茎、全草。

【功效主治】安神、止痛、理气。用于头痛、头晕、胃痛、胃腹胀痛、腰腿痛、跌打损伤、神经衰弱、失眠。

【植物特征】多年生草本，高 5~15cm，植株被疏短毛或仅节部有毛；根茎短而不明显，根簇生，匍匐枝线状，具鳞片状叶。茎基部叶椭圆形至宽卵形，全缘或有波状疏齿，长 0.5~1.2cm，宽 0.5~1cm，叶柄长约 1cm。茎生叶 2~3 对，3 裂或羽状 5 裂，顶裂片卵圆至宽椭圆形，长 0.8~1.5cm，宽 0.5~1cm，侧裂片极小；叶柄长 1~1.2cm，渐向上柄渐短而至无柄，叶及叶柄边缘有时有缘毛，叶背沿脉有疏毛。密集的头状聚伞花序顶生，直径 1~1.5cm，果时稍增大。苞片近膜质，线状披针形至披针形，长约 3mm，背面有疏毛，边缘具缘毛。花淡红色，花冠长 3~3.5 mm，花冠裂片宽椭圆形，长 1~1.5mm，喉部有长柔毛或无，雌雄蕊几与花冠等长。果实长卵形至长椭圆形，具毛或光秃。花果期 7~9 月。

【分布区域】产同仁市、泽库县。生于海拔 3070~4200m 山麓灌丛中、山沟河谷林下、林缘、河滩石缝。

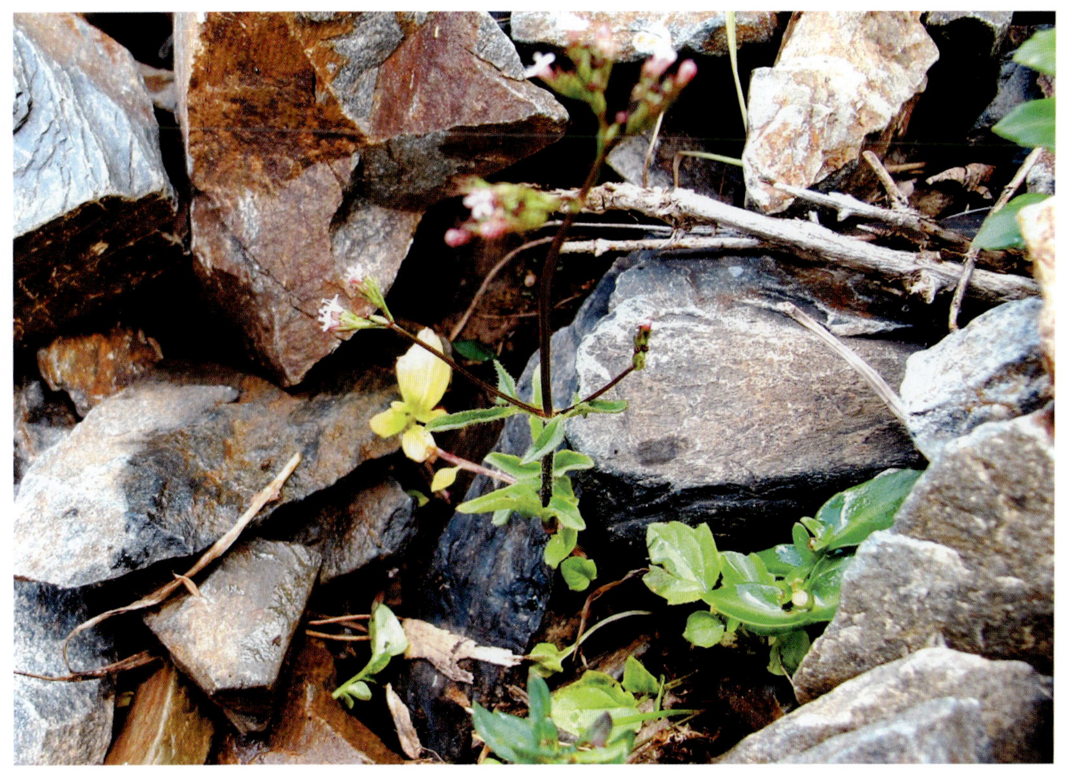

348. 缬草

【学　　名】*Valeriana pseudofficinalis* C.Y.cheng et H.B.chen

【别　　名】穿心排草、鹿子草、猫屎菜、满山香

【药 材 名】缬草

【用药部位】根。

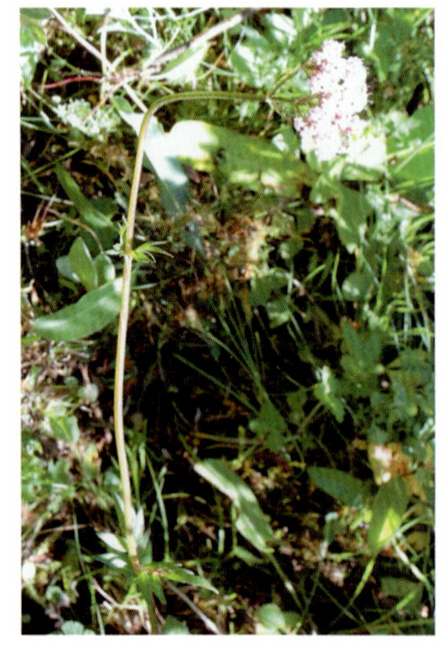

【功效主治】安神、祛风湿、行气血、止痛。用于心神不安、心悸失眠、癫狂、脏躁、风湿痹痛、脘腹胀痛、痛经、经闭、跌打损伤。

【植物特征】多年生草本，高 40~150cm。根状茎粗短，须根簇生；茎直立，中空，具纵棱，被粗毛，节部尤多，老后脱落。基生叶常在花期凋落；茎生叶对生，卵形至长卵形，长 5~17cm，羽状深裂，具 3~5 对侧裂片，顶裂片与侧裂片同形，近等大，侧裂片椭圆状披针形或条状披针形，长 1.2~8cm，先端渐尖，基部下延，边缘具齿，两面多少被毛，花小，紫红色或粉红色，组成顶生的伞房状三出聚伞圆锥花序；苞片线状披针形或披针形。先端具芒状突尖，基部平截，边缘膜质，具粗缘毛；花萼多裂，裂片在花期内卷，不明显；花冠钟状，长约 5.5mm，冠檐直径约 2mm，5 裂，裂片长椭圆形；雌雄蕊均伸出花冠筒外。瘦果长卵形，长 3~4mm，基部平截，光秃或被毛。花果期 6~8 月。

【分布区域】产同仁市、泽库县、河南县。生于海拔 2800~4000m 林下、灌丛、草甸。

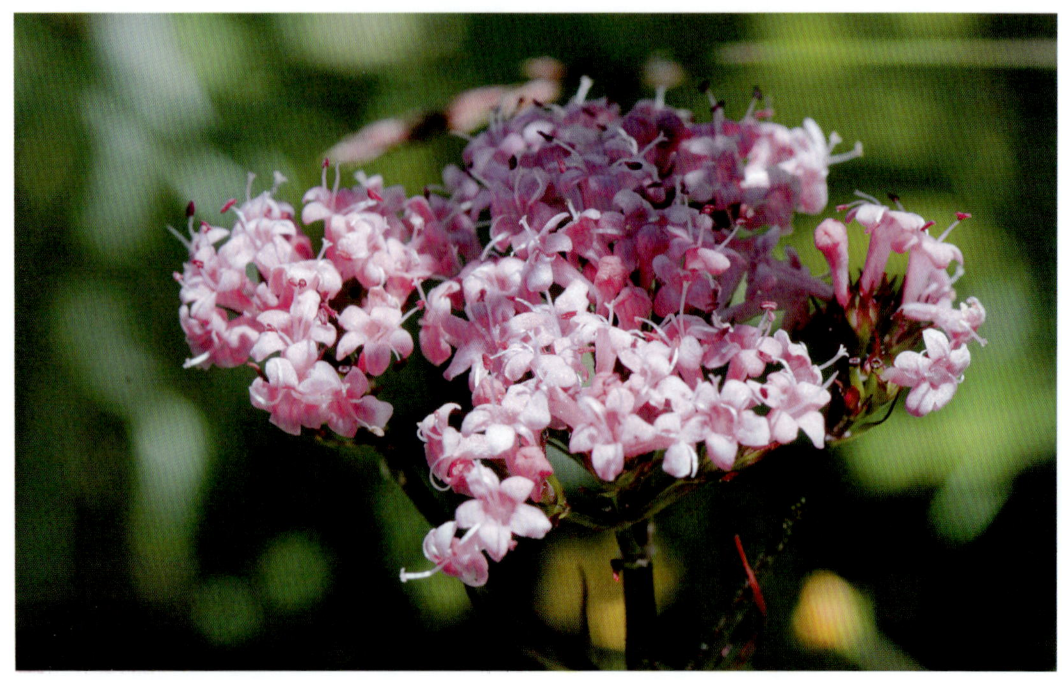

349. 小缬草

【学　　名】*Valeriana tangutica* Batal.

【别　　名】知贝（藏语译音）

【药 材 名】小缬草、香草仔

【用药部位】带根全草。

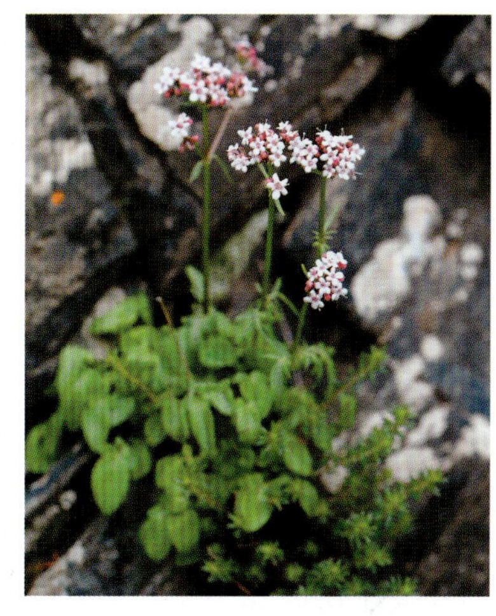

【功效主治】清热解毒、消散肿胀、接骨托脓、止血、止咳、止痛。用于流行性感冒、骨折、痈疖肿毒、崩漏、鼻衄、咳嗽、风湿关节痛、腰腿痛。

【植物特征】多年生草本，高 10~20 cm，全株无毛；根状茎斜升，顶端包有膜质纤维状老叶鞘；根细带状，根状茎及根均具有浓香味。基生叶薄纸质，心状宽卵形或长方状卵形，长 1~4cm，宽约 1cm，全缘或大头羽裂，顶裂片圆或椭圆形，长宽约 1cm，全缘，侧裂片 1~2 对，小椭圆形或狭椭圆形，两端均钝圆，全缘；叶柄长达 5cm；茎上部叶羽状 3~7 深裂，裂片线状披针形，全缘。半球形的聚伞花序顶生，直径 1~2cm；小苞片披针形，边缘膜质。花白色或有时粉红色，花冠筒状漏斗形，长 5~6mm，花冠 5 裂，裂片倒卵形；雌雄蕊近等长，均伸出于花冠之外。子房椭圆形、光秃。花果期 6~8 月。

【分布区域】产全州各市县。生于海拔 2800~3600m 沟谷林下、山坡林缘灌丛、河岸石缝、田林路边。

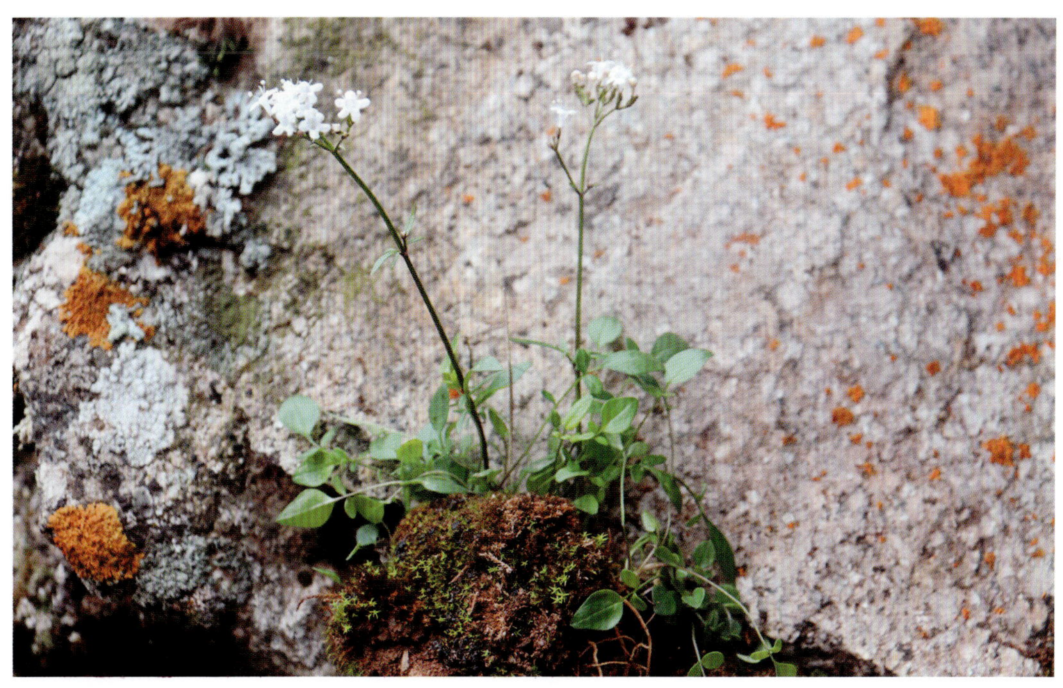

六十四、川续断科 Dipsacaceae

刺续断属 Morina Linn.

350. 圆萼刺参

【学　　名】*Morina chinensis*（Bat.）Diels

【别　　名】蘼苓草、华刺参

【药 材 名】圆萼刺参

【用药部位】全草或种子。

【功效主治】祛风湿、补肝肾、消痈肿。用于风湿痹痛、腰膝酸痛、眩晕、小便频数、疮痈肿痛。

【植物特征】多年生草本；根粗壮，通常不分枝或在下部有细小分枝；茎高 20~70cm，有明显的纵沟，下部光滑，紫色，上部通常带紫色。基生叶 6~8，簇生，线状披针形，长 10~25 cm，宽 1~2cm，质地较坚硬，边缘具不整齐的浅裂片，裂片近三角形，边缘有 3~9 枚硬刺。花茎从叶丛中生出；茎生叶与基生叶相似，但较短，长 5~15cm，4~6 叶轮生，向上渐小。轮伞花序顶生，6~9 节，紧密穗状，花后各轮疏离，每轮有总苞苞片 4，总苞片叶状，长卵形，渐尖，长 2.5~3.5cm，边缘具密集的刺；小总苞隐藏于总苞之内，钟形，长 1~1.4cm；萼露出总苞外约 3mm，草质，二唇形，长 8~10mm；花冠二唇形，短于花萼，长 6~7mm，淡绿色；雄蕊 4，贴生于花冠管上部；花柱稍长于雄蕊，柱头头状。瘦果长圆形，长 2~3mm，褐色。花果期 6~9 月。

【分布区域】产同仁市、泽库县、河南县。生于海拔 2200~4850m 灌丛、山坡、林中空地、河滩。

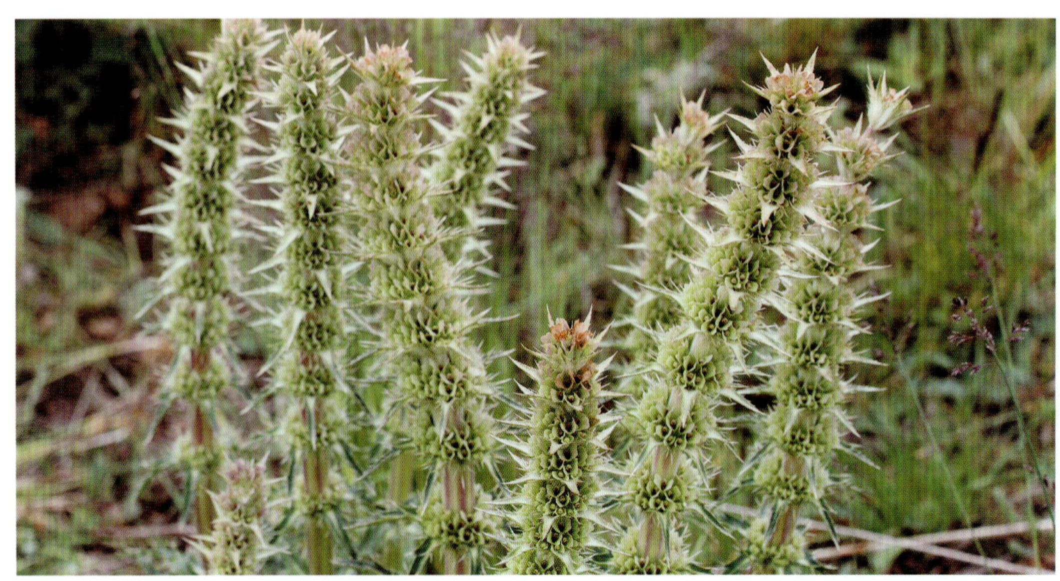

351. 青海刺参

【学　　名】*Morina kokonorica* Hao

【别　　名】青海蘼苓草、江才嘎保（藏语译音）

【药 材 名】青海刺参

【用药部位】全草。

【功效主治】和胃止痛、消肿排脓。用于胃脘疼痛、疮痈肿痛、化脓性创伤。

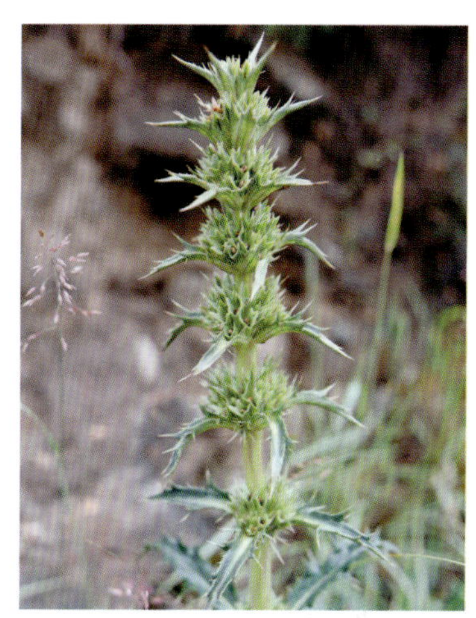

【植物特征】多年生草本，高 10~20cm。根肉质。茎直立，具棱，上部被数列白色绒毛，基部有残叶。基生叶丛生，茎生叶轮生，2~3 轮，每轮 4 叶，全部叶线状披针形，长 5~10cm，宽约 1cm，先端急尖，边缘羽状深裂，裂片三角形，边缘有硬刺，两面光滑，无柄，基部稍合生。轮伞花序多达 10 轮，花期密接，后疏离，每轮有总苞片 4；总苞片基部宽卵形，上部尾状渐尖，外翻或平展，先端及边缘具硬刺；小总苞片筒状，长达 1cm，顶端具不等长的硬刺；花萼杯状，基部具长毛，2 深裂，裂片再 2 深裂，小裂片披针形，先端急尖，具刺或无刺，伸出小总苞之外；花冠淡绿色，外被毛，短于花萼。瘦果圆柱形，具棱。花果期 6~9 月。

【分布区域】产同仁市。生于海拔 3100~4800m 山坡、草地。

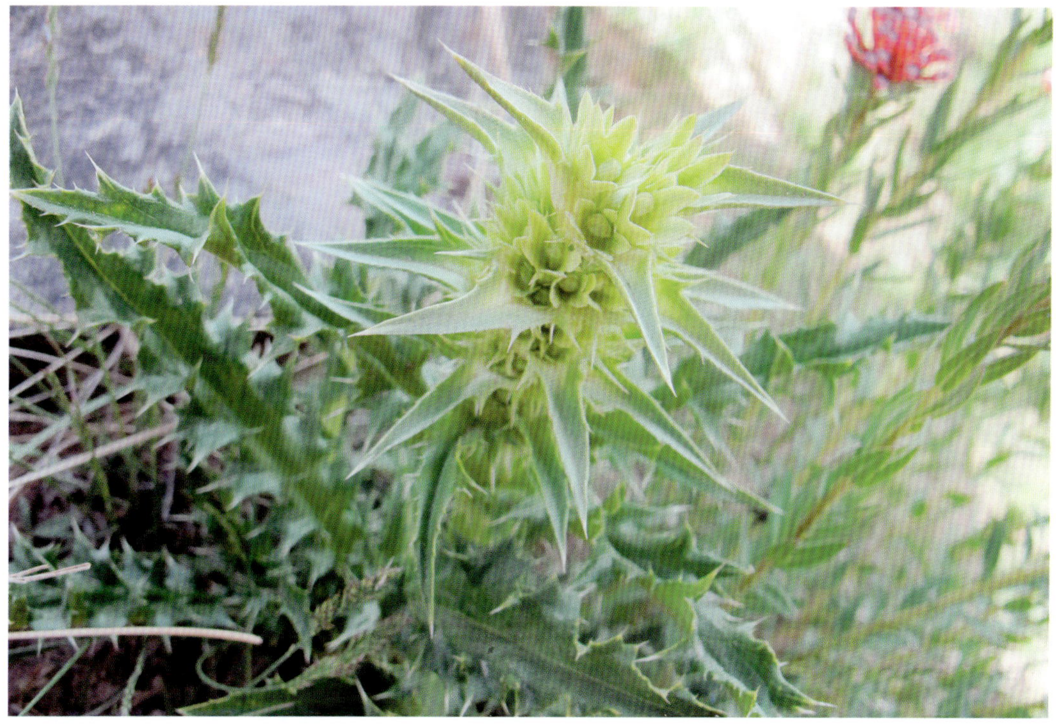

六十五、桔梗科 Campanulaceae

沙参属 Adenophora Fisch.

352. 喜马拉雅沙参

【学　　名】*Adenophora himalayana* Feer

【药 材 名】沙参

【用药部位】根。

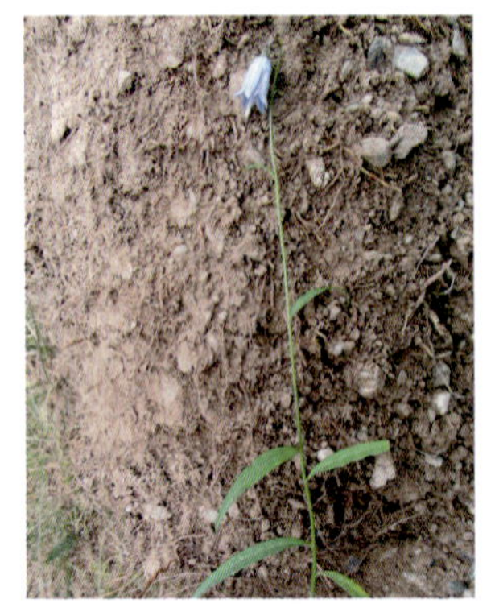

【功效主治】养阴清热、润肺化痰、益胃生津。用于阴虚久咳、痨嗽痰血、燥咳痰少、虚热喉痹、津伤口渴。

【植物特征】多年生草本，高 15~60cm，根细，常稍稍加粗。茎常数支发自一条茎基上，不分枝，通常无毛，少数有倒生短毛。基生叶心形或近于三角形卵形；茎生叶卵状披针形，狭椭圆形至条形，无柄或有时茎下部的叶具短柄，全缘至疏生不规则尖锯齿，无毛或极少数有毛，长 3~12cm，宽 0.1~1.5cm。单花顶生或数朵花排成假总状花序，决不成圆锥花序。花萼无毛，筒部倒圆锥状或倒卵状圆锥形，裂片钻形，长 5~10mm，宽 1~1.5（2）mm；花冠蓝色或蓝紫色，钟状，长 17~22mm，裂片 4~7mm，卵状三角形；花盘粗筒状，长 3~8mm，直径可达 3mm；花柱与花冠近等长或略伸出花冠。蒴果卵状矩圆形。花期 7~9 月。

【分布区域】产同仁市、泽库县、河南县。生于海拔 2400~4500m 林中空地、灌丛中及山坡草地。

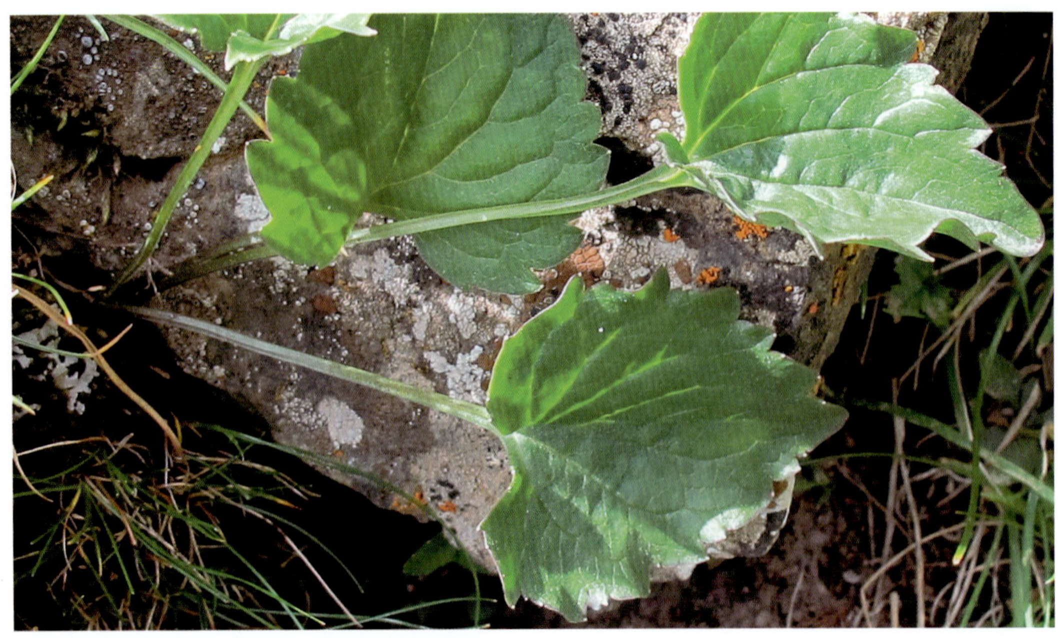

353. 泡沙参

【学　　名】*Adenophora potaninii* Korsh.

【别　　名】泡参

【药 材 名】泡沙参

【用药部位】根。

【功效主治】养阴清热、润肺化痰、益胃生津。用于阴虚久咳、痨嗽痰血、燥咳痰少、虚热喉痹、津伤口渴。

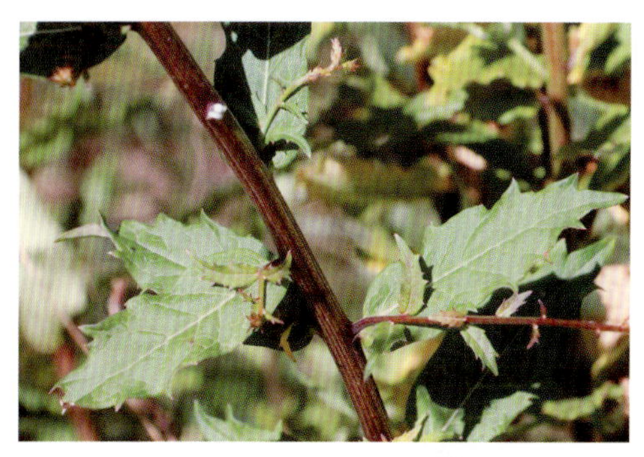

【植物特征】多年生草本，有白色乳汁。根胡萝卜状，茎高 30~100cm，不分枝，常单支发自一条茎基上，常密而少疏地被倒生短硬毛。茎生叶无柄，仅个别植株下部的叶有短柄，卵状椭圆形，矩圆形，长 2~7cm，宽 0.5~3cm，基部钝或楔形，顶端钝，急尖或短渐尖，每边具 2 至数个粗大齿，两面有疏或密的短毛。花序通常在基部有分枝，组成圆锥花序，也有时仅数朵花，集成假总状花序。花冠钟状，紫色、蓝色或蓝紫色，少为白色，长 1.5~2.5cm，裂片卵状三角形，长 5~8mm；花盘筒状，长 2~3mm，至少顶端被毛；花柱与花冠近等长，或稍稍伸出。蒴果球状椭圆形或椭圆状，长约 8mm，直径 4~5mm。种子棕黄色，长椭圆状，有一条翅状棱，长 1.4mm。花果期 7~9 月。

【分布区域】产同仁市、泽库县。生于海拔 1900~2900m 阳坡、灌丛、田边。

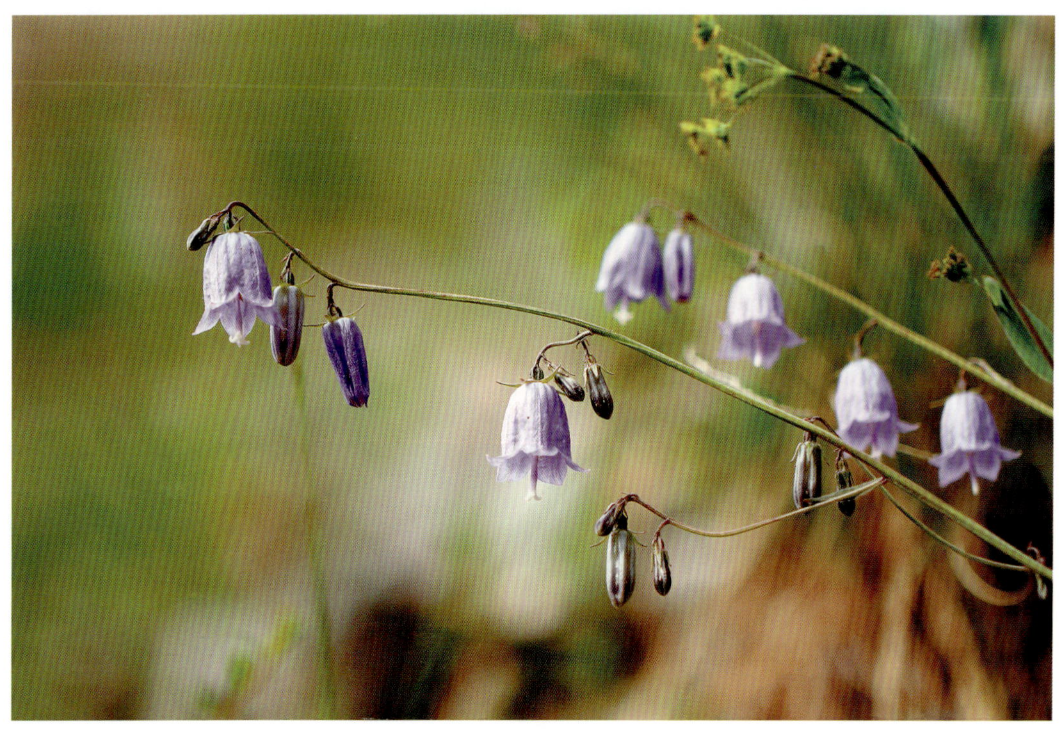

354. 长柱沙参

【学　　名】*Adenophora stenanthina*（Ledeb.）Kitaga.

【别　　名】白沙参、苦心、识美、虎须

【药 材 名】沙参

【用药部位】根。

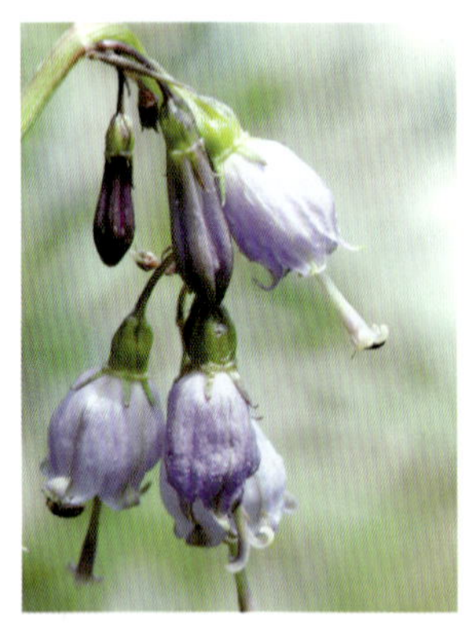

【功效主治】养阴清热、润肺化痰、益胃生津。用于阴虚久咳、燥咳痰少、虚热喉痹、津伤口渴。

【植物特征】多年生草本，高 20~30cm，根粗壮，圆柱形。茎直立，常光滑无毛或生有倒向糙毛，不分枝或分枝，基生叶早落；茎生叶可归为三种类型;线形，宽 1~2mm，长达 70mm;线状披针形，宽 2.5~9mm，长达 125mm；卵形或卵状披针形，边缘波状皱褶或有尖齿，宽达 20mm，长至 50mm，全部叶通常为线状技针形，两面有短毛或无毛。假总状花序或圆锥状花序；花萼无毛，筒部倒卵形或倒卵状长圆形，裂片长钻形或线状披针形，长 2~6mm，基部宽至 1mm，全缘；花冠蓝色，筒状或筒状钟形，长 8~20mm，一般长 10~13mm；花盘有毛或无毛；花柱伸出花冠最长可达 10mm，一般 5~7mm。花果期 8~9 月。

【分布区域】产全州各市县。生于海拔 2600~3900m 柏树林下、灌丛中、草坡、河谷。

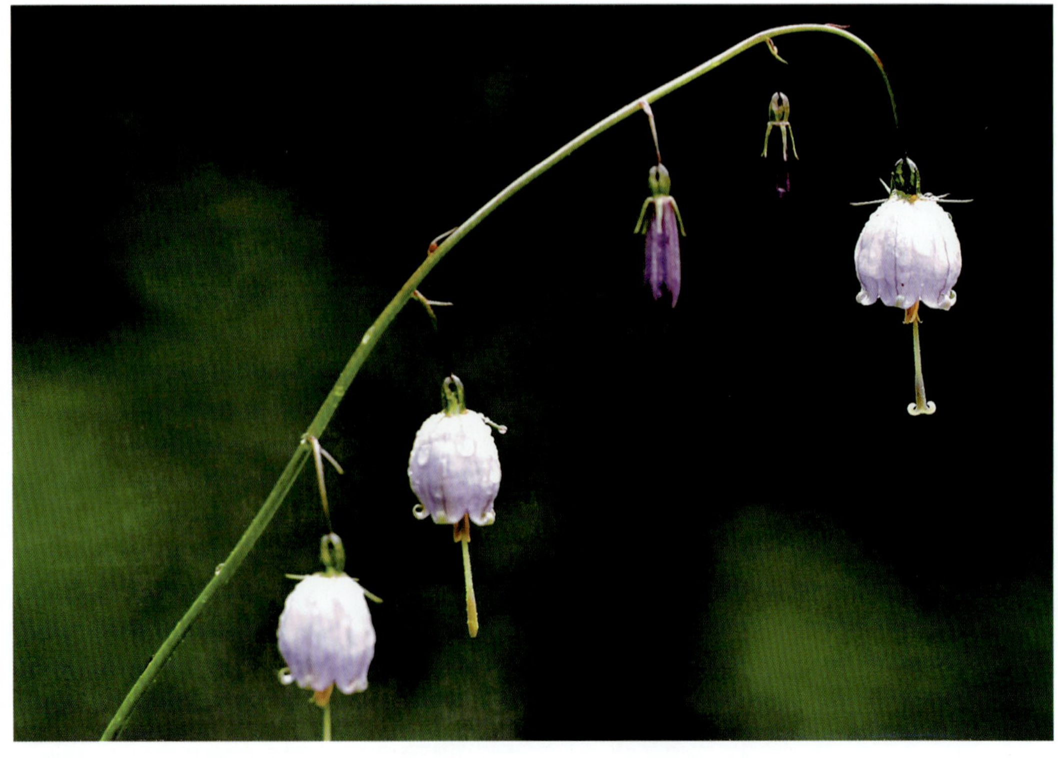

党参属 Codonopsis Wall.

355. 绿花党参

【学　　名】*Codonopsis viridiflora* Maxim.

【别　　名】高山党参

【药 材 名】党参

【用药部位】根。

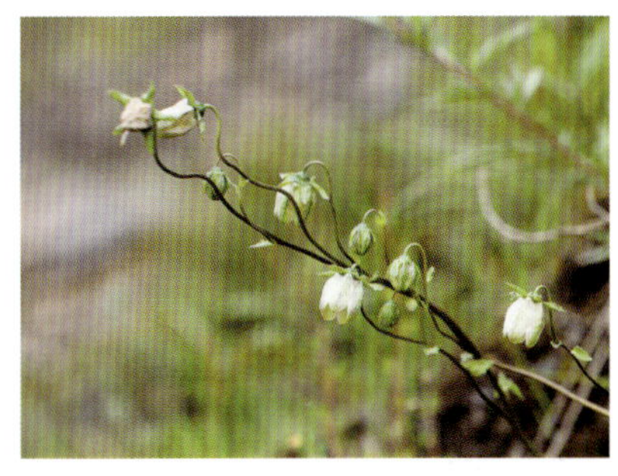

【功效主治】补中益气、健脾益肺。用于脾肺虚弱、气短心悸、食少便溏、虚喘咳嗽。

【植物特征】多年生草本，有乳汁。根常肥大呈纺锤状或圆锥状，表面灰黄色，上部有少数环纹，下部则疏生横长皮孔。主茎 1~3 枚发自一条茎基，近于直立，高 30~70cm，直径 1~3mm，侧枝着生于主茎近下部，纤细。叶在主茎上的互生，在侧枝上的对生或近于对生，叶片阔卵形或披针形，长 1.5~5cm，宽 1.3~3cm，顶端钝，叶基微心形或较圆钝，叶缘疏具波状浅钝锯齿。花 1~3 朵，着生于主茎及侧枝顶端；花冠钟状，长 1.7~2cm，直径约 2cm，黄绿色，仅近基部微带紫色，内外光滑无毛，浅裂，裂片三角形，顶端微钝，长宽皆约 7mm，花冠筒长约 1cm，直径约 1.5cm；雄蕊无毛，花丝基部微扩大，长约 5mm，花药亦长约 5mm。蒴果直径 1.5cm。种子多数，椭圆状，无翼，细小，棕黄色，光滑无毛。花果期 7~10 月。

【分布区域】产同仁市、尖扎县、泽库县。生于海拔 2750~3800m 山沟灌丛、河沟疏林下、山坡林缘、田边石隙。

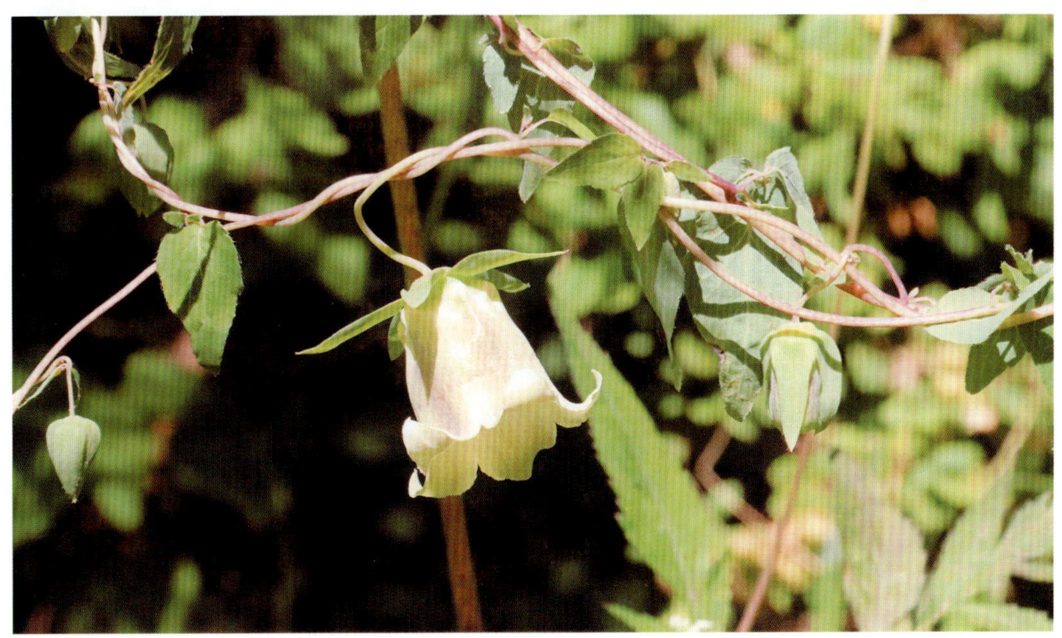

六十六、菊科 Compositae

蓍属 Achillea Linn

356. 高山蓍

【学　　名】*Achillea alpina* Linn.

【别　　名】羽衣草、蚰蜒草、锯齿草

【药 材 名】蓍实

【用药部位】果实。

【功效主治】益气、明目。用于气虚体弱、视物昏花。

【植物特征】多年生草本，高 50~100cm。具短根状茎。茎直立，有棱条，上部有分枝。叶互生；无柄；叶片长线状披针形，长 6~10cm，宽 7~15mm，栉齿状羽状深裂或浅裂，裂片线形，排列稀疏，半抱茎，两面生长柔毛，下面毛密生，有腺点或几无腺点，下部叶花期常枯萎，上部叶渐小。头状花序多数，花径 5~6mm，集生成伞房状；总苞钟状，总苞片卵形，3 层，覆瓦状排列，绿色，草质，有中肋，边缘膜质，疏生长柔毛；边缘舌状花，雌性，5~11 朵，白色，花冠长圆形，先端 3 浅裂；中心管状花，两性，白色，花药黄色，伸出花冠外面。瘦果扁平，宽倒披针形，有淡色边肋。花果期 7~10 月。

【分布区域】产同仁市、尖扎县。栽培或逸生。

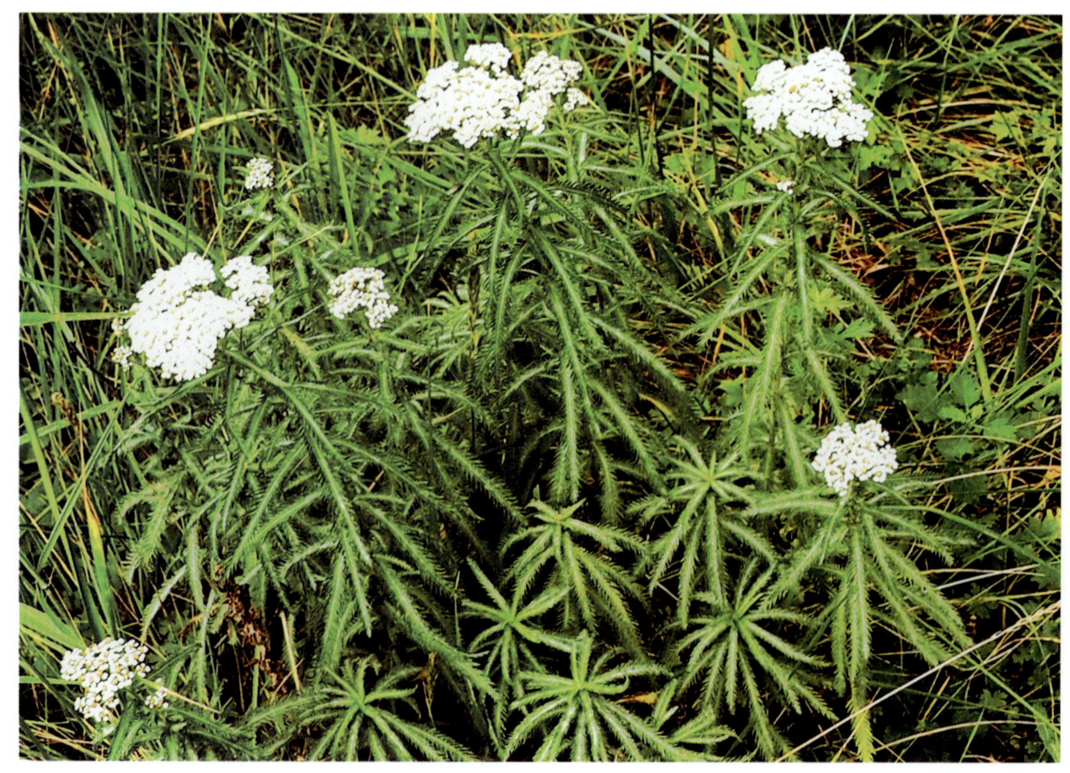

亚菊属 Ajania Poljak.

357. 细裂亚菊

【学　　名】*Ajania przewalskii* Poljak.

【药 材 名】细裂亚菊

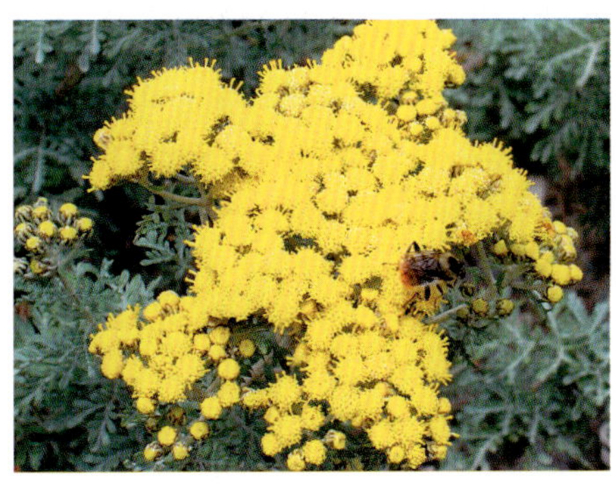

【用药部位】地上部分。

【功效主治】止血、消散四肢肿胀。用于隆病、寒性痞瘤，尤其对创伤、肾病有益。

【植物特征】多年生草本，高 20~60cm。地下匍匐茎有鳞片及须状根，颈部有分枝。茎直立，有分枝，红紫色，被白色短柔毛。叶二回羽状分裂，全长 1~3.5cm；一回裂片长约 10mm，二回小裂片线形，长 2~5mm，宽 1~2mm；叶柄长 5~12mm；叶上面绿色，无毛或有微毛，下面被密的灰白色短柔毛。头状花序多数，在茎或枝顶端排成圆锥状复伞房花序或伞房花序，花序有分枝或具花序梗；总苞钟形，径 3~4mm；总苞片 4 层，边缘褐色膜质，背部光滑，外层短，卵形，长约 1.5mm，内层宽椭圆形或倒卵形，长约 3mm；边花雄性，细管状；中央花两性，管状；全部小花黄色，长 2~2.5mm，花冠外面有腺点，花柱伸出花冠外，长达 1mm。花果期 8~9 月。

【分布区域】产同仁市、泽库县、河南县。生于海拔 2800~4200m 河滩草地、山谷、山坡灌丛中及高山草甸。

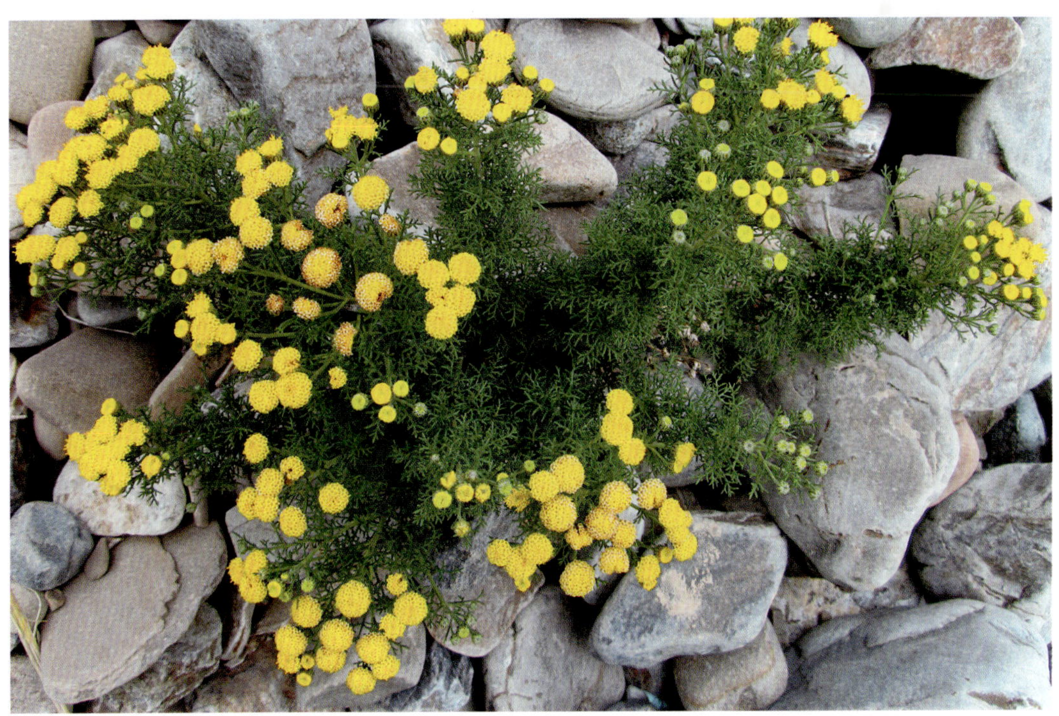

358. 柳叶亚菊

【学　　名】*Ajania salicifolia*（Mattf.）Poljak.

【别　　名】藏儿花、艾菊

【药 材 名】柳叶亚菊

【用药部位】全草。

【功效主治】清肺止咳。用于肺热咳嗽、肺痈痰多。

【植物特征】小半灌木，高 30~60cm。有长 20~30cm 的当年花枝和顶端有密集的莲座状叶丛的不育短枝。花枝紫红色，被绢毛，上部及花序枝上的毛稠密。叶线形，狭线形，或披针形，全缘，长 5~10cm，宽 3~10mm，上部叶渐小。全部叶两面异色，上面绿色，无毛，下面白色，被密厚的绵毛。头状花序多数在枝端排成密集的伞房花序。总苞钟状，直径 4~6mm。总苞片 4 层，外层卵形，长 2mm，中内层卵形、卵状椭圆形至线状披针形，长 3~4mm。仅外层外面被稀绢毛。全部苞片边缘棕褐色宽膜质。边缘雌花约 6 个，花冠细管状，长 2mm，顶端 3 尖齿裂。两性花花冠长 3.5mm。瘦果长 1.8mm。花果期 6~9 月。

【分布区域】产同仁市、尖扎县、泽库县。生于海拔 2600~4600m 山坡、灌丛。

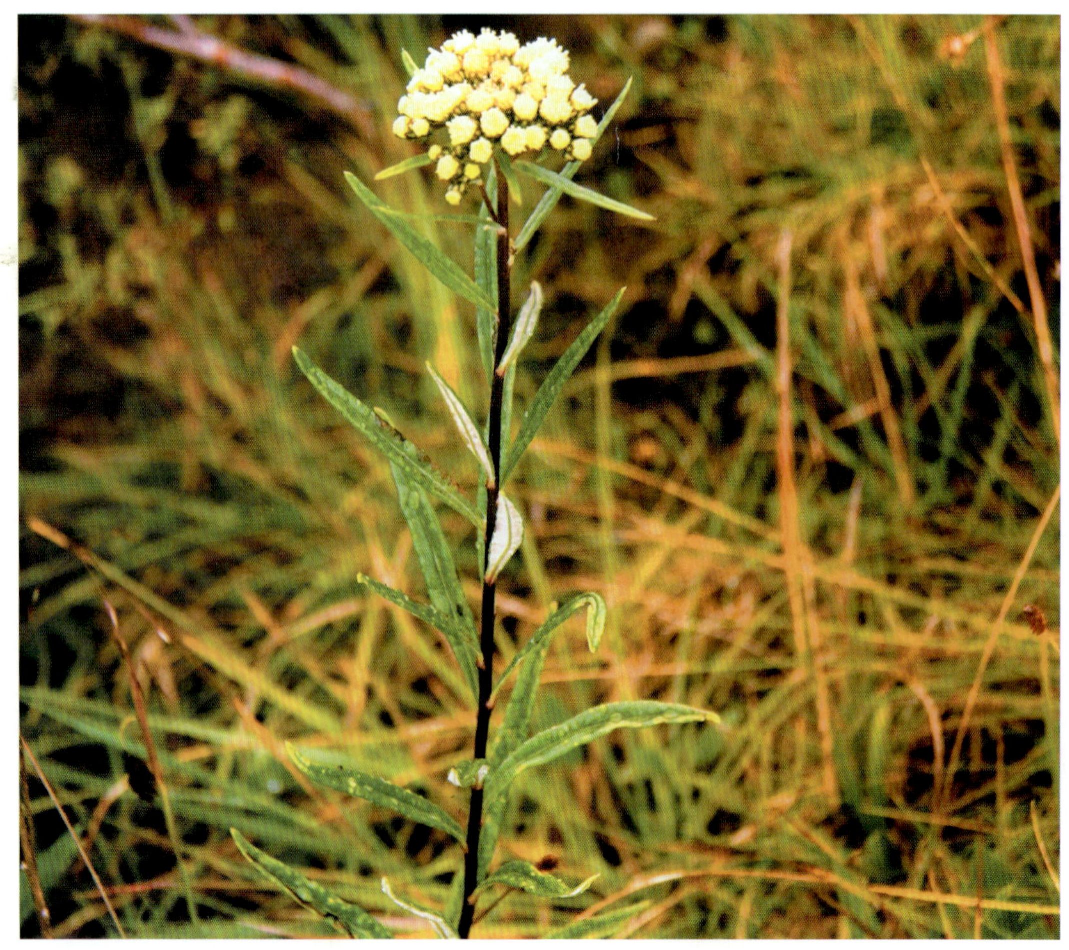

359. 细叶亚菊

【学　　名】*Ajania tenuifolia*（Jacq.）Tzvel.

【别　　名】细叶菊艾、坎嘎（藏语译音）

【药 材 名】坎巴嘎保、普芒嘎布（藏语译音）

【用药部位】茎枝或地上部分。

【功效主治】茎枝用于痈疖、肾病、肺病。地上部分用于虫病、咽喉病、溃疡病、炭疽病。

【植物特征】多年生草本，高 5~30cm。根状茎发达，根状茎发出多数不育茎和主茎，不育茎具鳞片状叶，主茎的地下部分具多数细根，先端分枝，花枝与不育枝丛生，被灰白色密短柔毛。叶全形长 1~4cm，二回羽状分裂，侧裂片 2~3 对，小裂片线状长圆形或椭圆形，长 1~5mm，先端急尖或钝，两面被灰白色短柔毛，稀上面淡绿色，被疏毛。头状花序少数，在茎枝顶端排列成复伞房状或伞房状花序；总苞宽钟形，直径 4~6mm；总苞片 4 层，边缘宽膜质，膜质的外缘白色，中间部分褐色，背面中央绿色，外层卵形，长约 1mm，被短毛，内层宽倒卵形，长约 3.5mm，无毛；边花雌性，细管状，长约 2.5mm；中央花管状，长约 3mm；全部小花黄色，外面被腺体。花果期 7~9 月。

【分布区域】产全州各市县。生于海拔 3000~4500m 河滩、草甸裸地、多石山坡。

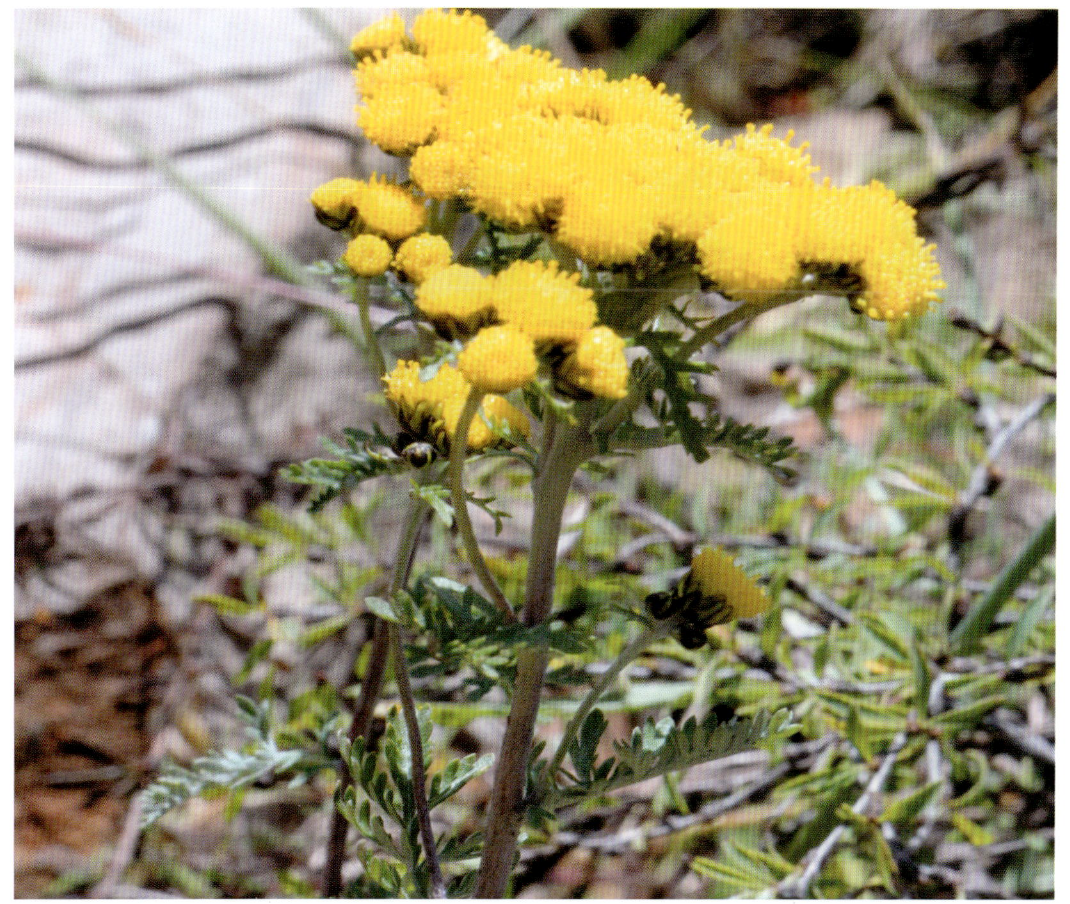

香青属 Anaphalis Dc.

360. 淡黄香青

【学　　名】*Anaphalis flavescens* Hand.-Mazz.

【别　　名】铜钱花、清明菜

【药 材 名】淡黄香青

【用药部位】全草。

【功效主治】清热燥湿。用于疮癣。

【植物特征】多年生草本，根状茎稍细长，木质。茎从膝曲的基部直立或斜升，高10~22cm，细，被灰白色蛛丝状棉毛稀白色厚棉毛。莲座状叶倒披针状长圆形，长1.5~5cm，宽0.5~1cm；上部叶较小，狭披针形，长1~1.5cm；全部叶被灰白色或黄白蛛丝状棉毛或白色厚棉毛，有多少显明的离基三出脉。头状花序6~16个密集成伞房或复伞房状。总苞宽钟状，长8~10mm，宽约10mm；总苞片4~5层，稍开展，外层椭圆形、黄褐色，长约6mm，基部被密棉毛；内层披针形，长达10mm，宽3~4mm，顶端尖，上部淡黄色或黄白色，有光泽。雌株头状花序外围有多层雌花，中央有3~12个雄花。花冠长4.5~5.5mm。冠毛较花冠稍长；雄花冠毛上部稍粗厚，有锯齿。瘦果长圆形，长1.5~1.8mm，被密乳头状突起。花果期7~9月。

【分布区域】产全州各市县。生于海拔2200~4800m河滩草甸、山坡砾地、高山草地、高山流石滩、山沟岩隙。

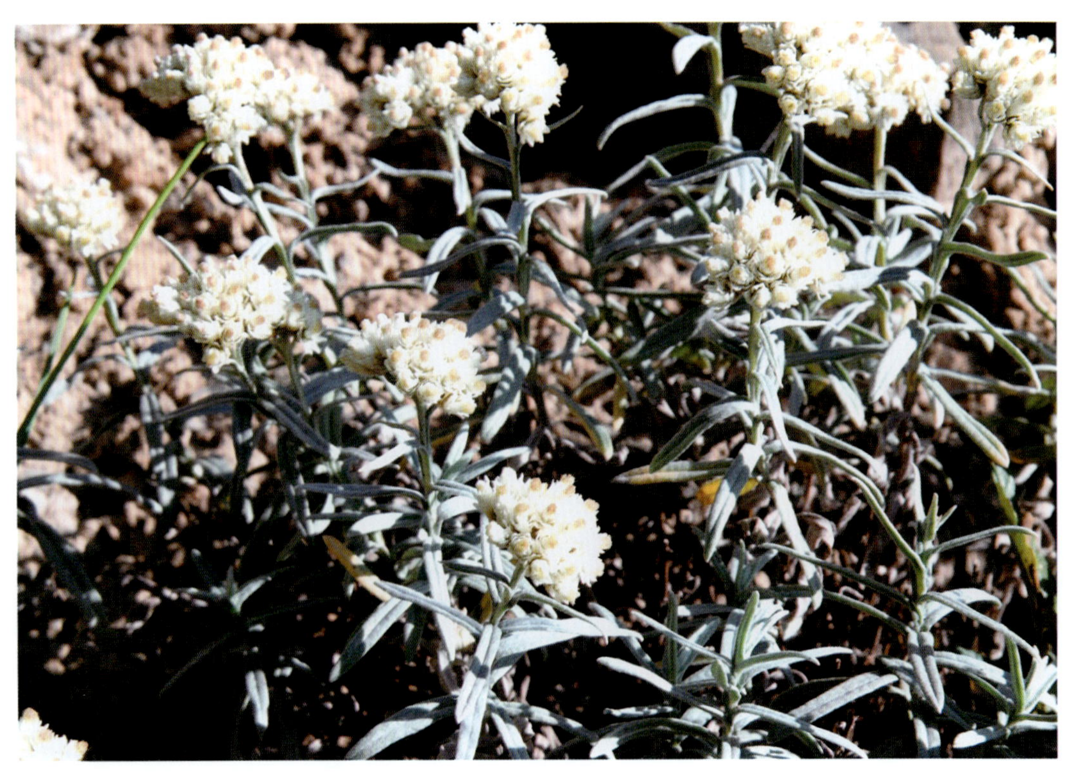

361. 玲玲香青

【学　　名】*Anaphalis hancockii* Maxim.

【别　　名】灵香蒿、零陵香、铃铃香、铜钱花

【药 材 名】五月霜

【用药部位】全草。

【功效主治】清热、燥湿、杀虫。用于子宫炎、滴虫性阴道炎。

【植物特征】多年生草本，高 3~30cm。根状茎细长，有分枝。基直立，上部被白色蛛丝状毛和头状具柄腺体，下部常脱毛。莲座丛叶和茎下部叶匙形、匙状长圆形或线状匙形，长 0.7~10cm，宽 0.4 ~1.4cm，先端钝，基部渐狭成具宽翅柄或近无柄；中上部叶直立，贴生，线状披针形或披针形，稀狭长圆形，常较下部叶小，先端渐尖，有褐色尖头，有时急尖，基部沿茎下延成翅；全部叶两面被头状具柄腺体，仅边缘具蛛丝状棉毛，有时两面有蛛丝状毛，具 1~3 条脉。头状花序大而少，在茎端密集成复伞房状；花序梗短；总苞半球形或宽钟形，长 8~10mm，宽至 8mm；总苞片上部白色，基部黑褐色，波绵毛，约 5 层，卵形至长圆披针形，先端尖；小花长约 5mm。瘦果具乳突。花果期 7~9 月。

【分布区域】产全州各市县。生于海拔 2800~4200m 河滩、草地、山谷、山坡灌丛、高山草甸。

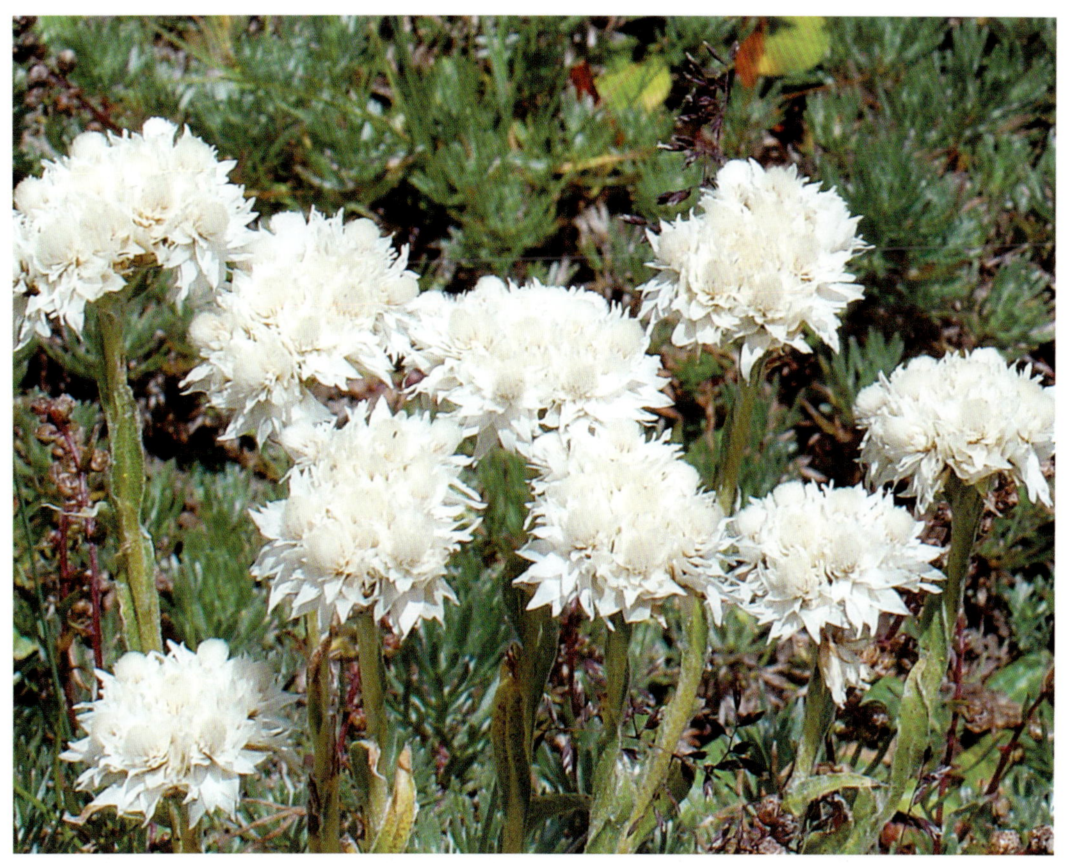

362. 乳白香青

【学　　名】*Anaphalis lactea* Maxim.

【别　　名】大矛香艾、大白矛香、甘达巴扎嘎保（藏语译音）

【药 材 名】乳白香青

【用药部位】全草。

【功效主治】清热止咳、散瘀止血。用于感冒头痛、肺热咳嗽、外伤出血。

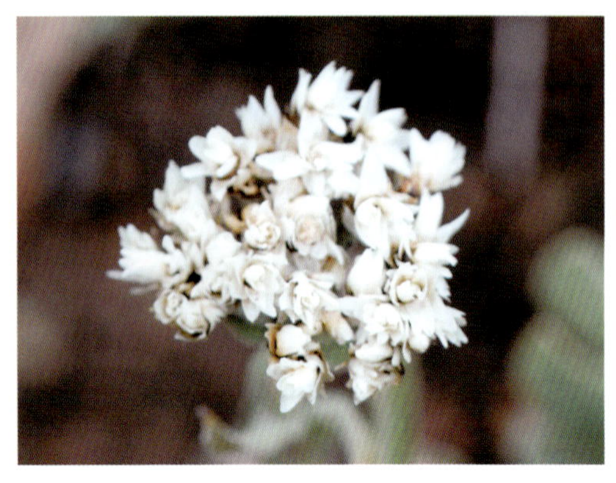

【植物特征】多年生草本，高 3~50cm。根状茎粗，木质，有分枝，不育枝顶端具莲座状叶丛。茎直立，被灰白色或白色绵毛。莲座丛叶匙状长圆形或倒披针形，连柄长 1.5~18cm，宽 0.4~2.3cm，先端急尖或钝，基部渐狭成长柄，柄长达 8cm；茎生叶直立，贴生长椭圆形至线状披针形，长 2~8cm，宽 0.3~1.5cm；全部叶两面被与茎上一样的毛，具 1~3 脉，在两面均明显。头状花序在茎、枝顶端密集成复伞房花序；花序梗短；总苞钟状，长 5~6mm，宽 4~5mm；总苞片约 5 层，上部乳白色，稀红色，基部褐色，被白色密绵毛，先端钝圆，外层卵形，内层卵状长圆形，小花长 3~4mm。瘦果近无毛；冠毛与花冠等长或稍长。花果期 7~9 月。

【分布区域】产全州各市县。生于海拔 2600~4700m 高山草甸、山谷滩地、山坡草甸、灌丛、林下、林缘、河边、田边。

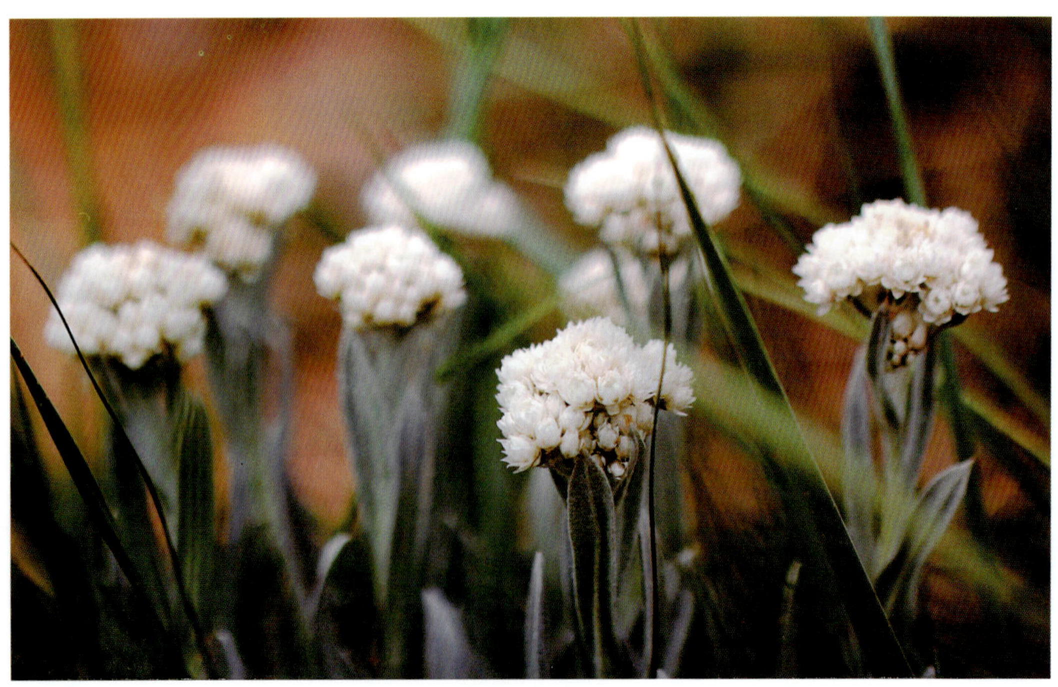

牛蒡属 Arctium Linn.

363. 牛蒡

【学　　名】*Arctium lappa* Linn.

【别　　名】恶实、鼠粘子、大力子、毛然然子、黑风子、毛锥子、粘苍子、大牛子、牛子、万把钩、齐蒿（藏语译音）

【药 材 名】牛蒡子

【用药部位】果实。

【功效主治】疏散风热、宣肺透疹、解毒利咽。用于风热感冒、咳嗽多痰、麻疹、咽喉疼痛、痄腮丹毒、臃肿疮痛。

【植物特征】多年生草本，高 50~150cm。根粗壮，肉质。茎直立，上部多分枝。基生叶丛生，大型，宽卵形或长卵形，长达 60cm，宽约 40cm，先端钝圆，具小尖头，全缘或有不规则的波状齿，基部心形，上面光滑或有疏毛，下面密被灰白色绒毛，叶柄被白色蛛丝状毛；茎生叶互生，与基生叶同形，较小。头状花序多数，在茎或枝顶簇生或排成伞房状；总苞球形，直径 2~4cm；总苞片多层，披针形或线形，坚硬，先端钩状弯曲，不等长，外层窄而短；小花管状，紫红色，长约 1.5cm。瘦果长圆形或长圆状倒卵形，具显著纵肋及斑点，灰褐色；冠毛多层，较短，刚毛状。花果期 6~9 月。

【分布区域】产同仁市、尖扎县。生于海拔 1800~2500m 山坡、山谷、林缘、林中、灌木丛中、河边潮湿地、村庄路旁或荒地。

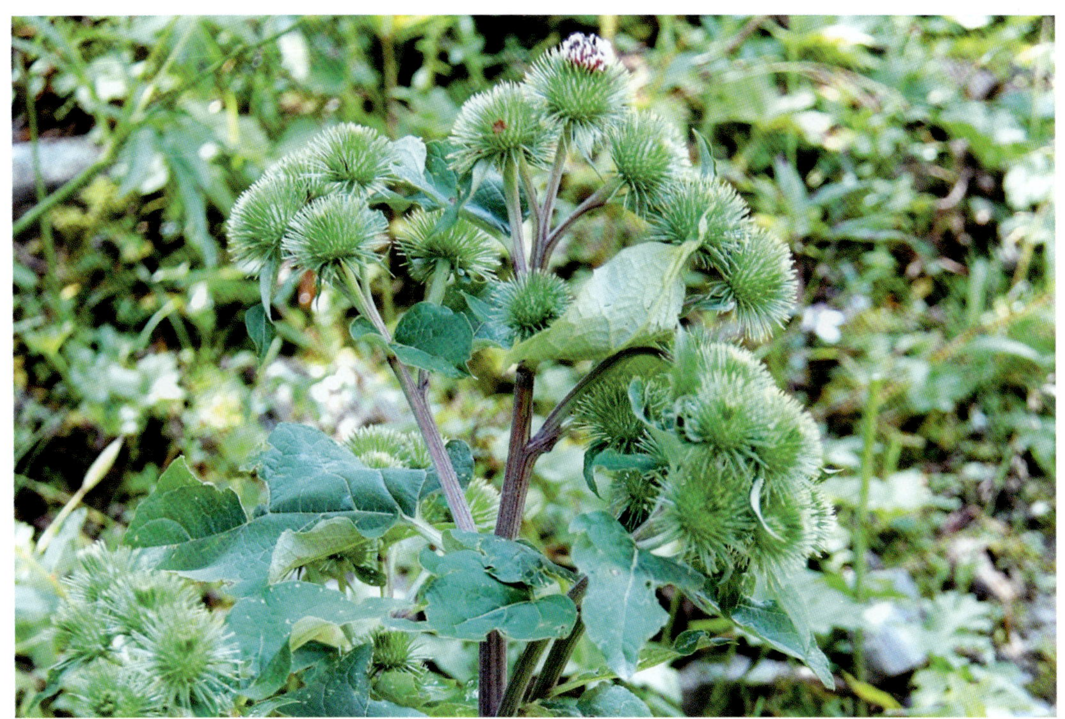

蒿属 Artemisia Linn.

364. 黄花蒿

【学　　名】*Artemisia annua* Linn.

【别　　名】草蒿、青蒿、臭蒿、犱蒿

【药 材 名】黄花蒿

【用药部位】全草。

【功效主治】清热解疟、祛风止痒。用于伤暑、疟疾、潮热、小儿惊风、热泻、恶疮疥癣。

【植物特征】一年生草本，高达1.5m，全体近于无毛。茎直立，圆柱形，表面具有纵浅槽，幼时绿色，老时变为枯黄色；下部木质化，上部多分枝。茎叶互生；3回羽状细裂，裂片先端尖，上面绿色，下面黄绿色，叶轴两侧有狭翅，茎上部的叶，向上渐小，分裂更细。头状花序球形，下垂，排列成金字塔形、具有叶片的圆锥花序，几密布在全植物体上部；每一头状花序有短花柄，基部具有或不具有线形苞片；总苞平滑无毛，苞片2~3层，背面中央部分为绿色，边缘呈淡黄色，膜质状而透明；花托矩圆形，花均为管状花，黄色，外围为雌花，仅有雌蕊1枚；中央为两性花，花冠先端5裂，雄蕊5枚，花药合生，花丝细短，着生于花冠管内面中部，雌蕊1枚，花柱丝状，柱头2裂，呈叉状。瘦果卵形，微小，淡褐色，表面具隆起的纵条纹。花果期7~9月。

【分布区域】产同仁市、尖扎县。生于海拔2200~3200m路边、宅旁、荒地。

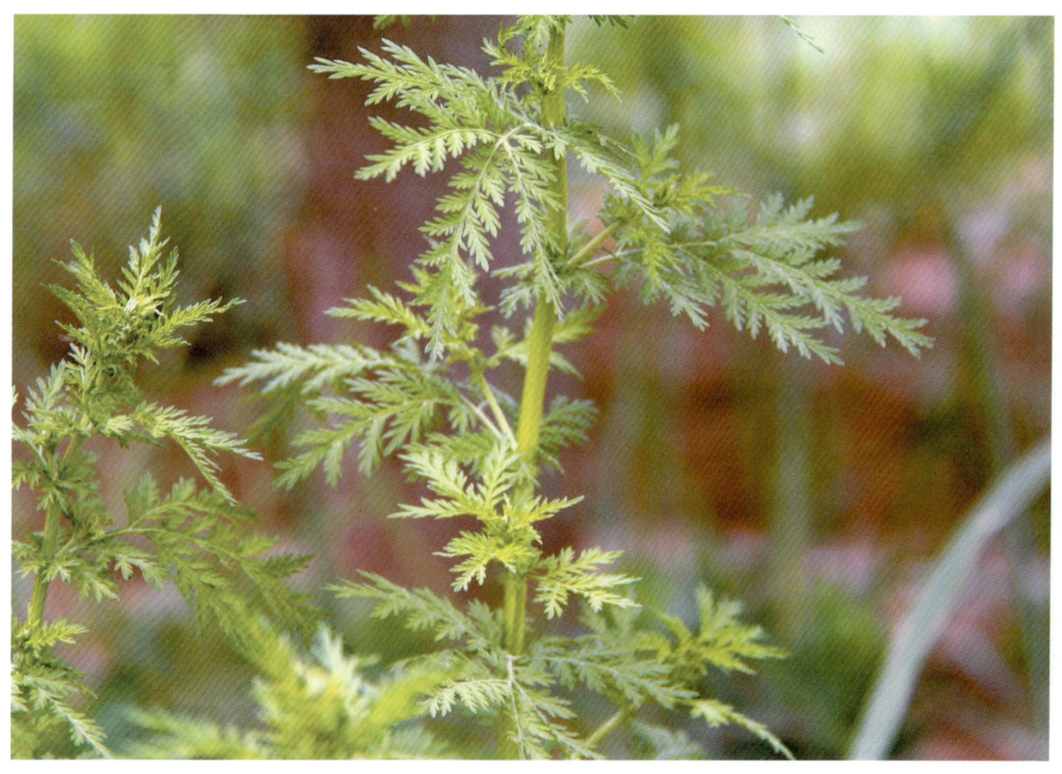

365. 沙蒿

【学　　名】*Artemisia desertorum* Spreng.

【别　　名】荒地蒿、芒汗 – 协日乐吉、漠蒿、要毛那保（藏语译音）

【药 材 名】沙蒿

【用药部位】嫩枝。

【功效主治】散肿、散毒。用于疮疖、干脓液、痈疖肿痛。

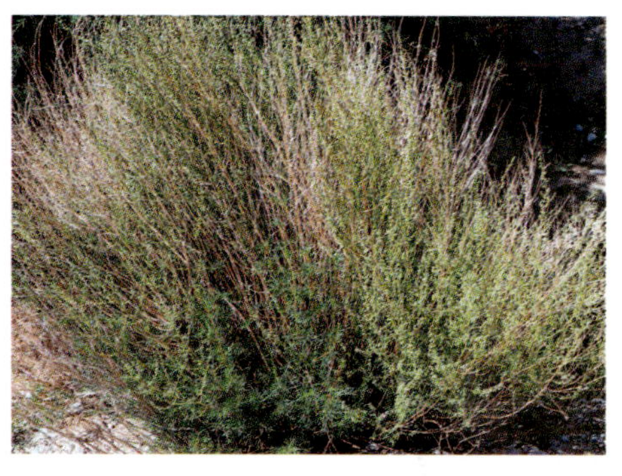

【植物特征】多年生草本，高 10~50cm。主根明显，木质，颈部多分枝，稀不分枝。茎数个丛生，偶有单生，有棱。基生叶和营养叶丛的叶二回羽状全裂或深裂，侧裂片深裂，小裂片线状长圆形，长 3~10mm，宽约 1.5mm，两面有毛，叶柄长至 4cm，中部叶羽状深裂，侧裂片线状长圆形，上部叶和苞叶不分裂至 3 裂，无柄。头状花序卵状球形或近球形，直径 2.5~3.5mm，长至 5mm，具细梗，下垂，在分枝上排成总状，在茎上部排成复总状，稀单生叶腋，在茎上排成总状花序；总苞片 3~4 层，不等长，外层短，卵形，中内层卵状长圆形，边缘膜质，背部无毛，常带紫红色；两性花花冠檐带紫红色。花果期 7~9 月。

【分布区域】产同仁市、泽库县、河南县。生于海拔 2400~4750m 田边、河岸湖滨、滩地、山坡林缘。

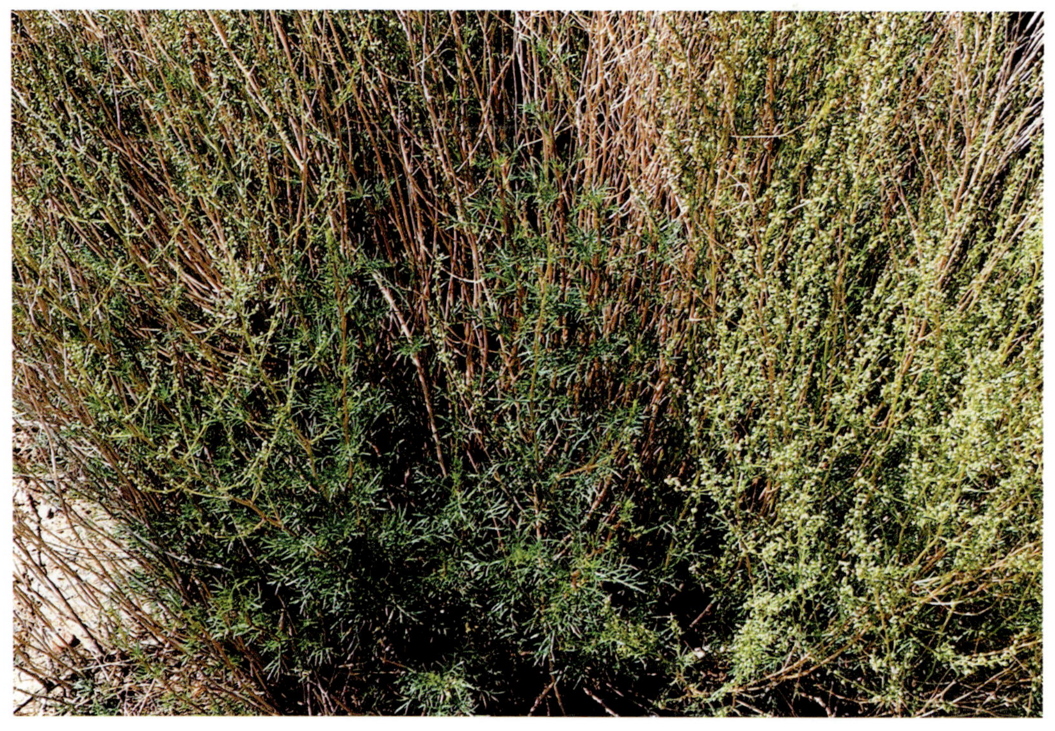

366. 牛尾蒿

【学　　名】*Artemisia dubia* Wall. ex Bess.

【别　　名】野蒿、茶绒、紫杆蒿、普尔芒（藏语译音）

【药 材 名】牛尾蒿

【用药部位】全草。

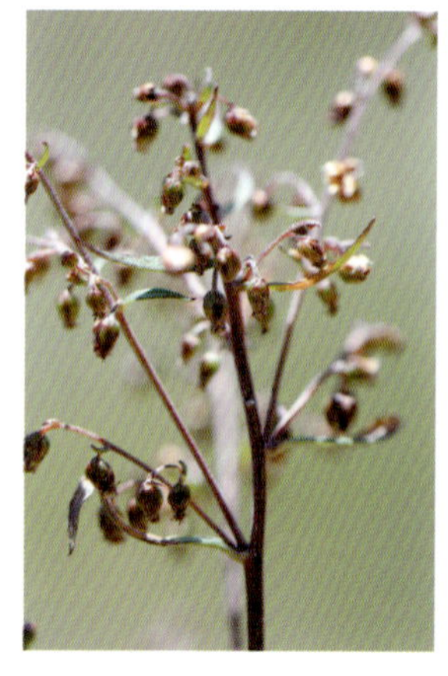

【功效主治】清热、凉血、解毒、杀虫。用于急性热病、肺热咳嗽、咽喉肿痛、鼻衄、血风疮、蛲虫病。

【植物特征】多年生草本，高 50~110cm。根茎粗大，直径达 2cm，多分枝。茎直立，丛生，基部直径 3~5mm，上部多分枝，紫红褐色，小枝幼时有短毛。叶两面无毛；基生叶与茎下部叶早落；茎中部叶羽状 5 深裂，顶裂片长而大，侧裂片 2 对，椭圆状披针形至披针形，长 2~4cm，宽 0.4~1.2cm，先端渐狭；上部叶及苞片叶 3 裂至不裂，有时羽状 5 裂，裂片一般窄而短或与茎中部叶裂片等大，稀短而较窄。头状花序球形，直径 1~2mm，具短梗，下垂，在茎上部组成大型、开展的圆锥花序，在小枝或分枝上常密集；总苞片 3~4 层，外层稍短，卵形，中内层宽卵形，先端近圆形，边缘宽膜质，背部无毛。花果期 7~9 月。

【分布区域】产同仁市、泽库县、河南县。生于海拔 2200~3800m 河滩、河谷阶地、田边。

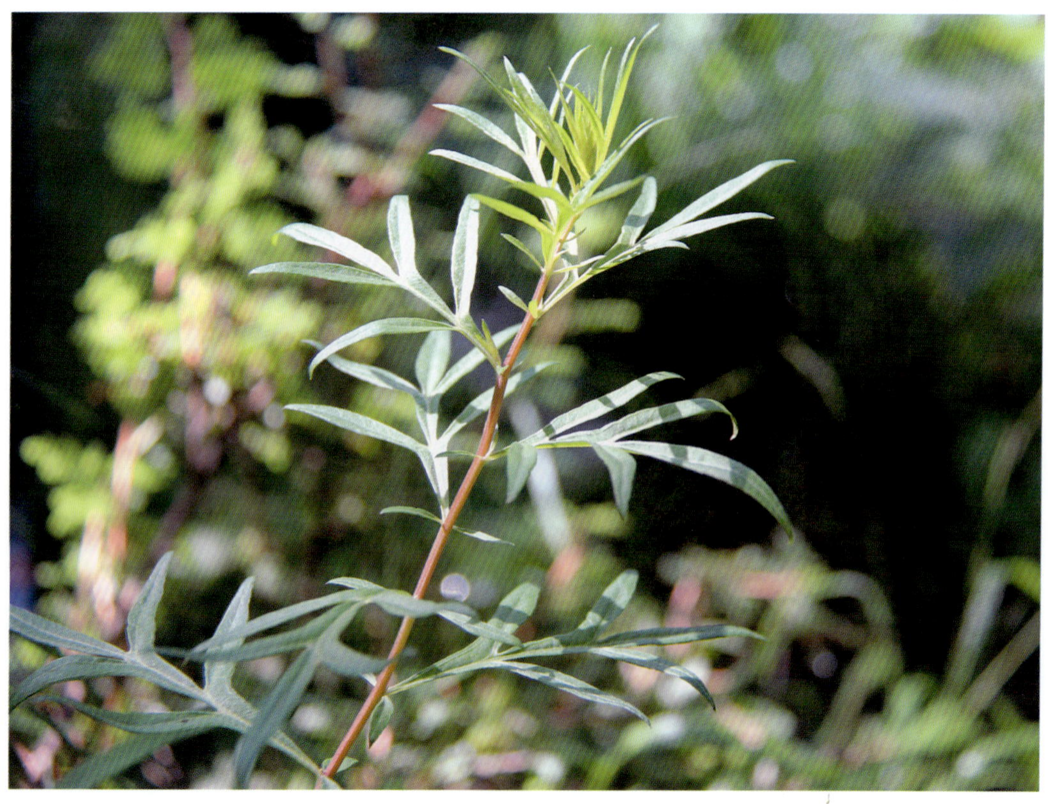

367. 冷蒿

【学　　名】*Artemisia frigida* Willd.

【别　　名】阿格、西巴嘎、白小蒿、小白蒿、阿给、艾格、白蒿、刚蒿、寒蒿、寒地蒿、坎巴嘎保（藏语译音）

【药 材 名】冷蒿

【用药部位】全草。

【功效主治】消肿止血。用于痈疖、寒性肿瘤。

【植物特征】多年生草本或近似小半灌木，高 10~40cm。根状茎木质，多分枝；根多数。茎多数，丛生，直立，仅上部有分枝或不分枝，密被灰白色短毛。叶两面被灰白色短毛；营养枝的叶密集，有长柄，叶片长 3~5mm，宽近 10mm，二回羽状全裂；茎生叶疏离，无柄，较小，一回或二回羽状全裂；苞片叶常 3~5 裂，全部叶的小裂片线状披针形或线状椭圆形，长 2~4mm，宽 0.5~1mm，先端急尖。头状花序半球形或球形，直径 2.5~5mm，具短梗，下垂，在茎上排成总状花序，分枝而成狭圆锥状花序；总苞片 3~4 层，卵形或长卵形，先端急尖，边缘浅褐色或浅棕色膜质，外层背部被灰白色短毛，花序托有白色托毛；小花黄色或花冠檐部带紫红色。花果期 7~9 月。

【分布区域】产泽库县、河南县。生于海拔 2230~4800m 干旱山坡、沙滩、河岸阶地。

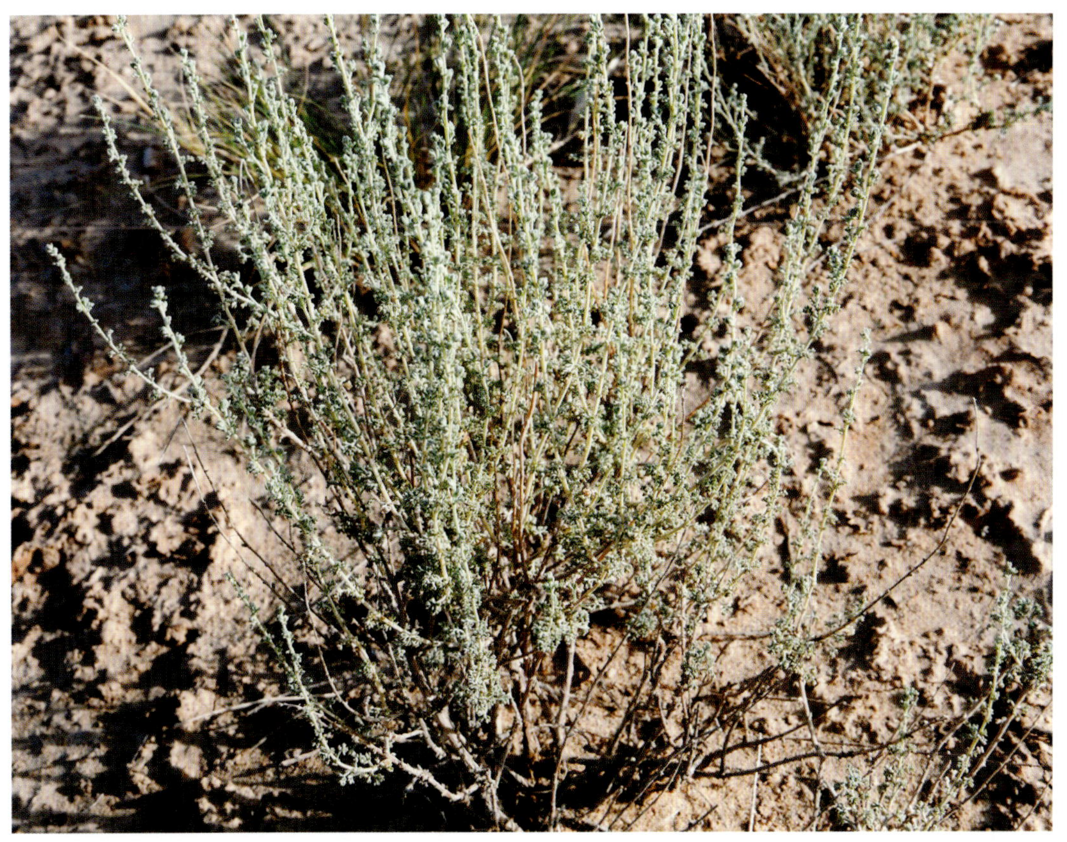

368. 臭蒿

【学　　名】*Artemisia hedinii* Ostenf. et Pauls.

【别　　名】牛尾蒿、海定蒿、狼尾巴蒿、桑子那保（藏语译音）

【药 材 名】臭蒿

【用药部位】地上部分。

【功效主治】清热、凉血、退黄、消炎。用于“赤巴病”、急性黄疸型肝炎、胆囊炎。

【植物特征】一年生草本，高 15~100cm，全株有浓烈臭味。茎单身，不分枝或具着生头状花序的分枝。叶绿色，背面微被腺毛状短柔毛；基生叶多数，密集成莲座状，长椭圆形，长 10~14cm，宽 2~3.5cm，二回栉齿状羽状分裂，每侧有裂片 20 余枚，裂片长 1~1.5 cm，宽 0.5~1cm，再次羽状深裂或全裂；茎下部与中部叶长椭圆形，长 6~12cm，宽 2~4cm，二回栉齿状羽状分裂，第一回全裂，每侧裂片 5~10 枚，裂片长圆形或线状披针形，长 0.3~1.5cm，宽 2~4 毫；上部叶与苞片叶渐小，一回栉齿状羽状分裂。头状花序半球形或近球形，直径 3~4mm，在茎端及短的花序分枝上排成密穗状花序；花序托凸起，半球形；雌花 3~8 朵，花冠狭圆锥状或狭管状，檐部具 2~3 裂齿，花柱短，微伸出花冠外，先端稍叉开，叉端钝尖；两性花 15~30 朵，花冠管状，檐部紫红色，外面有腺点。瘦果长圆状倒卵形，纵纹稍明显。花果期 7~10 月。

【分布区域】产全州各市县。生于海拔 1800~4600m 高山草原裸地、湖滨滩地、河谷阶地、河滩湿沙地、退化草原、山谷破麓、田边荒地、疏林灌丛边、村舍路边、畜圈周围。

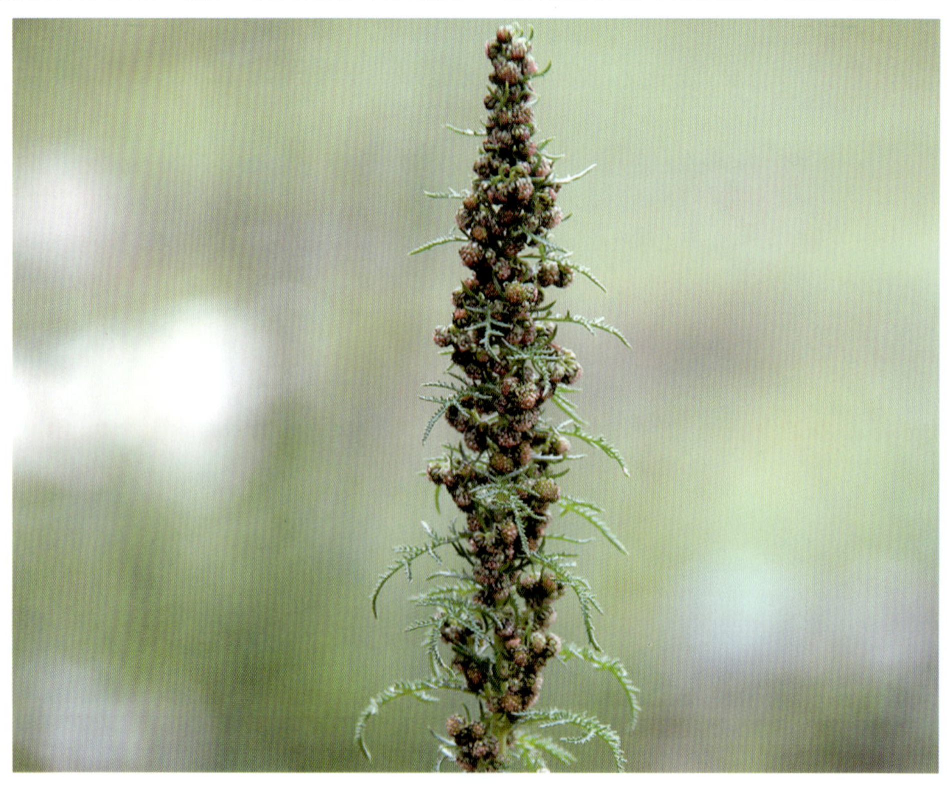

369. 粘毛蒿

【学　　名】*Artemisia mattfeldii* Pamp.

【别　　名】黏毛蒿、灰蒿、普日芒木保（藏语译音）

【药 材 名】粘毛蒿

【用药部位】全草。

【功效主治】杀虫利湿、清热解毒。用于疫病、炭疽病、皮肤病以及虫病。

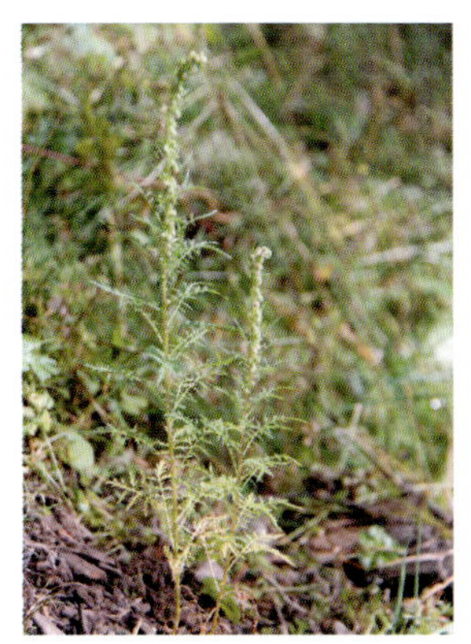

【植物特征】多年生草本，高 40~100cm。茎单生，具筱，密被粘腺毛。叶上面深绿色，密被粘腺毛；茎中下部叶长圆状卵形或卵形，长 3.5~10cm，二至三回羽状全裂，每侧具 5~6 枚裂片，第一回裂片再一至二回羽状全裂，末回小裂片披针形或细长齿形，长 3~7mm，宽至 1~5mm；上部叶和苞片叶一至二回羽状全裂。头状花序多数，半球形或宽卵形，直径 3~4mm，在小枝上排成穗状，在茎上部组成窄的圆锥花序；总苞片 3~4 层，卵形至椭圆形，边缘膜质，具缘毛，背部中脉绿色，外层背面被腺毛；雌花花冠狭管状，具腺点；两性花管状。花果期 8~9 月。

【分布区域】产泽库县。生于海拔 2600~4700m 的林缘、草地、荒坡、路旁等。

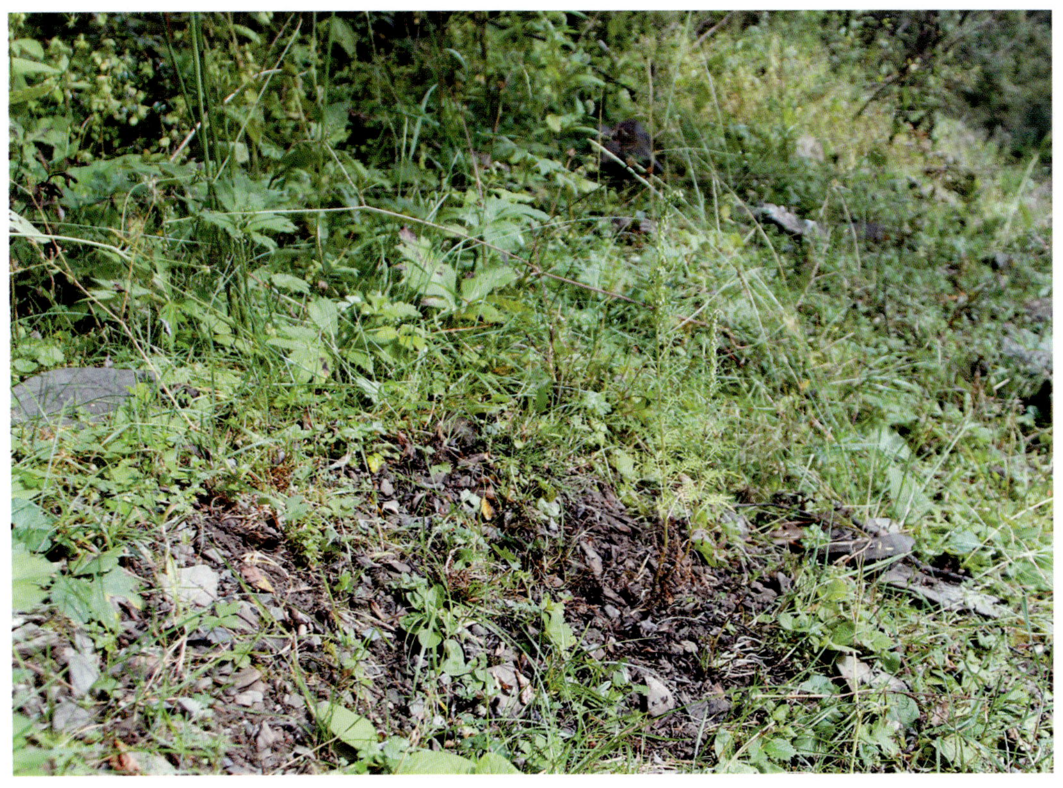

370. 小球花蒿

【学　　名】*Artemisia moorcroftiana* Wall. ex DC.

【别　　名】看拉、小球蒿、小白蒿、大叶青蒿、芳枝蒿、坎巴玛保（藏语译音）

【药 材 名】小球花蒿

【用药部位】全草。

【功效主治】消肿止血、祛风杀虫。

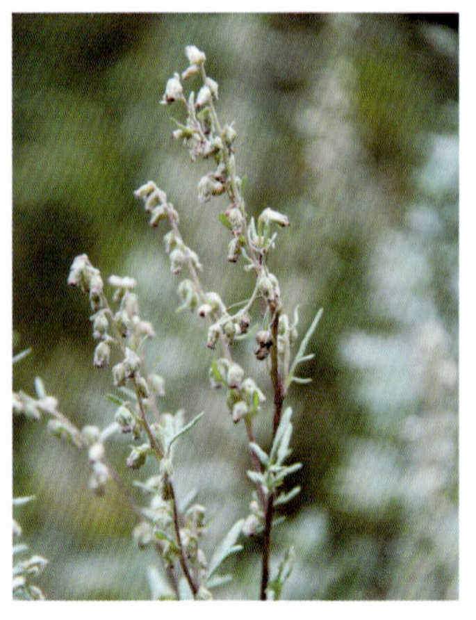

【植物特征】多年生或半灌木状草本，高 20~70cm。茎少数，丛生或单生，常紫红色，具棱，被灰白色短柔毛，后脱毛，上部有短的分枝。叶两面被短绒毛，上面常脱毛，下面毛较密，多为灰白色绒毛，茎中下部叶椭圆形或卵形，长 4~7cm，二至三回羽状全裂或深裂，第一回全裂，每侧具裂片 4~5 枚，裂片再次羽状深裂，小裂片线状披针形或线形，长至 15mm，宽 1~2mm，先端锐尖，边缘反卷，中轴具狭翅；上部叶及苞片叶羽状或 3 全裂或不裂。头状花序半球形或球形，直径 3~5mm，在茎或枝上排成穗状花序，或在茎上部组成狭窄的圆锥花序，总苞密被灰白色短柔毛；总苞片 3~4 层，卵形至长圆形，边缘膜质；两性花紫红色，外面有腺点。花果期 7~9 月。

【分布区域】产同仁市、泽库县、河南县。生于海拔 2900~4500m 河滩、阳坡岩石间、山坡草地、田边。

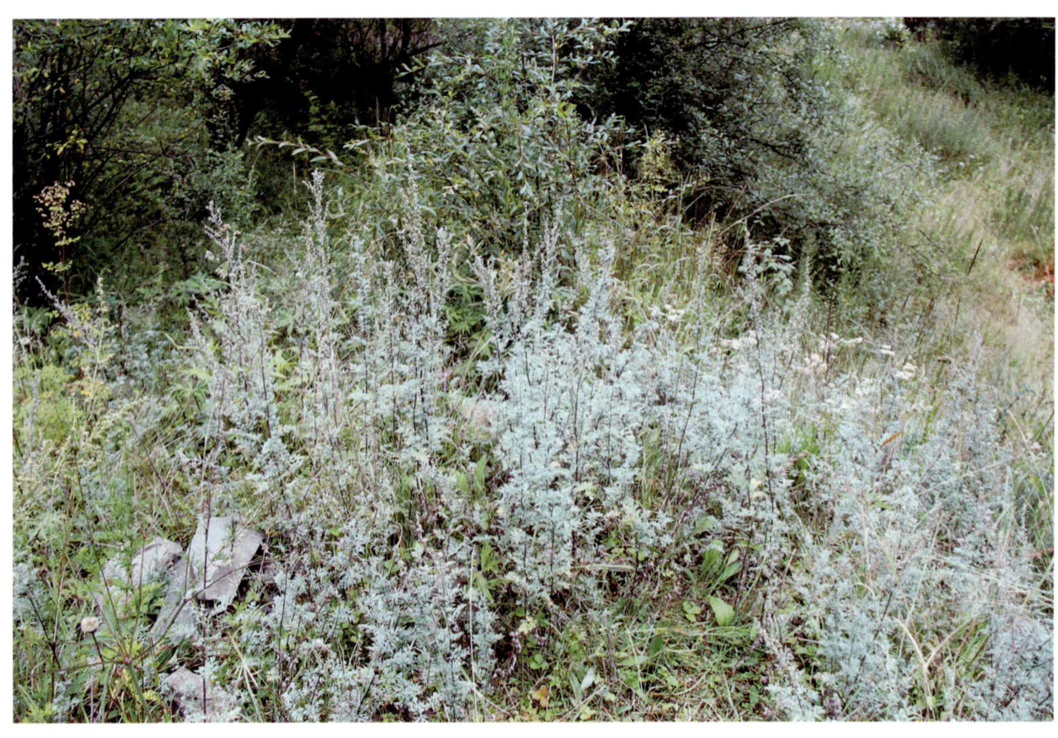

371. 猪毛蒿

【学　　名】*Artemisia scoparia* Waldst.

【别　　名】滨蒿、北茵陈、察尔汪（藏语译音）

【药 材 名】茵陈蒿

【用药部位】地上部分。

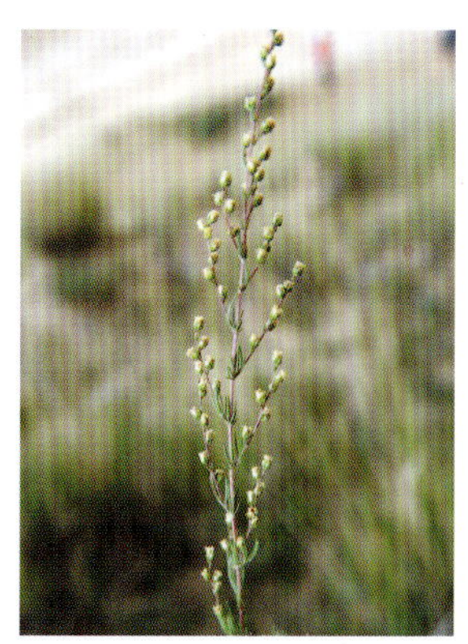

【功效主治】中药清热利湿、利胆退黄；用于黄疸型肝炎、胆囊炎、小便色黄不利、湿疮瘙痒。蒙药清肺、止咳、排脓；用于肺咳咳嗽、喘证、肺脓肿、感冒咳嗽、咽喉肿痛、“搏热”。

【植物特征】多年生草本，高 20~40cm。主根单一，狭纺锤形、垂直，根状茎粗短，直立，半木质或木质，常有细的营养枝，枝上密生叶。茎通常单生，基生叶与营养枝叶两面被灰白色绢质柔毛。叶片近圆形、长卵形，二至三回羽状全裂，具长柄，花期叶凋谢；茎下部叶片长卵形或椭圆形，小裂片狭线形，头状花序近球形，极多数，茎上再组成大型、开展的圆锥花序;外层总苞片草质、卵形，背面绿色、半膜质；花序托小，花柱线形，两性花不孕育，花冠管状，花药线形，花柱短，先端膨大，瘦果倒卵形或长圆形，褐色。花果期 7~10 月。

【分布区域】产全州各市县。生于海拔 2300~3600m 沙砾干河滩、田边荒地、崖顶、沟谷林缘。

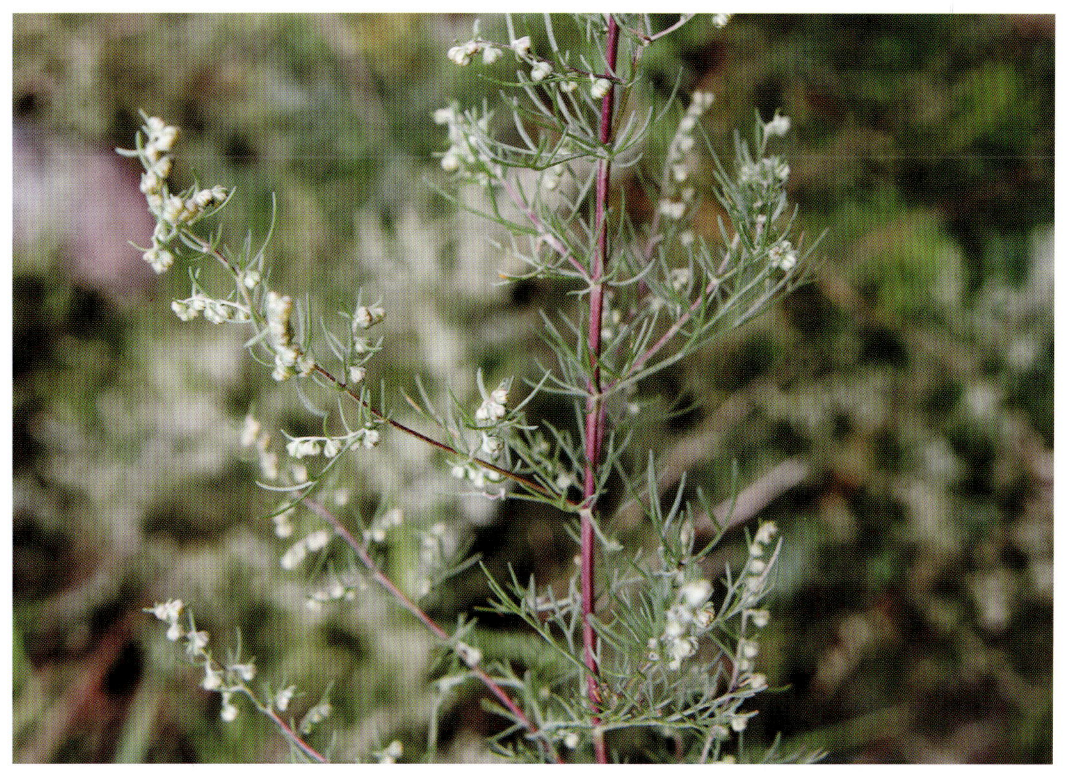

372. 大籽蒿

【学　　名】*Artemisia sieversiana* Ehrhart ex Willd.

【别　　名】大白蒿、白蒿、臭蒿子、一枝蒿

【药 材 名】白蒿

【用药部位】全草、花蕾。

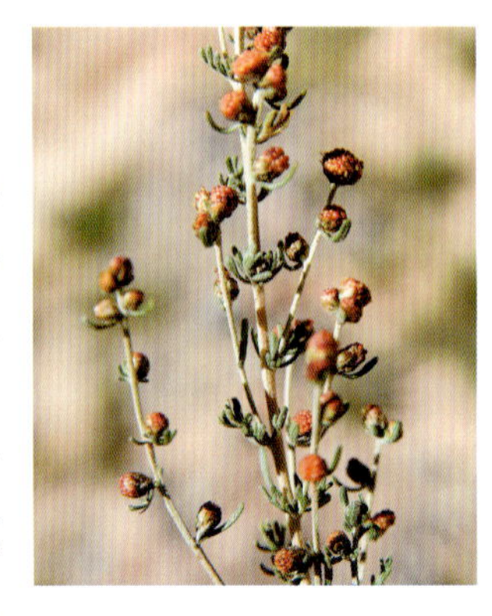

【功效主治】清热解毒、散肿止痛、利肾。用于四肢关节肿胀、痈疖、肉瘤、肾病以及咯血、衄血。

【植物特征】二年生草本，高 15~100cm。主根粗或细。茎单生，从基部或下部起分枝，有时无明显主茎，多数分枝丛生呈帚状，茎、枝被白色短毛。叶两面被灰白色短毛，茎中下部叶具长柄，二至三回羽状分裂，第一回全裂，侧裂片 2~3 对，再浅或深裂，小裂片不整齐，多呈齿状或条裂，长 2~3mm，宽约 1.5mm，苞片叶在花序下部者一或二回羽状全裂，上部者不裂，线状长圆形或披针形，有时特别发育，长至 6cm，宽达 1cm。头状花序半球形，直径 4~7mm，具短梗或有时梗较长而细，下垂，在茎上排成圆锥状花序或在矮小植株上排成疏总状花序；总苞片 3~4 层，不等长，外层卵形或卵状椭圆形，内层倒卵形，先端圆形或钝，边缘浅褐色或黄白色，膜质，背部常无毛；花托具白色托毛；小花花冠外面无腺体。花果期 7~10 月。

【分布区域】产全州各市县。生于海拔 2000~4300m 田边、荒地、河滩、半阴坡、林缘和林中空地。

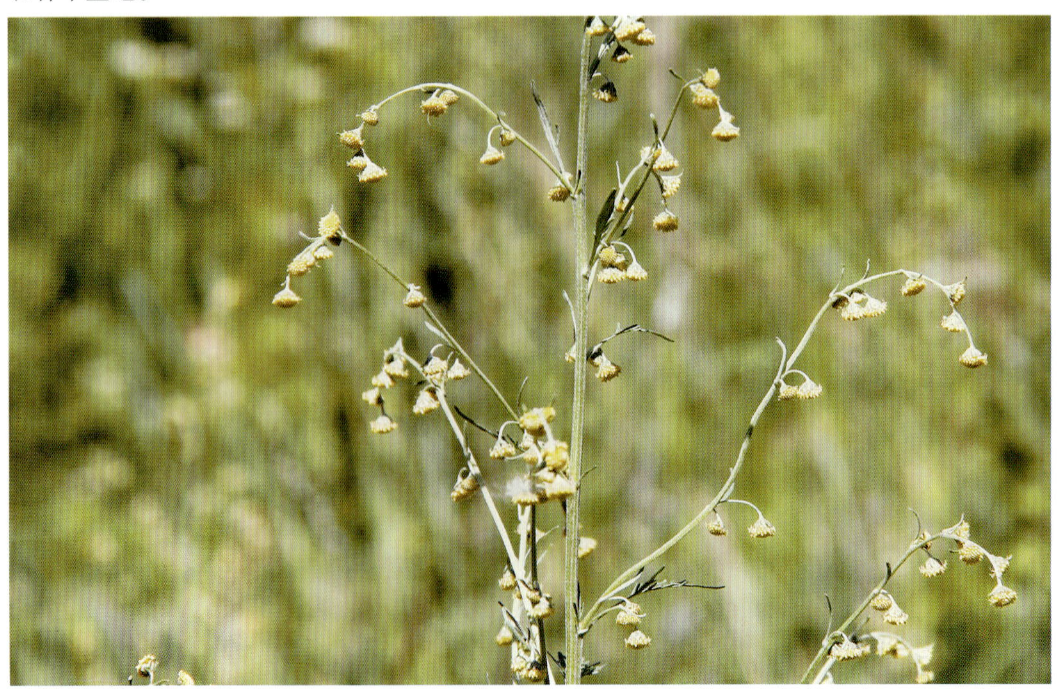

373. 毛莲蒿

【学　　名】*Artemisia vestita* Wall. ex Bess.

【别　　名】小银蒿、白蒿、哈尔毛莲蓬、万年藤、万年蒿、白背蚊艾、坎巴玛保（藏语译音）

【药 材 名】毛莲蒿

【用药部位】地上部分。

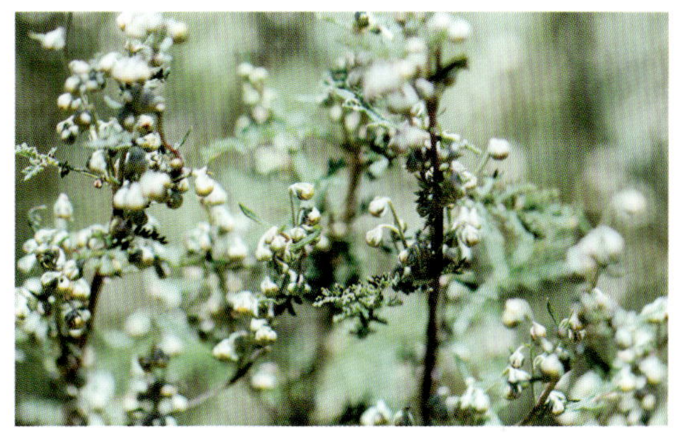

【功效主治】抗菌、解毒、清虚热、健胃、祛风止痒、止痛、消炎。用于发烧、瘟疫内热、四肢疼痛、骨蒸发烧、疮病肿痛、肺病发热盗汗。

【植物特征】小灌木，高 30~60cm。根状茎粗，黑褐色。茎直立，单生不分枝，上半部被褐色丝状毛，下半部紫红色，被灰白色丝状毛。叶两面被灰白色丝状毛，茎下部叶卵形或卵状椭圆形，一至二回羽状分裂，第一回全裂，每侧裂片 3~4 枚，第二回深裂，小裂片线状披针形或线状椭圆形，长至 5mm，宽 1~1.5mm，先端尖；中上部叶羽状分裂或不裂；苞片叶不裂，线状披针形。头状花序半球形，直径 7~10mm，在茎上组成总状花序；总苞片 3~4 层，卵形至长圆形，外层背部密被黄褐色柔毛，边缘膜质；两性花管状，檐部紫色，被黄褐色柔毛。花果期 7~9 月。

【分布区域】产全州各市县。生于海拔 2400~3900m 高山山坡、草甸、林缘、路旁。

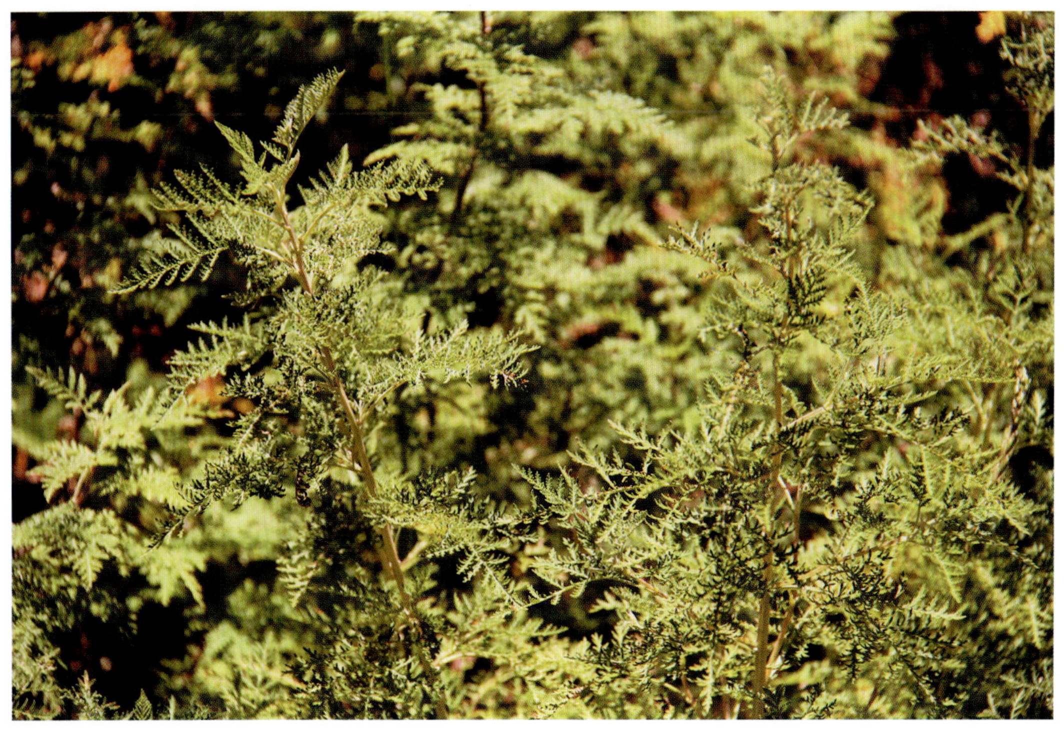

紫菀属 Aster Linn.

374. 重冠紫菀

【学　　名】*Aster diplostephioides*（DC.）C. B. Clarke.

【别　　名】大阳花、漏庆（藏语译音）

【药 材 名】重冠紫菀

【用药部位】花序和根。

【功效主治】清热解毒。用于瘟病时疫、头痛、眼病等。

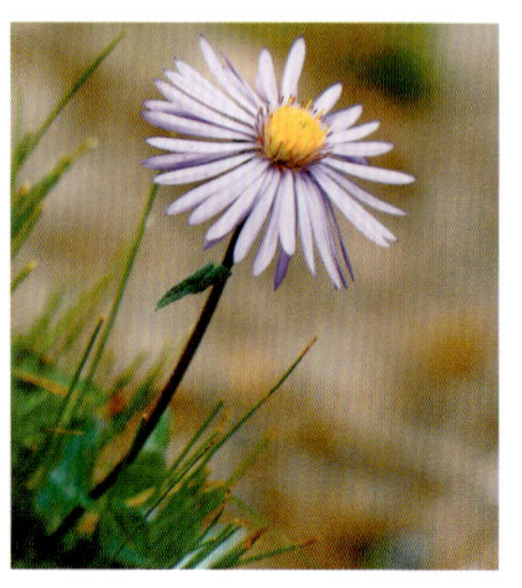

【植物特征】多年生草本，高 20~60cm。根状茎较粗，发达，分枝。茎单生或 2~3 个，直立不分枝，基部被褐色纤维状枯叶柄，上部被长节毛和黑紫色具柄腺体。莲座丛叶和基下部叶倒披针形或狭披针形，长 6~12cm，宽 0.4~2cm，先端急尖或近圆形，全缘。头状花序单生基端；总苞半球形，长约 1cm，宽 2~2.5cm；总苞片 2~3 层，线状披针形，宽 1~1.5mm，先端渐尖，内层边缘狭膜质；舌状花 2 层，极多数，舌片蓝紫色，线形，长 2~2.5cm，宽 1~1.5mm，干时内卷成丝状；管状花黄色，长 5~7mm。瘦果被毛及腺体；冠毛 2 层，外层极短，内层长 5~6mm。花果期 8~9 月。

【分布区域】产同仁市、泽库县、河南县。生于海拔 2800~4600m 灌丛中、草甸滩地、河谷阶地。

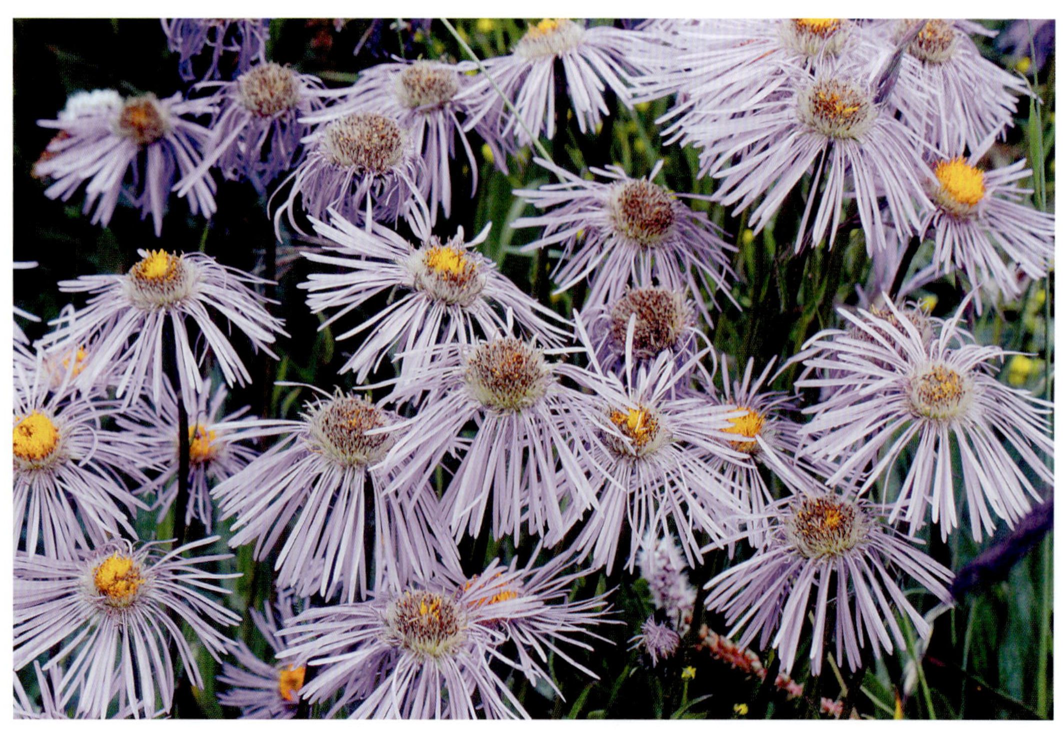

375. 柔软紫菀

【学　　名】*Aster flaccidus* Bunge

【别　　名】萎软紫菀、肺经草、漏庆（藏语译音）

【药 材 名】太白菊、紫菀

【用药部位】花。

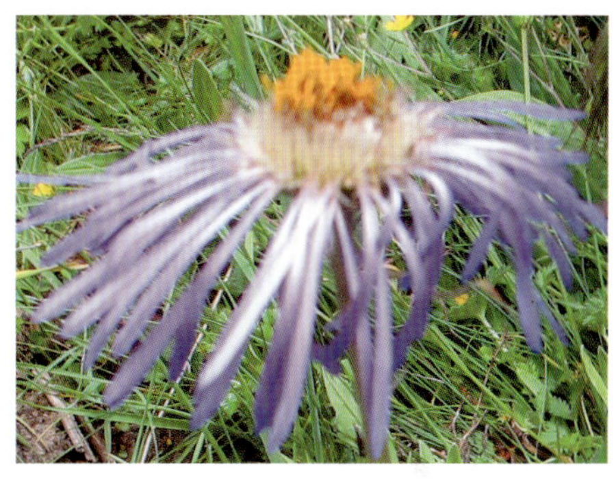

【功效主治】清热止咳。用于肺热咳嗽、肺痈、百日咳等。

【植物特征】多年生草本，高 30~50 cm。茎直立，上部分枝，被紫褐色或白色腺毛及短毛。莲座丛叶和下部叶长圆形或倒披针形，先端钝圆或急尖，边缘有骨质小齿，两面被疏短毛和腺毛。头状花序 2~5，在茎端排成伞房状；总苞半球形；总苞片 2 层，线形，先端渐尖，背面被长毛和紫色腺毛；舌状花蓝紫色，舌片线形，干时内卷；管状花黄色。瘦果被毛；冠毛 2 层，外层极短，内层长海拔 5~6mm。花果期 7~9 月。

【分布区域】产全州各市县。生于海拔 2800~5000m 河滩、草甸、高山草甸、高山流石滩。

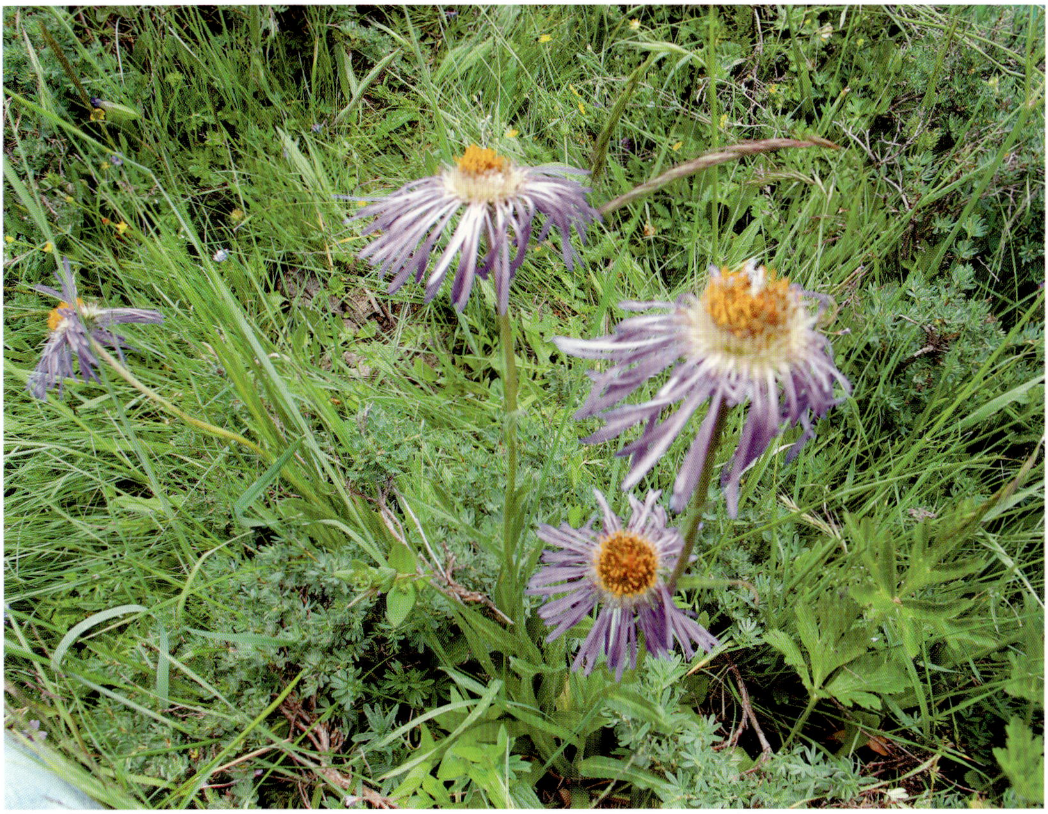

376. 灰木紫菀

【学　　名】*Aster poliothamnus* Diels

【别　　名】灰枝紫菀、露琼（藏语译音）

【药 材 名】露琼

【用药部位】花。

【功效主治】清热解毒。用于瘟病时疫、培根病、脉热。

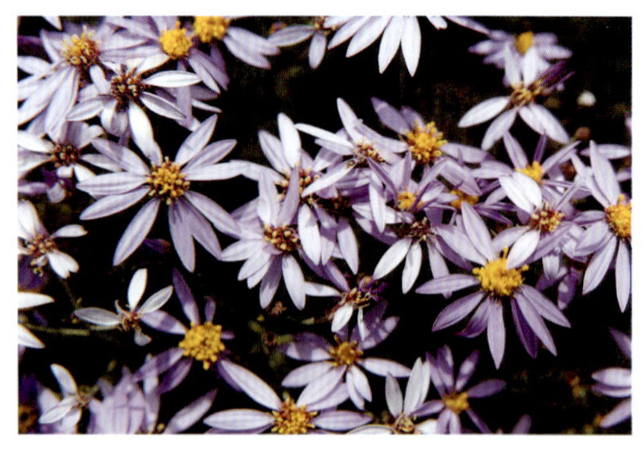

【植物特征】小灌木，高达 50cm。主根粗，颈部多分枝。茎多分枝，帚状丛生，老枝灰褐色，树皮条裂，幼枝被短糙毛，叶腋有不育枝，具密而小的叶。茎生叶线状长圆形，长 10~26mm，宽 2~4mm，先端钝圆，有小尖头，全缘，基部略狭，不育枝的叶小，长至 6mm，宽约 1.5mm。全部叶两面被短毛及腺。头状花序在枝端排列成伞房状；总苞宽钟形，长宽各 5~7mm；总苞片 4~5 层，覆瓦状排列，不等长，外层卵状披针形或披针形，长 2~3mm，内层长至 7mm，近革质，先端急尖，背面被短毛和腺点；舌状花蓝紫色，舌片长圆形，长至 10mm；管状花黄色，长 5~6mm。瘦果被毛；冠毛污白色，2 层，外层短，内层与管状花花冠等长，糙毛状。花果期 7~9 月。

【分布区域】产同仁市、泽库县、河南县。生于海拔 2500~3800m 干旱山坡、峡谷阳坡石崖上和林间空地。

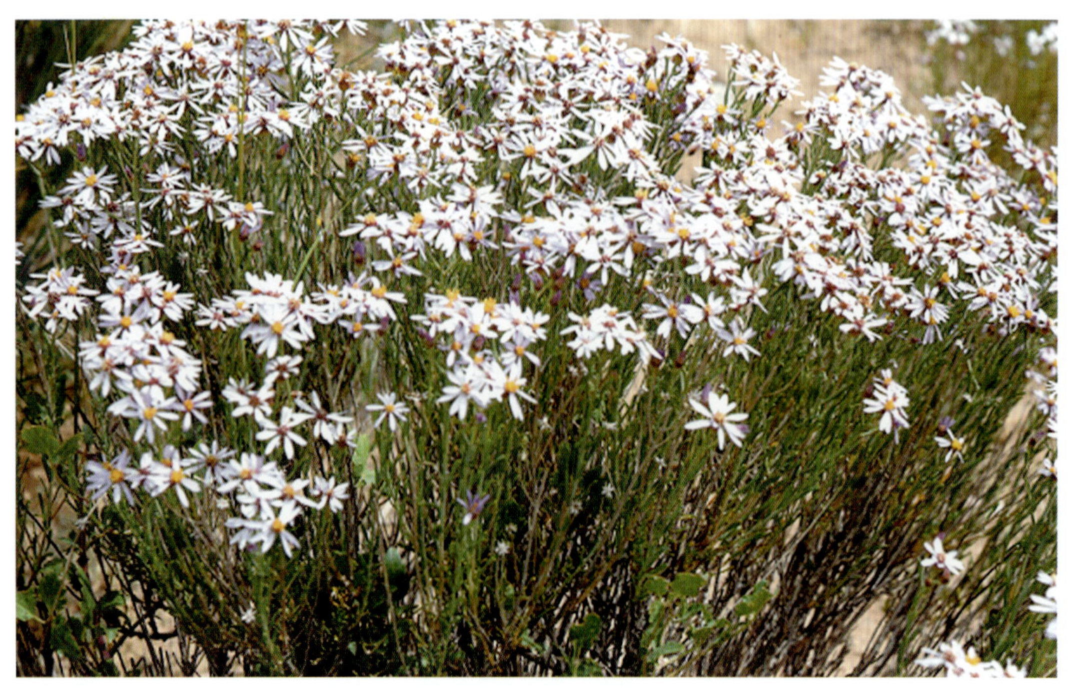

377. 缘毛紫菀

【学　　名】*Aster souliei* Franch.

【别　　名】青菀、罗木（藏语译音）

【药 材 名】藏紫菀

【用药部位】花序或根。

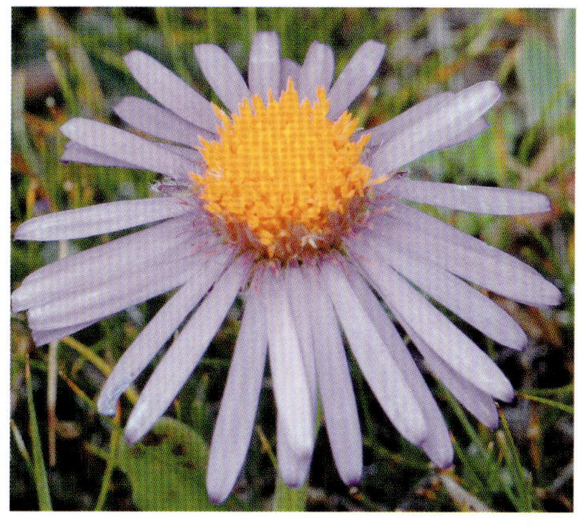

【功效主治】清热解毒、止咳祛痰。用于流行性感冒、气管炎。

【植物特征】多年生草本，高 15~40cm。根状茎粗而短。茎单生，不分枝，被白色长柔毛，基部有纤维状枯叶柄。莲座丛叶与茎基部叶倒卵形或长圆状匙形，长 2.5~8cm，宽 0.7~1.5cm，先端圆形或钝，全缘，有缘毛，基部渐狭成长柄，两面被疏毛或近无毛；中上部具苞片状叶，头状花序单生基端；总苞半球形，长 5~7mm，宽 1~1.5cm；总营片 3 层，线状长圆形，近等长，宽约 1.5mm，先端急尖或钝，背部仅中脉有疏毛，边缘有缘毛；舌状花蓝紫色，舌片线状长圆形，长至 18mm；管状花黄色，长 3~5mm，花冠外无毛或有毛。瘦果被短毛；冠毛 1 层，紫褐色，长约 1.5mm，与管状花花冠管部等长，具少数不等长的糙毛。 花果期 7~8 月。

【分布区域】产同仁市、河南县。生于海拔 3500~4500m 林缘、灌丛中、高山草甸。

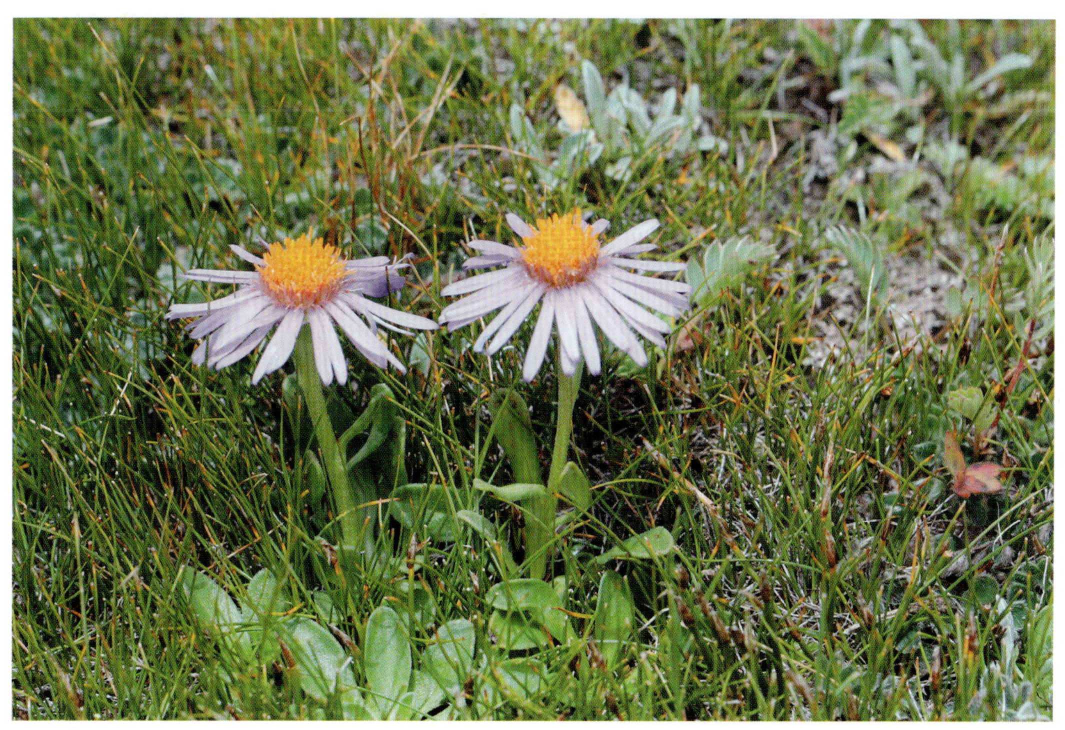

蟹甲草属 Parasenecio W.W.Smith et J.Small

378. 蛛毛蟹甲草

【学　　名】*Parasenecio roborowskii*（Maxim.）Y. L. Chen

【别　　名】蟹甲草

【药 材 名】蟹甲草

【用药部位】根及根状茎。

【功效主治】散瘀消肿、杀虫止痒、祛风。用于无名肿毒、癞癣。

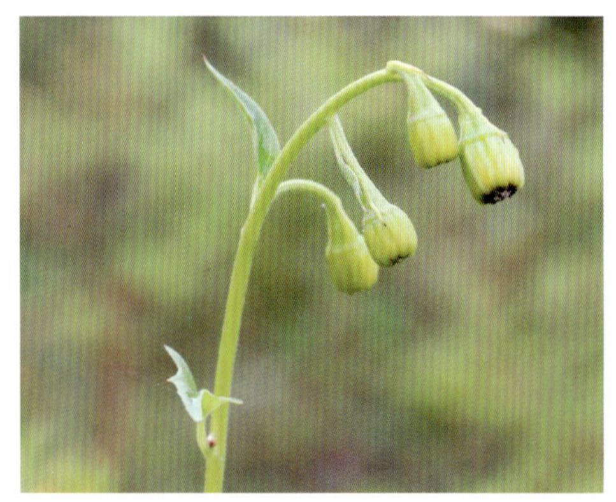

【植物特征】多年生草本，高达 1m。根状茎粗。茎直立，被蛛丝状毛，后脱毛，不分枝。茎下部叶在花期枯萎；中上部叶卵状三角形或广三角形，长 4.5~12cm，宽 2.5~10cm，先端渐尖或急尖，边缘有不整齐的，具小尖头的齿，基部平截或稍心形，上面无毛，下面被白色蛛丝状毛，叶质薄，叶脉掌状，3~5，在两面均明显。头状花序盘状，多数，在茎端排列成圆锥状总状花序；花序梗细，有小苞片；总苞狭筒形，长约 10mm，宽至 2mm；总苞片 3，长圆形，宽约 1mm，先端钝；小花管状，通常 3 个，黄色，长约 10mm，檐部 5 裂，裂片披针形。瘦果光滑；冠毛白色，与花冠等长，花果期 7~9 月。

【分布区域】产同仁市。生于海拔 2230~2800m 田边、水边、山皮、灌丛中、林下。

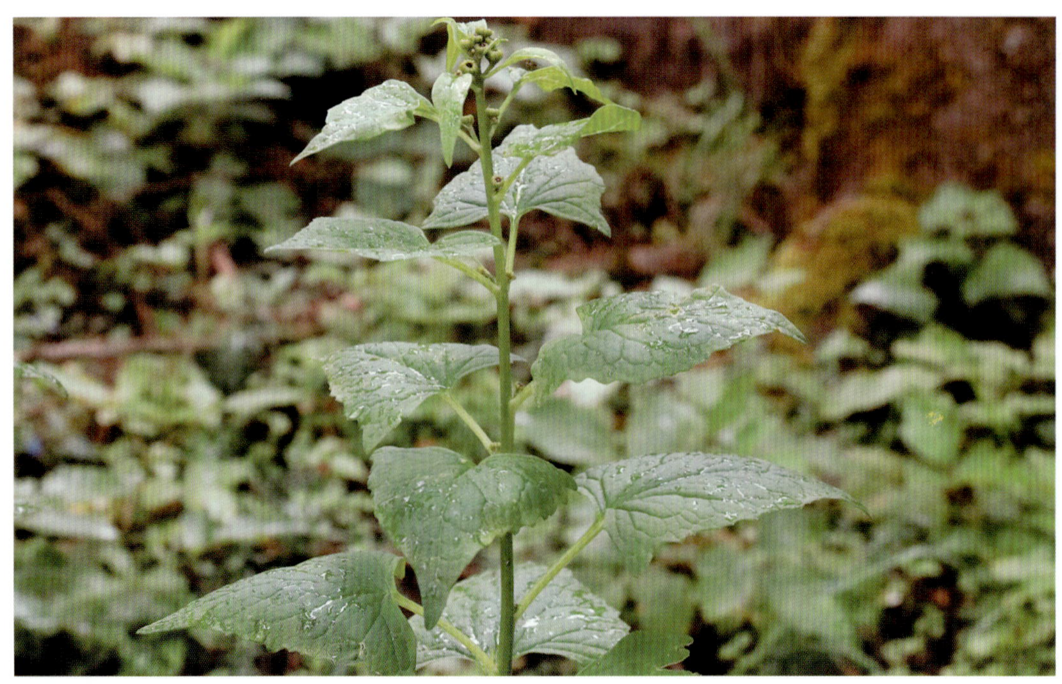

金盏菊属 Calendula Linn.

379. 金盏菊

【学　　名】*Calendula officinalis* Linn.

【别　　名】大金盏花

【药 材 名】金盏菊

【用药部位】全草。

【功效主治】清热解毒、活血调经。用于中耳炎、月经不调。

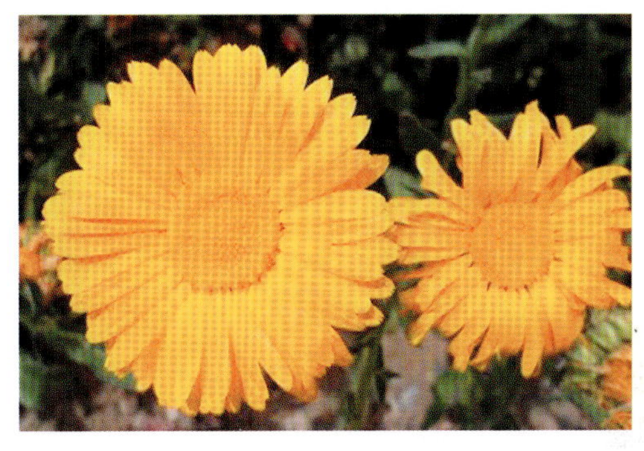

【植物特征】一年生草本，高 20~70cm，全株被柔毛。茎直立，上部有分枝。叶无柄，茎下部叶匙形，长 5~20cm，宽 1~3cm，先端钝圆，有小尖头，全缘，基部渐狭；茎上部叶倒卵状长圆形或长圆形，较下部叶小，基部抱茎。头状花序单生枝顶，直径 2~5cm；总苞宽碟形，总苞片 2 层，外层大，叶状，披针形，边缘具白色粗毛，内层稍短；舌状花通常 3 层，浅黄色至橘红色，舌片狭长圆形；管状花黄色，多数，檐部 5 裂。瘦果 3 层，显著向内弯曲，呈半环状，先端和基部渐狭成钩状，背部具横皱折，两侧有狭翅。花果期 5~10 月。

【分布区域】产全州各市县。栽培。

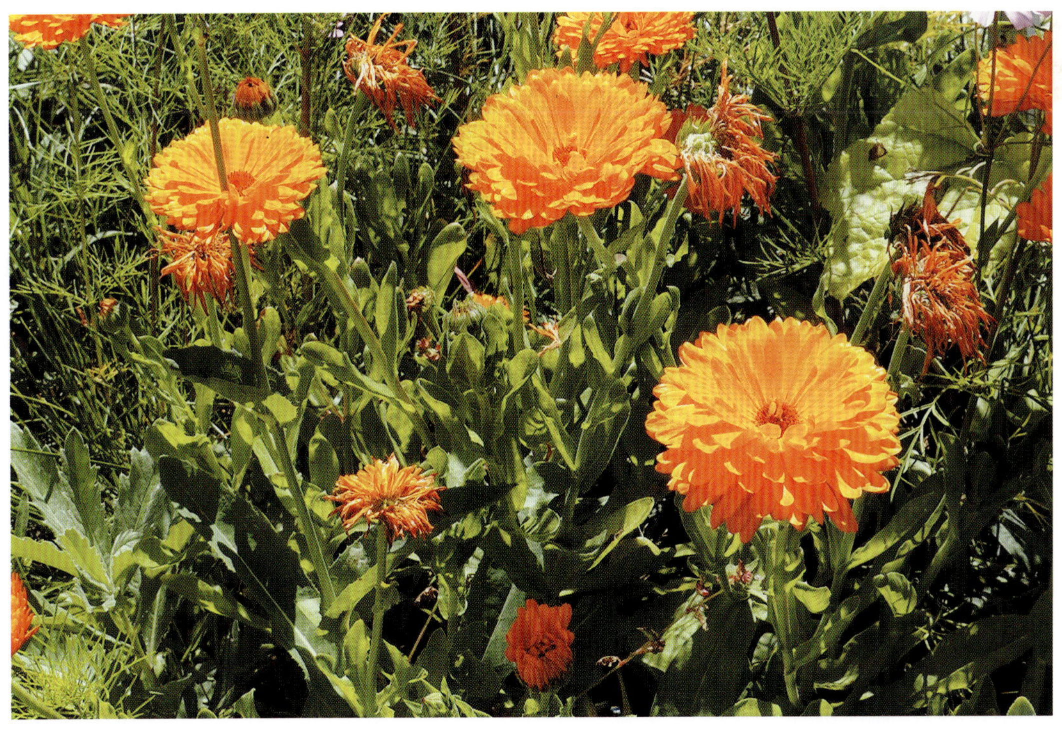

飞廉属 Carduus Linn.

380. 飞廉

【学　　名】*Carduus Crispus* Linn.

【别　　名】垂花飞廉、垂头飞廉、江采尔那保果巴（藏语译音）

【药 材 名】飞廉

【用药部位】全草或根。

【功效主治】祛风、清热、利湿、凉血止血、活血消肿。用于感冒咳嗽、头痛眩晕、泌尿系感染、白带、黄疸、风湿痹痛、吐血、衄血、尿血、月经过多、跌打损伤、疔疮疖肿、痔疮肿痛、烧伤。

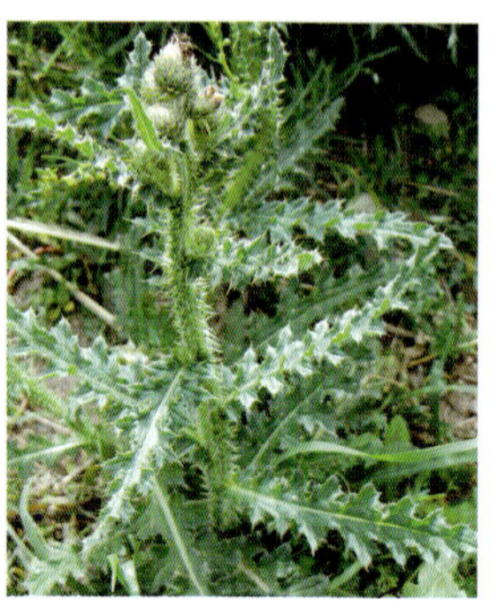

【植物特征】多年生草本，高 40~150cm。根圆柱形，茎直立，粗壮而质软，中空，具纵棱，密生细刺，上部有分枝，被白色有节柔毛。叶长圆状披针形或长椭圆形，长达 30cm，宽 2~5cm，羽状深裂，裂片三角形、斜长圆形或卵形，边缘具缺刻齿及硬针刺，两面光滑或下面疏生白色柔毛或有节柔毛，基部沿基下延成茎翅，茎上部叶较小，羽状浅裂，裂片边缘具硬针刺，头状花序单生或少数簇生于枝顶；总苞钟形或半球形，长 1.5~2cm，宽 1~2cm。总苞片多层，不等长，外层短，卵状披针形，先端具硬针刺，内层长，线状披针形，先端渐尖，紫红色；小花管状，紫红色，长约 15mm，花丝有白色柔毛。瘦果扁平，光滑；冠毛白色，糙毛状，一层，长约 10mm。花果期 7~9 月。

【分布区域】产同仁市、泽库县、河南县。生于海拔 2230~4000m 荒地、山坡、田边。

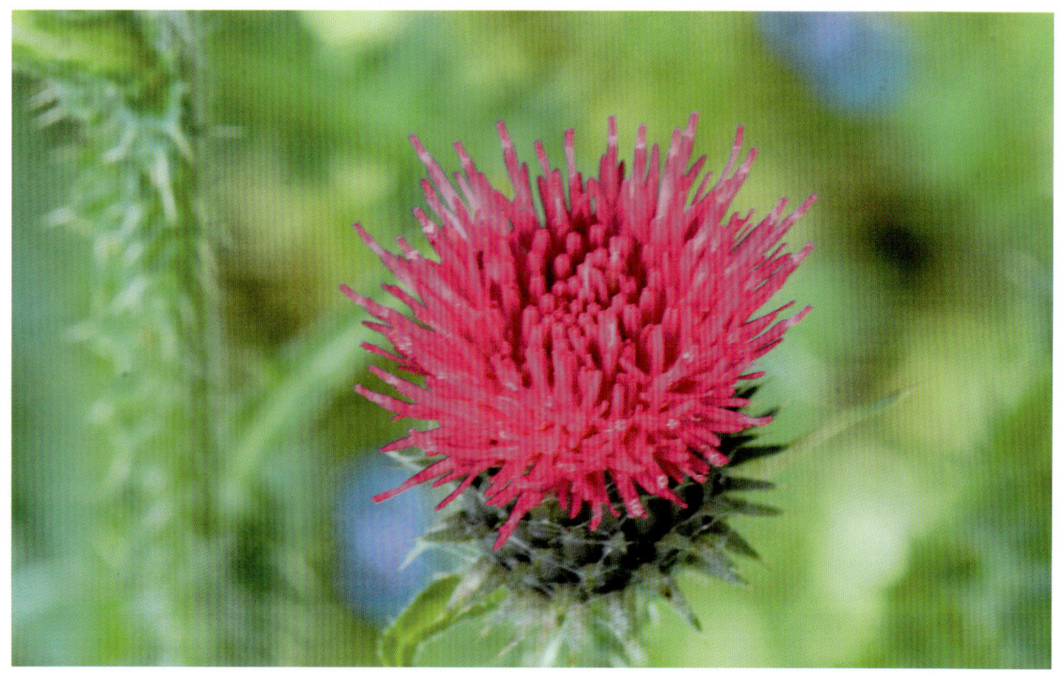

天名精属 Carpesium Linn

381. 高原天名精

【学　　名】*Carpesium lipskyi* Winkl.

【别　　名】金挖耳、贡布美多露米

【药 材 名】挖耳子草

【用药部位】全草。

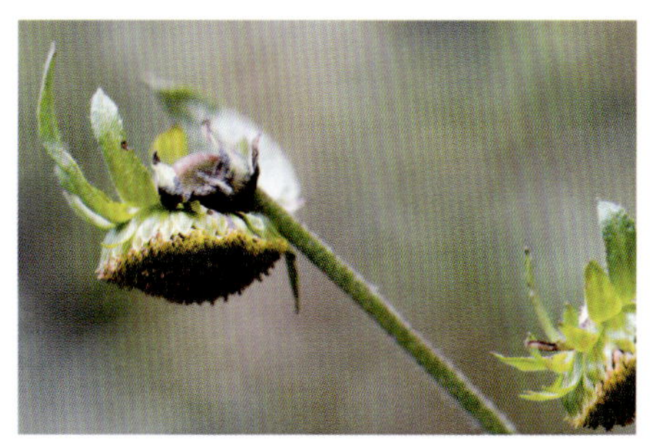

【功效主治】清热解毒、祛痰、截疟。用于牙痛、疟疾、咽喉痛、疮肿、胃痛、虫蛇咬伤。

【植物特征】多年生草本，高达 75cm。茎直立，被长柔毛，上部花序有分枝。基生叶早落或宿存；茎下部叶椭圆形或匙状椭圆形，长 5.5~19cm，宽 2.5~6.5cm。头状花序顶生或腋生，腋生小枝具 2~3 个头状花序，作总状排列；苞叶 5~7，披针形，长至 1.5cm，先端急尖；总苞盘状，直径 10~15mm，长约 5mm；总苞片 4 层，外层披针形，叶状，上部草质，下部膜质，常反折，先端尖，内层膜质，披针形，先端渐尖；小花黄色，长约 3mm，管部有密毛。花果期 7~9 月。

【分布区域】产同仁市。生于海拔 2500~3700m 林缘、落丛中、田边、河滩。

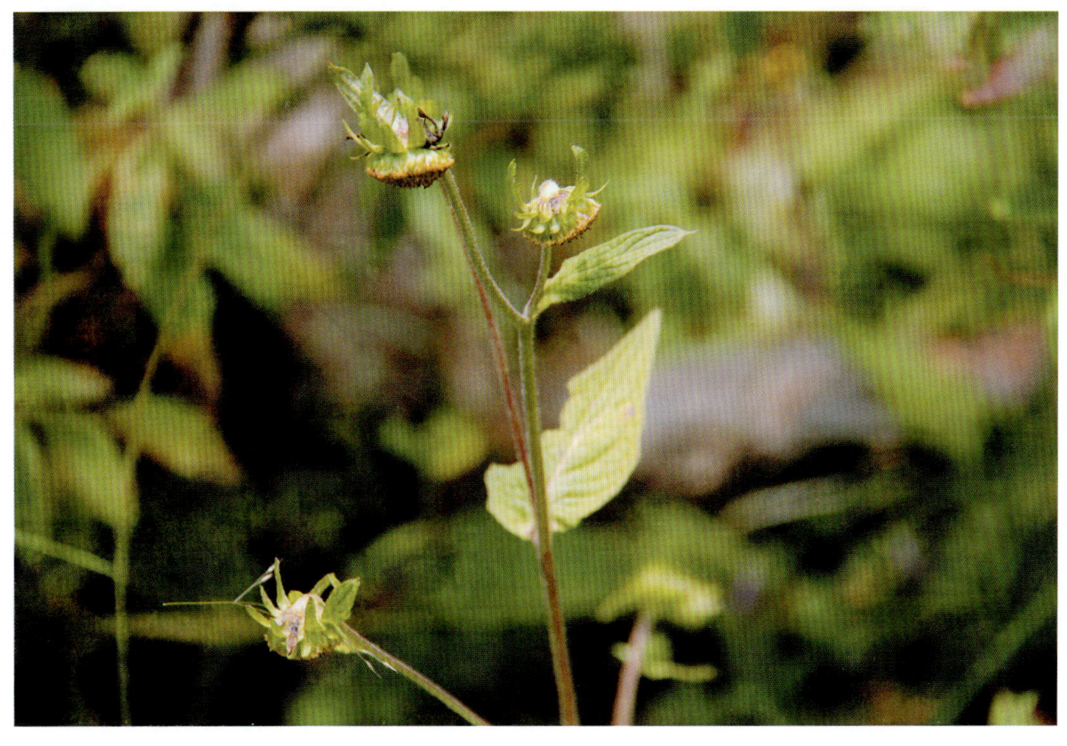

蓟属 Cirsium Mill.

382. 刺儿菜

【学　　名】*Cirsium setosum*（Willd.）M.B.

【别　　名】小刺盖、荠荠毛、刺儿草、刺角菜（藏语译音）

【药 材 名】小蓟、刺儿菜

【用药部位】全草或根。

【功效主治】凉血止血、清热消肿。用于咳血、吐血、衄血、尿血、血淋、便血、血痢、崩中漏下、外伤出血、痈疽肿毒。

【植物特征】多年生草本。根状茎长。茎直立，高 30~80cm，茎无毛或被蛛丝状毛。基生叶花期枯萎；下部叶和中部叶椭圆形或椭圆状披针形，长 7~15cm，宽 1.5~10cm，先端钝或圆形，基部楔形，通常无叶柄，上部茎叶渐小，叶缘有细密的针刺或刺齿，全部茎叶两面同色，无毛。头状花序单生于茎端，雌雄异株；雄花序总苞长约 18mm，雌花序总苞长约 25mm；总苞片 6 层，外层甚短，长椭圆状披针形，内层披针形，先端长尖，具刺；雄花花冠长 17~20mm，裂片长 9~10mm，花药紫红色，长约 6mm；雌花花冠紫红色，长约 26mm，裂片长约 5mm，退化花药长约 2mm。瘦果椭圆形或长卵形，略扁平；冠毛羽状。花果期 7~9 月。

【分布区域】产同仁市、尖扎县、泽库县。生于海拔 1800~2700m 宅旁荒地、田埂路边、河岸水沟边、河滩疏林下。

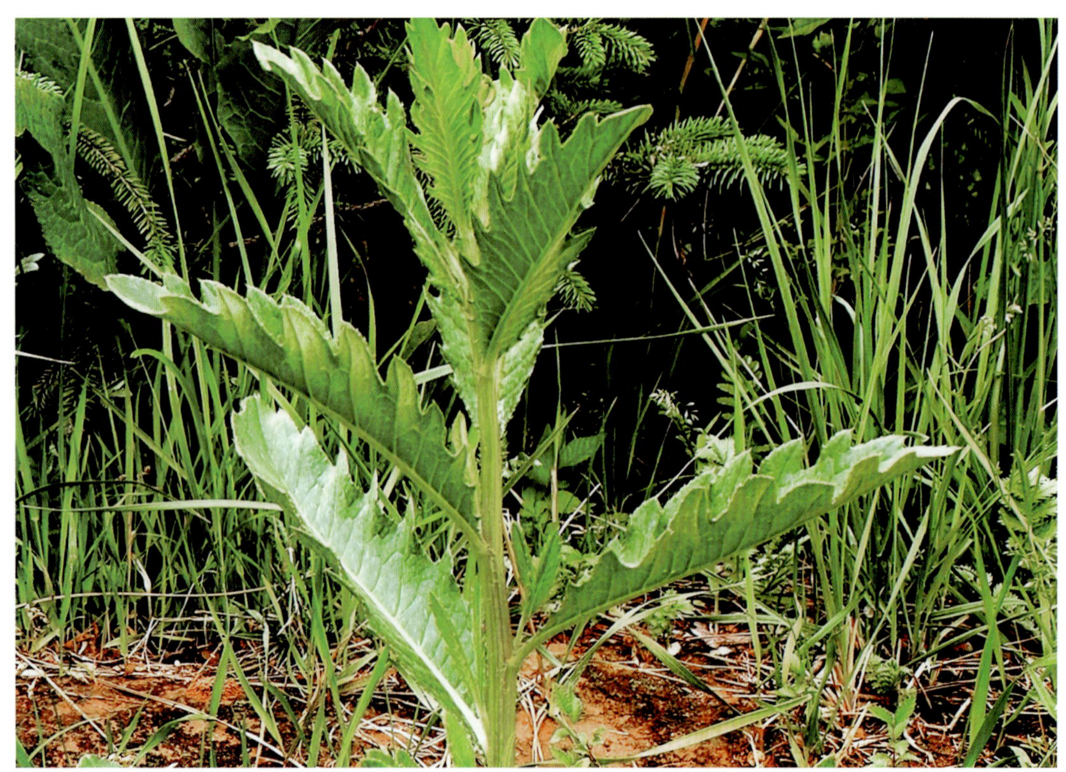

383. 葵花大蓟

【学　　名】*Cirsium souliei*（Franch.）Mattf.

【别　　名】聚头蓟、江采尔那保用哇（藏语译音）

【药 材 名】葵花大蓟

【用药部位】全草。

【功效主治】凉血止血、散瘀消肿。用于吐血、衄血、尿血、崩漏、痈肿疮毒。

【植物特征】多年生无茎草本。叶基生，莲座状，狭披针形或长圆状披针形，长10~30cm，宽2~6cm，先端急尖，羽状浅裂至深裂，裂片卵形、卵状披针形或偏斜椭圆形，边缘有小裂片，齿和密针刺，两面被有节柔毛，上面叶轴和下面的毛稍多，有时上面近无毛，叶柄不明显或有短柄。头状花序多数，无或有短花序梗，簇生于莲座叶丛中间；总苞半球形，长2~3cm，宽达4cm，总苞片多层，近等长或向内层稍长，外层卵状披针形或披针形，宽2~4mm，全部或上部边缘具针刺，内层线形，近膜质，边缘无刺，先端针刺不坚硬；小花管状，紫红色，长1.8~2.1cm，管部长为檐部的2倍。瘦果黑褐色，冠毛白色，多层，羽毛状，果期与花冠等长。花果期7~9月。

【分布区域】产同仁市、泽库县、河南县。生于海拔2500~4000m高山草地、河滩荒地、退化草滩。

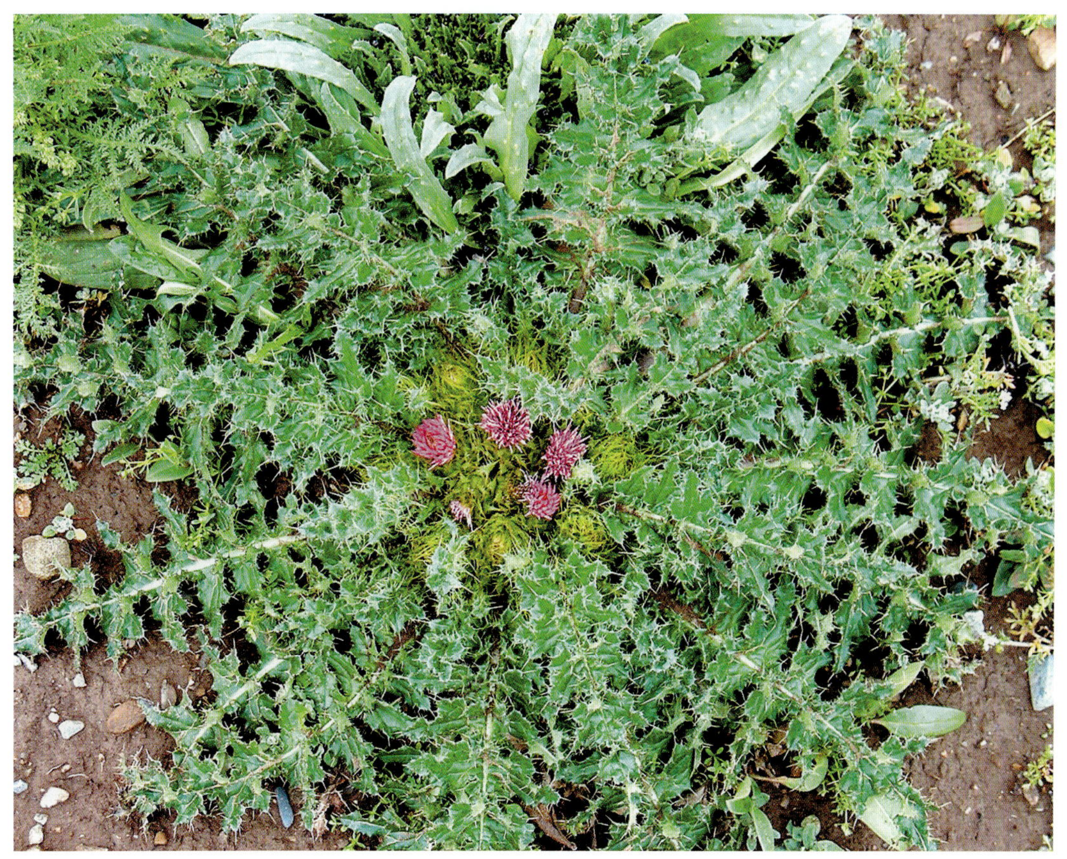

秋英属 Cosmos Cav.

384. 秋英

【学　　名】*Cosmos bipinnata* Cav.

【别　　名】波斯菊、八瓣梅、大波斯菊、十样景、希日拉金－其其格、芫荽梅

【药 材 名】波斯菊

【用药部位】全草。

【功效主治】清热解毒、化湿。用于急慢性痢疾、目赤肿痛；外用治痈疮肿毒。

【植物特征】一年生草本，高 1~2m。根纺锤形，须根多数。茎直立，多分枝，光滑或上部有柔毛。叶对生，二回羽状深裂，裂片线形或丝状。头状花序直径 3~6cm，多数，单生枝顶，或排列成疏伞房状；花序梗细，长 6~20cm；总苞半球形；总苞片 2 层，外层淡绿色，近革质，具深色脉纹，披针形，内层膜质，椭圆形；舌状花紫红色、粉红色或白色，舌片倒卵状长圆形，长 2~3cm，宽 1~1.5cm，先端有 3~5 钝齿；管状花黄色，长 6~8mm。瘦果黑紫色，狭倒披针形，长 8~12mm，先端具长喙；冠毛芒状，具 2~4 个芒刺。花果期 6~10 月。

【分布区域】产同仁市、尖扎县。庭院栽培。

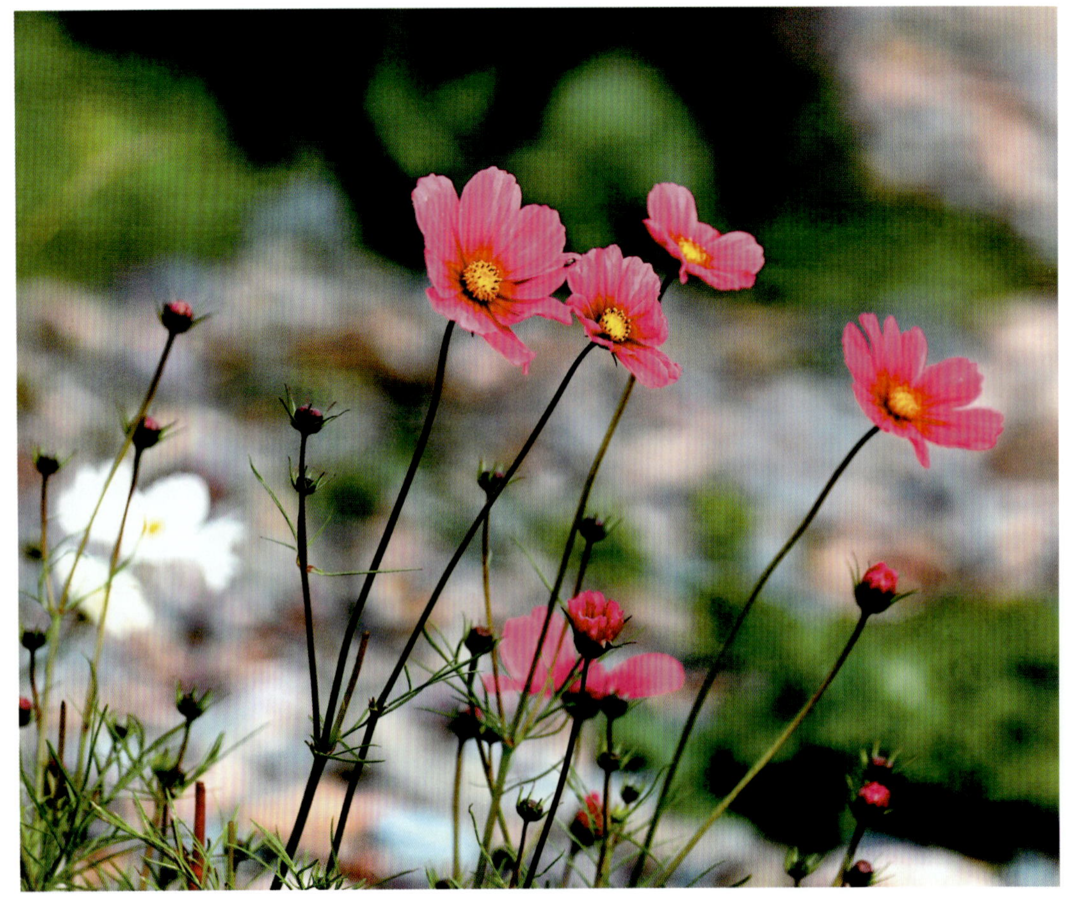

垂头菊属 Cremanthodium Benth.

385. 褐毛垂头菊

【学　　名】*Cremanthodium brunneopilosum* S. W. Liu

【别　　名】杂赤巴莫卡（藏语译音）

【药 材 名】杂赤巴莫卡

【用药部位】地上部分。

【功效主治】清热凉血。用于肝炎、胆囊炎、黄疸、胃肠炎、感冒发热及内脏出血。

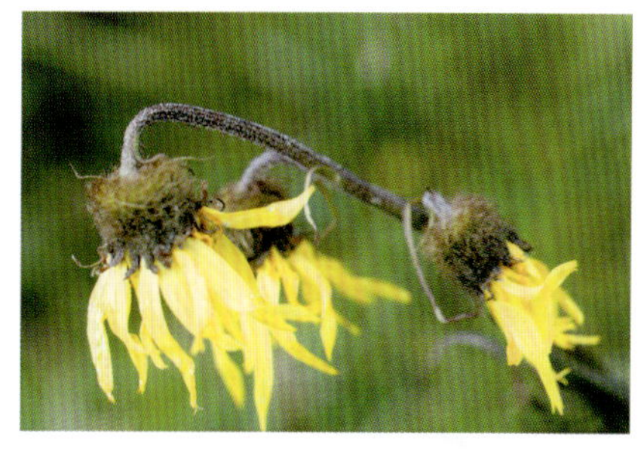

【植物特征】多年生草本，高 20~60cm，蓝绿色或灰绿色。根肉质，簇生。茎直立，上部被白色和褐色有节柔毛，基部密被枯叶柄。基生叶与茎下部叶长椭圆形至披针形，长 6~35cm，宽 2~8cm，先端急尖，全缘或有骨质小齿，基部楔形，下延成翅状柄，上面光滑，下面至少在脉上有点状柔毛；叶柄长至 10cm，宽约 1.5cm；茎中上狭部叶椭圆形，抱茎；最上部叶披针形，苞叶状。头状花序辐射状，少数，排成总状花序，偶有单生；花序梗被褐毛；总苞半球形，长 1~1.5cm，宽 1.5~2cm，密被褐色有节柔毛，总苞片 2 层，披针形或长圆形，先端渐尖；舌状花黄色，舌片线状披针形，长达 5cm，先端尾状渐尖，近透明；管状花多数，长约 10mm，冠毛白色，长约 10mm。花果期 6~9 月。

【分布区域】产同仁市、泽库县、河南县。生于海拔 3300~4400m 沼泽草甸、河谷滩地。

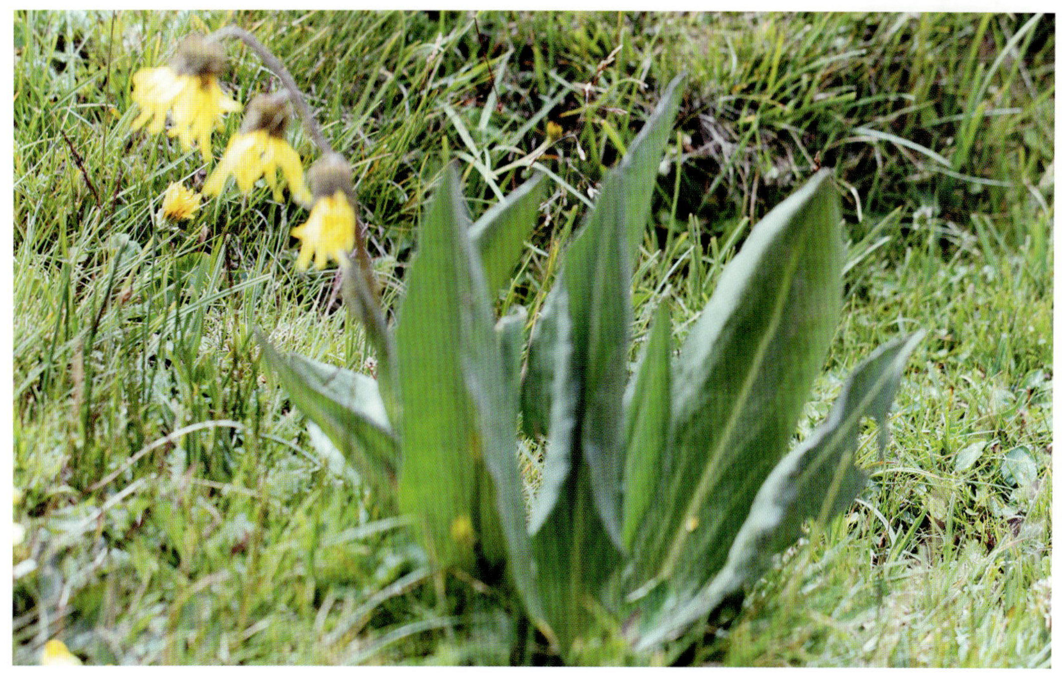

386. 矮垂头菊

【学　　名】*Cremanthodium humile* Maxim.

【别　　名】小垂头菊

【药 材 名】小垂头菊

【用药部位】全草或花序。

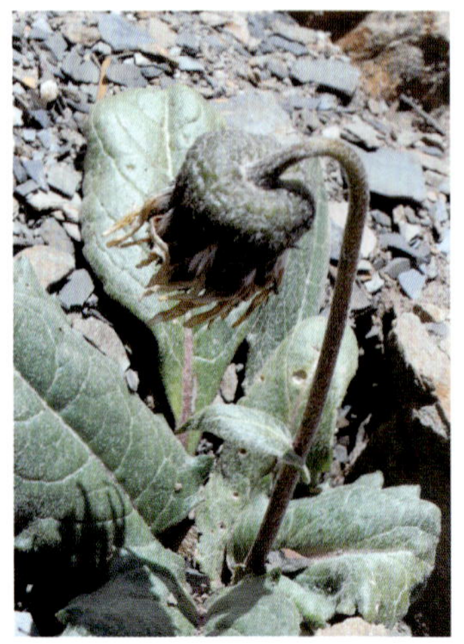

【功效主治】疏风清热、利水消肿。用于感冒发热、小便不利、身肿。

【植物特征】多年生草本，高 5~20cm，具较长的地下茎，其上有鳞叶；地上茎直立，上部被白色和黑色有节长毛，下部光滑。无从生叶；茎下部叶具柄，柄 2~14cm，光滑，叶片卵形、卵状长圆形或近圆形，长 0.7~6cm，宽 1~4cm，先端钝圆，全缘或具浅齿，上面光滑，下面被密的白色柔毛，叶脉羽状；茎上部叶渐小，卵形至线形。头状花序单生，下垂，辐射状；总苞半球形，长 0.7~6cm，宽 1~2cm，被黑色或白色有节长柔毛；总包片 8~12，1 层，基部合生成浅杯状，分离部分线状披针形，宽 2~3mm；舌状花黄色，舌片椭圆形，长 1~2cm，宽 3~1mm；管状花长 7~9mm，瘦果长 3~4mm；冠毛长 7~9mm，白色。花果期 7~9 月。

【分布区域】产全州各市县。生于海拔 3500~4900m 高山流石滩地。

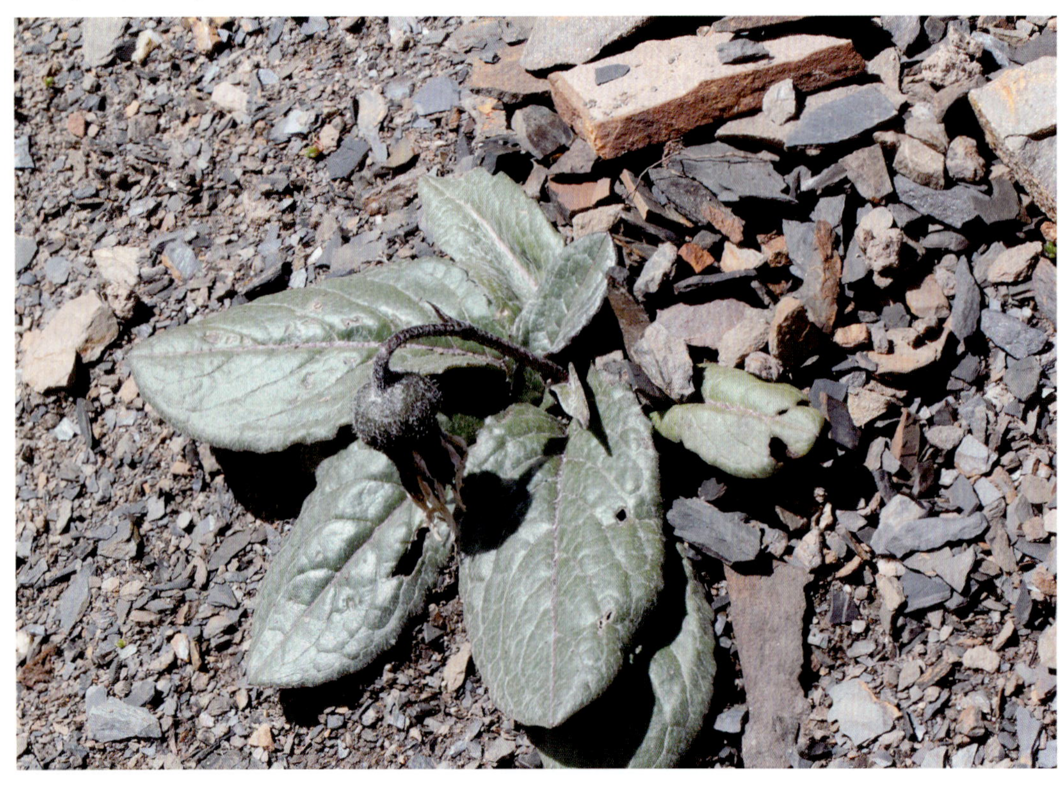

387. 条叶垂头菊

【学　　名】*Cremanthodium lineare* Maxim.

【别　　名】线叶垂头菊、热肖（藏语译音）

【药 材 名】条叶垂头菊

【用药部位】全草或花序。

【功效主治】清热消肿、健胃止呕。用于高热惊风、咽喉肿痛、脘腹胀痛、呕吐。

【植物特征】多年生草本，高 7~30cm。茎直立，光滑或最上部有白色柔毛，基部被枯叶柄纤维。丛生叶与茎基部叶线形或线状披针形，长达 15cm，宽 2.5~5mm，先端急尖，全缘，基部楔形，叶脉平行，茎生叶多数，线形，苞叶状。头状花序单生，辐射状，下垂总苞半球形，长 1~1.2cm，宽至 2cm，光滑或基部有柔毛；总苞片 12~14，2 层，披针形或卵状披针形，宽约 2mm，先端急尖；具白色睫毛，背部黑灰色；舌状花黄色，舌片线状披针形，长达 3cm，宽约 2mm；先端长渐尖；管状花长 5~7mm。瘦果长 2~3mm；冠毛白色，长 5~7mm。花果期 7~9 月。

【分布区域】产同仁市、泽库县、河南县。生于海拔 3100~4500m 沼泽草甸、河岸滩地、水沟边、高山流石坡。

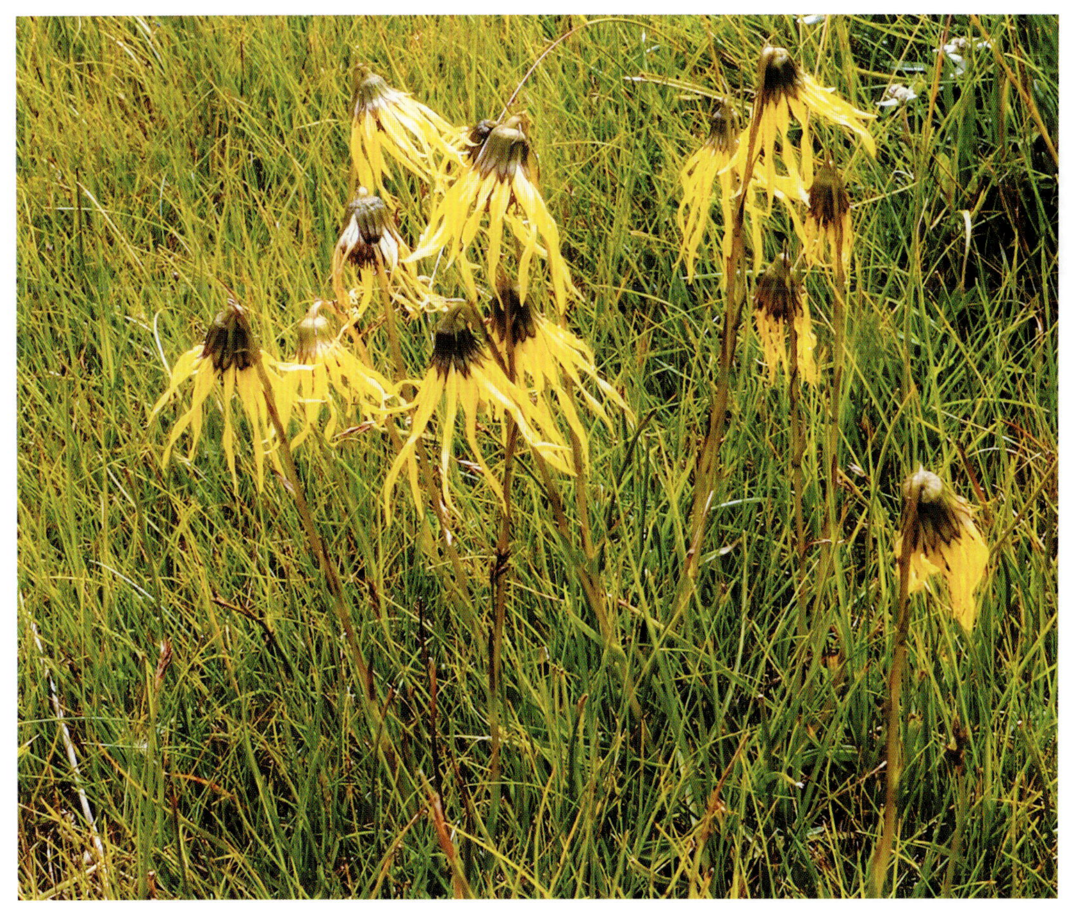

还阳参属 Crepis Linn.

388. 还阳参

【学　　名】*Crepis crocea*（Lam.）Babc.

【别　　名】还羊参、北方还阳参

【药 材 名】驴打滚草

【用药部位】全草。

【功效主治】止咳、化痰、平喘。用于老年性慢性支气管炎。

【植物特征】多年生草本，高 12~35cm。根细。茎直立，单生或 2~4 茎成簇生，基部被褐色或黑褐色的残存的叶柄，被黄绿色的头状具柄腺毛。基生叶多数，全形倒披针形或倒披针状长椭圆形，包括叶柄长 2.5~10cm，宽 1~2. 5cm，基部收窄成短翼柄，羽状浅裂或半裂，顶裂片三角形或三角状披针形；无茎生叶或茎生叶 1~3 枚，与基生叶同形或线状披针形或线钻形，并同等分裂或不分裂。头状花序直立。总苞钟状，长 10~15mm；总苞片 4 层，外层及最外层短，线状披针形，长 5mm，宽不足 1mm。舌状小花黄色，花冠管被稀疏微柔毛。瘦果纺锤状，黑色或暗紫色，长 5~6mm，直立或稍弯曲，顶端无喙。冠毛白色，长约 8mm。花果期 7~8 月。

【分布区域】产同仁市、泽库县、河南县。生于海拔 2230~3300m 固定沙丘、宅旁荒地、沟谷石隙、渠岸田边、河谷阶地、河岸水沟边、干旱山坡。

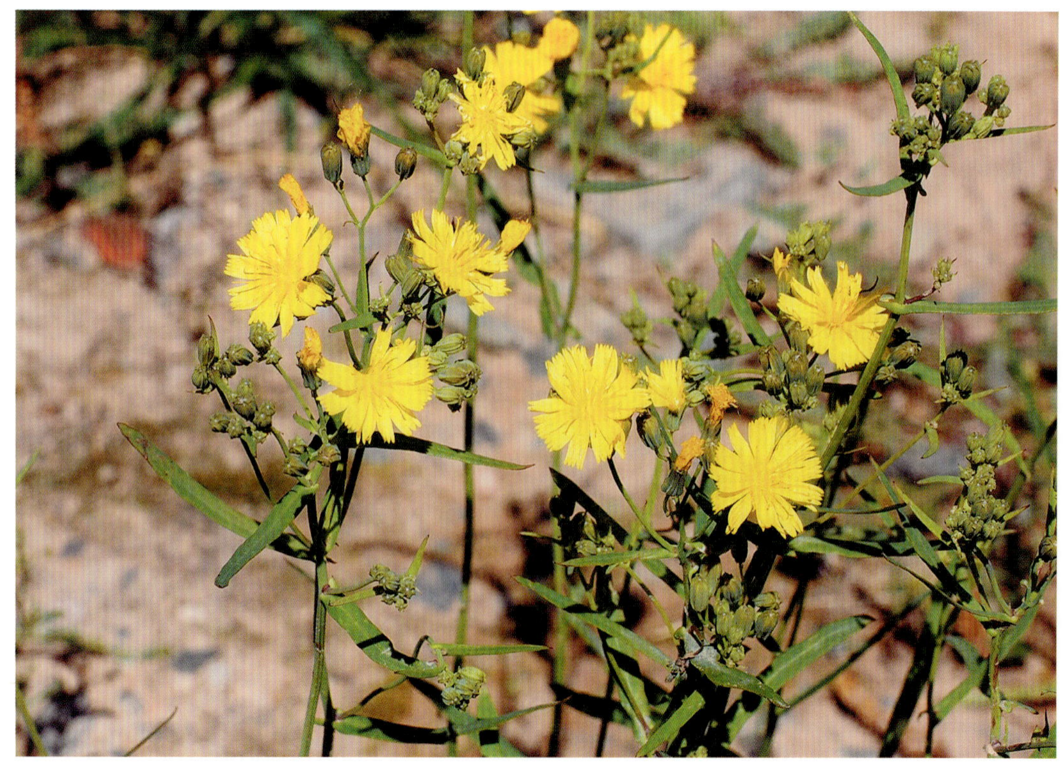

389. 弯茎还阳参

【学　　名】*Crepis flexuosa*（Ledeb.）C. B. Clarke

【别　　名】弯茎还羊参

【药 材 名】还阳参

【用药部位】全草。

【功效主治】清热止血。用于疗肝炎、胃出血等。

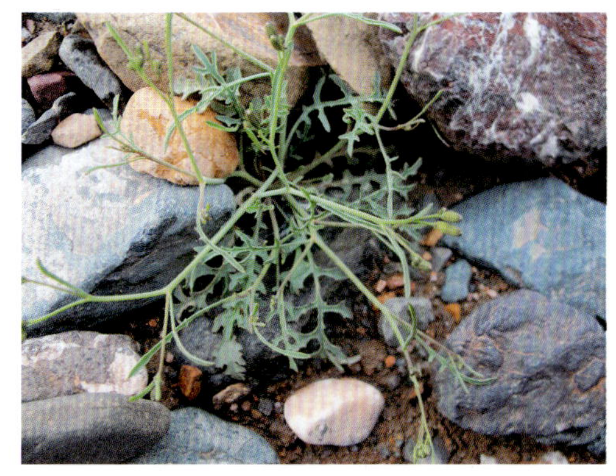

【植物特征】多年生草本，高 3~35cm。根茎细，分枝。茎直立或横生，从基部起作多次二歧分枝，老时枝灰白色，近似半灌木。叶多少肉质；基生叶倒披针形或匙形，长 1.5~7cm，宽 0.3~1.5cm，羽状深裂或具波状齿，裂片披针形或长圆形，边缘具尖齿，基部渐狭成翅状柄，两面无毛；基下部叶与基生叶同形，近等大；中上部叶线形，全缘或羽状浅裂，向上渐小，无柄。头状花序单生分枝端，总苞圆柱形，长 5~8mm，径约 2mm，外层总苞片小，长约 1mm，卵状披针形，先端尖，内层总苞片线状长圆形，等长，无毛，先端急尖，边缘白色膜质，小花舌状，黄色，舌片长圆形，长约 7mm，宽至 2mm，管部长约 5mm。瘦果圆柱形，长约 5mm，具 10 条等形纵肋，冠毛白色，长约 5mm。花果期 6~8 月。

【分布区域】产泽库县、同仁市。生于海拔 1900~5000m 山坡、田边、沙地、河滩及湖边。

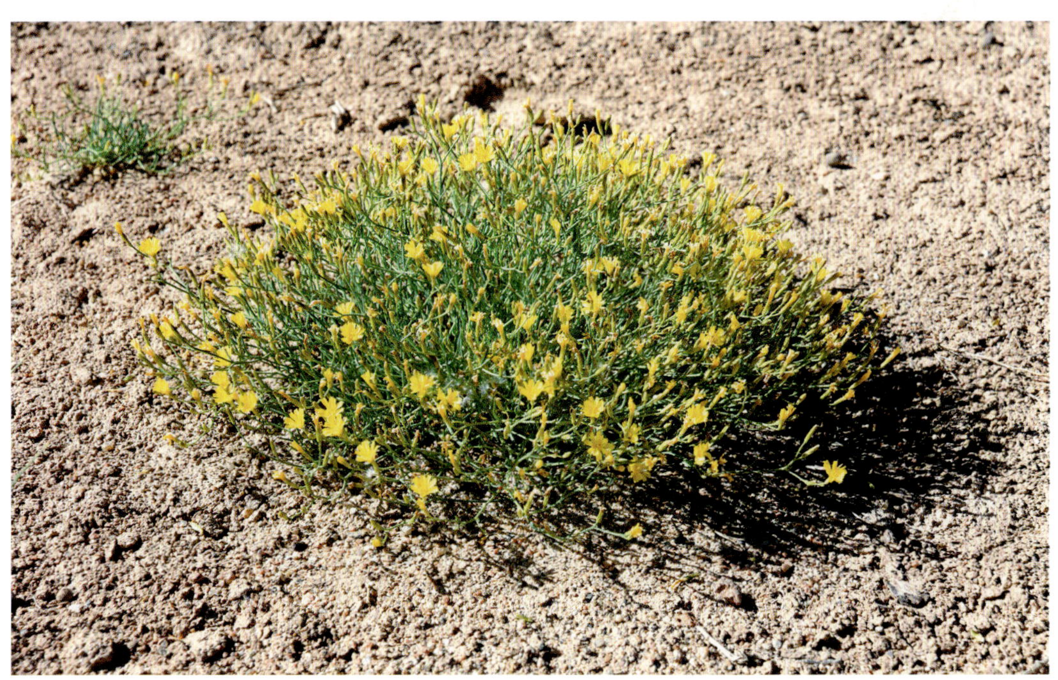

菊属 Dendranthema（DC.）Des Moul.

390. 甘菊

【学　　名】*Dendranthema lavandulifolium*（Fisch. ex Trautv.）Ling et Shih

【别　　名】北野菊、香叶菊

【药 材 名】野菊花

【用药部位】全草。

【功效主治】清肝明目。用于感冒、肝炎。

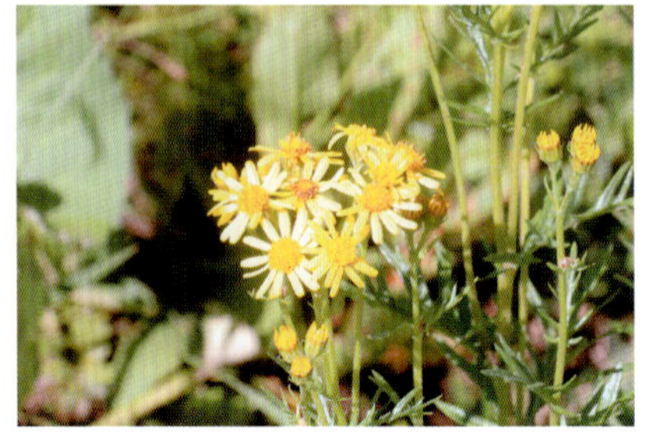

【植物特征】多年生草本，高 15~ 60cm，有横走的匍匐枝。茎直立，上部有分枝，被疏柔毛。叶全形卵形或卵状椭圆形，长 1~5cm，宽达 4cm，一或二回羽状深裂，侧裂片 1~3 对，小裂片全缘或有齿，两面被白色柔毛和密的腺点。头状花序辐射状，较小，常多数在茎枝顶端排列成伞房状花序；总苞碟形，直径 5~8mm；总苞片约 5 层，顶端钝圆，边缘白色或褐色膜质，外层线状长圆形，内层卵形或倒披针形；舌状花黄色，舌片椭圆形，长 4~7.5mm；管状花多数，黄色，长约 3mm。瘦果倒卵形，长约 1.5mm；无冠毛。花果期 7~9 月。

【分布区域】产同仁市。生于海拔约 2000m 山坡草地。

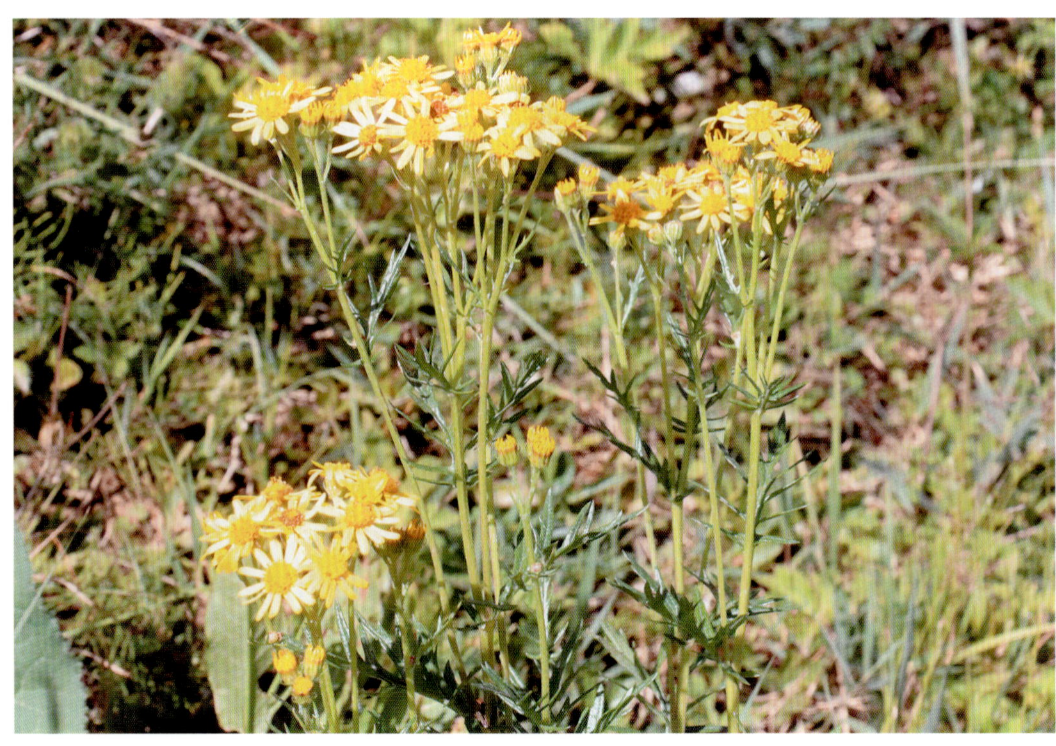

飞蓬属 Erigeron Linn.

391. 飞蓬

【学　　名】*Erigeron acer* Linn.

【别　　名】女菀、野蒿、牙肿消、牙根消、千张草、墙头草、长毛草、地白菜、油麻草、白马兰、千层塔、治疟草、瞌睡草、白旋覆花

【药 材 名】一年蓬

【用药部位】全草。

【功效主治】消食止泻、清热解毒、截疟。用于消化不良、胃肠炎、齿龈炎、疟疾、毒蛇咬伤。

【植物特征】二年生或多年生草本，高 15~60cm，主根粗，颈部常分枝。茎单生或数个丛生，被长硬毛，最上部常有腺毛。基生叶和茎下部叶倒披针形，长 4~8cm，宽 0.6~1.2cm，先端钝圆或急尖，全缘或有疏齿，基部渐狭成长柄，两面被硬长毛，中上部叶小，拔针形，长 3~5cm，宽至 8mm。头状花序多数，在茎顶端排列成圆锥状花序；总苞半球形，长 5~1mm，宽 6~8mm，总苞片 3 层，线形，宽约 1mm，先端渐尖，紫色，背面被长硬毛；雄花二型，舌状花淡紫色，长 5~7mm，略长于冠毛，内层雄花细管状，无色，长约 5mm；两性花管状，黄色，长 5~6mm，上部有微毛。瘦果被短毛；冠毛 2 层，白色，外层短，内层长 5~7mm。花果期 7~8 月。

【分布区域】产全州各市县。生于海拔 2500~3800m 河滩田边、灌丛、山坡草地。

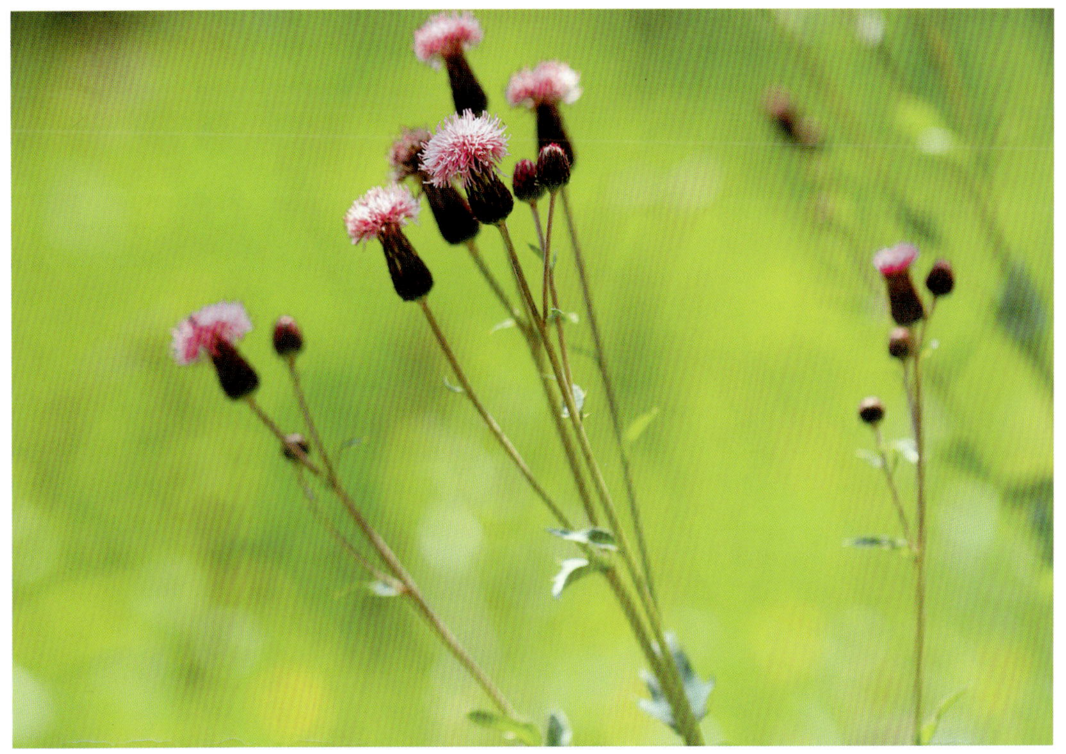

狗娃花属 Heteropappus Less.

392. 阿尔泰狗娃花

【学　　名】*Heteropappus altaicus*（Willd.）Novopokr.

【别　　名】燥原蒿、铁杆蒿

【药 材 名】阿尔泰紫菀

【用药部位】根、花或全草。

【功效主治】清热降火、排脓止咳。用于热病、肝胆火旺、肺脓疡、咳血、膀胱炎、疱疹疮疖。

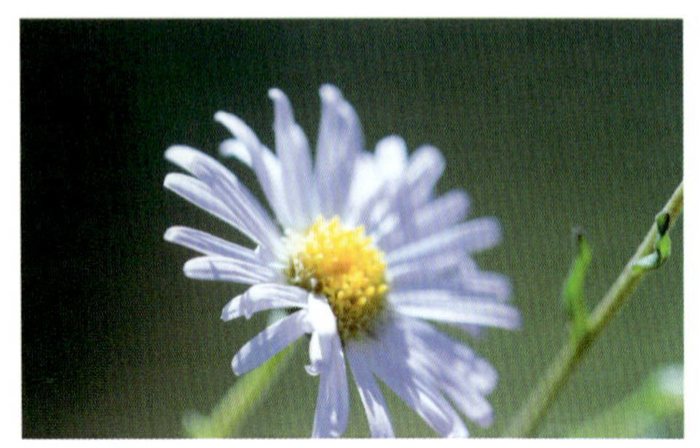

【植物特征】多年生草本，高 15~40cm。根木质，有分枝。茎由基部起多分枝，直立或枝斜生，分枝被弯曲或开张的毛，上部有腺体。叶线形、长圆形或倒披针形，长 5~35mm，宽 1~7mm，先端钝或急尖，全缘，两面有短粗毛或细毛，常有腺点。头状花序多数，单生枝顶或在枝顶呈伞房状；总苞半球形，直径 1~1.5cm；总苞片 2~3 层，近等长，长圆状披针形或线形，长约 5mm，宽至 1.5mm，先端渐尖，边缘狭膜质，背面被有腺毛；舌状花 15~20 个，管部长约 2.5mm，舌片蓝色，线状长圆形，长至 15mm，宽约 2mm；管状花黄色，长约 5mm，裂片 5，不等长，外面有小毛。瘦果倒卵状长圆形，被毛；冠毛红褐色，长约 4mm，糙毛状。花果期 7~10 月。

【分布区域】产同仁市、尖扎县、河南县。生于海拔 1800~4150m 河滩、山坡、荒地。

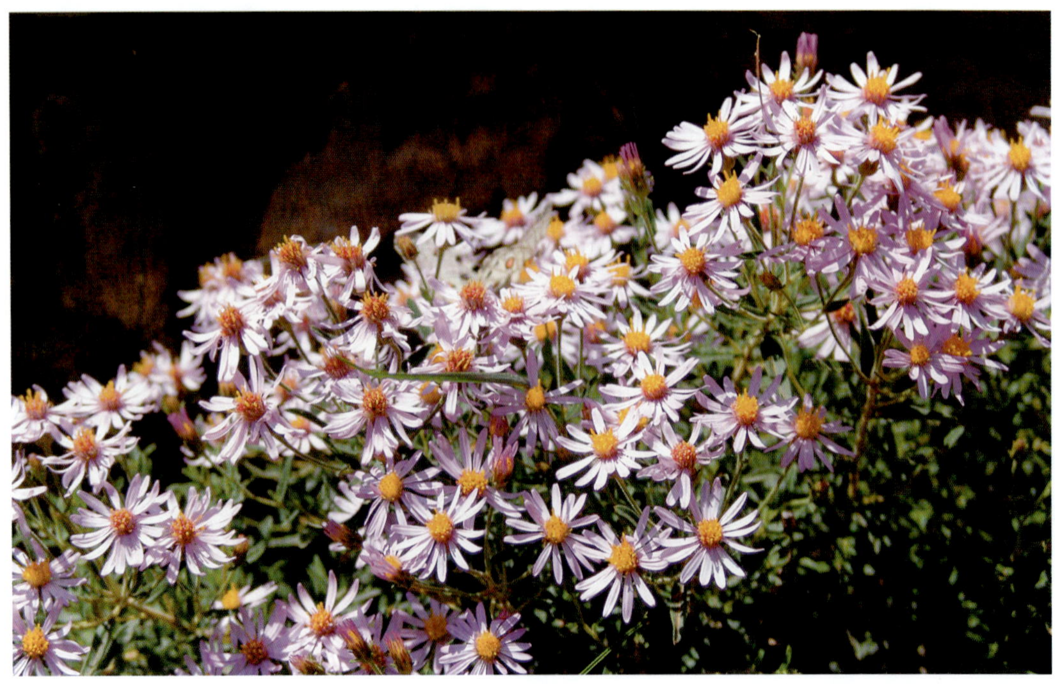

393. 圆齿狗娃花

【学　　名】*Heteropappus crenatifolius*（Hand.-Mazz.）Griers.

【别　　名】陆穹（藏语译音）

【药 材 名】路旁菊

【用药部位】全草。

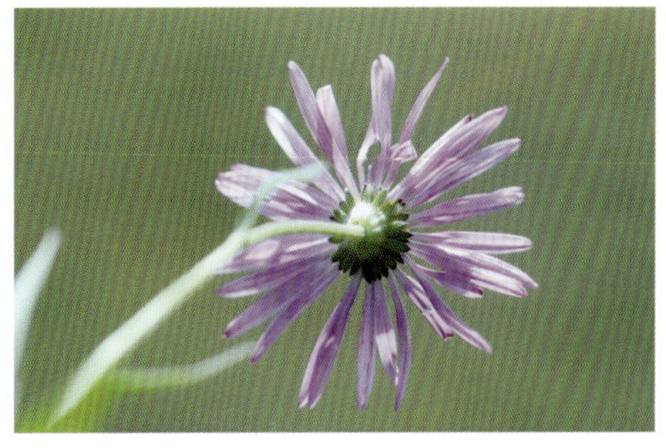

【功效主治】清热解毒、止咳。用于感冒咳嗽、咽痛、蛇咬伤。

【植物特征】一年生草本，高至 50cm。主根具多数侧根。茎直立，上部或从下部起有分枝，密被开张长毛，上部有腺。基生叶花期枯萎；茎生叶长圆形或线状长圆形，长至 6cm，宽 0.2~0.7cm，先端钝或圆形，全缘，基部略狭或近圆形，两面被粗伏毛，缘毛明显，常混生腺体。头状花序单生枝顶；总苞半球形，直径 1~1.5 cm；总苞片 2~3 层，近等长，线状披针形，长 5~7mm，宽约 1.5mm，先端渐尖，边缘狭膜质，背被短伏毛和腺体，稀有时密被粗毛；舌状花一般 40 个，有时多达 60 个，舌片蓝色或紫色，长 8~15mm，宽约 1.5mm；管状花黄色，长 4~5mm，裂片 5，不等长。瘦果倒卵形，扁，被疏毛，有黑色斑纹，上部有腺体；冠毛棕褐色，舌状花冠毛极短或少而长，稀无冠毛，管状花冠毛与花冠近等长。花果期 8~9 月。

【分布区域】产同仁市、泽库县、河南县。生于海拔 2230~4000m 河滩、山坡草地。

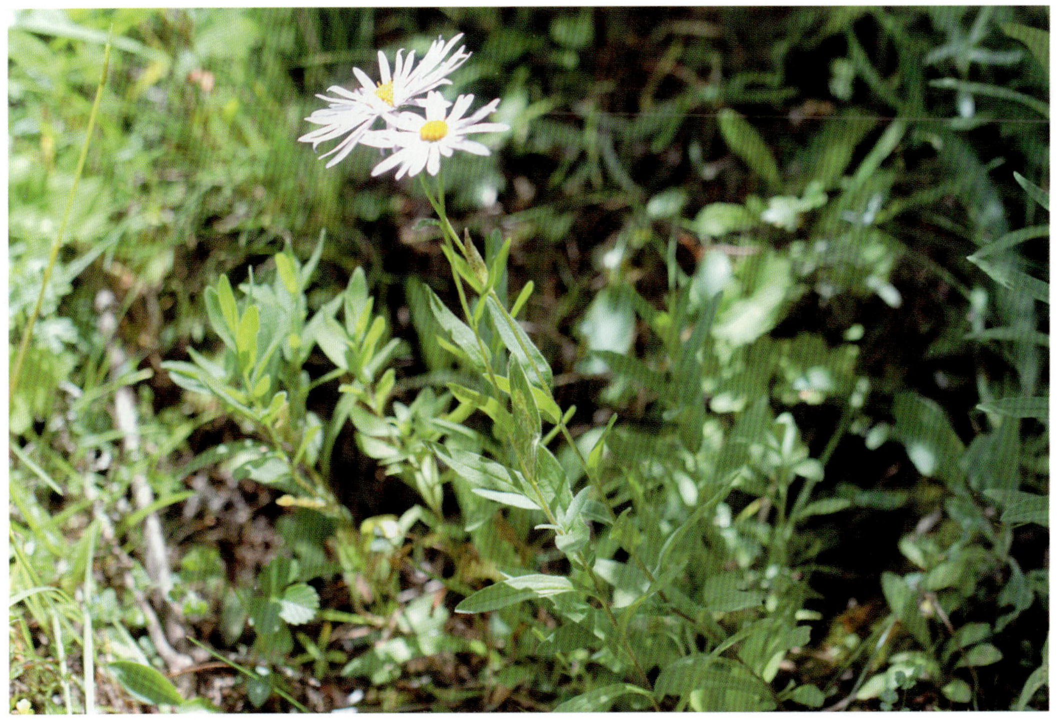

旋覆花属 Inula Linn.

394. 旋覆花

【学　　名】*Inula japonica* Thunb.

【别　　名】毛耳朵花

【药 材 名】旋覆花

【用药部位】花。

【功效主治】消痰行水、降气止呕。用于咳嗽痰黏、呕吐噫气、胸痞胁痛。

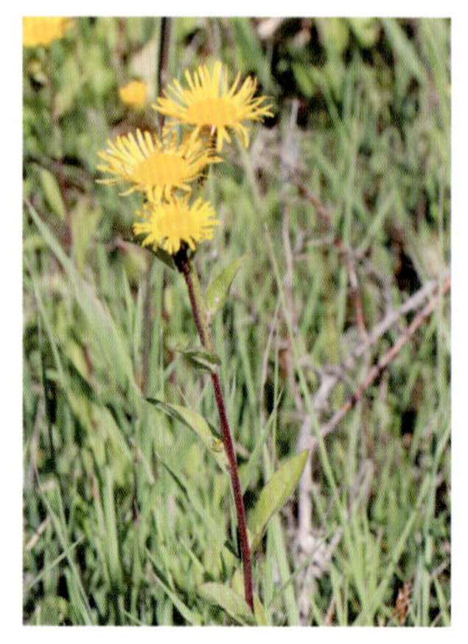

【植物特征】多年生草本，高 20~60cm。根茎短，横生或斜生。茎直立，上部有分枝，被长伏毛。叶互生；基生叶在花期早落；茎中部叶长圆形、椭圆形或披针形，长 5~10cm，宽 1.7~4cm，先端渐尖或急尖，全缘或有软骨质小齿，上面无毛，下面有短伏毛及腺点，基部渐狭，楔形；上部叶渐小，披针形或线状披针形。头状花序少数或多数，在茎端排成伞房状花序；花序梗细，被毛；总苞半球形，长 6~7mm；总苞片 5~6 层，线状技针形，近等长，先端渐尖，背面被毛，外层草质，内层干膜质；舌状花黄色，舌片线形，长约 10mm；管状花黄褐色，长 5~6mm，花冠纤细。瘦果圆柱形，被短毛；冠毛白色，与管状花花冠等长。花果期 6~9 月。

【分布区域】产同仁市、尖扎县。生于海拔 1900~3000m 水边、农田边。

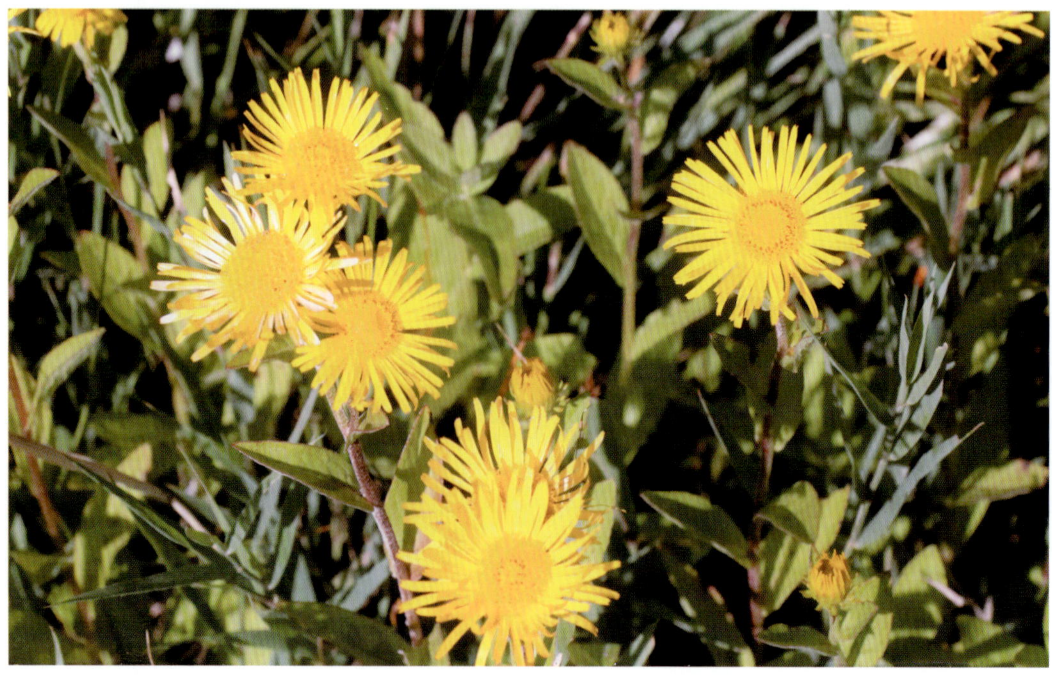

小苦荬属 Ixeridium（A. Gray）Tzvel.

395. 窄叶小苦荬

【学　　名】*Ixeridium gramineum*（Fisch.）Tzvel.

【别　　名】杂赤（藏药名）

【药 材 名】窄叶小苦荬

【用药部位】全草。

【功效主治】清热解毒。用于黄疸、胆囊炎、脉病、结膜炎、疖肿及传染病引起的热病。

【植物特征】多年生草本，高 3~40cm。主根较粗，肉质。茎从基部分枝，枝斜升或横生，无毛。基生叶呈莲座状，线形至线状披针形或倒披针形，长 2~16cm，宽 0.3~1.2cm，先端尖，全缘或有疏齿至不规则羽裂，侧裂片有时长达 2cm，线形或线状披针形；茎生叶 1~2，线状披针形，全缘，无柄，略抱茎。头状花序在分枝端排成聚伞花序；总花序梗细，不等长；总苞筒状，长 6~9mm，径约 3mm，外层总苞片极小，卵形，内层线状披针形，等长，先端有短毛；小花舌状，黄色或白色，外部有时淡紫色，舌片长圆形，长约 7mm。瘦果纺锤形，红棕色，长 7mm，喙细，长约 3mm，果体具等形纵肋 10 条，肋上有小刺；冠毛白色，长约 5mm。花果期 6~8 月。

【分布区域】产全州各市县。生于海拔 1850~3900m 河边、田边、山坡。

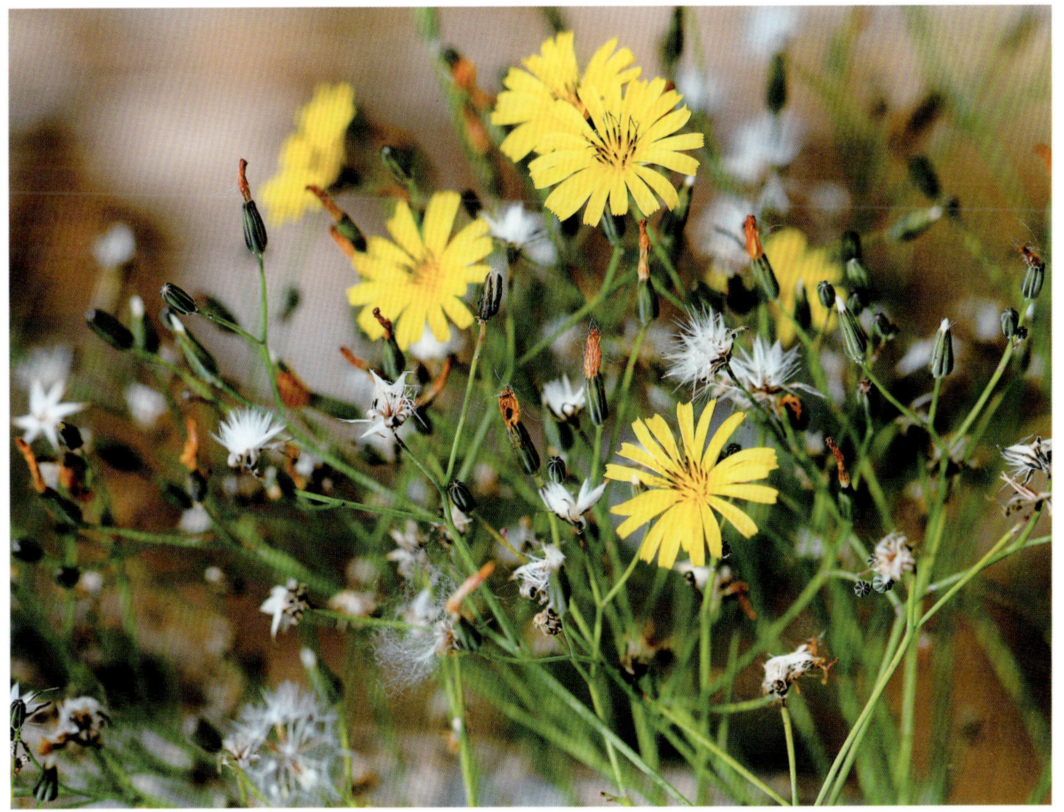

火绒草属 Leontopodium R. Br.

396. 美头火绒草

【学　　名】*Leontopodium calocephalum*（Franch.）Beauv.

【别　　名】扎托、扎托巴

【药 材 名】美头火绒草

【用药部位】全草。

【功效主治】清热凉血、利尿。用于急性肾炎以及蛋白尿和血尿等疾病。

【植物特征】多年生草本，高 3~35cm。根状茎细长，有分枝，不育茎顶生叶丛。茎直立，不分枝，被白色蛛丝状棉毛，下部常脱毛。不育茎的叶和茎下部叶线状拔针形或线形，长 1~6cm，宽 1.5~5mm，先端急尖，有小尖头，基部窄，渐狭成褐色长鞘；中上部叶卵状披针形至线状披针形，长至 5cm，宽 0.2~0.8mm，抱茎，上部渐尖；全部叶上面常无毛、下面被疏的白色茸毛。苞叶卵状披针形，与茎上部叶同形同大或稍窄，上面被厚的茸毛，下面毛较稀疏而薄，呈绿色，较花序长 2~5 倍，开展成星状苞叶群，或因花序分枝而成分散的苞叶群。头状花序多数，密集，宽达 1.5cm；总苞长 4~6mm，被柔毛，总苞片 4 层，先端褐色；三角状；小花异形或雄雄异株。瘦果被短粗毛。花果期 7~8 月。

【分布区域】产同仁市、泽库县、河南县。生于海拔 2800~4500m 高山和亚高山草甸、石砾坡地、湖岸、沼泽地、灌丛、冷杉和其他针叶林下或林缘。

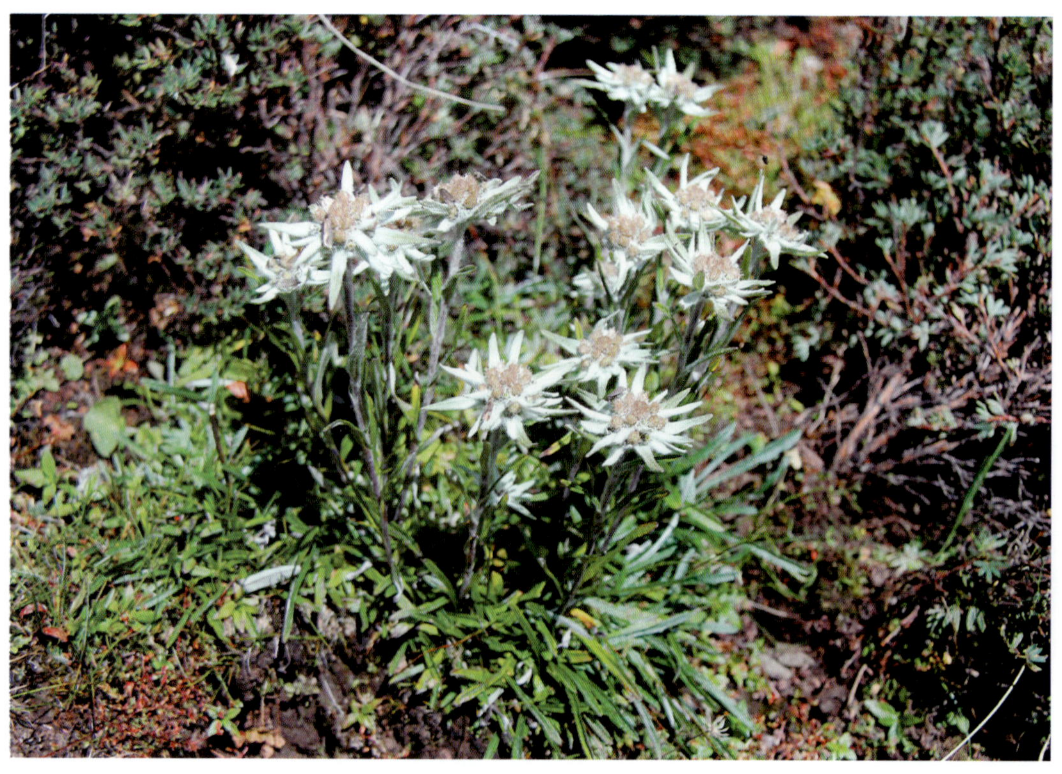

397. 香芸火绒草

【学　　名】*Leontopodium haplophylloides* Hand.-Mazz.

【别　　名】小矛香艾、老头草、老头艾、薄雪草、小头矛香、火绒蒿、大头毛香

【药 材 名】火绒草

【用药部位】地上部分。

【功效主治】疏风清热、利尿、止血。用于流行性感冒、急慢性肾炎、尿路感染、尿血、疮伤流血。

【植物特征】多年生草本，高 20~60cm。根状茎粗，多分枝，具多数丛生的不育茎和花茎。茎直立，纤细，黄褐色，被白色蛛丝状毛，混生小腺毛，下部常脱毛。下部叶在花期枯萎；中上部叶稠密，披针形或线形，长至 4cm，宽 0.1~0.4mm，先端渐尖，边缘反卷，基部渐狭，两面被灰绿色茸毛，下面常有黑色、球形、易落的分泌物。苞叶椭圆披针形，较上部叶宽，先端渐尖，基部狭，近似短柄，上面被厚茸毛，下面于叶同色，较花序长，开展成苞叶群，头状花序 1~8，具短柄，单生或密集；总苞径 4~5mm，长约 5mm；总苞片 3~4 层，被白色柔毛，先端无毛，黄褐色；小花异形，或雌雄异株，长约 3mm，瘦果有短粗毛。花果期 7~9 月。

【分布区域】产同仁市、泽库县、河南县。生于海拔 2600~3800m 阳坡、山坡石崖上、灌丛中。

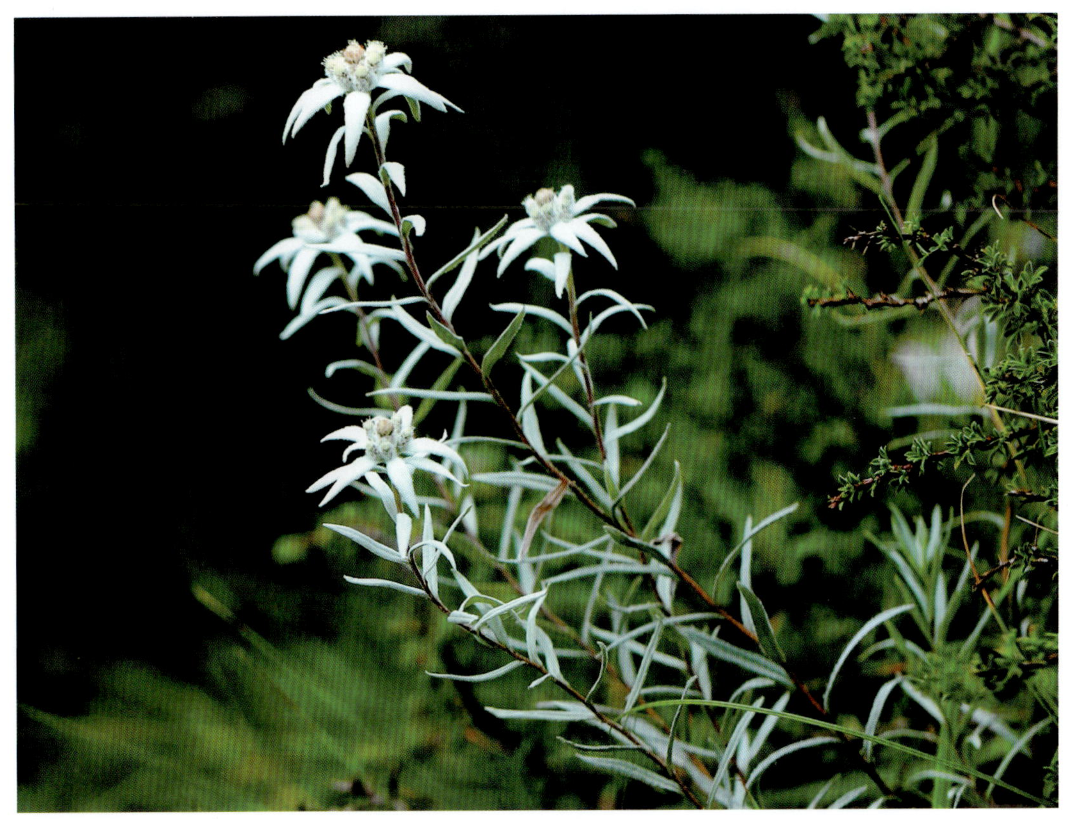

398. 长叶火绒草

【学　　名】*Leontopodium longifolium* Ling

【别　　名】兔耳子草

【药 材 名】兔耳子草

【用药部位】全草。

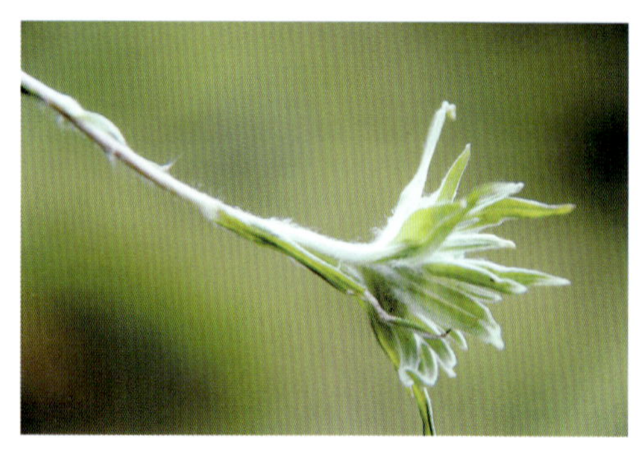

【功效主治】疏风清热、止咳化痰。用于外感发热、肺热咳嗽、支气管炎。

【植物特征】多年生草本，高 3~25cm。根状茎多分枝，有多数不育茎和少数花茎，密丛生，或因分枝细长，而成疏丛，有明显的紫红色长叶鞘。茎直立，紫红色，被白色柔毛或茸毛。莲座丛叶和基生叶线状匙形，长 2~4cm，宽 2~3mm，先端急尖，基部渐狭成柄，柄基部扩大成紫红色叶鞘；基生叶直立，线状倒披针形或线形，长至 5cm，宽 2~4mm，先端急尖，有小尖头，基部略狭；全部叶上面脱毛，绿色，下面被密的白色茸毛。苞叶狭披针形或线状长圆形，先端急尖或渐尖，上面被白色长茸毛，下面毛较疏，较花序长达 3 倍，开展成星状苞叶群。头状花序多数或少数，密集；总苞长约 5mm，宽略大于长；总苞片约 3 层，先端黑色，急尖，小花异形，雌雄异株，长约 3mm。冠毛略长于花冠。花果期 7~8 月。

【分布区域】产同仁市、泽库县、河南县。生于海拔 3200~4400m 草地、河滩、山坡、高山草甸、山顶倒石堆。

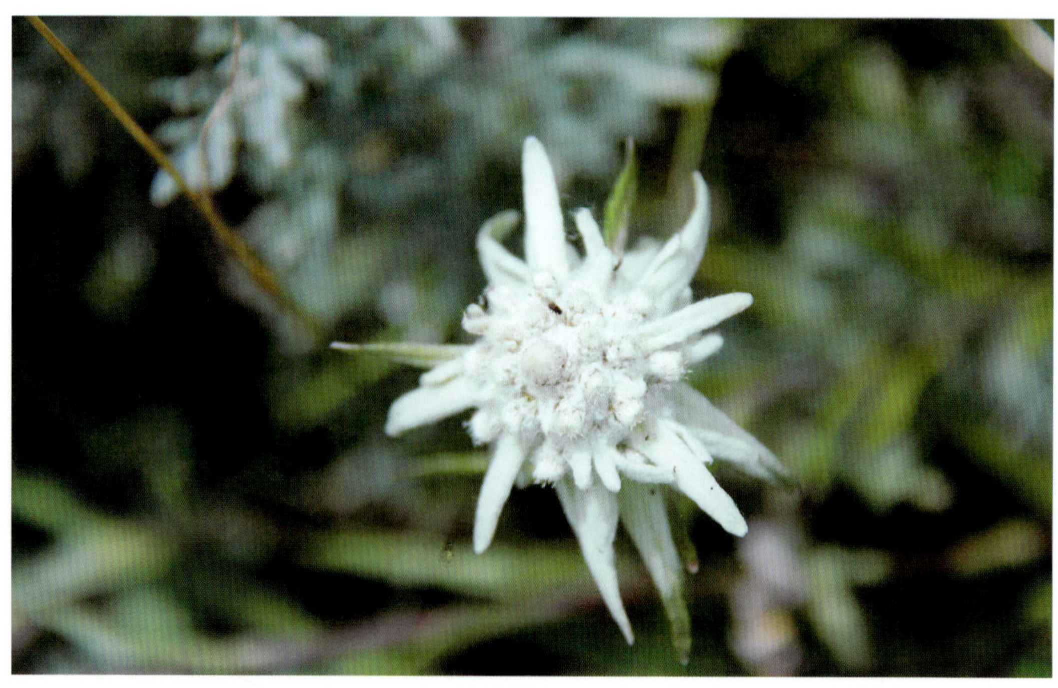

399. 矮火绒草

【学　　名】*Leontopodium nanum*（Hook. f. et Thoms.）Hand.–Mazz.

【别　　名】打火草、扎托巴（藏药名）

【药 材 名】矮火绒草

【用药部位】全草。

【功效主治】清热解毒。用于疫疠、肉瘤。

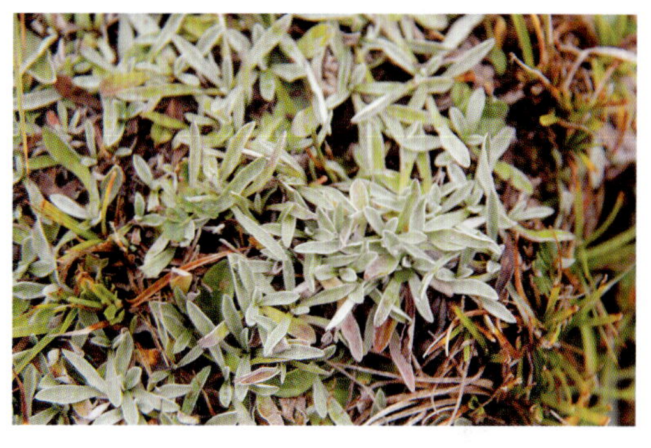

【植物特征】多年生矮小草本，高 2~5（13）cm。根状茎多分枝，呈垫状丛生。无茎或有茎，直立，被厚密的白色棉毛。基部叶和不育茎的莲座丛叶同形，较小；茎生叶较大，匙形、线状匙形或线状长圆形，长至 17mm，宽 2~4mm，先端钝或近圆形，有小尖头，基部渐狭，两面被白色长茸毛。苞叶短小，直立，不开展成星状苞叶群。头状花序 1~4，密集或单生，总苞宽达 13mm，长 4~5mm；总苞片 4~5 层，披针形，先端渐尖，黑褐色；小花异形，雌雄异株，长 4~6mm。冠毛亮白色，在花后增长，远较小花长，高出于总苞之上，长达 10mm。花果期 6~9 月。

【分布区域】产全州各市县。生于海拔 3200~5000m 山坡草地、高山草甸、山谷滩地、滨湖沙地。

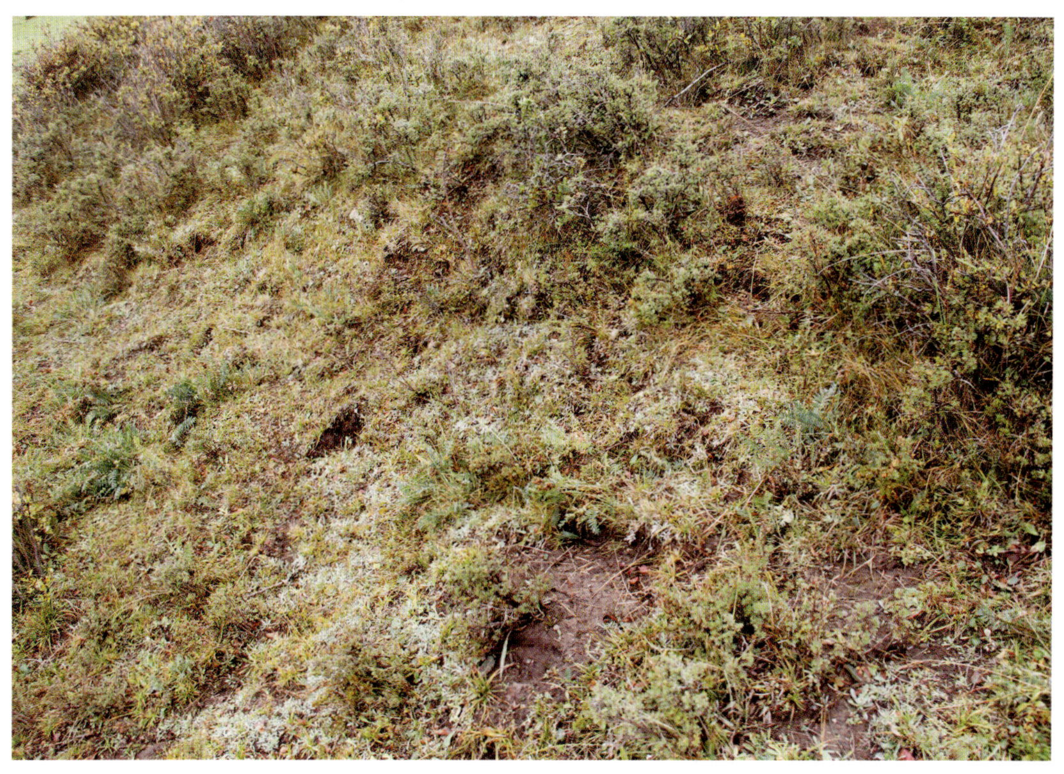

橐吾属 Ligularia Cass.

400. 掌叶橐吾

【学　　名】*Ligularia przewalskii*（Maxim.）Diels

【别　　名】裂叶橐吾、紫菀、山紫菀、甘青橐吾

【药 材 名】掌叶橐吾

【用药部位】根。

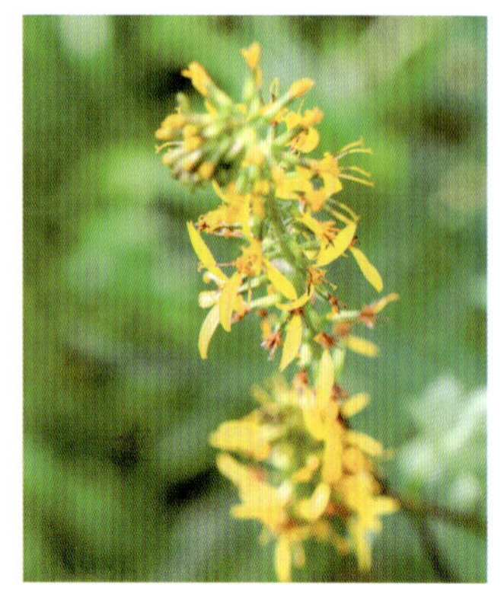

【功效主治】清热解毒。用于隆热病、脾热病、白喉、疫病、疮疖、皮肤病。

【植物特征】多年生草本高达 130cm。茎直立，光滑，基部被枯叶柄纤维包围。丛生叶与茎下部叶具柄，柄长达 50cm，光滑，基部具鞘，叶片轮廓卵圆形，掌状 4~7 裂，长 4.5~15cm，宽 8~25cm，侧裂片 3~7 深裂，中裂片二回 3 裂，全部小裂片边缘具条裂齿，两面光滑；中上部叶少而小，掌状分裂，具膨大的鞘。总状花序长达 50cm，苞片线形；头状花序多数，辐射状，总苞狭筒形，长 7~11mm，宽 2~3 mm；总苞片 3~6，线状长圆形，宽约 2mm，先端钝圆，具褐色睫毛；舌状花 2~3，黄色，线状长圆形，长达 15mm，宽 2~3mm，先端钝；管状花 3，长 7~12mm。瘦果长约 5mm；冠毛紫褐色，长约 4mm。花果期 7~9 月。

【分布区域】产全州各市县。生于海拔 2000~3900m 的河滩、林缘及灌丛。

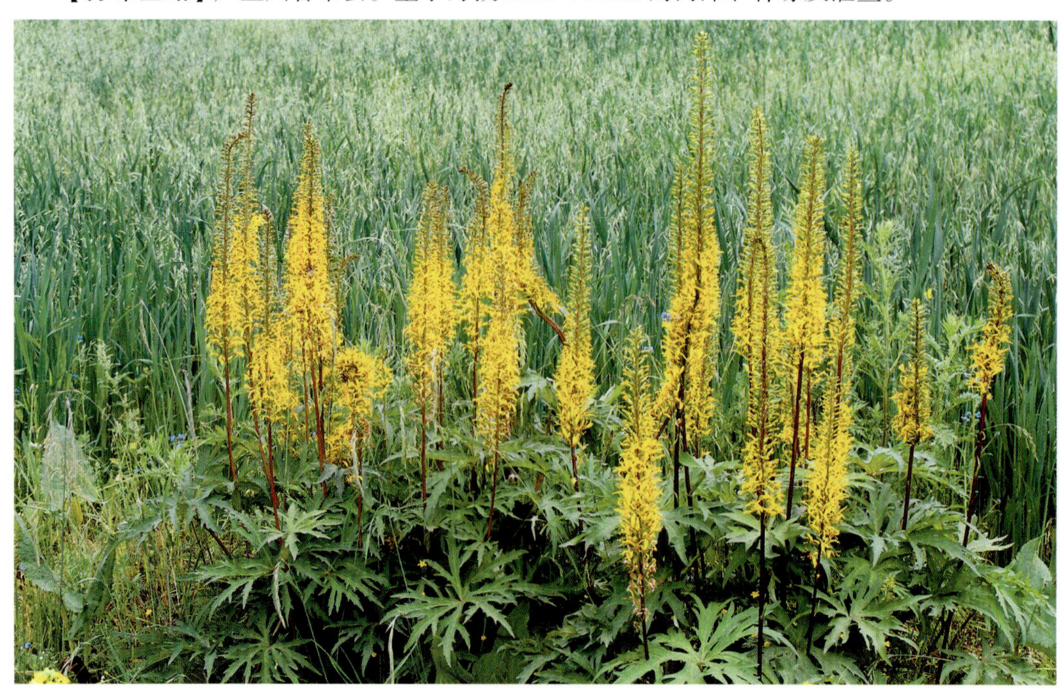

401. 箭叶橐吾

【学　　名】*Ligularia sagitta*（Maxim.）Mattf.

【别　　名】龙肖、箭叶囊吾、苏门扎牙海

【药 材 名】箭叶橐吾

【用药部位】根、叶。

【功效主治】清热利湿、止咳、催吐。外用治疮疥;内服催吐。

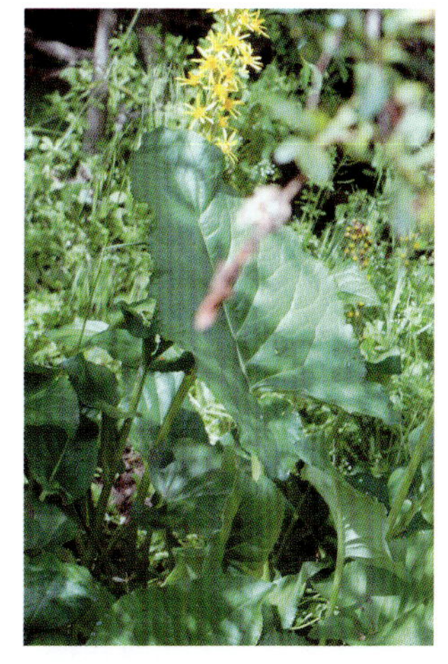

【植物特征】多年生草本，高 25~50cm。丛生叶与基下部叶具柄，柄长 4~20cm，具狭翅，翅全缘或有齿，基部鞘状，叶片箭形或长圆状箭形，长 2~20cm，基部宽达 20cm，弯缺宽，先端钝或急尖，边缘具小齿，上面光滑，下面被蛛丝状毛或脱毛，茎中上部叶较小，同形，具鞘；最上部叶狭披针形。总状花序长约 6.5cm；苞片卵状披针形至狭披针形，头状花序多数，辐射状；总苞钟形或狭钟形，长 7~10mm，宽 4~8mm，总苞片 7~10。长圆形或披针形，先端急尖或渐尖，背部光滑，舌状花 5~9，黄色，舌片长圆形，长 7~14mm；管状花黄色，长 7~10mm。瘦果长 2.5~6mm，冠毛白色，长 7~8mm。花果期 7~9 月。

【分布区域】产同仁市、泽库县。生于海拔 1950~3600m 山坡，林缘、灌丛。

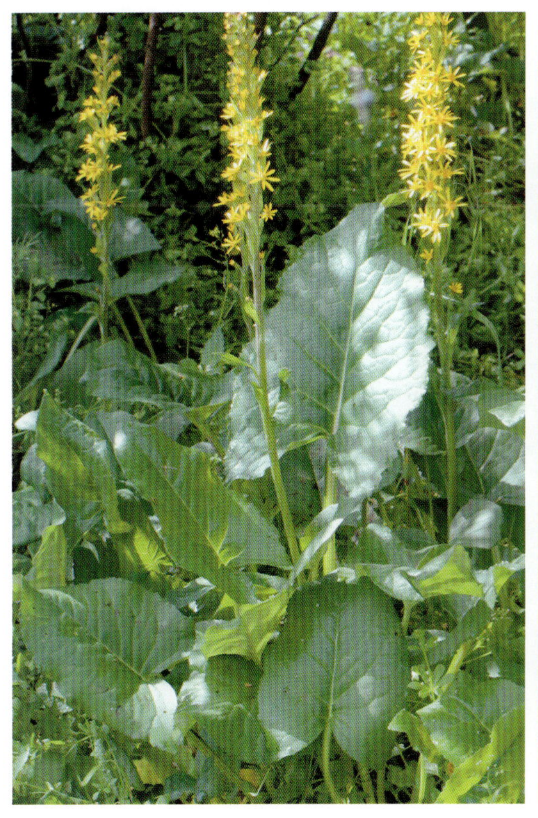

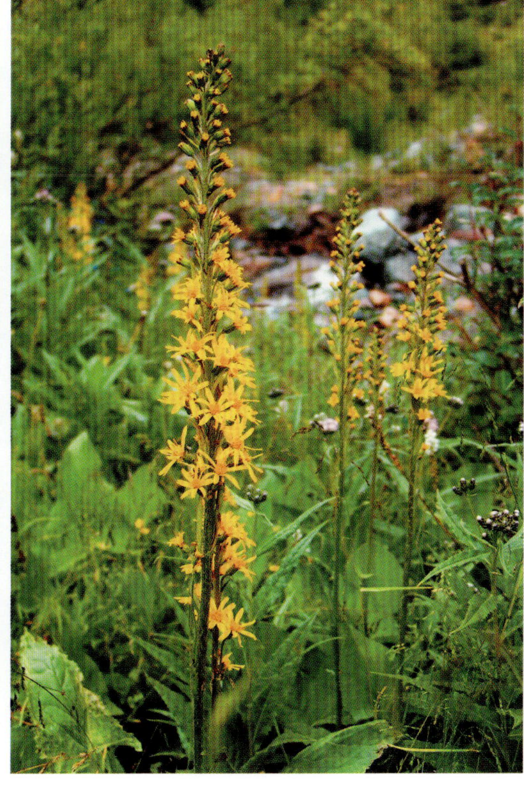

402. 黄帚橐吾

【学　　名】*Ligularia virgaurea*（Maxim.）Mattf.

【别　　名】嘎和（藏语译音）

【药 材 名】黄帚橐吾

【用药部位】全草。

【功效主治】清宿热、解毒愈疮、干黄水、催吐。用于消化不良、“培根”和“赤巴”合并症、胃“龙”病、陈旧疫疠、黄水病、疮疡、中毒症。

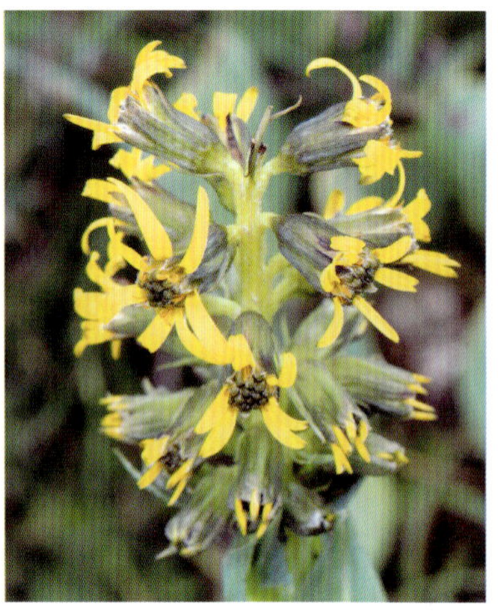

【植物特征】多年生灰绿色草本，高达60cm，茎直立，光滑，基部被褐色枯叶柄纤维包围。从生叶与茎基部叶具柄，柄长达21.5cm，具翅，叶片卵形，椭圆形或长圆状披针形，长3~15cm，宽1.3~7cm，先端钝或急尖，全缘，基部楔形或宽楔形，渐狭，下延成翅柄，两面光滑，叶脉羽状或近平行，基生叶小，卵形至线形，常筒状抱茎。总状花序长达22cm，密集或下部疏离，上部密集，苞片线状披针形至线形；头状花序多数，辐射状；总苞陀螺形或杯状，长7~10mm，宽6~9mm，总苞片10~14，长圆形或狭披针形，先端钝至渐尖，舌状花黄色，舌片线形，长至2cm，管状花黄色，长7~8mm。瘦果长约5mm，冠毛长7~8mm。花果期7~9月。

【分布区域】产全州各市县。生于海拔2700~4400m山麓草地、滩地、山坡湿地。

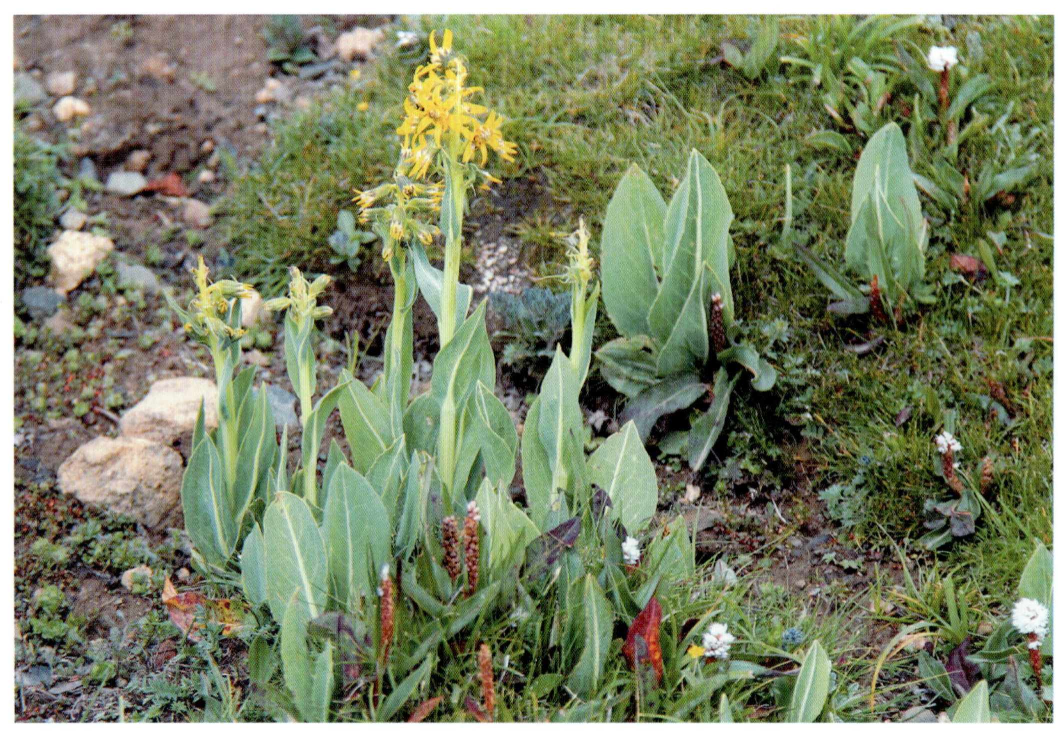

乳苣属 Mulgedium Cass.

403. 乳苣

【学　　名】*Mulgedium tataricum*（Linn.）DC.

【别　　名】蒙山莴苣、紫花山莴苣、苦菜、败酱草

【药 材 名】苦芙

【用药部位】全草。

【功效主治】清热解毒、凉血止血。用于暑热烦闷、丹毒、痈肿、痔疮、外伤出血。

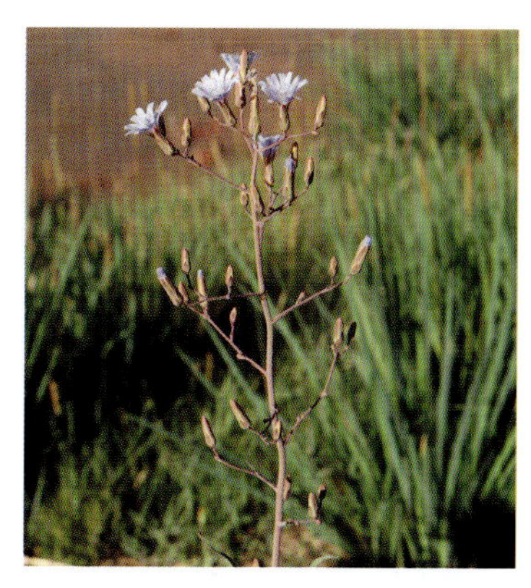

【植物特征】多年生草本，高 15~60cm。茎直立，有细条棱或条纹，上部有圆锥状花序分枝，全部茎枝光滑无毛。中下部茎叶长椭圆形或线状长椭圆形或线形，基部渐狭成短柄，柄长 1~1.5cm 或无柄，长 6~19cm，宽 2~6cm，羽状浅裂或半裂或边缘有多数或少数大锯齿，顶端钝或急尖，侧裂片 2~5 对。头状花序约含 20 枚小花，多数，在茎枝顶端狭或宽圆锥花序。总苞圆柱状或楔形，长 2cm，宽约 0.8mm，果期不为卵球形；总苞片 4 层，不成明显的覆瓦状排列，中外层较小，卵形至披针状椭圆形，长 3~8mm，宽 1.5~2mm。舌状小花紫色或紫蓝色，管部有白色短柔毛。瘦果长圆状披针形，稍压扁，灰黑色，长 5mm，宽约 1mm。花果期 6~9 月。

【分布区域】产同仁市、尖扎县。生于海拔 1800~2900m 河滩草甸、河岸沙滩、田林路边、山坡荒地。

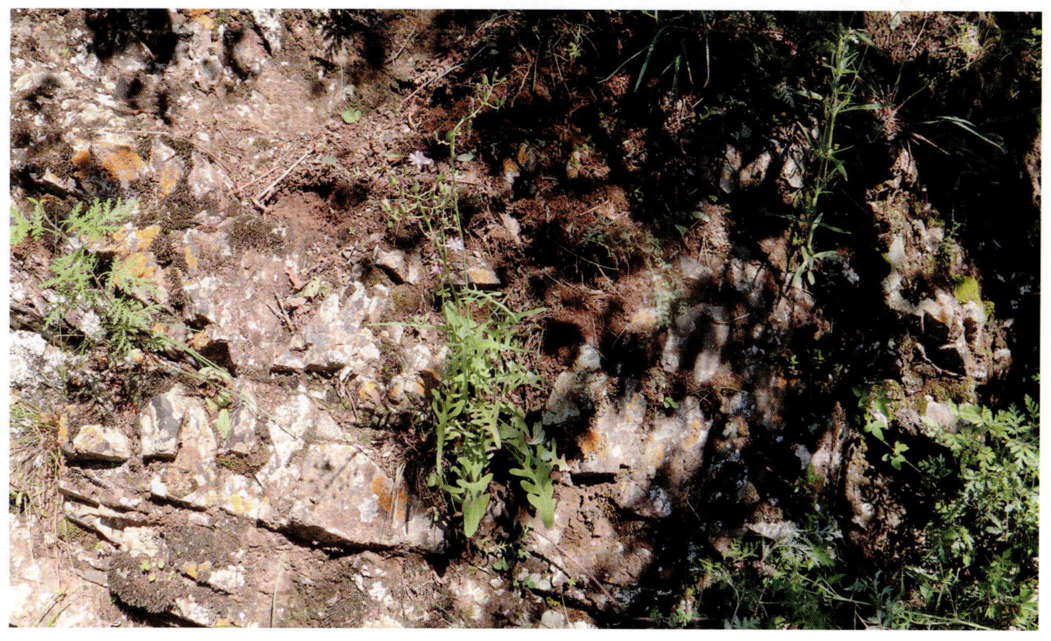

栉叶蒿属 Neopallasia（Pall.）Poljark.

404. 栉叶蒿

【学　　名】*Neopallasia pectinata*（Pall.）Poljak.

【别　　名】恶臭蒿、粘蒿、桑泽（藏语译音）

【药 材 名】蓖齿蒿

【用药部位】地上部分。

【功效主治】清利肝胆、消炎止痛。用于急性黄疸型肝炎、头痛、头晕。

【植物特征】一年生草本，高 5~40cm，常带淡紫色，多少被稠密的白色绢毛。叶长圆状椭圆形，栉齿状羽状全裂，裂片线状钻形，单一或有 1~2 同形的小齿，无毛，有时具腺点，无柄，羽轴向基部逐渐膨大，下部和中部茎生叶长 1.5~3cm，宽 0.5~1cm，上部和花序下的叶变短小。头状花序无梗或几无梗，卵形或狭卵形，长 3~4mm，单生或数个集生于叶腋，多数头状花序在小枝或茎中上部排成多少紧密的穗状或狭圆锥状花序；总苞片宽卵形，无毛，草质，有宽的膜质边缘，外层稍短，有时上半部叶质化；内层较狭。边缘的雌性花 3~4 个，能育，花冠狭管状，全缘；中心花两性，9~16 个，有 4~8 个着生于花托下部，能育，其余着生于花托顶部的不育，全部两性花花冠 5 裂，有时带粉红色。瘦果椭圆形，长 1.2~1.5mm，深褐色，具细沟纹。花果期 7~9 月。

【分布区域】产尖扎县。生于海拔 2100~2600m 戈壁荒滩、河谷阶地、沙砾干河滩、山坡草地、宅旁荒地。

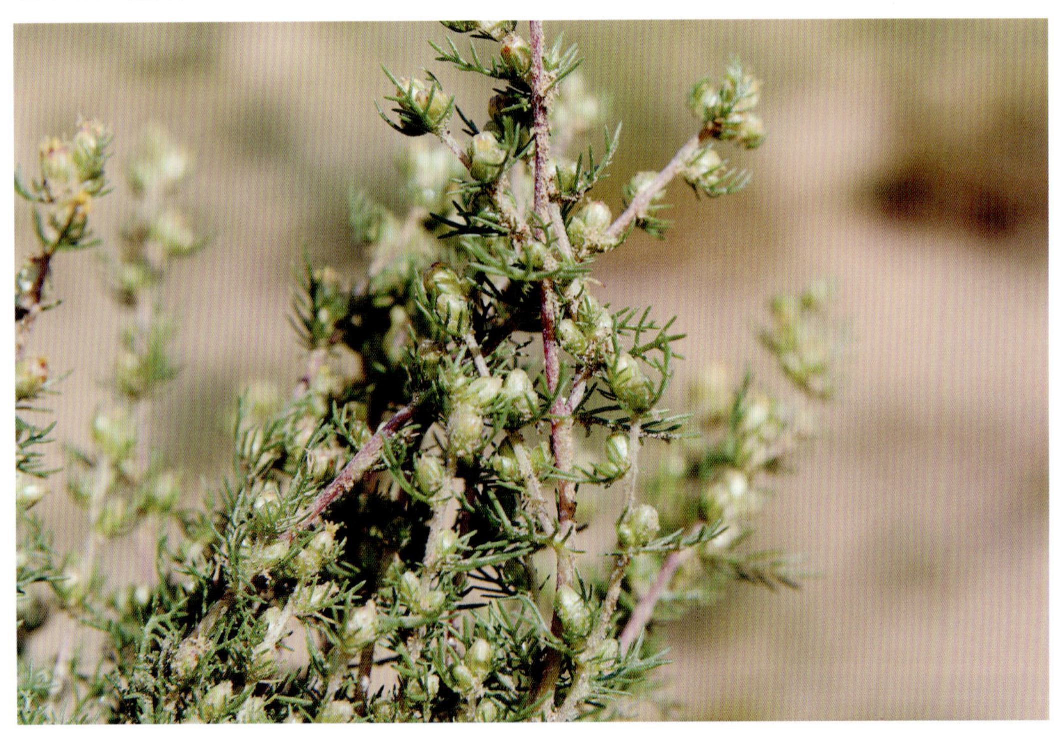

毛连菜属 Picris Linn.

405. 毛连菜

【学　　名】*Picris japonica Thunb.*

【别　　名】毛柴胡、羊下巴、牛踏鼻、刀菜、毛莲菜、毛牛耳大黄、补丁草

【药 材 名】毛连菜

【用药部位】花。

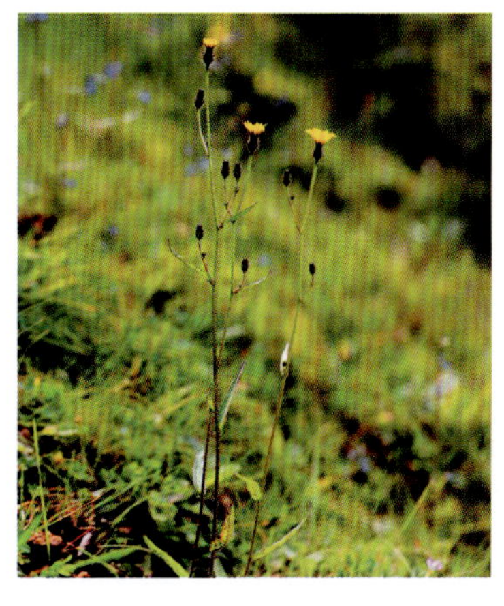

【功效主治】清热解毒、消肿散结、利尿通淋。用于培根瘀紫症、瘟病时疫、血病、赤巴病、疔疮肿毒、乳痈、肺痈、肠痈、湿热黄疸。

【植物特征】多年生草本，高 40~120cm。茎直立，有分枝，密生褐色钩状硬毛。茎下部叶长圆形或倒披针形，长 6~17cm，宽 1~2.5cm，先端尖，边缘有小齿；中上部叶稍小，向茎部渐小，披针形至线形，无柄，半抱茎，全缘。头状花序多数，在茎端排成伞房状；总梗不等长，总苞钟形，基部近圆形，长宽近相等，径约 1cm，黑灰色，密被钩状硬毛和白色绒毛；总苞片不等长，外层线形，短，内层线状披针形，较长，先端渐尖，边缘膜质。小花黄色，舌片线形，长约 8mm，瘦果长圆形，有时略弯，红棕色或棕褐色，长约 5mm。花果期 7~8 月。

【分布区域】产同仁市、尖扎县、泽库县。生于海拔 2230~3800m 田边、河滩、山坡。

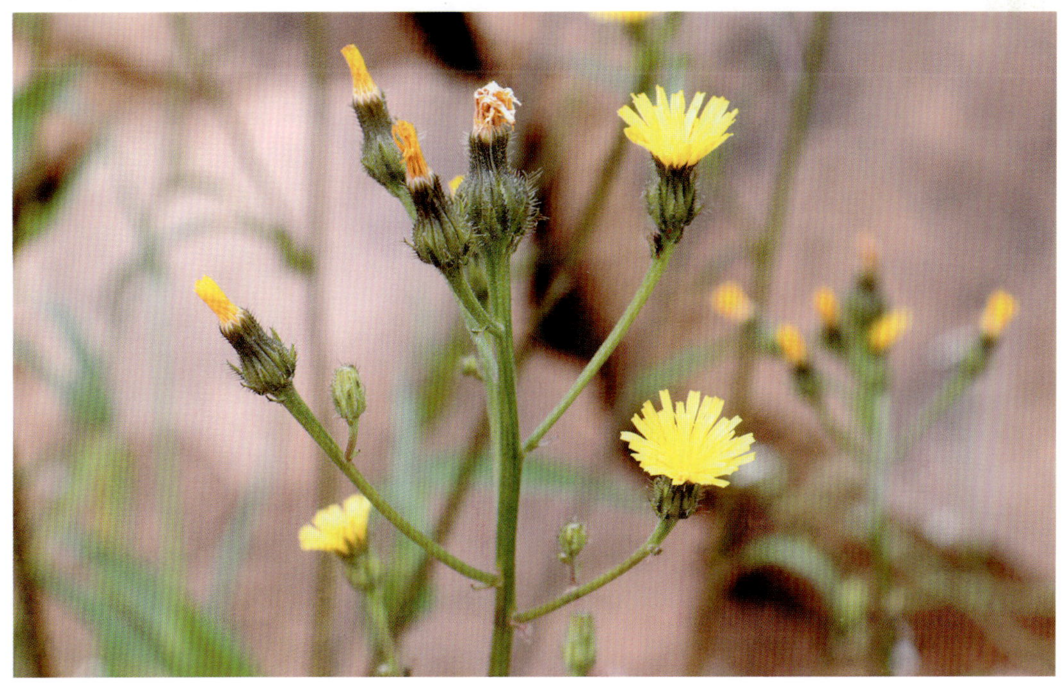

匹菊属 Pyrethrum Zinn.

406. 川西小黄菊

【学　　名】*Pyrethrum tatsienense*（Bur. et Franch.）Ling ex Shih

【别　　名】鞑新菊

【药 材 名】打箭菊

【用药部位】花。

【功效主治】散瘀、止痛。用于跌打损伤、胸背痛、头痛。

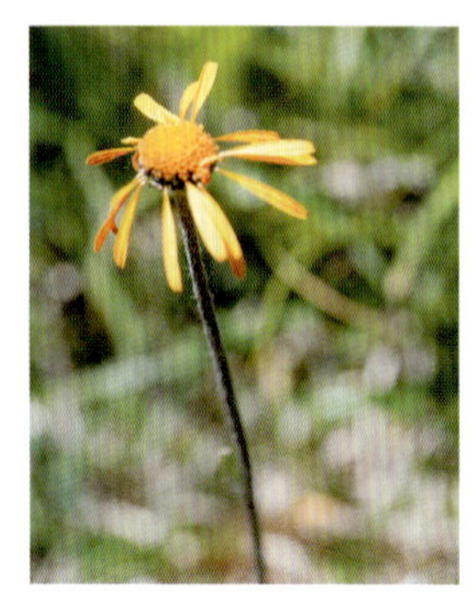

【植物特征】多年生草本，高 5~30cm。茎直立，单生或数个丛生，被白色长柔毛，上部常紫褐色，基部被褐色枯存叶柄。基生叶长圆形，连柄长 2~7cm，宽至 1cm，一至二回篦齿状羽状全裂，裂片线形，先端尖，两面被白色柔毛，叶轴宽约 1.5mm；茎生叶少，向上渐小，羽状全裂，下部叶柄长，与叶片近等长，上部叶近无柄。头状花序辐射状，单生茎端；总苞半球形，径 1~1.2cm；总苞片多层，线状披针形或长圆形，长 5~10mm，边缘褐色膜质；舌状花橘红色，舌片长圆形，长 1~1.5cm；管状花黄色或橘黄色，长 5~6mm。瘦果圆柱形，具肋及细肋；冠毛冠状，膜片状，稀近无冠毛。花果期 7~9 月。

【分布区域】产河南县。生于海拔 2600~4850m 高山草地、灌丛中。

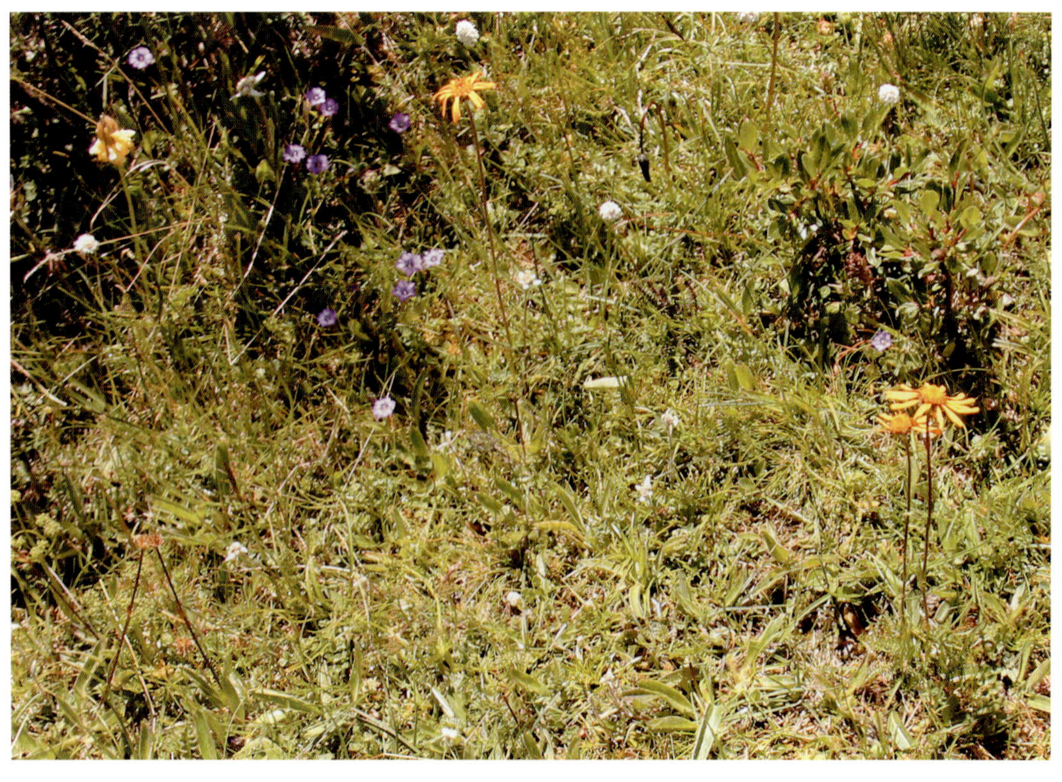

风毛菊属 Saussurea DC.

407. 矮丛风毛菊

【学　　名】*Saussurea eopygmaea* Hand.-Mazz.

【别　　名】扎赤（藏语译音）

【药 材 名】矮丛风毛菊

【用药部位】全草。

【功效主治】清热凉血。用于肠胃炎、内脏出血、赤巴病。

【植物特征】多年生草本，高 5~40cm。根状茎粗，被褐色枯叶柄，颈部有分枝，丛生。茎直立，不分枝，常紫褐色，被白色绢状毛，叶线形，先端钝，边缘翻卷，基部鞘状膨大，被白色绢状毛，上面光滑，下面被白色绒毛，有时两面有毛；基生叶和不育枝叶长达 18cm，宽 0.2~0.3cm；茎生叶较短。头状花序通常单生，有时 2~6 个在茎端簇生；花序梗极短或无；总苞半球形或近钟形，长 1.5~2cm，宽 1~2.5cm，基部具数个苞片状叶，总苞片 3~4 层，近等长；卵状披针形至线状披针形，直立，先端渐尖，背部被白色、有时混生褐色绢状毛或无毛，小花管状，紫红色，长 1~1.5cm。瘦果无毛；冠毛 2 层、内层羽毛状，褐色，比花冠短。花果期 7~9 月。

【分布区域】产同仁市、泽库县、河南县。生于海拔 3300~4950m 灌丛、山坡及高山草甸。

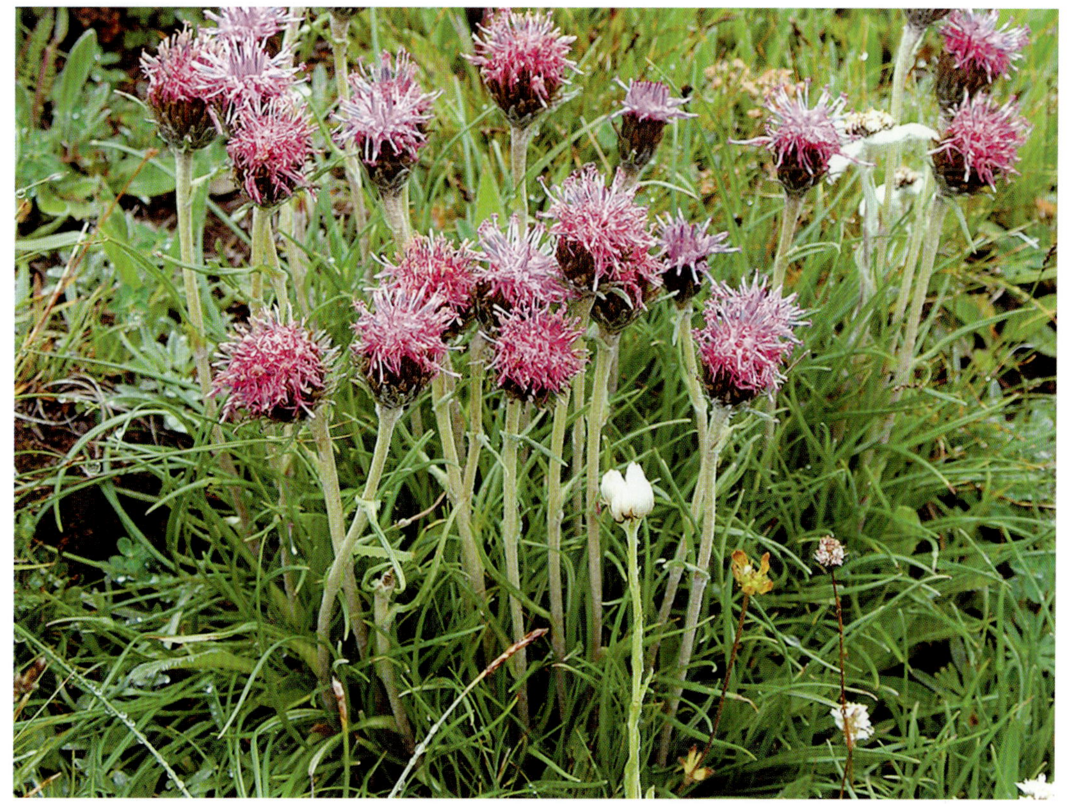

408. 柳兰叶风毛菊

【学　　名】*Saussurea epilobioides* Maxim.

【别　　名】叶格兴（藏语译音）

【药 材 名】柳兰叶风毛菊

【用药部位】全草。

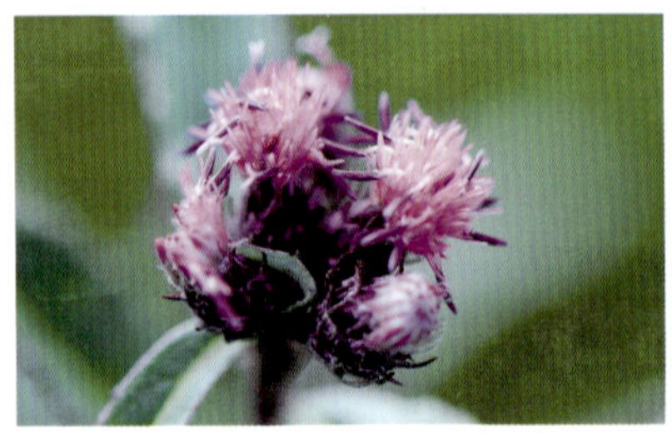

【功效主治】消肿止痛、散瘀止血。用于恶露不止、少腹作痛、尿血、便血、跌打损伤、刀伤出血。

【植物特征】多年生草本，高 30~ 60cm。具短的根状茎，茎直立；地上茎无毛。叶互生；条状长圆形，稀条状披针形，长 3~ 10cm，宽 1~2cm，先端长渐尖，基部渐狭成深心形的耳，半抱茎，边缘具长尖头的细密齿，上面被糙短毛，下面具腺体；上部叶较小，基部无明显的耳；全部叶均无叶柄。头状花序，多数，梗短，在茎端密集成伞房状；总苞卵形，长约 10mm，外面被蛛丝状毛，总苞片上部及边缘黑色，除最内层外，全面在先端有长钻状的附片；管状小花粉紫色，长 10~11mm。瘦果长 3~ 4mm，冠毛污白色，外层糙毛状，内层羽毛状。花期 8~9 月。

【分布区域】产同仁市、泽库县。生于海拔 2500~4200m 山坡草丛和灌木丛中。

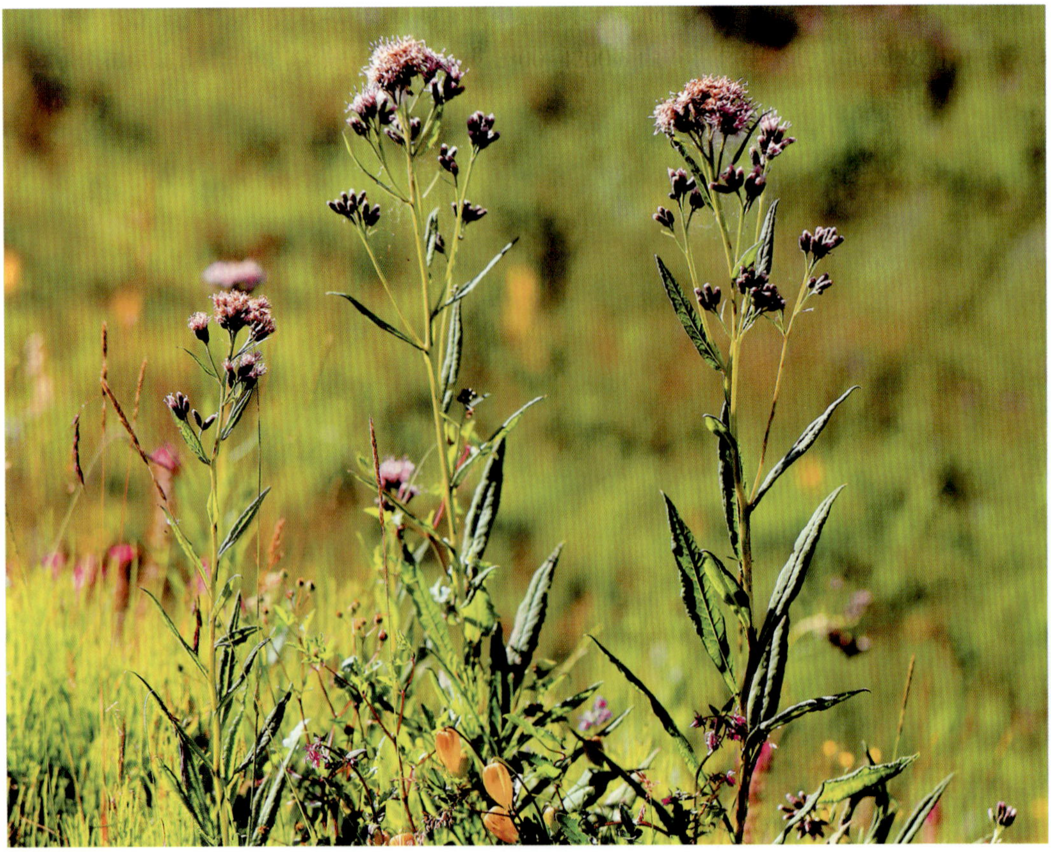

409. 水母雪兔子

【学　　名】*Saussurea medusa* Maxim.

【别　　名】雪莲、雪荷花、大拇花、大木花、水母雪莲、冰母雪莲花、复古贝、杂各尔手把（藏语译音）

【药 材 名】雪莲花

【用药部位】全草。

【功效主治】温肾壮阳、调经止血。用于阳痿、腰膝酸软、女子带下、月经不调、风湿痹证、外伤出血。

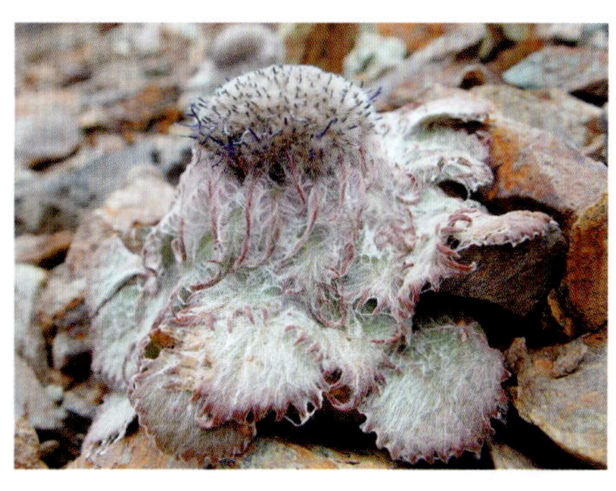

【植物特征】多年生草本，高 5~20cm，全株密被白色绵毛。根肉质，粗壮。茎直立，顶端膨大，基部被褐色枯叶柄。茎下部叶密集，圆形或扇形，长宽几相等，长 2~25cm，边缘具条裂状齿，叶柄长 2~5cm；茎上部叶菱形或披针形，羽状浅裂，下翻；最上部叶线形，围绕花序；全部叶两面有白色密绵毛。头状花序多数，无柄，在茎端密集成半球形，外围密被绵毛的苞叶；总苞狭筒形，长至 17mm，宽约 5mm；总苞片多层，膜质，线状长圆形倒披针形，近等长，先端或外层总苞片黑紫色，光滑；小花管状，蓝紫色，长 10~12mm，檐部长约 5mm。瘦果线状倒披针形，长约 9mm，黑褐色；冠毛白色，2 层，外层短，粗毛状，内层羽毛状，与花冠等长。花果期 7~9 月。

【分布区域】产同仁市、泽库县、河南县。生于海拔 3700~5200m 高山流石滩。

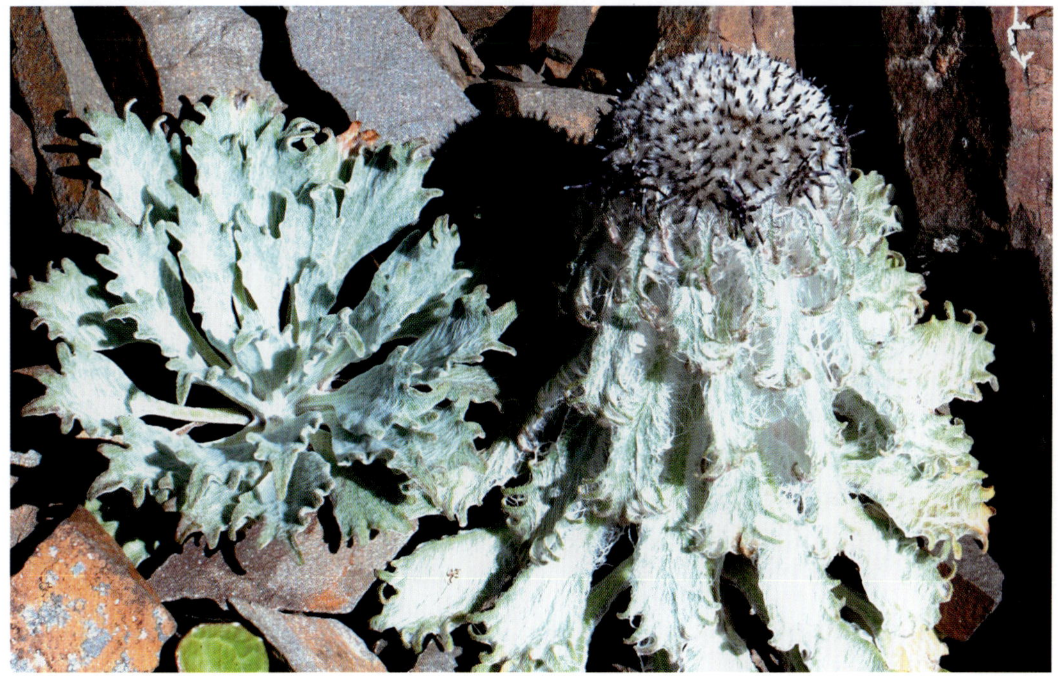

410. 瑞苓草

【学　　名】*Saussurea nigrescens* Maxim.

【别　　名】钝苞雪莲

【药 材 名】瑞苓草

【用药部位】全草。

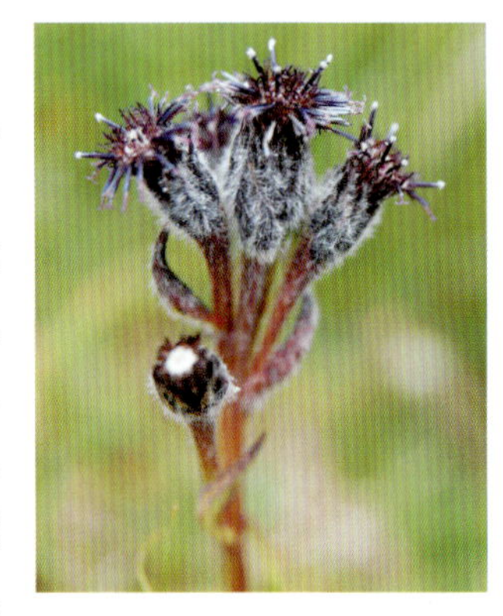

【功效主治】活血调经、清热明目。用于月经不调、骨蒸劳热、肝热目赤。

【植物特征】多年生草本，高 15~45cm。根状茎细。茎簇生或单生，直立，被稀疏的长柔毛或后变无毛，基部被残存的叶柄。基生叶有长或短柄，叶片线状披针形或线状长圆形，长 8~15cm，宽约 1cm，顶端急尖或渐尖，基部楔形渐狭，边缘有倒生细尖齿，两面被稀疏长柔毛或后变无毛；中部和上部茎叶渐小，无柄，顶端急尖或渐尖，基部半抱茎;最上部茎叶小，紫色，不包围总花序。头状花序有长小花梗，小花梗直立，长 1.5~7cm，被稀疏长柔毛，头状花序 1~6 个在茎顶成伞房状排列。总苞狭钟状，直径 1~1.5cm；总苞片 4~5 层，干后黑褐色或深褐色，顶端钝或稍钝，外面被白色长柔毛，外层卵形，向内层渐长，披针形或线状披针形。小花紫色，长 1.4cm。瘦果长圆形，长 3mm。冠毛污白色或淡棕色，2 层，外层短，糙毛状，内层长，羽毛状。花果期 9~10 月。

【分布区域】产同仁市、泽库县。生于海拔 2900~4000m 灌丛、山谷草地、山坡。

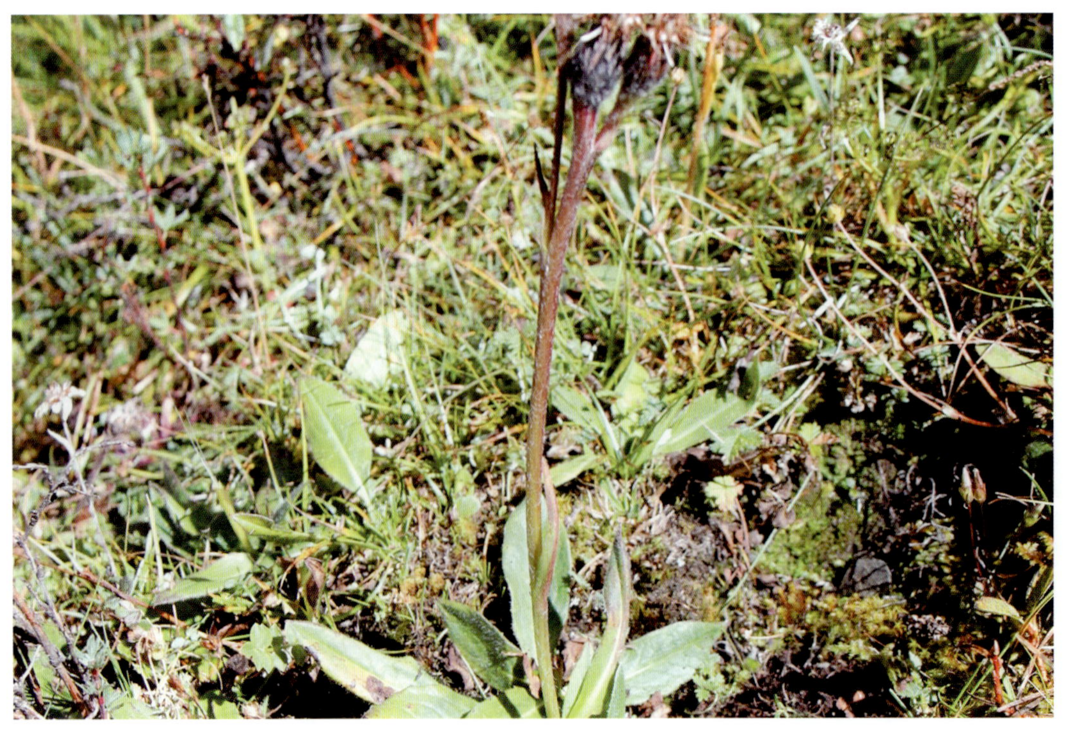

411. 小花风毛菊

【学　　名】*Saussurea parviflora*（Poir.）DC.

【别　　名】下延风毛菊、小花风毛菊、燕尾风毛菊

【药 材 名】小花风毛菊

【用药部位】全草。

【功效主治】祛风除湿、散瘀止痛。用于风湿痹痛、跌打损伤。

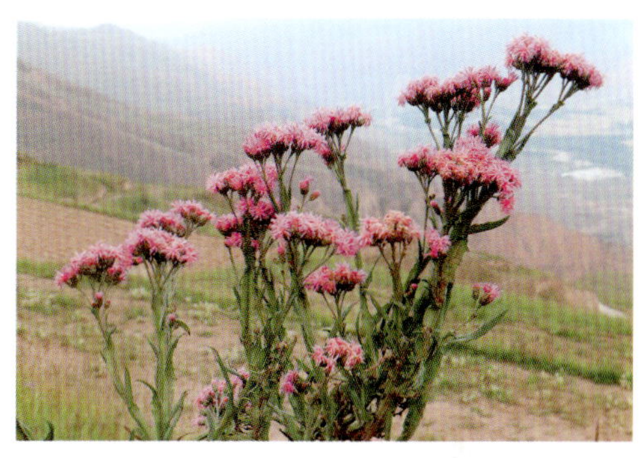

【植物特征】多年生草本，高达 80cm。根状茎细，横生。茎直立，上部花序有分枝。有时中部叶腋有不育枝，被短毛或中、下部常光滑，具明显的茎翅。茎生叶椭圆状披针形或椭圆形，长 6~18cm，宽达 3cm，先端尾状渐尖，边缘具尖锯齿，基部渐狭，沿茎下延呈长茎翅，上面被短硬毛，粗糙，下面被密的黄褐色、球形分泌物，有时疏被白色蛛丝状绒毛；茎下部叶花期枯落；上部叶密集。头状花序多数，在茎和枝端排成伞房状；花序梗细，无毛；总苞狭钟形，长 8~10mm，宽 3~7mm；总苞片 6~7 层，成整齐的覆瓦状排列，全部或上部边缘淡紫红色，先端钝，被白色绒毛，外层卵形，长 1.5~2mm，内层线状长圆形；小花紫红色，管状，长约 12mm。瘦果无毛；冠毛 2 层，内层羽毛状，短于花冠。花果期 7~9 月。

【分布区域】产同仁市、泽库县、河南县。生于海拔 2300~3400m 林下、灌丛中、山坡、谷底。

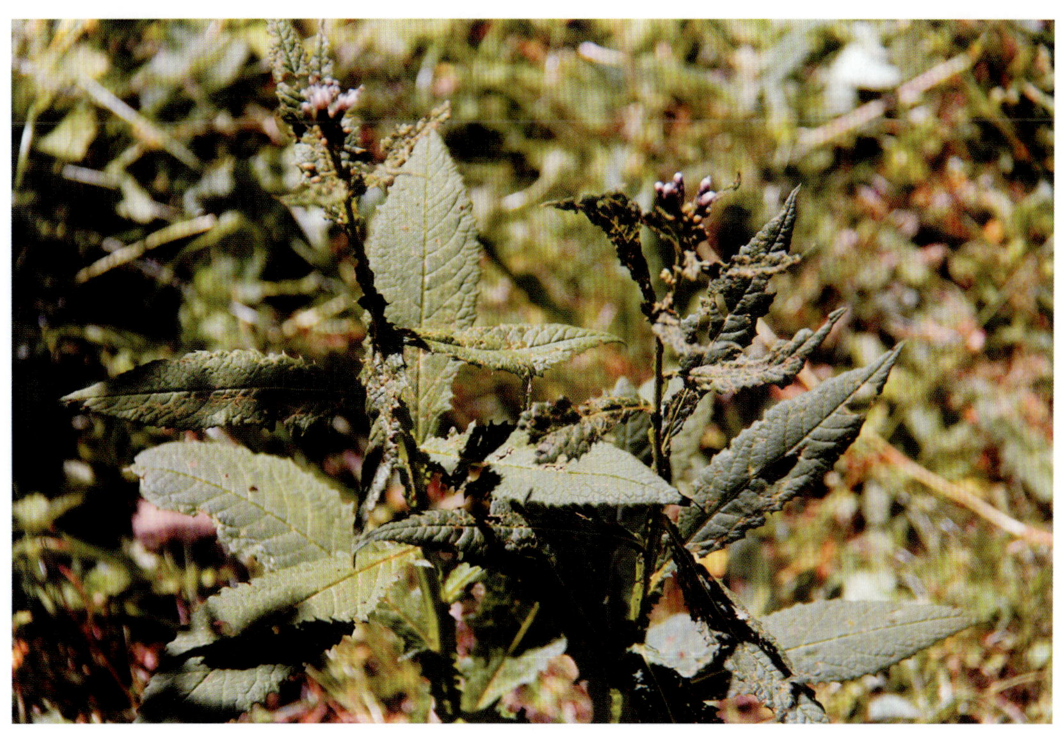

412. 星状雪兔子

【学　　名】*Saussurea stella* Maxim.

【别　　名】苏尔公玛保、匐地风毛菊、星状雪兔子、星状风毛菊、星状风毛菊、索公巴（藏语译音）

【药 材 名】匐地风毛菊

【用药部位】全草。

【功效主治】解毒疗疮、祛风除湿。疖疮肿毒、发热、红肿疼痛、风湿痹证、四肢麻木。

【植物特征】多年生无茎草本，一次结实，全株无毛。根粗壮，颈部密被棕色枯叶柄。叶莲座状，线状披针形至披针形，长3~12cm，宽0.3~1cm，先端长渐尖，全缘，基部扩大，上部绿色，中部以下紫红色。头状花序多数，在叶丛中密集成半球形，总苞圆柱形，径0.7~1cm；总苞片约5层，近等长，常紫红色，有缘毛，外层长圆形，长0.8 ~1.4cm，宽0.3~0.5cm，内层线形，长1.7cm，宽0.1~0.2cm，先端钝圆；小花紫红色，管状，长约1.6cm。瘦果光滑；冠毛淡褐色，1层，羽毛状，比小花短。花果期7~9月。

【分布区域】产全州各市县。生于海拔2450~4500m河滩草甸、水边、高山阴湿山坡及沼泽草甸。

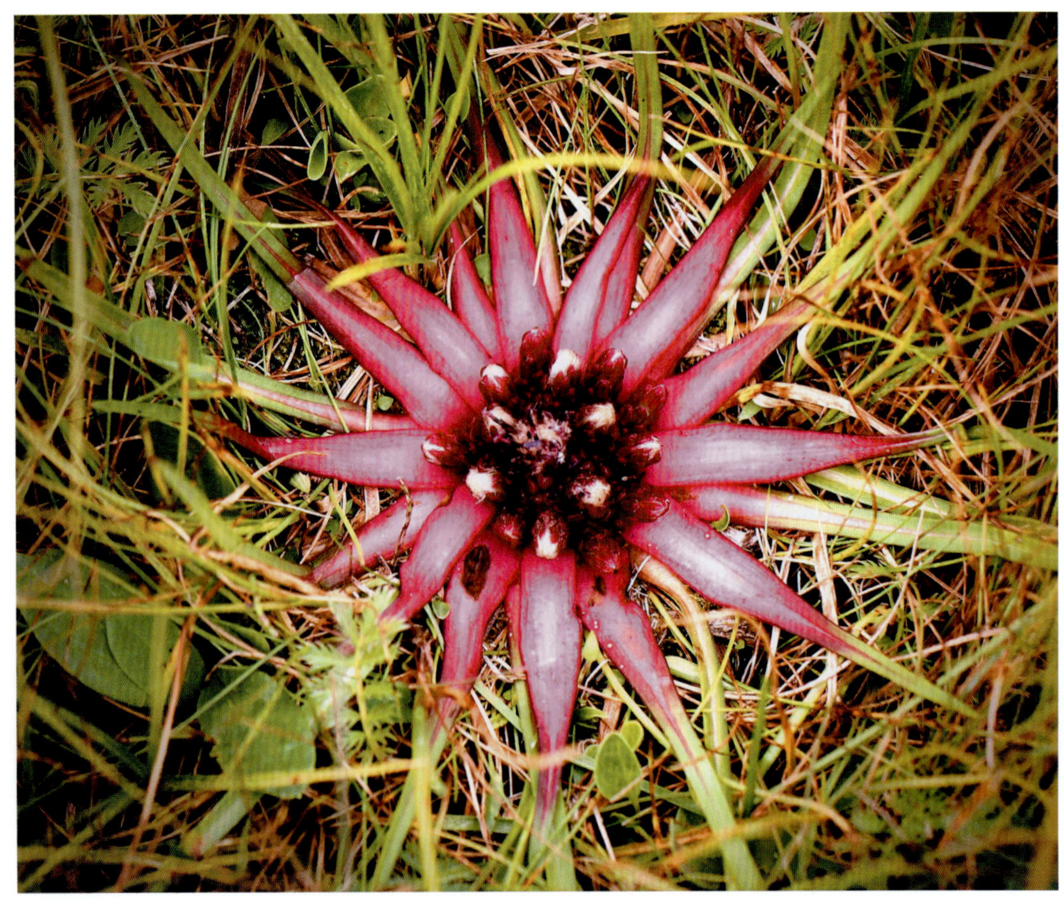

413. 美丽风毛菊

【学　　名】*Saussurea pulchra* Lipsch.

【别　　名】漏子多吾、美头风毛菊

【药 材 名】美丽风毛菊

【用药部位】根。

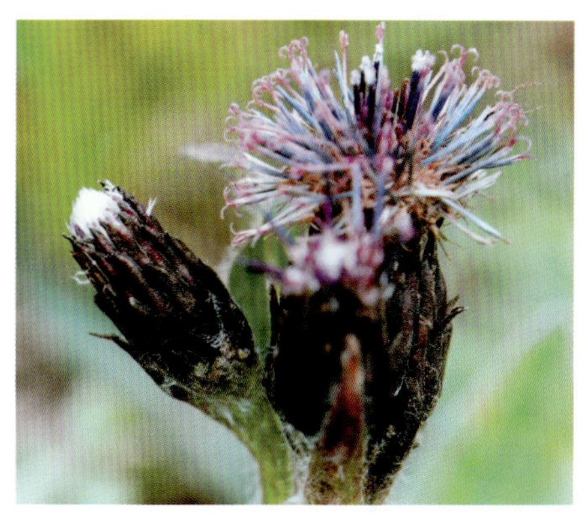

【功效主治】清热解毒、解表透疹。用于流行性感冒、咽喉肿痛、麻疹、风疹。

【植物特征】多年多年生草本，高 4~25cm。根状茎粗，有时分枝，颈部密被褐色枯叶柄。无茎至有高的茎，直立，密被白色粗毛。基生叶莲座状，倒披针形或椭圆形，长 3~10cm，宽 1~3.5cm，先端钝或急尖，全缘，偶有小齿，密被白色缘毛，基部渐狭成柄，两面球被短糙伏毛，中脉宽，淡黄白色；茎生叶狭倒披针形至线状披针形，较小。头状花序单生；总苞宽钟形，径 2.5~4cm，无毛，总苞片 4~5 层，不等长，外层黑褐色，卵状披针形，长 1~1.5cm，先端渐长，内层线状披针形或线形，长达 2.5cm，先端长渐尖，上半部黑褐色，下半部黄色，革质；小花管状，蓝紫色，长约 2.5cm。瘦果无毛，有黑色花纹；冠毛 2 层，外层短，白色，糙毛状，内层淡褐色，羽毛状，长 2cm。花果期 7~9 月。

【分布区域】产全州各市县。生于海拔 2850~4600m 山坡草地、滩地、河滩、高山草甸。

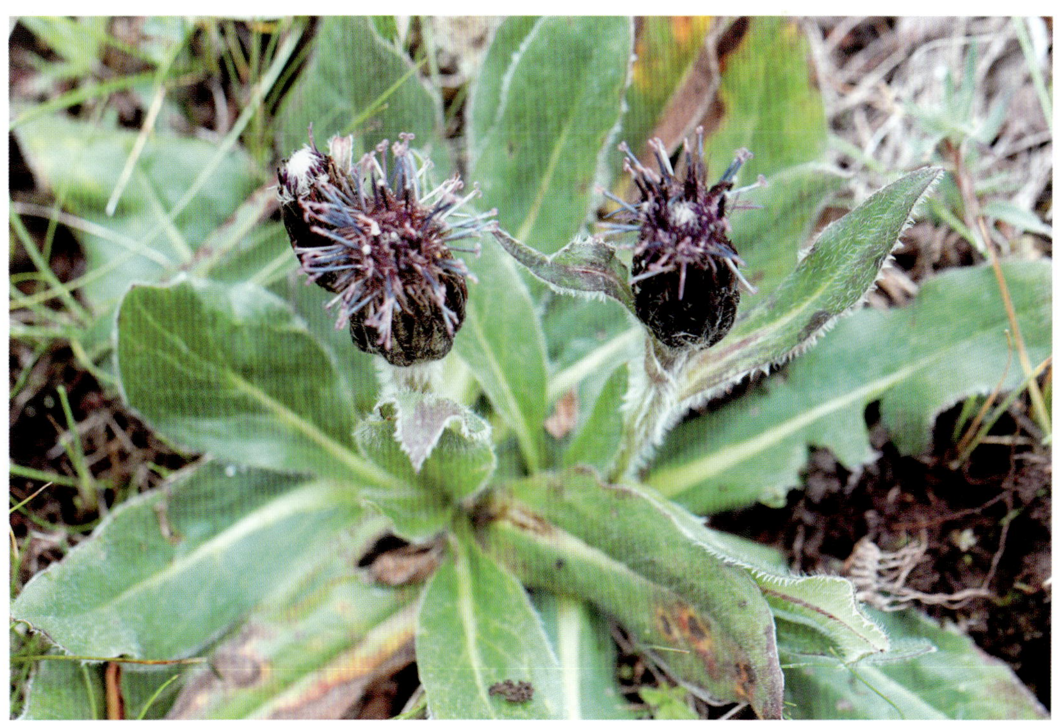

414. 唐古特雪莲

【学　　名】*Saussurea tangutica* Maxim.

【别　　名】漏紫多保（藏语译音）

【药 材 名】唐古特雪莲

【用药部位】全草。

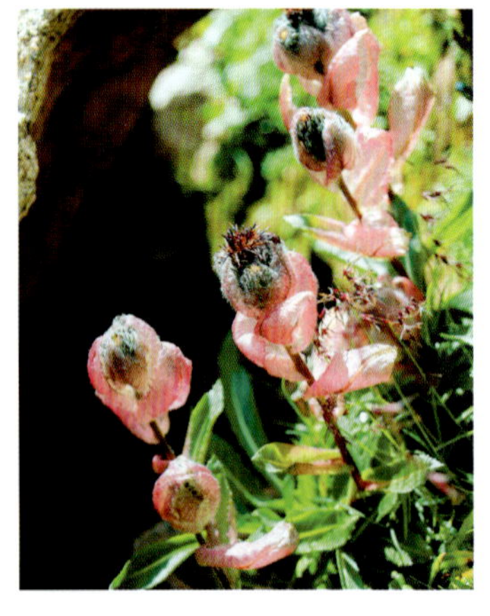

【功效主治】清热解毒。用于外感风热、发热、头痛、咳嗽、咽喉肿痛、荨麻疹。

【植物特征】多年生草本，高 16~70cm。根状茎粗，上部被多数褐色残存的叶柄。茎直立，单生，被稀疏的白色长柔毛，紫色或淡紫色。基生叶有叶柄，柄长 2~6cm；叶片长圆形或宽披针形，长 3~9cm，宽 1~2cm，顶端急尖，基部渐狭，边缘有细齿；茎生叶长椭圆形或长圆形，顶端急尖，两面有腺毛；最上部茎叶苞叶状，膜质，紫红色，宽卵形，顶端钝，边缘有细齿，两面有粗毛和腺毛，包围头状花序或总花序。头状花序无小花梗，1~5 个，在茎端密集成直径 3~7cm 的总花序或单生茎顶。总苞宽钟状，直径 2~3cm；总苞片 4 层，黑紫色，外面被黄白色的长柔毛。小花蓝紫色，长 1 厘米，管部与檐部等长。瘦果长圆形，长 4mm，紫褐色。冠毛 2 层，淡褐色，外层短，糙毛状，长 5mm，内层长，羽毛状，长 1cm。花果期 7~9 月。

【分布区域】产同仁市、泽库县。生于海拔 3800~5000m 高山流石滩、河谷阶地、山麓砾石堆、高山草甸。

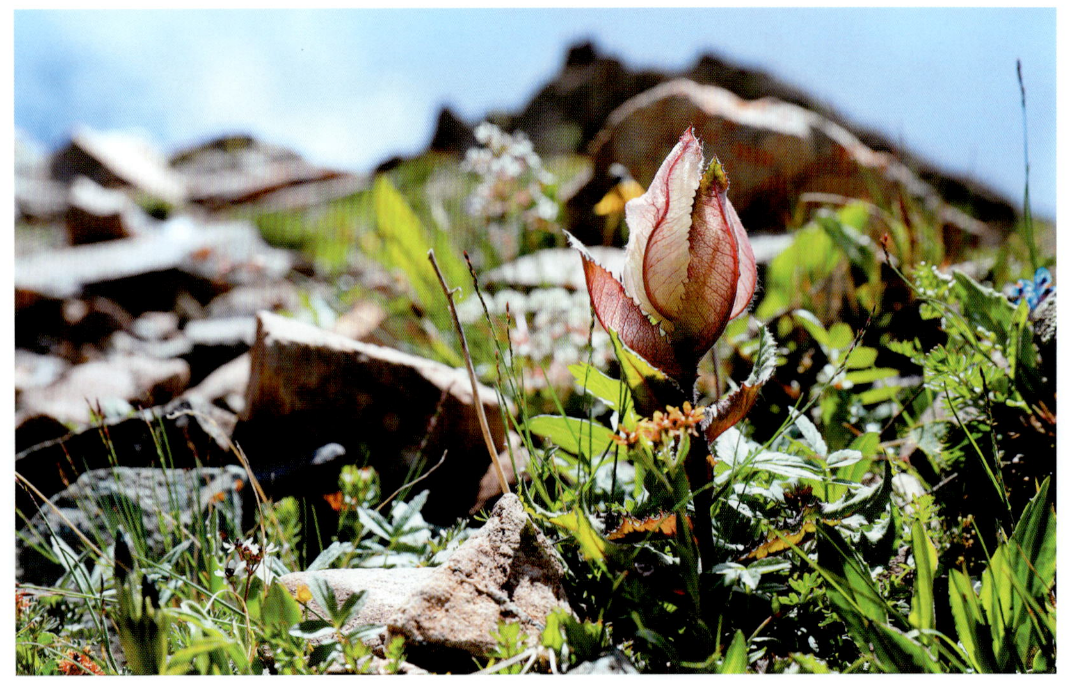

鸦葱属 Scorzonera Linn.

415. 鸦葱

【学　　名】*Scorzonera austriaca* Willd.

【别　　名】老观笔、细叶鸦葱、羊奶子、巴多拉、谷罗葱、罗汉葱、兔儿奶、稚葱、罗罗葱、塔拉音－哈比斯干那（蒙古语译音）

【药 材 名】鸦葱

【用药部位】根或全草。

【功效主治】清热解毒、活血消肿。外用治疔疮、痈疽、毒蛇咬伤、蚊虫叮咬、乳腺炎。

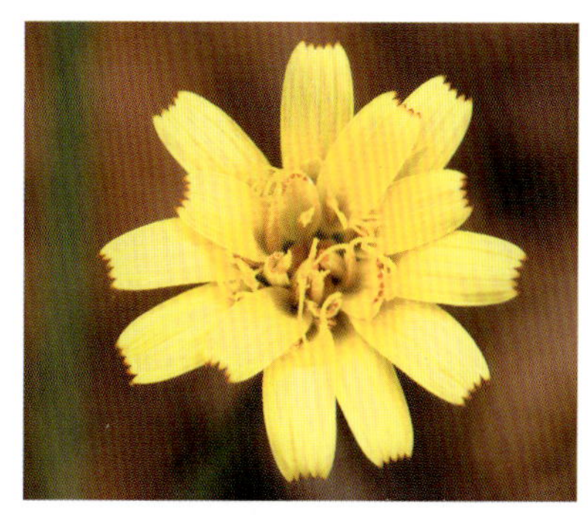

【植物特征】多年生草本，高 5~45cm。主根粗，肉质，颈部被密的残叶鞘，后呈纤维状。茎单生或多至 10 个，丛生，直立，不分枝，无毛。基生叶线状披针形至披针形，长至 20cm，宽 0.3~1cm，先端尾状渐尖，边缘平展或皱波状，两面无毛或边缘中下部被白色蛛丝状毛，基部扩大呈鞘状；茎生叶狭披针形，向上渐小，呈鳞片状，基部扩大，半抱茎。头状花序单生茎端；总苞筒状或初时呈钟状筒形，长 2.5~3.5cm，直径达 1.5cm；总苞片 4~5 层，不等长，外层小，卵形或卵状三角形，长 5~7mm，先端尖，内层狭披针形，先端渐尖，无毛；小花全部舌状，黄色，长 1.5~2cm。瘦果圆柱形，长约 1.5cm，肋上有刺状突起；冠状羽毛，淡黄色。花果期 5~7 月。

【分布区域】产同仁市、尖扎县。生于海拔 2200~3400m 干山坡、田边。

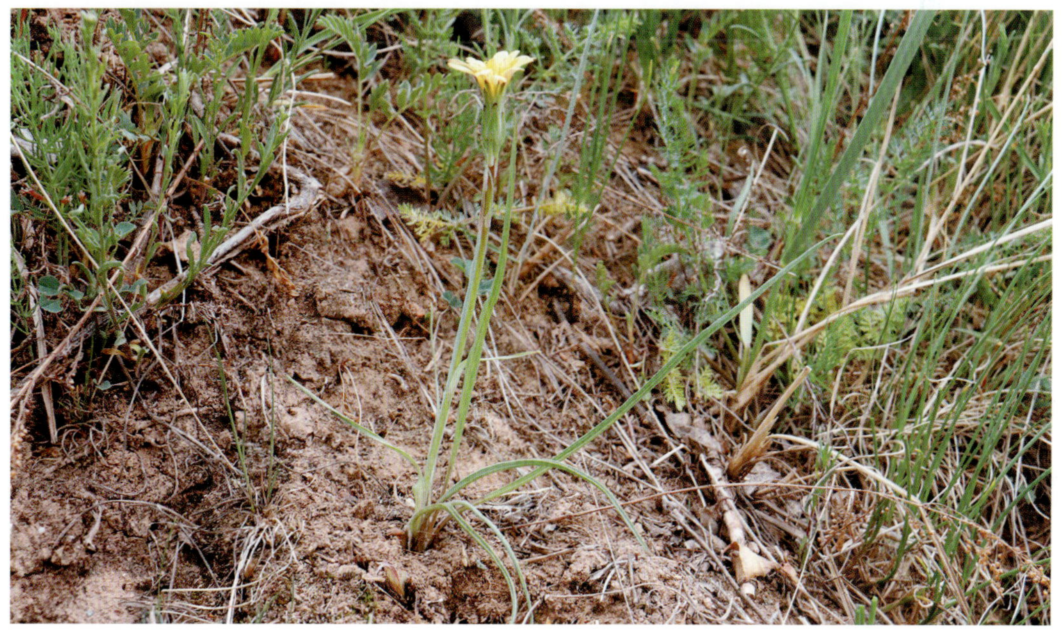

416. 帚状鸦葱

【学　　名】*Scorzonera pseudokivaricata* Lipsch.

【别　　名】假叉枝鸦葱、叉枝鸦葱

【药 材 名】鸦葱

【用药部位】根。

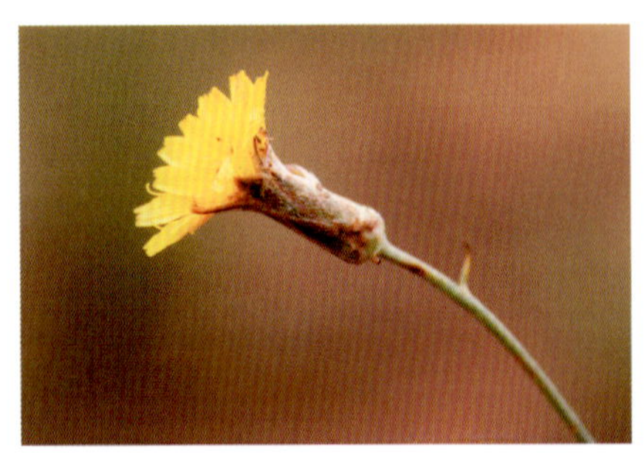

【功效主治】清热解毒、活血消肿。外用治疔疮、痈疽、毒蛇咬伤、蚊虫叮咬、乳腺炎。

【植物特征】多年生草本，高 10~50cm。主根粗，肉质，颈部被残茎和残叶鞘，后者常呈纤维状。茎发自根颈部，多数，丛生，灰绿，无毛或有毛，上部分枝，呈帚状。基生叶线状披针形，长至 10cm，宽约 2mm，基部扩大，鞘状，内面被毛；茎生叶线形，长至 5cm，宽 1~2mm，无毛或有毛；最上部叶细小，针刺状。头状花序单生枝端，在植株上部形成聚伞式伞状花序；总苞筒状，长 1.5~2.5cm，径约 0.8cm 以下，总苞片 5~7 层，不等长，外层小，卵状三角形，长 2~5mm，宽至 3mm，被白色蛛丝状毛，内层线状长圆形，先端钝，常带紫红色。小花全部舌状，黄色，长达 2cm，舌片先端平截。瘦果圆柱形，有瘤状突起；冠毛多层，羽状，长约 1.5cm，淡黄色。花果期 6~8 月。

【分布区域】产同仁市、尖扎县。生于海拔 2100~3200m 干旱山坡、山前滩地、荒漠、河谷阶地。

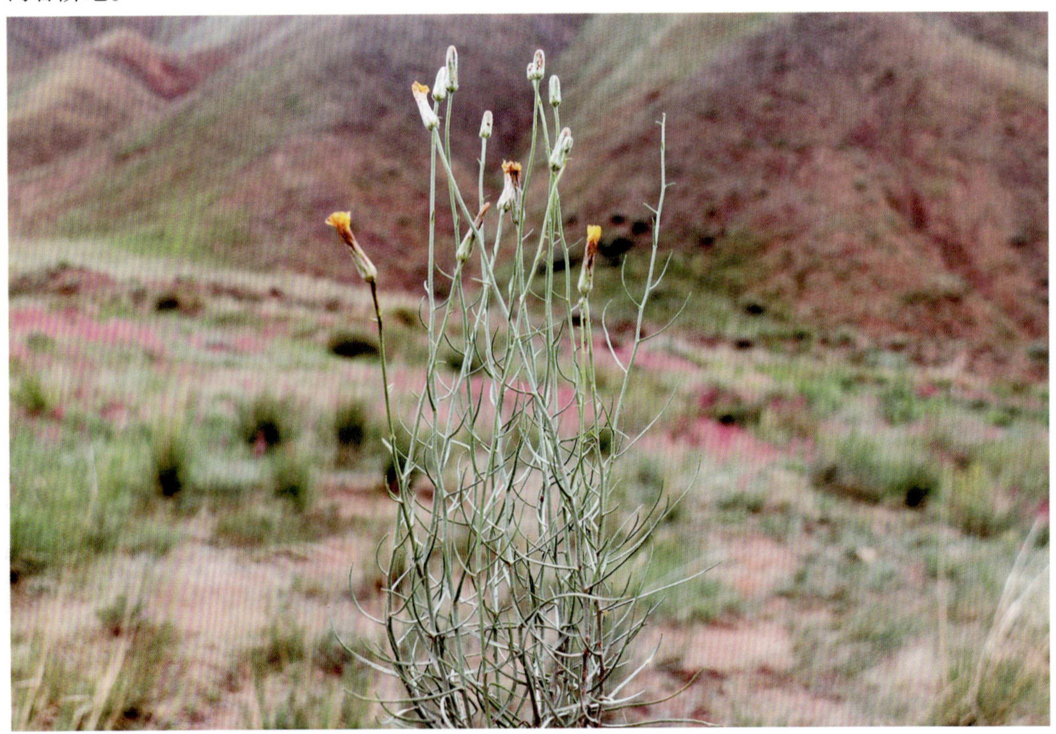

千里光属 Senecio Linn.

417. 额河千里光

【学　　名】*Senecio argunensis* Turcz.

【别　　名】羽叶千里光、斩龙草、大蓬蒿、千里光

【药 材 名】斩龙草

【用药部位】全草及根。

【功效主治】清热解毒。用于痢疾、瘰疬、急性结膜炎、咽喉炎、痈肿疮疖、湿疹、皮炎。

【植物特征】多年生草本，高达 80cm。根多数呈细索状，弯曲。茎直立，单生或丛生，有纵细纹，无毛或于先端稍有白色细毛，上部多分枝。叶上面深绿色，下面色较淡；基部叶有柄，卵状椭圆形，边缘具圆钝或尖锐锯齿，花后脱落；中部叶无柄，椭圆形，长 8~10cm，宽 4~6cm，羽状深裂，裂片边缘缺刻状或齿裂，先端尖；上部叶椭圆状披针形至线形，边缘作不规则的羽裂或不裂。头状花序多数，排列成伞房状，总苞半球形，基部有多数线形小苞；苞片长椭圆形，边缘膜质；舌状花冠黄色，长 7~10mm；管状花长约 6mm，裂片长约 1mm。瘦果椭圆形，平滑。花果期 7~8 月。

【分布区域】产同仁市。生于海拔 2230~2600m 渠岸沟沿、河沟水边、沟谷疏林下、路边湿草地、宅周田边、河滩草甸。

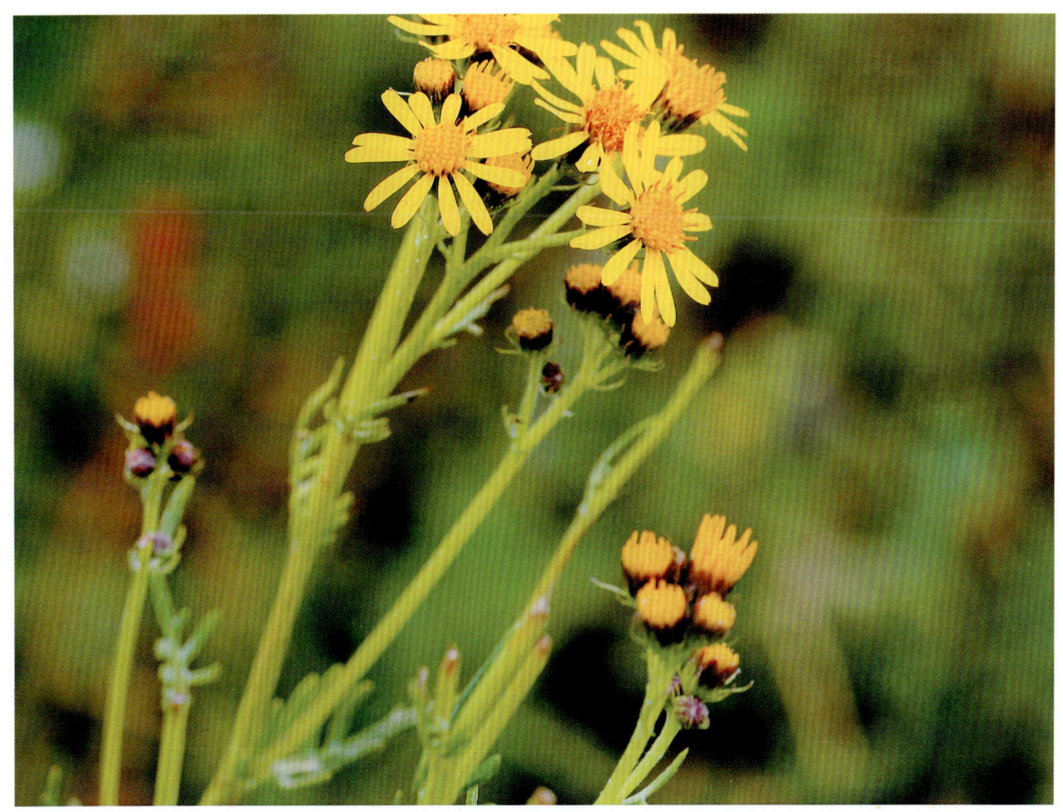

麻花头属 Serratula Linn.

418. 缢苞麻花头

【学　　名】*Serratula strangulata Iljin*

【别　　名】缢苞麻花头

【药 材 名】缢苞麻花头

【用药部位】根。

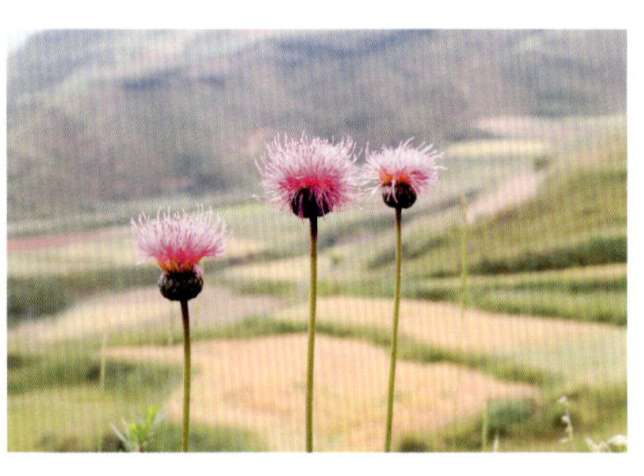

【功效主治】清热解毒。用于痘疹、疮毒。

【植物特征】多年生草本，高 40~80cm。根状茎细长。茎直立，不分枝或分枝，被疏的有节柔毛，基部被枯叶柄纤维。基生叶与茎下部叶椭圆形或倒披针形，长 6.5~20cm，宽 1.2~6cm，羽状浅裂至深裂，或具羽状大齿，裂片长圆形。披针形或三角形，长达 2.5cm，宽 0.4~1cm，全缘或边缘有齿；中部叶渐小，羽状浅裂或全缘；最上部常无叶；全部叶两面粗糙，疏被有节短柔毛。头状花序单生茎和枝端；总苞半球形，长 2~2.5cm，宽 2~3.5cm；总苞片多层，革质，紧密的覆瓦状排列，外层和中层卵形，长 5~15mm，宽至 6mm，先端急尖被绒毛，有小刺尖，内层线状披针形，长至 2.5cm，先端渐尖；小花管状，紫红色，长 2~2.5cm。瘦果扁压，有肋；冠毛褐色，多层，不等长，长约 7mm。花果期 7~8 月。

【分布区域】产同仁市。生于海拔 2230~3200m 山坡草地、田边、水沟边。

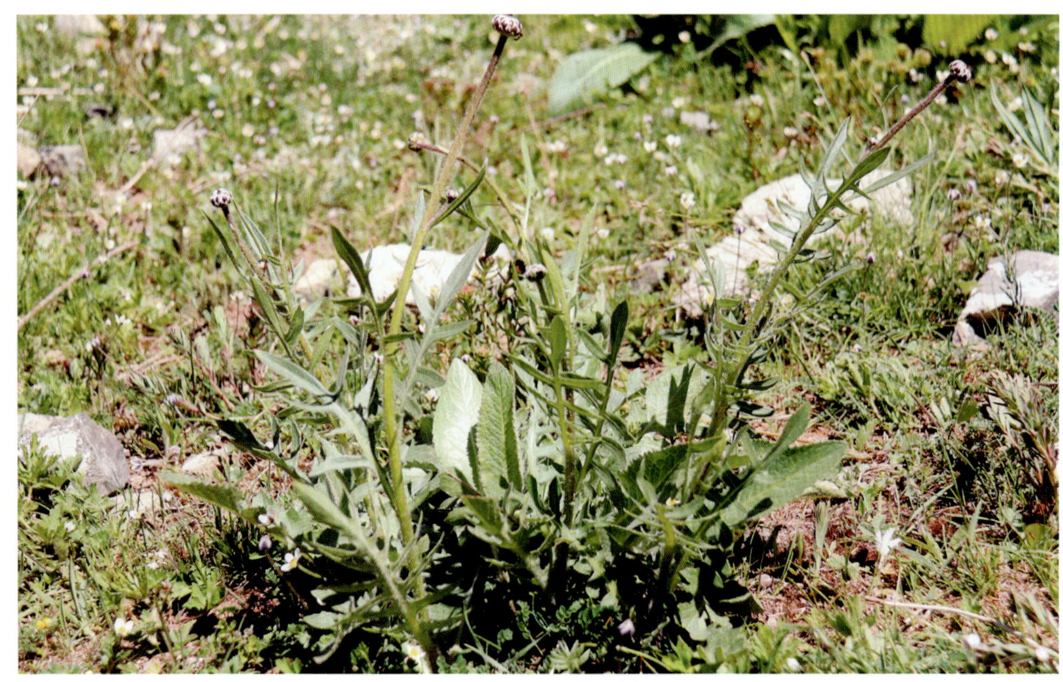

华蟹甲草属 Sinacalia H. Robins et Bretell

419. 华蟹甲草

【学　　名】*Sinacalia tangutica*（Maxim.）B. Nord.

【别　　名】羽裂蟹甲草 、猪肚子、水萝卜

【药 材 名】华蟹甲草

【用药部位】全草。

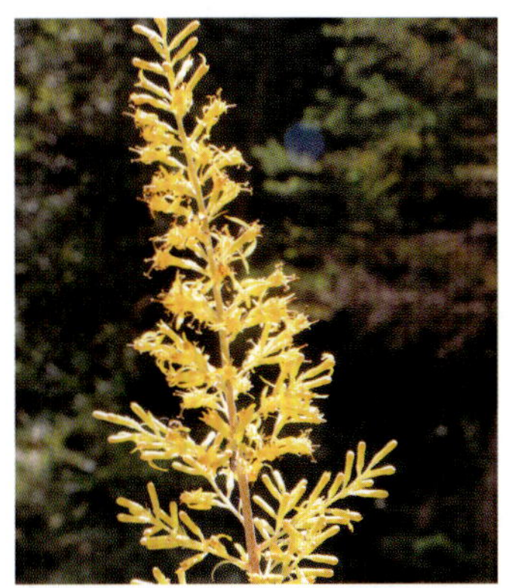

【功效主治】祛风镇静、清肺止咳。用于风湿疼痛、咳嗽痰多。

【植物特征】多年生草本，高 30~90cm。根状茎末端块状，具不定根。茎直立，被短腺状毛。基部叶在花期常枯落；中部叶大，全形为卵形或卵状心形，长 5~14cm，宽至 12cm，羽状深裂，裂片 3~4 对，具羽状浅裂片或大齿；上部叶小；全部叶上面被腺状短毛，下面被腺状短毛和蛛丝状毛，叶脉羽状。圆锥状总状花序；头状花序辐射状；总苞狭筒形，长至 8mm，宽约 3mm；总苞片 4~5，长圆形，宽约 1mm，先端急尖，边缘膜质；舌状花 2~3，舌片线形，长至 10mm，管部长约 6mm；管状花 4~5，长约 7mm，檐部 5 裂。瘦果无毛；冠毛白色，与管状花等长。花果期 7~9。

【分布区域】产同仁市。生于海拔 2300~2800m 水边、河滩、林缘、林下。

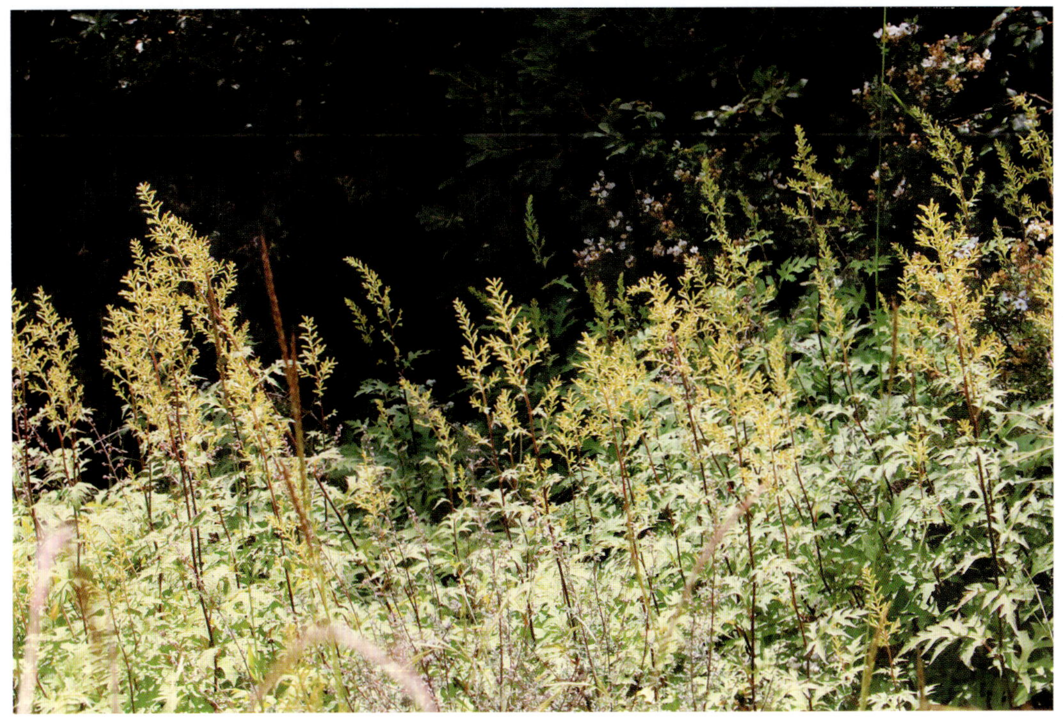

苦苣菜属 Sonchus Linn.

420. 苣荬菜

【学　　名】*Sonchus arvensis* Linn.

【别　　名】苦菜、苦苦菜、野苦荬、苦葛麻、苦荬菜、羊奶草、山苦荬、败酱草、荬菜、苣菜、小蓟、牛舌头、牛舌片

【药 材 名】苣荬菜、苦荬菜、苦苣菜、鲜苣荬菜、北败酱、苣荬菜花

【用药部位】全草或花。

【功效主治】全草：清热解毒、补虚止咳、消肿排脓、化瘀；用于痢疾、咳喘、白带、肠炎。花：清热利胆，用于黄疸型传染性肝炎。

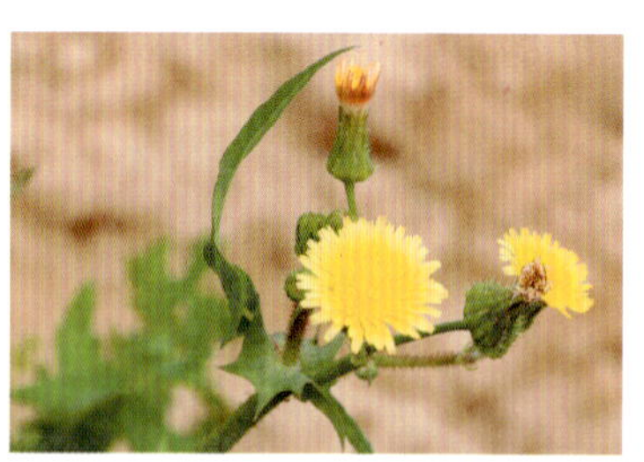

【植物特征】多年生草本，高 15~60cm。茎直立，不分枝，单生，无毛。叶长倒披针形、长披针形或狭长圆形，长 8~18cm，宽 1~4.5cm，先端钝，边缘有波状齿至不规则羽状浅裂，稀全缘，仅具细小齿，基部渐狭呈柄；柄有狭翅，基部耳状抱茎，耳常扩大，边缘有小齿，两面无毛上部叶小，卵形至披针形，全缘。头状花序单生或 2 至数个在茎或枝端排成伞房状花序；总苞宽钟形，长宽略相等，长约 1.5cm，含多数小花；总苞片 3~4 层，外层短，向内渐长，内层狭披针形，先端渐尖，背部无腺毛；小花极多数，黄色，长约 2cm，舌片线形，长约 0.6cm。瘦果纺锤形，棕色，长约 3mm，稍扁，具 6~7 条纵肋，肋上有横纹；冠毛白色，绵软，长约 1.5cm。花果期 7~9 月。

【分布区域】产全州各市县。生于海拔 2000~4000m 田边、水沟旁、荒地、山坡湿地。

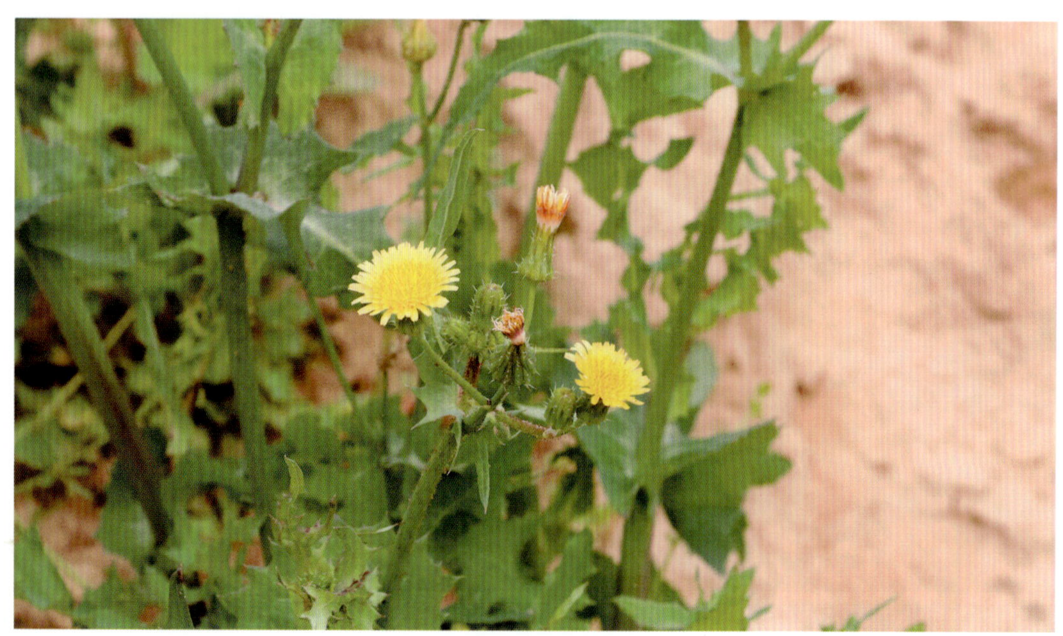

421. 苦苣菜

【学　　名】*Sonchus oleraceus* Linn.

【别　　名】苦荬、野苦马、苦荬菜、苣荬菜

【药 材 名】苦菜、苦苣菜

【用药部位】全草。

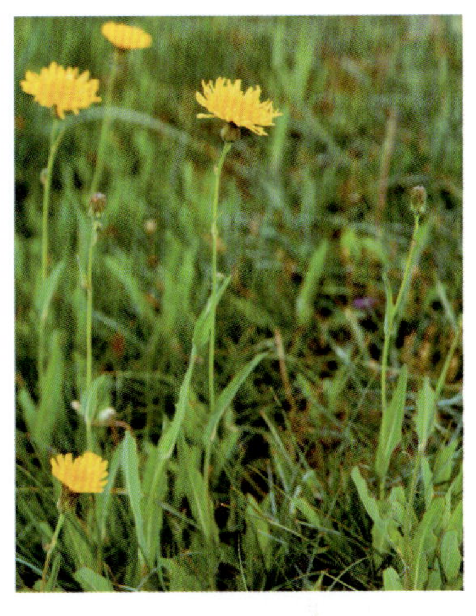

【功效主治】清热解毒、凉血止血。用于肠炎、痢疾、黄疸、淋证、咽喉肿痛、痈疮肿毒、乳腺炎、痔瘘、吐血、咯血、尿血、便血、崩漏。

【植物特征】多年生草本，高 15~60cm。茎直立，不分枝，单生，无毛。叶长倒披针形、长披针形或狭长圆形，长 8~18cm，宽 1~4.5cm，先端钝，边缘有波状齿至不规则羽状浅裂，稀全缘，仅具细小齿，基部渐狭呈柄；柄有狭翅，基部耳状抱茎，耳常扩大，边缘有小齿，两面无毛；上部叶小，卵形至披针形，全缘。头状花序单生或二至数个在茎或枝端排成伞房状花序；总苞宽钟形，长约 1.5cm，含多数小花；总苞片 3~4 层，外层短，向内渐长，内层狭披针形，先端渐尖，背部无腺毛；小花极多数，黄色，长约 2cm，舌片线形，长约 0.6cm。瘦果纺锤形，棕色，长约 3mm，稍扁，具 6~7 条纵肋，肋上有横纹；冠毛白色，绵软，长约 1.5cm。花果期 7~9 月。

【分布区域】产同仁市、尖扎县。生于海拔 2000~4000m 田边、水沟旁、荒地、山坡湿地。

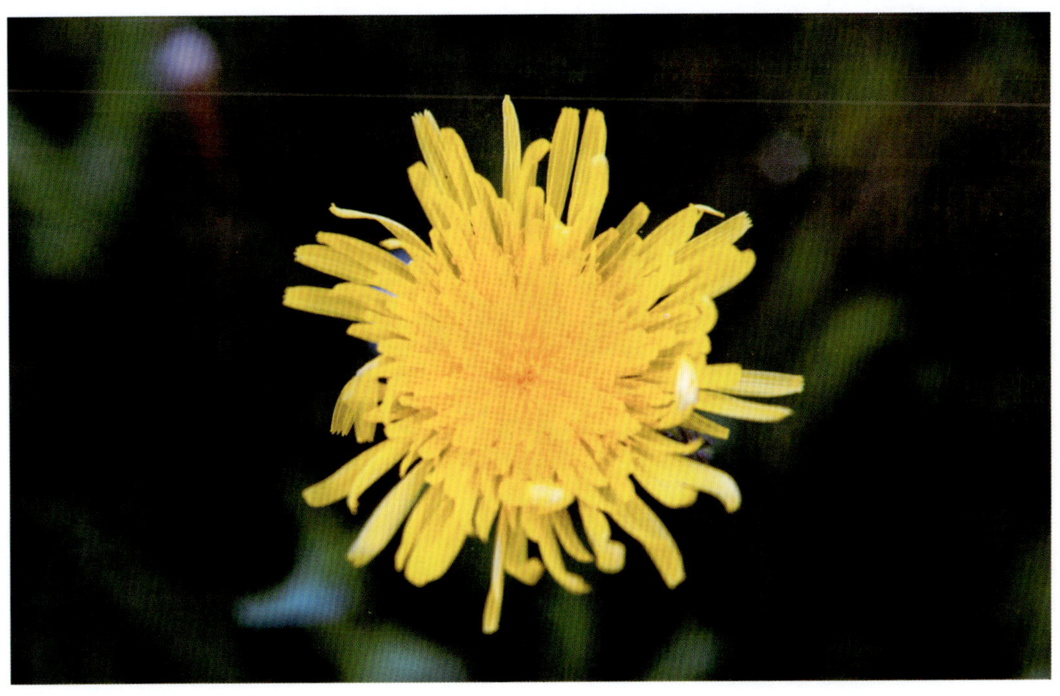

绢毛菊属 Soroseris Stebb.

422. 糖芥绢毛菊

【学　　名】*Soroseris erysimoides* (Hand.-Mazz.) Shih

【别　　名】空洞参、空桶参、空空参、绢毛苣、啦吧花、扫工色尔布（藏语译音）

【药 材 名】空桶参

【用药部位】全草。

【功效主治】清热解毒、干黄水、止痛。用于头骨破裂、毒热症、宿热症、头和上体刺痛、咽喉疼痛、体腔和四肢的黄水病。

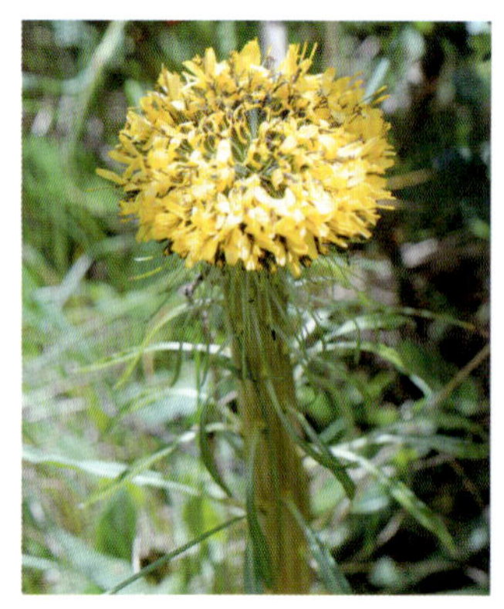

【植物特征】多年生草本，高 3~40cm。根粗，肉质。茎圆柱状，中空，有多数纵棱，直径达 2cm。叶散生茎上，倒披针形至线状长圆形，长 3~9cm，宽 0.1~1.2cm，全缘，有时边缘皱波状，两面无毛，基部下延成长柄。头状花序极多数，密集茎端成半球形；总花梗长 3~6mm，具线形小苞片；总苞圆柱形，长 7~12mm；总苞片 4，2 层，长圆形，无毛；小花 4，舌状，鲜黄色，舌片长圆形，长约 6mm，宽至 2mm，管部长约 4mm，瘦果长圆形，长 5~6mm，棕色；冠毛长 6~8mm，白色或上半部黑灰色，下半部白色。花果期 7~9 月。

【分布区域】产全州各市县。生于海拔 3300~5400m 高山草地、高山灌丛。

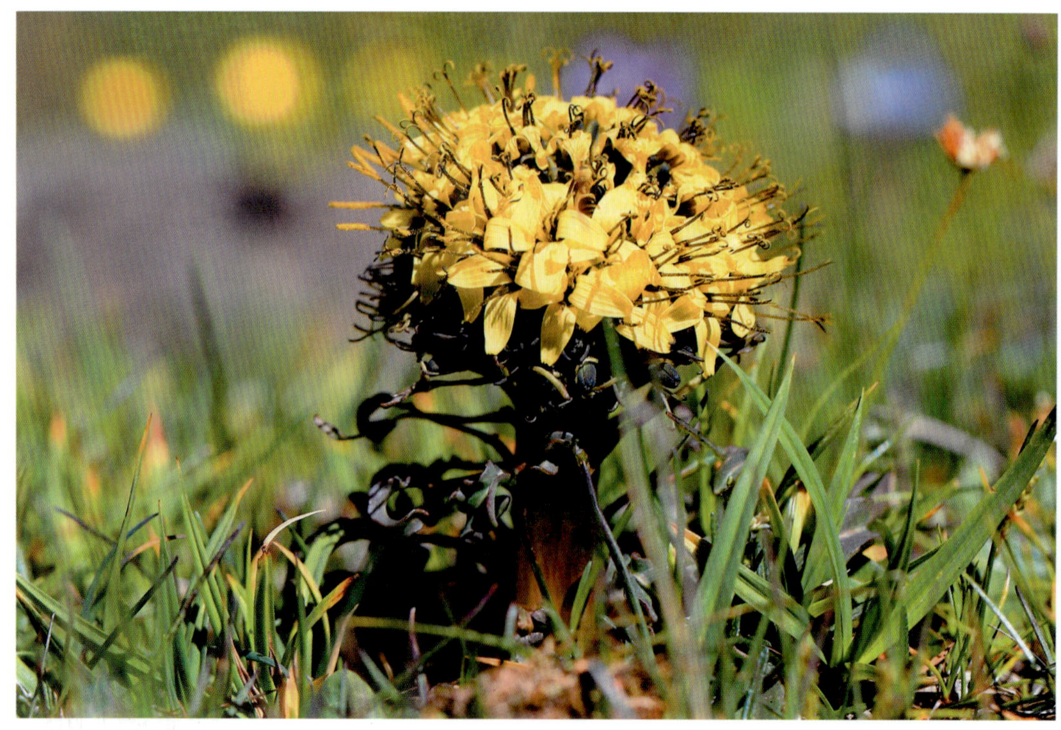

合头菊属 Syncalathium Lipsh.

423. 盘状合头菊

【学　　名】*Syncalathium disciforme*（Mattf.）Ling

【药 材 名】合头菊（代用）

【用药部位】全草。

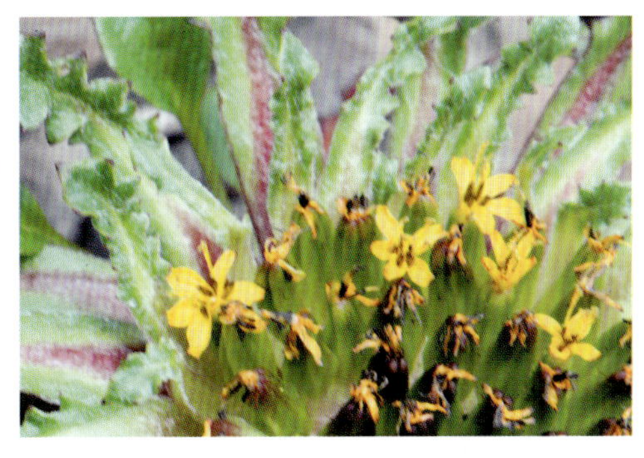

【功效主治】疏风解毒、清热解毒。用于外感风热、头痛、跌打损伤。

【植物特征】多年生草本，高 2~6cm。根细长。茎极短或伸长，顶部膨大。叶基生，莲座状，倒披针形或匙形，连柄长 2~6cm；叶片长至 2.5cm，宽 3~12mm，先端钝或急尖，边缘有细齿、羽状浅裂或近似大头羽状浅裂，稀近全缘，上面被浓密的白色柔毛至无毛；叶柄扁平，常紫红色。头状花序少数至多数，在莲座叶丛中密集成半球形的复花序，其直径可达 4cm；总苞圆柱形；总苞片 5，长 8~11mm，宽约 2mm，先端钝，被毛或无毛，常为黑褐色；小花舌状，5 个，黄色或淡黄白色，舌片长 2~3mm，宽约 1mm，管部长 5~8mm。瘦果倒卵状长圆形，长约 4mm，褐色，一面有 1 肋，另一面有 2 肋，边肋明显；冠毛与小花管部等长，上半部淡褐色，下半部白色。花果期 8~9 月。

【分布区域】产河南县。生于海拔 3500~4700m 高山流石滩、山坡沙石地、路边碎石堆。

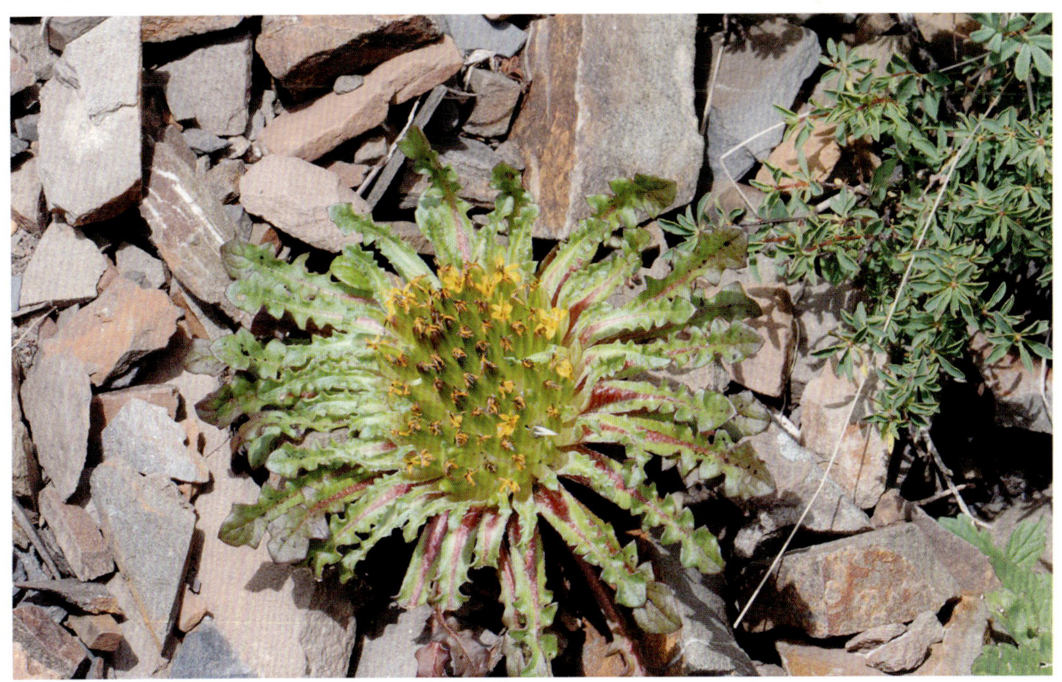

蒲公英属 Taraxacum Wigg.

424. 亚洲蒲公英

【学　　名】*Taraxacum asiaticum* Dahlst.

【别　　名】白花蒲公英、戟片蒲公英

【药 材 名】亚洲蒲公英

【用药部位】带根全草。

【功效主治】清热解毒、通利小便、凉血散结。用于流行性腮腺炎、扁桃体炎、咽喉炎、气管炎、淋巴腺炎、乳腺炎、淋病、泌尿系感染等。

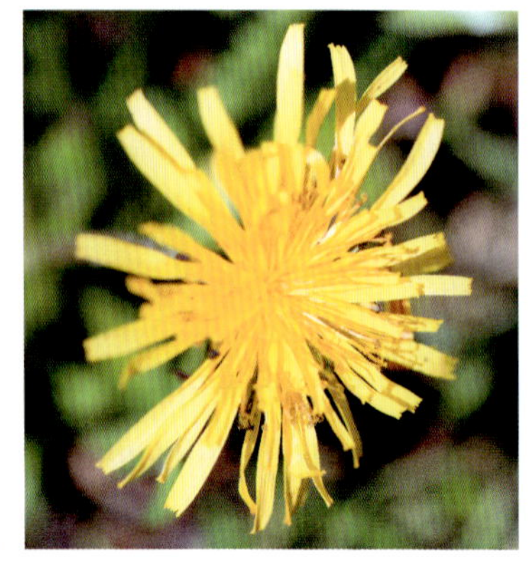

【植物特征】多年生草本，高 5~30cm。叶线形、长圆形或披针形，长 4~21cm，宽 0.3~2.5cm，羽状浅裂至全裂，稀部分叶全缘，侧裂片三角形至线形，平展或下倾。花葶单生或数个丛生，高 3~30cm，总苞直径 0.8~2cm，外层总苞片卵状披针形至披针形，先端常具角状突起，边缘或全部膜质，下反，常带紫红色；小花黄色，少有白色。瘦果淡黄褐色上部具小刺，下部有小瘤或近光滑，喙丝状，长 5~10mm。花果期 6~9 月。

【分布区域】产全州各市县。生于海拔 2600~4800m 河滩、山坡、高山草甸。

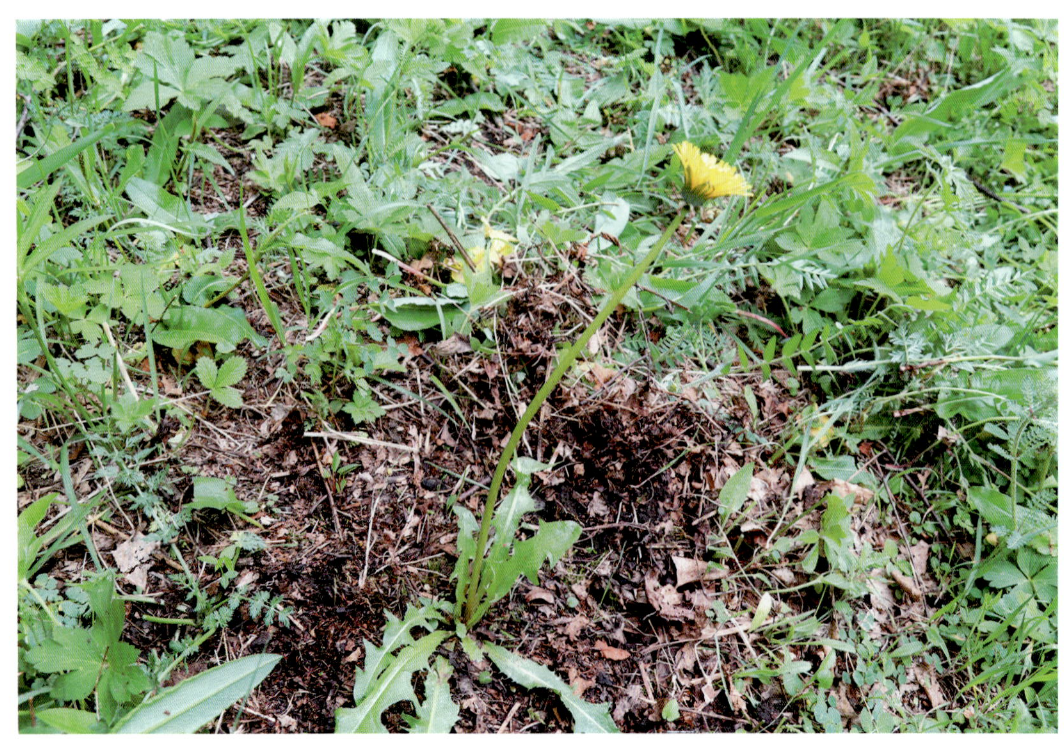

狗舌草属 Tephroseris Reichenb.

425. 狗舌草

【学　　名】*Tephroseris kirilowii*（Turcz. ex DC.）Holub

【别　　名】狗舌头草、白火丹草、铜交杯、糯米青、铜盘一枝香

【药 材 名】狗舌草

【用药部位】全草。

【功效主治】清热解毒、利水消肿、杀虫。用于尿路感染、肾炎水肿、口腔炎、跌打损伤、湿疹、疥疮、阴道滴虫。

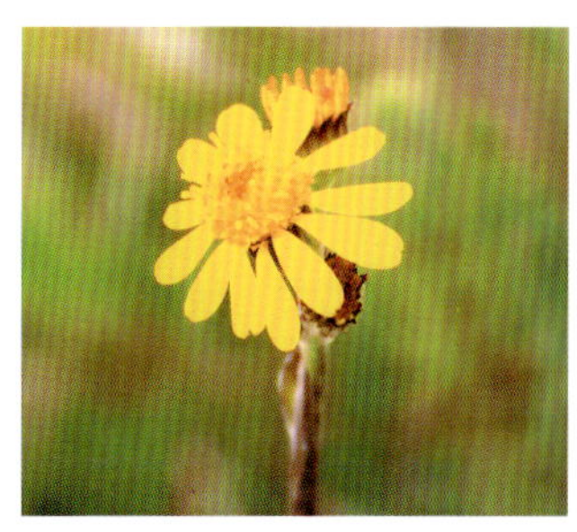

【植物特征】多年生草本，高 15~60cm。根状茎粗短，具多数须状根。茎花葶状单生，被白色蛛丝状毛和有节柔毛，基生叶 3~6，叶片长圆形、卵形，长 2~7cm，宽 1~3 厘米，两面初时被蛛丝状毛，后脱毛，叶柄细或扁平，长至 3cm，茎生叶向上渐小，长圆形至线状披针形，长 1.5~5.5cm，宽至 2cm，先端急尖，边缘常反卷，基部渐狭，下部叶有柄。上部叶无柄，半抱茎。头状花序辐射状，单生或在茎端排列成伞房状伞形，花序梗等长或不等长，基部有线形苞片；总苞钟形，长为宽的 1/2，长约 5mm，总苞片 18~20，线状披针形，先端渐尖，紫褐色，下部绿色，被毛；舌状花黄色，舌片线形或倒披针形，长至 10mm，宽 1~4mm；管状花多数，黄色，长至 8mm。瘦果棕红色，被白短毛。花果期 7~9 月。

【分布区域】产同仁市、尖扎县。生于海拔 2500~3500m 田边、阴坡草地及干草坡。

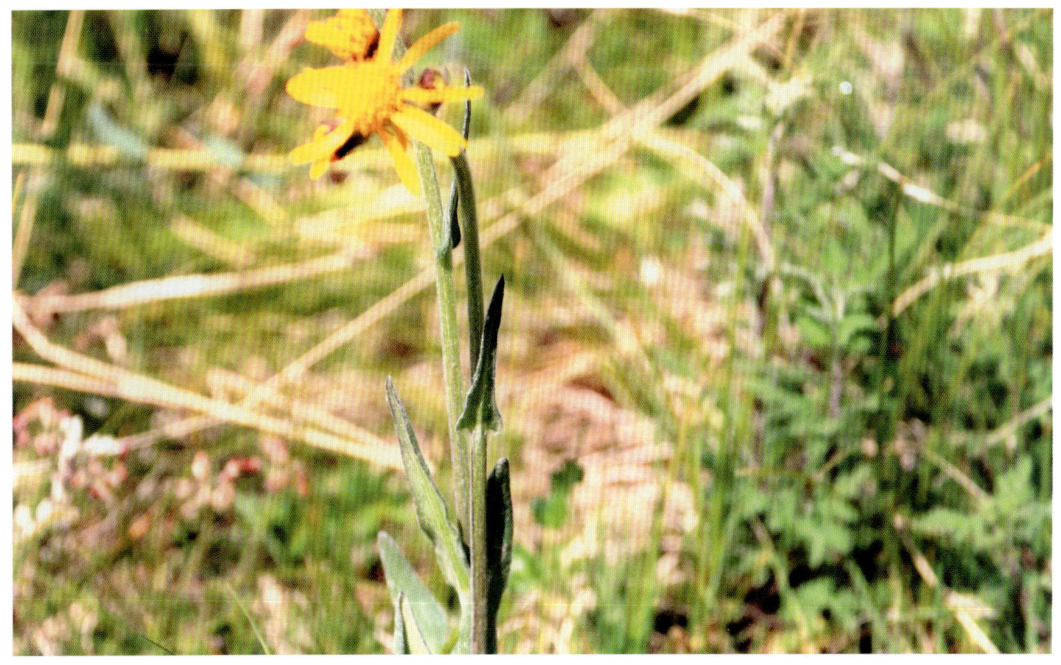

426. 橙红狗舌草

【学　　名】*Tephroseris rufa* (Hand.-Mazz.) B. Nord.

【别　　名】红舌狗舌草、橙红狗舌草、红舌

【药 材 名】狗舌草（代用）

【用药部位】全草。

【功效主治】清热解毒、利水消肿、杀虫。用于尿路感染、肾炎水肿、口腔炎、湿疹、阴道滴虫。

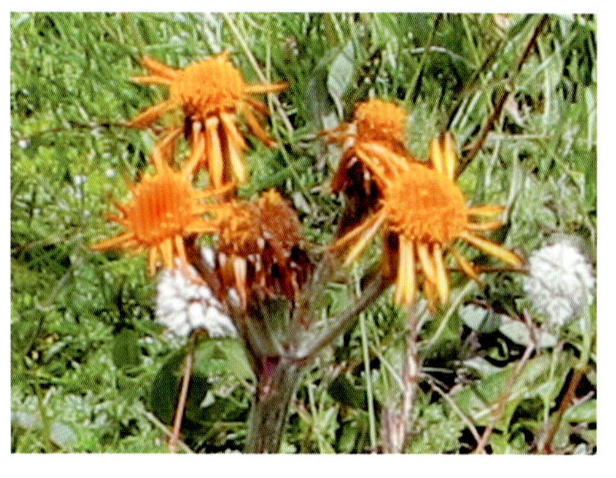

【植物特征】多年生草本，高 5~50cm。根状茎粗，具须根。茎直立，细瘦或较粗，被密白色蛛丝状绵毛和有节柔毛，后脱毛。基生叶倒卵状长圆形、长圆形或卵形，长 2~7cm，宽 1~2.5cm；茎生叶向上渐小，下部叶倒卵状长圆形，与基生叶同大；中上部叶长圆形、披针形至线形，较小，先端钝或渐尖，两面被白色蛛丝状毛。头状花序辐射状，单生或少数，在茎端排列成伞房状伞形；总苞宽钟后，宽为长的 2 倍，长 5~6mm；总苞片 20 以上，线形，紫褐色，先端渐尖，舌状花橙红色或橙黄色，舌片线状长圆形，长至 17mm；管状花与舌状花同色，长至 10mm。瘦果棕红色，无毛；冠毛白色或淡褐色，长至 10mm。花果期 6~9 月。

【分布区域】产全州各市县。生于海拔 3200~4150m 山坡草地、灌丛中、林下及高山草甸。

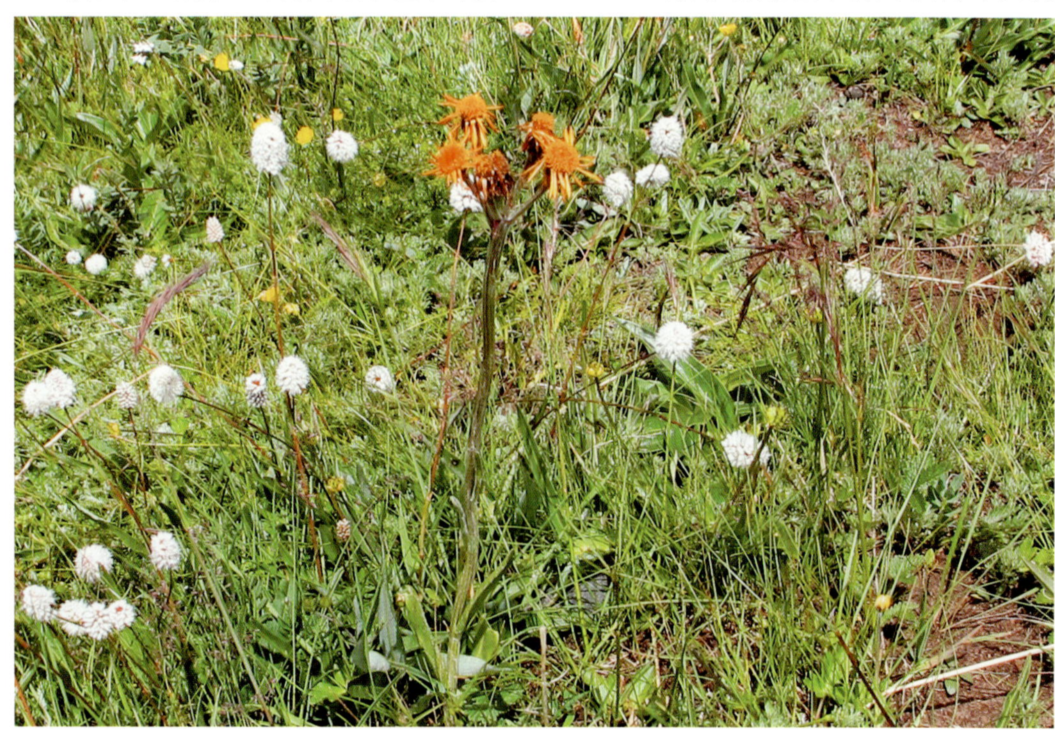

苍耳属 Xanthium Linn.

427. 苍耳

【学　　名】*Xanthium sibiricum* Patrin ex Widder

【别　　名】卷耳、只刺、道人头、佛耳、缣丝草、野缣丝

【药 材 名】苍耳花、苍耳根、苍耳子

【用药部位】果实、根、茎、叶。

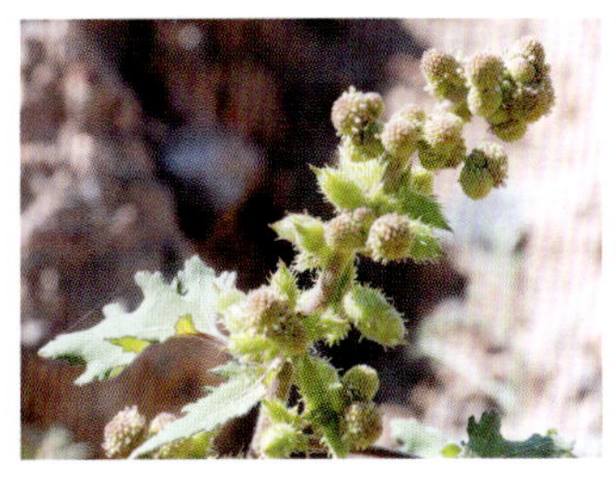

【功效主治】果实：散风、止痛、祛湿、宣肺通鼻、杀虫；用于风寒头痛、鼻炎、齿痛、风寒湿痹、风疹、瘙痒。根：消肿止痛、宣肺止咳、燥湿止痢、平肝潜阳；用于疔疮、痈疽、高血压、痢疾、咳嗽。茎、叶：消炎、解毒、祛风湿；用于风寒头痛、风寒湿痹、风疹瘙痒等症状。

【植物特征】一年生草本，高 30~50cm。茎直立，被短糙毛，常从基部分枝。叶片宽卵形或心形，长 5~12cm，宽 4~7cm，先端急尖，基部浅心形，边缘 3~5 浅裂或具不规则细齿，两面均粗糙，上面脉上及下面被糙毛，叶柄细长，被短毛。头状花序单性，雌雄同株；雄花序顶生，球形，径 4~6mm；总苞片长圆披针形，分离，具多数不结实的两性花，花冠具 5 个宽裂片，雄蕊 5；雌头状花序卵形，外层总苞片小，分离，被毛，内层合生成囊状，成熟时连同喙长 8~10mm，外面具钩状刺和细毛，内有 2 个小花，雌花无花冠，花柱分枝线形，伸出坚硬的果喙外。瘦果 2，包于总苞内。花果期 7~9 月。

【分布区域】产同仁市、尖扎县。生于海拔 1800~3700m 山坡草地、灌丛中、林下及高山草甸。

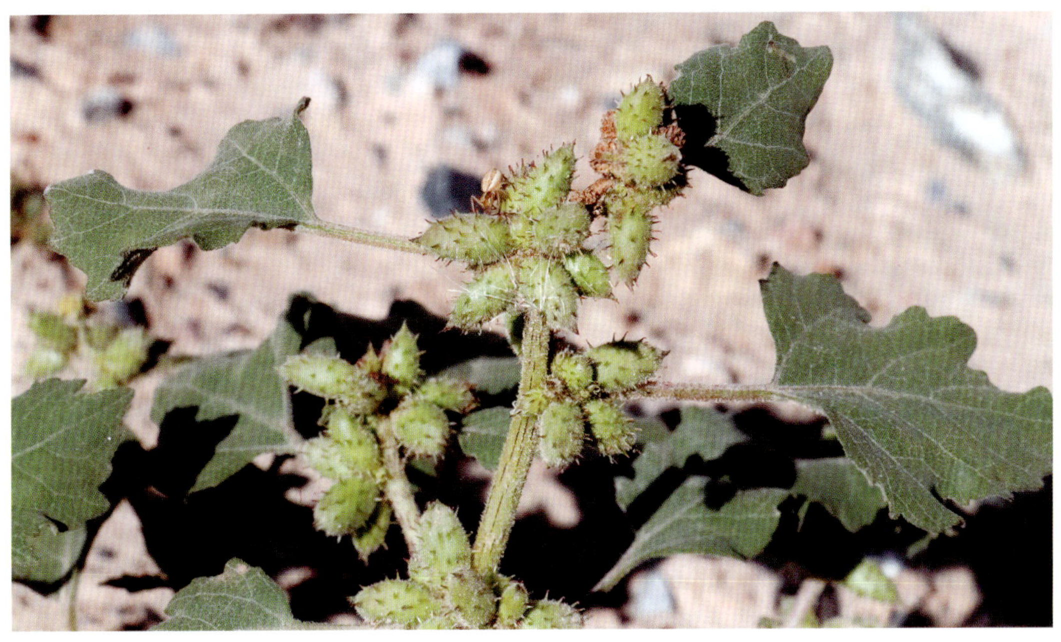

黄冠菊属 Xanthopappus C. Winkl.

428. 黄缨菊

【学　　名】*Xanthopappus subacaulis* C. Winkl.

【别　　名】羽裂蟹甲草、猪肚子、水萝卜

【药 材 名】九头妖

【用药部位】全草。

【功效主治】止血。用于吐血、消化道溃疡出血、子宫出血、过敏性紫癜。

【植物特征】多年生草本，高 5~7cm。根粗壮，圆柱形，直径 1.5~2cm，颈部密被褐色枯叶柄。无茎或近无茎。叶基生呈莲座状，革质，叶片长圆形或长圆状披针形，长达 30cm，宽 2~8cm，羽状深裂，裂片三角形或三角状披针形，先端急尖成针刺，边缘具不规则的锯齿和针刺，上面绿色，无毛，下面密被灰白色蛛丝状毛，叶柄短，基部扩大，半抱根颈及花序柄，被绒毛或无毛。头状花序具短花序梗，从生叶丛中，8~10 或更多；总苞宽钟形，长 3~6cm，宽达 5cm，总苞片多层，近革质，不等长，外层长为内层的 1/2，狭披针形，先端针刺状，常外反，内层披针形或线形，先端渐尖，全部总苞片背部被毛；小花管状，黄色，长 3.5~3.7cm。瘦果光滑，具褐色斑点；冠毛多层，淡黄色，糙毛状，长约 3cm。花果期 7~9 月。

【分布区域】产同仁市、河南县。生于海拔 2230~4250m 阳坡、荒地。

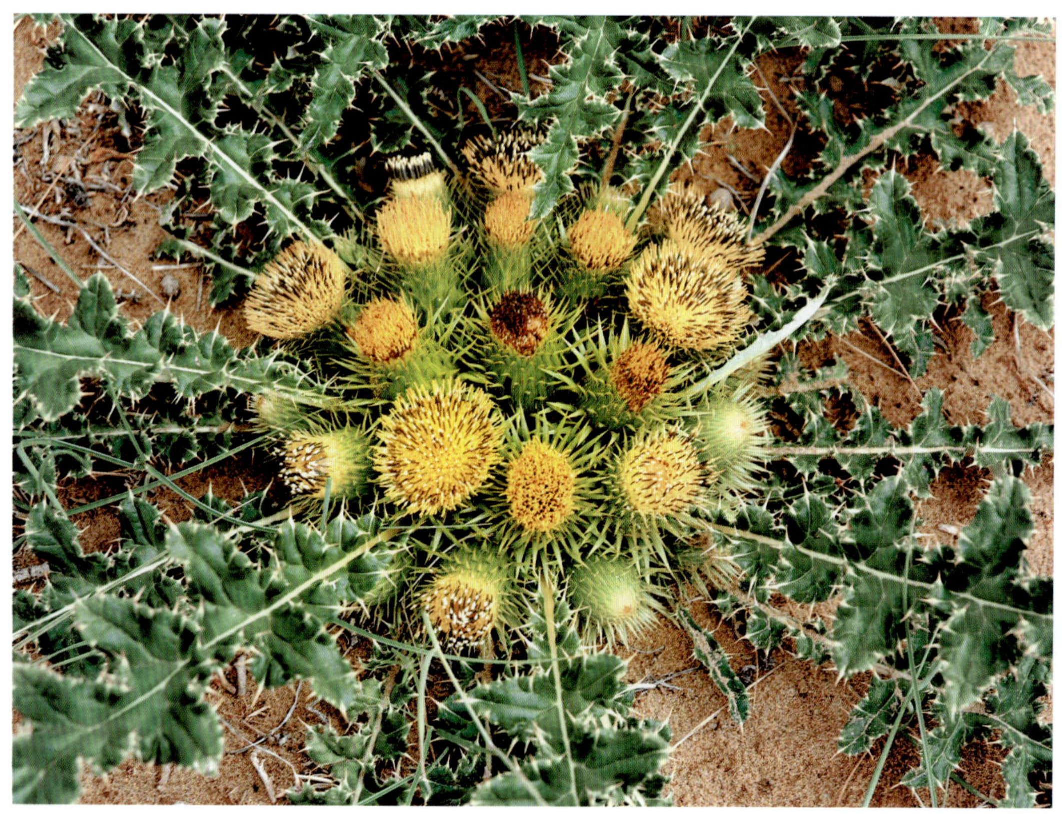

六十七、香蒲科 Typhaceae

香蒲属 Typha Linn.

429. 狭叶香蒲

【学　　名】*Typha angustifolia* Linn.

【别　　名】水蒲草、水菖草、水烛、香蒲、长苞香蒲、蒲黄、鬼蜡烛、水蜡烛、蒲花、蒲草、毛蜡烛、蒲子

【药 材 名】香蒲

【用药部位】花粉、花、根茎。

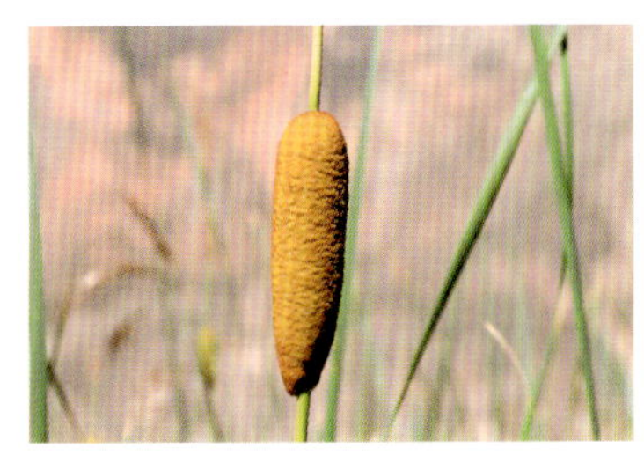

【功效主治】花粉及花：止血行血、消瘀镇痛；用于吐血、尿血、便血等。根茎：清热凉血、利水消肿；用于孕妇劳热、胎动下血、口疮、热痢、白带、水肿。

【植物特征】多年水生、沼生挺水草本。根状茎粗大，黄褐色。茎圆柱形，直立，丛生，高 1.5~3m，具白色髓。叶基部具鞘，鞘具白色膜质边缘；叶片条形、剑形或线形，长 0.5~2.0m，宽 4~10mm。顶生穗状花序棍棒状，长 20~30cm，黄色或褐黄色；雌花序粗棒状或短圆柱形，长 20~40cm，褐色；雄花无柄，雄蕊 2~3，花粉单粒；雌花具有匙形的小苞片，小苞片先端褐色，短于柱头，子房长椭圆形，具细长的柄，柄基部具多数毛，毛稍短于柱头，与小苞片近等长，花柱细长。柱头条形，褐色，小坚果长圆形，黄褐色。花果期 6~9 月。

【分布区域】产同仁市。生于海拔 2200~2800m 淡水池沼、湖泊和渠边。

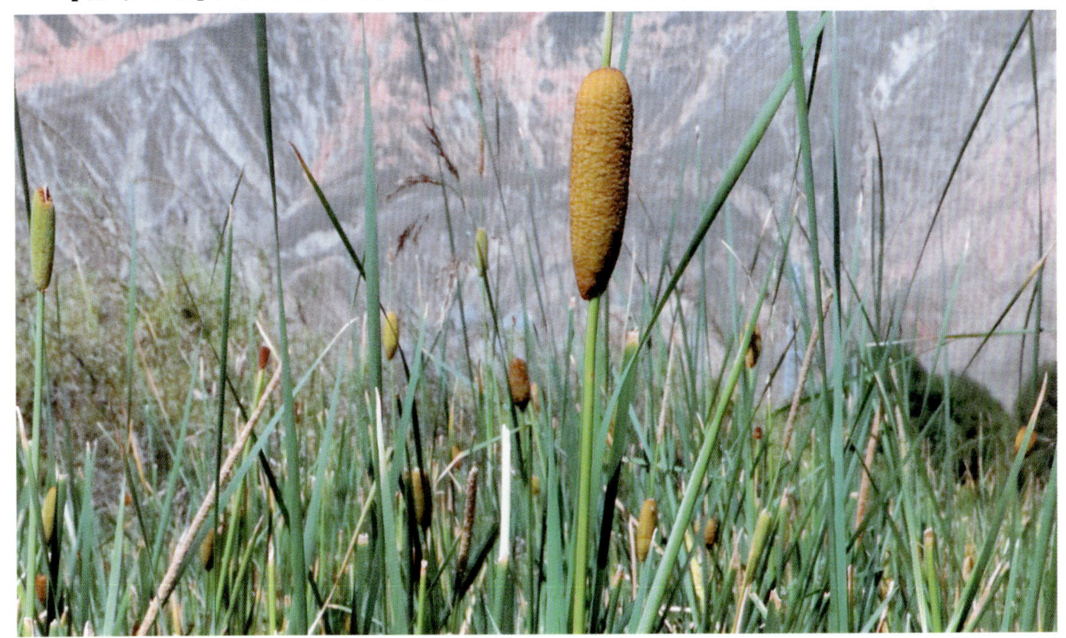

六十八、水麦冬科 Juncaginaceae

水麦冬属 Triglochin Linn.

430. 水麦冬

【学　　名】*Triglochin palustre* Linn.

【别　　名】红车轴草、贝治牙扎、海韭菜、活鲁草、西乐－额布苏

【药 材 名】水麦冬

【用药部位】果实。

【功效主治】消炎、止泻。用于眼痛、腹泻。

【植物特征】多年生湿生草本植物，植株弱小。叶基生，条形，长 10~20cm，宽 1~2mm。花葶细长，纤细，直立，总状花序顶生，具多数、疏生的花，花无苞片；花小，花梗长约 2mm，花被片 6 枚，绿紫色，椭圆形或舟形，长 2~2.5mm，雌蕊由 3 个合生心皮组成，柱头毛笔状。蒴果棒状条形，长约 6mm，直径约 1.5mm。花果期 6~8 月。

【分布区域】产全州各市县。生于海拔 1800~4600m 的山坡湿草地、咸湿地或浅水处。

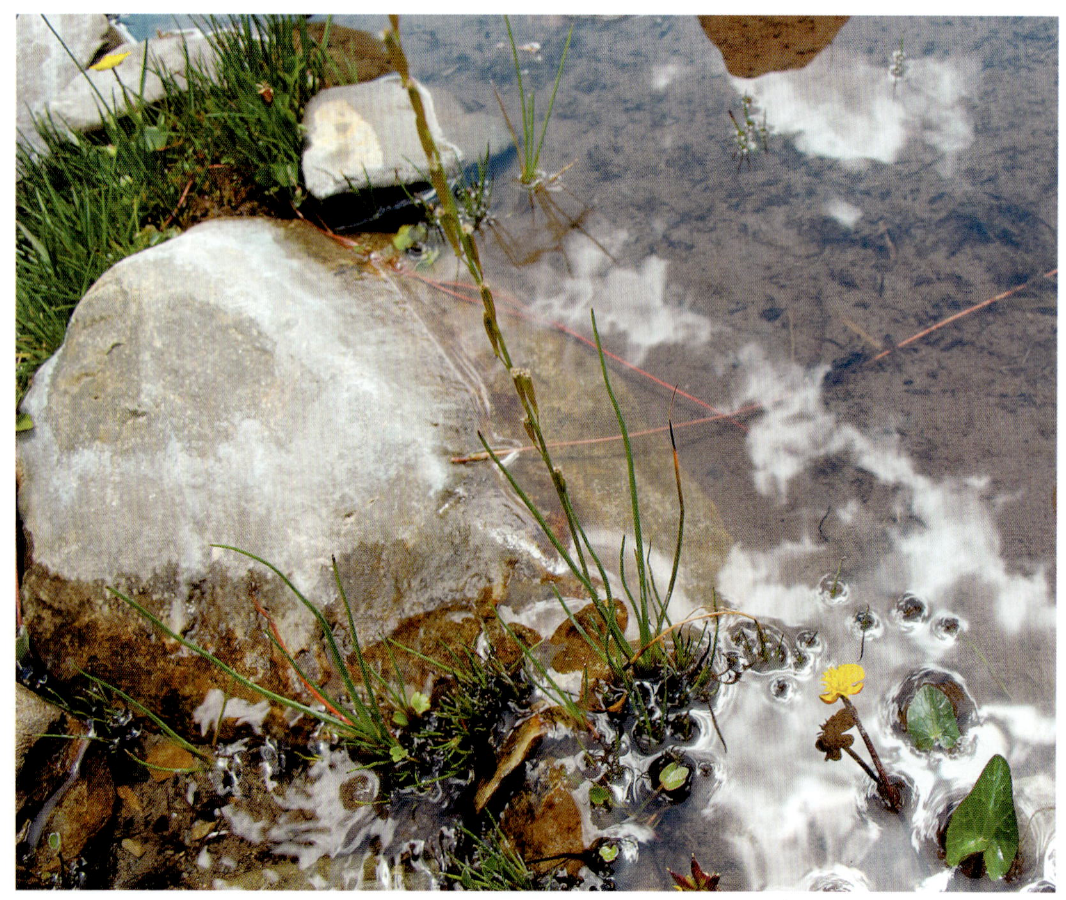

六十九、禾本科 Poaceae

芨芨草属 Achnatherum Beauv.

431. 醉马草

【学　　名】*Achnatherum inebrians*（Hance）Keng ex Tzvel.

【别　　名】米米蒿、药闹、醉针茅、药草、药老、阿尔善（蒙古语译音）

【药 材 名】醉马草

【用药部位】全草。

【功效主治】麻醉、镇静、止痛。用于关节痛、牙痛、神经衰弱、皮肤瘙痒。

【植物特征】多年生。秆直立，平滑无毛，高 60~100cm，具 3~4 节，节下贴生微毛，基部具鳞芽。叶鞘稍粗糙，鞘口具微毛；叶舌厚膜质，顶端平截或具裂齿，长约 1mm；叶片质地较硬，边缘常卷折，上面及边缘粗糙。茎生者长 8~15cm，基生者长达 30cm，宽 2~8mm。圆锥花序紧密呈穗状，长 10~25cm，宽 1~2.5cm；小穗灰绿色或基部带紫色，成熟后变为褐铜色，长 5~6mm；颖膜质，顶端尖，常破裂，微粗糙，近等长，具 3 脉；外稃背部密被柔毛，顶端具 2 微齿，长约 4mm，具 3 脉，脉于顶端汇合，基盘钝，具短毛，芒自齿间伸出，长 10~13mm，一回膝曲，芒柱稍扭转且被微短毛；内稃具 2 瓣，脉间被柔毛；花药顶端具毫毛。花果期 7~9 月。

【分布区域】产全州各市县。生于海拔 1900~3700m 山坡草地、田边、路旁、草丛、河滩、高山灌丛。

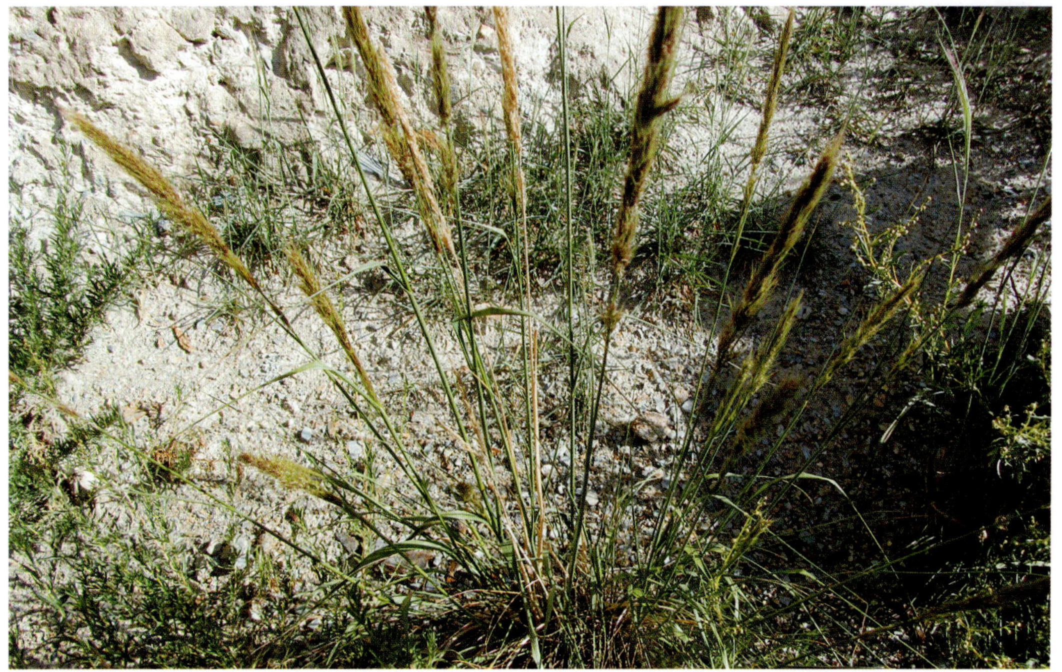

432. 芨芨草

【学　　名】*Achnatherum splendens*（Trin.）Nevski

【别　　名】积机草、席萁草

【药 材 名】芨芨草

【用药部位】茎、根或种子。

【功效主治】清热利尿。用于尿路感染、尿闭。

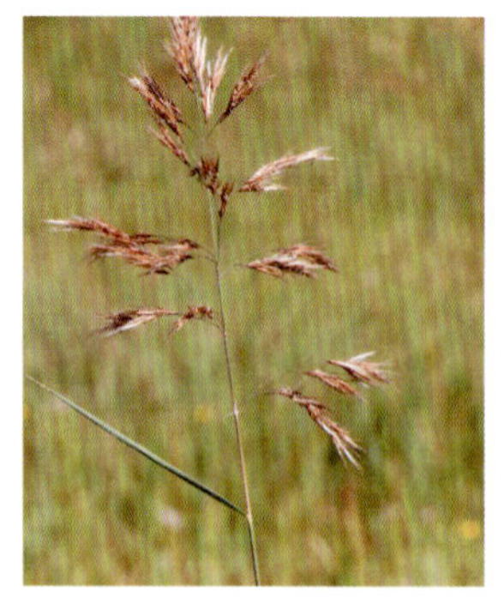

【植物特征】多年生草本。须根粗壮坚韧。秆直立，坚硬，平滑，内具白色髓，密丛，高 50~150cm，具 2~3 节，基部宿存枯萎的黄褐色的叶鞘，叶鞘边缘膜质；叶舌尖披针形，长 5~10mm；叶片质坚韧，上面脉纹凸起，长 30~ 生，平展或斜向上升，基部裸露；小穗灰绿色或带紫色；颖膜质，顶端尖或锐尖，第一颖具 1 脉，长 4~5mm，第二颖具 3 脉，长 6~7mm，外稃背部密生柔毛，顶端具 2 微齿，具 5 脉，长 4~5mm，基盘钝圆，具柔毛，芒自齿间伸出，直立或微弯，不扭转，长 5~12mm；内稃短于外稃，具 2 脉，脉间被柔毛。花果期 6~9 月。

【分布区域】产同仁市、尖扎县、泽库县。生于海拔 1900~4100m 微碱性的草滩、石质山坡、干山坡、林缘草地、荒漠草原。

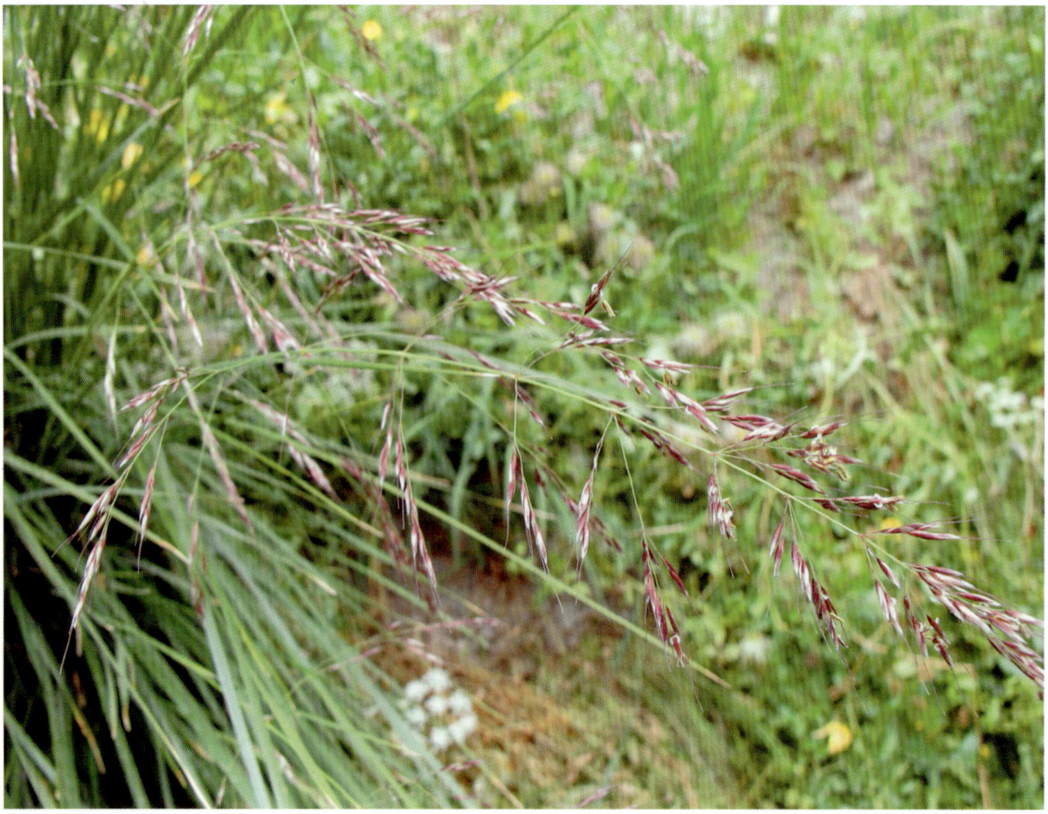

燕麦属 Avena Linn.

433. 燕麦

【学　　名】*Avena sativa* Linn.

【别　　名】胡西古－希达、香麦、胡西吉－布达、裸燕麦、莜麦、玉麦、铃铛麦、铃当麦

【药 材 名】燕麦

【用药部位】种仁。

【功效主治】退虚热、益气、止汗、解毒、祛痰。用于喉中痰病、皮肤病。

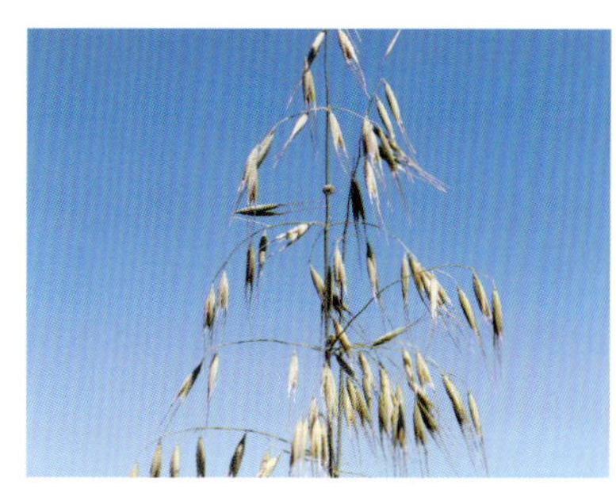

【植物特征】本种植物与野燕麦（A. fatua L.）很近似，其主要特征为，小穗含 1~2 小花；小穗轴近于无毛或疏生短毛，不易断落；第二外稃无毛，基盘无毛或具少数短毛，无芒或仅第一外稃背部具一较直的芒，第二外稃无毛，通常也无芒。

【分布区域】产同仁市、尖扎县、泽库县。栽培。

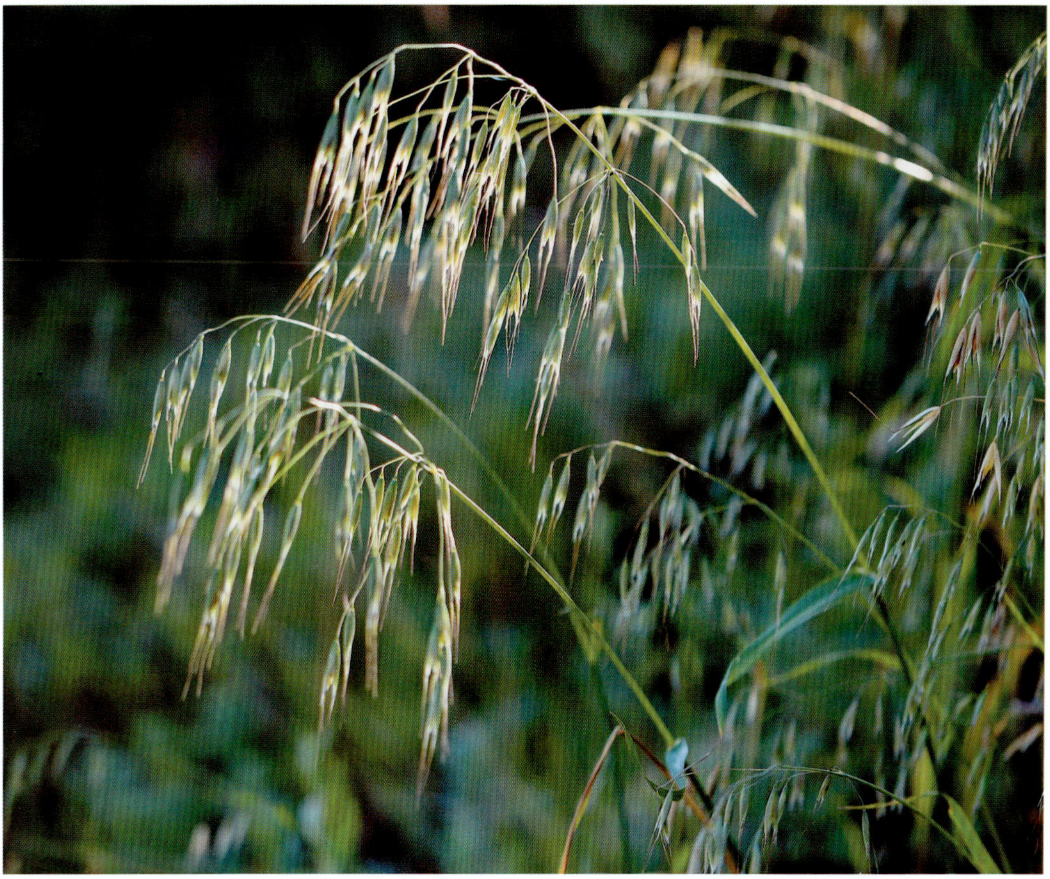

赖草属 Leymus Hocsht.

434. 赖草

【学　　名】*Leymus secalinus*（Georgi）Tzvel.

【别　　名】冰草

【药 材 名】赖草

【用药部位】根状茎、全草。

【功效主治】清热利湿、止血。用于淋病、赤白带下、哮喘、痰中带血。

【植物特征】多年生。具下伸或横走根茎。秆单生或丛生，高 25~120cm，2~4 节。叶鞘无毛，基部残留叶鞘呈纤维状；叶舌长 1~2mm，顶端平截；叶片长 5~25cm，宽 2~6mm，上、下两面无毛或均被短柔毛。穗状花序直立，密集，长 5~15cm，宽 7~14mm；穗轴被短柔毛，节间长 3~7mm；小穗常 2~3 枚生于各节，长 9~20mm，含 4~7 小花；颖锥形，常具 1 脉，光滑或粗糙，第一颖短于第二颖，长 7~14mm；外稃披针形，被短柔毛或上部无毛，具 5 脉，第一外稃长 8~11mm，顶端渐尖或具 1~3mm 长的短芒；内稃与外稃等长，顶端微二裂，脊上部具刺毛；花药长 3~4mm。花果期 7~9 月。

【分布区域】产全州各市县。生于海拔 1900~4300m 山坡草地、河滩湖岸、林缘路旁。

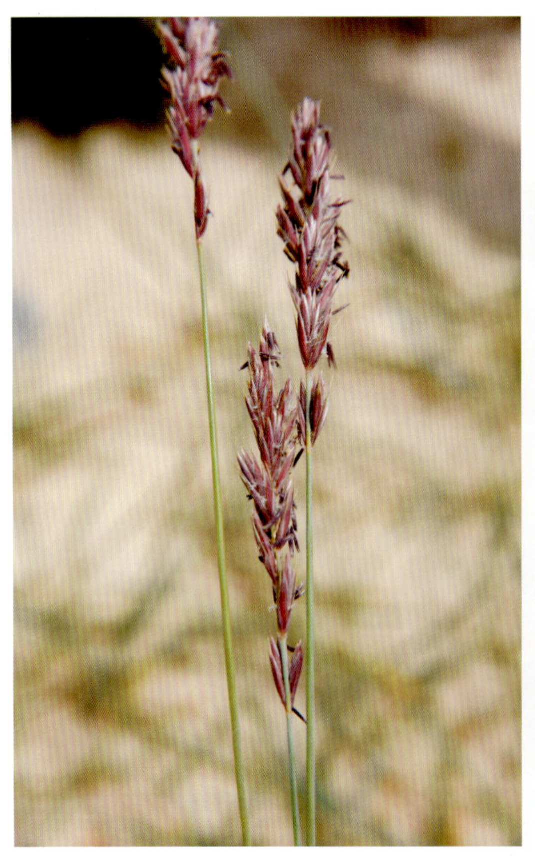

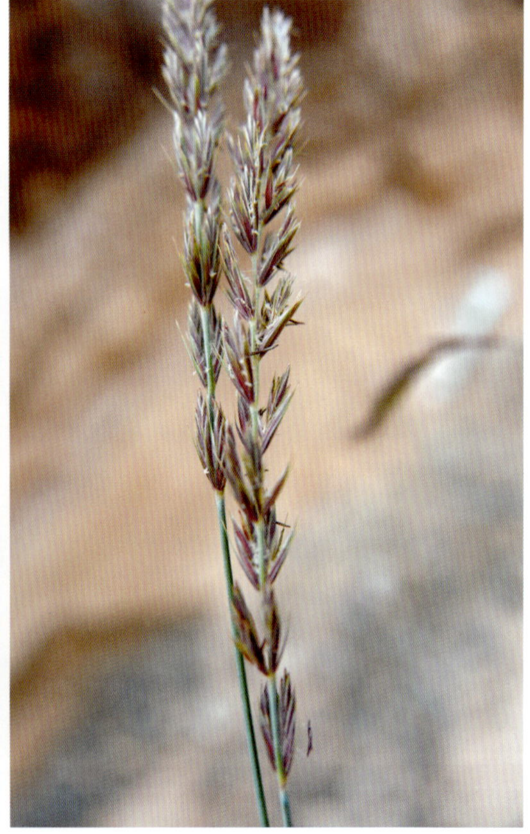

芦苇属 Phragmites Trin.

435. 芦苇

【学　　名】*Phragmites australis*（Cav.）Trin.

【别　　名】葭花、蓬茸、水芦花、蒲苇、苇子草、芦竹

【药 材 名】芦根、芦叶、芦笋、芦竹箨、芦花

【用药部位】花、根、箨叶、嫩茎、嫩苗。

【功效主治】花：止泻、止血、解毒；用于吐泻、血崩、外伤出血、鱼蟹中毒。根：清热生津、除烦、止呕利尿；用于热病烦渴、胃热呕吐、肺热咳嗽、热淋涩痛。箨叶：生肌敛疮、止血、解毒；用于金创、吐血。嫩茎：清肺解毒、止咳排脓；用于肺痈吐脓、肺热咳嗽。嫩苗：清热生津、利水通淋；用于热病口渴心烦、肺痈、肺萎、淋病、小便不利。

【植物特征】多年生高大草本，根状茎发达。秆直立，高 1~3m，直径 1~4cm，具 20 多节，基部和上部的节间较短，最长节间位于下部第 4~6 节，长 20~25cm，节下被腊粉。叶片披针状线形，长 30cm，宽 2cm，无毛，顶端长渐尖成丝形。圆锥花序大型，长 20~40cm，宽约 10cm，分枝多数，长 5~20cm，着生稠密下垂的小穗；小穗柄长 2~4mm，无毛；小穗长约 12mm，含 4 花。颖具 3 脉，第一颖长 4mm；第二颖长约 7mm。第一不孕外稃雄性，长约 12mm，第二外稃长 11mm，具 3 脉，顶端长渐尖，基盘延长，两侧密生等长于外稃的丝状柔毛，与无毛的小穗轴相连接处具明显关节，成熟后易自关节上脱落；内稃长约 3mm，两脊粗糙；雄蕊 3，花药长 1.5~2mm，黄色；颖果长约 1.5mm。

【分布区域】产同仁市、泽库县。生于海拔 2000~3200m 湖边、沼泽、沙地、河岸、田边等处。

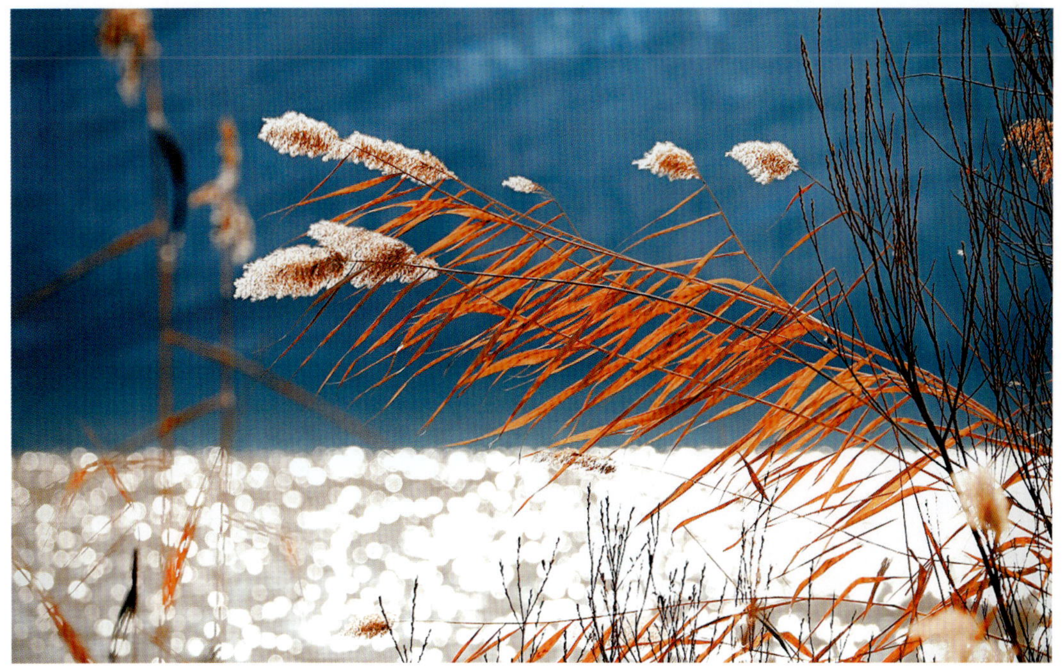

狗尾草属 Setaria Beauv.

436. 狗尾草

【学　　名】*Setaria viridis*（Linn.）Beauv.

【别　　名】莠、莠草子、莠草、光明草、阿罗汉草、狗尾半支、谷莠子、洗草、大尾草、大尾曲、毛娃娃、毛嘟嘟、毛毛草

【药 材 名】狗尾草

【用药部位】全草。

【功效主治】清热利湿、祛风明目、解毒、杀虫。用于风热感冒、黄疸、小儿疳积、痢疾、小便涩痛、目赤肿痛、疮癣。

【植物特征】一年生草本，秆直立或基部膝曲，高 10~50cm，常较细弱；叶舌极短具长 1~2mm 的纤毛；叶片无毛，边缘粗糙，长 4~20cm，宽 2~10mm。圆锥花序紧密呈圆柱形，微弯垂或直立，长 2~8m，刚毛粗糙；小穗浅绿色，椭圆形，2~5 个簇生于主轴上或更多的小穗着生在小枝上，顶端钝，长 2~2.5mm；第一颖卵形，长约为小穗的 1/3，顶端钝或稍尖，具 3 脉，第二颖椭圆形，近等长于小穗，具 5~7 脉;第一外稃顶端钝，与小穗等长，具 5~ 脉，其内稃短小狭窄；第二外稃背部具细点状皱纹，顶端钝，边缘内卷，包卷同质的内稃；鳞被楔形；花柱基部分离。颖果灰白色。花果期 7~10 月。

【分布区域】产同仁市、尖扎县。生于海拔 1800~3600m 山坡、河滩、田边、路旁、水沟边、荒野。

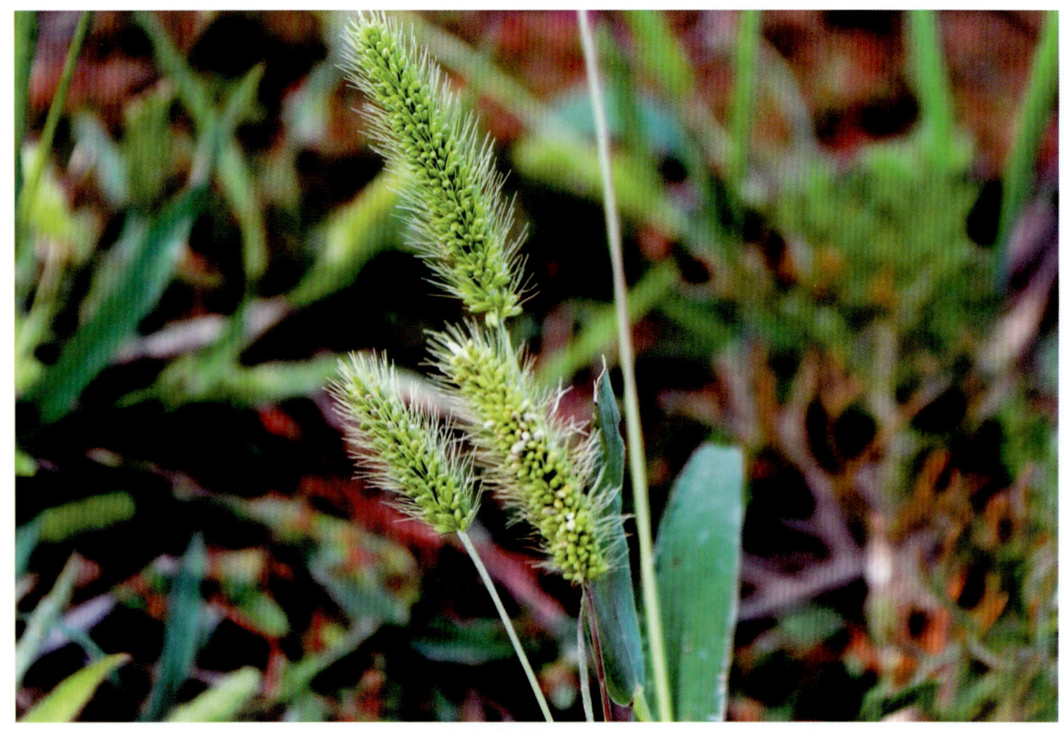

七十、百合科 Liliaceae

葱属 Allium Linn.

437. 天蓝韭

【学　　名】*Allium cyaneum* Regel

【别　　名】天兰韭、天蓝、天兰葱、白狼葱、天韭

【药 材 名】天蓝韭

【用药部位】全草。

【功效主治】发汗、散寒、健胃、接骨。用于伤风感冒、头痛鼻塞、脘腹冷痛、消化不良、跌打骨折。

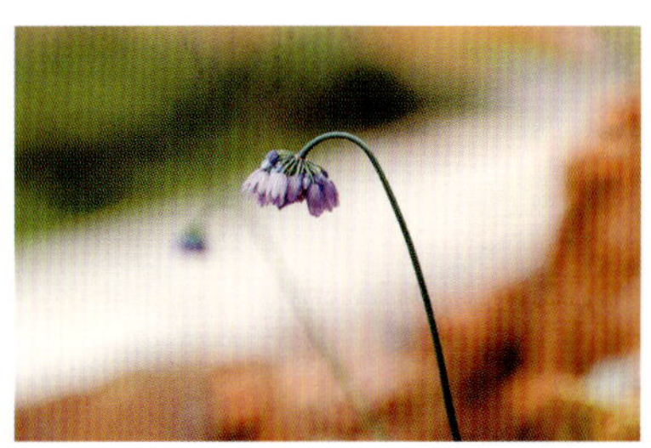

【植物特征】多年生草本。高 7~30cm。鳞茎常单生，圆柱形，细长，鳞茎外皮淡褐色，老时破裂成纤维状，略呈网状 叶半圆柱形，上面具沟槽，比花葶短，宽约 2mm。花葶圆柱形，基部被叶鞘。伞形花序半球形，具少数花；总苞开裂；花梗短，无小苞片；花天蓝色或深蓝色，花被片长 4~5mm，卵形或卵状长圆形，先端钝;花丝伸出花被片外，内轮的基部扩大，无齿或每侧各具 1 齿;子房球形，基部具蜜腺;花柱伸出花被片外。花果期 7~9 月。

【分布区域】产同仁市。生于海拔 2900~4880m 高山流石滩、山坡、灌丛、沼泽草甸。

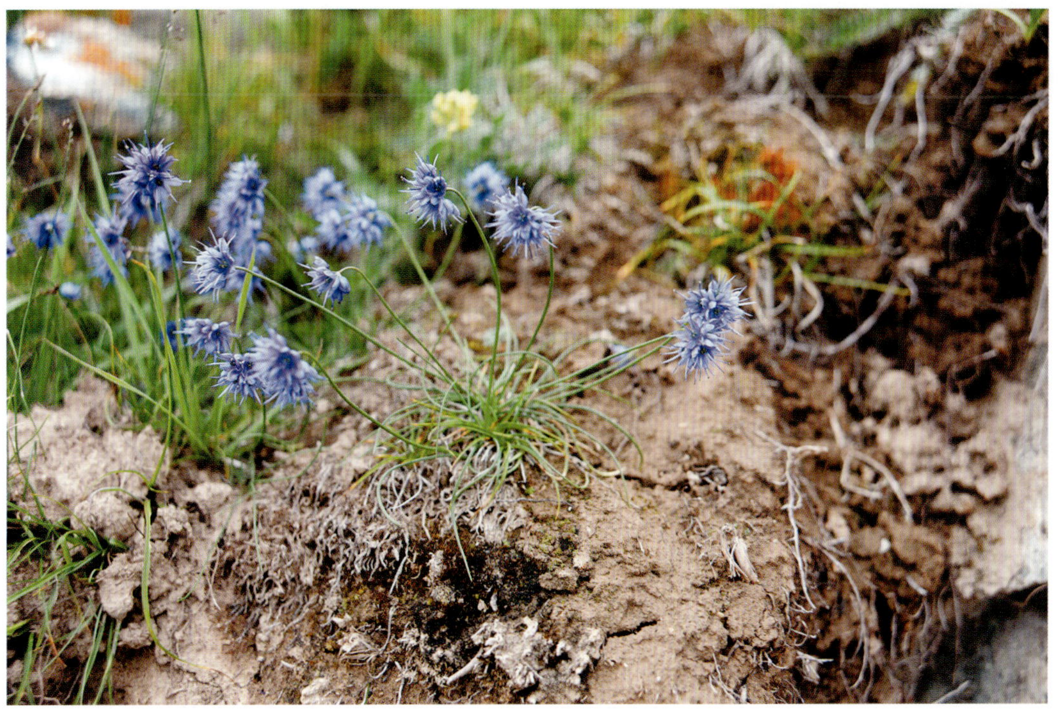

438. 青甘韭

【学　　名】*Allium przewalskianum* Regel

【别　　名】青甘野韭

【药 材 名】青甘韭

【用药部位】种子。

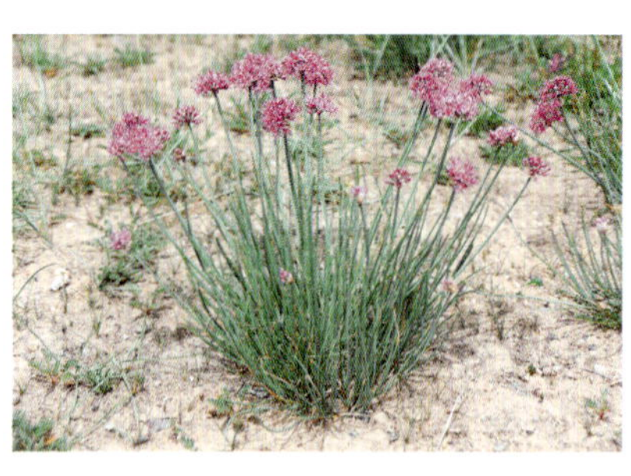

【功效主治】消肿、干黄水、健胃。用于积食腹胀、消化不良、风寒湿痹、痈疖疔毒。

【植物特征】多年生草本，高 10~50cm。鳞茎数个，聚生，卵状圆柱形，鳞茎外皮红色或有时红褐色，呈明显的网状，包被鳞茎。叶半圆柱形或圆柱形，中空，具 4~5 纵棱，常短于花葶，直径 1~1.5mm。花葶圆柱状，下部被叶鞘。伞形花序球形，具多数花，总苞具长喙，一侧开裂；花梗长约 2cm，无小苞片；花紫红色或淡紫红色，花被片长 4~5mm，宽 1.5~2. 5mm，卵形或长圆形，先端钝，两轮近等长；花丝伸出花被片外，长 7~9mm，内轮花丝基部扩大，每侧各具 1 齿；子房球形，基部无蜜腺；花柱与花丝近等长或稍短。 花果期 6~9 月。

【分布区域】产同仁市、泽库县、河南县。生于海拔 2300~4300m 阳坡、河谷石崖、山坡田边及林缘。

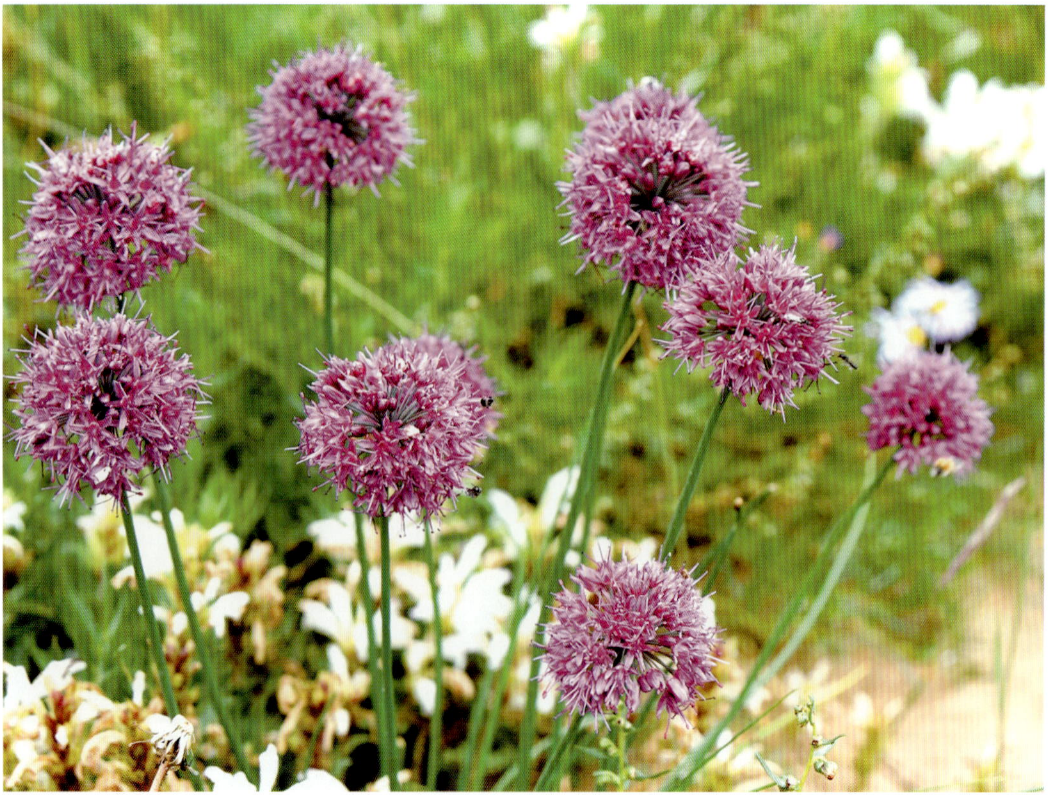

贝母属 Fritillaria Linn.

439. 甘肃贝母

【学　　名】*Fritillaria przewalskii* Maxim.

【别　　名】聂哇、西北贝母、岷贝

【药 材 名】川贝母

【用药部位】鳞茎。

【功效主治】清热润肺、化痰止咳。用于肺热燥咳、干咳少痰、阴虚劳嗽、咯痰带血。

【植物特征】多年生草本，高 20~50cm。鳞茎由 2 枚鳞片组成，直径 5~10（15）mm。下部叶对生，上部叶互生，条形，长 3~10cm，宽 3~12mm，先端钝或渐尖，不卷曲或最上部的先端卷曲；叶状苞片 1 枚，狭而长，先端尾状渐尖，卷曲或不卷曲。花单生，偶有 2 朵，浅黄色或红黄色，有黑紫色或紫褐色斑点；花被片长圆形或长圆状倒卵形，长 2~3.2cm，宽 7~11mm，先端钝或有小尖，内层较外层的宽；雄蕊长为花被片的一半，花丝有乳突；柱头裂片短，长不逾 1mm。蒴果长宽近相等，直径 1~1.3cm。花果期 6~7 月。

【分布区域】产同仁市、尖扎县、泽库县。生于海拔 2400~4400m 高山灌丛、草地、林缘。

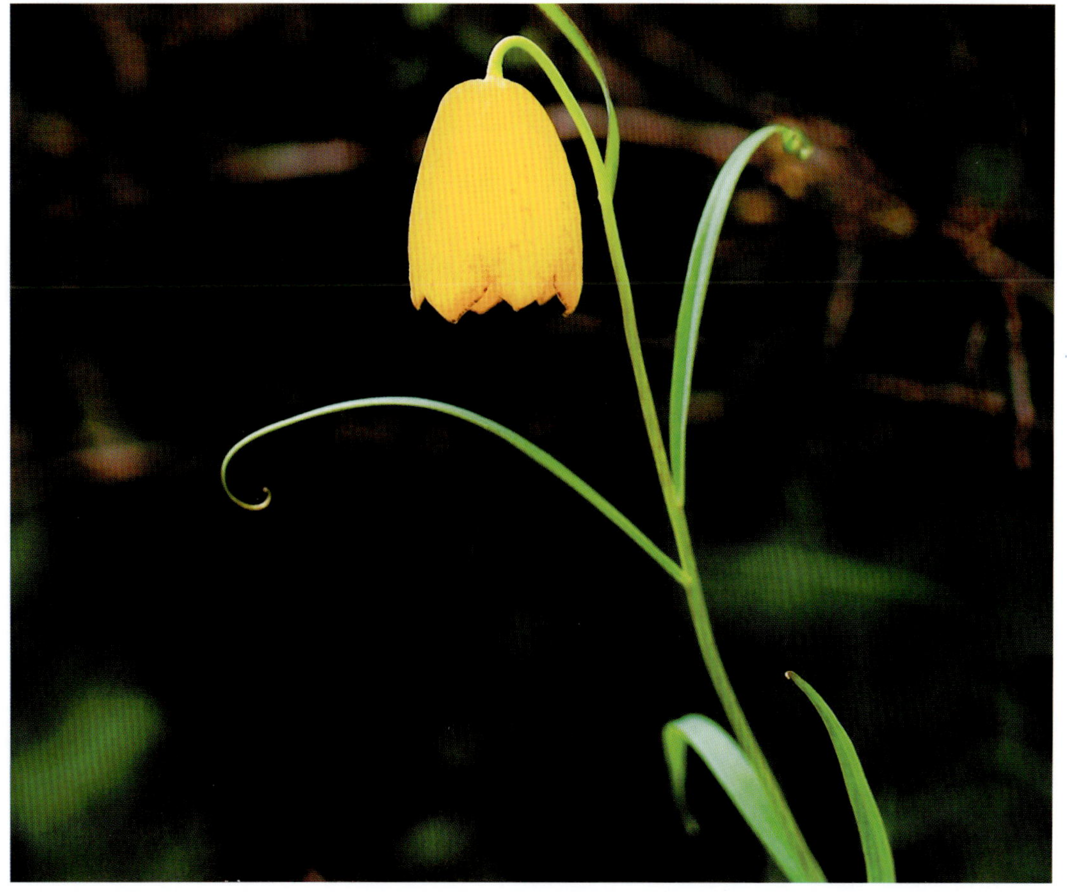

440. 暗紫贝母

【学　　名】*Fritillaria unibracteata* Hsiao et K. C. Hsia

【别　　名】乌花贝母、冲松贝、松贝

【药 材 名】松贝母

【用药部位】鳞茎。

【功效主治】清热润肺，化痰止咳。用于肺热燥咳、干咳少痰、阴虚劳咳、咳痰带血。

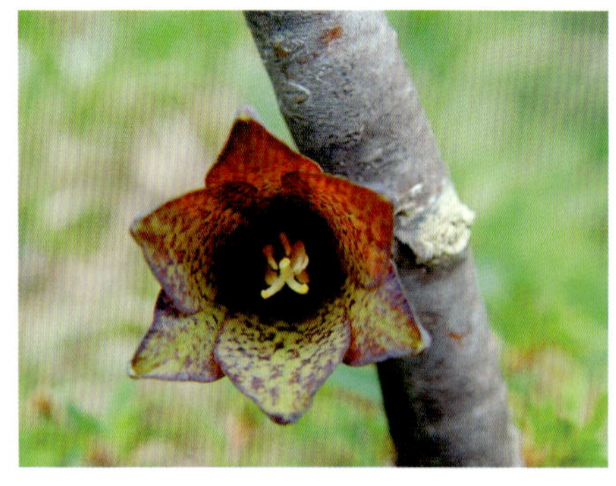

【植物特征】多年生草本，高 10~25cm。鳞茎由 2 枚鳞片组成，直径 6~8mm。茎直立，具紫斑，光滑。下部叶对生，上部叶互生，条形或条状披针形，长 1.5~4.5cm，宽 26mm，先端钝，不卷曲。花单生，深紫色，有黄褐色小方格；叶状苞片 1 枚，先端不卷曲；花被片长圆形或卵状长圆形，内层者较外层宽，长 1.6~2.2cm，宽约 1.1cm；雄蕊长约为花被片的一半，花药基着，花丝具乳突或无；柱头裂片极短，长不逾 1mm。蒴果长约 1.5cm，直径约 1cm。花果期 6~9 月。

【分布区域】产河南县。生于海拔 3600~4100m 灌丛、阴坡草丛中。

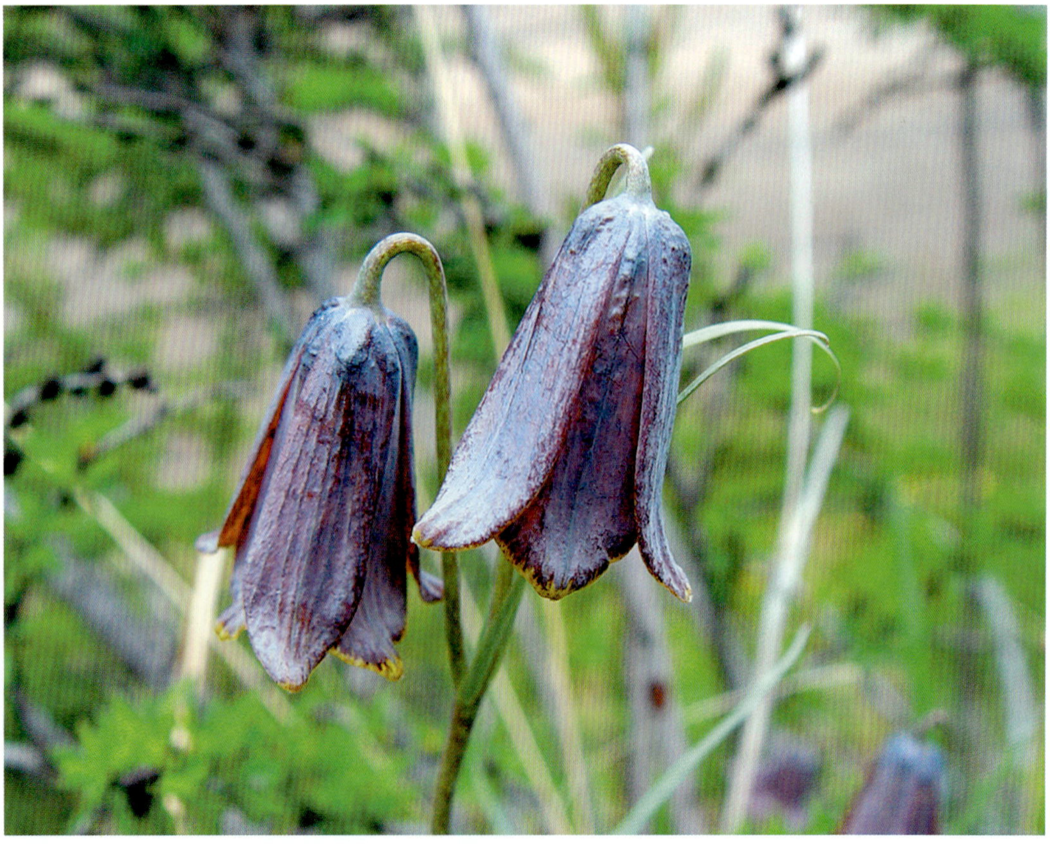

百合属 Lilium Linn.

441. 山丹

【学　　名】*Lilium pumilum* DC.

【别　　名】细叶百合、山豆子花、山丹百合、山丹丹、山丹子、卷莲花、灯伞花、散莲花

【药 材 名】山丹花、百合、百合花、百合子

【用药部位】鳞茎、花、种子。

【功效主治】鳞茎：养阴润肺、清心安神；用于阴虚久咳、痰中带血、虚烦惊悸、失眠多梦、精神恍惚。花：解毒消肿、活血祛瘀；用于痈疽肿毒、疔疮、跌打损伤。种子：清热止血；用于肠风下血。

【植物特征】鳞茎卵形或圆锥形，高 2.5~4.5cm，直径 2~3cm；鳞片矩圆形或长卵形，长 2~3.5cm，宽 1~1.5cm，白色。茎高 15~60cm，有小乳头状突起，有的带紫色条纹。叶散生于茎中部，条形，长 3.5~9cm，宽 1.5~3mm，中脉下面突出，边缘有乳头状突起。花单生或数朵排成总状花序，鲜红色，通常无斑点，有时有少数斑点，下垂；花被片反卷，长 4~4.5cm，宽 0.8~1.1cm，蜜腺两边有乳头状突起；花丝长 1.2~2.5cm，无毛，花药长椭圆形，长约 1cm，黄色，花粉近红色；子房圆柱形，长 0.8~1cm；花柱稍长于子房或长 1 倍多，长 1.2~1.6cm，柱头膨大，径 5mm，3 裂。蒴果矩圆形，长 2cm，宽 1.2~1.8cm。花期 7~8 月，果期 9~10 月。

【分布区域】产同仁市、泽库县。生于海拔 1900~3500m 干旱山坡、山坡灌丛、林缘、田边荒地。

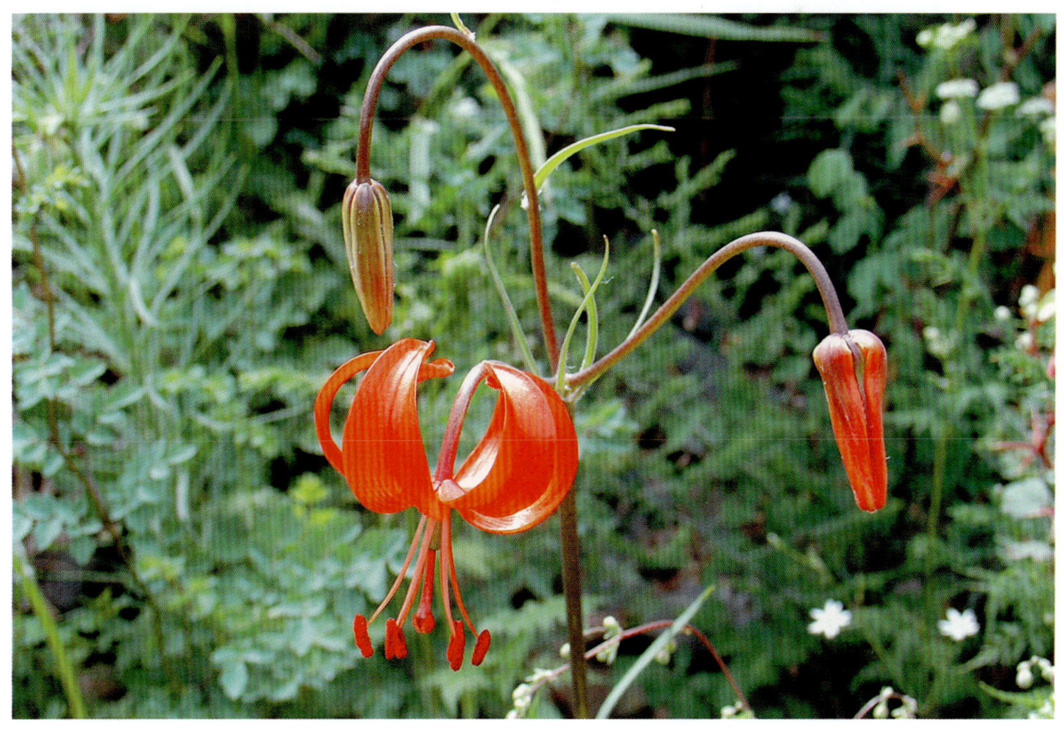

舞鹤草属 Maianthemum Weber.

442. 舞鹤草

【学　　名】*Maianthemum bifolium*（Linn.）F. W. Schmidt

【药 材 名】二叶舞鹤草

【用药部位】全草。

【功效主治】凉血、止血。用于吐血、尿血、月经过多，外用治外伤出血。

【植物特征】多年生矮小草本，高 8~25cm，根状茎细长，有时分叉，长可达 20cm，节上有少数根，节间长 1~3cm。茎无毛或散生柔毛。基生叶有长达 10cm 的叶柄，到花期已凋萎；茎生叶通常 2 枚，互生于茎的上部，三角状卵形，长 3~8cm，宽 2~5cm，先端急尖至渐尖，基部心形；叶柄长 1~2cm，常有柔毛。总状花序直立，长 3~5cm，有 10~25 朵花；花序轴有柔毛或乳头状突起；花白色，直径 3~4mm，单生或成对。花梗细，长约 5mm，顶端有关节；花被片矩圆形，长 2~2.5mm，有 1 脉；花丝短于花被片；花药卵形，长 0.5mm，黄白色；子房球形；花柱长约 1mm。浆果球形，红色至紫黑色，直径 3~6mm。种子卵圆形，直径 2~3mm，种皮黄色，有颗粒状皱纹。花期 5~7 月，果期 8~9 月。

【分布区域】产同仁市、泽库县。生于海拔 1900~2800m 山坡林下、沟谷林缘。

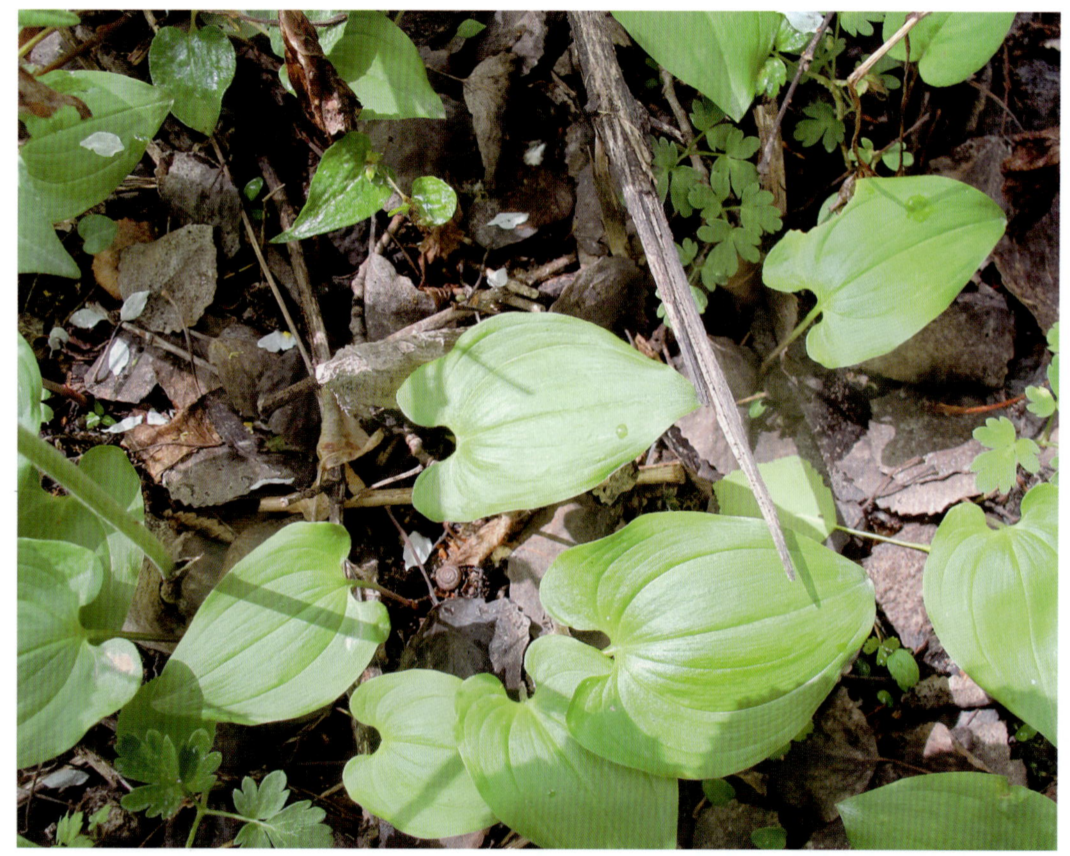

黄精属 Polygonatum Mill.

443. 卷叶黄精

【学　　名】*Polygonatum cirrhifolium*（Wall.）Royle

【别　　名】阿里卜薯、黄精、钩叶黄精、滇钩吻、卷叶玉竹、竹叶黄精、玉竹、黄精参

【药 材 名】黄精

【用药部位】根茎。

【功效主治】补中益气、润心肺、强筋骨。用于虚损寒热、肺痨咳血、病后体虚食少、筋骨软弱、风湿疼痛、风癞癣疾。

【植物特征】多年生草本。高达 1m，根茎圆柱状或联珠状，直径约达 1cm 或节部（联珠）达 2cm，长达 15cm。茎直立，直径 2~8mm。叶在茎上部者 4~6 枚轮生，多轮，中部者 3 叶轮生、对生或有时互生；也有叶大都生于茎中上部者，轮生、对生和互生兼有；叶线状披针形至狭披针形，长 6~14cm，宽 3~18mm，一般宽 3~7mm，先端卷曲成环或钩状，边缘外卷，基部狭缩成短柄，茎下部常无叶。花序常具 2 花，有时多至 4 花；总花梗长 1~1.2cm，花梗长 2~10mm；苞片膜质，线形，位于花梗基部或早落；花紫红色或淡紫色，筒状，长 6~8mm，直径 2~3mm，裂片长约 2mm，先端被短毛；雄蕊略高于花被筒部；子房长 2~3mm，花柱稍短于子房。浆果球形，红色。花果期 6~9 月。

【分布区域】产同仁市、尖扎县、河南县。生于海拔 2400~3900m 林下、林缘、灌丛、山坡草丛、碎石堆中。

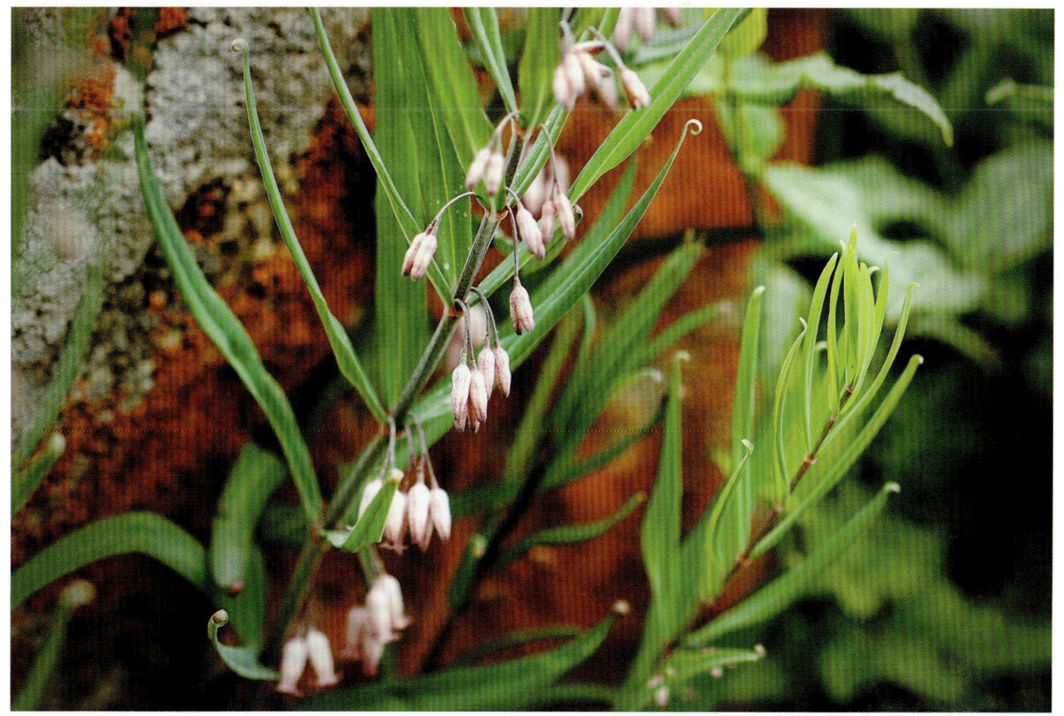

444. 玉竹

【学　　名】*Polygonatum odoratum*（Mill.）Druce

【别　　名】玉参、尾参、铃当菜、小笔管菜、甜草根、靠山竹

【药 材 名】玉竹

【用药部位】根茎。

【功效主治】养阴润燥、生津止渴。用于肺胃阴伤、燥热咳嗽、咽干口渴、内热消渴。

【植物特征】多年生草本，高 40~65cm。地下根茎横走，黄白色，直径 0.5~1.3cm，密生多数细小的须根。茎单一，自一边倾斜，光滑无毛，具棱。叶互生于茎的中部以上，无柄；叶片略带革质，椭圆形或狭椭圆形，罕为长圆形，长 6~12cm，宽 3~6cm，先端钝尖或急尖，基部楔形，全缘，上面绿色，下面淡粉白色，叶脉隆起。花腋生，花梗长 1~1.4cm，着生花 1~2 朵;花被筒状，长 1.4~1.8cm，白色，先端 6 裂，裂片卵圆形成广卵形，带淡绿色;雄蕊 6，着生于花被筒的中央，花丝扁平，花药狭长圆形，黄色；子房上位，具细长花柱，柱头头状。浆果球形，直径 4~7mm，成热后紫黑色。花果期 5~9 月。

【分布区域】产同仁市、尖扎县。生于海拔 2200~3200m 山坡林下、沟谷林缘、灌丛中。

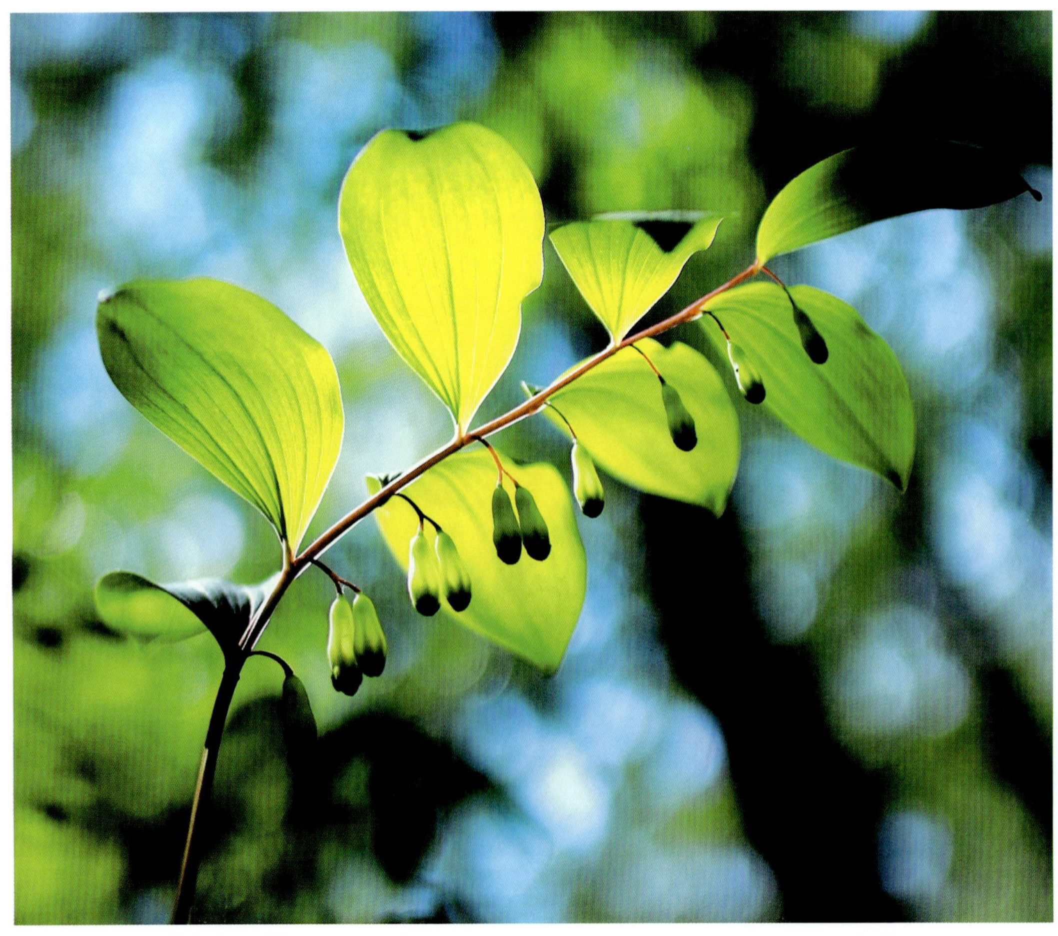

445. 轮叶黄精

【学　　名】*Polygonatum verticillatum*（Linn.）All.

【别　　名】羊角参、老虎姜、黄精、地吊、罗尼、红果黄精、玉竹参、苦玉竹

【药 材 名】羊角参

【用药部位】根茎。

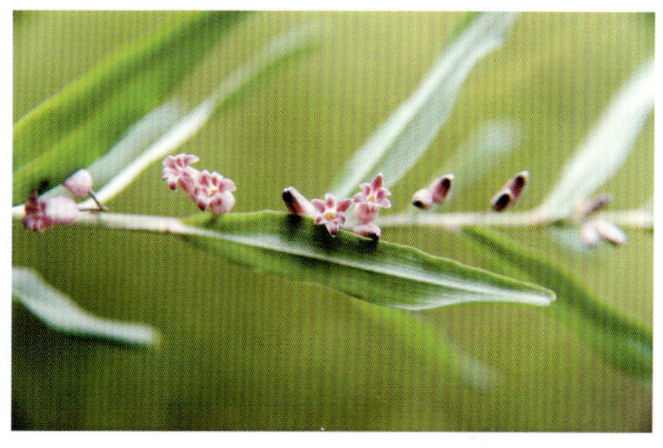

【功效主治】补脾润肺、养肝、解毒消痈。用于脾胃虚弱、阴虚肺燥、咳嗽咽干、肝阳上亢、头晕目眩、疮痈肿痛。

【植物特征】多年生草本。高 15~50cm。根茎节间长，节膨大，但不为联珠状，粗大的节上常有芽。茎直立，直径 2~4mm。叶生于茎上部或中部以上，茎下部无叶；叶 3 枚轮生，兼有对生或互生，或全为对生和互生，长圆状披针形、披针形或线形，长 4.5~10cm，宽 5~18mm，先端急尖或渐尖，不卷曲，边缘不外卷，基部渐狭成短柄。花多单生或 2 朵成花序，总花梗或花梗细，长 3~13mm；花紫红色或淡紫色，长 8~10mm，筒部直径 2~3mm，裂片长 2~4mm，先端具短毛;雄蕊与筒部等高;子房长约 3mm，与花柱等长。浆果球形，红色，直径 6~10mm。花果期 5~9 月。

【分布区域】产同仁市、尖扎县、泽库县。生于海拔 2400~3800m 林下、林缘、山坡草地、灌丛、河滩草丛。

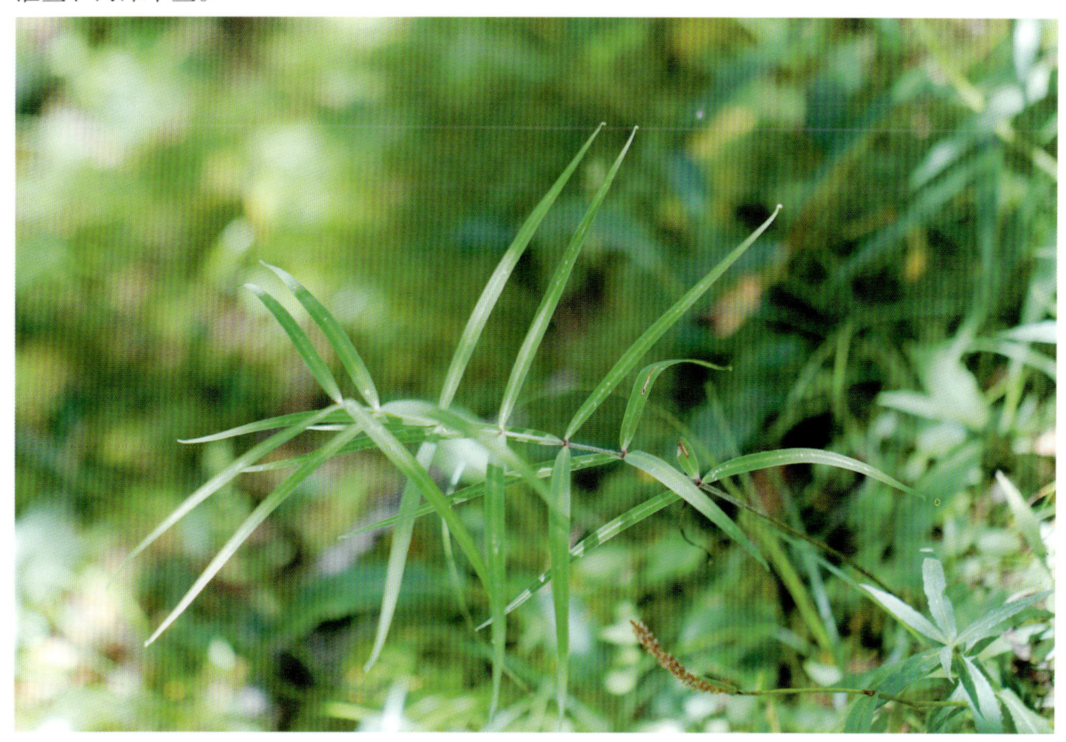

七十一、鸢尾科 Iridaceae

鸢尾属 Iris Linn.

446. 锐果鸢尾

【学　　名】*Iris goniocarpa* Baker

【别　　名】细锐果鸢尾、小排草

【药 材 名】锐果鸢尾

【用药部位】果实。

【功效主治】退烧、解毒、驱诸虫。用于阑尾炎、虫牙、蛔虫病、食物中毒引起的泻痢。

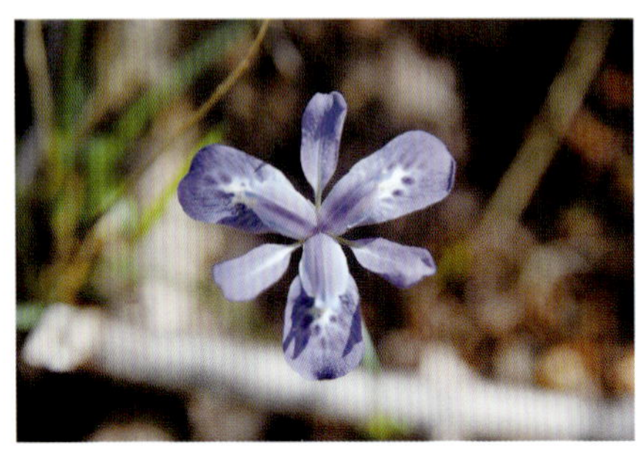

【植物特征】多年生草本。基部宿存纤维状枯叶鞘。须根多数，近肉质，黄白色。根状茎短，棕色。花茎伸出地面，高 9~25cm，顶部具 2 枚苞片，苞片宽于营养叶，绿色，膜质，内含 1 花。叶基生，基部鞘状，互相套叠，直立，条形，长 7~20cm，宽 2~3mm。花直径 3~5cm；花被片 6，两轮排列，外轮裂片和内轮裂片不同形，蓝紫色，具深紫色斑点，平展或下弯，向轴面中脉具棒毛状附属物；内轮花被片 3，直立；花被管管状，长约 2cm；雄蕊 3，花药黄色，条形；子房纺锤状，花柱柱头三裂，每裂片复二裂，花柱分枝花瓣状，蓝色。蒴果具喙，椭圆形；种子栗褐色，多面体形。花果期 6~9 月。

【分布区域】产全州各市县。生于海拔 3200~4900m 高山草地、灌丛。

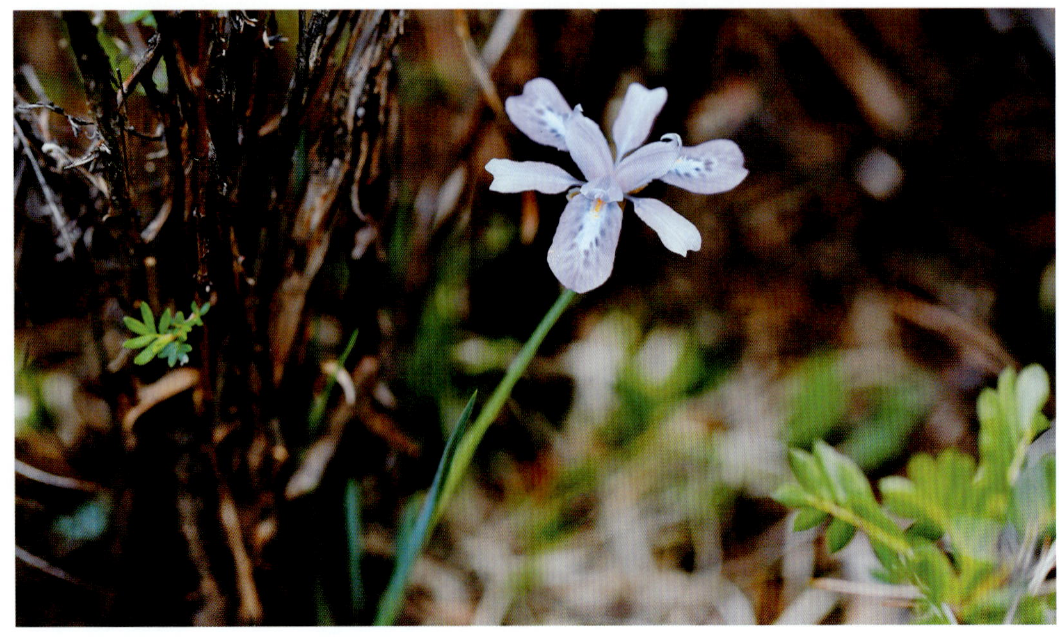

447. 马蔺

【学　　名】*Iris lactea Pall.* var. *chinensis*（Fisch.）Koidz.

【别　　名】马莲、马蔺花

【药 材 名】马蔺

【用药部位】花、种子及根。

【功效主治】花：清热凉血，利尿消肿；用于吐血、咯血、衄血、咽喉肿痛、小便不利、泌尿系感染。种子：凉血止血，清热利湿；用于吐血、衄血、功能性子宫出血、急性黄疸型传染性肝炎、骨结核、小便不利、疝痛。根：清热解毒；用于急性咽炎、传染性肝炎、痔疮、牙痛。

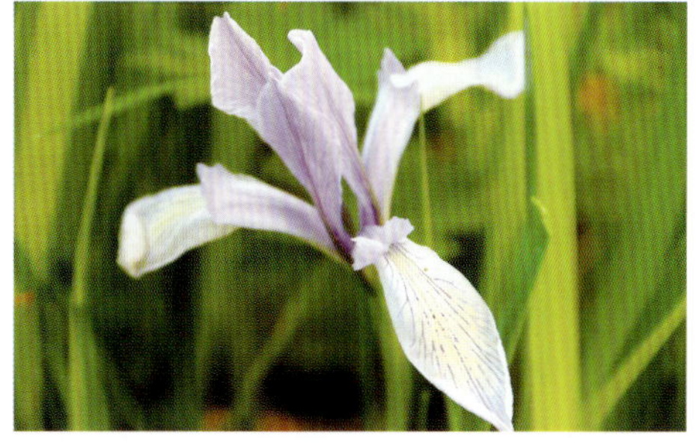

【植物特征】多年生草本，高 15~40cm，基部残存纤维状的老叶叶鞘，呈棕褐色。根茎粗壮，下生坚韧细根。叶全部基生，成丛，叶片条形，微扭转，长 20~40cm，宽 3~6mm，先端渐尖，全缘，淡绿色，平行脉两面凸起，7~10 条。花大，蓝色，1~3 朵，直径约 6cm；花被 6，外轮 3 片匙形，长约 4.5cm，中部有黄色纹，向外展开而下垂，内轮 3 片直立，倒披针形，长 5~6cm；雄蕊 3 枚，紧靠于弯曲的花柱外侧，花药长，向外反卷，纵裂；子房下位；花柱 3，扁平，柱头 2 裂，蓝色，花瓣状。蒴果纺锤形，淡绿色有 3 棱，长 6~7cm，顶端呈小嘴状。种子多数，红褐色，为不规则的圆形，有棱。花果期 5~9 月。

【分布区域】产全州各市县。生于海拔 2200~4900m 干旱山坡、高山草地、荒地、湿地。

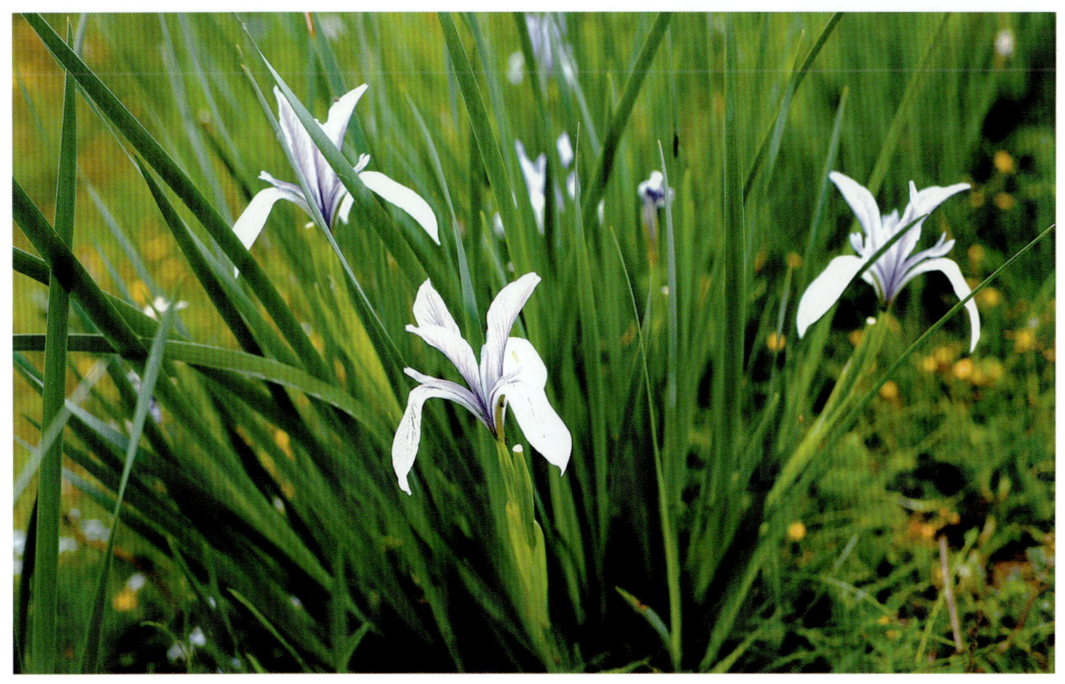

448. 卷鞘鸢尾

【学　　名】*Iris potaninii* Maxim.

【别　　名】高原鸢尾、甘肃鸢尾

【药 材 名】卷鞘鸢尾

【用药部位】种子。

【功效主治】清热解毒、驱虫。用于阑尾炎、蛔虫、蛲虫病。

【植物特征】多年生草本，基部围有大量老叶叶鞘的残留纤维，棕褐色或黄褐色，向外反卷。根状茎木质，块状；根粗而长，黄白色，近肉质。叶条形，花期叶长 4~8cm，宽 2~3mm，果期长可达 20cm，宽 3~4mm。花茎极短，不伸出地面，基部生有 1~2 枚鞘状叶；花黄色，直径约 5cm；花被管长 1.5~3.7cm，下部丝状，上部逐渐扩大成喇叭形，外花被裂片倒卵形，长约 3.5cm，宽约 1.2cm，顶端微凹，中脉上密生有黄色的须毛状附属物；雄蕊长约 1.5cm，花药短宽，紫色；花柱分枝扁平，黄色，长约 2.8cm，宽约 6mm，顶端裂片近半圆形，外缘有不明显的牙齿，子房纺锤形，长约 7mm。果实椭圆形，长 2.5~3cm，宽 1.3~1.6cm，顶端有短喙，成熟时沿室背开裂，顶端相连；种子梨形，直径约 3mm，棕色，表面有皱纹。花果期 6~9 月。

【分布区域】产全州各市县。生于海拔 3200~5300m 高山草甸、高寒草原、沙砾山坡、河谷阶地、山顶石缝、阴坡高山灌丛。

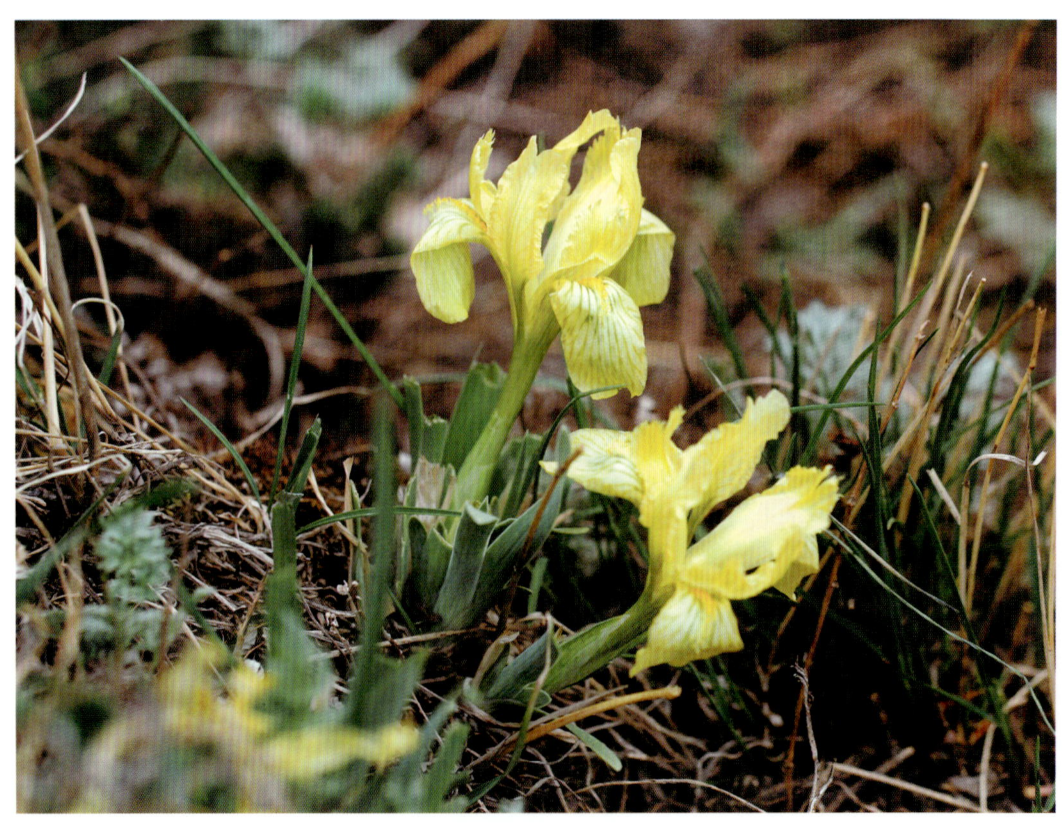

449. 蓝花卷鞘鸢尾

【学　　名】*Iris potaninii Maxim.* var. *Ionantha* Y. T. Zhao

【药 材 名】马蔺

【用药部位】种子。

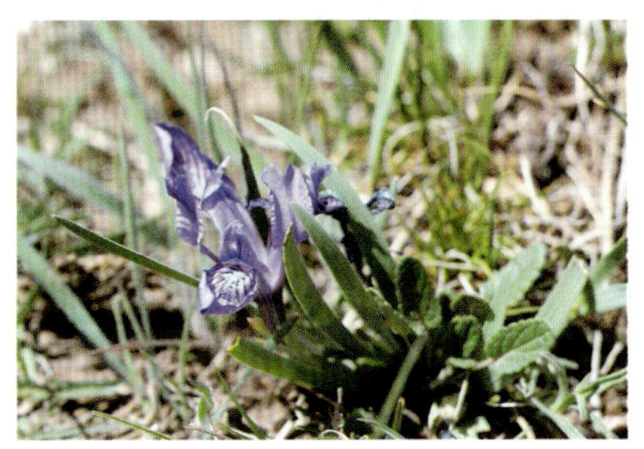

【功效主治】清热解毒、驱虫。用于阑尾炎、蛔虫、蛲虫病。

【植物特征】本变种与卷鞘鸢尾的区别是花被片及花柱均为蓝色。

【分布区域】产河南县。生于海拔 3600~5200m 高山草甸、高寒草原、沙砾滩地、河谷阶地、湖滨草地、山顶石缝、阴坡高山灌丛。

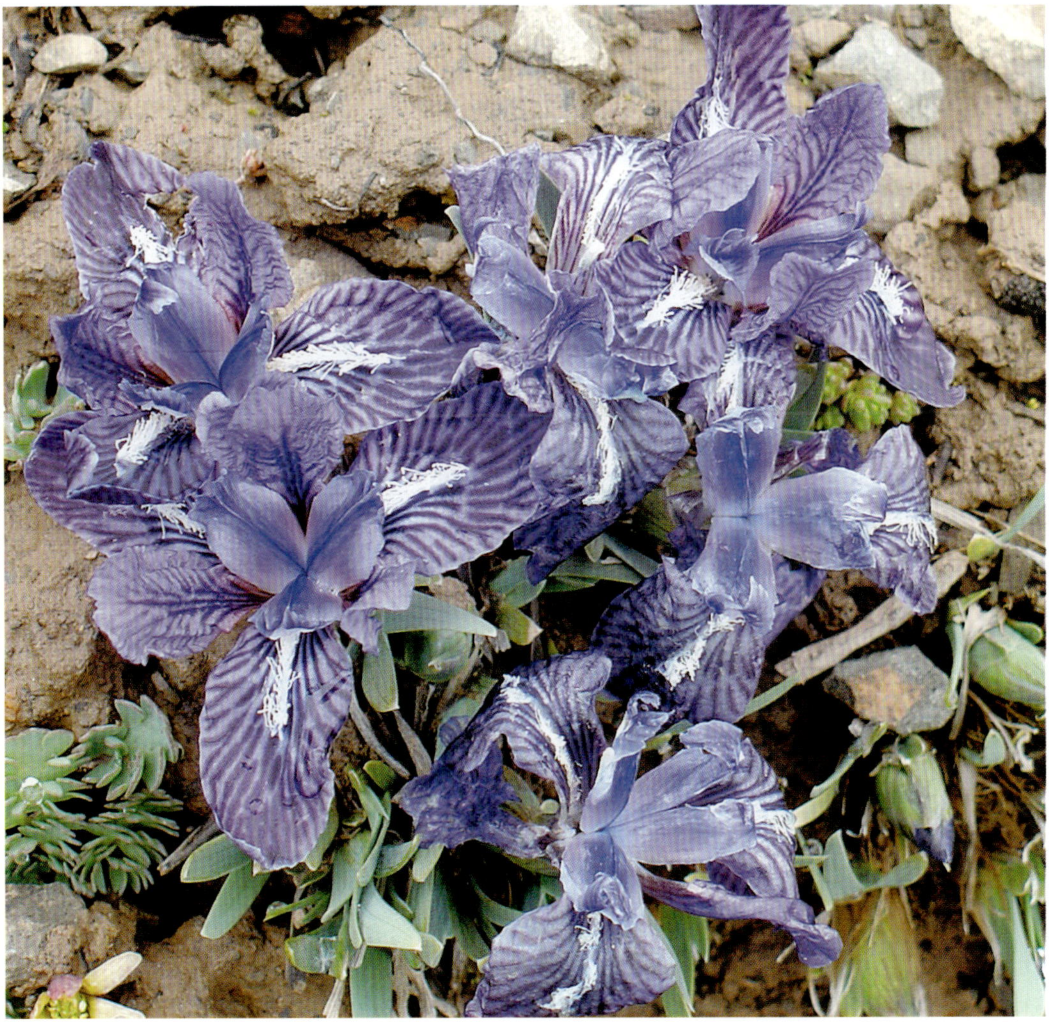

七十二、兰科 Orchidaceae

凹舌兰属 Coelogossum Hartm.

450. 凹舌兰

【学　　名】*Coeloglossum viride*（Linn.）Hartm.

【别　　名】绿花凹舌兰、台湾裂唇兰

【药 材 名】手参、手掌参

【用药部位】块茎。

【功效主治】止咳平喘、益肾健脾、理气和血、止痛。用于肺虚咳喘、虚劳消瘦、神经衰弱、久泄、失血、带下、乳少、慢性肝炎。

【植物特征】地生兰，高 14~45cm。块茎肉质，前部呈掌状分裂。茎直立，基部具 2~3 枚筒状鞘，鞘之上具叶，叶之上常具 1 至数枚苞片状小叶。叶常 3~4 枚，叶片狭倒卵状长圆形、椭圆形或椭圆状披针形，直立伸展。总状花序具多数花，花绿黄色或绿棕色，直立伸展；萼片基部常稍合生，几等长；花瓣直立，线状披针形，较中萼片稍短，宽约 1mm，具 1 脉，与中萼片靠合呈兜状；唇瓣下垂，肉质，倒披针形，前部 3 裂。蒴果直立，椭圆形，无毛。花期 6~8 月，果期 9~10 月。

【分布区域】产同仁市、河南县。生于海拔 2300~4500m 山坡和沟谷林下、林缘灌丛、河岸草地。

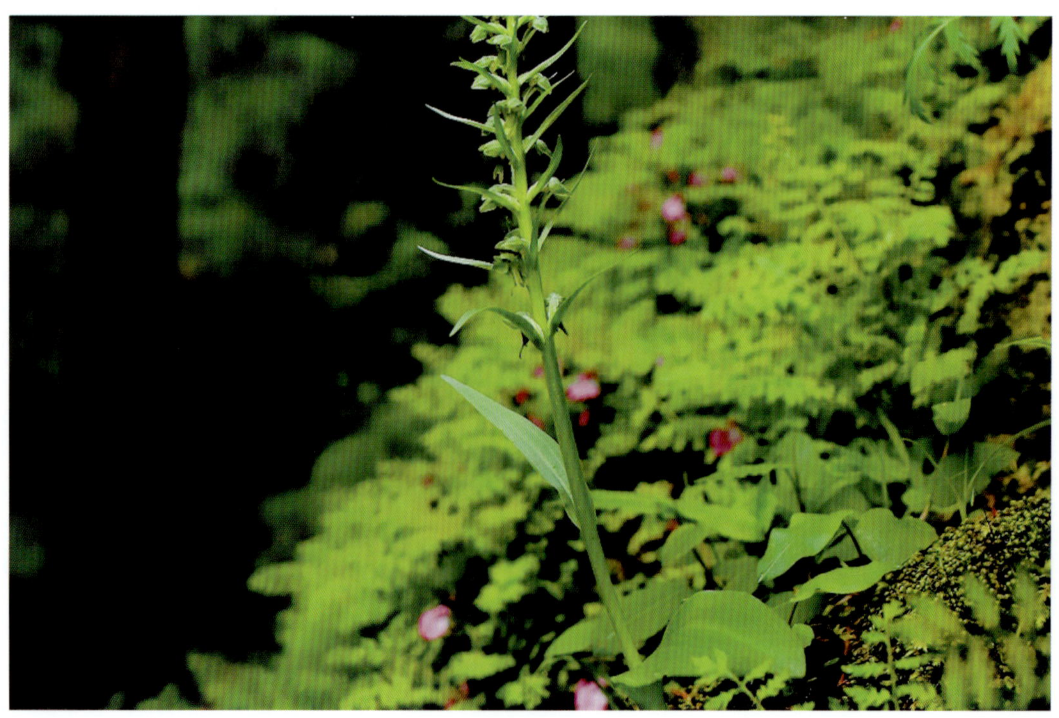

杓兰属 *Cypripedium* Linn.

451. 大花杓兰

【学　　名】*Cypripedium macranthum* Sw.

【别　　名】牌楼七、黑驴蛋、大口袋花、大花囊兰、敦朴江区（藏语译音）

【药 材 名】敦盛草

【用药部位】根。

【功效主治】利尿消肿、活血止痛。用于下肢水肿、淋症、白带、风湿痹痛、跌打损伤。

【植物特征】地生兰，高 17~30cm。茎疏被短柔毛或几无毛，具 3~4 枚叶。叶互生，椭圆形或宽椭圆形，长 5~12cm，宽 3.5~4cm，端急尖或渐尖，边缘具细睫毛。花苞片叶状，椭圆形，边缘具细睫毛；花 1 朵，紫红色或淡紫色；中萼片宽卵形，长约 4cm，宽约 2.5cm，端渐尖；萼片长约 2.8cm，宽约 1.5cm，顶端 2 裂，裂片三角状披针形，长约 1cm，端渐尖；花瓣披针形，长约 4.3cm，宽约 1.2cm，端渐尖，内侧基部具长柔毛，口部的前面内弯，边缘宽 2~3mm；退化雄蕊近卵状箭形，白色，长约 1.5cm，宽约 8mm，端急尖，柱头长圆形，长约 1cm，宽约 4mm，端钝；子房圆柱形，长约 2cm，扭转，无毛。花期 6~7 月。

【分布区域】产同仁市。生于海拔 3200~3700m 山坡林下。

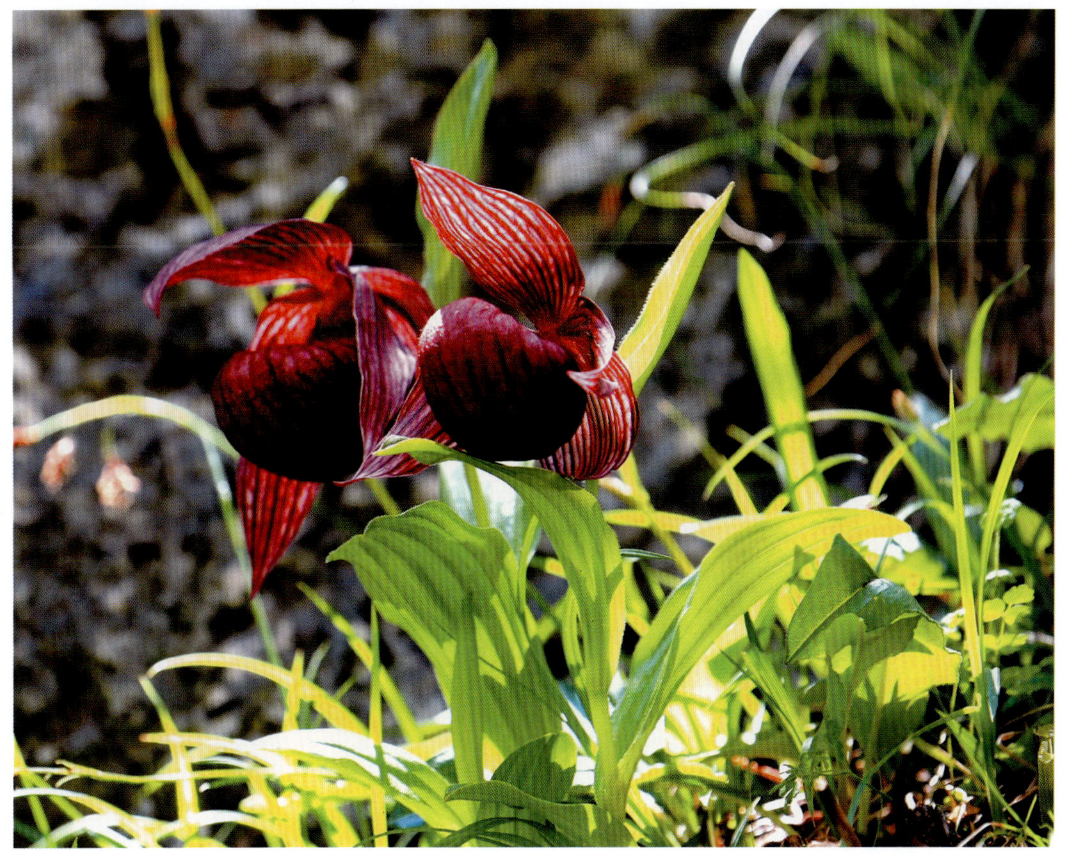

火烧兰属 Epipactis Zinn.

452. 小花火烧兰

【学　　名】*Epipactis helleborine*（L.）Crantz

【别　　名】火烧兰

【药 材 名】野竹兰

【用药部位】根、全草。

【功效主治】清热解毒、化痰止咳。用于肺热咳嗽、痰稠、咽喉肿痛、声音嘶哑、牙痛、目赤、病后虚弱、霍乱吐泻、疝气。

【植物特征】地生兰，高 20~70cm；根状茎粗短。茎上部被短柔毛，下部无毛，具 2~3 枚鳞片状鞘。叶 4~7 枚，互生；叶片卵圆形、卵形至椭圆状披针形。总状花序长 10~30cm，通常具 3~40 朵花；花绿色或淡紫色，下垂，较小；花瓣椭圆形，长 6~8mm，宽 3~4mm，先端急尖或钝；唇瓣长 6~8mm，中部明显缢缩。花期 7 月，果期 9 月。

【分布区域】产尖扎县。生于海拔 2230~2800m 山坡林下、林缘灌丛草地、河滩疏林草甸、沟谷阴湿处。

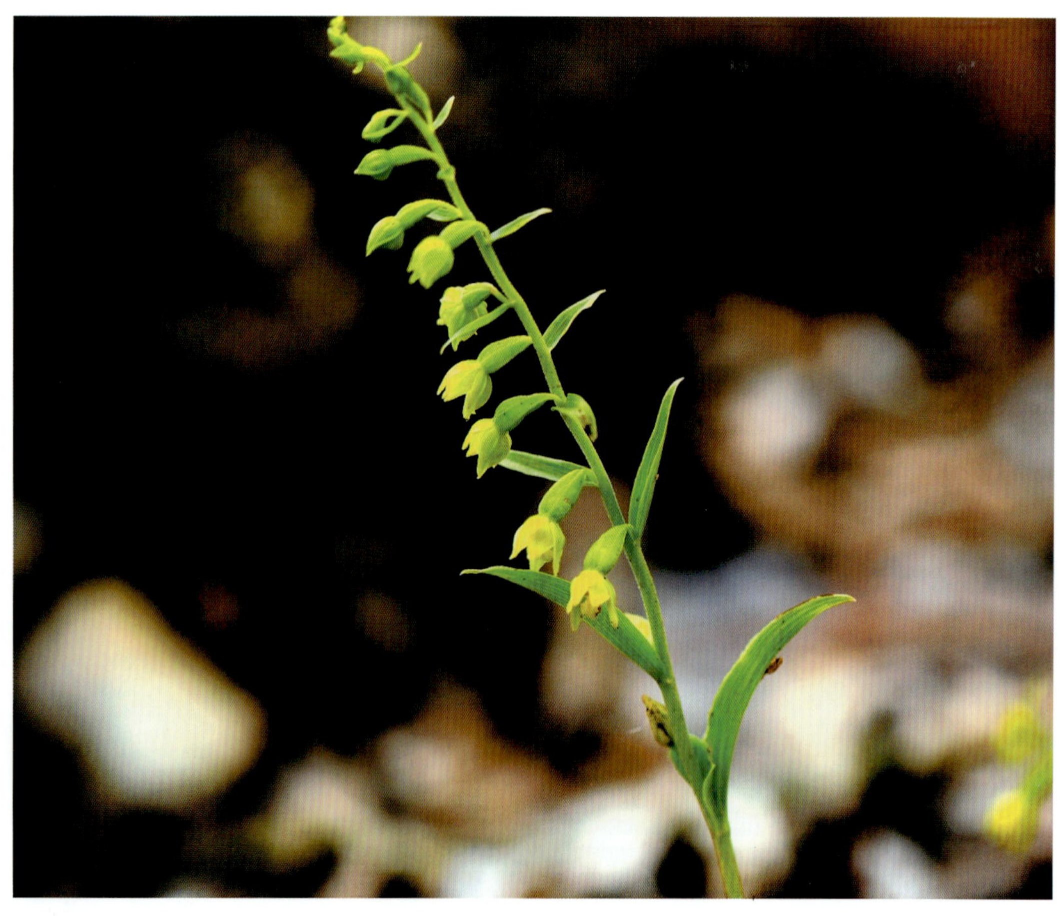

手参属 Gymnadenia R. Br.

453. 西南手参

【学　　名】*Gymnadenia orchidis* Lindl.

【药 材 名】手参

【用药部位】块茎。

【功效主治】滋养、生津、止血。用于久病体虚、肺虚咳嗽、失血、久泻、阳痿。

【植物特征】地生兰，植株高 17~35cm。块茎卵状椭圆形，长 1~3cm，肉质，下部掌状分裂，裂片细长。茎直立，较粗壮，圆柱形，基部具 2~3 枚筒状鞘，其上具 3~5 枚叶，上部具 1 至数枚苞片状小叶。叶片椭圆形或椭圆状长圆形，长 4~16cm，宽 3~4.5cm，先端钝或急尖，基部收狭成抱茎的鞘。总状花序具多数密生的花，长 4~14cm；花苞片披针形，直立伸展，先端渐尖；子房纺锤形，顶部稍弧曲，连花梗长 7~8mm；花紫红色或粉红色；中萼片直立，卵形，长 3~5mm，宽 2~3.5mm；侧萼片反折，斜卵形，较中萼片稍长和宽；花瓣直立，斜宽卵状三角形，与中萼片等长且较宽，较侧萼片稍狭，边缘具波状齿，先端钝，具 3 脉；唇瓣向前伸展，宽倒卵形，长 3~5mm，前部 3 裂，中裂片较侧裂片稍大或等大，三角形，先端钝或稍尖；距细而长，狭圆筒形，下垂，长 7~10mm，稍向前弯，向末端略增粗或稍渐狭；花粉团卵球形，具细长的柄和粘盘，粘盘披针形。花期 7~9 月。

【分布区域】产同仁市、河南县。生于海拔 3200~4300m 山坡林下、沟谷灌丛、高山草甸半阴坡、河岸草甸。

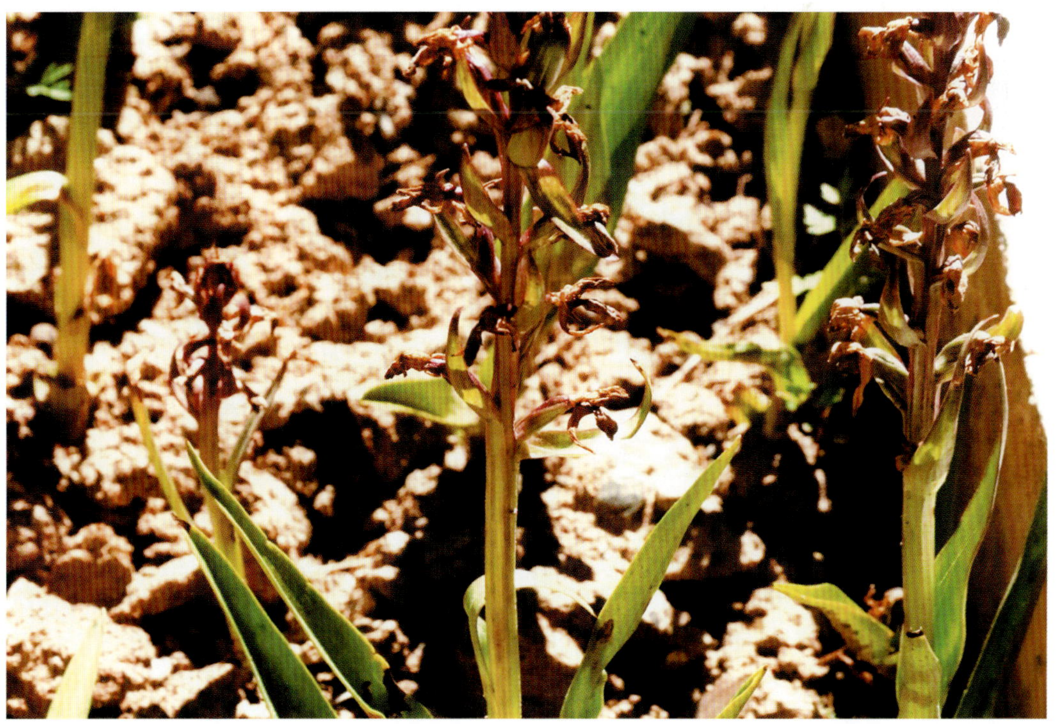

角盘兰属 Herminium Guett.

454. 角盘兰

【学　　名】*Herminium monorchis*（Linn.）R. Br.

【别　　名】扎嘎日图—查合日麻、八头七、人生果、人头七、人参果、开口箭、牛党参

【药 材 名】角盘兰

【用药部位】全草。

【功效主治】滋阴补肾、养胃、调经。用于神经衰弱、头晕失眠、烦躁口渴、食欲不振、须发早白、月经不调。

【植物特征】地生兰。高 6~30cm。块茎圆球形，直径 8~15mm。茎直立，下部具 2~3 枚叶。叶椭圆形或椭圆状披针形，长 3~7cm，宽 1~2.5cm，端急尖，基部渐狭抱茎。总状花序长 5~19cm，具多数花；花苞片线状披针形，端渐尖，下部的与子房等长；花小，黄绿色，垂头；中萼片狭卵形，长约 3mm，宽约 1.3mm，端钝；侧萼片斜披针形，较中薄片稍长而狭，端稍尖；花瓣狭菱状披针形，长约 5mm，下部 1/3 处宽约 1.2mm，且骤狭为线状披针形，肉质增厚，端钝尖；唇瓣长约 4mm，近基部宽约 1.2mm，下部 1/4 处三裂，中裂片线形，肉质增厚，长约 3mm，侧裂片三角形，稍叉开，较中裂片短很多，唇瓣基部凹陷呈浅囊；柱头 2；子房圆柱形，长 5~6mm，扭转，无毛。花期 7~8 月，果期 9 月。

【分布区域】产同仁市、泽库县、河南县。生于海拔 2300~4500m 山坡林下、林缘、灌丛、草地、河滩及沼泽地上。

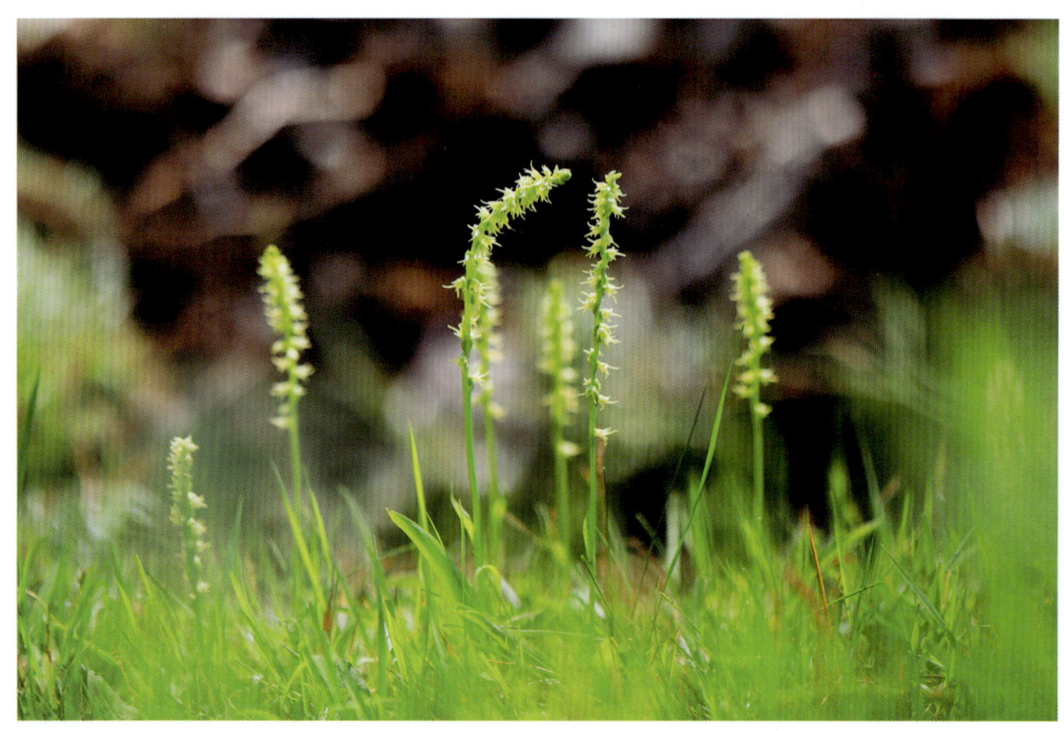

沼兰属 Malaxis Soland. ex Sw.

455. 沼兰

【学　　名】*Malaxis monophyllos*（Linn.）Sw.

【药 材 名】沼兰

【用药部位】全草。

【功效主治】清热解毒、调经活血、利尿、消肿。用于肾虚、虚痨咳嗽、崩漏、带下病、产后腹痛。

【植物特征】地生兰。假鳞茎卵形，较小，外被白色的薄膜质鞘。叶通常 1 枚，较少 2 枚，斜立，卵形、长圆形或近椭圆形，长 2.5~7.5cm，宽 1~3 cm，先端钝或近急尖，基部收狭成柄；叶柄多少鞘状，长 3~6.5cm，抱茎或上部离生。花葶直立，除花序轴外近无翅；总状花序长 4~12cm，具数十朵或更多的花；花小，较密集，淡黄绿色至淡绿色；花瓣近丝状或极狭的披针形，长 1.5~3.5mm，宽约 0.3mm。蒴果倒卵形或倒卵状椭圆形。花果期 7~8 月。

【分布区域】产同仁市、泽库县、河南县。生于海拔 2000~4100m 山坡林下、林缘路边、沟谷灌丛、河岸草地。

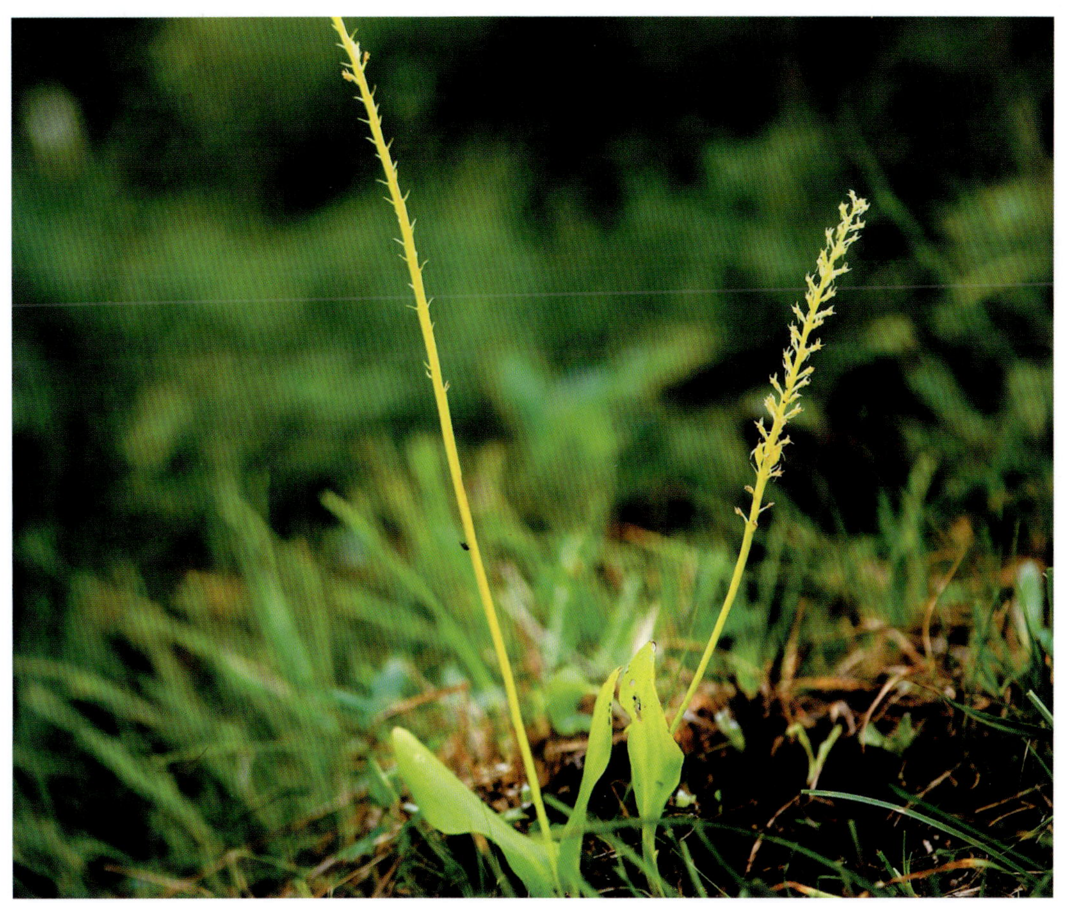

兜被兰属 Neottianthe Schltr.

456. 二叶兜被兰

【学　　名】*Neottianthe cucullata*（L.）Schltr.

【别　　名】兜被兰

【药 材 名】百步还阳丹

【用药部位】全草。

【功效主治】强心兴奋、活血散瘀。用于外伤性昏迷、跌打损伤、骨折。

【植物特征】地生兰，高 9~16 cm。块茎近球形或广椭圆形，长约 1cm，径约 0.6cm。茎纤细，无毛。基生叶 2，卵形、披针形或狭椭圆形，长 3~4cm，宽约 2cm，基部近圆形或渐狭，具短鞘，先端急尖或渐尖；茎中部具 2~3 枚披针形鳞片状叶，长约 2cm，宽 0.3~0.8cm，先端尾状渐尖。总状花序长 4~11cm，具数朵至 10 余朵花，花常偏向一侧，花紫红色；苞片披针形，最下面的长于子房，向上依次变短；萼片与花瓣靠合成盔瓣状，萼片披针形；侧花瓣线形，较萼片稍短，宽约 0.5mm，先端钝或渐尖；距圆锥状，下垂，向前弯曲，顶端稍膨大；蕊柱长约 1mm，花药长约 0.8mm，长圆形或卵形，基部渐狭；花粉块淡黄色，柄长约 0.2mm，粘盘近圆形，退化雄蕊近圆形；子房纺锤形，扭转，长 5~10mm，无毛。花期 6~7 月，果期 8~9 月。

【分布区域】产泽库县。生于海拔 2200~3800m 山坡林下、林缘灌丛、沟谷阴湿石隙、河岸草甸。

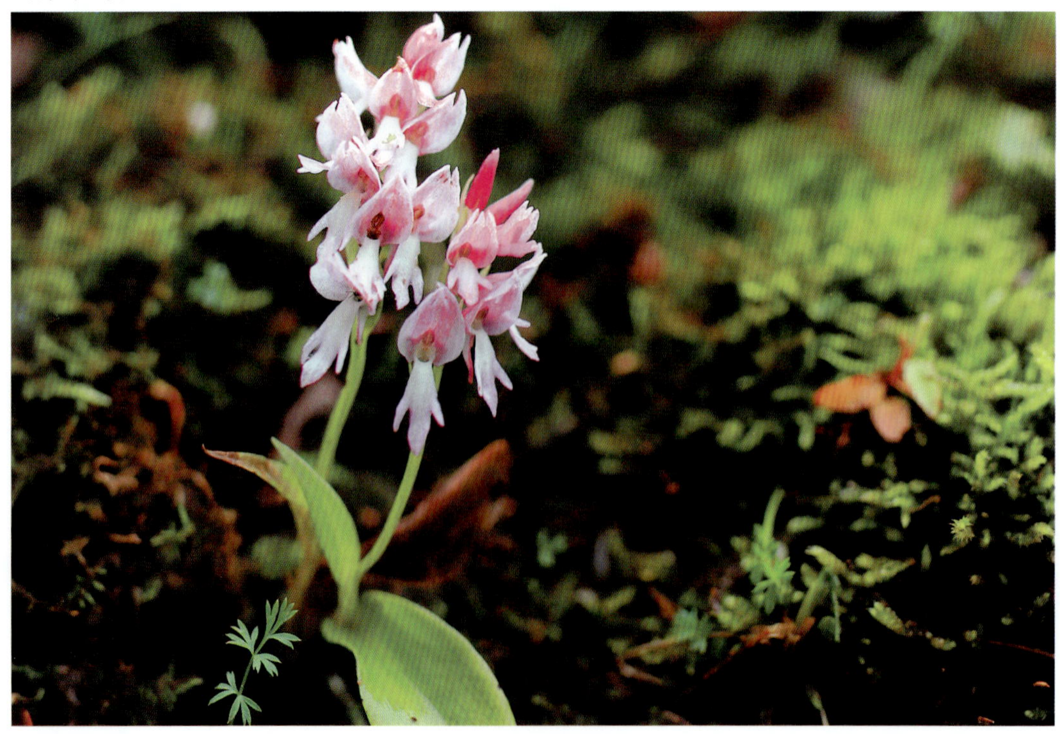

红门兰属 Orchis Linn.

457. 广布红门兰

【学　　名】*Orchis chusua* D. Don

【别　　名】广布小红门兰

【药 材 名】红门兰

【用药部位】块茎。

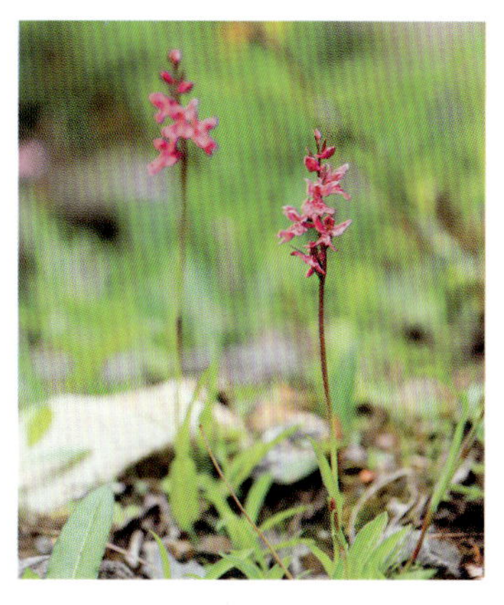

【功效主治】清热解毒、补肾益气、安神。用于白浊、肾虚、阳痿、遗精。

【植物特征】地生兰，植株高 12~30cm。块茎长圆形或圆球形，肉质，不裂。茎直立，圆柱状。叶片长圆状披针形、披针形或线状披针形至线形，上面无紫色斑点。花序具 1~20 余朵花，多偏向一侧；花紫红色或粉红色；花瓣直立，斜狭卵形、宽卵形或狭卵状长圆形，长 5~7mm，宽 3~4mm，先端钝，边缘无睫毛，前侧近基部边缘稍臌出或明显臌出，具 3 脉；唇瓣向前伸展，较萼片长和宽多，边缘无睫毛，3 裂。花果期 6~9 月。

【分布区域】产同仁市、河南县。生于海拔 1800~4000m 河滩草甸、山坡林下、沟谷林缘、灌丛草甸、河沟水边草地。

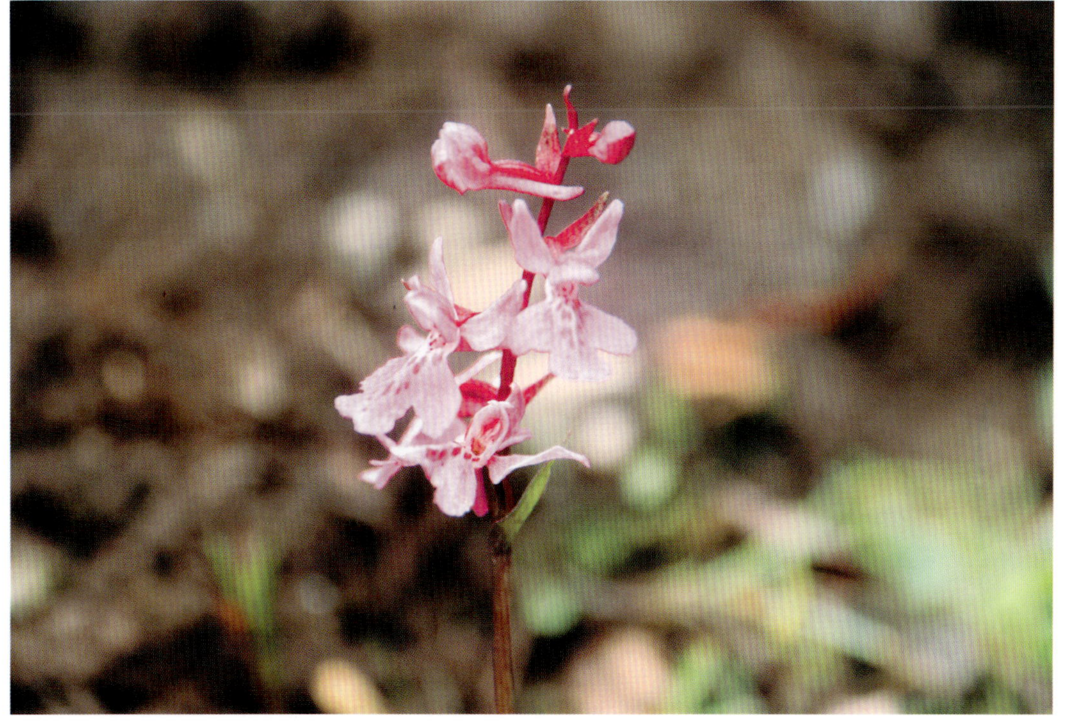

绶草属 Spiranthes L. C. Rich.

458. 绶草

【学　　名】*Spiranthes sinensis*（Pers.）Ames

【别　　名】猪鞭草、盘龙七、盘龙参、红龙抱柱、扭劲兰、米洋参、中华绶草

【药 材 名】盘龙参

【用药部位】根、全草

【功效主治】益气养阴、清热解毒。用于病后虚弱、咳嗽吐血、腰痛酸软、糖尿病、遗精、淋浊带下、咽喉肿痛、毒蛇咬伤、烫火伤、疮疡痈肿。

【植物特征】地上兰。高 13~19cm。茎基部簇生数条粗、肉质的根，近基部生 2~5 枚叶。叶宽线形或宽线状披针形，直立伸展，长 3~10cm，宽 5~10mm，端急尖或渐尖，基部收狭具柄成鞘、抱茎。茎直立，上部被腺状柔毛至无毛。花序具多数密生的花，长 4~9cm，呈螺旋状扭转；花小，紫红色、粉红色或白色，在花被轴上呈螺旋状排生；花瓣斜菱状长圆形，端钝，与中萼片等长但较薄；唇瓣宽长圆形，凹陷，长约 4mm，宽约 2.5mm；子房纺锤形，长 4~5mm，扭转，被腺状柔毛。花期 7~8 月。

【分布区域】产同仁市。生于海拔 2000~3400m 山坡林下、灌丛、草地或河滩沼泽草甸。

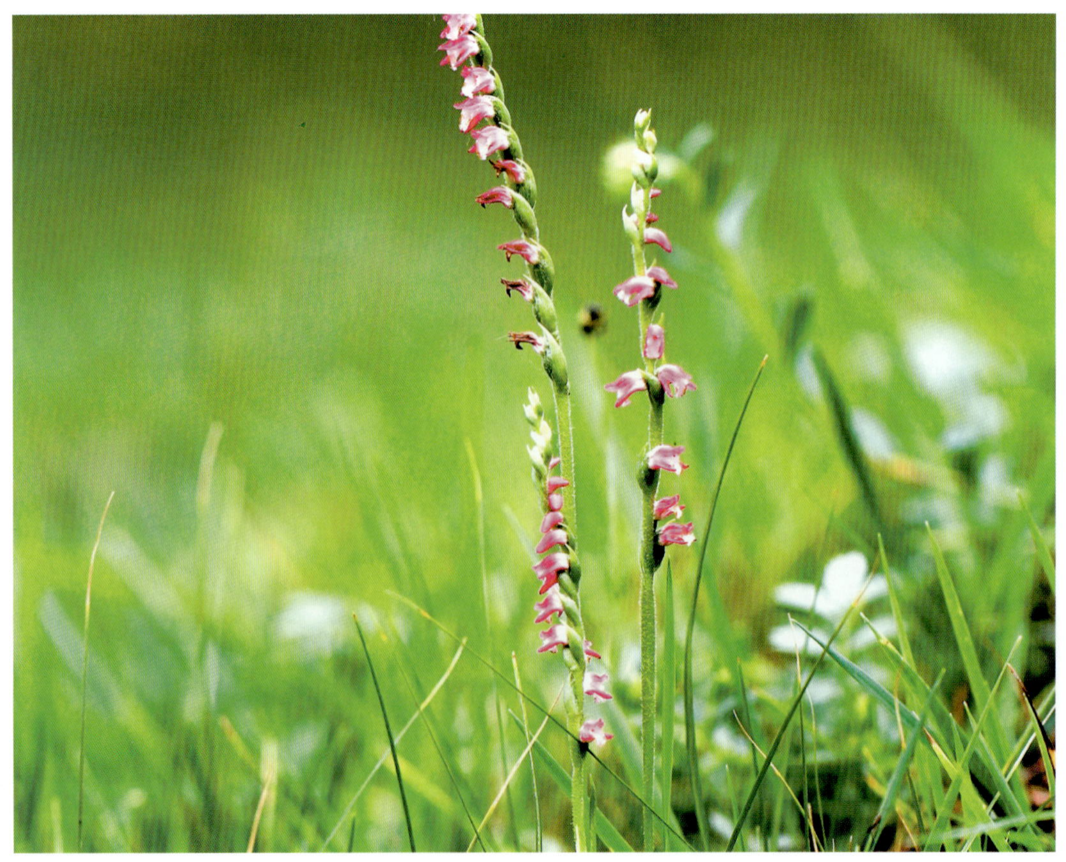

参考文献

[1] 国家药典委员会 . 中华人民共和国药典 [M]. 北京 : 中国医药科技出版社，2015.

[2] 国家中医药管理局 . 中华本草 : 第四卷 [M]. 上海 : 上海科学技术出版社，1999.

[3] 国家中医药管理局 . 中华本草 : 第五卷 [M]. 上海 : 上海科学技术出版社，1999.

[4] 国家中医药管理局 . 中华本草 : 第六卷 [M]. 上海 : 上海科学技术出版社，1999.

[5] 国家中医药管理局 . 中华本草 : 第七卷 [M]. 上海 : 上海科学技术出版社，1999.

[6] 青海省药品检验所，青海省藏医药研究所 . 中国藏药 [M]. 上海：上海科学技术出版社，1996

[7] 中国科学院西北高原生物研究所 . 青海植物志 : 第一卷 [M]. 青海 : 青海人民出版社，1996.

[8] 中国科学院西北高原生物研究所 . 青海植物志 : 第二卷 [M]. 青海 : 青海人民出版社，1996.

[9] 中国科学院西北高原生物研究所 . 青海植物志 : 第三卷 [M]. 青海 : 青海人民出版社，1996.

[10] 中国科学院西北高原生物研究所 . 青海植物志 : 第四卷 [M]. 青海 : 青海人民出版社，1996.

[11] 中国科学院西北高原生物研究所 . 藏药志 [M]. 青海：青海人民出版社，1991.

[12] 大丹增 . 中国藏药材大全 [M]. 北京 : 中国藏学出版社，2016.

中文名索引

四画

五画

六画

七画

八画

九画

十画

十一画

十二画

十三画

十四画

十五画

十六画

十七画

十八画

十九画

二十画

二十一画

拉丁名索引

B

D

H

R

S

T

U

V

X

Z